主编·朱蕾

临床肺功能

CLINICAL
PULMONARY FUNCTION

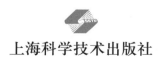

上海科学技术出版社

图书在版编目（ＣＩＰ）数据

临床肺功能 / 朱蕾主编. -- 上海 : 上海科学技术
出版社，2023.1（2025.1重印）
ISBN 978-7-5478-5890-5

Ⅰ．①临… Ⅱ．①朱… Ⅲ．①肺－功能 Ⅳ.
①R332.2

中国版本图书馆CIP数据核字(2022)第173756号

——

临床肺功能

主编　朱　蕾

上海世纪出版（集团）有限公司出版、发行
上 海 科 学 技 术 出 版 社
（上海市闵行区号景路 159 弄 A 座 9F - 10F）
邮政编码 201101　　www.sstp.cn
上海颛辉印刷厂有限公司印刷
开本 889×1194　1/16　印张 25
字数 800 千字
2023 年 1 月第 1 版　2025 年 1 月第 2 次印刷
ISBN 978 - 7 - 5478 - 5890 - 5/R·2619
定价：168.00 元

————————————————————————————————

本书如有缺页、错装或坏损等严重质量问题，请向印刷厂联系调换

内 容 提 要

《临床肺功能》初版始于2004年,是我国呼吸和危重症领域的经典作品。本次全新修订,对章节和内容进行了大幅度调整和完善,包括优化篇章设置,删除陈旧内容,增加肺功能诊断实例,增绘大量图片,更新肺功能测定新技术,体现最新研究进展,总结临床应用经验。

本书共4篇25章,着重对现代常规肺功能测定,即肺容积、通气功能和弥散功能测定的内容、方法、质量控制和临床应用等进行了详细阐述,深入介绍了肺功能诊断,包括定位和定性诊断,附有大量临床实例,通过对实际问题进行生理学分析,最终给出合理的评价和诊断,将晦涩难懂的理论知识与实践操作结合,便于读者理解和掌握。同时介绍了呼吸动力学、呼吸调节、支气管激发试验、动脉血气分析,以及几种相对特殊的肺功能测定技术——脉冲振荡技术、体容积描记法、心肺功能运动试验,并详细总结了肺功能的临床应用及综合评价。

由于缺乏系统的肺功能测定相关的规范和指南,本书主编朱蕾教授结合国内外文献及临床应用经验,以及自己多年的科研成果,总结并撰写《成人常规肺功能测定规范》和《成人肺功能诊断指南》,并收录在附录中。同时,附录中还收录了华东地区肺功能参数的正常预计值公式(2011年修订版)与肺功能参数临界值的预计公式(2011年版)(试用),方便读者参考和应用。

本书理论基础扎实,临床实用性强,可为呼吸科、重症医学科和急救医学科医师提供重要指导,也可作为国内住院医生、呼吸治疗师的培训用书。

编 者 名 单

主 编

朱 蕾

参编人员

（按姓氏汉语拼音排序）

曹　璐　解放军总医院第一医学中心

龚　颖　复旦大学附属中山医院

胡莉娟　复旦大学附属中山医院

李　丽　复旦大学附属中山医院

连宁芳　福建医科大学附属第一医院

王剑飞　上海远熹医疗设备有限公司

王四娇　复旦大学上海医学院

杨延杰　复旦大学附属中山医院

张永刚　北京麦加菲科技有限公司

朱　蕾　复旦大学附属华东医院

前　言

2004年本人主编的《临床肺功能》在人民卫生出版社出版，图书面世后，颇受读者欢迎和认可，产生了良好的影响和口碑，并于2014年出版第二版。随着呼吸生理理论和临床实践的不断变化和发展，以及肺功能测定技术的不断完善，有必要对本书进行修订。因此，结合本人多年的科研成果和临床经验及国内外最新进展，于2022年对本书章节和内容进行了大幅度调整、完善和更新，并由上海科学技术出版社出版。

新版《临床肺功能》在保持既往基本编写框架的基础上，对内容进行了较大幅度的修正、删减和补充。由于本人以呼吸生理为基础主编了系列专著，《临床肺功能》实际上是《临床呼吸生理学》的姐妹篇，故该版删除了基础呼吸生理学知识和不同疾病情况下呼吸生理变化等内容；对现代常规肺功能测定，即肺容积、通气功能、弥散功能测定的内容、方法、质量控制和解读等进行了大幅度的完善和修正，增加了客观评价内容，对主观评价内容给予了深入说明，增加了肺功能的定性和定位诊断，特别是大量采用实际肺功能测定、诊断的图例，针对实际问题进行生理学分析，并最终给出合理的评价和诊断，使实用性显著增强。对接近淘汰或极少应用的旧式仪器或内容进行了简化，对呼吸力学、酸碱平衡等内容以名词解释为主。对支气管激发试验、脉冲振荡法肺功能测定、体容积描记法肺功能测定、心肺功能运动试验等内容也进行了大幅度修正和完善。

鉴于国内外肺功能测定相关的规范和诊断指南还不够完善，本书不仅在正文部分进行详细阐述，在附录部分也收录了本人撰写的《成人常规肺功能测定规范》和《成人肺功能诊断指南》。为方便应用，保留了1988年华东地区肺功能参数的正常预计值公式（2011年修订版）和编者制订的正常临界值公式。

由于本人水平所限，不足之处在所难免，敬请广大读者批评指正。

朱　蕾

2022年5月30日

常用术语缩写词

缩写词	全称
AB	实际碳酸氢盐
ABE	实际碱剩余
AHR	气道高反应性
AR	气道反应性
AT	无氧阈
BB	缓冲碱
BE	碱剩余
BEb	血液碱剩余
BR	呼吸储备
CaO_2	动脉血氧含量
$Ca\text{-}\bar{v}O_2$	动脉混合静脉血氧含量差
CaO_2	动脉血氧含量
$Ca\text{-}vO_2$	动脉静脉血氧含量差
Caw	气道传导率,气导
Cb	气道顺应性
CC	闭合容量
CCO_2	血液中二氧化碳含量
CcO_2	毛细血管血氧含量
Cw	胸廓顺应性
Cdyn	动态顺应性
C_L	肺顺应性
$C_L dyn$	动态肺顺应性
$C_L st$	静态肺顺应性
Cm	口腔顺应性
$C\bar{v}O_2$	混合静脉血氧含量
CPET	心肺运动试验

缩写词	全称
Crs	呼吸系统顺应性
Cs	静态顺应性
Csp	比气导
Csp	比顺应性
CV	闭合气容积
CvO_2	静脉血氧含量
DaO_2	动脉血氧运输量
D_L	肺的弥散
D_LCO	一氧化碳弥散量
D_LO_2	氧弥散量
EMGdi	膈肌肌电图
EPP	等压点
$EQCO_2$	二氧化碳通气当量
EQO_2	氧通气当量
ERV	补呼气容积
FDC	动态顺应性呈频率依赖性
FEF	用力呼气流量
FEF_{25}	用力呼出25%肺活量的呼气流量
FEF_{25-75}	呼气中期流量
FEF_{50}	用力呼出50%肺活量的呼气流量
FEF_{75}	用力呼出75%肺活量的呼气流量
F_EO_2	呼出气氧浓度
$F_{\bar{E}}CO_2$	混合呼出气二氧化碳浓度
FEV_1	第1s用力呼气容积
$FEV_1\%$,FEV_1/FVC	一秒率
FEV_2	第2s用力呼气容积
FEV_7	第7s用力呼气容积
FFT	快速傅里叶转换
FiO_2	吸入气氧浓度
FIVC	用力吸气肺活量
FRC	功能残气量
Fres	响应频率,共振频率
F－V	流量-容积曲线
FVC	用力肺活量
HbCO	一氧化碳血红蛋白
HRRmax	最大心率储备
I	惯性阻力
IC	深吸气量
IOS	脉冲振荡法
IRV	补吸气容积
LIP	低位拐点
Lz	中心惯性阻力

缩写词	全称
MEFV	最大呼气流量容积曲线
MEP	最大呼气压
MET	代谢当量
MIFV	最大吸气流量容积曲线
MIP	最大吸气压
MVV	最大自主通气量
$P_{0.1}$	0.1 s 口腔闭合压
P_{50}	血氧饱和度为 50% 时的氧分压
$P_{A-a}O_2$	肺泡动脉血氧分压差
P_AO_2	肺泡气氧分压
PaO_2	动脉血氧分压
PaO_2/FiO_2 或 OI	氧合指数
PcO_2	毛细血管血氧分压
Pdi	跨膈压
Pdimax	最大跨膈压
P_ECO_2	呼出气二氧化碳分压
$P_{\bar{E}}CO_2$	混合呼出气二氧化碳分压
PEEPi	内源性 PEEP
PEF	峰值呼气流量
P_EO_2	呼出气氧分压
$PetCO_2$	呼气末二氧化碳分压
PHC	容许性高碳酸血症
PiO_2	吸入气氧分压
PO_2	氧分压
PS	肺泡表面活性物质
PvO_2	静脉血氧分压
$P\bar{v}O_2$	混合静脉血氧分压
$\dot{Q}$	血流量
$\dot{Q}s/\dot{Q}t$	静动脉血分流率
R	呼吸气体交换率
Raw	气道阻力
RB	重复呼吸法
Rc 或 Rz	中心阻力
R_L	肺阻力
Rp	外周阻力
RQ	呼吸商
RR	呼吸频率
Rrs	呼吸系统阻力
RV	残气容积
RV/TLC	残气容积肺总量百分比
sRaw	比气道阻力
SaO_2	动脉血氧饱和度

缩写词	全称
SB	标准碳酸氢盐
SBE	标准碱剩余
ScO_2	毛细血管血氧饱和度
SO_2	血氧饱和度
$S\bar{v}O_2$	混合静脉血氧饱和度
SS	恒定状态法
SvO_2	静脉血氧饱和度
TCO_2	血浆二氧化碳总量
TC	时间常数
Te	呼气时间
Ti	吸气时间
TLC	肺总量
Tlim	膈肌限制(耐受)时间
TTdi	膈肌张力时间指数
Ttot	呼吸周期时间
UIP	高位拐点
$\dot{V}_A$	肺泡通气量
$\dot{V}O_2\,max/kg$	最大千克体重氧耗量
$\dot{V}O_2\,max$	最大耗氧量
$\dot{V}/\dot{Q}$	通气血流比例
VCi 或 IVC	吸气肺活量
VC	肺活量
VD	生理无效腔
VD/VT	无效腔容积与潮气容积比值
VE	每分通气量
VEmax	最大运动通气量
Vtg	胸廓气容积
VT	潮气容积
Zrs	呼吸总阻抗

目　　录

第二篇
肺功能检查与评价 ———————————————————————————— 35

第一篇

肺功能检查的基础

第一章
与肺功能有关的力学知识

肺有多种功能,但主要是呼吸功能。肺功能测定指肺的呼吸功能测定。而呼吸运动实质是机械运动。肺内气体交换其实质是气流和血流两种流体之间的交换。因此,掌握基本力学知识是肺功能测定和应用的基础。

第一节 基 础 力 学

基础力学是研究物体机械运动规律的科学。在呼吸系统中,肺通气、气体交换和肺的血液灌注都因力学改变而发生。

一、力学单位的国际单位制

应用牛顿定律进行数量计算时,各物理量的单位必须"配套"。相互配套的一组单位称为"单位制"。目前国内、外通用的单位制叫国际单位制,代号 SI。SI 的力学基本单位是秒(s)、米(m)和千克(kg)。以 T、L 和 M 分别表示物理量的时间、长度和质量。在呼吸功能的研究中,既采用国际单位制,也采用习惯用单位。

二、功

功用来描述力在物体移动过程中的空间效果,定义为力在位移方向上的分量(F)与位移(dl)的乘积,单位为焦耳(J)。以 dA 表示功,则可得出公式:

$$dA = F \cdot dl$$

单位时间内完成的功称为功率,单位为瓦特(W),1 W=1 J/s。

三、流　　体

气体和液体统称为流体,其基本特征是具有流动性,即各部分之间很容易发生相对运动,没有固定形状。

1. 理想流体　绝对不可压缩且完全没有黏性的流体。是一种理想化的模型,用于呼吸力学和血流动力学的研究。

(1) 理想液体:绝对不可压缩且完全没有黏性的液体。液体的压缩性很小,通常状态下认为是不可压缩的;液体都有黏性,流动时引起机械功的消耗,但水、血浆、血液等液体在生理范围内流动时,其黏性可以忽略不计,故可认为是理想液体。

(2) 理想气体:绝对不可压缩且完全没有黏性的气体。气体虽然在静态时可压缩性大,但流动性好,黏性阻力小,很小的压力差就可使气体迅速流动,使各处气体压力差异很小,导致的气体容积变化也相应很小,因此在一定范围内研究气体流动时仍可视其具有不可压缩性的理想气体。

2. 黏性流体　许多液体和气体在一定条件下很接近理想流体,用理想流体的运动规律可以描述其运动中的某些性质,但实际流体皆具有不同程度的黏性,即做相对运动的两层流体之间的接触面上,存在一对阻碍两流体层流动的摩擦力,两者大小相等、方向相反,故实际流体称为黏性流体。也常用于描述气道内气体和肺血流的实际流动情况。

四、气体容积、压强和温度的相互关系

理想气体的物理状态由气体的压强、容积和温度三个物理量描述。对于一定质量的气体而言,若压强、容积和温度都不变,则气体处于"稳定状态"。若三个物理量中一个单独变化或多个变化将引起气体状态的变化;但无论如何变化,气体压强、容积和温度之间的关系皆遵循一定的规律,统称为气体定律。用公式表示时,P_1、V_1、T_1 代表初始状态的气体

压强、容积、绝对温度；P_2、V_2、T_2代表终末状态的压强、容积、绝对温度，则有下列气体定律。

1. **玻意耳-马里奥特(Boyle-Mariotte)定律**　简称"玻意耳(Boyle)定律"或"波义尔(Boyle)定律"。当温度不变时，一定质量气体的容积与压强成反比，用公式表示为：

$$P_1 V_1 = P_2 V_2$$

该定律说明：当温度不变时，一定质量的气体容积(V)与压强(P)的乘积是一恒量(K)，用公式表示为：

$$PV = K$$

即一定质量气体的压强越大，容积越小；反之，压强越小，容积越大；或者说气体密度的变化与压强成正比。

2. **查理(Charles)定律**　当容积不变时，一定质量气体的压强与绝对温度成正比，用公式表示为：

$$P_1 T_2 = P_2 T_1$$

3. **盖-吕萨克(Gay-Lussac)定律**　当气体压强不变时，一定质量气体容积与绝对温度成正比，用公式表示为：

$$V_1 T_2 = V_2 T_1$$

4. **理想气体方程**　是关于一定质量气体的压强、容积和温度同时变化时的气体定律，是上述三个气体定律的综合。玻意耳定律、查理定律、盖-吕萨克定律分别反映一定质量的气体在压强、容积和温度等三个物理量中的一个量恒定时，其他两个变量之间的关系。但自然环境中三个物理量往往同时变化，用公式表示为：

$$P_1 V_1 T_2 = P_2 V_2 T_1$$

5. **道尔顿(Dalton)定律**　又称"分压定律"。各种相互之间不起化学反应的气体混合后，混合气体所产生的压强是各种气体压强的总和。而各种气体各自所产生的压强称为"分压"。当温度不变时，对理想气体而言，混合气体的总压(P)等于各气体的分压之和。用公式表示为：

$$P = P_1 + P_2 + P_3 + \cdots + P_n$$

式中P_1、P_2、P_3、P_n为各组成气体的分压。道尔顿定律的临床意义在于，知道了各组成气体的分压便可以得出混合气体的总压。同理，明确了混合气体的总压和组成气体在混合气体中所占的浓度百分比，也可换算出某一组成气体的分压值。用公式表示为：

$$P_{1, 2, \cdots, n} = P \times C\%$$

式中$P_{1, 2, \cdots, n}$为某一组成气体的分压；$C\%$为该气体在混合气体中的浓度。

上述公式计算的气体是干燥气体，若计算肺泡气等潮湿气体的分压值，则根据水蒸气分压(W)将公式修正为：

$$P_{1, 2, \cdots, n} = (P - W) \times C\%$$

张力是分压的同义词，更适用于溶解于液体中的气体。溶解于液体中的气体分子有逃逸的趋势；但若将液体暴露于与其逃逸趋势刚好平衡的混合气体中，则可避免气体的净损失，液相和气相的分压达到相互平衡。在液体中气体的张力等于与之平衡的混合气体中该气体的张力，这是测量血液 PCO_2 和 PO_2 方法的基础。

第二节　流体力学

流体力学是研究流体运动规律及流体与相邻固体之间相互作用规律的一门科学，常用于研究呼吸气体流动的规律。

气体运动符合流体力学原理。气体从分压高的区域流向分压低的区域，其流动的速率是压力差与通道内阻力的函数。气体的压力差与气流速率之间的精确关系与气体性质等因素有关。

1. **层流与湍流**　气流形态一般描述为层流或湍流。当气体沿不分支的管道缓慢流动时，流动形式呈无数层同心圆柱形排列，最外层静止不动而中心部位流动速度最快，其前部呈锥形，称为层流。气体层流的前端锥形特征使流动气体完全充盈一个连接管之前，部分气体即可先达到管道末端。临床上，吸入气的层流特征可使低于解剖无效腔的吸入潮气量到达肺泡，产生有效的通气，如高频通气。

根据泊肃叶定律，以层流形式流动的气体，其体积流量（Q）与管道两端的压强差（ΔP）成正比，与管道的气流阻力（R）成反比。用公式表示为：

$$Q = \frac{\Delta P}{R}$$

由于 $R = 8\eta L/\pi r^4$（r 和 L 分别代表管道的半径和长度），代入公式为：

$$Q = \frac{\pi r^4 \Delta P}{8\eta L}$$

当管道的长度、半径及流体的黏度确定，且气流为层流时，R 是恒定的。但气道内的实际情况并非如此，因为即使在平静呼吸时，在气管-支气管树的分杈处几乎总存在一定程度的湍流。湍流为混乱、滚动的流动形式，前端无峰，所有气体分子以相同的运动速度碰撞管壁的各个部位，因此气流阻力较层流明显增大。一般在较大的气管、气管分杈处或以较快速度呼吸时，气体流动以湍流为主；在小气道或吸入黏度高的气体时，或呼吸平缓时气体以层流为主；在两者之间的较大气道内，由于分支较多和管腔逐渐变细，可以同时存在层流和湍流的混合形式。直管内的气流形式可通过雷诺数（Reynolds，Re）预计。

$$\text{Re} = \rho \dot{V} r/\eta$$

式中 ρ 为流体密度，$\dot{V}$ 为流体速度，r 为管道半径。一般 Re<1 000 时，气流是层流；Re>1 500 时，气流是湍流；在两者之间为混合流。

2. 层流与湍流的常数　层流和湍流的气流阻力不同，由此得出的阻力计算公式包括两部分内容，维持流量所需的压差相当于两种气流的压差之和，压差＝k_1×流量＋k_2×（流量）^{2}。

k_1 包括层流阻力公式中的全部的常数因子（包括黏滞性、管径等），而 k_2 则包括湍流阻力公式的全部常数因子（包括气体密度、管径等）。Mead 和 Agostoni 总结得出的数值是：压差（cmH_2O）＝2.4×流量＋0.3×（流量）^{2}

3. k 和 n 的测定　上述方程式可以简化为：压差＝k×（流量）^{n}

气流是层流时，指数 n 为 1；是湍流时 n 为 2，混合流的 n 值在 1 和 2 之间变动。k 是共用常数，包含常数 k_1 和 k_2，k 值随着两种气流成分变化，因此该方程式不能适用于所有气流范围；但 k 和 n 的大小在临床实践遇到的气流范围内是相对恒定的，可将人类正常的气道阻力导致的压差变化近似表示为：压差（cmH_2O）＝2.4×（流量）$^{1.8}$。

4. 流量/压差曲线（线性）　最合理的全面描述气流阻力的方法可能是将压差对流量的关系在线性绘图纸上作图，但仅用于特定气道及特定气体或混合气体，对于显示鼻或呼吸机的阻力特别好。

5. 流量/压差曲线（对数）　对数曲线图有两大优点。首先它能显示大范围的流量数据，使同一曲线能够同时显示极低流量和极高流量；其次，许多曲线当按其对数值绘图时就会变成一直线。在很大的流量范围内，斜率常常是恒定的，因此计算简单，只要进行两次实验观察就可以绘出流量/压差的特征图。当用对数压力与对数流量绘图时，无论是层流还是湍流，曲线都呈直线形式，前者的斜率为 1，后者的斜率为 2；且斜率与下列公式的指数 n 相同。

$$压差 = k \times （流量）^n$$

临床测定呼吸气流阻力时需同时测定气体流量和相应的压差。一般情况下，气体流量的测定容易，可直接在口腔或鼻腔处用流量计测定；而压差的测定则比较困难，因为口腔或鼻腔的压力可直接测定（实际上为 0），但肺泡或胸膜腔压力的直接或间接测定则皆有一定难度，临床常用的测定方法包括：阻断法、体容积描记法、脉冲振荡肺功能测定法、机械通气测定法等。

（朱　蕾）

第二章
呼吸系统的功能解剖

呼吸系统可以划分为五大功能单位。① 呼吸道：又称气道，是气体进出肺泡的、具有弹性的、不塌陷的通道，包括口、鼻、咽、喉、气管及各级支气管。分为上呼吸道和下呼吸道，下呼吸道的分支呈树状，称为气管-支气管树。② 肺泡：支气管树的终末部分，由单层上皮细胞构成的圆形或多边形的囊泡，是肺部气体交换的部位。③ 肺血液循环：肺动脉的终末分支包绕于肺泡周围和间质部，形成密集的毛细血管网，再汇聚成肺静脉，其主要作用是与肺泡进行气体交换。④ 胸廓和呼吸肌：胸廓包绕在肺的外面，呼吸肌主要是肋间肌和膈肌，呼吸肌收缩和舒张牵拉胸廓扩大和缩小，产生吸气和呼气，是肺通气的动力。⑤ 呼吸控制中枢：位于脑干和大脑，可以获取机体机械性和化学性信息，发出信号使呼吸增强或减弱，保障机体代谢的顺利进行和内环境的稳定。

第一节　呼吸道的结构特点与功能

呼吸道分上呼吸道和下呼吸道，喉以上部分为上呼吸道，喉以下的部分为下呼吸道。自鼻至肺内终末细支气管的气道属传导气道，不参与气体交换；自呼吸性细支气管至肺泡的部分属呼吸气道，因皆有肺泡存在，参与气体交换。呼吸道除呼吸功能外，也有重要的防御功能；此外鼻腔的嗅黏膜是嗅觉感受器，喉是发音器官，肺还有内分泌功能及激活和灭活某些生物活性等重要功能。

一、上 呼 吸 道

上呼吸道由鼻、咽、喉组成，是气体进入肺内的门户。其主要功能除传导气体外，尚有加温、湿化、净化空气和吞咽、嗅觉及发音等功能。

在肺功能参数的测定中，需用鼻夹夹住鼻翼，在保障鼻腔不漏气的情况下，通过口腔呼吸进行测定，因此鼻腔的解剖结构特点与肺功能测定基本无关。

咽是呼吸道与消化道的共同通道，分鼻咽部、口咽部和喉咽部三部分，咽部的解剖结构特点与肺功能的测定，特别是呼吸流量和阻力的测定有一定的关系。在测定流量-容积曲线时，舌根后坠堵塞咽腔容易导致最大呼气流量下降；而在脉冲振荡法肺功能测定中，颈部位置不正可导致气流阻力增加。

喉是呼吸与发音的重要器官。喉位于颈前正中部，咽的下方，在成人相当于第3~6颈椎部位，声门的开放和关闭影响呼吸的通畅程度。

头部的位置也影响气道的弯曲程度和通畅程度。正常直立位时，口腔或鼻腔与气管形成大约90°的夹角。头部弯曲时，该夹角明显<90°，气道阻力增加；当头部充分后仰，口腔或鼻腔与气管的位置接近一条直线时，气道阻力明显下降，因此测定气道阻力时必须按质控要求选择合适的体位。

二、下 呼 吸 道

下呼吸道由气管、各级支气管组成，根据功能又分为传导气道和呼吸气道。

1. 气管　是管状结构，上端起始于环状软骨，通过颈部向下延伸入胸内，在胸骨上、中 1/3 处或相当于第 5、6 胸椎之间分为左、右支气管。气管平均长 10~13 cm，直径 18~25 mm。气管由前侧的软骨部和背侧的膜部组成，共有 16~20 个呈马蹄形的软骨环，开口于背面；背侧的膜部含有平滑肌纤维，连接软骨两端使气管成一管状，该结构有助于保持气道开放；在吸气、呼气及咳嗽时，还能通过平滑肌活动，调节管径大小。气管是形成气道阻力的主要部位之一，而气管软骨环的支架作用对流量-容积曲线和时间肺活量的测定具有重要意义（叶、段支气管的作用相似，不赘述）。

2. 主支气管　气管下端分左、右支气管。支气管自纵隔进入肺内的部位称肺门,通常由支气管、血管、神经、淋巴管等组成。支气管壁的结构与气管类似,也由软骨部和膜部构成。右支气管粗短而陡直,平均长 1～2.5 cm,与气管中轴延长线间的夹角为 20°～30°,约于第 5 胸椎水平经右肺门进入右肺。其形态特点决定了异物坠入右支气管的机会较多,吸入性疾病也以右侧发病率高,尤以右下叶多见。左支气管较右支气管细,长度 5 cm,与气管中轴延长线间的夹角为 40°～50°,约在第 5 胸椎水平经左肺门进入左肺。

气管的不完全性阻塞可出现典型大气道阻塞的肺功能改变,主支气管的不完全阻塞也出现相应的肺通气功能改变,并容易出现明显的临床症状;主支气管的完全阻塞则导致阻塞部位肺功能的完全丧失,出现限制性通气改变。

3. **支气管树** 气管分为左、右支气管,后者经肺门进入肺内后反复分支,分别为叶、段、亚段、细支气管、终末细支气管、呼吸性细支气管、肺泡管、肺泡囊等,共约 23 级。上述结构呈倒置的树状,气管为树干,末梢支气管为树冠,故称为支气管树。终末细支气管及以上不参与气体交换,为传导气道;呼吸性细支气管及以下是气体交换的主要场所,为呼吸气道。

4. **气管与支气管的组织结构** 气管与支气管相似,均由黏膜、黏膜下层和外膜组成。

(1)黏膜上皮:为假复层柱状纤毛上皮,其间散在杯状细胞,能分泌黏液。支气管分支越细,杯状细胞数目越少,细支气管部位黏膜仅为一层纤毛上皮和极少的杯状细胞。在靠近分杈部分还可见到大圆形淡浆细胞,可能具有感受器的作用。黏膜上常见有纵行皱襞,皱襞厚度由支气管平滑肌的张力决定。

(2)黏膜下层:为疏松结缔组织层,紧附于上皮基底膜处有毛细血管网,有丰富的黏液腺和浆液腺,还有沿黏膜皱襞分布的纵行弹力纤维束,并与黏膜及纤维软骨层中的软骨和环形弹力纤维相连接。在细支气管中,弹力纤维向外与肺泡弹力纤维相连。弹力纤维网是维持周围气道,特别是小气道正常结构的主要成分。一旦破坏,容易发生气道陷闭,如肺气肿,表现为阻塞性通气功能障碍。

(3)外膜:由透明软骨和纤维组织构成。气管软骨呈马蹄形,缺口位于背侧,由平滑肌束和结缔组织连接,构成膜壁。平滑肌束以横行肌纤维为主,还有大量斜行和纵行肌纤维。平滑肌收缩时,气管管径变小。在 4 级或 5 级以下的小支气管,软骨环由不规则的软骨片所代替。支气管树越深入周边部

分,软骨片越小。软骨的消失是细支气管的标志,无软骨包绕的细支气管,其外膜平滑肌渐呈纵行排列如螺旋状,当平滑肌收缩时,支气管变细、变短。细支气管的平滑肌纤维最多,易受外源性和内源性因素的刺激而收缩。支气管外周围绕着疏松结缔组织,并与肺动脉和大静脉的周围组织相连,其中有支气管动静脉、神经、淋巴管、淋巴组织和脂肪组织。中、小支气管管壁的破坏、水肿、平滑肌痉挛是导致阻塞性通气功能障碍的主要因素。

5. **支气管树结构和功能特点的演变** 较大气道行走于结缔组织包膜中,不直接接受外力牵拉。第 12 级之后的各级支气管脱离结缔组织包膜,行走于肺实质内,直接受相邻肺泡隔膜弹性回位的牵拉,因此其口径受肺容积影响。肺泡的弹性回位是维持小气道开放的主要因素。从支气管到终末细支气管,管道直径逐级减小,但管道数目成倍增加,因此气道的总横截面积逐级增大。在呼吸性细支气管以下的各级分支,直径减小不多,但分支数目仍然倍增,因而横截面的逐级增大更甚(图 2-1)。这对呼吸气流速率和形态具有重要影响。人体各级气道直径可用下列公式估算:

$$d_{(x)} = d_0 \times 2^{-x/3}$$

式中 $d_{(x)}$ 为 x 级的气道直径,d_0 为气管(即 0 级)的直径。假设气管直径为 20 mm,终末细支气管(第 16 级气道)的直径则为:

$$d_{(16)} = d_0 \times 2^{-16/3} \approx 0.5 \text{ mm}$$

6. **小气道的概念与特点** 成人直径 2 mm 以下的气道称为小气道,主要特点:① 管壁菲薄,炎症易波及气道全层及其周围组织。② 管腔纤细,易因分泌物或渗出物等而阻塞。③ 纤毛减少或消失,微生物、尘埃等易沉积在黏膜上,导致黏膜损伤。④ 总横截面积非常大,气道阻力显著减小,正常小气道阻力仅占总气道阻力的 20% 以下;气流速度缓慢,以层流为主,有利于吸入气体在肺内的均匀分布。⑤ 软骨缺如,平滑肌相对较丰富,在神经-体液因素作用下,通过平滑肌的舒缩,改变小气道口径,控制进入和呼出肺泡的气体流量,有利于通气/血流的调节。⑥ 小气道结构和内径的维持与肺组织弹力纤维的牵拉密切相关,因此小气道的气流流量下降,不仅与小气道病变有关,也与肺弹性纤维的功能下降有关。⑦ 小气道阻力的直接测定非常困难,一般根据呼吸生理学知识用间接方法推算。

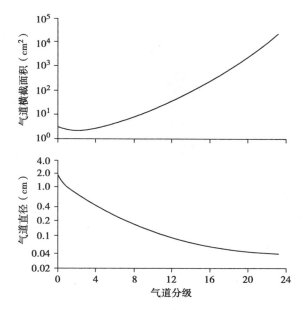

图 2-1 各级气道的平均直径与截面积

随支气管逐渐分支,气道口径变小,总横截面积显著增大。

三、呼吸性气道

呼吸性气道包括呼吸性细支气管、肺泡管、肺泡囊。

1. 呼吸性细支气管 实质是传导性气道向呼吸性气道的过渡部分,起始部内径在 0.5 mm 以下,管壁因有肺泡开口而不完整,与终末细支气管相续处的上皮为单层柱状纤毛上皮,由纤毛细胞和克拉拉(clara)细胞组成,近肺泡开口处为单层立方上皮。立方上皮细胞的胞质内见多泡体和板层小体,是Ⅱ型肺泡上皮细胞的前身。上皮细胞下方为薄层结缔组织和分散的平滑肌束。

2. 肺泡管 为相邻肺泡囊或肺泡之间的结节状膨大,管壁上密布肺泡开口,平均内径约为 0.1 mm。管壁上皮为单层立方上皮,上皮下方有薄层结缔组织和少量平滑肌,弹性纤维和平滑肌呈螺旋状环绕于肺泡开口处。肺泡管是肺内最后具有平滑肌的管道,肌纤维的舒缩可改变肺泡口的内经,调节进出肺泡的气体流量。

3. 肺泡囊 是多个肺泡的共同开口,切面常呈梅花形,结构与肺泡管相似,但肺泡开口间无结节状膨大,也不含平滑肌,单层扁平上皮下只有少量结缔组织。一个肺泡管分支为 2～3 个肺泡囊。

第二节 肺实质

肺是具有弹性的海绵状器官,类似圆锥形。上端称肺尖,下端为肺底,内侧称纵隔面,外侧称肋面。

一、肺泡

为圆形或多边形的薄壁囊泡,主要由Ⅰ型肺泡上皮细胞和Ⅱ型肺泡上皮细胞组成。平均直径 $200\sim250~\mu m$,成人共有 3 亿～4 亿个肺泡,总面积为 $70\sim80~m^2$。肺泡的舒缩变化非常大,深呼气时的总面积仅为 $30~m^2$,深吸气时可达 $100~m^2$。

1. Ⅰ型肺泡上皮细胞 占上皮细胞总数的 25.3%,但覆盖肺泡表面积的 97%。细胞为扁平型,胞浆薄而宽,是肺泡毛细血管膜(气-血屏障)的主要组成部分。Ⅰ型肺泡上皮间的连接为绝对不可渗型,既限制肺泡间质中的液体和蛋白质样物质渗入肺泡腔,也防止肺泡腔内的流体和其他物质进入间质。Ⅰ型细胞的分化程度高,无增殖能力,受损后主要由Ⅱ型肺泡上皮细胞增殖、分化补充。

2. Ⅱ型肺泡上皮细胞 胞体较小,呈立方形,散布于Ⅰ型肺泡上皮细胞之间,突向肺泡腔。核圆形,位于细胞中央;胞质着色浅,常有空泡。胞质中富含线粒体、粗面内质网、游离核蛋白体、高尔基复合体较发达,核上区的胞质中见嗜锇板层小体和多泡体。嗜锇板层小体内含以磷脂酰胆碱为主要成分的表面活性物质。表面活性物质以胞吐的方式出胞,在Ⅰ型肺泡上皮表面形成一层薄膜。

二、肺泡隔和肺泡毛细血管膜

相邻肺泡间的结构称为肺泡隔。每一肺泡有 1～2 个肺泡孔与相邻肺泡相沟通;远端细支气管与邻近肺泡之间有上皮细胞覆盖的小交通道,皆起侧支通气作用,故无论平静呼吸,用力呼吸气,还是正压通气,肺泡之间的压力很容易平衡,不容易发生肺泡破裂。

肺泡隔由肺泡壁、密集毛细血管网和薄层结缔组织构成。毛细血管为连续型,内皮甚薄,厚度仅为 $0.1\sim0.2~\mu m$,相邻内皮细胞间为紧密连接,内皮下

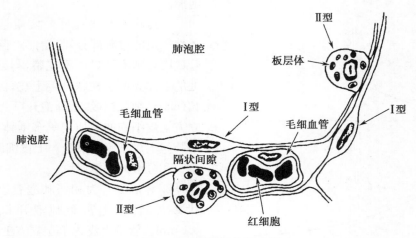

图 2-2　肺泡结构示意图

Ⅰ型细胞扁平且覆盖面大;Ⅱ型细胞呈球形,含有板层体;肺泡毛细血管膜非常薄。

基膜完整。由于毛细血管紧贴肺泡上皮,致使内皮基膜多与上皮基膜融合,形成厚 0.1～0.2 μm 的薄层;少数部位两层基膜间夹有少量结缔组织。肺泡腔与毛细血管腔之间的结构称为肺泡毛细血管膜(alveolar capillary membrane,ACM),是气体交换的必经结构,厚度 0.3～0.5 μm。肺泡隔内的结缔组织称为肺的基质,含有胶原纤维、弹性纤维(图 2-2)。这些纤维常呈网络状或薄板状排列,作为肺泡和毛细血管的支架。老年人因弹性纤维退化,肺泡回缩能力减弱,易发生肺气肿,表现为残气容积和肺总量增加。结缔组织中还含有成纤维细胞、巨噬细胞、肥大细胞和浆细胞等。

第三节　肺的血液循环

肺有两套血液循环系统,一套为体循环中的支气管循环,包括支气管动脉、毛细血管和支气管静脉,是肺、气道和胸膜等的营养血管;另一套为肺循环,由肺动脉及其分支、毛细血管和各级肺静脉组成,肺循环接受全身各器官的静脉回心血,并在肺内进行气体交换。

一、肺循环

肺微循环是指部分肌性肺动脉远端收缩力不太强的微血管,其总横截面显著增大,血流速度明显缓慢。

1. **肺的毛细血管**　分三种类型:肺泡毛细血管(alveolar capillary)、肺泡交界毛细血管(alveolar corner capillary)和肺泡外毛细血管(extraalveolar capillary)。肺泡毛细血管在相邻肺泡壁间并填满肺泡间隔,容易受肺泡内压影响,肺泡内压升高超过胸腔内压血管受压,血流减少;反之血管扩张,血流量增加。该部分血管也受肺泡表面张力影响,因此

肺泡毛细血管的血流状态取决于肺容积、血管压力和肺泡表面张力的变化。肺泡交界毛细血管位于三个肺泡的交界处,行走于上皮皱襞中,避免了受肺泡内压变化的影响,但血管数量有限,作用也有限。肺泡外毛细血管包绕于结缔组织鞘中,不受肺泡内压变化的影响,但受肺间质压的影响。因此,深吸气时肺泡毛细血管关闭而肺泡外毛细血管开放,肺泡交界毛细血管无明显变化,肺泡毛细血管血流受阻时,血流仍可通过肺泡交界血管和肺泡外血管继续从动脉端流向静脉端。肺泡内、外血管在呼吸过程中的不同状态说明肺血管容量和阻力的肺容积依赖性变化。

2. **肺泡毛细血管**　肺泡毛细血管内皮细胞和紧邻的肺泡上皮细胞均固定于相隔的基底膜上。毛细血管周边约一半的内皮细胞基底膜与肺泡上皮细胞基底膜融合,形成肺泡毛细血管膜,为气体交换提供了极大表面积和极短扩散距离;毛细血管周边的另一半,两层基底膜分开形成所谓的厚部,是肺液体

和溶质跨毛细血管转运的主要部位。厚部由胶原纤维、弹性纤维和蛋白聚糖等组成。

二、支气管血管系统

支气管动脉是肺动脉、气道和胸膜的营养血管，一般起源于主动脉弓远端和胸主动脉腹侧。支气管动脉从肺门附近入肺，通常行走于支气管血管鞘内，支气管动脉的管径明显小于伴行的支气管或肺动脉，炎症病变时可明显扩张。营养气道的毛细血管丛分布于大、小气道壁内，主要功能是向气管至呼吸性细支气管的气道供血，呼吸性细支气管以下部位的血供由肺循环完成；支气管循环的小静脉分布于支气管黏膜固有层和外膜。支气管静脉与肺静脉之间存在大量的吻合支；在终末细支气管段及以下部分，支气管小动脉与肺泡毛细血管丛广泛吻合。支气管小静脉大部分在肺门附近汇合成支气管静脉，并最终通过奇静脉、半奇静脉或左无名静脉回流入右心房。支气管循环血流量一般仅占心排血量的 $1\%\sim2\%$。

三、肺循环的压力

（一）肺循环内压力 正常肺循环内各部位压力皆非常低，任何两点之间的压力差也非常小，动脉主干平均压约为 15 mmHg，收缩压和舒张压分别约为 25 mmHg 和 8 mmHg。主动脉平均压约为 100 mmHg，高出肺动脉压 5～6 倍。左、右心房压较为接近，分别约为 5 mmHg 和 2 mmHg。因此，肺循环和体循环压差分别约为 10 mmHg 和 98 mmHg，两者相差 10 倍。肺动脉及其分支的管壁菲薄，平滑肌细胞数量较少，是维持肺循环低压状态的结构基础；相反，体循环的动脉管壁较厚，平滑肌细胞丰富，小动脉壁的结构特点尤其明显。这种结构差异反映了两种循环系统的不同功能，体循环调节全身各部位的血供，包括离心脏平面较高的部位，如头部或高举的上臂；而肺循环需要持续接受全部的心排血量。由于肺循环很少涉及将血液从一个区域转运至另一区域，故其压力能维持肺顶部的血供即可。肺循环低压能使其在很小的做功条件下有效维持肺的气体交换。

肺循环压力分布比体循环均匀得多，最大压差位于毛细血管上游。肺毛细血管位于小动脉和小静脉之间，由于毛细血管静水压是液体渗入肺间质和肺泡的主要压力，故测定该压力有助于判断肺水肿的性质和部位。

（二）肺血管外周压力 讨论肺血管外周压力必须区分肺泡和肺泡外血管。肺泡毛细血管的口径由肺泡内压和毛细血管内压的相互作用决定。正常情况下，肺泡毛细血管被气体"包围"，受外周肺泡上皮细胞和间质的支撑力极小，结果是肺泡毛细血管的萎陷或扩张取决于血管内和肺泡内的压力差（跨壁压）。肺泡内压上升超过毛细血管内压时，血管萎陷。相比而言，肺动脉、肺静脉等大血管和肺泡外毛细血管的外周压小于肺泡毛细血管外周压，当吸气肺扩张时，这些血管受到肺弹性张力作用而扩张，结果是血管外周压降低，其降低程度与胸腔负压变化成正比。

因此，描述体循环的压力只需参考周围环境压（大气压）即可；描述肺循环的压力则复杂得多，因为肺循环周围无恒定压力，其大小随呼吸周期变化，且不同部位血管的压力也不相同。因此，描述肺循环压力必须涉及循环内压、外周压和跨壁压。

四、肺 血 流

（一）肺血容量 大约是体循环血容量的 12%，两侧肺约含有 450 mL 血液，其中 70～100 mL 存在于肺毛细血管，其余大部分分布于动脉、静脉中。因此，自然吸气时，尽管肺循环阻力增加，但血容量也增加（与体循环不同）。肺中含血量在不同生理和病理情况下有较大的变化。如用力呼气或正压呼吸时，肺内形成高压，肺循环可向体循环挤压多达 250 mL 的血液。大出血时，体循环血容量丧失可部分通过肺循环自动转移而得到补偿。血液儿茶酚胺浓度显著升高时，体循环血管收缩，肺循环变化不大，大量体循环血液进入肺循环，是脑部损伤时发生肺水肿的机制之一。

（二）肺血流量 通过肺的血流量相当于心排血量（cardiac output，CO），因此影响 CO 的因素也影响肺血流量。大多数情况下，肺血管呈被动性扩张，即肺循环压升高时血管扩张，压力下降时血管回缩；在一定程度上也受神经-体液因素的调节。肺血流量在各肺段分布尽可能均匀一致，以保障正常的气体交换。

五、肺 血 管 阻 力

主要存在于肺微血管中，其中约一半形成于毛细血管中，提示肺小动脉和毛细血管是肺血管床压力下降的主要部位；而体循环的血管阻力主要存在于小动脉。

1. 肺血管内阻力　正常肺循环的明显特征是在肺动脉压轻度升高的情况下容纳大幅度增多的心排血量的能力，因此尽管肺血管阻力（pulmonary vascular resistance，PVR）非常低，但对于血管内压升高具有很好的适应性。实验显示，血流量增多引起肺动脉压升高，但肺血容量和左房压保持不变；同样，左房压升高一般也不伴随肺动脉压和血流量的变化。在上述两种情况中均出现PVR下降。在正常生理情况下，肺微血管床中部分毛细血管处于关闭状态，或即使开放也没有血流通过；循环压力升高，血管开放，血流通过，总PVR降低。毛细血管床的重新开通显然是肺动脉压升高时PVR下降的主要机制。

2. 肺血管外阻力　肺容量也是影响PVR的重要因素。实验研究证实，肺容量变化对肺泡毛细血管和肺泡外血管的阻力存在相反的影响，在功能残气位肺血管阻力最低，肺容量增加或减小PVR皆会增加。随着肺扩张，肺泡外血管（包括肺泡外毛细血管和肺静脉、肺动脉）口径变大，阻力下降。随着肺泡内压升高，肺泡毛细血管的跨壁压升高，血流阻力增大；肺容积增大时，由于肺泡壁延展使肺泡毛细血管口径变小，也会导致血流阻力升高。PVR除了受到上述因素影响外，还受其他影响肺血管壁平滑肌因素的影响，其中最主要是肺泡内低氧和酸中毒。

3. 血液黏滞度　与PVR成正比关系。决定血液黏滞度的主要因素是血细胞比容。实验显示血细胞比容大于40%时可引起平均肺动脉压和PVR的明显升高，缺氧诱发的红细胞增多症及造成的血液黏滞度增大是导致高原性PVR增高的主要因素。

六、肺血管舒缩功能的调节

正常肺循环床的静息血管张力非常小，阻力也非常低，向血管内注入强血管扩张剂几乎不降低血管基础阻力，可能是肺组织，特别是血管组织天然结构的原因，也可能是肺血管系统内不断产生、释放血管松弛物质所致。已明确许多影响因素可调节血管运动张力，简单总结为：体内产生的血管舒缩物质，神经系统反射介导的血管张力变化，各种药理学因素对血管张力的影响，动脉血气体（如低氧血症、高碳酸血症）改变对血管张力的影响。血管运动张力的改变通常可从三个层次来观察：① 整体效应，或全肺血管阻力的改变。② 区域效应，或血液在不同平行血管间的分布（如肺低氧性血管收缩反应）。③ 重力依赖性。

第四节　胸廓与呼吸肌

呼吸肌的收缩和舒张是实现肺通气的原动力，呼吸肌的收缩和舒张引起的胸廓扩张和回缩及胸腔内压变化是实现肺通气的直接动力。

一、胸　　廓

（一）胸廓与胸膜腔　胸廓是由12个胸椎和12对肋骨、1对锁骨和1个胸骨构成的圆锥状结构。胸腔是封闭的腔隙，由胸廓和横膈围成，上界为胸廓上口，与颈部相通；下界借横膈与腹腔分隔，胸腔中部为纵隔，两侧容纳左、右肺脏。胸膜是被覆于左右肺脏、胸壁内表面、纵隔侧面和横膈上面的浆膜，被覆于肺表面的胸膜称为脏胸膜；被覆于胸壁内表面、横膈上面和纵隔侧面的胸膜称为壁胸膜。脏层胸膜与壁层胸膜仅在支气管和肺血管进入肺内处相连续，其余部分没有相连，故左、右两肺周围分别形成一个完全封闭的胸膜腔。由于胸膜腔负压和液体的吸附作用，使脏胸膜、壁胸膜紧密贴附在一起，所以胸膜腔实际上是两个潜在腔隙。正常胸膜腔内压较大气压低，称为胸膜腔负压或胸腔负压，能有效将两层胸膜隔开，减少呼吸时的摩擦。

（二）纵隔　是左、右纵隔胸膜间全部器官、结构和结缔组织的总称。前界为胸骨，后界为脊柱胸端，两侧为纵隔胸膜，向上达胸廓上口，向下至横膈。成人纵隔位置略偏左侧。一般以胸骨角平面（平对第4胸椎体下缘）将纵隔分为上纵隔和下纵隔，下纵隔又以心包为界分为前纵隔、中纵隔和后纵隔。上纵隔的主要结构为胸腺，左、右头臂静脉和上腔静脉，左、右膈神经，迷走神经，喉返神经，主动脉及其分支，食管，气管，胸导管及淋巴结。前纵隔位于胸骨和心包之间，内有胸腺下部、部分纵隔前淋巴结及疏松结缔组织；中纵隔位于前、后纵隔之间，内有心包、心脏和大血管，奇静脉弓、膈神经、心包膈血管及淋巴结；后纵隔位于心包和脊柱之间，内有主支气管、食管、胸主动脉、胸导管、奇静脉、半奇静脉、迷走神经、胸交感干和淋巴结。

二、呼吸肌

呼吸肌是骨骼肌,符合骨骼肌的基本结构和功能特点;同时呼吸肌不停收缩和舒张,和一般骨骼肌也有明显不同。

(一)呼吸肌的组成　主要由膈肌、肋间肌和腹肌三部分组成。胸锁乳突肌、斜角肌和斜方肌等也参与呼吸运动,称为辅助呼吸肌。根据功能,呼吸肌可分为吸气肌和呼气肌两组。吸气肌有膈肌、肋间外肌、胸锁乳突肌和斜角肌等。呼气肌主要为肋间内肌、腹直肌、腹内斜肌和腹外斜肌等。

(二)呼吸运动的基本特点　平静呼吸时,吸气是主动、耗能的过程,其中膈肌起主要作用;呼气靠肺的弹性回缩和吸气肌的松弛完成,是被动、不耗能的过程。用力呼气或过度通气时,如运动、支气管哮喘急性发作、急性肺损伤,呼气就不再是单纯的被动运动,呼气肌也参与收缩,就变为主动运动,也要做"功";当然被动过程仍发挥主要作用。

(三)膈肌的解剖结构和生理功能

1. 膈肌的解剖和生理　膈肌从胚胎学、形态学和功能学上分析属于骨骼肌,但又不同于其他骨骼肌。膈肌收缩时对细胞外 Ca^{2+} 内流有很强的依赖性,且不停顿运动,与心肌类似。膈肌是一个解剖整体,由三部分组成:① 膈肌肋间部,附着于肋骨边缘,终止于中心腱。② 膈肌中心腱。③ 膈肌脚部,分左、右两个膈脚,起始于上 2～3 个腰椎,纤维终止于中心腱。吸气时,膈肌收缩,圆顶变平,腹腔脏器被压,向下、向前移位,使胸廓上下径增大;同时附着于肋骨的膈肌肋间部收缩,使 6～10 肋骨向外、向上旋转,导致胸廓下部横径增大。平静呼吸时,膈肌活动产生的通气量占总通气量的 60%～80%,其余主要来自肋间外肌的活动。深呼吸时,由于辅助呼吸肌的参与,通气量显著增大。

与其他骨骼肌一样,膈肌收缩也遵循初长度-张力关系、力量-速度关系和刺激频率-力量关系。膈肌收缩力与其形态、长度有关,如膈肌初位置越向上弯曲,初长度越长,收缩力越大;若膈肌平坦(如肺气肿、严重支气管哮喘发作),收缩力减弱,甚至使胸廓下缘肋间内陷,导致胸腹矛盾运动。

2. 膈肌肌纤维组成与收缩力、耐力的关系　由于呼吸运动反复不停,故呼吸动作是体现肌力和耐力的综合性运动,膈肌纤维组分必须与此相适应。根据收缩时间和代谢特征,肌纤维分为三类:Ⅰ型

(慢肌),即慢速氧化型肌纤维,约占成人膈肌肌纤维的 50%,含有丰富的毛细血管、肌红蛋白、线粒体,有利于有氧代谢,有较高的耐疲劳能力;ⅡA 型(快A型),即快速氧化糖酵解型纤维,约占 25%,含线粒体丰富,能量供应足,有一定的耐疲劳能力;ⅡB型(快B型),即快速糖酵解纤维,约占 25%,该型纤维的毛细血管、肌红蛋白、线粒体较少,但有利于无氧酵解,故ⅡB型纤维主要决定膈肌的收缩力,耐疲劳能力较差。上述三种肌纤维组合能适应平时膈肌连续不断的运动,也能满足短时间的剧烈呼吸运动。

3. 膈肌做功　膈肌活动产生通气,主要是克服呼吸器官的弹性阻力和气道阻力,需消耗能量,产生呼吸功。健康人的静息呼吸功非常低,其每分钟耗氧量仅占总耗氧量的 2%～3%;严重呼吸困难时,其耗氧量可增加至 25% 以上。

(四)膈肌运动与肋间外肌运动

1. 膈肌运动　膈位于胸腔底部,呈穹窿状向上隆起,肌纤维从顶部中央的中心腱向四周呈辐射状排列。膈肌收缩时,穹窿部下降,使胸腔上下径增大,肺亦随之扩张,产生吸气。膈下移的距离与收缩程度直接相关,成人膈肌平静吸气时下移约 2 cm,深吸气时,下移可达 7～10 cm,膈肌每下降 1 cm,肺容积扩大约 250 mL,即产生 250 mL 的潮气量。由于胸腔呈圆锥形,下部横截面积比上部大得多,因此横膈稍下降就可使胸腔和肺容积显著增大。平静呼吸时因膈肌收缩而增大的胸腔容积相当于总潮气容积的约 70%。由于膈肌似半球形,可用 Laplace 公式描述膈肌张力(T)与其产生的压力(P)及曲率半径(R)的关系,即 $P = 2T/R$,因此当膈肌半径变大时,同样肌张力产生的压力较小,故可解释肺气肿(横膈半径大)患者的吸气肌乏力。横膈因收缩而下移时,腹腔内器官因受压迫而使腹壁突出;膈肌舒张时,腹腔内脏恢复原位,故膈肌舒缩引起的呼吸运动伴有腹壁起伏,称为腹式呼吸。

2. 肋间外肌运动　肋间外肌的肌纤维起自上一肋骨近脊椎端的下缘,斜向前下方走行,止于下一肋骨近胸骨端的上缘。由于脊椎的位置是固定的,而胸骨可以上、下移动,故当肋间外肌收缩时,肋骨前端与胸骨上举,并使肋弓稍外展,尤以下位肋骨外展较显著,从而使胸腔前后、左右径增大,胸腔容积与肺容积增大,产生吸气。由肋间肌舒缩产生的呼吸运动称为胸式呼吸。

3. 呼吸运动形式　婴儿的胸廓尚未发育成熟,肋骨较为垂直,不易提起,主要呈腹式呼吸。正常成

人呼吸大多是以腹式呼吸为主的混合式呼吸,尤其是男性,女性也以腹式呼吸为主,只是比男性弱一些。临床上,胃肠道胀气或严重腹水患者,多呈胸式呼吸;胸部有病变的患者,常呈腹式呼吸。

辅助吸气肌基本位于颈部和上胸部,主要用于协助胸式呼吸。呼吸肌疲劳主要是膈肌疲劳,此时肋间外肌和辅助吸气肌将发挥主要通气作用,因此辅助吸气肌运动既是高强度运动或用力呼吸的表现,也是呼吸肌疲劳的表现;前者表现为呼吸肌运动同步,后者不同步,甚至出现胸腹矛盾运动。

综上所述,肺通气的动力可概括如下:呼吸肌的舒缩引起的呼吸运动是肺通气的原动力,可引起胸腔内压的周期性变化,肺随之扩张和回缩;肺容积的这种变化又造成肺内压和大气压之间的压力差,并推动气体进出肺泡,故压力差是肺通气的直接动力。

第五节 呼 吸 调 节

呼吸的基本功能在于维持正常水平的动脉血氧分压(PaO_2)和动脉血二氧化碳分压($PaCO_2$),保障机体的代谢需要;呼吸功能的实现则依赖于机体对呼吸的调节。机体呼吸过程是终生不停的一种节律性活动,其深度和频率随体内、外环境条件的改变而改变,例如劳动或运动时,代谢增强,呼吸加深、加快,通气量增大,以摄取更多的 O_2,排出更多的 CO_2,使之与代谢水平相适应。

一、呼吸调节的基本特点

在复杂的呼吸调节系统中,呼吸中枢执行许多重要功能,包括产生呼吸节律,接受和处理感受器传入的信号,并通过呼吸运动神经元将驱动信息输出到效应器,引起呼吸肌的收缩和调节气道口径,产生适当的通气反应。

驱动呼吸肌的运动神经元位于脊髓不同的节段。支配膈肌的运动神经元在C3～C6,支配肋间肌的运动神经元在T1～T12,支配腹肌的运动神经在T4～L3。控制气道大小的运动神经元主要位于脑干疑核和迷走神经核,分别通过舌咽神经和迷走神经支配咽喉部肌肉和气管平滑肌。膈肌和肋间外肌、肋间内肌和腹肌分别是最重要的吸气肌和呼气肌。最重要的呼吸道肌肉是气道平滑肌和上呼吸道扩张肌。呼吸肌节律性收缩形成的呼吸运动改变胸廓和肺的容积,以及气道的阻力。

二、呼 吸 中 枢

节律性的呼吸运动是通过呼吸肌有节律地收缩与舒张产生的。中枢神经系统中,产生和调节呼吸运动的神经细胞群称为呼吸中枢。这些细胞群广泛分布于大脑皮质、间脑、脑桥、延髓和脊髓等部位。脑的各级部位在产生和调节呼吸运动中的作用不同,正常呼吸有赖于它们之间的相互协调、相互制约,以及对各种传入冲动的整合。

呼吸中枢的节段分布按从下往上的顺序大体分为以下几个部分。

1. 脊髓 脊髓中支配呼吸肌的运动神经元位于第3～6颈段(支配膈肌)和胸段(支配肋间肌和腹肌等)前角。脊髓为联系高位呼吸中枢和呼吸肌的中继站,以及整合某些呼吸反射的初级中枢。

2. 低位脑干 指脑桥和延髓。横切脑干的实验表明,呼吸节律产生于低位脑干,呼吸运动的变化随脑干横断的平面高低而变化。在动物中脑和脑桥之间进行横切,呼吸节律无明显变化。在延髓和脊髓之间横切,呼吸停止,这说明呼吸节律产生于低位脑干,高位脑对节律性呼吸的产生并非必需。如果在脑桥上、中部之间横切,呼吸将变慢、变深,如再切断双侧迷走神经,吸气便显著延长,仅偶尔出现短暂的呼气中断,称为长吸呼吸。该结果显示脑桥上部有抑制吸气的中枢结构,称为呼吸调整中枢。来自肺部的迷走神经传入冲动也有抑制吸气的作用,当延髓失去来自两方面的抑制作用后,吸气活动不能被及时中断,出现长吸呼吸。若再在脑桥和延髓之间横切,不论迷走神经是否完整,长吸呼吸都消失,而表现为喘息样呼吸,呼吸不规则,表明脑桥中、下部有活化吸气的长吸中枢,单独的延髓即可产生节律呼吸。孤立延髓的实验进一步证明延髓可独立产生节律呼吸。在 20 世纪 20～30 年代期间形成了三级呼吸中枢理论:脑桥上部有呼吸调整中枢,中、下部有长吸中枢,延髓有呼吸节律基本中枢。其后的研究肯定了延髓有呼吸节律基本中枢和脑桥上部有呼吸调整中枢的结论,但未能证实脑桥中部存在结构上明确的长吸中枢。用微电极等技术研究发现，在中枢神经系统内有的神经元呈节律性放电，并和呼吸周期相关，这些神经元被称为呼吸相关神经元或呼吸神经元。呼吸中枢神经元有多种类型：吸气神经元、呼气神经元和跨时相放电的神经元。在延髓中，这些呼吸神经元分布广泛，互相掺杂，但相对集中，呼吸神经元主要集中在背侧（孤束核的腹外侧部）和腹侧（疑核、后疑核和面神经后核附近的包氏复合体）两组神经核团内，分别称为背侧呼吸组和腹侧呼吸组。背侧呼吸组神经元轴突主要交叉到对侧，下行至脊髓颈段，支配膈运动神经元。后疑核呼吸神经元轴突绝大部分交叉至对侧下行，支配脊髓肋间内、外肌和腹肌的运动神经元，部分纤维也发出侧支支配膈肌的运动神经元。疑核呼吸神经元的轴突由同侧舌咽神经和迷走神经传出，支配咽喉部的呼吸辅助肌。包氏复合体主要含呼气神经元，它们的轴突主要与背侧呼吸组的吸气神经元形成抑制性突触联系，此外也有轴突支配脊髓的膈运动神经元。

3. 高位脑　呼吸还受脑桥以上部位的影响，如大脑皮质、边缘系统、下丘脑等。大脑皮质可以随意控制呼吸，在一定限度内可以随意屏气或加深、加快呼吸，下位脑干的呼吸调节系统是不受自主意识控制的、不随意的自主节律呼吸调节。两个调节系统的下行通路是分离的。

神经系统对呼吸运动的调节可分为两个基本方面：位于延髓的呼吸中枢神经元群呈节律性或周期性发放冲动，脑桥发挥重要调节作用，并通过脊髓及末梢神经传导至呼吸肌（主要是吸气肌）完成通气动作，最终通过气体交换使 PaO_2 及 $PaCO_2$ 维持在适当范围；在化学感受区（包括延髓的中枢化学感受区及颈动脉体、主动脉体的外周化学感受器）有重要调节作用，当血液及脑脊液中 PO_2 及 PCO_2 变化时，信号上行传至呼吸中枢神经元群，通过调整呼吸运动和气体交换使 PaO_2 及 $PaCO_2$ 维持在正常范围，称为非随意呼吸调节或自主节律呼吸调节。屏气、唱歌、说话时的呼吸受大脑皮质调节，即大脑皮质能在一定限度内随意控制呼吸，称为行为性呼吸调节或随意性呼吸调节。清醒时呼吸调节是非随意呼吸调节和行为性呼吸调节共同作用的结果，两者的比例取决于人体状态，一般由非随意呼吸调节起决定作用，但行为性呼吸调节可随时发挥作用。当由清醒时转为睡眠时，特别是非快速动眼睡眠时，呼吸调节发生很大变化，行为性呼吸调节失去作用而只依赖于非随意呼吸调节。

（朱　蕾）

第三章
肺功能检查概述

肺具有呼吸、防御、代谢等多种功能,一般所说肺功能是指肺的呼吸功能。肺功能检查(pulmonary function test,PFT)是指运用特定的手段和仪器对受检者的呼吸功能进行的检测、评价。明确呼吸功能是否减退、减退程度和类型、减退的部位和性质等,为疾病诊断提供依据,对治疗效果和病情发展进行评价;对外科手术的可行性和术后并发症的发生进行评估;对呼吸困难的原因进行鉴别诊断;对职业病患者的肺功能进行评级;也是运动医学、高原和潜水医学等的重要内容。

第一节　肺功能检查仪

肺功能检查仪是测定肺呼吸功能的仪器,包括肺量计、流量计、气体分析仪、体容积描记仪和脉冲振荡仪(impulse oscillometer,IOS)等多种仪器。

一、肺 量 计

1. **传统流量计**　传统上测定肺功能的仪器是肺量计(spirometer),最初用于潮气容积(VT)、肺活量(VC)及相关容积参数(包括图形,主要是肺活量曲线)的测定。因肺量计的基本测定结构是密闭的、且直接测定容积,故又称"密闭性肺量计(tightly closed spirometer)"或"容积型肺量计"。受检者吸出或呼入容器内的气容积即为测定的肺容积。最初肺量计的基本结构是带定量刻度的橡胶气囊,受检者直接呼气入气囊,气容积多少直接从指示器读出,故称为简易肺量计;其后发展为金属(也有其他材料)圆筒形,其基本结构是两个光滑的圆筒,其中一个圆筒起支撑作用,称为固定圆筒,与呼吸无直接关系;另一个被密封在固定圆筒中,随呼吸移动,称为移动圆筒或肺量计圆筒,圆筒移动的容积即为呼气或吸气的容积。圆筒随呼吸移动的肺量计称为单筒肺量计,包括水封式和干式两种基本类型。水封式肺量计(water seal spirometer)是用水密封单筒肺量计的一种类型。水与固体之间的接触处有很好的密封性,且与金属之间的滑动阻力非常低,故将薄壁金属(或其他材料)的肺量计圆筒放置在圆柱形的水筒中,将有很好的悬浮性和密闭性,测定时肺量计圆筒随呼吸气量的进出而上、下移动,从而完成肺容积

的测定(图 3-1)。干式肺量计(dry rolling seal spirometer)则是将肺量计圆筒直接放置在特定的、非常光滑的另一个圆筒(固定圆筒)内,两个圆筒的外壁和内壁密切接触,不漏气,肺量计圆筒随呼吸气量的进、出而前、后移动,完成肺容积的测定。

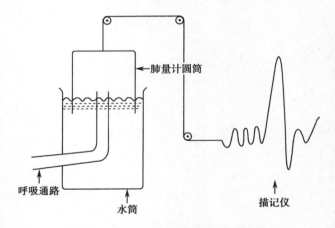

图 3-1　水封式肺量计的基本结构和测定肺容积的模式图

2. **肺量计的完善**　随着机械材料和电子技术的发展,单筒肺量计的机械性能显著改善,气路阻力显著减少,反应速度显著增快,故不仅能测量静息状态的肺功能参数,如 VT、VC 及其相关参数;也能准确测定用力肺功能参数,如用力肺活量(FVC)和各时间肺活量(包括 FVC 曲线)、最大自主通气量(MVV)及其曲线,并逐渐发展为能够同步测定最大呼气流量-容积(MEFV)曲线和 FVC 曲线,使既往

由原来两个或三个肺量计和流量计（分别测定 VC 曲线、FVC 和 MMV 曲线、MEFV 曲线）才能完成的肺容积和通气功能改为有一台肺量计。性能优良的肺量计不仅测定 VC 曲线，且可完成 FVC 曲线和 MEFV 曲线的同步测定。

二、流 量 计

1. 机械流量计　传统肺量计能测定静息肺容积和用力肺容积（通气功能参数），但不能测定即刻（或瞬时）的呼吸流量，因而不能完成 MEFV 曲线的测定。在单筒肺量计上连接描记流量曲线的机械臂和描笔，就能在标准绘图纸上完成 MEFV 曲线的直接描记和测定，与标准流量图比较即可计算出不同呼气容积的最大流量，该装置称为机械流量计，如上海中山医院早期应用的国产 LR‑80 型流量-容积描记仪。

2. 机械流量计的自动化发展　随着机械装置和电子计算机的发展，不仅仪器的摩擦阻力明显变小，机械流量计也能被直接安装在肺量计上，直接描记和显示流量图形，且能自动计算 MEFV 曲线各容积的流量大小，并和预计值比较，最终自动打印出报告。

3. 电子流量计　机械流量计有较多问题，不仅摩擦阻力大，且仅能描记流量大小，故逐渐过渡至电子流量计，简称流量计（flowmeter or flow transducer）。若无特殊说明，本书所说的流量计皆为电子流量计，其类型有多种，如压差式、涡轮式、热敏式。流量计安装在呼吸气路上，直接完成流量测定；通过电子计算机完成容积的计算（流量对时间的积分为容积），故可完成流量和容积的同步测定，从而可在一台肺量计上自动完成 VC 曲线、FVC 曲线、MEFV 曲线、MVV 曲线的测定和计算，以及与正常预计值的比较，其中 FVC 曲线、MEFV 曲线为同步测定。

三、传统肺量计和电子流量计的比较

1. 传统肺量计的特点　用肺量计测定肺功能的方法称为肺量计法（spirometry）。该类方法的主要特点是密封性好，测定简单、直观，测定容积的准确性高；缺点是阻力大，在快速呼吸的过程中可产生瞬间高压，导致气体压缩，故测定的通气功能参数和流量偏低，特别是在呼吸功能减退的患者。事实上，按预计值公式计算的 FVC 也总是低于 VC；实际测定的正常人的 FVC 也确实略小于 VC，也说明传统肺量计法的局限性。传统肺量计的另一缺点是仪器的体积大，完成容积和流量测定所用的设备多，总体占地面积大，应用不方便。除科研测定外，临床上已基本淘汰。

2. 流量计的特点　为克服传统肺量计的特点，容积收集装置逐渐被流量测定装置取代，后者称为流量计，流量对时间的积分为容积，故可测定肺活量、用力通气功能、流量等参数。用流量计测定肺功能的方法称为流量计法（flowmetery）。其特点是在计算机的帮助下直接完成肺功能参数的测定和生理条件（BTPS）的换算，并与正常预计值自动比较；流量计的体积非常小，阻力非常低，对动态通气功能参数或流量的测量更准确，应用简单方便，故该法逐渐取代了传统的肺量计法。因在开放条件下测定，故又称开放通路测定法。

3. 肺量计和流量计的异同　如上所述，肺量计的经典概念是指容积型肺量计，典型代表是单筒肺量计，用于测定 VT、VC 等肺容积参数，也可测定 FVC、第 1 s 用力呼气容积（FEV_1）等通气功能参数（实质也是容积），但不能测定吸、呼气的瞬时流量；流量计的经典概念是机械流量计，可以测定流量，但不能测定容积，与单筒肺量计结合可测定 MEFV 曲线，因此经典机械肺量计和现代流量计是完全不同的概念。现代流量计是电子流量计，能完成流量和容积的同步测定，因此在某种意义上讲也是肺量计，称为流量型肺量计。现代肺功能仪已用流量计取代传统的肺量计进行容积测定，因此从广义上讲，流量计也属于肺量计；现代流量计法也可称为肺量计法。

本书中若无特殊说明，流量计和肺量计的概念通用，流量计法和肺量计法的概念也通用；但避免将通气功能测定和肺量计法混淆。目前经常并列出现的"肺量计法测定规范""肺容积测定规范"或类似名称皆是错误的。

四、气 体 分 析 仪

是现代测定常规肺功能的基本装置，有多种类型。

1. 根据测定原理分类　主要有物理气体分析仪、电子分析仪、电化学分析仪、质谱仪、气相色谱仪、红外线气体分析仪，其中前三种类型主要用于动脉血气测定；后三种类型主要用于常规肺功能测定。

2. 根据测定物质分类　就肺功能测定的示踪或标记气体而言，主要有氧、氦、氮、甲烷和二氧化碳气体分析仪，以及一氧化碳分析仪。前几种类型主要用于功能残气量（FRC）或肺总量（TLC）的测定，从而通过直接换算完成全部肺容积参数的测定；还常用于肺气体分布的测定，这些气体分析仪的早期类型直接装置在肺量计的气路上或储气室内,通过气体稀释法完成 FRC 或 TLC 的测定,以及气体分布的测定。早期 CO 分析仪与肺量计分开设置,多单独安装在复合气体分析装置(如早期上海中山医院应用的 SC-8 型肺功能气相色谱仪)上;而呼出气收集装置与肺量计连接在一起,组成复杂的 CO 弥散量(D$_L$CO)测定装置,取出该装置收集的含 CO 的肺泡气,在气相色谱仪上测定 CO 浓度或分压,最终和肺量计测定结果计算共同完成 D$_L$CO 的测定。

3. 根据测定方法分类 主要有以下两类。

(1)采样分析法:也称为密闭性式分析法,即将吸入或呼出气储存在储气袋、储气箱或储气室内,待气体浓度平衡后,采样分析。优点是可控性好,测定的准确度高,影响因素少;缺点是测定速度慢,是目前常规肺功能测定应用最多的方法之一。

(2)实时分析法(breath by breath):也称为开放式测定法,即对气路中的气体浓度进行实时测定,而不需要储气袋采样。优点是测定速度快,可反映气体浓度的动态变化曲线,但对仪器性能的要求高,影响因素多,测定的准确度可能偏低。随着电子技术和电子计算机技术的不断发展,其临床应用逐渐增多,是肺功能测定的发展方向。

五、流量计和气体分析仪的同步测定

传统肺量计应用了数十年,其功能和性能不断发展完善,从早期仅能测定潮气容积、肺活量,到在一台仪器上完成肺活量、通气功能、呼吸流量等多种参数的测定。通过在肺量计气路上安装气体分析仪可测定 FRC 或 TLC,从而完成全部肺容积和通气功能参数的测定。现代电子流量计的气路上加入气体分析仪,也可完成 FRC 或 TLC 的测定。

1. 肺容积和弥散功能的密闭式测定法 随着微电子技术和电子计算机技术的不断发展,一氧化碳分析仪、氦(或甲烷)分析仪等组成一个完整的气体收集、分析装置;肺量计和气体收集装置则组成完整的容积测定(包括 VC 和 FVC 及其相关参数)和弥散测定装置,气体分析仪可从收集的肺泡气采样测定气体浓度,从而完成 TLC 或 FRC 与 D$_L$CO 的同步测定。也用流量计取代传统肺量计安装气路的近咬口端,完成 FVC 曲线和 MEFV 曲线的同步测定,这样可将这两套测定装置安装在一台体积很小的肺功能仪上完成全部常规肺功能(肺容积、通气功能、弥散功能)的测定;也可将后者单独设置,形成体积非常小的简易肺功能仪(包括便携式肺功能仪)。

2. 肺容积和弥散功能的开放式测定法 微电子技术和电子计算机技术的进一步发展,可对呼出气(包括肺泡气)的气体浓度或分压进行瞬时测定,而不一定像传统测定那样需要在密闭容器内采样,即将上述流量计和气体分析仪皆装置在气路的同一位置,进行同步测定,肺功能仪的体积进一步减少,气路的无效腔降低,测定范围进一步扩大,如用单次呼吸法测定 TLC 和 D$_L$CO 可适用于 FVC 低于 1 000 mL 以下的受检者,从而扩大了测定范围。

因此讲述肺功能测定时,可用通气功能测定、肺容积测定、CO 弥散量测定,也可用肺量计(流量计)测定、气体分析法测定,但不能将两者混淆,前者是内容,后者是方法,目前经常并列出现的"肺量计法测定规范"、"肺容积测定规范"、"一氧化碳弥散量测定规范"等将内容和方法混淆,是错误的,导致理论和临床应用的混乱。

六、压 力 测 定 仪

压力测定仪种类众多,在肺功能测定中主要用于测定口腔闭合压、胸腔内压、食管内压,进而用于最大吸气压、最大呼气压、气道阻力、0.1 s 口腔闭合压、胸肺顺应性的测定。压力测定仪可以是单独的测定仪器,但目前更多的是装置在复合式肺功能测定仪上,如体容积描记仪(体描仪)。根据结构和功能特点,压力测定仪大体分为三类:U 形测压计(常用介质是水或水银)、压力表、压力换能器。前两者直接显示压力,优点是简单、方便,缺点是依靠测定人员的目力测定,影响因素多,缺乏客观的原始资料;当然在稳定的测定条件下,U 形测压计的精确度非常高,常用于压力换能器的校准。压力换能器是将压力信号与数据信号之间进行电子转换,最终通过记录仪或显示屏显示图形和数据,优点是仪器小,常安装在肺功能测定仪上,可同步显示图形和数据,并能保存。随着电子技术和电子计算机技术的发展,压力换能器的精度日益提高,目前在多数情况下取代了前两者。

七、现代肺功能测定仪的基本类型

(一)传统肺功能仪 即习惯上所说的"肺功能仪",核心装置是流量计、气体分析仪和呼吸气路。可完成肺容积、通气功能、D$_L$CO 等常规肺功能的测定,称为"标准肺功能仪";若未安装气体分析仪,则仅能测定肺活量和通气功能,称为"简易肺功能仪";体积小、可方便携带的简易肺功能仪称为"便携式肺功能仪"。

（二）体容积描记仪　传统肺功能仪的基本特点是对呼、吸气流量和容积直接测定，在加入气体分析仪的情况下，可以通过气体稀释法测定 FRC 和 TLC；但若肺内气体分布严重不均，标记气体不能均匀地分布至各个肺区，则肺容积的测定值明显下降，与实际容积相比有较大误差，故又出现间接测定胸廓气容积的方法-体容积描记法（体描法）。该方法的基本结构是一个气密性良好的大容积箱，箱壁上安置或连接流量计、压力传感器，通过测定箱内压力和容积的变化，间接测定 FRC，该结果不受气体分布不均的影响，故几乎可准确测定各种病理情况下的 FRC。该方法的另一个主要优点是可以直接、准确地测定气道阻力，通过加用胸腔内压测定仪还可测定肺顺应性。需强调理论上体描法是测定气道阻力的金标准，但实际上有较多问题，临床测定的错误非常多见。

（三）脉冲振荡仪　为简化和完善气道阻力、胸肺顺应性的测定，并能够测定惯性阻力，又逐渐出现振荡式肺功能测定仪，特别是脉冲振荡法（IOS）可在静息呼吸条件下测定各种性质的通气阻力，并能进行完善的分析。当然 IOS 还有较多问题，与传统肺功能参数的对比也有较大困难，需进一步完善。

（四）心肺运动试验仪　通过增加一定的运动负荷，测定受检者的运动反应，主要是气体代谢的变化。早期的测定装置和检查指标比较简单，但其后逐渐完善。现阶段的仪器主要由两部分结构组成：负荷装置及分析和检测装置。负荷装置常用自行车功率计和活动平板，检测装置主要是气体分析仪（氧和二氧化碳分析仪）、流量计、心电图等。核心是对呼出气的氧和二氧化碳浓度进行检测。与常规肺功能的传统测定相似，经典运动试验仪是用储气袋或储气室对呼出气采样，气体分析仪测定和分析其中的气体浓度；而呼吸气体容积由干式单筒肺量计测定。现代心肺运动试验仪的性能显著改善，能在气路上对呼吸气体浓度进行瞬时检测，而不需要储气室；用流量计取代单筒肺量计，对呼吸气流量和容积

进行同步测定。主要用于评价受检者的运动能力和氧代谢功能，评价循环、呼吸、运动系统的功能及进行鉴别诊断，也是心、肺手术患者或心、肺移植患者手术风险评价及术后效果评价的重要方法。

6 min 步行试验是心肺功能运动试验的简易试验，其结果与常规试验的结果有很好的相似性，且简便易行，临床应用比较普遍。

（五）支气管激发试验仪　测定的基本参数是通气功能参数、气道阻力和激发剂负荷，故通过适当加用某些配件（如激发剂容器）即可在上述多种肺功能仪上完成激发试验。支气管激发试验的核心是准确设定激发负荷，故进行支气管激发试验也可用单独的仪器，如气道反应性测定仪（Astograph）即为进行支气管激发试验的仪器。

八、其他类型的测定仪

（一）血气分析仪

1. 常规血气分析仪　简称血气分析仪。主要用于动脉血气的测定，核心测定参数是 PaO_2、$PaCO_2$ 和 pH，反映肺气体交换的总体情况。常用采血方式为桡动脉（肱动脉或股动脉）穿刺；在麻醉手术患者或危重症患者也常采用动脉置管采血。若放置中心静脉置管或肺动脉置管，则可完成混合静脉血气的测定，与动脉血气综合比较可反映机体的代谢情况。现代血气分析仪可加用多种氧合测定装置或离子测定装置，直接测定血红蛋白（Hb）浓度、氧合 Hb（HbO_2）浓度、一氧化碳 Hb（HbCO）浓度、高铁血红蛋白浓度，以及电解质离子浓度。

2. 无创测定仪　脉氧仪、呼出气 CO_2 测定仪、经皮血氧分压或 CO_2 分压测定仪是对动脉血气核心指标的无创性检测，其中脉氧仪测定血氧饱和度（SpO_2）早已广泛应用于临床测定。

（二）同位素测定仪　主要用于测定通气分布、血流分布及通气血流比例，临床不常用。

（三）呼气末一氧化氮测定仪　NO 不是血气或气体交换的参数，但可以反映气道、肺组织的炎症反应。临床上已获得广泛应用。

第二节　肺功能检查仪的发展历史

现代肺功能检查仪的发展是从肺量计开始的，并逐渐出现气体分析仪、体容积描记仪等新式测定

仪器。测定的内容也日趋完善和标准化。

（一）肺量计的出现和发展　现代肺功能测定

可追溯至 1800 年代的中期,当时 Hutchinson 发明了用简易水封式肺量计测定 VC,并用其作为评价肺功能状态的参数。FVC 测定是 VC 测定的进一步发展。在 1930 年代,Barach 观察到支气管哮喘和肺气肿患者的呼气速度减慢,还注意到呼气速度减慢对判断气道阻塞非常重要,并用记纹器(记纹鼓)描记出 FVC 的变化作为肺量图,从此 FVC 被逐渐推广应用。1947 年 Tiffeneau 提出了用第 1 s 用力呼气容积与吸气肺活量的比值(FEV_1/IVC)作为反映气流阻塞的参数。1950 年 Gaensler 将微型开关用于水封式肺量计,使肺量计的性能明显改善,完成 FVC 和时间肺活量的测定,提出了 FEV_1 和第 3 s 用力呼气容积(FEV_3)的概念,观察到健康人的 FEV_1/FVC 和 FEV_3/FVC 大约为 80% 和 100%,而 FEV_1 可以评价气道阻塞的程度。1955 年,Leaulen 和 Fowler 在 FVC 描图上绘出最大中段呼气流速(MMFR,现命名为 FEF_{25-75})。

(二)通气功能测定的进一步发展和完善 在 1950 年代后期,Hyatt 等人提出流量-容积曲线的概念和测定方法,MEFV 曲线及同时测定的最大吸气流量-容积(MIFV)曲线组成最大流量-容积环,其后被逐渐推广应用,目前是判断气流阻塞和进行质量控制的重要的肺功能的内容,也是肺功能测定中的最重要图形。

呼气峰流量(PEF)是临床应用非常广泛的流量参数,可通过流量计或峰速仪测定,因此既可以在 MEFV 曲线上计算,也可通过简易峰速仪直接获取,常用于社区和家庭。

最大自主通气量(MVV)最早于 1941 年被描述,Cournand 和 Richards 最初称之为 maximal breathing capacity(MBC),并提出和完善 12 s 或 15 s 的测定方法。MVV 成为评价通气能力的最可靠参数。其后最大吸气压(MIP)和最大呼气压(MEP)的概念被提出,进一步完善了通气功能的评价机制。MIP、MEP 可通过压力换能器和无液压力计(aneroid manometer)测定,目前主要用于评价呼吸肌力量,也常作为机械通气患者的撤机参数。

(三)残气容积的测定 在肺量计逐渐完善、并能测定更多肺功能参数的过程中,如何测定呼气后残存于肺内的气体容积是一个不得不面对的问题,Davy 最早用氢稀释法测定残气容积(RV),其后 Meneely 和 Kaltreider 用氦气取代氢气进行测定。在同一时间,Darling、Cournand 和 Richads 用氮稀释法(也称为氮洗出法,即通过吸入氧气使肺泡氮被洗出)测定 FRC。在 1950 和 1960 年代,Fowler 发展了氮洗出法中的单次呼吸法,能够在一定程度上反映气体分布。

同样在肺量计法发展过程中,体容积描记仪测定气道阻力也于 1950 年代的早期出现,Comrone、Dubois 和其他学者发展了这一技术,并提出了估测肺泡压的方法。早期该方法的检测和记录复杂,临床应用极少;其后随着微处理器技术的逐渐发展,体描仪逐渐成熟。目前体描法已成为肺功能测定的常规方法,可完成 FRC、气道阻力和通气功能(在气路上装置流量计完成)的测定,是气道阻力测定的金标准。加用食管压力(反映胸腔负压)测定后,也可准确完成肺顺应性的测定。在同一时期内,高频振荡仪测定呼吸阻力也应用于临床,并从单频振荡逐渐发展至多频振荡、连续性脉冲振荡等形式,能够测定各种性质(如黏性、弹性、惯性)和各种部位(如中心、周边,气道、肺、胸廓)的呼吸阻力,但并未发展成熟,目前仍有较多改进和完善的空间。

(四)弥散功能的测定 肺弥散功能的测定是随着 CO 测定方法的完善而逐渐成熟的。1911 年,August 和 Marie Krogh 提出了用单次呼气法(一口气法)测定 D_LCO 的方法,他们测定出吸入气和呼出气 CO 的存在及其微小差异,从而实现了试验测定,但不能用于临床。1950 年代,Forrester 和他的同事实现了 D_LCO 的临床测定。几乎在同一时间,Filley 等人用常规呼吸的方法(而不是屏气的方法),即稳态法(后发展为现代的重复呼吸法)实现了 D_LCO 的测定。两种方法各有优缺点,但经过数十年的发展完善,都有了标准的测定方法和程序,成为常规的弥散功能测定方法。

(五)动脉血气测定 早在 1900 年代,就开始用容积法测定动脉血氧和 CO_2。1957 年 Sanz 用玻璃电极测定液体的 pH。1958 年 Severinghaus 将含有 CO_2 缓冲液的试剂包置入玻璃电极,缓冲电极通过薄膜与测试血液分开,该薄膜允许 CO_2 通透,这样血液中的 CO_2 进入测定区转化氢离子,通过 pH 电极测定。1956 年 Leland 将聚丙烯膜覆盖白金(铂)电极上,当一定大小的电压被施加于电极后,氧在铂电极的阴极被电离而减少,其减少量与其分压成正比,因此血氧分压被成功测定,这样 pH 电极、PCO_2 电极、PO_2 电极构成动脉血气分析仪的三个基本电极,进一步通过标准图表换算可完成其他氧合参数和酸碱参数的测定,从而完成动脉血气的完善检测。当然这些新的电化学方法在测定上述三项基本内容的同时，也可通过改进直接测定各种血红蛋白（Hb）的浓度，如 HbO_2、$HbCO$；通过类似的方法完成了多种电解质离子浓度的测定。采用类似经典的血气电极技术，通过经皮电极法也可进行 PO_2、PCO_2 的测定，使得无创测定逐渐获得临床应用。

在第二次世界大战期间，动脉血氧测定法获得发展。1960 年代，光谱成像分析仪可测定总 Hb 浓度及 HbO_2、$HbCO$ 的水平。目前动脉血氧测定法和血气分析可装置在一个简单仪器中进行多种测定或换算。用光束感受波动性血流可检测心跳次数。1970 年代，随着该技术的不断成熟，发现光吸收的变化也可估测血氧饱和度，从此用脉氧仪同时检测脉搏和动脉血氧饱和度逐渐走上历史舞台，并发展成为现代广泛应用的检测方法。现代微机技术使得脉氧仪变得微小和便携，在测定 SaO_2 的同时，也能测定 $HbCO$。

随着红外线气体分析仪的发展，CO_2 波形图或呼出气 CO_2 检测也逐渐发展完善，并成为现代的常规检查方法。动脉血气分析、脉氧仪测定和 CO_2 波形图测定的联合应用已逐渐成为多数重症监护室（ICU）、手术室、急诊室的基本检测，其中动脉血气分析或经皮动脉血氧饱和度检测是常规肺功能测定的基本内容。

（六）呼出气一氧化氮（FeNO）测定　FeNO 不是血气或气体交换的参数，但可以反映气道、肺组织的炎症反应，在某些情况下有一定的诊断和评估价值，主要用于支气管哮喘患者。该技术已获得广泛的临床应用。

第三节　肺功能测定的基本内容

常规肺功能包括肺容积参数（潮气容积、肺活量曲线及相关参数、功能残气量及相关参数）、通气功能参数（用力肺活量曲线及其参数、最大呼气流量-容积曲线及其参数）和肺弥散功能参数（一氧化碳弥散量和比弥散量），而动脉血气分析则是上述参数作用的综合结果。这四类参数的测定可对呼吸功能进行较完善的判断，是肺功能测定和临床应用的重点。部分患者需进行支气管舒张试验或激发试验，以完成气道功能的进一步测定。气体分布、通气/血流比例、气道阻力、胸肺顺应性、呼吸肌功能的测定能提供更完善的分析和解读。

第四节　现代肺功能仪的特点

与传统测定肺容积、通气功能、呼吸流量、一氧化碳弥散量的仪器相比，现代标准肺功能仪（不包括体描仪和脉冲振荡仪）的测定方法、原理、计算公式相似，但也有以下不同特点。

（一）基本结构特点和测定要求　现代标准肺功能仪的核心装置是流量计、气体分析仪、气路和采样器，即一台仪器取代既往的多个仪器完成全部常规肺功能的测定，其中气体分析仪与流量计设置在气路的同一位置，对潮气容积、肺活量及相关参数、流量进行开放式实时检测；用微小储气袋或储气室对呼出气进行采样，完成 FRC（或 TLC）与 D_LCO 的同步检测。最新式肺功能仪可对呼出气浓度进行瞬时测定，而不需要储气室，也能完成 FRC（或 TLC）与 D_LCO 的同步检测，因此测定方法与质控要求与既往有明显不同，也就是说用既往方法描述现代测定是不合适的，甚至是错误的。这样一台体积不大的标准肺功能仪就能完成全部肺容积参数、通气功能参数和 D_LCO、KCO 的测定，而仪器的占地面积显著减少。

（二）气路结构　由既往密封式肺量计改为开放式通路，直接由流量计完成流量和容积的测定，通过采样室或实时检测完成 TLC（或 FRC）和 D_LCO 的同步测定，因此仪器的阻力显著降低，也减轻了仪器重力和呼吸压力对气容积的压缩作用，故测定的准确性，特别是流量和通气功能测定的精确性显著提高。

（三）标准气和定标　传统仪器测定的标准气由操作者自己配置，现代仪器则由专门医疗单位配制,故可提供大容积的高压混合气长时间应用;气体浓度测定、容积定标、环境定标由人工操作改为自动机械操作,因此气体浓度稳定,操作步骤明显减少,人为因素的影响明显降低。

（四）测定值的计算　由既往的人工计算测定结果改为电脑自动计算,并自动校正为生理条件(BTPS)[CO 弥散量校正为标准条件(STPD)],还自动计算出实测值占正常预计值的百分比,最后通过显示屏直接显示和打印,显著节省劳动力。

（五）肺容积和气体浓度的测定　由既往的分别测定改为现代的同步测定,用单次呼吸法和重复呼吸法皆可同步测定 D_LCO 和 TLC(或 FRC)。单次呼吸法的屏气时间由操作者按秒表计时改为电脑根据预设程序自动确定起始时间和终止时间,并通过显示屏直接显示;重复呼吸法的测定时间由人工设定改为电脑自动调节,实时监测 He(或 CH_4 等标记气体)和 CO 的浓度,达稳定状态时自动终止,人为影响因素减少,因此两种方法皆更为简单、准确,皆为目前的常规测定方法。

需强调现代肺功能仪的测定原理和计算过程也变得非常抽象,使操作者和临床医生不容易理解测定过程和测定结果,对结果的准确度也更难把握,因此仍必须熟悉传统仪器的结构、测定原理和测定要求。

第五节　肺功能检查的适应证和禁忌证

20 世纪 50 年代末上海中山医院率先在国内将肺功能测定应用于临床,其后逐渐推广,应用范围也不断扩大,目前几乎应用于临床各科;但某些患者有一定的测定风险,甚至不适合测定。结合国内、外的最新成果和我们的临床实践,将测定的适应证和禁忌证总结如下。

一、肺功能检查的适应证

(1) 判断有无肺部疾病:具体指征是长达数周或以上的胸闷、呼吸困难、咳嗽、咳痰;较长时间的运动能力减退;个别情况下短时间内发病者也需要测定,特别是症状明显,体征或影像学检查缺乏阳性发现者。这不仅涉及判断有无肺部疾病,也有助于与引起类似表现的循环、运动、神经系统疾病的鉴别诊断。

(2) 评价肺部疾病和肺功能障碍的类型:肺功能障碍有两种基本类型,通气功能障碍和换气功能障碍。通气功能障碍常合并气体分布不均、通气血流比例($\dot{V}/\dot{Q}$)失调,即合并换气功能障碍,如慢性阻塞性肺疾病(chronic obstructive pulmonary disease, COPD)、支气管哮喘发作期皆有明显 $\dot{V}/\dot{Q}$ 失调。通气功能障碍和换气功能障碍也常同时发生,如肺炎、肺水肿、肺损伤等肺实质疾病。在部分患者,两者可单独存在,如大气道阻塞多仅表现为通气功能障碍,而肺血管疾病多仅表现为单纯换气功能障碍。

通气功能障碍是最基本和最常见的肺功能障碍类型,分阻塞性、限制性、混合性三种基本类型,还有达不到阻塞诊断标准的单纯小气道功能障碍或较轻大气道阻塞,后者常是气流阻塞性疾病的早期阶段或缓解期。因此,肺功能检查对不同类型的肺部疾病也具有重要的诊断和鉴别诊断价值。

(3) 评价已知肺部疾病的严重程度和动态变化。

(4) 评价治疗效果。

对上述后两种情况而言,肺功能检查常常是最客观和最有价值的方法。

(5) 评价劳动能力的丧失程度:病史和影像学检查是职业性肺疾病、伤残的主要诊断依据;而肺功能检查则是评价损害程度的最客观依据。

(6) 评估麻醉、手术的可行性和术后并发症的发生:随着肺部疾病发病率的显著升高,老年人疾病的显著增多,手术适应证的明显扩大,肺功能检查已成为多种手术或高危患者的常规检查,如心脏手术、肺部手术、上腹部手术、老年人或有 COPD 的其他手术。

绝大多数情况下用常规肺功能检查评估;但心肺运动试验(cardiopulmonary exercise test, CPET)或简易运动试验能够更客观评价患者对手术的耐受性,详见第二十一章。

(7) 支气管高反应性测定或测定气道对特定变应原的敏感性,判断发生支气管哮喘的可能性(支气管激发试验)。支气管激发试验不仅对可疑支气管哮喘患者具有重要的诊断价值,对评估其哮喘患者的控制程度也有重要价值。详见第十八章。

(8) 高危患者,如吸烟或被动吸烟、严重大气污染、职业暴露人群的体检。

(9) 高原活动、太空或高空飞行、深海活动人群的体检。

（10）运动医学、航天医学、航海医学的研究。

上述人群的肺功能检查是社会、科技发展的必然结果，应用将日益增多。

（11）流行病学调查：随着呼吸病，特别是慢性气道疾病的发病率日益升高，对相关科研的需求也显著增多，肺功能的流行病学调查也日益增多。

二、肺功能检查的禁忌证

本处主要是针对常规肺功能检查，主要是通气功能检查。CPET、IOS、支气管激发试验、体描法测定的禁忌证另述。

（一）绝对禁忌证

（1）严重低氧血症患者：除非是床旁普通监测。因为常规肺功能检查需停止吸氧，可导致低氧血症迅速加重；用力呼吸，特别是屏气容易加重脑、心脏等器官组织的缺氧。

（2）气胸及气胸愈合1个月内的患者。

（3）不稳定性心绞痛患者、4周内的心肌梗死患者、高血压危象或顽固性高血压病患者。

（4）近期（一般指1个月内）卒中、眼睛手术、胸腔或腹腔手术的患者。

（5）2周内有咯血史或有活动性消化道出血的患者。

（6）肺功能检查当天已进行内镜检查及活检的患者。

上述疾病或状态下，用力或屏气非常容易导致疾病加重或出血发生，故不宜进行肺功能检查。

（7）有活动性呼吸道传染病或感染病的患者，如开放性肺结核、流行性感冒、急性肺炎患者。此类患者容易导致交叉感染，故不宜进行肺功能检查。

（8）有习惯性流产的孕妇。用力或屏气容易导致流产，故不宜进行肺功能检查。

（9）已确诊患胸腔动脉瘤或脑动脉瘤，且未进行有效治疗的患者。该类患者用力呼吸容易诱发动脉瘤的破裂。

（二）相对禁忌证

（1）张力性肺大疱患者。

（2）严重心血管疾病患者，如严重腹主动脉瘤患者、严重主动脉瓣狭窄患者、心绞痛患者、严重高血压病患者、频发性室性早搏及严重房颤患者。

（3）口腔疾病，不适合口含肺功能仪咬口；或颞颌关节易脱臼的患者。

（4）严重疝气、痔疮、重度子宫脱垂患者。

（5）中、晚期妊娠妇女。

上述疾病或状态下，用力呼吸或屏气容易导致疾病加重或流产，故肺功能检查应慎重。

（6）插胃管患者。

（7）气管切开患者。

上述情况下，用力或屏气有脱管风险，故肺功能检查应慎重。

（8）鼓膜穿孔患者：容易发生漏气，且急性者可能加重病情。慢性患者若有测定指征时，需先堵塞患者耳道，然后测定。

（9）配合较差或体弱无力的患者：前者如偏瘫、面瘫、脑血管意外、脑瘫、智障、耳聋、小儿、部分老年患者；后者如重症肌无力患者。

上述情况多不能有效完成可接受的肺功能测定，特别是用力呼吸测定，肺功能的解读有较大困难，故不宜常规测定。

（10）明显胸痛、腹痛、面痛、头痛的患者；剧咳患者；压力性尿失禁患者。

该类患者难以完成测定，特别是用力呼吸测定；也容易加重病情，故不宜常规测定。

第六节　肺功能测定的基本要求

为保障肺功能测定的可靠性和解读的准确性，肺功能检查的空间、环境、人员等皆有一定的基本要求。

（一）肺功能检查室的设置要求　肺功能检查室的大小、设施可依据检查仪器、检查项目、检查人员、检查对象及各医院的实际情况而定，但应符合下述基本要求。

1. **检查场地应宽敞明亮**　每个肺功能室面积应不小于10 m²（简易肺功能仪或仅一台肺功能仪除外），一个房间最好仅放置一台仪器，特别是需要检查的患者或健康体检者较多时；否则人员过多会使空气氧浓度降低、CO_2浓度升高、标示气体（如He、CO）浓度升高，将影响定标、测定的准确性；而CO浓度的升高不仅影响测定的准确性，还将对人体健康产生慢性不良影响。

2. 各房间皆有良好的通风条件 以维持正常空气中各种气体浓度的稳定,保障测定的准确性和检查者的安全性。血气分析仪对通风的要求更高。每个检查房间最好皆有窗户,事实上检查前打开窗户是最简便、有效的通风方法;也可选用其他一些通风设备,如排气扇等。

3. 室内的温度、湿度需相对恒定 一方面,多数肺功能仪对环境温度、湿度有一定的要求,若超出工作范围,仪器的测定误差会增大,甚至不能准确工作,特别是夏天温度较高或冬季寒冷时。另一方面,合适的温度、湿度会使受检者感觉良好,有利于完成对检查的配合。因此,肺功能室最好有温度和湿度控制设备,以保障环境状态的相对稳定。理想的环境温度为18~24℃,相对湿度为50%~70%。

4. 易于抢救 尽管大多数情况下肺功能检查是安全的,但仍有发生严重意外事件的可能,常见支气管哮喘急性发作、晕厥、过敏性休克、严重心律失常等。因此,肺功能室必须备有急救车,最好有除颤仪。肺功能室应设置在靠近病房或急诊室的地方,设置在呼吸科病房附近是最理想的选择。部分医院的肺功能检查室设置在功能检查科并且远离病房或急诊室,不利于患者的及时抢救。此外,肺功能室应配备抢救药物、设备和有经验的医护人员。

5. 应具备预防和控制交叉感染的措施 肺功能检查要求受检者反复呼吸,检查过程还常常诱发患者的剧烈咳嗽。患者用力呼气或咳嗽时产生的飞沫可在空气中悬浮数小时,有可能对检查环境、仪器和周围物品产生污染;若受检者有呼吸道传染病则容易发生交叉感染。通风良好是基本要求,开窗通风是最简便、最有效的措施;适当选用一些设备,如排气扇、空气过滤净化器等可能更好。肺功能检查专用呼吸过滤器应常规应用。

(二)肺功能测定仪的要求

1. 仪器技术要求 仪器应处于稳定、合理的工作状态,这样才能保障测定结果的准确、可靠。肺功能仪器测量的流量、容积、时间、气体浓度等指标的量程、精度、重复性、零位计算标准、误差允许范围等皆必须达到一定的技术标准。按要求定期对仪器进行定标和测试,使其处于良好的正常状态。

2. 仪器功能要求 一般要求能完成肺容积、通气功能和弥散功能的测定,且有动脉血气分析或无创血氧饱和度检测。一般筛选要求能完成通气功能测定和无创血氧饱和度检测。理想情况是除能达到上述要求外,也能完成气道阻力测定、支气管激发试验和心肺运动试验。

3. 仪器测量频率的要求 与欧美国家不同,我国较多三甲医院每日的测定人数非常多,尤其在进行大规模体检或流行病学调查时测定的人数可能过多,这就要求对每台仪器的测定人数和测定间隔进行合理安排,否则将可能导致较多问题,如呼吸产生的过多水蒸气来不及蒸发和温度升高将影响环境状态,对测定结果的换算产生影响;房间内氧浓度下降、CO_2浓度升高、标示气体或示踪气体(He、CO)的浓度升高将影响测定结果的准确性,特别是明显降低 FRC(或 TLC)、D_LCO 的准确性。我们的经验是每小时6~8人为宜,超过10人将有较多问题。

(三)操作者的素质要求 操作者是决定肺功能检查质量的重要或关键因素,对其多方面的知识和能力有较高要求。

1. 知识和技术要求 操作者应具备基本的呼吸生理学和病理生理学知识,掌握检查的适应证和禁忌证,以及各项检查的具体操作要求和质控要求;掌握各项检测的图形和参数的意义;定期接受继续教育,更新知识结构。

2. 指导技巧 肺功能检查是主观性很强的操作技术,对操作者的态度和示范方式有更高的要求,以便于取得受检者的信任与配合,提高依从性。操作者需向受检者演示每项检查的吸气和呼气动作,适当运用肢体语言;若操作者"只说不做"或"指导技巧"不足,则受检者可能难以领会,多次重复检查仍不符合要求。

3. 操作过程中的质量控制 在检查过程中,操作者能对受检者的用力程度、配合水平迅速做出判断;能够实时观察检测图形和迅速读取数据,并评价其可靠性及可能的问题,从而迅速决定是否需要重复该项测定。

(四)检查前准备

1. 了解病情 与心电图、影像学检查不同,在某种意义上,肺功能检查带有一定的会诊性质,故检查前需充分了解受检者的检查目的、主要的症状和体征,充分了解其胸部 X 线片或 CT 片的检查情况。了解有无检查的禁忌证或需注意的问题。一旦有明确的检查禁忌证,需主动和预约医生联系,确定放弃检查并给予说明,还需在申请单上签名;若仍需要检查,需相关医生陪同。

2. 了解和评价影响测定结果的因素　检查前需了解受检者最近的用药情况,包括使用药物的名称、剂型、剂量、最后使用的时间等,判断是否会影响检查结果。支气管平滑肌舒张剂,如肾上腺素能受体兴奋剂、胆碱能受体拮抗剂、黄嘌呤类药物;支气管平滑肌收缩剂,如肾上腺素能受体拮抗剂、胆碱能受体兴奋剂;激素类药物;抗过敏类药物等,均应根据检查的目的、项目和药物的半衰期而决定是否需要停药及停药的时间。大多数情况下,不需要停药,以免影响病情,特别是随访病情变化和治疗效果时;若为诊断目的,需根据情况判断,若能明确诊断,不需要停药,否则需要停药,特别强调若检查目的是评价气道反应性或可逆性,应避免用药或给予充分的停药时间。

预约检查时就应告知受检者具体的停药方法。

检查前 2 h 应避免大量进食,检查当天避免饮用碳酸饮料、咖啡、浓茶等,检查前 1 h 避免吸烟,检查前休息 15～20 min。

3. 记录编号、姓名、性别、年龄、身高和体重　前两者用于识别和储存;后者用于肺功能参数正常预计值和医学参考值范围的计算。对较大年龄儿童和成人而言,年龄以岁为单位,身高以 cm 为单位,体重以 kg 为单位。

测量身高时应脱鞋,两脚并拢,尽量站直,两眼平视前方;应选用直尺测量身高,避免用折叠的标尺,以减少测量误差。胸廓畸形患者,如脊柱后凸,可通过测量臂距来估算身高。测量要求:让受检者靠墙,两臂尽量伸展,测量两中指之间的指端距离。一般认为臂距与身高相同。

(五) 检查时间　每日 24 h 内,肺功能存在一定的动态变化,常规肺功能一般要求上午 8～10 时检查;若在其他时间检查,需注明,复查时也应在相同的时间段检查。

(六) 检查体位　坐位或立位均可进行检查。坐位更为安全,可避免因晕厥而摔伤,特别是有明显疾病的患者;若采取站位,应在受检者身后放置一把座椅,一旦有头晕、心慌等不适感觉,可随时坐下休息。正常情况下站位与坐位时的测定结果相似,但复查时必须采用相同的体位。

1. 坐位的要求　座椅高度合适,双脚着地不跷腿,避免两脚悬空,否则不容易达到最大力量的呼吸配合。选用有靠背而无转轮的座椅,靠背主要是出于安全考虑,方便受检者休息,但测试时不能靠背,而必须挺胸、坐直,头保持自然水平或稍微上仰,切勿低头、弯腰、俯身,否则不利于受检者完成用力呼吸动作。如需使用轮椅时,必须锁住转轮。

2. 站位的选择　年幼儿童检查宜采用站位,肥胖者也适合站位检查,这样有利于受检者深呼吸,特别是深呼气,以取得更佳的测定结果。

3. 其他体位的选择　有些受检者因疾病等原因不能站立或坐直,而又需要肺功能检查时,只能采取卧位,但其检查结果多偏低,应在报告中注明。

第七节　肺功能测定准备工作中的重要术语

肺功能测定时,技术员和临床医生皆重视参数的测定、质量控制和临床意义,但容易忽视或混淆测定前一些重要问题,简述如下。

1. 标准气(standard gas)　进行定标和作为吸入气进行肺功能测定用的气体。用气体分析法测定肺功能时,标准气必须达到一定精度和纯度,且需专门医用气体公司生产。

2. 定标(calibration)　将仪器的输出信号进行调整,以达到与已知输出量相匹配的过程,或对各种环境及仪器情况进行的标准化处理。因为不同批号的标准气浓度常有微小的差异,而测定时的环境气压、温度、湿度也经常变化,可导致测定结果的不稳定,仪器内部的精细构件可能有耗损,故需进行标准化处理。主要包括环境定标、容积定标和标准气检测。

3. 校准(calibration)　与定标的英文相同,但含义更广泛。是在规定条件下,为确定计量仪器或测量系统的示值,或实物量具或标准物质所代表的值,与相对应的被测量的已知值之间关系的一组操作。校准结果可用以评定计量仪器、测量系统或实物量具的示值误差,或给任何标尺上的标记赋值。

4. 环境定标(environmental calibration)　肺功能测定前,对环境气压、温度、湿度进行的定标。

5. 容积定标(volume calibration)　肺功能测定前,用标准容器(一般用 3 L 定标器)对肺功能测定仪的气路进行的定标。

6. 标准气检验(standard gas checkout) 习惯上也称为标准气定标。更换标准气后或每日测定前对标准气浓度的检测。该结果输入肺功能仪作为测定用值。需强调检验结果可以与标注浓度有微小差异,但不应超过 5%;否则需检查问题所在,必要时更换标准气。

7. 标示气体(mark gas) 用气体分析法测定肺功能时所使用的、用于计算肺功能参数的气体,如用氦(或甲烷)测定肺总量、用 CO 测定弥散量时,氦(或甲烷)、CO 皆为标示气体。

8. 示踪气体(trace gas) 用气体分析法测定肺功能时所使用的标记气体,该气体为测定肺功能参数所必须,但不直接用于参数的计算。如测定 CO 弥散量时,CO 为标示气体,但用于测定肺容积的氦、甲烷等气体则为示踪气体。

现代肺功能仪几乎皆同步测定肺容积和 CO 弥散量,故氦(或甲烷)既是标示气体,也是示踪气体;若无特别说明,两者通用。CO 是标示气体,但不是示踪气体。

9. 干燥环境条件(ambient temperature and pressure, dry, ATPD) 实际环境温度、大气压、干燥气体状态。肺功能测定时的周围环境状态不同,可导致肺功能参数的实测值不同,缺乏可比性,故需进行环境状态的标准化处理。ATPD 是对环境状态进行标准化处理的一种方法。

10. 水蒸气饱和环境条件(ambient temperature and pressure, saturated,ATPS) 实际环境温度、大气压、饱和水蒸气状态。是对环境状态进行标准化处理的一种方法。

11. 生理条件(body temperature and pressure, saturated,BTPS) 正常体温、标准大气压、饱和水蒸气状态。是对环境状态进行标准化处理的一种方法,也是最常用的校正肺功能参数的状态,常规用于肺容积和通气功能参数的校正。

12. 标准条件(standard temperature and pressure, dry,STPD) 环境温度 0℃、标准大气压、干燥气体状态。是对环境状态进行标准化处理的一种方法,常规用于 CO 弥散量的校正。

(朱　蕾)

第四章
临床肺功能室的管理

临床肺功能室的管理主要涉及人员组成、检查流程制订、质量控制、肺功能报告的签发和感染防控等方面的问题。

第一节　临床肺功能室的人员组成

临床肺功能室一般非单独建制，常规隶属于呼吸科，但国内部分医院仍由检验科或特检科管理，需调整隶属关系；其人员构成至少应包括技术员、呼吸科医生和负责人。技术员是肺功能的主体，是肺功能测定、初步判断、质量控制的直接执行者。与肝肾功能检查、心电图、心脏超声检查等具有明确客观标准的检查项目不同，肺功能检查过程有很强的主观性，但检查结果的评估又涉及诸多理论知识，故肺功能技术员不仅需要熟练掌握操作流程，还需要对呼吸生理学知识和临床医学知识有一定程度的了解。肺功能室医生可以专职，也可以兼职，主要负责肺功能报告的审核、签发，是最终报告的直接责任人。由于肺功能诊断有较强程度的会诊性质，相关临床医生需要对临床资料、呼吸生理学知识、检查过程等全面了解，因此肺功能室医生必须是具有较强呼吸生理学知识的呼吸科医生，且经过一定的考核后才能担任。肺功能室的负责人应该具有丰富临床经验和充分掌握呼吸生理学知识的呼吸科医生，且至少应该有副主任医师职称，还有较强的管理能力。肺功能室负责人可直接管理肺功能室的全面工作，也可任命高年资的技术员作为技术组长负责日常工作。在国家卫生健康委员会的体系内，没有临床肺功能医生或技术员的编制，缺乏专门的培训基地和培训标准。在临床医学专业体系内，没有专门或相对集中的肺功能专业，仅在诊断学或检验系中有少量的临床肺功能知识；逐渐兴起的呼吸治疗师专业，涉及的肺功能内容也不多，故肺功能技术员的来源复杂，主要来源于检验系或护理专业，也有不少人员来源于内科、呼吸科、检验科或康复科等，因此总体知识储备和学术水平受限，需要经过专门、严格的培训。肺功能专职技术员和临床医生的多少不控制，根据工作量、科研和教学需要、学科发展等综合考量后设定编制。

第二节　肺功能检查的校准和质量控制

提到实验室的质量控制，首先要掌握两个关键概念：准确度（accuracy）和精密度（precision）（图4-1、图4-2）。准确度是指测量值与已知实际值的接近程度。对于大多数实验室的检测项目而言，要求重复测量对照物，然后取均值；如果所得均值非常接近对照物的实际值，就认为仪器测量的准确高。精密度是指重复测量时的一致性；如果重复测量一个对照物，每次的结果相似，就认为仪器测量的精确度高。

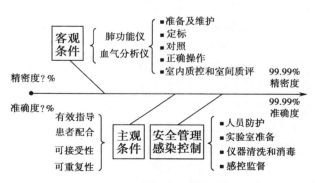

图4-1　临床肺功能室的质量控制模式图

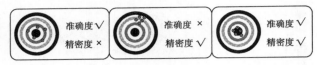

图 4-2　测量准确度和精密度的模式图

举两个极端的例子说明两个概念的不同，如肺功能仪连续测量一个 3 L 的容器，3 次测量结果均为 2.5 L，说明测定的精密度高，但准确度低；相反，如果重复测量一个 3 L 的容器，3 次测量结果分别为 2.5 L、3.0 L 和 3.5 L，均值为 3.0 L，说明测量的准确度高，但精密度低；如果 3 次测量结果分别为 2.98 L、3.0 L、3.02 L，则说明测量具有较好的准确度和精密度。

精密度经常以测量值的标准差（standard deviation，SD）为基础进行换算，具体而言是以变异率（variability）或变异系数（coefficient of variation，CV）表示。

当需要比较两组数据离散度时，如果两组数据的测量尺度相差太大，直接使用标准差进行比较不合适，CV 可消除测量尺度影响，被广泛应用。CV 是标准差与其平均数（M）的比值，即 CV＝标准差/平均数×100％＝SD/M×100％。

CV 没有量纲，又按照其均数大小进行了标准化，就可以对测量进行客观比较。CV 是反映数据离散度的相对值参数，其大小不仅受变量值离散程度（SD）的影响，而且还受变量平均值（M）的影响。

一、肺功能室质量控制的基本要素

质量控制（quality control，QC）是获得有效和可重复数据的基础，包括四个基本要素：方法学（methodology）、仪器设备的维护（equipment maintenance）、对照方法（control methods）和检查技术（testing technique）。

（一）方法学　仪器设备的类型是决定定标和质量控制（质控）所需要仪器和检验步骤的关键。例如，广义上的肺量计包括传统容积型肺量计和电子流量计，都要使用 3 L 定标筒进行定标和定标验证，但前者不需要线性检验；后者需要（详见第五章）。传统容积型肺量计需要漏气检验；流量计不需要，但需要检验管路是否漏气。如果每种仪器定标和质控都有标准的方法（包括具体步骤和次数）进行参照，就会使质控工作简便易行。

（二）仪器设备的维护　根据仪器的类型和复杂、精密程度，仪器维护分为短期维护和长期维护两

种情况。每日进行的维护主要是一次性物品的更换，包括滤器、咬口和储气袋等。核心检查仪器本身则需要较长时间的定期维护，还要定期检验和校正，以减少设备故障，保证其正常运行，提高检查的准确性。关于仪器设备的维护要求及具体的操作步骤，一定要详细了解说明书，并和生产或销售商进行相对固定的联系。

2005 年美国胸科学会（American Thoracic Society，ATS）给出了肺功能室操作手册的要求，鉴于肺功能检查的共性，可以作为我们的标准，主要包括下述内容。

（1）每一个检查项目的介绍和检查目的。

（2）各项肺功能检查的适应证和禁忌证。

（3）常见方法和所有特异性设备，包括一次性物品的介绍。

（4）测定开始前进行仪器的定标和对参数进行标准化处理（可以参考制造商提供的文件资料）。

（5）受检者的准备工作（例如不能应用的药物、休息时间等）和开始测定前对受检者的评估。

（6）检查的步骤和定标的结果。对于质量控制而言，如何掌握通过人工操作完成测量或定标有重要意义。

（7）各项肺功能检查的质控指南。如果质控结果超出了相应的范围或限度，应该知道如何纠正或处理。

（8）操作过程中的注意事项（例如感染控制和危险性防护）和危急值管理（需要立即通知临床医生，提醒注意）。

（9）检查结果的描述。

（10）计算结果所采用的正常预计值公式，并注明参考文献。

（11）关于仪器的停机检修时间和软件升级指南，以及资料的储存。

（12）要有技术员和医生的签名和签名日期（可以是电子版的）。

（三）对照的方法　对照是对于仪器而言是任何已知的检测信号，通过对照可以评价仪器的准确度和精密度，完成质量控制。

不同仪器的对照方法可以不同。对常规肺功能仪或简易肺功能仪而言，一般用 3 L 定标筒进行定标、定标验证和流量的线性检验；对血气分析仪而言，则需应用标准质控液进行室内质控和室间质评。

（四）检查技术　测量数据是否准确主要取决于对测量步骤和具体要求是否进行严格的控制。对

多项肺功能检查而言,测量数据的准确获取有赖于技术人员的有效指导和受检者的有效配合。

每个肺功能室可以根据情况制订检查技术规范,不强求一致,但至少应包括以下内容。

(1) 特定检查所使用的方法。

(2) 完成检查的特定指南或规范。

(3) 每个测定步骤的具体要求。

(4) 仪器设备的定期维护计划表和指征。

(5) 所使用的质控物品(或器械)和质控标准。

(6) 测定失控时应该采取的措施。

二、充分了解不同肺功能参数测定的差异和报告的区别

不同肺功能项目的测定要求不同,如肺活量(VC)和通气功能测定的仪器绝大多数为肺功能仪的流量计(早期用容积型肺量计),需要受检者用力配合,且对用力配合有明确的具体要求。胸廓气容积测定和比气道阻力用体容积描记仪(体描仪)测定,在静息呼吸状态下完成,不需用力配合,测定要求较宽泛,配合程度和测定结果的准确性较难评价。在两类测定皆要求出现稳定的静息呼气基线,这直接决定功能残气量(FRC)的准确性;但实际测定的短时间内经常出现基线漂移,导致 FRC、补呼气容积(ERV)、补吸气容积(IRV)、深吸气量(IC)等测定结果的不准确,但难以准确评价。在常规肺功能测定,若用力完成的质量好,上述参数的误差不影响残气容积(RV)、肺总量(TLC)、RV/TLC、用力肺活量(FVC)、第 1 s 用力呼气容积(FEV_1)、一秒率(FEV_1/FVC)等核心参数的准确测定和通气功能的准确诊断。在体描仪测定,呼气基线不准确,直接影响 FRC(Vtg、FRC_{pleth})、RV、TLC、RV/TLC 的准确测定和通气功能的准确诊断。因此,充分掌握这些差异对评价测定结果和测定结论有重要价值,这不仅要求正确掌握测定要求;也需要掌握充分的呼吸生理知识,进行合理分析。在肺功能报告中,绝大多数参数(肺活量、通气功能参数)选取最大测定值作为结果;其他容积参数,多选取平均值。因为肺活量和通气功能参数,受检者无论如何完成,都不可能比实际最大值更大,故选择最大测定值作为报告值是合理的;TLC、FRC、CO 弥散量(D_LCO)等的测定结果则可能比实际值高,也可能比实际值低,故应该选择可重复测定结果的平均值报告。

有一些仪器,比如血气分析仪,其准确性验证通过检测已知对照物(质控品)实现,测量结果需在使用相似检测设备和测定方法的多个实验室之间进行比较,比较方法通常用熟练度(proficiency testing,PT)表示。血气分析仪的精确性通过检测对照物(质控品)的日间变异率决定,通常用 SD 表达变异率。

三、肺功能仪器的定标和质量控制

定标(calibration)是将仪器的输出信号进行调整,以达到与已知输出量相匹配的过程。定标主要通过三种方式来完成:① 对传感器输出的模拟信号进行调整。② 对记录装置的敏感性进行调整。③ 通过软件进行纠错和补偿。定标主要涉及到对仪器或其输出的模拟信号进行调整,或者使用以测定软件为基础的校准系统进行调整。定标与验证(verification)或质量控制(quality control,QC)不同,不能混淆。验证是对测定信息与已知信息进行比较、确认的过程。目的是保证测定结果的产生过程和质量管理以正确的方式进行,并证明这些过程是准确和可靠的,且具有重复性,最后得到符合质量标准的结果。质量控制是对仪器的测量功能和测量结果进行评估。

校准(calibration)与定标的英文相同,但含义更广泛。是在规定条件下,为确定计量仪器或测量系统的示值,或实物量具或标准物质所代表的值,与相对应的被测量的已知值之间关系的一组操作。校准结果可用以评定计量仪器、测量系统或实物量具的示值误差,或给任何标尺上的标记赋值。故多数条件下用校准表示。

现代肺功能测定,广义上认为定标和校准是相同的。

临床上常用肺容积的校准和质控,气体分析仪的校准和相应测定容积、CO 弥散量的质控、体描仪的定标和质控、脉冲振荡肺功能的校准和质控、心肺运动试验的校准和质控等。肺容积的校准设备包括简单的大容积定标筒、生物对照物、其他定标工具等,实际临床上一般仅用定标筒。气体分析仪(包括 D_LCO 测量系统)则包括生物学测量范围、采样条件、两点定标、多点线性定标等。体描仪的定标和质控则涉及口压传感器、体描箱压力传感器、流量传感器、箱容积等,具体见相关章节。本章以容积校准和质量控制系统介绍,具体临床操作和机制介绍见第五章。

(一)容积校准及相关问题 现代肺功能仪(包括标准或简易肺功能仪等)的容积定标远超过早期单筒肺量计的内涵,其通过流量计直接测定呼吸流

量和容积(容积是流量对时间的积分),容积不仅涉及肺容积测定、通气功能测定,也涉及弥散测定(见第五章),故容积定标称为肺量计定标是不合适的;容积定标也涉及流量线性检验等方面。

为提高认识和传承,本章对早期单筒肺量计和现代肺功能仪皆进行介绍,单纯现代肺功能仪介绍见第五章。

1. 容积的校准　可通过三种方法实现,具体为:① 调整放大器增益。② 调整记录装置的敏感性。③ 测定软件的纠错和补偿。

(1) 调整放大器增益:流量感受器通过电压计产生压力信号,正常情况下允许某些形式的增益调整,以便使模拟信号和已知的容积或流量输入值相匹配。比如在传统的 10 L 容积型肺量计就应该装配一个 10 V 的电压计,调整压力计放大器,使得 0 V 等于 0 L、10 V 等于 10 L,这样压力和容积等量匹配,容积定标通过压力模拟信号完成;换言之,定标过程就是对流量计(或传统肺量计)给定一个特定的容积,同时关联匹配的模拟信号。若按规定设置的多个信号皆通过,则定标通过。该法适用于传统容积型肺量计和现代流量计。

(2) 调整记录装置的敏感性:该方法主要用于部分老式的容积型肺量计。该类肺量计的基本结构是单筒肺量计连接机械记录装置。校准时先给肺量计输入已知的容积,调整记录仪的描记标点,使其与该容积相适应,具体操作过程为:开启记录仪,肺量计的容积变化直观反映在记录仪上;当肺量计圆筒的气体完全排空后,调节记录仪描笔在读数为 0 L 的位置;向肺量计圆筒内推入 3 L 容积的气体,调整记录仪增益,使描笔转至 3 L 的标点;如此按规定等量调节数个容积数值,就可实现容积定标。

(3) 软件纠错和补偿:是现代肺功能仪最基本的定标方法,通过定标系数/校正系数(calibration factor/correction factor)实现和完成。

现代肺功能仪测定肺容积几乎都抛弃了传统的单筒肺量计,而是用电子流量计,通过计算机自动测定和计算。在这样的电脑系统中,流量计产生的信号常通过测定软件校准系数纠正。校准时连接好测量系统的管路,用定标筒推入已知的容积(通常为 3 L);连续测定数次,就可计算出较正系数,该系数被自动储存于计算系统内,应用至所有容积测定或与容积测定相关的项目中。举例说明如下:推入 3 L 容积,若记录到的结果是 2.95 L,则校正系数为预计容积/实测容积＝3/2.95＝1.010;若连续测得

的 2 次校正系数分别为 1.015 和 0.985,则平均校正系数为 1.010;再将 1.010 储存于计算系统中,应用至容积测定或与容积测定相关的项目(如 CO 弥散量的测定)中。该方法的前提是假定肺量计的输出容积都是线性的,任何容积的校正系数都是相同的。

如果肺功能仪需要分别测量吸气容积和呼气容积,就需要分别产生相应的吸气校正系数和呼气校正系数,但实际仅测量呼气参数,故仅进行呼气容积定标也是可行的;即使是吸气过程,由于假定的容积是线性的,两者非常接近,一般也不需要严格区分。现代肺功能仪定标时通过推拉定标筒完成,反映了吸气和呼气的全过程,故常规肺功能测定过程中加做吸气容积或流量测定也是可行的。许多肺功能仪的流量计也需要进行零点定标,当流量传感器被静止放置,没有气流通过,软件调整传感器的输出信号为零;如果测量时使用空气过滤器,则定标时必须接上空气过滤器后再进行定标。

2. 定标验证(calibration check)和流量的线性检验(linear calibration)　对容积的定标实际上是通过对仪器(流量计或肺量计)的调整实现的,定标后还要进行定标验证和流量的线性检验,以提高准确度,最终实现质量控制。

(1) 定标验证:通过给肺功能仪气路推入已知容积的气体(通常也为 3 L),计算误差率(error rate)完成。通过控制误差率提高准确度,实现对容积测定的质量控制。误差率(％)＝(预计容积－实测容积)/预计容积×100。对于 3 L 定标筒而言,预计容积即为 3 L 的定标筒容积。

关于容积测定可接受的最大误差率,2019 年 ATS/ERS 给出了推荐标准,要求在标准状态(BTPS)状态下,容积量程范围为 0～8 L,推荐 3 L,误差率在 ±3.0％或 65 mL 以内(若包括定标筒本身 ±0.5％误差率,则为 ±3.5％或 80 mL 以内),以最大值为准。若实际误差率超出该范围,就必须对流量计、记录装置、测定软件、最近一次定标及检测技术等方面进行核查。

(2) 流量的线性检验:对于恒定内径的呼吸管路而言,流量大小会影响阻力和压力,对容积测定产生一定影响。肺功能测定时,有的参数需要慢呼吸完成,流量低;有的参数需要快呼吸完成,流量高,因此需对不同流量状态下的容积进行定标和定标验证。一般要求在 0.5～12.0 L/s 的流量范围内,至少选择低、中、高三种不同的流量范围,进行容积定标和定标验证,且要求每种流量下的容积准确度皆在

±3.0％以内。为了达到质量控制,流量计的线性检验至少每周进行1次;对于容积型肺量计(传统单筒肺量计)而言,至少每季度进行1次线性检验。现代肺功能仪每日进行容积定标和定标验证后,自动完成流量的线性检验。

（二）温度和其他环境状态对容积定标和质控的影响　受检者呼出气是生理状态(BTPS),同等质量的容积较周围环境大;而定标筒内的气体是实际环境状态(ATP),故两者有一定差异。对现代肺功能仪而言,容积定标和测定前先对环境状态(大气压、温度、湿度、海拔高度)进行标准化处理(见第五章),即定标、验证和测定前,测定软件对环境状态自动进行校正,且校正为BTPS(适用于弥散量以外的所有参数)或STPD(适用于弥散量)。如果室温等环境状态明显改变,再次进行环境定标,然后完成容积定标等过程。部分肺量计能自动测量环境温度等参数,这些温度测量装置也应定期进行检验。最后强调定标筒也应该存放在与肺功能仪相同的环境条件下。

（三）定标筒的准确度对容积定标和质控的影响　定标筒的准确度自然会对容积定标和质控产生影响。如果肺功能仪与定标筒的连接漏气或欠准确,或定标筒有变形,就可能产生错误的定标系数。例如3L定标筒应准确到±15mL以内或者是总量程的±0.5％;否则就必须更换定标筒。定标筒的准确度应至少每年检验1次。定标筒的漏气检测比较简单,只要堵住出气口,再尽力推拉定标筒就可,若阻力非常大,则没有漏气;否则有漏气。一些实验室准备两个定标筒,一个进行定标;另一个对定标筒的准确度进行检验。

（四）简易肺功能仪(包括便携式肺功能仪)的定标和质控　大多数简易肺功能仪和常规肺功能仪的要求相似,但一些便携式肺功能仪使用一次性流量传感器,可能不需要定标。大多数一次性传感器在制造过程中已进行预定标,或给了一个定标编码,这样测定软件就可以按照编码应用合适的纠正系数。如果仪器本身可以进行定标,则至少每天测定前定标1次;还要在同一批次传感器中选择一个进行定标验证(calibration check),从而保障测定的准确性。

（五）总结　肺功能仪的容积定标和质控不同,但又有密切联系。定标方法主要有三种,无论是针对肺功能仪的输出信号、记录装置的敏感性、还是测定软件的校正系数,都涉及测定仪器在特定范围内

的调整。质控则涉及定标、测量、解读的全部过程,一般是指后两者。通过控制仪器的误差率,提高测量过程的质量及测量图形和数据的准确度,达到质量控制的目的。

四、血气分析仪的校准和质量控制

见第十三章。

五、肺功能检查结果的可接受性和可重复性的标准

肺功能实验室的质量保证不仅需要合适的定标、验证和质控,对检测技术、检测结果的合理评判也非常重要。与一般检查不同,对于肺功能检查而言,所获得的肺功能项目的图形和数据几乎均依赖于受检者的努力或配合程度,有较大的主观性,因此需要一定的标准评价检查的可接受性和可重复性。这些标准应尽可能是客观的,但实际上较多是主观的。使用客观标准制订结果对提高测定质量更为重要。

（一）可接受性标准　可接受性是针对一个检查动作完成的测定项目而言。为了使单个测量数据尽可能地接近真实数值,需要有相应的标准来参考和评价。可接受性标准制订的目的是提高测量数据的准确度,具体涉及三个方面:① 在检查过程中,标准或指南可以决定仪器设备是否正常工作;受检者是否尽最大努力或完成合适的配合;检查是否应该继续下去或是否需要重复测量。统一的标准有助于评价某一检查出现的特征性曲线,进而判定测定数据是否可接受,例如用力肺活量曲线测定过程中的用力不足、呼气起始犹豫、呼气过程中咳嗽、呼气提前终止等会使某些数据不可接受,必须重复测定;若无法或难以重复测定,就必须结合病史进行合理的生理学评价。② 对于单一受检者的某一个肺功能检查项目而言,可接受性标准可评估某一个或几个测定数据的有效性。进行操作的技术员、计算机测定软件、解释结果的临床医生都可以应用这一标准来衡量数据的有效性。③ 对技术员的完成质量进行评估或打分。许多肺功能仪检查,尤其是肺通气功能检查有赖于技术员和受检者之间的良好配合和努力。可接受性标准的准确判断也可以用来衡量技术员的完成情况,并提供真实客观的反馈。

（二）可重复性标准　可重复性是针对特定项目的多个检查动作完成的测定结果而言。对于达到可接受性标准的多个动作完成的测定结果,为了各

测量数据具有可重复性,就需要有相应的标准参考或评价,最终目的是提高测量数据的精密度。

总之,任何肺功能室都应该在检查过程中和检查之后使用可接受性标准提高测定的准确度,使用可重复性标准提高测定的精密度,两者结合最终达到更好的质量控制目标。既可以评价每一个测定项目,又可以为技术员提供一定的反馈。

六、检查和评价任何可使用的测定描迹或图形

应将所观察到的描迹曲线与相应的标准曲线比较,计算机的广泛使用使这些操作简单、方便。计算机制图可以对多次测量进行重叠显示,从总体上评价受检者的努力程度和(或)配合情况。还应同时显示测定曲线和预计值曲线,这是评价检查结果是否正常或异常及异常类型的重要依据。

曲线纵、横坐标应选择直观性好的比例,以便于图形的观察和客观比较,这对最大呼气流量-容积曲线尤其重要;使用者还应能够调整图形的显示比例,以便在极端情况下,比如流量或容积非常低的情况下也能清晰显示测定图形的变化情况。测定过程中,多次测量的图形都是有用的,即使达不到可接受性标准也有一定价值,不要随意放弃;图形资料的存储有助于测定结束后的评估,包括评估测定质量和选择合适的图形及相应的数据。一些便携式简易肺功能仪可能在测定过程中不能显示容积的图形或流量-容积曲线,但可以打印图形,后者也可以用来评估测定质量。

七、观察数据资料

观察的数据资料不仅用于评价其是否正常,还应包括其他多方面的内容:是否有至少 3 次可接受测定,其中是否有 2 条可重复测定?测量结果的最大值或平均值是否是在可重复性测定的范围内?是否还需要额外的测量?大多数仪器制造商会提供测定软件自动评估测定结果是否符合可重复性标准。多次测量的数据应该保留,以便测定结束后选择合适的结果作为最后的报告。所有测量结果都应该保存下来,无论是不是最后的报告结果,以便于随后的回顾和编辑。那些没有达到可重复性标准或可接受性标准的数据也有可能是可用的,也应该保留和分析。

八、评价关键参数

大多数肺功能检测项目都有 1～2 个核心指标

可以决定测定结果是否可以接受,或至少可用。例如用力肺活量检查,测定起始和受检者的用力持续时间是关键指标;对于气体弥散容积而言,是否有漏气和检测的持续时间是关键指标;对于单次呼吸法测定的 CO 弥散量而言,吸入气容积和屏气时间是关键指标。对每种特定检查而言,若使用的具体方法不同,相应的关键指标也有所不同,若用单次呼吸法和重复呼吸法测定肺容积和 CO 弥散量,屏气时间是前者的核心指标,而平静呼吸时间是后者的核心指标。测定过程中,关键指标是决定肺功能项目完成质量及是否需要进行额外指导和测定的主要因素;这些关键指标还有助于分析哪些因素影响了肺功能报告的解读,例如在阻塞性通气功能障碍的受检者,呼气时间是否达到 7 s。

九、检查结果的一致性

各种肺功能检查结果都应该与临床病史和临床表现一致。肺容积、通气功能、一氧化碳弥散量和血气分析数值都应该指向某一特定或某一类型的临床诊断。如果出现了分歧和异议,常常是肺功能检查的技术问题,较少是临床问题;若是后者,常常是某种主要疾病合并一些潜在疾病,需进一步完善辅助检查和临床分析,尤其是呼吸生理学分析。

十、技术员的评注

对受检者的测定质量进行评分或分级是肺功能室质量控制的重要组成部分。技术员可以通过添加备注和注释来进行管理。一些自动分析的肺功能使用测定软件可对测定完成情况进行打分,还会包括用一些代码表示测定过程中可能出现的问题或错误,但注意该类软件常有较多问题,不能替代人工分析。

检查结果也应该包括技术员的评注,应尽可能解释受检者为什么没有得到可接受的结果;如前述,测定即使没有达到可接受的标准,较多情况下的测定结果也是可使用的,结合评注价值更高。临床测定中总有部分受检者已经尽最大努力仍达不到可接受性标准,就应尽可能选择可使用的图形和参数,包括不可用图形中的部分参数,如最大呼气流量-容积曲线的初始用力较差,不仅达不到可接受标准,也达不到可用标准,但其低容积的流量仍然可用,可大体评价小气道的功能状态。最后的肺功能报告应包括技术员的备注和签名。

一些计算机化的通气功能评价系统可以自动对用力肺活量(FVC)动作打分。这个分数可以是数字或字母代码,通常标注在每一个测定项目的后面。例如其中一个符合所有标准的 FVC 测定可以评分为 A(详见第六章第七节)。技术员也可自主选择代码对每一个动作打分。

十一、技术员的反馈

一个训练有素、工作热情的技术员是获得有效数据的关键因素,尤其是那些需要给鼓励和指导受检者完成的测定项目。建议对每一个技术员完成的测定进行评估;如果可接受性和可重复性都达到了标准,那么对技术员完成情况的打分至少是"良好";如果测定没有达到可接受性或可重复性标准,则应尽可能给出充分的说明。反馈还应该包括采取何种纠正措施来改善完成质量和评估报告。反馈是需要反复进行的,这样才能使技术员的熟练度不断提高。在一些研究和临床试验中,除了要对技术员的当时完成情况进行反馈,对测定数据和完成情况进行回顾也是必要的。

第三节 肺功能检查的安全防护和设备消毒

安全防护和设备的消毒对任何身体检查都是必要的,但肺功能检查有一定的特殊性。

一、肺功能检查的感染控制和安全管理

ATS/ERS 2005 年版的指南指出,肺功能检查过程中常见的交叉感染方式主要有两种,一种是直接接触,如上呼吸道疾病、肠道感染和血流感染;一种是间接接触,如肺结核、病毒感染等,主要通过雾化飞沫导致感染。肺功能检查所用的咬嘴表面、管道近端的阀门和管道表面都可能成为上述两种方式最常见的传播中介。合理的预防措施可有效减少交叉感染,结合 ATS/ERS 的指南归纳为以下几个方面。

1. 医务人员的防护 首先提高广大医务工作者,尤其是肺功能操作人员对肺功能检查感染和防控措施的认识;其次是采取正确的防护措施。正确佩戴手套和使用其他防护装置可以减少咬口、管道、阀门等被污染的风险。如果技术员手上有任何开放的切口或破损,在处理可能被污染的设备时,就必须佩戴手套;而每次脱手套后必须洗手,检查两个不同患者之间也应该洗手。尽管正常情况下,乙肝、艾滋病(acquired immune deficiency syndrome,AIDS)的传染的风险很小,但若发现咬口或管道上有血迹也必须特别注意,及时更换,并对原用品消毒或直接废弃。开放性肺结核或其他肺部感染性疾病的传播风险也是存在的,若无特殊需要,该类患者是肺功能检查的禁忌证;若因特殊需要必须检查时,则必须选择专门的肺功能仪,且在当日操作结束前完成测定;操作人员应该戴口罩和手套,操作结束后还必须对

仪器,特别是管路系统进行有效、彻底的消毒。当检测免疫功能受损的患者时,也需要戴口罩进行"反向隔离",以免医务人员可能携带的病原微生物引起患者感染。最后强调,经常接触污染仪器的技术员,可以通过正确的洗手方法预防病原微生物的感染和传播。

2. 检查室的管理 检查室应保持通风,每日常规紫外线空气消毒,这不仅对保障测定质量是必要的,对防控感染也是必要的。有较多患者检查时,可通过过滤空气、增加检查室的空气交换率等措施,以降低交叉污染或感染的风险。如上述,对高度怀疑或已证实有传染病的患者,不宜进行肺功能检查;若特殊需要必须检查时,则应安排在患者自己住的房间检查,或者在一天检查即将结束前检查。检查结束后立即对房间进行清洗和消毒。

二、仪器的清洗、消毒和维护

尽管肺功能仪的维护有一些共同的特点,但不同仪器也有一定的差别,应按照制造商推荐的方法进行清洗、消毒。传统单筒肺量计,每完成 1 例检查都应该用其实际筒容积冲刷至少 5 次,使用室内空气冲刷即可,这有助于清除飞沫颗粒或类似的空气传播颗粒。水封式单筒肺量计至少每周换水 1 次,且待筒壁完全晾干后,再灌注蒸馏水至要求的刻度;对于现代标准或简易肺功能仪,管道、阀门和接口等配件的清洗和消毒应遵照卫生部 2012 年版的《医疗机构消毒技术规范》的要求,主要包括下述步骤。

1. 水洗 严格按要求将连接用品清洗干净。若管路中有痰痂或血渍等污物,需用多酶清洗液充

分浸泡,再用清水彻底清洗干净。

2. 消毒液充分接触和浸泡　常用消毒液为含氯消毒液,有效氯浓度要达到 1 000 mg/L;或者直接采用 2% 戊二醛溶液(更常用)。消毒液需每周更换一次,条件允许时还要对消毒液的浓度进行检测。管路等的常规浸泡时间为 30 min,如遇到呼吸道传染性疾病或特殊感染的患者时,需按规范要求延长浸泡时间。

3. 无菌纯水充分冲洗　上述操作完成后必须用无菌纯水清洗。

4. 晾干备用　上述步骤完成后,晾干备用,但保存时间不宜超过 1 周,否则需重新消毒。

5. 注意事项　2005 年版的 ATS/ERS 指南并没有推荐任何有关清洗、消毒频率的确切数据,临床上主要根据制造商推荐的方法执行,但清洗的频率应该与完成肺功能检查的人次成比例,建议在使用呼吸过滤器检查的情况下,每个工作日都要对管道、接口等呼气通道清洗、消毒至少 1 次。还应强调任何仪器设备组件上有血液、体液、分泌物或呼出气冷凝液时,应立即清洗、消毒。对于连接仪器的开放-环路系统,其中进行重复呼吸的环路部分,每检查完 1 例都要进行清洗消毒,晾干后密封储存备用。

6. 其他注意的问题　用于支气管舒张试验和支气管激发试验的小型雾化器,交叉感染的机会可能更大。有报道显示:这些小型设备装置的 9%～25% 存在病原菌污染,如果重复使用就必须先清洗消毒,以破坏有繁殖力的细菌、真菌孢子、结核菌和病毒等。一些和药物有关的容器,特别是激发试验使用的药物浓度很低,每次的使用量又很少,一旦容器侧壁残留药物结晶,会直接影响药物浓度,宜采用超声清洗的方式,该方式可有效清洗残留的药物结晶。一次性使用的雾化器虽然对防止感染有利,但对于维持稳定的吸入激发药物浓度有欠缺。也可以使用一次性咬口或"储物罐"防止雾化装置的感染,但必须考虑成本因素。

7. 尽可能选择一次性用品　目前肺功能检测要求使用一次性的咬口和鼻夹。如果传感器是一次性的(主要见于简易肺功能仪),就不应重复使用;若特殊情况需反复多次使用这些传感器,就必须充分、安全地清洗。

8. 传感器的清洗和消毒　在标准肺功能仪,传感器是精密、昂贵的电子元件(图 4-3),需多次使用;大多数制造商建议用去离子纯化水或蒸馏水清洗,自然晾干后继续使用;若任何时候发现传感器上有唾液、飞沫等难以冲洗的污染物时,建议用稀释的

多酶清洗液浸泡 3～5 min 或用超声雾化多酶清洗液的方法处理传感器,然后再冲洗晾干。与管道和阀门不同,传感器的清洗,既要考虑预防感染,还要避免损伤传感器,导致其准确性下降。尽管肺功能仪的部分部件较难拆卸,但也要在当日测定结束后清洗、消毒,至少是用空气冲洗。最后强调在拆卸、清洗、消毒、晾干、组装后,应重新定标以保障测量的准确性。

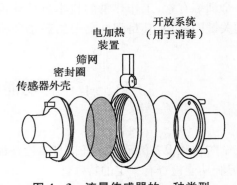

图 4-3　流量传感器的一种类型

必须充分拆开仪器组件,充分清洗消毒

三、呼吸过滤器的使用

1. 使用过滤器的优点及问题　检测流量、肺容积和 CO 弥散量的感受器和分析仪装置在呼吸管路上,容易被污染,故常规使用呼吸过滤器有较高价值。但过滤器会增加呼吸阻力,可能影响最大流量及相关容积参数的准确测定;在持续使用过滤器后,某些类型传感器的阻抗会增加;在某些检查项目,过滤器的使用还有其他问题,如增加无效腔,降低肺容积测定结果的准确性,故安装过滤器后需再次定标。机体的解剖无效腔一般按体重计算,过滤器的无效腔非常小且固定,安装后定标可以有效解决。

2. 对测定结果的影响程度和处理对策　尽管在测量 FVC、第 1 s 用力呼气容积(FEV$_1$)、气道阻力等肺功能参数时,用和不用过滤器所测得的数据有统计学差异,但几乎所有参数的变化都是在可重复性的范围内,因此性能理想的过滤器对测量数据的影响并无临床意义,在辅助诊断上也没有明显误差。为进一步减轻其对测定结果的影响,过滤器必须符合最小的推荐标准,如测定气道阻力时,2005 年版 ATS/ERS 推荐的标准为:当流量在 0～14 L·s^{-1} 范围内,仪器总的气流阻力应小于 1.5 cmH$_2$O·L^{-1}·s[0.15 kPa/(L·s)],该阻力包括管道、阀门、前置过滤器等所有气路上的装置的阻

力。制造商也必须提供过滤器不会影响肺功能参数，如肺活量（VC）、FVC、FEV$_1$、峰值呼气流量（PEF）、肺总量（TLC）等测定准确度的证据。

3. 使用过滤器的依据　是否使用过滤器虽没有强制性规定，但目前国内大部分医院使用。部分肺功能检查设备，尤其是那些整合多种检查项目的肺功能仪使用了管道阀门，且该装置位于呼吸管道附近，与咬口之间的距离近，故受检者呼出的雾状颗粒可能会沉积在管道阀门的内表面，影响其性能，这就需要短时间内进行严格的清洗、消毒和管理；由于结构复杂，事实上很难在每次测定后都进行拆卸、消毒；过滤器可以滤掉呼出气中的微生物，有助于防止气雾颗粒沉积在测定装置上，因此有使用的必要。有报道高性能的过滤器对细菌过滤率可达99%以上，但对较小的微生物，如病毒的滤除效果不太明确；部分肺功能检查项目需要的气流速度很快，过滤器的清洁作用相对降低，测定装置也可能被污染，因此即使使用过滤器，也不应降低对肺功能仪的常规

清洗、消毒和灭菌的要求。

4. 推荐　原则上推荐肺功能测定的环路上常规使用细菌过滤器。对有明确呼吸器官感染的受检者，必须使用一次性细菌过滤器，且使用后要销毁。

四、感染控制的监督

加强感染控制的监督工作是必要的，对那些需反复消毒、可重复使用的部件，例如呼吸管道和阀门都应在消毒后定期进行细菌培养，并有准确的记录，以保障感染防控的有效性。

总之，在肺功能检查过程中，通过采取一系列实用性强的措施，如房间通风、洗手、戴口罩、管道清洗、浸泡消毒和使用一次性过滤器等，可有效地预防和控制受检者之间及医患之间的交叉感染，特别是对肺功能操作人员的防护更为重要。当然在临床实践中，也需要不断总结经验，完善感染预防和控制的措施，规范管理，加强监督，促进肺功能检查的标准化发展。

（李　丽　朱　蕾）

第二篇

肺功能检查与评价

第五章
肺容积检查

肺内气体含量的多少称为肺的容积,其大小随胸廓的扩张和回缩而改变。平静呼吸时肺扩张和回缩的幅度小,肺容积的变化小,气体交换量少;深呼吸时肺容积的变化大,气体交换量也相应增大。当肺组织出现解剖和生理学改变时,肺容积也相应增大或减小,并影响肺的气体交换功能,因此要理解肺的呼吸功能必须先掌握肺容积的组成、测定方法及其临床意义。

第一节 肺容积的基本概念

肺容积的概念包括四种基础肺容积(basal lung volume)和四种基础肺容量(basal lung capacity)。容积是指安静状态下,一次呼吸所发生的呼吸气容积变化,不受时间限制,具有静态解剖学意义,基础肺容积彼此互不重叠,包括潮气容积(tidal volume, VT)、补吸气容积(inspiratory reserve volume, IRV)、补呼气容积(expiratory reserve volume, ERV)和残气容积(residual volume, RV)。容量是由两个或两个以上的基础肺容积组成,包括深吸气量(inspiratory capacity, IC)、肺活量(vital capacity, VC)、功能残气量(function residual capacity, FRC)和肺总量(total lung capacity, TLC)(图 5-1)。临床上也可根据测定方法分为直接测定肺容积和间接测定肺容积。其中前者可通过肺量计或流量计直接测定,包括 VT、IRV、IC、ERV、VC,这些参数实质上皆以测定 VC 为核心,并通过与 VT 换算完成,故称为肺活量相关参数;后者则均含有无法用肺量计直接测定的残气容积部分,需通过标记气体分析法或体容积描记法等间接方法换算出结果,包括 RV、FRC、TLC。

1. 潮气容积 又称"潮气量"。静息呼吸时每次吸入或呼出的气体容积,常规指呼气容积。

2. 补吸气容积 又称"补吸气量"。平静吸气末用力吸气所能吸入的最大气容积。

3. 补呼气容积 又称"补呼气量"。平静呼气末用力呼气所能呼出的最大气容积。一般占肺活量 1/4,在健康人群中波动范围较大,尤其与体位有关。

4. 深吸气量 平静呼气末用力吸气所能吸入的最大气容积。一般占 VC 3/4,是完成最大通气量的主要部分。IC=VT+IRV。

5. 肺活量 尽力深吸气后作深慢呼气所能呼出的最大气容积。不规范或错误名称为慢肺活量(SVC)或最大肺活量(VCmax)。表示肺脏最大扩张和最大收缩的幅度,其大、小受呼吸肌力、肺和胸廓的弹性、气道阻力等因素的综合影响。VC=IC+ERV=VT+IRV+ERV。

6. 分次肺活量(fractional vital capacity) 测定补呼气容积后,再测定深吸气量,取两者之和所得肺容积大小。一般与肺活量相等,气流阻塞时多大于肺活量。

7. 吸气肺活量(inspiratory vital capacity, VCi, IVC) 尽力深呼气后作深慢吸气,所能吸入的最大气容积。一般与肺活量相等,气流阻塞时多

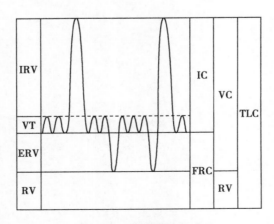

图 5-1 肺容积的组成

大于肺活量,胸廓外大气道阻塞除外。

8. 残气容积　又称"残气量"。用力呼气末肺内残存的气体容积。是反映阻塞性通气功能障碍的常用参数。

9. 功能残气量　平静呼吸时,每次呼气末肺内残留的气体容积。正常情况下约占肺总量的40%,是肺弹性回缩力与胸廓弹性扩张力的平衡位置;在严重气流阻塞患者,其大小还与气道阻塞或陷闭等因素有关。适当FRC是保持PaO_2、$PaCO_2$和呼吸力学稳定的主要因素,过大或过小都将产生不良影响。FRC也是反映阻塞性通气功能障碍的常用参数。

10. 呼气末肺容积(end-expiratory lung volume, EELV)　呼气结束时的肺容积。与FRC的区别是对呼吸形式无要求,既可以是自然呼吸或机械通气;也可以是平静呼吸或用力呼吸。平静呼吸的EELV、机械通气不加CPAP(PEEP)时的EELV即为FRC。

11. 胸廓内气容积(thoracic gas volume, Vtg)　也称为胸腔气容积。受检者在体描仪的密闭舱内,于功能残气量位置阻断呼吸气流时测定的气体容积。Vtg理论上等于FRC。事实上,在正常肺和限制性通气障碍患者,Vtg与FRC基本相同;在严重阻塞性通气障碍患者,FRC多小于Vtg。

12. 肺总量　深吸气末肺内储存的气体总量。是反映限制性通气功能障碍的常用参数。

13. 残气容积肺总量百分比(ratio of residual volume to total lung capacity, RV/TLC)　简称残总百分比,残气容积占肺总量的百分比。是辅助诊断阻塞性通气功能障碍的常用参数。

14. 功能残气量肺总量百分比(ratio of functional residual volume to total lung capacity, FRC/TLC)　是反映呼吸力学变化和阻塞性通气功能障碍的常用参数。

15. 直接测定肺容积(directly measured lung volume)　指潮气容积、肺活量等可通过简单肺量计或流量计直接测定的容积参数。

16. 间接测定肺容积(indirectly measured lung volume)　残气容积、功能残气量、肺总量等参数包含肺内不能呼出的气体成分,无法通过简单肺量计或流量计直接测定,需其他方法间接测定。这些容积参数称为间接测定肺容积。

第二节　肺活量的测定

直接测定的肺容积包括上述5项参数,核心是肺活量。肺活量测定的过程是5项参数全部测定的过程,故本节题目取名"肺活量的测定"。在静息呼吸时每次吸入或呼出的气体容积称为潮气容积,平静呼气末用力呼气所能呼出的最大气体容积称为补呼气容积,平静吸气末用力吸气所能吸入的最大气体容积称为补吸气容积,平静呼气末用力吸气所能吸入的最大气容积称为深吸气量,IC=VT+IRV,尽力深吸气后作深呼气,所能呼出的最大气容积称为肺活量,VC=IC+ERV=VT+IRV+ERV。上述参数传统上用肺量计测定,通过人工计算或电脑自动计算出结果,其测定方法称为肺量计法。肺量计有水封式和干式两种基本类型,其中前者最常用。用该法测定时,VT可以和间接测定参数FRC在一个复合式肺量计完成(有测氧仪,可间接测定肺泡氮浓度),也可在简单肺量计(无测氧仪)完成。

现代肺功能仪多通过流量计测定肺容积(流量对时间的积分为容积),通过电脑自动计算出结果,并在荧光屏上显示和(或)直接打印,故称为流量计法,广义上也称为肺量计法(详见第三章)。VC测定可以用简易肺功能仪完成,能同时测定通气功能;也可以用标准功能仪完成,能同时测定FRC、通气和换气功能。

一、基本测定方法介绍

(一) 肺量计法　肺量计法的基本仪器是肺量计。肺量计类型很多,最常用水封式单筒肺量计。尽管该类仪器已基本淘汰,但形象直观,对理解现代肺功能仪有重要价值。本节以FJD-80型单筒肺量计(图5-2,图5-3A)为例说明如下。

1. 浮筒　肺量计浮筒的有效容积一般为6～9 L;浮筒的升降距离和筒的直径(一般为22.5 cm)是决定容积的主要部件。浮筒一般用薄铝合金制成,重量轻,以减小运动部件的惯性;减少气体的压缩量,准确反映吸呼气容积。

2. 平衡锤　用以平衡浮桶的重量。平衡锤多

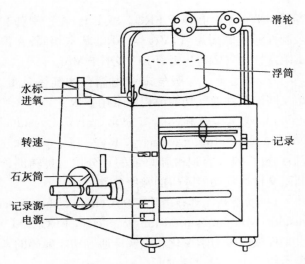

图 5-2 单筒肺量计的基本结构

图中标注：滑轮、浮筒、水标、进氧、转速、记录、石灰筒、记录源、电源

安装在垂直滑轨上,滑动阻力非常小,使用一定时间后需在滑轨上加润滑油以减小阻力。

3. 滑轮 滑轮随浮筒的升降而转动,也是肺量计的传动部件,因此它的质量也影响肺量计的惯性,滑轮应有轴承以减少滑动阻力。

4. 水槽 是盛水的容器,随呼吸压力改变,可导致浮筒内、外水面的波动,引起呼吸气容积的误差和曲线的畸形。浮筒内外水面积的比例一般是1∶2,可减少容积误差。水槽(图5-2的水标)的深度能提高水面波动频率(响应频率)。

5. 鼓风器 使肺量计内管道内气流保持单向流动,即减少阻力,又增快气流中 CO_2 的吸收率。鼓风器流速不能低于呼吸气的最大流量以防止重复呼吸。流速愈快,呼出气流经过 CO_2 吸收器的循环次数愈多,CO_2 吸收效率愈高。

6. 二氧化碳吸收器 是贮存钠石灰的容器,钠石灰的存量必须固定以免影响肺量计的无效腔容积,钠石灰的主要成分是氢氧化钠(NaOH)和氢氧化钙[$Ca(OH)_2$],氢氧化钠含量在5%左右,其反应式为:

$$2NaOH + CO_2 \rightleftharpoons Na_2CO_3 + H_2O \quad (1)$$

$$Na_2CO_3 + Ca(OH)_2 \rightleftharpoons CaCO_3 + 2NaOH \quad (2)$$

在 CO_2 吸收过程中,钠石灰中的氢氧化钠不断消耗,但也不断再生,由于再生速度慢于消耗,故钠石灰使用一段时间需要更换,以保障(2)式的进行。

7. 记录器 包括记录纸移动装置和描笔,描笔固定在浮筒和平衡锤的连线上以滑轨水平移动,笔尖应用水笔芯或圆柱笔芯,以减少墨渍污染。滚轴

转动使记录纸描笔平行滚轴左右移动,因此描图醒目,记录纸移动速度要根据测定项目选用,测定慢速容积变化(主要是 VC 及相关参数)用低速挡,测定快速容积变化(主要是通气功能)用高速挡。一般情况下记录速度分三挡：0.83 mm/s,一格 30 s,记录 VT、VC、VE 等;1.67 mm/s,一格 15 s,记录最大自主通气量(MVV);25 mm/s,一格 1 s 记录 FVC 和时间肺活量。

总之,传统肺量计可用于肺活量及相关参数和通气功能的测定,但不同测定条件下的要求不同。

(二)流量计法 上述测定是在密闭条件下直接收集呼吸气容积完成的,也称为密闭式测定法。现代肺功能仪(包括简易肺功能仪)是用流量计测定完成的(图5-3B),测定过程中无需密闭的容器,故也称为开放通气测定法。

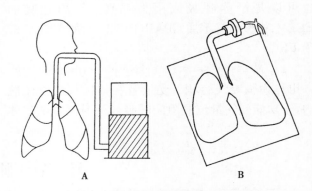

图 5-3 肺量计测定肺容积的仪器模拟图

A. 单筒肺量计测定肺容积模式图;B. 流量计测定肺容积模式图。

二、肺量计法测定肺容积

(一)肺量计的容积定标

1. 定标方法 一般通过三种方法实现,具体为：① 调整放大器增益。② 调整记录装置的敏感性。③ 软件的纠错和补偿。单筒肺量计通过前两种方法实现,早期类型主要通过第二种方法实现;现代肺功能仪通过后两者方法实现,目前基本皆通过第三种方法实现,简述如下,详见第四章。

2. 调整记录装置的敏感性实现容积定标 先给肺量计输入已知的容积,调整记录仪的描记标点,使其与该容积相对应,具体操作过程为：开启记录仪,肺量计的容积变化直观反映在记录仪上;当肺量计圆筒内气体完全排空后,调节记录仪描笔在读数为0 L的位置;向肺量计圆筒内推入3 L容积的气体,调整记录仪增益,使描笔转至3 L的标点;如此

按规定等量调节数个容积数值,就可实现容积定标。

(二)肺量计法测定潮气容积和每分通气量

1. 应用器材　肺量计(包括螺纹管和三路开关)(图5-2)、橡皮或塑料咬口、鼻夹。

2. 操作步骤

(1)进行肺量计准备和定标(详见本章第三节)。

(2)在肺量计中放入钠石灰,接上螺纹管和三路开关,开关转于肺量计与大气相通的位置。

(3)调节浮筒高度使描笔在记录纸左1/3与中1/3之间,将开关转于肺量计关闭位置。

(4)受检者穿薄而宽松的衣服,以免限制呼吸运动(任何肺功能参数的测定皆必须如此)。春、秋季年轻人穿紧身服、冬季老年人穿厚棉衣的情况多见,必须特别注意。

(5)受检者休息10~15 min后,口含咬口接上肺量计,夹上鼻夹,使其习惯呼吸空气数次,以达到呼吸平稳、自然。

(6)转动三路开关使咬口与肺量计相通,开始重复呼吸肺量计中的气体,同时开动记录器于慢速位(0.83 mm/s)。描绘静息呼吸曲线2 min,其中至少要有1 min的稳定潮气容积线迹,静息呼气基线平直,至此VT、RR和VE的测定完成。

(7)转动三路开关,关闭肺量计,使咬口与外界相通;然后拿去鼻夹,取出咬口,测验即告完毕。

3. 计算方法

(1)选取描图中满意的平静呼吸线1 min(图5-4),读出逐个潮气容积和1 min的呼吸次数(RR),计算VE。

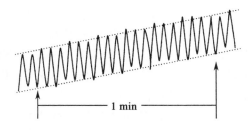

图5-4　潮气容积、每分通气量的计算方法

(2)VE除以RR,即得平均VT。

(3)用直尺划直线,要求通过最低潮气末点,即得出平静呼气基线,根据该线单位时间的上升格数计算每分钟氧耗量。

(4)测定值以生理状态(BTPS)进行校正。

4. 注意事项　在测定前应检查鼓风器是否转动,钠石灰是否失效,连接管道开关等有无漏气。在

测定过程中应在旁观察,使受检者能安心测定。

(三)肺量计法测定肺活量

1. 应用器材　同上。

2. 操作步骤

(1)测定前准备:同上。

(2)向受检者说明测定方法和要求后令受检者取坐位,口含咬口,夹上鼻夹,使其平静呼吸。

(3)将三路开关转至肺量计与咬口相通的位置,同时开动记录器慢速位(0.83 mm/s),描记平稳潮气呼吸3~4次后,令受检者在平静呼气末做最大深吸气,达极限后再做最大深、缓呼气,随后恢复平静呼吸2~3次,转动三路开关使咬口与大气相通。如此完成了肺活量测定。

若需测定分次肺活量,则继续下面的步骤。

(4)去掉肺量计一端的螺纹管,升降浮筒以空气冲洗肺量计,调节描笔于记录纸左1/3及中1/3交界处,接上螺纹管。

(5)转动三路开关使咬口与肺量计相通,待记录平稳,绘出潮气呼吸容积若干次后,在平静呼气末作最大呼气,完成补呼气容积的测定。再静息呼吸数次,于平静呼气末作最大吸气,完成深吸气量的测定。最后平静呼吸数次,转动三路开关,使咬口与外界相通。拿去鼻夹,取出咬口,测定即完毕。

3. 计算方法

(1)根据平静潮气呼吸描图绘出平静呼气基线(图5-4)。

(2)根据平静呼气基线以上的最大吸气,读出深吸气量。

(3)根据平静呼气基线以下的最大呼气,读出补呼气容积。

(4)补吸气容积(IRV)=IC-VT。

(5)深吸气后的最大呼气容积即为VC。

(6)分期肺活量的计算:根据平稳潮气呼吸描图绘出平静呼气基线;平静呼气基线下最大呼气容积为补呼气容积,平静呼气基线上的最大吸气容积为深吸气量;深吸气量和补呼气容积相加即为分期肺活量。

(7)测定值以BTPS进行校正。

(8)实际值与正常预计值比较用于判断有无异常。

4. 注意事项

(1)平静呼吸时应注意潮气呼吸描图平稳,能显示平静呼吸基线。最大呼气及最大吸气末要求受检者能坚持片刻,以确保最大呼气及最大吸气的准确标记。

(2)分期肺活量描图时,应注意完成最大深吸气量后,必须等待平静呼吸基线回复至正常水平后,再作最大补呼气容积。

三、流量计法测定肺容积

(一)流量计的定标 见本章第三节。

(二)测定前准备

(1)选择肺功能仪:可以是标准肺功能仪,也可以是简易肺功能仪或体容积描记议、咬口(目前多用塑料咬口)、鼻夹。

(2)连接好肺功能仪,包括已经消毒的连接管路,以及采样管、流量计、气体分析仪及电磁阀,后者常规组装成可拆卸的固定配件,平时与大气相通,在测定时根据吸、呼气流量和气体变化特点自动开、闭,保障合适的气体流动。在一些标准肺功能仪,还需安装钠石灰,连接标准气储气袋;要求储气袋处于适当膨胀状态,避免出现明显张力。

(3)测定前输入患者的编号、姓名以备储存;输入性别、年龄、身高、体重计算预计值;输入大气压、温度、湿度、海拔高度进行环境定标,然后进行容积定标和定标验证(详见下述)。

(三)潮气容积及相关参数的测定

1. 具体测定步骤

(1)令受检者按要求坐位,口含咬口,夹上鼻夹,练习并习惯经口平静呼吸,至少有 1 min 稳定的自主呼吸,并绘出平直的静息呼气末基线。

(2)VT 取至少 3 次稳定静息呼吸的平均值,RR 为 1 min 的呼吸次数,VT×RR=VE。

(3)拿去鼻夹,取出咬口,测定完毕。

2. 质量控制

(1)至少有 1 min 稳定的自主呼吸,VT 差值≤100 mL,并描出平直的静息呼气末基线;若未达要求,应在报告中标明。

(2)目前大多数肺功能仪不能显示 1 min 呼吸,难以计算出准确的 VT 及相应参数,即除非特殊设置,一般测定的 VE 仅供参考,并应在报告中标明。

(四)肺活量及相关参数的测定 完成 VT 测定后进行 VC 测定。

1. 具体测定步骤

(1)按要求令受检者坐位或站位,口含咬口,夹上鼻夹,平静呼吸。

(2)描记出 3~4 次稳定的平静呼吸,且出现平直的静息呼气末基线后,令受检者在呼气末用力深吸气,达极限后,用力深缓深呼气(测定结果为

VC),随后平静呼吸 2~3 次。

(3)拿去鼻夹,取出咬口,测定完毕。

(4)休息 1~2 min 进行下一次测定。

(5)至少有 3 次可接受的 VC 测定,VC 取最大值;IC、IRV、ERV 从 VC 曲线和 VT 测定中获取,其结果皆取 3 次可接受 VC 测定的平均值。

2. 质量控制 VC 是上述各参数计算的核心,决定各测定结果的可靠性,有明确、严格的要求。

(1)静息潮气呼气末基线稳定,即在正常功能残气位呼吸。

(2)至少有 3 次稳定的潮气呼吸显示,且 3 次 VT 的差值皆≤100 mL;达要求后进行 VC 测定。

(3)VC 曲线平滑,未出现顿挫。

(4)测定 VC 时要求受检者充分完成吸气和呼气。具体标准是吸气末曲线和呼气末曲线皆出现平台,即分别达肺总量位和残气位。

符合上述测定要求的 VC 称为可接受的肺活量。

(5)至少完成 3 次可接受的 VC 测定,且两次最佳 VC 的差值≤5% 或 150 mL(取较大值);若未达要求,应在报告中标明。

(6)夹鼻夹、口含咬口呼吸时,受检者容易出现呼吸增强,即使呼气末基线平直,也可能出现 ERV、IRV 减少和 FRC/TLC 降低。应在报告中标明。

(五)检测图形显示和参数计算 内置电脑自动描记检测图形和计算各参数的实测值(进行 BTPS 校正)及占预计值的百分比;直接在屏幕上显示图形和数据,并储存,还可打印。具体包括以下过程:① 根据平静呼吸曲线绘出静息呼气末基线,主要以此为基点计算各参数的大小。② 静息潮气呼吸的容积为 VT。③ 用力深吸气后的用力呼气容积为 VC。④ 静息呼气末基线上的用力吸气容积为 IC。⑤ IRV=IC−VT。⑥ 静息呼气末基线下的用力呼气容积为 ERV。⑦ 测定值进行 BTPS 校正。⑧ 计算测定值占预计值的百分比。

(六)现代流量计的技术标准 仪器测量的流量、容积、时间等指标的量程、精度、重复性、零位计算标准、误差允许范围等都应达到一定的技术质控标准。但与早期仪器不同,现代肺功能仪都有专门的行业技术标准(基本为欧美标准),出厂时已确定,与临床应用关系不大,不赘述。

四、说　明

传统肺量计和流量计测定已基本淘汰,本节仍给出介绍,便于加深对现代流量计测定的理解。

第三节　肺功能仪的校准

流量计是测定肺活量及相关参数的基本仪器，也是测定各种通气功能参数的基本仪器。肺活量的准确测定离不开流量计的校准，故在上节讲述肺活量的测定后即讲述肺量计的校准。当然这些内容对通气功能的测定（包括流量测定）和肺容积、弥散功能（皆涉及容积和流量计）测定也同样适用。气体分析仪主要用于 FRC 和 D_LCO 的测定，应该在讲述相关内容后说明，但现代肺功能仪是流量计和气体分析仪的组合体，能同时完成上述各种参数的测定，故在此一并讲述。

说明：本节内容针对现代肺功能仪，既往老式肺功能仪已基本淘汰，不再阐述，详见第四章和朱蕾教授主编《临床肺功能》（第二版）。

（一）校准的必要性　肺功能仪经历制作、出厂、转运、安装、更换等过程需要校准。肺功能仪使用一段时间后容易因污垢或传感器特性等原因出现传感器的耗损和（或）性能下降，导致时间、流量、容积等参数基线的漂移和肺功能参数测定值的误差增大，该类误差称为系统误差，容易导致大量误诊，因此也需要校准。标准气用于 D_LCO 和 TLC（或FRC）的同步测定，有严格要求；但受多种因素影响，实际测定标准气成分的浓度与标准浓度也会有差异，从而影响测定结果的准确性，故标准气也需要常规校准。

（二）校准内容　常规肺功能测定实质是对受检者吸入气或呼出气的测定，正常状态下气体变化遵循理想气体运动方程，故需首先校准环境的温度、湿度、大气压、海拔高度等参数；其次是校准流量计，即校准测定流量与实际流量、测定容积与实际容积之间的误差；再次是校准气体分析仪，修正气体分析仪读数与标准气实际成分浓度之间的误差，而实际标准气成分的浓度可能略高于或略低于标准浓度，也需要进行校准；还需校正计时器，以保障与时间有关的容积或流量参数的准确测定。

（三）校准的项目和要求

1. 校准的目　将误差减小至可接受的范围，不同项目的具体要求不同。

2. 环境参数的校准　有环境参数自动传感器的设备需要定期比较传感器测得的数据与经过计量的温湿度压力计之间的误差，并对传感器读数进行修正；没有环境参数传感器的设备需要每日至少1次读取环境温度、湿度、大气压、海拔高度，并输入至肺功能软件中（图 5-5）。环境参数校准是其他部件或参数校准或计算的先决条件，肺功能测定结果主要校正为标准状态（STPD）或生理状态（BTPS），前者为环境温度 0℃、标准大气压（760 mmHg，1 mmHg ＝0.133 kPa）、干燥气体状态，适用于 CO 弥散量的校正；后者为正常体温（37℃）、标准大气压、饱和水蒸气（47 mmHg）状态，适合于 CO 弥散量外的其他常规肺功能参数的校正。

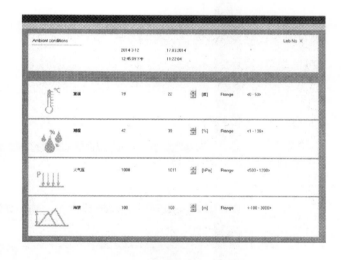

图 5-5　环境定标的图形显示

环境参数有温度、湿度、大气压和海拔高度。

每日测定前至少完成1次环境定标；若环境状态的变化幅度过大，如环境温度变化超过2℃或相对湿度变化超过10%，需重新输入环境参数进行定标；若为室外测定，需根据环境状态变化多次定标。

3. 定标筒的校准　目前常规用标准3L定标筒，需专业部门或生产商的专业技术人员完成。推荐一年校准1次；若应用频繁，推荐半年校准1次，误差≤0.5%。

4. 容积的校准

（1）校准的范围：容积校准经常出现不同误差范围，常见的有 10%、3% 或 3.5%。10% 是指在定标过程中原始实测值与标准值之间可以被修正的允许差异范围。3%是指在验证过程中经过定标修正后的测量值与标准值之间的允许差异范围。0.5%是指定标筒允许的容积误差范围,容积定标必然用定标筒,因此定标修正后的容积误差≤3.5%(图5-6)。

(2)校准的环境和气路要求:除野外环境等特殊情况外,定标筒、肺功能仪应置于相同环境,并远离致热源及低温物品,也应避免直接用手握持筒身,以避免高温或低温引起过大的容积变化,导致测量误差;校准时应确保肺功能仪气路的完好和通畅,以免因堵塞、漏气等原因导致测定误差。

(3)校准的应用范围:容积的校准涉及全部常规肺功能参数的测定,不仅有肺容积参数、通气功能参数,也包括 D_LCO 及相关参数;后者与 TLC(或RFC)同步测定,且测定过程中还需完成吸气肺活量(VCi)或肺活量的测定,即各常规肺功能参数的测定皆与肺容积和容积校准有关。

(4)校准的过程和要求

1)容积定标:首先确保在没有气体流动的情况下对流量计进行零点校正,获得一个零点偏差值。每日测试前均需经定标筒定标,一般认为原始实测

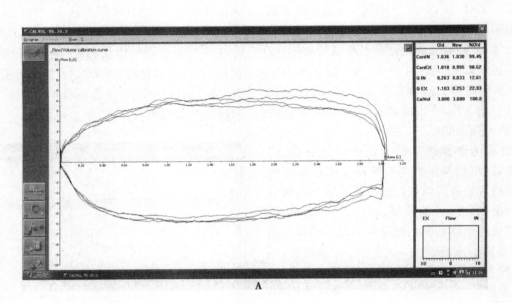

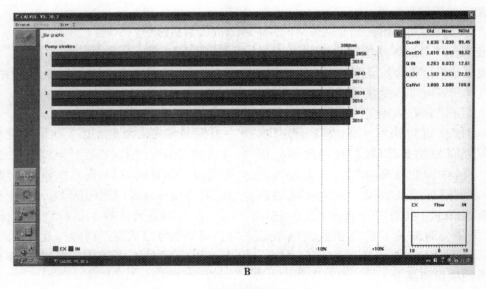

图5-6　容积定标的两种显示方式

A. 为流量-容积图形显示。其横坐标为容积,纵坐标为流量;B. 为容积柱形显示。用柱形图表示的容积定标,右上角为定标数据(包括校正系数)。

值与标准理论值的差值≤10%是系统可以自动修正的容积误差范围,定标后获得校准系数(图5-6)。流量计的实测值加上零点偏差值,再乘以校准系数即为显示的测定值。

2) 定标验证:定标后常规进行定标验证。一般采用低(0.5~1.5 L/s)、中(1.5~5 L/s)、高(5~12 L/s)流量推拉定标筒,至少操作 3 次,误差≤3.5%(图5-7)。定标验证主要检验流量计的精确性。若未能通过定标验证,需重新容积定标;若仍不能通过,需检修流量计。

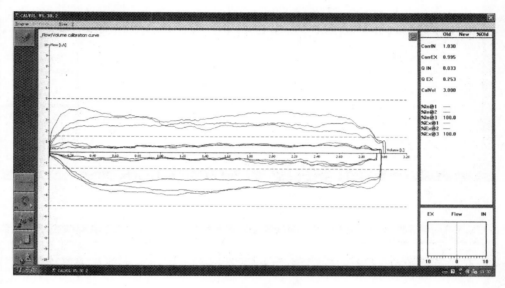

图5-7 定标验证的图形显示

3) 流量的线性检验:与定标验证同步完成,主要检验流量计在不同流量下的响应水平,误差≤3.5%(图5-8)。若未能通过流量的线性检验,需重新容积定标;若仍不能通过,需检修流量计。

4) 其他:① 不同参数测定或测定的不同时段常需要不同的流量范围,如 VT 测定需要低流量;VC 测定需要中、低流量;FVC 测定的起始部分需要高流量,中间和终末部分需要中、低流量;D_LCO 与 TLC 的同步测定需要高流量;FVC 和 MEFV 曲线同步测定的起始部分需要高流量,中间和终末部分需要中、低流量,因此通过不同流量的定标验证及线性检验可满足常规肺功能项目的测定。② 一般情况下,标准或简易肺功能仪的容积定标、定标验证和流量的线性检验组合完成,一旦完成容积定标,将进入定标验证,显示不同流量的定标验证图形和数据;然后进入流量的线性检验,显示不同流量的线性检验图形和数据。全部通过即可进行常规肺功能测定。

5. 标准气的校准 目前最常用的标准气有两种,分别是含 10%He、0.3%CO、21%O_2、N_2平衡的标准气和含 0.3%CH_4、0.3%CO、21%O_2、N_2平衡的标准气。

(1) 实际测定标准气的 He 浓度可能略低于或略高于 10%,CH_4 或 CO 可能略低于或略高于 0.3%,故出厂气的实际成分必须有高精度的检测报告,以实际浓度为准,输入气体校准软件,作为气体校准的标准。

(2) 校准开始就前,气体传感器必须根据要求充分预热。

(3) 更换标准气后必须根据气体的出厂检测报告重新输入新标准气各组分的实际浓度,并重新进行校准,前、后校准数据差异≤5%;否则需重新校准。

(4) 受储气筒内压力变化、气体分子运动及环境状态变化等影响,每日的气体浓度可能也有轻微差异,因此每日肺功能检查前至少对气体浓度校准 1 次,校准结果作为计算用,并且要求与前次校准数据的差别≤5%;否则应继续充分预热和检查采样管,并重新校准。

6. 时间的校准 计算机内置时钟自动计时,稳定性高;校准难度极大,需专业部门或生产商的专业技术人员完成,建议半年或一年校准 1 次。

(四)肺功能仪的保养和维修 使用一定时间后(标准肺功能仪一般 1~2 年;不同简易肺功能仪差别较大,需参考说明书),需对肺功能仪进行保养和维修,即使校准或测定结果看似准确,也需检修,

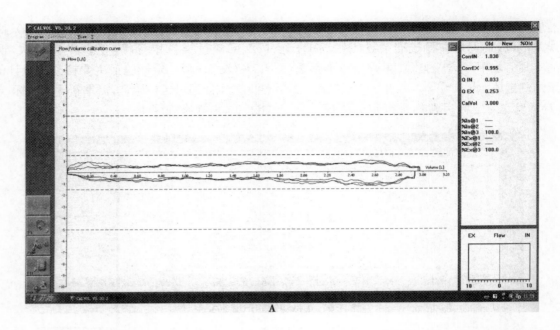

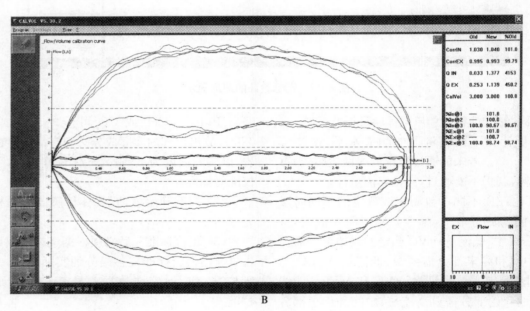

图 5-8　流量线性检验的图形显示

A. 低流量的线性检验；B. 高、中、低三种流量的线性检验。不同流量的检验可以单独显示（A），也可以将三种流量放在一起显示（B），右上角为数据。

比如检验传感器加热是否正常，以确保各部件的性能稳定。

（五）标准呼吸模拟器校准　除采用固定容积的 3 L 定标筒对肺量计或流量计进行定标或定标验证外，一些肺功能实验室和生产商还会采用微机控制的气筒或气泵进行不同流量状态下的校正，该类仪器称为标准呼吸模拟器。肺功能仪与标准呼吸模拟器相连接，由计算机控制后者产生多种标准波形（如 ATS 推荐的 24 个 FVC 波形和 26 个 PEF 波形）的气流，气流流过流量计，对比流量计的测量值与标准值之间的差异，即可明确测量仪器的误差。

该类验证的准确度高，但仪器精密，花费时间长，一旦校准完成可使用较长的时间。复校时间可根据仪器特点和使用情况决定。一般而言，复校时间间隔不超过 1 年，校准后可获得权威机构签发的校准证书。当仪器已使用多年或怀疑测量误差过大时，建议采用标准呼吸模拟器进行校正。

（六）肺功能检查室、流量计、技术员的负荷问题　与国外医院每日有限的肺功能测定人次不同，国内流行病学调查、健康查体、临床测定（主要是三级医院）的数量巨大，因此，检查室、技术员、流量计皆面临较大的工作负荷，并可能显著影响测定结果。

1. 检查室的负荷　过多的测定人次将导致室内空气 He（或 CH_4）、CO 等标示气体浓度和 CO_2 浓度明显升高、O_2 浓度降低，从而影响技术员的身体健康和测定结果的准确性。要求 1 人测定时，最多 3～4 人观摩；并确保检查过程中有良好的通风。

2. 技术员的耐受负荷　技术员反复用力吸、呼气示范必然导致过度通气和急性呼吸性碱中毒，引发脑血管收缩和脑组织缺氧；用肢体语言不断示范操作方法容易发生明显的体力消耗，两者皆影响示范的准确性，并可能影响身体健康，因此应安排好技术员的测定程序，工作一定时间后适当休息。

3. 流量计的工作负荷　气体分析仪和流量计是肺功能仪的核心部件，后者的测定频率远比前者多。不同类型的流量计可能有差别，但主要是工作原理的差别，均符合行业标准，实际性能差别有限。标准肺功能仪和简易肺功能仪的结构不同，流量计的差别较大，前者的流量计皆有防护和加热装置，能较好防止水蒸气在流量计上凝结，单位时间内允许测定的人次较多，但连续频繁测定也会导致结果的准确性下降；后者缺乏保护和加热装置，呼出气中的水蒸气容易影响流量计的性能，单位时间的测定人数明显受到限制，建议采取下述措施。

（1）更换流量计或增加测定设备：若短时间内需要测定人次较多，宜更换流量计或增加肺功能仪，并重新进行环境定标，然后进行容积定标、定标验证和流量的线性检验。

（2）控制检查人数：建议简易肺功能仪每小时测定 3～4 人·次，不超过 6 人·次；标准肺功能仪每小时测定 6～8 人·次，不超过 10 人·次。

第四节　肺活量及相关肺容积参数的特点和临床意义

肺量计或流量计直接测定的容积参数是 VT 和 VC，核心是 VC，其他参数皆通过与两者的换算而得出；TLC 及其相关参数也通过与两者换算而得出，因此熟练掌握 VC 及相关参数的特点和临床价值有重要意义。

（一）潮气容积

1. 影响因素　VT 是指在静息呼吸时每次吸入或呼出的气体容积，常规选择呼气容积。因正常饮食条件下呼吸气体交换率（R）＜1，故吸入气容积＞呼出气容积，但差别较小。在氧耗量突然减小和 CO_2 排除量增加的情况下，如剧烈运动后、刚接受机械通气时，呼气潮气容积也可＞吸气潮气容积。在安静状态下 VT 大致是稳定的，但每间隔一定时间会有一次不由自主的深吸气，称为叹气，其大小为正常 VT 的 2～3 倍。呼吸机设置中的叹气样通气即由此而来。

2. 临床意义　在阻塞性通气障碍患者，气流阻力增大，为减少呼吸功，常采用深慢呼吸形式，VT 较大。在严重阻塞性通气障碍患者，不仅气流阻力明显增大；FRC 也显著增加，伴胸肺弹性回缩力显著增大，同时出现内源性 PEEP（PEEPi），机体将无法代偿，出现浅快呼吸，VT 减小，$PaCO_2$ 升高，PaO_2 降低。在限制性通气障碍患者，肺弹性阻力增大，为减少呼吸功，常采取浅快呼吸形式，VT 较小。在急性肺实质病变导致的限制性通气障碍患者，如急性肺炎、急性呼吸窘迫综合征（acute respiratory distress syndrome，ARDS）、急性肺水肿，由于多种机械性和化学性感受器兴奋，不仅 RR 显著增快，VT 也较大，从而出现 VE 的显著增加，伴呼吸性碱中毒。

（二）肺活量　VC 的测定简便易行，可重复性良好，是评价肺功能的最常用参数之一。

1. 影响肺活量的生理因素　主要有年龄、性别、身高、体重、人种、体力锻炼、营养状况等。在青少年，随着年龄增加，VC 增大，一般于 20 岁左右达高峰，并持续一段时间；然后随年龄增大而减小。同样条件下，男性 VC 较女性大。身材高大者 VC 增大。理论上，高体重者 VC 大，但实际上并非完全如此，因为体重与身高直接相关，在身高确定的情况下，体重对 VC 的影响有限；但若体重显著增加（如肥胖）反而限制肺的扩张，导致 VC 下降。考虑到上述生理因素的影响，计算肺活量的正常预计值时一般将年龄、性别、身高、体重考虑在内，并将实测值占预计值的百分比作为判断 VC 是否降低的标准。

体力锻炼者 VC 常显著增加;营养不良者 VC 减小,营养过剩导致肥胖者,VC 也减少,因此计算 VC 正常预计值(其他肺功能参数亦如此,不赘述)时也需将该部分人群排除。欧美白种人、黑种人与国人(绝大多数为黄种人)也有明显不同,应采用不同的预计值公式。

2. 影响肺活量的气候环境因素 温度、湿度、高原等也影响 VC,但因肺功能仪测定的 VC 皆经过 BTPS 校正,故可以不考虑。

3. 影响肺活量的病理因素 VC 表示肺脏最大扩张和最大回缩的幅度,其大小受呼吸肌力、胸肺弹性、气道阻力等因素的综合影响,因此任何影响肺扩张和回缩的因素都会导致 VC 下降。常见疾病可分为五类。

(1)肺外疾病:神经-肌肉疾病导致呼吸肌无力,可出现 VC 下降。呼吸肌疲劳也可使 VC 下降,但休息后可恢复正常。胸廓和横膈疾病,如胸廓畸形、胸廓外伤、胸腔积液、胸膜肥厚粘连、气胸、纵隔占位、横膈麻痹、大量腹水或腹部肿块、上腹部手术、膈下脓肿等可限制肺的扩张或回缩,导致 VC 减少和限制性通气功能障碍。

(2)肺内孤立性病变:主要有肺内巨大肿块或大疱、肺内弥漫性大疱、多发性肺囊肿等可导致 VC 减少和限制性通气功能障碍。由于对正常肺组织影响不大,故与肺外疾病的肺功能表现相似。

(3)肺实质病变:肺实质病变包括肺泡、肺泡毛细血管膜、肺间质病变。常见疾病有:各种情况的特发性和特异性弥漫性间质性肺炎;各种原因导致的肺间质和肺泡水肿,如急性肺损伤和心源性肺水肿;肺泡蛋白质沉着症;弥漫性肺泡细胞癌;尘肺;纤维空洞型肺结核等。该类疾病进展到一定程度常出现 VC 下降和限制性通气功能障碍。

(4)肺部分切除术:若切除范围不大,通过正常肺组织的代偿,VC 可无明显改变;若切除范围较大,正常肺组织不能代偿时,则出现 VC 下降和限制性通气功能障碍。

(5)呼吸道阻塞或陷闭:各部位气道阻塞或陷闭都会导致阻塞性通气功能障碍,一般对 VC 的影响不大;但严重阻塞时,肺回缩严重受限,出现 VC 下降。

4. 肺活量的主要应用价值 VC 作为单一指标具有较高的诊断价值。

(1)限制性通气功能障碍及其程度的判断:VC 在一定程度上可取代 TLC,准确反映健康人和限制性肺疾病患者的肺容积大小,也是判断限制性通气障碍程度的主要参数。一般认为 VC<正常预计值的 80% 为轻度限制性功能障碍;VC<40% 为重度;两者之间为中度;这与 FEV$_1$/FVC 表示阻塞存在、MVV 或 FEV$_1$ 表示阻塞程度有明显不同。

(2)阻塞性通气功能障碍及其程度的判断:VC 大小受呼吸肌力、胸肺弹性、气道阻力等因素的综合影响,其曲线形态可反映"气流阻塞"的存在。在正常或限制性通气功能障碍患者,VC 曲线的线迹陡直;在阻塞性通气功能障碍患者,VC 线迹弯曲,阻塞越严重,线迹越弯曲,甚至接近反抛物线(图 5-9)。

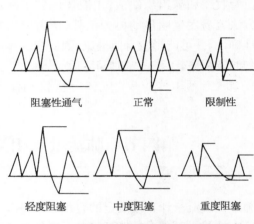

图 5-9 不同通气情况的肺活量图形比较

(3)肺活量的其他概念和临床意义:肺活量分为吸气肺活量(inspiratory vital capacity,VCi 或 IVC)和呼气肺活量。常规测定呼气肺活量,即"肺活量(VC)"。VCi 为尽力深呼气后,做最大缓慢吸气所能吸入的气体容积,常用于肺总量和一氧化碳弥散量的测定,也用于判断咳嗽能力。在健康人、限制性肺疾病和轻度阻塞性肺疾病患者,两者基本相等;在严重阻塞性肺疾病患者,因呼气阻力多明显高于吸气阻力(部分大气道阻塞除外),肺活量常小于吸气肺活量。肺活量还可分为一次肺活量(即常规所述"肺活量")和分期肺活量,前者通过一次完整的呼气测定;后者通过深吸气末和平静呼气末的两次深呼气完成。一般情况下,两种肺活量也基本相等;但严重阻塞患者,分期肺活量大于肺活量(图 5-10)。

(4)临床监测:在限制性疾病患者,VC 逐渐下降,说明病情加重;反之,则说明治疗有效,病情改善。在 COPD 急性发作期的患者,VC 下降说明常

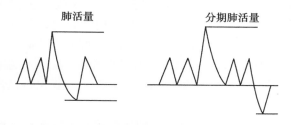

图 5－10　阻塞性通气障碍患者的肺活量和分期肺活量

存在呼吸肌疲劳,容易发生呼吸衰竭或呼吸衰竭加重;治疗后 VC 改善,则说明呼吸肌疲劳改善。

(三)其他

1. 补呼气容积　主要与肺总量、呼气气流阻塞程度、横膈位置等有关。在健康人群中波动范围较大,尤其是受体位影响较大。从站立位改为仰卧位时,ERV 可下降 600～900 mL。

一般 ERV 占正常 VC 的 1/4,严重阻塞性肺疾病患者 ERV 占 VC 的比例可显著减小;部分限制性疾病,如肥胖、腹水等也明显减小。精神紧张或配合不佳的患者呼气基线常上移,ERV 占 VC 比例增大。

ERV 下降常是肥胖的重要表现。肥胖患者横膈抬高,ERV 首先减少,严重者伴 VC 降低。

ERV 的临床价值有限,一般较少应用。

2. 深吸气量　一般 IC 占正常 VC 的 3/4。IC 是完成 MVV 的主体部分,也就是说,健康人用力呼吸时,VT 通过 IC 和 ERV 完成,但主要是通过 IC 完成。在大多数限制性通气功能障碍患者,容积下降主要是 IC 下降。在轻、中度阻塞性通气功能障碍患者,IC 变化不明显,可有 ERV 下降;若出现严重阻塞,则 IC 下降,并最终出现 VC 的明显下降。

IC＝TLC－FRC,可间接反映呼气末肺容积变化,且测定简单、方便,故临床上常用 IC 取代 FRC 反映 COPD 患者的肺过度充气,判断病情的严重程度和评估治疗效果,与 FEV_1、FEV_1/FVC、D_LCO 结合可较好反映 COPD 患者的肺功能状况。

第五节　功能残气量的测定

FRC、RV、TLC 不能直接用肺量计测定,必须通过间接方法测得,称为间接测定肺容积,其中平静呼吸时,每次呼气末肺内残留气容积是相对稳定的,称为功能残气量;用力呼气末肺内残存的气容积称为残气容积,深吸气末肺内储存的气体容积称为肺总量。

(一)测定与换算　上述三者中只要测定其中一种容积,就可借助直接测定肺容积参数进行换算,三者之间的关系为:

$$RV＝FRC－ERV,TLC＝RV＋VC,$$
$$RV/TLC＝(RV÷TLC)\%$$

习惯上一般是首先测定 FRC(重复呼吸法、体容积描记法)或 TLC(单次呼吸法),然后再换算出其他参数,故本节取名为"功能残气量的测定"。

(二)测定的基本方法和原理　主要测定方法有气体分析法和体容积描记法(体描法)。本节仅重点介绍前者,后者简述,详见第二十章。气体分析法的常用标记气体有氮气、氦气、甲烷,也可用氢气、氖气、氩气等。

1. 标示气体的共性　不参与机体的代谢反应;受检者吸入后可迅速、均匀地分布于肺泡内;通过肺泡毛细血管膜(alveolar capillary membrane,ACM)进行交换的速率非常缓慢,在短时间测定过程中的交换量可忽略不计或能进行准确校正,因此在标准测定时程内的肺泡标示气体浓度(可通过呼出气收集)能反映肺容积的大小。

2. 不同标示气体的特点　He 为惰性气体,空气中的浓度接近零,给予受检者一定剂量吸入后,迅速进入肺泡被稀释,故肺容积小者,呼出气浓度高;反之,呼出气浓度低,肺容积与呼出气 He 浓度呈负线性相关关系,通过测定后者即可计算出肺容积。除不是惰性气体外,CH_4 的分布特点与 He 相似,且分布和测定速度更快,故也可通过测定其呼出气浓度计算出肺容积。与前两者不同,N_2 是空气和肺内浓度最高的气体,且浓度和化学性质非常稳定。受检者持续吸入纯氧后,N_2 逐渐被 O_2 置换而呼出,一定时间内 N_2 呼出量少者,肺容积小;反之,肺容积大,肺容积与呼出气 N_2 含量呈正线性相关关系,故可通过测定呼出气 N_2 含量计算肺容积。

3. 基本方法　常用氮气测定肺容积的方法为密闭式氦稀释法——重复呼吸法。用氦气测定的方法有密闭式氦稀释法——单次呼吸法(一口气法)和密闭式氦稀释法——重复呼吸法;开放式氮稀释法的应用也逐渐增多。用甲烷标记的测定方法可以是单次呼吸法，也可是以内呼吸法。

（三）实际测定结果与换算——临床上不能忽视的问题　肺功能测定和报告显示的 VC、IC、ERV 等参数是在肺活量测定中完成的，理论上可以用于 TLC、FRC 之间的换算，但实际上现代测定并非如此。

单次呼吸法测定 TLC，重复呼吸法测定 FRC，而相应 FRC、TLC 及 RV 的换算与上述肺活量测定结果没有关系，其中单次呼气法完成吸气肺活量（VCi）的测定，VCi（而不是 VC）用于其他参数的换算；或 FRC 测定前，先完成肺活量的测定，并储存入软件内进行换算。重复呼吸法测定前，也需先测定肺活量，并储存入软件内进行换算，该换算也与报告中显示的上述肺活量测定无关系。

TLC 或 FRC 测定中的质量控制也需要对其中的 VC（该 VC＝TLC－RV）和肺活量测定中显示的 VC 进行比较，两者的差别也需在 5% 以内。

第六节　测定功能残气量常用的气体分析法

早期临床应用最多的是密闭性氮稀释法。目前应用最多的是密闭性氦或甲烷稀释法。开放式氦或甲烷稀释法的应用也逐渐增多。用甲烷标记测定 TLC 的内呼吸法也是目前临床上的标准测定方法。密闭性氢稀释法曾经在临床上应用，目前已淘汰，不赘述。

一、密闭式氮稀释法——重复呼吸法

是通过测定呼出气氮浓度计算 FRC 的一种方法。生理情况下呼吸空气时，氮气的肺内含量最多、血液溶解度非常低、不参与代谢，肺内氮气含量与肺容积呈线性关系，因此根据氮气浓度的变化可测定出 FRC。基本测定方法：肺量计内充入一定量的纯氧（一般为 5 L），嘱受检者重复呼吸 7 min，使肺内与肺量计中的氮浓度达到平衡，并测定其浓度，根据玻意耳定律，代入公式计算出 FRC。

该方法在临床上已少用，但因为曾是测定 FRC 的最经典方法，对理解其他测定方法也有重要价值，故仍介绍。

（一）测定仪器　与直接测定肺容积的仪器相似，也用单筒肺量计，但增加了测氧仪，故该仪器既能用于直接测定肺容积参数的检测，也能用于间接测定肺容积参数的检测。以 FCY-1 型肺功能残气测定仪为例说明。

1. FCY-1 型肺功能残气测定仪的特点　以 FJD-80 型单筒肺量计为基础，在气道通路中加装极谱法高精度测氧仪改装而成，故可测定吸、呼气的氧浓度。因为在测定 FRC 的过程中，气路中的 CO_2 被钠石灰吸收，剩余的就是氧、氮和极少量的其他气体（后者可忽略不计）。氧浓度直接显示，氮浓度＝

100%－氧浓度。该仪器不仅测定速度快，而且能连续测定气路中氮（或氧）浓度的平衡情况。由于测氧仪与肺量计组合一起，故测定的气体容积和气体浓度皆取样于密闭回路中，有利于保障测定的精确性。

2. 仪器组成　除加装测氧仪外，肺量计部分与 FJD-80 型单筒肺量计基本相同，储水筒、浮筒、平衡锤、表尺组成气体贮存和容积指示系统；鼓风器、钠石灰储存器、气路开关等组成密闭回路和 CO_2 吸收装置；内置电机带动记录器，记录测定时间和呼吸曲线；微量泵、流量计、三路开关、平衡水槽、气室组成气体采样回路；数字显示器和高阻抗放大器组成测氧系统。

（二）基本原理和计算方法　测定前肺内的氮气浓度（C_1）恒定，一般为 79.1%，肺容积（V_1）＝FRC。肺量计内充入一定量的纯氧（V_2），一般为 5 L，嘱受检者重复呼吸 7 min，使肺与肺量计中的氮浓度达到平衡，该氮浓度为 C_2，氮气的分布容积为 $V_2＋V_1$。

根据玻意耳定律，有公式：$C_1 V_1 ＝ C_2 (V_2 ＋ V_1)$，$V_1 ＝ FRC$。

（三）肺量计的校准　校准是准备工作中的重要内容。因为可靠的肺量计描图是正确评价肺功能的最基本要求。在一台新肺量计使用前或使用一定时间后（如每周清洗消毒后，或怀疑肺量计描图不可靠时）都应校准，鉴定其可靠性。

1. 肺量计注水量的校准　肺量计应保持水平位，水槽内的水平面应恰到水平管刻线处。

2. 容积的校准　肺量计容积取决于浮筒内径和高度，故设计时已固定、且在出厂前鉴定，具体校准方法见本章第二节,特别注意检查肺量计有无漏气。

3. 鼓风器的鉴定　鼓风器用来防止测定中的重复呼吸,增加气流中 CO_2 的吸收速度,故鼓风器是否转动,流速是否符合标准应作检查和鉴定。具体见朱蕾教授主编《临床肺功能》(第 2 版)。

4. 运动部分的鉴定　滑轮转动要灵活,浮筒升降自如,没有明显摩擦力,鼓风器转动没有产生不正常声音。

5. 测氧仪的校正　使氧浓度显示与大气一致,一般为 20.8%。

6. 二氧化碳吸收器的鉴定　CO_2 吸收器内贮放石灰 500 g,以保障肺量计本身无效腔的固定。钠石灰应定期更换,以保持有效的 CO_2 吸收能力。如发现重复呼吸测定中出现潮气容积、频率的递增现象,应立即更换。更精确、可靠的检查方法是从重复呼吸 7 min 的气体中采样,用何氏分析法不能测出 CO_2。根据指示色检查钠石灰的效率不是敏感可靠的方法。强调钠石灰不仅吸收 CO_2,也吸收水蒸气。

7. 记录速度的校准　浮筒置于中间高度,开启记录开关记录水平线迹,按照记录器上的三挡进行校准,校准时用秒表分别间隔 30 s、15 s、1 s 时轻叩浮筒,在线迹上画出一切迹,根据切迹间的距离计算纸速是否准确(图 5-11)。

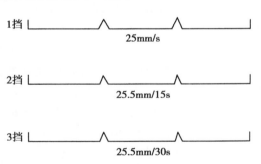

图 5-11　记录速度的校准方法示意图

（四）**肺量计无效腔的测定**　肺量计不能排出的气体容积称肺量计无效腔,包括浮筒压到底时,浮筒顶与水槽水平之间的空隙及肺量计管道容积。测定 FRC 时必须正确测出无效腔容积,并在实测值中扣除。

1. 测定原理和计算公式　肺量计无效腔的测定原理与 FRC 相同。即将已知容积的氧气充入肺量计,氧气与肺量计无效腔内的气体混合、平衡后,根据肺量计空气中氮浓度被稀释的程度即可计算出肺量计的无效腔。

肺量计空气中 N_2 浓度为常数,即 79.1%,设无效腔容积为 d,则平衡前的 N_2 浓度等于 79.1%,含 N_2 量 $d \times 79.1\%$;再充入已知容积(a)的 O_2,氮浓度为 z,则肺量计中的气体容积等于 $d+a$,两种气体混合后的 N_2 浓度为 y,则平衡后总 N_2 量等于 $(d+a)y$。

因为　$d \times 79.1\% = (d+a)y - a \times z$
所以　$d = a(y-z)/(79.1\% - y)$

一般冲入纯氧,氮浓度(z)等于 0,故上式可简化为

$$d = a \times y/(79.1\% - y)$$

2. 操作步骤

(1) 准确调整水槽存水量,使水槽水位管的水量准确位于刻线处。

(2) 放入 CO_2 吸收器(含钠石灰)于肺量计内,钠石灰量为 500 g。

(3) 连接螺纹管与三路开关,三路开关的位置使肺量计与大气相通。

(4) 将浮筒压到底(描笔处于零位),关闭三路开关,使肺量计完全密闭。

(5) 准确充入纯 O_2 5 000 mL(从记录纸上读出,如超过或不足则计算时按实际充氧量代入公式)。

(6) 开启电源,鼓风器转动数分钟,使肺量计内气体混合均匀。用测氧仪测定 O_2 浓度,100% - O_2 浓度即为 N_2 浓度。

（五）**功能残气量的测定**

1. 测定原理和计算公式　如上述,肺内氮气含量与肺容积呈线性相关关系,因此根据氮气浓度变化可测定 FRC。基本方法:肺量计内充入一定量的纯氧(一般为 5 L),嘱受检者重复呼吸 7 min,使肺与肺量计中的氮浓度达到平衡,然后用气体分析仪测出氮浓度,再代入公式计算出 FRC(图 5-12)。

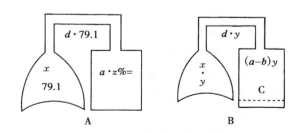

图 5-12　密闭式氮稀释法测定功能残气量示意图

由于肺泡内水蒸气和 CO_2 的稀释作用,肺泡氧浓度和氮浓度皆较气道降低,氮浓度总体变化不大

（约为78％）。为方便计算，仍假定测定前肺内 N_2 浓度为79.1％，假设 FRC 为 x，则测定前受检者呼吸至 FRC 时，肺内含氮量为 $x \times 79.1\%$；测定前肺量计无效腔的含氮量为 $d \times 79.1\%$；肺量计充入的氧容积为 a，氧气的含氮量为 $a \times z = e$；测定前总的含氮量为 $x \times 79.1\% + d \times 79.1\% + e$。

受检者重复呼吸后，肺与肺量计的氮气浓度达到平衡，此时 N_2 浓度为 y；重复呼吸后，在 FRC 位的含氮量为 $x \times y$，无效腔含氮量为 $d \times y$，肺量计内含氮量为 $(a-b)y$。

测定前肺与肺量计中的含氮量固定。重复呼吸后含氮量由以下三部分组成：肺与肺量计中的含氮量，充入氧气的含氮量，测定过程中由肺毛细血管排入肺泡气的含氮量（c）；前者减去后两者即等于测定前的含氮量。

即：$x \times 79.1\% + d \times 79.1\% + e = x \times y + d \times y + (a-b)y - c$

$$x(79.1\% - y) = y(a-b) - d(79.1\% - y) - c - e$$

$$x = [y(a-b) - (c+e)100/(79.1-y)] - d = FRC$$

其中：79.1％＝空气中的氮浓度，a＝充入肺量计中的氧容积，e＝充入肺量计的氧气中的含氮量；b＝重复呼吸7 min 机体的氧耗量，y＝重复呼吸7 min 后肺与肺量计的气体平衡后的氮浓度；c＝重复呼吸7 min 体内排出的氮量，christie 氏计算法为80 mL；d＝肺量计及其通路的无效腔容积（mL）。

对于一定的肺量计及其通路而言，其无效腔是恒定的；但实际应用时随肺量计内氧浓度的变化而变化，氧浓度高，无效腔小。复旦大学附属中山医院早期所用 FCY-1 型肺残气测定仪无效腔也与氧浓度等有关，但因该仪器已基本淘汰，肺量计及其通路的无效腔容积的换算不再列出，详见朱蕾主编《临床肺功能》（第二版）。

2. 测定程序

（1）打开肺量计电源，使鼓风器旋转。肺量计无效腔内充满空气，装上含钠石灰的容器。

（2）压下浮筒，接上螺纹管与三路开关，使肺量计与大气隔绝。

（3）准确充入氧气5 000 mL，在记录纸上读出，如超过或不足则按记录纸实际读数代入算式。

（4）受检者取坐位，向其说明测定要求以取得配合。

（5）受检者口含接口，夹上鼻夹，开启肺量计电源开关与记录开关，描出一条基线。

（6）在受检者呼气末关闭三路开关，使受检者平静重复呼吸肺量计中气体7 min。

（7）秒表记录时间达7 min 时打开三路开关（肺量计与大气隔绝），受检者呼吸与大气相通。取下鼻夹，关闭肺量计记录开关。

（8）测氧仪读出氧浓度，氮浓度＝100％－氧浓度。若肺量计未安装测氧仪，则用集气袋收集肺量计内的气体。收集气体时，先冲洗几次取样袋，用何氏分析仪、气相分析仪或测氧仪等分析氮浓度。

3. 计算方法

（1）画出7 min 静息呼气基线。

（2）以充氧5 L 为直角边，与其成 $90°$ 基线以第一次呼吸为开始点，划一直线，计算出7 min 耗氧量（图5-13）。

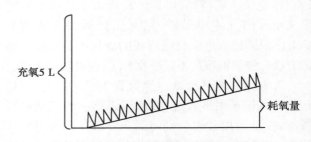

图5-13 7 min 氧耗量测定示意图

（3）将测得的氮浓度、氧耗量等数值代入上述公式计算。

举例说明：7 min 的氮浓度55％，氧耗量1 800 mL，冲入纯氧5 000 mL，肺量计及其通路的无效腔容积3 700 mL。代入上述计算公式为：

功能残气量（FRC）＝[55×（5 000－1 800）－18 000]÷（79.1－55）－3 700＝2 856（mL）。

（4）测定值以生理状态（BTPS）校正。

（5）实测值除以预计值的百分比，判断有无异常。

4. 测定时的注意事项

（1）测定前应先检查肺量计水位是否达刻度线，以保障肺量计无效腔不变。

（2）测定前必须检查受检者咬口是否完好，三路开关、橡皮管有无漏气。

（3）受检者在测定过程中必须保持静息状态，尽量避免咳嗽或吞咽等动作。

（4）操作者必须密切观察整个操作过程，以便及时发现问题，如可从氧耗量线迹的变化来推测有无漏气，从呼吸形态观察钠石灰的效率。

（5）重复测定时，受检者必须休息10 min 以上才能进行,以保障肺内各种气体浓度恢复至正常呼吸空气时的状态;而肺量计在充氧前用空气冲洗以保证无效腔内充满真正的空气。两次测定值的差值不应超过5％,否则需重复测定。

（六）功能残气量的自动测定　加用微机后,氧浓度的测定、FRC的计算等自动测定完成,并与正常预计值自动比较。

二、密闭式氦稀释法——重复呼吸法

在FRC位置,受检者经一密闭系统重复呼吸含特定浓度氦气的混合气体（一般为10％ He、21％ O_2、0.3％ CO、N_2平衡的混合气体）。在重复呼吸过程中,氦气逐渐分布入肺泡,并最终与容器内的氦浓度平衡。根据玻意耳定律,用平衡后的氦气分布容积、浓度（可换算成分压）代入公式计算出FRC。是目前最常用的FRC测定方法之一,且与FRC位的CO弥散量同步测定。

（一）基本原理　与氮稀释法大体相似,但更简单、准确,用公式 $C_1 V_1 = C_2 V_2$ 表示。

氦气能在肺内快速、均匀分布,不易被吸收,易于测定。测定时,于FRC位使受检者经一密闭系统重复呼吸一恒定容器内含氦的混合气体（如上述,一般为10％）,则容器的容积为V_1,氦浓度为C_1。在重复呼吸过程中,氦气逐渐分布入肺泡气,最终肺泡内与容器内的氦浓度（C_2）达到平衡,则氦气的分布容积为V_2,FRC则为$V_2 - V_1$（图5-14）。FRC越大,对容器内氦的稀释度越大,平衡后容器内氦浓度越低。由于需排出连接管路的无效腔,实际计算公式为:

$$FRC = \frac{\left(\begin{matrix}氦初始\\读数\end{matrix} - \begin{matrix}氦终末\\读数\end{matrix}\right) \times \left(\begin{matrix}筒内\\容积\end{matrix} + \begin{matrix}连接仪器的\\无效腔容积\end{matrix}\right)}{氦终末读数}$$

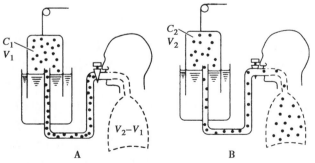

图5-14　氦稀释法测定功能残气量示意图

V_1为测定前容器内的氦气容积,C_1为测定前容器内的氦气浓度;V_2为测定后容器内和肺内总的气体容积,C_2为测定后容器和肺平衡后的氦气浓度,$FRC = V_2 - V_1$。

（二）测定仪器　测定仪器装置在大型肺功能测定仪上,可单独测定,现代仪器几乎皆同步完成CO弥散量的测定,见第九章第五节重复呼吸法测定CO弥散量。

（三）测定方法　见第九章第五节重复呼吸法测定CO弥散量。

三、密闭式氦稀释法——单次呼吸法

1. 测定方法　目前最常用的TLC测定方法之一,且与TLC位置的CO弥散量同步测定。见第九章单次呼吸法测定CO弥散量。

2. 适应证　与重复呼吸法可用于无肺功能检查禁忌证的各种情况不同,单次呼吸法的气体平衡时间短,仅适合于健康人、轻-中度限制性通气功能障碍和部分轻-中度阻塞性通气功能障碍的患者。在严重阻塞的患者,由于气体来不及进入所有肺泡,或不能均匀分布在所有肺泡,测定结果常显著降低,此时必须改用重复呼吸法。在肺活量太小（FVC<1～0.75 L）的限制性通气功能障碍的患者（或肺活量太小的健康人）,由于连接管路无效腔相对较大,氦气也不能真正均匀进入所有肺泡,测定结果也有较大误差,也必须改用重复呼吸法测定。

四、密闭式甲烷稀释法——单次呼吸法

与氦稀释法基本相同,但由于甲烷的分布速度非常快,测定的准确度高,故较氦稀释法的应用增多。两者的测定方法相同,不赘述。

五、内 呼 吸 法

受检者按要求在残气容积位快速吸入含恒定浓度的标准气（常规为含0.3％ CH_4、0.3％ CO、21％ O_2、N_2平衡的标准气）至肺总量位,不要求屏气,然后以大约0.5 L/s的流量均匀呼气,内置计时器计算时间,气体分析仪快速实时测定呼出气的CH_4、CO浓度,计算出TLC和相应的D_LCO。

相对单次呼吸法而言,内呼吸法主要是降低了屏气时间的要求,准确性稍差,适应证相似。

六、开放式氦或甲烷稀释法

传统上测定FRC或TLC需要密闭容器收集呼出气,进行气体分析,然后计算出FRC或TLC。随着现代计算机技术和气体分析技术的飞速发展,检

测仪可在开放通路内同步、快速测定每次呼出气的氮气(或甲烷)浓度和流量(流量对时间的积分为容积)大小,直接计算出 FRC 或 TLC,而不需要密闭容器收集呼出气,故称为开放式氮稀释法,也包括重复呼吸法和单次呼吸法,是现代肺功能仪测定 FRC 的主要发展方向。单次呼吸法的测定要求和测定方法与密闭法相同;但由于显著减少了连接管路,仪器的无效腔显著减少,故适应证扩大,主要是肺活量小的健康人和限制性通气功能障碍患者适应证扩大;重复呼吸法则与前相同,不赘述。

第七节　测定功能残气量的其他方法

除本章第六节的常用气体分析法外,与氮相似的其他惰性气体也可用于 FRC 的测定,但相对较少。六氟化硫(SF₆)有一定的特殊性,临床应用逐渐增多。体容积描记法也是目前常规的测定方法。

(一)六氟化硫稀释法(sulfur hexafluoride dilution) 使用空气或者空氧混合气稀释 SF₆ 至 5%,用超声流量计测定,气体通过对流的形式到达细支气管,以弥散的方式到达肺泡而进行的肺功能测试方法。

SF₆ 是使用较晚的肺功能测试气体,其特点是无色、无味、无毒,肺内不被吸收,分子量 146,稀释为 5% SF₆ 的平均分子量相当于 34～48,与空气的平均分子量(28～29)非常接近;扩散速度较氮气快,测定准确度更高。主要用于小儿 FRC 的测定。

(二)体容积描记法(body plethysmography) 简称体描法,用以测定胸廓内气体容积(Vtg),相当于气体分析法测定 FRC。详见第二十章。本章简述其测定 Vtg 的原理及其与气体分析法的异同。

1. 测定方法和测定原理　测试前,先向舱内注入定量的空气,并记录舱内压变化,作为校准。测定时让受检者坐在体描仪的密闭舱内,通过管道系统,经口平静呼吸舱外空气,同时记录舱内压及口腔压(图 5‑15)。于 FRC 位阻断呼吸气流,气流停止后的口腔压等于肺泡内压。此时,让受检者做吸气动作,口腔压将降低,其变化值(ΔP)可被直接测出;同时胸腔内容积增加,其增加值(ΔV)将导致舱内人体周围空气所占据的容积被压缩,压缩量也为 ΔV,密闭舱内压也相应增加 ΔP。将 FRC 位时的胸内气体容积用 V 表示,肺泡内压用大气压 P 表示(可通过气压表读出)。

根据波意耳(Boyle)定律可算出 ΔV。

$$PV = (P - \Delta P)(V + \Delta V)$$

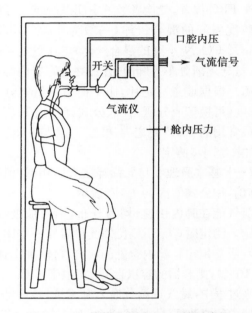

图 5‑15　体描法测定 FRC 的示意图

口腔内压
气流信号
开关
气流仪
舱内压力

$$PV = V(P - \Delta P) + (P - \Delta P)\Delta V$$
$$= PV - V\Delta P + (P - \Delta P)\Delta V$$
$$V = (P - \Delta P)\Delta V / \Delta P$$

ΔP 与大气压 P 相比甚小,可以忽略不计,$P - \Delta P$ 可以认为等于 P,因此上式可改写为:

$$V = P \Delta V / \Delta P$$

因此只要测得肺泡内压变化(ΔP)及胸内容积变化(ΔV)即可得出 V。如上述,V 即为 Vtg,等于 FRC。

2. 体描法和气体分析法的异同　在正常肺和限制性通气患者,体描法所测得的 Vtg 与用氦稀释法所测得 FRC 基本相同;在轻度气流阻塞性肺疾病,两者也基本相同,但在严重阻塞性肺疾病,特别是 COPD 患者,由于常存在严重通气不良肺区,即使用重复呼吸法测定,吸入氦气也不易充分进入这些区域,其分布容积小,所以氦稀释法所测得的 FRC 可能小于体描法所得的 Vtg。

第八节 功能残气量及相关参数的临床意义

FRC 及其相关参数主要包括 FRC（或 Vtg）、RV、RV/TLC、FRC/TLC 等。

一、功能残气量

（一）FRC 测定的临床意义 适当 FRC 有重要意义，过大或过小都可能产生不良后果。

1. 适当 FRC 是维持 PaO_2、$PaCO_2$ 和 pH 稳定的主要因素 FRC 过大或过小都将产生不良影响。假如不存在 FRC，肺泡气 PO_2 在呼气末将会降低至静脉血水平（约 40 mmHg），而在吸气时会接近空气水平（约 149 mmHg），导致 PaO_2 随每次呼吸而发生大幅度波动，发生间歇性分流和严重低氧血症；$PaCO_2$ 也出现类似变化，并发生呼吸性碱中毒。临床上 FRC 过小主要见于重症肺炎、急性呼吸窘迫综合征（acute respiratory distress syndrome，ARDS）和严重肺水肿。该类低氧血症常难以纠正，常需高浓度氧疗或机械通气治疗。相反，如果 FRC 过大，则吸入的新鲜气体被过度稀释，导致肺泡毛细血管膜（ACM）两侧的气体分压差减少，也不利于 O_2 和 CO_2 的弥散，发生低氧血症和高碳酸血症，临床上主要见于重症 COPD 和支气管哮喘；但若吸入高浓度氧，则氮气被稀释，肺泡 PO_2 明显升高，故尽管通气量不足，但氧的交换将顺利进行，低氧血症比较容易纠正。

2. FRC 反映呼吸力学的变化 FRC 的大小主要取决于肺的弹性回缩力、气道阻力和呼气时间。FRC 增大表示肺过度充气，主要见于严重气道阻塞（如支气管哮喘）和气道陷闭（如肺气肿）。当然轻、中度气流阻塞，通过代偿性深慢呼吸，FRC 保持不变。不适当的机械通气则主要通过显著增大的人工气道阻力和呼气时间缩短导致 FRC 增大和肺过度充气。FRC 降低表示肺容积减少、肺弹性阻力增大，常见于肺炎、肺水肿、肺损伤、肺纤维化。气胸、胸腔积液、胸廓畸形、横膈或膈下疾病也导致 FRC 的减小。

3. 评估治疗效果 在支气管哮喘和 COPD 患者，若治疗后 FRC 降低，说明治疗有效，即使 FEV_1 无改善，患者也将出现临床症状的改善。在 ARDS 患者，FRC 可用于评估呼气末气道正压（PEEP）的设置是否合适。总体而言，影响 FRC 的因素较多，

且测定不方便，常用其他参数间接替代，如用 IC 代替 FRC 评价 COPD 的治疗效果，用吸气末肺容积（Vei）评价支气管哮喘患者的过度充气。

（二）FRC 的换算 $IC = TLC - FRC$，故 IC 可间接反映 FRC 的大小。由于 IC 的测定非常简单、方便，故临床上常取代 FRC 用于反映 COPD 患者的过度充气，判断病情的严重程度和评估治疗效果，与 FEV_1、FEV_1/FVC、D_LCO 结合应用可较好地反映 COPD 患者的实际肺功能状况（图 5-16）。

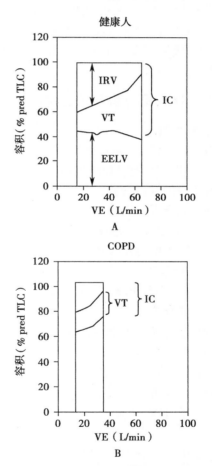

图 5-16 不同状态下，深吸气量反映功能残气量的变化特点

健康人平静呼吸时的呼气末容积（EELV）等于 FRC，约占 TLC 的 40%；运动时，VT 增大，随着运动强度增大，VT 进一步增大，且主要来源于 IC，部分来源于 ERV，故运动时的 EELV 降低，IC 增大（A）；在严重气流阻塞性肺疾病，平静呼吸时的 EELV 等于 FRC，但占 TLC 比例明显超过 40%；运动时，VT 增大有限，随着运动强度的增大，VT 不能进一步增大，EELV 明显增高，IC 明显降低（B），故 IC 可反映气流阻塞性疾病的肺过度充气。

二、残气容积

习惯上称为残气量。指用力呼气末肺内残存的气体容积。RV 的临床意义与 FRC 相似，但在气流阻塞性疾病，其变化幅度常更显著。

三、肺 总 量

肺总量为深吸气末肺内储存的气体总量。TLC 增大反映肺弹性减退，主要见于 COPD；TLC 正常说明肺弹性正常，见于正常肺和支气管哮喘等气道阻塞性疾病；TLC 下降则反映肺容积减少和胸肺弹性阻力增大，见于各种肺实质、胸腔、纵隔、横膈、胸壁和膈下疾病。理论上，TLC 是反映限制性通气功能障碍的最佳参数，但事实上并不尽然。由于影响 TLC 结果的因素较多，重复性相对较差，故常用 VC 或 FVC 评价限制性通气功能障碍。TLC、VC（或 FVC）下降，FEV_1/FVC 正常，则诊断为限制性通气功能障碍。

四、呼气相容积与肺总量的比值

（一）基本概念

1. 残气容积肺总量百分比（RV/TLC） 简称残总百分比，即 RV 与 TLC 的比值。是反映阻塞性通气功能障碍的常用参数。

2. 功能残气量肺总量百分比（FRC/TLC） 即 FRC 与 TLC 的比值。是反映呼吸力学变化和阻塞性通气功能障碍的常用参数。

（二）临床意义

1. RV/TLC 和 FRC/TLC 升高主要反映周围气流阻塞及其程度

（1）中心气道阻塞或轻度周围气流阻塞：RV/TLC、FRC/TLC 多正常。

（2）中、重度周围气流阻塞：RV/TLC、FRC/TLC 升高。一般情况下，升高越明显，阻塞越严重。在多数情况下，RV/TLC、FRC/TLC 与肺过度充气一致。

（3）可在一定条件下反映肺气肿的程度：较多作者常用 RV/TLC 反映肺气肿的存在及其程度，但实际上并不合适，即使有气体分布异常也不合适。

1）支气管哮喘严重发作，RV/TLC 明显升高，且有气体分布不均，但仅有肺过度充气，而无肺气肿。

2）在限制性通气功能障碍患者，若肺的扩张受限（IC 减少）较回缩受限（ERV 和 RV 减少）更显

著，RV/TLC 也将明显升高，而无肺气肿。

3）用 RV/TLC、FRC/TLC 判断气流阻塞的程度时需同时结合 RV、FRC 和 TLC 的变化。

4）若出现 RV、FRC 和 RV/TLC 的同步升高，且病史和影像学改变符合（主要是排出支气管哮喘），RV/TLC 升高可反映肺气肿的程度。

RV/TLC<35％，无肺气肿。

RV/TLC 36％～45％，轻度肺气肿。

RV/TLC 46％～55％，中度肺气肿。

RV/TLC>56％，重度肺气肿。

在不同气流阻塞性疾病，TLC 与 FRC、RV 的变化幅度常有较大差异。大气道阻塞患者，TLC 与 FRC、RV 多基本正常；在单纯周围气道阻塞性疾病，如支气管哮喘，RV、FRC 常显著升高，TLC 不变或变化不大，RV/TLC、FRC/TLC 显著升高；在周围气道陷闭为主的疾病，如 COPD，肺弹力纤维破坏，不仅 RV、FRC 显著升高，TLC 有所增大，故 RV/TLC、FRC/TLC 也升高，但升高幅度小于前者。

2. FRC/TLC 反映呼吸力学变化 尽管 FRC/TLC 也随年龄增大而增大，但较 RV/TLC 的变化幅度小得多，可较客观地反映呼吸力学变化（图 5-17）。正常情况下 FRC/TLC 为 40％，是肺弹性回缩力与胸廓弹性扩张力的平衡位置，胸廓弹力是吸气的动力。在此位置呼吸或机械通气可保障最佳的力学关系、最低的跨肺压和切变力、最

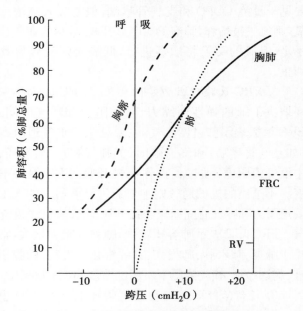

图 5-17 不同肺容积的弹性阻力变化

横坐标为跨压，胸廓、胸肺、肺所示图形分别代表跨胸廓压、跨胸压、跨肺压随肺容积的变化，反映弹性阻力，其中正值表示为吸气阻力，负值为吸气动力。

低的肺循环阻力、最小的呼吸肌做功,并能维持正常的动脉血气水平。是自主呼吸或机械通气的最佳位置。若 FRC/TLC 达 67%,则胸廓处于弹性零位,肺容积继续增大,肺和胸廓皆是吸气的阻力,容易诱发呼吸肌疲劳和呼吸衰竭;若达 85%～90%,胸肺的弹性阻力显著增大,肺将处于极其严重的过度充气状态,常见于危重支气管哮喘,致死率较高。

第九节　影响肺容积的生理因素和病理因素

影响肺容积的生理因素主要是性别、年龄、身高、体重、种族等,而影响其结果的病理因素众多,在本章第四节和第八节已有所阐述,本节将整体影响因素简单总结。

(一)生理影响因素

1. 性别　青春期前男女差别不大,青春期后男性肺的发育超过女性,一般同等身高男性的 VC、TLC 大于女性,RV 无明显差别。女性肺容积的下降也较男性出现早。

2. 年龄　肺容积与年龄的关系比较复杂。在幼年,随着年龄增大,肺容积增大,气道内径增大;青春发育期肺容积明显增大,VC 在 20 岁左右达高峰并相对稳定一段较短的时间;其后随着年龄增大,肺弹性减退,VC 以每年 25～30 mL 的速度下降。RV 至 40 岁后增大,TLC 变化不大。

3. 身高　是影响肺容积的最主要因素之一。在性别、年龄相同的情况下,身材高者肺容积较大;反之,则较小。两者之间有一定程度正相关。

4. 体重　也是主要的影响因素之一,但实际上体重与肺容积之间缺乏直接关系。因为在正常营养状态下,体重和身高密切相关,一旦考虑身高因素,体重的影响就相对有限。目前因营养过剩导致肥胖或为保持身材(或疾病等情况)导致消瘦的情况比较多见,这两者都将导致肺容积的下降。但若考虑体重的影响,则会出现肥胖患者正常预计值高和消瘦患者正常预计值低等情况,因此在考虑身高的情况下,体重不宜作为预测肺功能的主要参数。

5. 锻炼　经常锻炼的人肌肉发达、收缩力增强,气道阻力变小,VC 增大,RV/TLC 变小。

6. 昼夜变化　VC 的生理节奏有一定的规律性,尽管变化范围有限。一般早晨 VC 增加,中午最高,夜间最低。因此,常规肺功能的测定常在上午进行。若在其他时间段检查,应注明检查时间;同样动态随访时,也应选在同样的时间段检测。

7. 体位　各种体位对不同肺容积参数的影响不尽相同,主要影响 ERV 和 FRC,RV 变化不大,对其他肺容积参数的影响主要取决于其与 ERV 的关系。站位和坐位为常规的肺功能检查体位,总体上两者的差异不大,主要是坐位的 ERV 略有减小。半卧位或平卧位时,腹腔脏器的重力作用将导致横膈上移,ERV 和 FRC 明显减小,RV 略有减小,VC 和 TLC 也相应有所下降。当然半卧位或平卧位时,肺血流量增多也使一部分气体被"挤出"肺外;且受检者不能充分用力吸气和呼气,这些也会导致肺容积下降。侧卧位时,FRC 增加(图 5-18)。

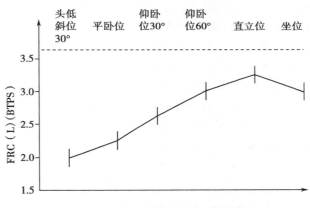

图 5-18　体位与功能残气量的关系

8. 人种　欧美白种人(高加索人种)、黑种人与我国人种(绝大多数为黄种人,蒙古人种)也有明显不同,应采用不同的正常预计值公式。

9. 气候环境因素　温度、湿度、大气压、海拔高度等也影响肺容积,但因测定后皆经过 BTPS 校正,故可忽略。

健康人肺容积的个体变异较大,其变化范围低于正常预计值 20% 或正常范围低限(lower limit of normal, LLN)为异常,其中 RV 及含 RV 的参数 FRC、TLC 低于或高于 20%(或正常范围低限或高限)皆为异常。

(二)肺容积的正常值　不同种族都有不同的

肺容积正常预计公式,其至同一种族的不同地区也可能不同(其他通气功能参数、CO 弥散量也存在相同问题)。目前所用的肺功能仪绝大多数为进口,且以美国进口为主,生产商自行输入的正常预计公式不适合本地区需要,因此安装好设备后,应及时更改设计程序,输入本地区的预计公式。根据我们的调查结果,建议采用笔者主持制订的华东地区正常预计值公式(2011 年修订版)。至于如何判断各项肺功能参数是否正常,仪器会根据预计公式(已用 BTPS 校正)自行计算,并通过打印机打印,不需单独人工计算。多数简易肺功能仪无法更改程序,应用时需注意。

第十节　不同肺容积参数价值的客观评价

肺容积参数为静态肺功能参数,适当肺容积是肺进行通气和换气功能的基础。肺容积参数主要是指 VC、RV、FRC、TLC 和 RV/TLC,所谓肺容积异常一般是指这些参数的异常。VT、IC、IRV、REV 是辅助参数,一般不作为肺容积异常的诊断依据。

健康人的肺容积参数正常,但肺容积参数正常不一定说明肺功能正常。一般轻、中度阻塞性通气功能障碍,呼吸流量减慢,但能充分呼出或吸入气体,肺容积参数正常;严重阻塞时才出现肺容积参数的异常。限制性通气功能障碍表现为肺容积参数的普遍下降。在混合型通气功能障碍患者,肺容积参数的变化不恒定。因此单纯用肺容积参数一般不能判断肺功能是否异常和异常类型,需结合其他参数,主要是通气功能参数综合判断。肺容积参数众多,但常规评价时不一定应用所有参数,但若能对几种参数互相印证,则可提高判定的准确性,并可能对疾病的部位、性质和程度进行判断。常用肺容积参数如下。

1. **肺活量**　是直接测定的肺容积参数,几乎任何肺功能测定仪都可测定 VC,且该参数测定的要求低,重复性好。VC 异常的标准是 VC 下降至正常预计值的 80% 以下或低于正常范围低限。肺活量描图的形态对诊断通气功能障碍类型也有一定价值。VC 或 FVC 的下降程度是判断限制性通气功能障碍程度的主要标准。

2. **间接测定的肺容积参数**　主要指 RV、FRC、TLC。这些参数异常的特点与 VC 不同,即其测定结果的升高或降低皆为异常。一定程度的阻塞性通气功能障碍患者,RV、FRC、TLC 升高(轻度阻塞时,气体充分呼出或吸入,三者皆不升高),VC 不变(轻中度阻塞)或下降(中重度阻塞)。限制性通气功能障碍患者,间接测定参数(如 RV、FRC、TLC)和直接测定参数(如 VC)皆下降。混合性通气功能障碍时,VC 下降,RV、TLC 的变化取决于以何种类型的通气功能障碍为主。

3. **RV/TLC 和 FRC/TLC**　升高为异常,且主要见于阻塞性肺疾病,但也见于限制性肺疾病,需结合其他容积参数评价才有价值,如合并 RV、FRC 升高为阻塞性通气障碍;合并 TLC 下降则为限制性通气功能障碍。

4. **其他直接测定肺容积参数**　主要是 IC、IRV、ERV、VT,其总体价值皆较小,但有一定辅助诊断作用,其中 IC 的价值相对较大,主要用于评价 COPD 患者的肺过度充气。

最后强调,VC 是直接测定的肺容积参数,仅取决于受检者的配合程度,准确度高;而 RV、FRC、TLC 是间接测定参数,影响因素较多,在两类参数出现矛盾的情况下,应以 VC 为准,并积极查找测定出现误差的原因。理论上体描法测定的 FRC 或气道阻力更准确,但实际上影响因素更多、且隐匿,出现错误的机会更高,容易导致误诊或漏诊。

(朱　蕾)

第六章
肺的通气功能

肺的主要功能是进行通气和换气,肺通气(pulmonary ventilation)的主要作用是吸入外界的氧气和排出体内代谢产生的二氧化碳。肺通气功能的检查项目主要包括静息通气量和用力通气量。

第一节　每分钟静息通气量

每分钟静息通气量(minute ventilation volume at rest,VE)简称每分通气量,是指基础代谢状态或静息状态下每分钟所呼出的气体容积,是潮气容积(VT)和呼吸频率(RR)的乘积。因此测定肺容积的过程中可直接完成 VE 的测定,根据呼吸基线的变化可同时完成氧耗量的测定。详见第五章第二节。

第二节　每分钟静息肺泡通气量和无效腔通气量

每分钟静息肺泡通气量简称肺泡通气量(alveolar ventilation,$\dot{V}_A$),是指静息状态下每分钟吸入的气体能达到肺泡进行气体交换的部分或每分钟从肺泡内呼出的气体部分,一般测定后者。如正常情况下健康成人的 VE 约 6 L/min,RR12 次/min,VT 500 mL,其中每次呼吸约 150 mL 气体在气道内不能进行气体交换,该部分气道称为解剖无效腔(anatomical dead space),真正到达肺泡的气容积仅350 mL;进入肺泡的气体也可因局部通气血流比例($\dot{V}/\dot{Q}$)失调等原因而不能进行气体交换,该部分肺泡称为肺泡无效腔(alveolar dead space),解剖无效腔与肺泡无效腔之和称为生理无效腔(physiological dead space,VD)。进入肺泡的气体容积或呼出肺泡的气体容积与 RR 的乘积即为 $\dot{V}_A$,一般测定后者。生理无效腔容积与 RR 的乘积为无效腔通气量(dead space ventilation)。

一、无效腔

无效腔(曾称为死腔)有生理无效腔、解剖无效腔与肺泡无效腔之分,生理无效腔为解剖无效腔与肺泡无效腔之和。鼻、咽、喉、气管、支气管分支至终末细支气管均为气体进出肺的通道,虽然对吸入气起着净化、加温、湿化等作用,但不进行气体交换,故将这部分解剖上的空腔称为解剖无效腔。解剖无效腔大小与身高或体重相关,成人约等于 2.2 mL/kg,因此 70 kg 体重成人的解剖无效腔约为 150 mL。吸气时,首先进入肺泡的是呼气末存留在解剖无效腔内的肺泡气,然后才是湿化、温化的新鲜空气;呼气时,首先排出的是吸气末存留在无效腔内的新鲜气体,随后才是肺泡气。因此肺泡通气量有吸气和呼气肺泡通气量两个概念。由于正常呼吸商和呼吸气体交换率<1,故呼气肺泡通气量<吸气肺泡通气量,一般情况下,理解其含义用吸气通气量,实际计算用呼气通气量,这与潮气容积的测定是一致的。

健康人肺泡无效腔非常小,接近于零,因此生理无效腔与解剖无效腔基本相等。在病理情况下,一部分肺泡虽有通气但无血供或血供严重不足,不能进行气体交换,在功能上类似无效腔,称肺泡无效腔。无效腔的存在降低了通气效率,通常用生理无效腔容积与潮气容积的比值(VD/VT)反映每次肺通气的效率。比值越高,无效腔效应越大,肺通气效率越低。健康成人 VD 为 150 mL,平静呼吸时的 VT 为 500 mL,故 VD/VT 约为 0.3(0.25～0.35)。

二、解剖无效腔的测定方法

根据不同的原理,解剖无效腔可用两种不同的方法测定,有单次呼吸法(简称一口气法)和波尔(Bohr)公式法。肺泡无效腔意义重大,但无法直接测定,只能先测得生理无效腔,再减去解剖无效腔换算。

(一)单次呼吸法 与肺内气体分布的测定仪器和测定方法相同(详见第八章)。首先在肺量计内冲入纯氧,一般为 5 L。测定时令受检者深呼气至残气容积(RV),深吸一口纯氧至总肺量(TLC),再平静、缓慢、均匀地呼气至 RV;同时测定呼出气中氮浓度的变化(图 6-1)。刚开始呼气时,首先排出纯氧,氮浓度为零,来自解剖无效腔,称为第Ⅰ相。继而排出来自解剖无效腔和肺泡气的混合气体,且肺泡气排出的比重迅速增加,氮浓度迅速升高,称为第Ⅱ相。然后排出肺泡气,氮浓度稳定,图形呈平台状。因为图中第Ⅱ相的排出气体来自解剖无效腔与肺泡的混合气,故第Ⅱ相气容积中的一半加上第Ⅰ相的气容积即为解剖无效腔大小。

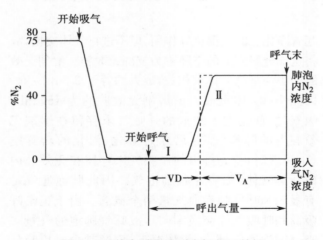

图 6-1 单次呼吸法测定解剖无效腔

横坐标为呼出气容积,纵坐标为口腔呼出气的氮浓度。VD,解剖无效腔容积;V_A,呼出的肺泡气容积。吸入纯氧后,氮气浓度由 75% 下降到 0%。从开始呼气(箭头所指)到氮气浓度开始上升处为第Ⅰ相(氮浓度为零),从氮浓度上升点至平台(肺泡氮浓度)的起点为第Ⅱ相。第Ⅰ相中呼出气为解剖无效腔中的纯氧,氮浓度为零。第Ⅱ相呼出气为解剖无效腔与肺泡的混合气,氮浓度不断上升。若将第Ⅱ相分为虚线左下与右上两个面积均等的三角形,从开始呼气至虚线的气容积即为解剖无效腔,由虚线至呼气末所呼出的气容积则为肺泡气容积。

(二)波尔公式法 1819 年 Christian Bohr 利用物质守恒定律提出了测定 VD 的方法。原理为呼出气中所有的 CO_2 均来自于肺泡气。换言之,由于受到无效腔的稀释作用,呼出气的 CO_2 浓度称为混合呼出气的 CO_2 浓度($F_{\bar{E}}CO_2$),其大小低于肺泡气 CO_2 浓度(F_ACO_2)。无效腔越大,对呼出气中 CO_2 的稀释程度越大,$F_{\bar{E}}CO_2$ 越低,但呼出气的 CO_2 总量和肺泡呼出气的 CO_2 总量相等,其中后者等于 F_ACO_2 与肺泡气容积(V_A)的乘积。用公式表示如下:

$$F_{\bar{E}}CO_2 \times VT = F_ACO_2 \times V_A$$

因为 $$V_A = VT - VD$$

所以 $$F_{\bar{E}}CO_2 \times VT = F_ACO_2 \times (VT - VD)$$

$$VD = VT \times (F_ACO_2 - F_{\bar{E}}CO_2)/F_ACO_2$$

上式右侧上、下两项均乘以(PB-47)即可将 CO_2 浓度转换成分压,即:

$$VD = VT \times (P_ACO_2 - P_{\bar{E}}CO_2)/P_ACO_2$$

收集全部呼出气,混合后可测得 $P_{\bar{E}}CO_2$,用红外线 CO_2 测定仪或质谱仪可直接测得呼气末 PCO_2(PetCO_2)。因为在呼气末,解剖无效腔中的气体已被充分呼出,呼出气均来自肺泡,所以可认为 PetCO_2 等于 P_ACO_2,上式可改写为:

$$VD = VT \times (P_ACO_2 - P_{\bar{E}}CO_2)/PetCO_2$$

三、生理无效腔和肺泡无效腔的测定

(一)基本原理和公式计算 测定生理无效腔的基本原理与解剖无效腔相似,为便于理解,从不同角度进行解释。

(1)用 Bohr 公式法可计算出解剖无效腔,但若受检者有肺部病变,存在严重的肺内气体分布不均,不同肺区的 P_ACO_2 有较大差异,此时计算出的 VD 值与实际结果可能有一定的偏差。比如有些肺泡因为得不到血液灌流或灌流不足,成为肺泡无效腔,此时用 PetCO_2 来估计的 P_ACO_2 将低于实际结果,因为呼气末的正常肺泡气受到这部分肺泡无效腔气的稀释。1938 年,Enghoff 解决了这一问题。他提出用 PaCO_2 来替代 P_ACO_2。在功能上,肺泡可分为正常血流灌注的肺泡和无血流灌注的肺泡两部分,因为 CO_2 的交换能力非常强,在正常肺组织,肺泡和周围毛细血管的 PCO_2 均可充分达到平衡,所以可把 PaCO_2 看作所有得到血流灌注部分的 P_ACO_2;而没有得到血流灌注的肺泡被排除在外,此时算出的无效腔为解剖无效腔和肺泡无效腔之和,即生理无效腔,可用公式表示如下:

$$VD = VT \times (PaCO_2 - P_ECO_2)/PaCO_2$$

或 $VD/VT = (PaCO_2 - P_ECO_2)/PaCO_2$

用公式 $VD = VT \times (PaCO_2 - P_ECO_2)/PaCO_2$ 和公式 $VD = VT \times (P_ACO_2 - P_ECO_2)/PetCO_2$ 计算出的 VD 的差值即为肺泡无效腔。

（2）因为 $FetCO_2$ 或 $PetCO_2$（反映 V_A）和无效腔气的 FCO_2 或 PCO_2（反映 VD）不同，所以 P_ECO_2 的变化可作为 VD 和 V_A 综合变化的标志，根据 VE 和 PCO_2 的变化可计算 VD，公式如下：

每分钟混合呼出气的 CO_2 总量＝每分钟肺泡气的 CO_2 含量＋每分钟呼出无效腔气的 CO_2 含量，即：

$$RR \times VT \times F_ECO_2 = \dot{V}_A \times F_ACO_2 + RR \times VD \times FiCO_2$$

其中 F_ACO_2 约等于动脉血 CO_2 浓度（$FaCO_2$），$FiCO_2$ 代表吸入气 CO_2 浓度，约等于 0，$\dot{V}_A$ 等于 RR（VT－VD），故上式可简化为：

$$VT \times F_ECO_2 = (VT - VD) \times FaCO_2$$

用分压表示则为：

$$VT \times P_ECO_2 = (VT - VD) \times PaCO_2$$
$$VD/VT = (PaCO_2 - P_ECO_2)/PaCO_2$$
$$VD = VT \times (PaCO_2 - P_ECO_2)/PaCO_2$$

同样，用公式 $VD = VT \times (PaCO_2 - P_ECO_2)/PaCO_2$ 和公式 $VD = VT \times (P_ACO_2 - P_ECO_2)/PetCO_2$ 计算出的 VD 的差值即为肺泡无效腔。

（二）VD 和 VD/VT 的测定方法

1. 应用器材　肺量计、咬口、鼻夹、集气袋、血气分析仪、CO_2 气体分析仪。

2. 操作步骤

（1）受检者取坐位，休息 10～15 min 后，口含咬口，转动三路开关使接口与大气相通，接上肺量计，夹上鼻夹，使其习惯呼吸空气数次，保障呼吸平稳、自然。

（2）转动三路开关使接口与肺量计相通，开始重复呼吸肺量计中的气体，同时开动记录器描绘呼吸波形，待静息呼吸基线平稳后，转动三路开关至集气袋方向，收集呼出气，然后关闭肺量计，使接口与外界相通，测定即告完毕。

（3）将收集的呼出气混合均匀，用 CO_2 气体分析仪测定即可得出 F_ECO_2，再换算为 P_ECO_2。即：$P_ECO_2 = (PB - 47) \times F_ECO_2$（mmHg），其中 PB 为大气压，47 为饱和水蒸气压（单位 mmHg）。

（4）在收集呼出气结束时抽取动脉血，测定 $PaCO_2$。

（5）将 P_ECO_2 和 $PaCO_2$ 代入上述公式即可计算出 VD 或 VD/VT。

注意：计算时需校正连接管路的解剖无效腔。

四、肺泡通气量的测定

根据上述测定的 VD/VT 及 VT、RR、VE 可非常容易计算出 $\dot{V}_A$，即：

$$\dot{V}_A = VE \times (1 - VD/VT),$$
$$或 \dot{V}_A = (VT - VD) \times RR$$

五、生理无效腔测定的临床意义

1. 正常生理无效腔是维持肺泡气容积和动脉血气稳定的重要因素　由于解剖无效腔和功能残气量（FRC）的存在，每次呼吸只能使肺泡气获得部分更新，从而减小了肺泡和动脉血气体分压的波动。比如某受检者的 FRC 为 2 500 mL，VT 为 500 mL，VD 为 150 mL，在不考虑饱和水蒸气的情况下，每次吸入肺泡的新鲜空气为 350 mL，肺内未经更新的气容积为 FRC 与 VD 的总和，即 2 650 mL，因此每次呼吸后肺泡气的更新率为 350/2 650，即 13.2%，因此正常肺泡的气体分压是相对稳定的。正常 VD/VT 是 0.25～0.35。

2. 生理无效腔增大的原因　气管-支气管结构是形成解剖无效腔的主要因素，但容积相对固定，即使在气道-肺实质疾病患者，其容积变化也比较小。肺泡无效腔是疾病状态下导致 VD 明显增大的主要因素，主要与终末细支气管、肺泡、肺间质病变直接相关。VD 增加反映小气道和肺实质的气体分布异常和 $\dot{V}/\dot{Q}$ 失调。

3. 生理无效腔减小的原因　常见于毁损肺或肺部分切除或部分支气管阻塞，肺组织的减少伴随支气管的减少和无效腔的减少；气管切开导致解剖无效腔的明显减小。

4. VD/VT 反映通气效率　VD/VT 低说明通气效率高；反之，则说明通气效率下降。VD/VT 的增加不仅与解剖无效腔和肺泡无效腔的绝对增加有关，也与呼吸形式的改变直接相关，比如 VE 6 L/min，RR 12 次/min，VT 500 mL，VD 150 mL，则 $\dot{V}_A = 12 \times (500-150) = 4.2$ L/min；若变为浅快呼吸，如 RR 20 次/min，VT 300 mL，则 VE 不变，$\dot{V}_A = 20 \times (300-150) = 3$ L/min，较深慢呼吸明显下降，因此

浅快呼吸不利于肺换气,适当深慢呼吸则有利于气体交换,特别是在气流阻塞性肺疾病。此时深慢呼吸不仅提高通气效率,且降低气道阻力,减少呼吸功;但在严重的气流阻塞患者,过深的呼吸将加大吸气末肺容积,甚至达肺压力-容积(P-V)曲线的高位平坦段,使吸气阻力明显增大,因此 COPD 和支气管哮喘的严重急性发作期强调小潮气量呼吸或通气;阻塞不是太重的患者,或病情进入缓解期和稳定期后才能采取深慢呼吸。

5. 过大的 VD/VT 反映疾病严重 当 VT 明显减小或 FRC、VD 明显增大时,肺泡气的更新效率明显降低。当 VD 增大到≥VT 时,呼吸的新鲜空气只进出于无效腔,虽有肺通气,但无肺泡通气,没有气体交换,对患者而言将是致死的;高频通气除外。

6. VD/VT 可预测呼吸衰竭的发展趋势和指导机械通气 在严重肺疾病,特别是气道阻塞性疾病,如 COPD,随访 VD/VT 的变化有助于了解病变程度的动态变化。在呼吸形式稳定的情况下,VD/VT 增大说明阻塞加重,容易诱发高碳酸血症,可能需要机械通气;反之,则说明病情好转。在机械通气患者,检测 VD/VT 还可指导通气参数的选择,预测和指导撤机。

第三节　流量-容积曲线

吸气或呼气时,吸入或呼出的气体流量(F)随肺容积(V)变化的关系曲线称为流量-容积(F-V)曲线,吸气和呼气过程同时测定,曲线成环状,称为流量-容积环。临床测定较多的是尽力吸气末用力呼气或尽力呼气末用力吸气时的 F-V 曲线,分别称为最大呼气流量-容积(maximal expiratory flow-volume,MEFV)曲线和最大吸气流量-容积(maximal inspiratory flow-volume,MIFV)曲线(图6-2),常规测定 MEFV 曲线,有需求时加测 MIFV 曲线。MEFV 曲线不仅有特定的形状,在不同肺容积也有比较恒定的流量,临床上常用下列参数反映气道阻力和胸肺弹性阻力的综合变化:峰值呼气流量(PEF),用力呼出 25%、50%、75%肺活量的呼气流量(FEF_{25}、FEF_{50}、FEF_{75},曾分别称为 $\dot{V}_{75}$、$\dot{V}_{50}$、$\dot{V}_{25}$)。MEFV 曲线的形状和各种参数的大小主要取决于呼气力量、胸肺弹性、肺容积、气道阻力对呼气流量的综合影响,实测 MEFV 曲线及其与正常预计 MEFV 曲线的比较常用来反映不同类型的通气功能异常。不同容积的最大呼气流量反映的临床意义不同,但与传统意义上的表述有较大区别,是常规肺功能检查进展和变化较大的一部分,但容易被忽视。现代 MEFV 曲线的测定皆伴随用力肺活量(FVC)曲线的同步测定(图6-2B),因此两者测定要求相同,临床意义也有较大程度的相似性。

一、基 本 概 念

1. 最大呼气流量-容积曲线(MEFV 曲线) 是在肺总量位,用最大力量、最快速度呼气至残气容积

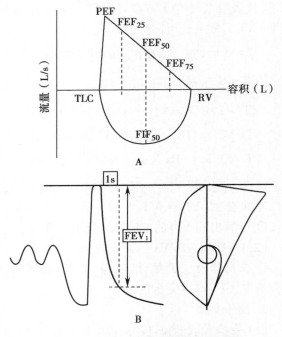

图6-2　正常 MEFV 曲线及其参数

A. MEFV 曲线及其参数的表示方法;B. MEFV 曲线和 FVC 曲线的同步测定。

所形成的流量-容积曲线。是判断气流受限、评价受检者配合程度和完成质量的最常用图形之一。

2. 氦氧呼气流量-容积曲线(maximal expiratory flow-volume curve with heliox mixture) 用氦、氧混合气取代空气吸入,测定的最大呼气流量-容积线。主要用于判断气道阻塞部位,因为氦气具有低密度(通过改善湍流强度而降低大气道阻力)和高黏度(通过增加层流阻力而增加小气道阻力)特性,健

康人或较大气道阻塞的患者吸入氦气后,用力呼气至 50% 的肺活量前,呼气流量较呼吸空气时明显增加;而单纯小气道病变的患者变化不明显。

3. 潮气呼气流量-容积曲线(tidal expiratory flow-volume curve,TEFV 曲线)　静息自然呼吸时,呼出气流量随肺容积变化的关系曲线。

4. 流量受限指数(limited-flow index)　以残气容积为零点,潮气呼吸时的呼气流量-容积曲线和最大呼气流量-容积曲线呼气相重叠部分容积占潮气容积的百分比。在健康人和限制性肺疾病患者,静息呼气流量始终小于最大用力呼气时的流量,故 TEFV 曲线始终在 MEFV 曲线内,除零点外,不可能重叠;轻度气流阻塞时两者也不会重叠;在明显气流阻塞的患者,特别是气道陷闭所致者,用力呼气将导致气道陷闭或阻塞加重,流量将低于静息呼气时的流量,两者将有部分重叠。重叠部分越大,气流阻塞越严重。流量受限指数对判断气流阻塞及其程度有重要价值。

5. 最大吸气流量-容积曲线(MIFV 曲线)　在残气容积位,用最大力量、最快速度吸气至肺总量所形成的流量-容积曲线。主要用于判断是否有大气道阻塞。

6. 峰值呼气流量(peak expiratory flow,PEF)　又称"最大呼气流量"。从肺总量位用最大力量、最快速度呼气所产生的最大瞬时呼气流量。是综合反映通气能力的参数,主要用于呼吸肌力量、支气管哮喘和咳嗽能力的动态随访。

7. 峰值咳嗽流量(peak cough expiratory flow,PCEF)　又称"最大咳嗽流量"。从肺总量位用最大力量、最快速度咳嗽所产生的最大流量。是综合反映咳痰能力的常用参数。PCEF 与 PEF 大小相似,故常用 PEF 代替 PCEF。

8. 峰值吸气流量(peak inspiratory flow,PIF)　又称"最大吸气流量"。从残气容积做最大力量、最快速度吸气时所产生的最大瞬间吸气流量。是综合反映吸气能力和大气道阻塞的常用参数。

9. 用力呼出 25% 肺活量的呼气流量(forced expiratory flow at 25% of FVC exhaled,FEF_{25})　曾称"75% 用力肺活量呼气流量($\dot{V}_{75}$)"。用力呼出 25% 肺活量时的最大瞬间呼气流量。是反映呼气肌力量和肺功能状态的综合参数。

10. 用力呼出 50% 肺活量的呼气流量(forced expiratory flow at 50% of FVC exhaled,FEF_{50})　曾称"50% 用力肺活量呼气流量($\dot{V}_{50}$)"。用力呼出

50% 肺活量时的最大瞬间呼气流量。是反映小气道功能的常用参数。

11. 用力呼出 75% 肺活量的呼气流量(forced expiratory flow at 75% of FVC exhaled,FEF_{75})　曾称"25% 用力肺活量呼气流量($\dot{V}_{25}$)"。用力呼出 75% 肺活量时的最大瞬间呼气流量。是反映小气道功能的常用参数。

12. 用力吸入 50% 肺活量的吸气流量(maximum inspiratory flow at 50% of forced inspiratory vital capacity,MIF_{50})　用力吸入 50% 肺活量时的最大瞬间吸气流量。是反映大气道吸气阻塞和呼气阻塞的常用参数。

13. 用力呼出 50% 肺活量的呼气流量与用力吸入 50% 肺活量的吸气流量比值(ratio of maximum expiratory flow at 50% of forced vital capacity to maximum inspiratory flow at 50% of forced inspiratory vital capacity,MEF_{50}/MIF_{50})　用力呼出 50% 肺活量的最大呼气流量与用力吸入 50% 肺活量的最大吸气流量之比。正常情况下,MEF_{50}/MIF_{50} 等于或略小于 1,常用来反映大气道呼气阻塞和吸气阻塞的程度。

14. 等容积压力-流量曲线(iso-volume pressure flow curve,IVPF 曲线)　在一定肺容积条件下(一般用占 VC 或 FVC 的一定比例),做最大力量、最快速度呼气,同时记录胸腔内压和最大呼气流量,并以两者分别为横坐标和纵坐标,绘制出一系列压力-流量曲线。在高容积部分,流量大小与用力程度关系大,称为用力依赖性;在低容积部分则主要与气道通畅程度有关,称为非用力依赖性。主要用于阐述 MEFV 曲线的形成机制。

二、测定仪器和方法

测定 MEFV 曲线的核心仪器是流量计,按仪器特点主要分为机械流量计和电子流量计,按工作方式分为人工测定流量计和自动测定流量计。目前测定皆与 FVC 曲线同步完成,见后述。

三、最大呼气流量-容积曲线的形成机制

呼气流量随容积变化取决于以下因素:大小气道的通畅程度、肺的弹性、胸廓的弹性、呼吸肌的力量及受检者的配合程度。

(一)静息呼吸的呼气流量-容积曲线　正常情况下,健康人在不同肺容积和用不同用力程度呼气

时,呼气流量不同。在 FRC,胸廓的弹性扩张力和肺的弹性回缩力相等,呼吸肌完全处于松弛状态,无呼吸运动,气流量为零。平静吸气时,吸气肌收缩,胸廓扩张,胸腔负压增大,外界与肺泡之间出现压力差,产生吸气流量和吸入气容积;流量和容积随胸腔负压增大;其后吸气肌收缩力减弱,并逐渐降为零,胸廓的弹性扩张力和胸腔负压变小,肺的弹性回缩力增加,吸气流量也逐渐下降至零,吸入气容积则逐渐达到最大,称为吸气潮气容积。开始呼气时,吸气肌完全处于松弛状态,肺的弹性回缩力大于胸廓的弹性扩张力,肺回缩,产生逐渐增大的呼气流量和呼出气容积;随着肺容积缩小,肺弹性回缩力下降,呼气流量逐渐减小,呼出气容积继续增大;直至肺容积回复至 FRC,流量降至零,呼出气容积达最大,称为呼气潮气容积。因此吸气、呼气流量随容积变化的曲线近似正弦波,分别称为吸气流量-容积曲线和呼气流量-容积曲线;两者组合呈环状,因此也称为静息呼吸流量-容积环。

(二)用力呼吸时的呼气流量-容积曲线 在平静呼吸过程中,吸气是主动的,呼气是被动的。吸气不仅产生吸气流量,其产生的动能也转化为势能,产生弹性回缩力;吸气幅度越大,弹性回缩力越大,呼气流量和呼出气容积也越大。深吸气至肺容积占肺总量 67% 时,胸廓的弹力降为零,其后继续扩张,不仅肺的弹性回缩力增加,胸廓也产生弹性回缩力,呼气流量和呼出气容积都将进一步增加,产生变化幅度更大的呼气流量-容积曲线。

在 FRC 位呼气时需呼气肌主动收缩,但若呼气缓慢,流量也不大,但若用力、快速呼气,尽管肺容积变化不大,但因呼吸肌的驱动作用,呼气流量也明显增大。在高容积用力呼气时,呼气肌收缩更强,呼气流量增加更为显著。

(三)最大呼气流量-容积曲线 在 TLC 位用力呼气产生典型的 MEFV 曲线,此时流量的大小主要取决于肺泡的驱动压和气道的通畅情况。

1. 肺泡驱动压 是产生 MEFV 曲线的基本动力。肺泡驱动压为肺泡内压(Palv)与大气压之差,由于大气压为零,实际驱动压=Palv。Palv 取决于胸腔内压(Ppl)和肺弹性回缩力(Pst)的综合作用,即:

$$Palv = Ppl + Pst$$

在用力呼气过程中,Ppl 迅速升高,其后逐渐下降,Pst 则逐渐下降,故呼气初期肺泡驱动压最大,

呼气流量最高;然后随着驱动压的下降,呼气流量也逐渐下降至 0。

2. 气道通畅程度 是影响 MEFV 曲线的主要因素。气道通畅程度取决于以下多种因素:气道和肺实质的结构、肺容积、气道内外的压力差。气道结构的完整可保持大气道的通畅;气道结构的完整和肺弹力纤维的正常则保持小气道的通畅。肺容积增大,气道特别是小气道被牵拉扩张,阻力减小;反之,则气道回缩,阻力增大。气道内压使气道扩张,气道外压使气道回缩或趋向陷闭。

3. 肺泡、气道内外压力的变化与等压点 肺泡、气道外的压力是肺间质压(Pin),理论上与 Ppl 相等,但由于肺实质本身阻力的作用,压力由胸膜周边向中心大气道周围组织传导的过程中逐渐下降,特别是快速用力呼气时,从而产生压力梯度(图 6-3)。当然平静呼气时,各部分的压力有足够的时间平衡,在每个平面的肺间质压和胸腔负压基本相等。

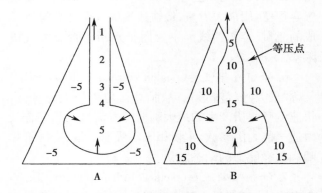

图 6-3 用力呼气时气道内外压力的变化模式图

A. 平静呼气时肺间质为负压,各部位大小相似;B. 用力呼气时,肺间质为正压,且产生明显的压力梯度。

由于气道阻力的作用,气道内压从肺泡端开始向气道口逐渐下降(图 6-3),以至于形成一个压力梯度,其间必有一点,气道内外的压力相等,称为等压点。以等压点为界,气道可分为两个部分:等压点至肺泡端的部分称为上游气道(upstream airway);等压点至口腔端的部分称为下游气道(downstream airway)。在上游气道部分,气道内压大于气道外压,即跨气道压大于 0,气道倾向于扩张;在下游气道部分,气道内压小于气道外压,即跨气道压小于 0,气道倾向于回缩。对于健康人而言,等压点的位置主要取决于肺容积及用力呼气的程度和速度;在测定 MEFV 时,呼气用力的程度和呼气

速度的变化恒定,皆处于最大水平,故等压点的位置主要决定于肺容积。换言之,在一定肺容积水平,某一气道的等压点是不变的;但在整个呼气过程中,随着肺容积减小,等压点是逐渐移动的。Macklem 等研究发现:肺容积在 80% 至 70% 肺活量(VC)水平时的等压点处于肺叶支气管,从此位置到 40% VC,等压点位于大气道,且逐渐向外周缓慢移动;当肺容积小于 40% VC 后,继续呼气时,等压点迅速向上游移动;达 25% VC 时等压点移到细支气管水平。

(四)等容积压力-流量曲线　等压点学说常用于解释 MEFV 曲线的形成机制,等容积压力-流量曲线也可较好地解释其形成机制,两者可相互印证。

完成该曲线的要求是选择多个肺容积(一般用占 VC 的一定比例),而不仅仅是最大的一个肺容积(即 VC),做最大力量、最快速度的呼气,同时记录胸腔内压和呼气流量,并以两者分别为横坐标和纵坐标,绘制出一系列压力-流量曲线。图 6-4 显示肺容积 VC 占 80%、50%、25% 时的三条不同肺容积的曲线。在高容积(80% VC)部分,随着用力程度的增大,流量迅速升高至较高的幅度,即流量的升高与用力的关系非常大,称为用力依赖性;达一定程度后,流量不再继续增大,形成流量平台,即 80% VC 的肺容积有一个固定的流量峰值(最大呼气流量)。在低容积(25% VC)部分,随着用力程度的增大,流量迅速升高,但幅度非常有限,并迅速达峰值,称为非用力依赖性;继续用力,流量也不再升高,形成一个流量平台,即 25% 肺容积也有一个固定的流量峰值(最大呼气流量)。在 80% VC 和 25% VC 之间的 50% VC 部分,用力对流量大小的影响介于上述两者之间,最大呼气流量的大小也介于两者之间;而相同的是最大呼气流量也是一个固定值。若将占 VC 不同比例容积(从 100% 至 0%)的最大呼气流量连接,则形成典型的 MEFV 曲线。在曲线的高容积部

分,流量大小与肺容积、气道通畅程度、用力皆有密切关系,但与用力程度的关系更大;反之,在低容积部分则主要与气道通畅程度有关,与用力程度的关系较小。

(五)最大呼气流量-容积曲线的特点

1. MEFV 曲线的用力和非用力依赖部分　呼气时,胸腔内压显著升高,一方面压迫肺泡,使肺泡内压和气道内压升高,导致肺泡驱动压升高和气道扩张,促进气体排出;同时压迫气道,使气道趋向回缩和陷闭,正常情况下前者作用较后者大,加之大、小气道的结构完整,大气道有软骨环支撑,小气道有弹力纤维牵拉,故尽管存在等压点,但仍可避免下游气道陷闭,而上游气道则保持扩张,呼气流量较大。

在 TLC 位或接近 TLC 位时,大、小气道皆处于扩张状态,以满足呼气初期高流量的需要,主要反映用力程度,故称为用力依赖部分;而在较低肺容积时,气道内径缩小即可满足较低的呼气流量需要,流量大小与用力的关系较小,主要反映肺的弹性和小气道的通畅程度,故称为非用力依赖部分。健康人用力呼气时,胸腔内压和肺实质的弹性回缩力大,大、小气道通畅,总的气道阻力不大,流量大、小主要取决于呼吸肌的收缩力。

2. 健康人 MEFV 曲线形成的主要机制　肌肉的收缩力与肌肉的初长度成正比。骨骼肌的基本收缩单位是肌节(图 6-5、图 6-6)。肌节的长度决定肌肉的长度,肌节长度最长时,肌肉长度最长,收缩力最大;肌节长度最短时,肌肉长度最短,收缩力等于零。在最大吸气末,即 TLC 位,呼气肌的长度最长,收缩力最大,呼气流量也最大,在图形上表现为流量迅速线性上升,形成尖峰;其后呼吸肌长度线性缩短,收缩力线形减弱,流量线形下降;至 RV 位时,呼吸肌长度最短,收缩力降至零,流量也降至零,在

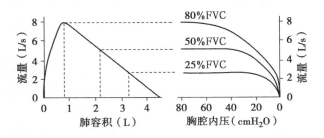

图 6-4　等容积压力-流量曲线与流量-容积曲线的关系

左侧为流量-容积曲线,右侧为压力-流量曲线。

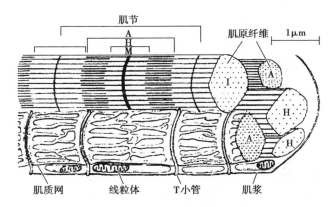

图 6-5　骨骼肌立体超微结构模式图

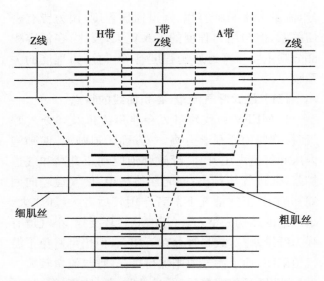

图 6-6 骨骼肌肌节缩短时粗肌丝与细肌丝移位模式图

图形上表现为一斜形下降的直线(图 6-2)。因此,健康人的 MEFV 曲线实质上主要反映呼气用力的程度和速度,无论是用力依赖部分还是非用力依赖部分。

3. 健康人 MEFV 曲线的形状 表现为上升支陡直,形成尖峰;下降支斜形直线下降,接近直角三角形(图 6-2)。另一表现是下降支略呈凹形下降,常见于老年人,主要原因是肺弹性回缩力下降所致;随着年龄增大,凹陷程度逐渐增加(图 6-7)。

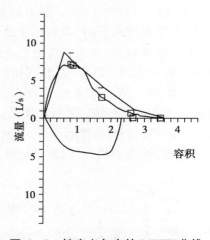

图 6-7 健康老年人的 MEFV 曲线

老年人肺弹性减退,低容积部分略呈凹形改变;PEF 和 FEF_{25} 皆占正常预计值的 80% 以上,FEF_{50} 和 FEF_{75} 皆占正常预计值的 80% 以下,FVC 和 FEV_1/FVC 皆正常。

(六)最大吸气流量-容积曲线 正常曲线呈饱满的圆钝状,FIF_{50} 与 FEF_{50} 相等或略大于后者(图 6-2A)。在周围气流阻塞性疾病,MEFV 曲线有明显改变,但 MIFV 曲线变化不大。因为爆发性

用力吸气时,胸腔负压迅速增大,陷闭气道迅速开放,阻塞气道扩张,吸气阻力明显下降,故曲线基本正常或改变不明显(图 6-8)。大气道(包括胸腔外气道、胸腔内气道)内径受胸腔负压的影响不同,且胸腔外部分是零压(大气压),故大气道阻塞的 MIFV 曲线多呈现特征性变化,且不同部位的变化特点不同,这也是 MIFV 主要用于大气道病变定位和定性的主要原因。

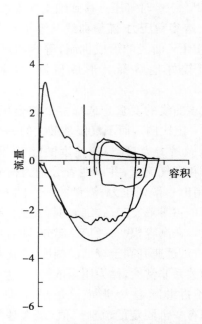

图 6-8 小气道陷闭患者的 TEFV 曲线与 MEFV、MIFV 曲线

呼气流量明显下降,吸气流量基本正常,TEFV 曲线与 MEFV 曲线的低容积段有较大部分重叠。

四、影响 MEFV 曲线的生理因素

1. **性别** 在同等年龄、身高情况下,在各个肺容积,男性的 PEF 皆较女性高。

2. **年龄** 流量与年龄的关系比较复杂。在幼年,随着年龄增大,肺容积增大,气道内径增大,骨骼肌收缩力增强,流量也相应增大;青春发育期明显增大;在 20 岁达高峰并稳定一段较短的时间;其后随着年龄增大,骨骼肌收缩力减弱,肺弹性减退,不同肺容积的最大瞬时呼气流量皆下降。在老年人,由于肺弹性回缩力明显下降,因此在低容积时的流量下降更显著。

3. **身高** 在性别、年龄相同的情况下,身高较高时,肺容积较大,参与呼吸的骨骼肌数量较多,流量相应较大,因此流量与身高成一定程度的正相关。

4. **体重** 也常作为影响流量的主要影响因素之一,但实际上两者之间缺乏直接关系。因为在正常营养状态下,体重和身高密切相关,一旦考虑身高因素,体重的影响就相对有限。相反,目前因营养过剩、运动过少导致肥胖或为保持身材或疾病等情况导致消瘦的情况比较多见,将导致肺容积和通气功能,包括各容积的最大呼气流量下降,因此在考虑身高的情况下,体重不宜作为预测肺功能(包括呼气流量)的重要指标。

5. **锻炼** 经常锻炼的人肌肉发达、收缩力增强;肺容积增大,气道阻力减小,从而使各个容积的呼气流量皆增大。

6. **昼夜变化** 流量,特别是 PEF 有明显的昼夜节律和季节节律,早晨增加,中午最高,夜间最低;FEF_{50} 和 FEF_{75} 的波动范围较小,在 $1\% \sim 30\%$ 之间,因此在比较、判断结果时应将时间因素考虑在内,同一个受检者应在每天的同一个时间段复查。

7. **海拔高度** 海拔高度增加时,PEF 也随之增加,可能与海拔越高,空气密度越低,以及支气管发生扩张反应等因素有关。

正常流量预计值公式选择性别、年龄、身高、体重四个指标作为自变量。

第四节　流量-容积曲线的误区与对策

MEFV 曲线涉及呼气力量、胸肺弹性、气道阻力、胸腔内压、肺间质压、肺泡压、气道内压、等压点等众多概念,其形成机制的解释和解读上有较多不恰当,甚至是错误的内容,故将这些问题单独列一节阐述。

(一) 基本概念

1. **胸腔内压**(intrapleural pressure,Ppl) 又称"胸膜腔内压或胸内压"。胸膜腔内的压强与大气压(描述为 0)的差值。一般为负值,其大小等于肺泡内压与肺回缩力之差,正常功能残气位时平均约为 -5 mmHg。胸腔内压增大实质是其负值缩小,甚至转为正压。

2. **胸腔负压**(intrapleural negative pressure) 又称"胸膜腔负压"。表现为负值的胸腔内压。正常胸腔负压是维持肺扩张和气道扩张的基本条件,也是促进静脉血与淋巴液回流的重要因素。胸腔负压增大时,压力降低,但绝对值增大。

3. **肺泡压**(alveolar pressure,Pavl) 又称"肺泡内压(pulmonary alveolar pressure)"。肺泡内压强与大气压的差值。取决于胸腔内压与肺弹性回缩压之差,随呼吸运动而呈周期性变化。肺泡压是推动呼吸道内气体流动的直接动力。吸气时,胸腔负压增大,超过肺弹性回缩压,使肺泡压低于大气压,气体进入肺内,直至肺泡压与大气压相等,气流停止;呼气时则相反。

4. **气道压**(airway pressure,Pai) 又称"气道内压"。气道内压强与大气压的差值,随呼吸运动呈周期性变化。正常情况下,在吸气或呼气末,气流停止,从肺泡经各级气道至口、鼻腔处的压力相等;吸气时压力递减,呼气时递增。气流阻塞、用力呼吸时,气道内压的变化幅度增大。

5. **肺间质压**(pulmonary interstitial pressure,Pin) 肺间质的静水压,即肺间质压强与大气压的差值。静息状态下是负值,随呼吸周期而变化,与胸腔内压相似。各部位的肺间质压并不相同,从胸膜下向肺门存在一定的压力梯度,但静息呼吸时差别不大,用力呼吸时的差别明显增大。心包周围压力低于相同平面其他位置的压力。

6. **肺间质负压**(pulmonary interstitial negative pressure) 表现为负值的肺间质压。正常肺间质负压是维持气道和肺血管开放的重要条件。

7. **驱动压**(driving pressure) 克服摩擦阻力而使流体流动的压力差。常用来描述气道内气体和血管内血液的流动情况,也用于描述呼吸机的工作原理。

8. **跨气道压**(transairway pressure) 又称"经气道压"。气道内压与胸腔内压或肺间质压之差,是维持气道开放的压力。

9. **气道等压点**(isopressure point in airway) 简称等压点。气道内、外压力相等的部位,是气道闭合的临界点,正常位于大气道,用力呼气时上移至小气道,但由于肺弹力纤维的牵拉作用,并不出现小气道的陷闭。在气流阻塞性疾病,等压点上移至小气道,加之气道或肺实质破坏,容易发生气道陷闭。

10. **上游气道**(upstream airway) 等压点至肺泡端的气道。在上游气道内,气道内压大于气道外压,气道倾向于扩张。

11. 下游气道(downstream airway) 等压点至口腔端的气道。在下游气道内,气道内压小于气道外压,气道倾向于回缩。

(二)用力呼气时的胸腔内压和肺间质压并不相等 MEFV 曲线的变化常用等压点学说解释,必然涉及肺间质压(Pin)和胸腔内压(Ppl)。一般认为 Pin 和 Ppl 相等,静息状态下皆为负值,其主要作用之一是维持气道的开放和扩张。用力呼气时两者皆为正压,其主要作用之一是导致气道内径缩小,阻碍气体呼出;另一方面,又压迫肺泡,使肺泡内压(Pavl)升高,驱动气体呼出,并产生气道内压(Pai),使气道扩张。由于气道阻力的作用,从肺泡端开始,Pai 逐渐下降,当 Pin = Pai 时即为气道的等压点。等压点和气道的力学特性决定气道的形态和呼出气流量的大小。快速用力呼气时,由于时间非常短暂,在肺实质阻力的作用下,Ppl 传至气道周围时,其压力是逐渐下降的,即 Ppl 和 Pin 仅在胸腔附近两者相等;在气管周围两者有较大差异,Pin 可显著大于 Ppl。

(三)呼气力量对不同容积的呼气流量皆有影响 一般说法是 PEF 和 FEF$_{25}$ 取决于呼气力量,反映大气道通畅程度和呼气用力大小;FEF$_{50}$ 和 FEF$_{75}$ 与用力无关,反映小气道功能。但事实并非如此,如上述,任何位置的流量皆与用力有关,不用力就不可能产生压力差和流量;也都与气道阻力和肺的弹性有关,只是在不同位置,特别是不同疾病状态下对呼气流量的影响程度不同。在健康人,由于大、小气道的结构和肺的弹性正常,气道-肺实质本身对流量的影响相对固定,故不同肺容积的流量大小皆主要取决于呼气力量。换言之,就个体而言,不仅 PEF 和 FEF$_{25}$ 的大小主要取决于呼气力量,FEF$_{50}$ 和 FEF$_{75}$ 的大小也取决于呼气力量,不用力就不可能呼气至 RV 位;用力越小,流量越小;缓慢用力时流量就接近于零(图 6-9)。在严重气道(包括大、小气道)阻塞性疾病或肺弹性减退性疾病,所有容积位置的流量皆主要取决于疾病本身,而与呼气用力关系则处于相对次要的位置,换言之,此时无论患者如何用力,不同肺容积的流量皆显著下降,甚至接近于零(图 6-8);当然,在严重周围气流阻塞的患者,适当降低用力,尽管降低高容积的流量,但可能减轻中、低容积的气道陷闭,反而增大流量,静息呼气可能更大,出现较大的流量受限指数(图 6-8)。

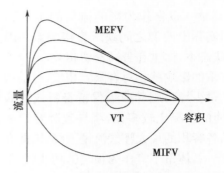

图 6-9 呼气用力程度对健康人不同容积呼气流量的影响

随着用力程度增大,高、低肺容积的流量皆逐渐增大;呼吸肌力下降也出现类似变化。

(四)小气道功能障碍仅指小气道流量的轻微下降

1. FEF$_{50}$ 和 FEF$_{75}$ 反映小气道功能的说法是不确切的。在小气道轻微病变或肺弹性轻微减退时,仅有 FEF$_{50}$ 和 FEF$_{75}$ 下降,PEF 和 FEF$_{25}$ 无明显变化,此时 FEF$_{50}$ 和 FEF$_{75}$ 反映小气道功能。在中、重度小气道功能减退时,不仅 FEF$_{50}$ 和 FEF$_{75}$ 显著下降,PEF 和 FEF$_{25}$ 也下降(图 6-8),此时称为阻塞性通气功能障碍,而不能称为小气道功能障碍,因此 PEF 和 FEF$_{25}$ 正常时,FEF$_{50}$ 和 FEF$_{75}$ 下降才能反映小气道功能障碍。若基本肺功能改变是限制性通气功能障碍,各容积流量皆下降,且与小气道功能无关;PEF 和 FEF$_{25}$ 的下降幅度明显低于 FEF$_{50}$ 和 FEF$_{75}$ 的下降幅度时,提示合并小气道阻力增大,才能诊断为合并小气道功能障碍。因此无论何种情况下,用 FEF$_{50}$ 和 FEF$_{75}$ 诊断小气道功能障碍时,必须同时结合 PEF、FEF$_{25}$ 和用力肺活量参数的变化综合评价。

2. 单纯 FEF$_{50}$ 和 FEF$_{75}$ 下降反映小气道病变的说法是不确切的。如上述,在 PEF 和 FEF$_{25}$ 正常的情况下,若 FEF$_{50}$ 和 FEF$_{75}$ 下降,反映小气道功能障碍,这可以是小气道病变的结果,也可以是肺弹性减退的结果,因此单纯 FEF$_{50}$ 和 FEF$_{75}$ 下降不一定反映小气道病变,仅反映小气道气流阻塞或功能障碍。

(五)气道等压点

1. **等压点位置取决于肺容积的说法是不确切的** 习惯上认为等压点位置取决于肺容积,即在一定肺容积水平,某一气道的等压点是不变的;但在整个呼气过程中,随着肺容积减少,等压点是逐渐移动的。该说法不确切。对于健康人和患者而言,等压点的位置不仅取决于肺容积,也与用力呼气的程度和速度直接相关,用力程度大,呼气速度快,等压点出现早；反之，则出现晚。在测定 MEFV 曲线时，呼气用力的程度和速度最大且恒定，故此时等压点的位置取决于肺容积；或者说在测定 MEFV 曲线的条件下，肺容积是等压点位置的决定因素。

2. 等压点的影响因素 如上所述，呼气时的胸腔内压升高一方面导致肺泡内压升高，驱动气体排出；另一方面压迫气道，限制气体呼出，但习惯上认为胸腔内压与气道周围的压力相等，即胸腔内压对肺泡和气道的影响相同，等压点取决于肺的弹性回缩力和气道阻力，两者共同影响 MEFV 曲线。但事实上也并非完全如此，如上述，平静呼吸时，压力有足够的时间传导，肺间质压与胸腔内压相似，即胸腔内压对肺泡和气道的影响类似，等压点取决于肺的弹性回缩力和气道阻力。但用力、快速呼气时，因时间短暂，肺间质压，特别是气道周围压必然显著小于胸腔内压；而周围肺泡与胸腔位置非常接近，肺泡内压与间质压相同，因此胸腔传导至周围肺泡的压力要显著高于气道周围的压力，故等压点也与呼气力

量有显著关系，因此解释流量-容积曲线必须充分考虑呼气用力对等压点的影响。

3. 小气道陷闭不一定是小气道流量下降的主要因素 如前述，导致低容积时流量下降的主要机制有小气道病变和肺弹性减退，两者皆可导致呼气阻力升高，流量下降。肺弹性减退容易发生小气道陷闭，用等压点学说解释比较合适；小气道病变较少发生气道陷闭，但呼出气流量减慢，当然在等压点位置呼出气流量下降更明显，因此等压点学说仅能解释小气道气流受限的部分现象。典型小气道阻塞或陷闭的 MEFV 曲线的形状不同，前者表现为曲线的斜率下降（常见于支气管哮喘），后者表现为凹陷型下降（常见于 COPD）。

（六）呼气力量最大、流量最大的说法是不确切的 该说法在健康人和大部分患者是合适的，但在存在严重气道陷闭的患者是错误的。若用力较小，陷闭气道的数量显著减少，阻塞程度减轻，在低容积反而出现流量升高（图 6-8）。

第五节 用力肺活量

用力肺活量曲线是肺功能测定中最常用的曲线，其参数则是临床上最常用的评估通气功能的参数。在肺功能临床应用的早期，用力肺活量曲线用单筒肺量计测定；目前几乎皆用流量计测定，且与 MEFV 曲线同步测定。

（一）常用参数

1. 用力肺活量（forced vital capacity，FVC）深吸气至 TLC，做最大力量、最快速度的呼气所呼出的最大气容积（图 6-10）。在阻塞性通气功能障碍时，FVC 常小于 VC，其中在轻度阻塞患者，有充

足的呼气时间，两者多相等；在中、重度阻塞患者，用力呼气时，常有大量小气道陷闭，患者不容易耐受爆发性长时间用力呼气，FVC 几乎皆小于 VC。

2. 第 0.5 s 用力呼气容积（forced expiratory volume in half second，$FEV_{0.5}$） 在 TLC 位用力呼气 0.5 s 所能呼出的气容积。是反映小儿通气功能的常用参数。

3. 第 1 s 用力呼气容积（forced expiratory volume in one second，FEV_1） 是在 TLC 位用力呼气 1 s 所呼出的气容积。是判断通气功能是否正常、通气功能障碍类型和损害程度的最常用参数。

4. 第 3 s 用力呼气容积（forced expiratory volume in three second，FEV_3） 在 TLC 位用力呼气 3 s 所呼出的气容积。健康人 FEV_3 接近 FVC，目前也常用于反映小气道功能。

5. 第 6 s 用力呼气容积（forced expiratory volume in six second，FEV_6） 在 TLC 位用力呼气 6 s 所能呼出的气容积。国外常用于判断 FVC 的完成质量，取代 FVC 作为一秒率的参数；但在 VC 较小、又无气流阻塞的情况下，用力呼气几乎皆在 6 s 内结束，FEV_6 不能作为评价标准。事实上，该参数

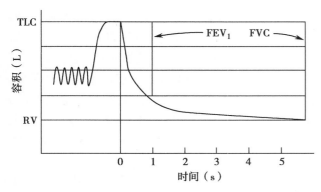

图 6-10 用力肺活量曲线

既缺乏理论依据,又缺乏实践基础,更无循证医学证据,在轻度阻塞患者还有一定的漏诊率,不适合国人应用。

6. **第 7 s 用力呼气容积**(forced expiratory volume in seven second,FEV_7) 在 TLC 用力呼气 7 s 所呼出的气容积。编者的研究结果显示:与欧美高加索人种不同,我国主要为蒙古人种,绝大部分健康人和限制性通气功能障碍患者,由于肺容积小,呼气时间短,不需要也不应该选择 6 s 作为评价标准,在重度阻塞性通气功能障碍患者,呼气时间过长,充分完成 FVC 曲线测定的安全性下降;在轻度阻塞性通气功能患者,选择 6 s 漏诊率偏高,而 7 s 是合适的评价重度阻塞性通气功能障碍的用力呼气时间。

7. **一秒率** [forced expiratory volume in one second/forced vital capacity(FEV_1/FVC,$FEV_1\%$),forced expiratory volume in one second/vital capacity(FEV_1/VC),forced expiratory volume in one second/forced expiratory volume in seven second(FEV_1/FEV_7)] 是 FEV_1 与 FVC、FEV_1 与 VC 或 FEV_1 与 FEV_7 的比值,一般用 FEV_1/FVC 表示,在气流阻塞性疾病推荐用 FEV_1/FEV_7 表示,不推荐用 FEV_1/VC。是最常用的判断有无气流阻塞的参数。

8. **用力吸气肺活量**(forced inspiratory vital capacity,FIVC,FVCi) 是深呼气至 RV,做最大力量、最快速度的吸气所吸入的最大气容积。健康人 FVCi=FVC;在阻塞性通气功能障碍患者,FVCi 常大于 FVC(胸腔内非固定性大气道阻塞除外)。常规肺功能或通气功能报告无此概念,但实际测定中经常应用,如单次呼吸法测定 D_LCO 和 TLC 时所吸入的肺活量实质是 FVCi;测定最大吸气流量-容积曲线时所用的肺容积实质也是 FVCi。

(二) 客观评价相关参数及其意义

1. **FVC 与 VC** VC 是指受检者深吸气后,作一次深慢呼气所能呼出的气容积,呼气时间不受限制,属静态肺功能参数;FVC 则要求受检者深吸气后,必须做爆发力呼气,受时间限制,是动态肺功能参数。

(1)正常肺或限制性肺通气患者:由于气道阻力正常,FVC=VC。尽管现代流量计的性能完善,但实际肺功能测定时,用力完成 FVC 必然存在一定程度的气体压缩,故在配合良好的情况下,健康人的 FVC 常略低于 VC。

在实际工作中,一般首先测定 VC,然后再测定

FVC。随着受检者熟练度的提高,也经常出现 FVC 稍大于 VC 的情况,此时肺功能报告中的 VC 应该取 FVC 的测定值。但无论出现上述何种情况,两者之间的差异皆应在 150 mL 或 5% 之内;否则说明有较大的测量误差。

(2)气流阻塞性肺疾病:VC 可以正常、基本正常(轻、中度阻塞)或下降(中、重度阻塞),但 FVC 多下降,FVC<VC(如上述,非固定性大气道阻塞除外)。若以气道阻塞为主,则 FVC 小于 VC 的幅度不大,如支气管哮喘;若以陷闭为主,如慢阻肺,FVC 常明显小于 VC。

2. **FVC 与 FEV_7** 一般认为健康成人 $FEV_{0.5}\%$ 为 50%~60%,$FEV_1\%$ 为 75%~85%,$FEV_2\%$ 为 90%~95%,$FEV_3\%$ 为 95%~98%,$FEV_6\%$ 为 98%~100%,$FEV_7\%$ 约为 100%,即健康成人 7 s 内能呼出全部 FVC,更长呼气时间常难以耐受,且风险较大。

编者的实际测定结果显示,近 80% 的健康国人在 5 s 用力呼气时间(FET)内完成 FVC,达到 6~7 s 者仅 3.9%;限制性通气障碍患者皆在 5 s 内完成 FVC,因此用 6 s 或 7 s 反映呼气完成的质量,用 FEV_1/FEV_6 或 FEV_1/FEV_7 取代 FEV_1/FVC 是不合适的。在阻塞性通气功能障碍患者,绝大部分完成 FVC 的实际超过 6~7 s,等于或超过 10 s 者占 9%,患者难以忍受,且完成风险加大,因此限制 FET 是有必要的(图 6-11)。

(1)FEV_1/FVC:在气流阻塞性肺疾病,给予充足呼气时间,患者可充分呼出气体,FVC 可正常或基本正常,但呼气流量减慢,FEV_1/FVC 下降;随着阻塞程度加重,FEV_1/FVC 进一步下降;在严重气流阻塞,患者常难以充分呼气,FVC 也明显下降,FEV_1/FVC 的下降幅度反而可能有所降低,因此 FEV_1/FVC 可反映气流阻塞存在,但不能准确反映气流阻塞的程度。

(2)FEV_1/FEV_7:在严重气流阻塞性肺疾病,患者完成 FVC 的时间明显延长,可达 10 s 以上;但呼气用力和呼气时间过长导致的胸腔内压和跨肺压增大,并可能引起脑缺血、缺氧,患者不仅难以忍受,也容易出现头昏、视物模糊,甚至晕厥等危险情况,故推荐用 FEV_1/FEV_7 取代 FEV_1/FVC 反映气流阻塞存在;尽管 FEV_1/FEV_7>FEV_1/FVC,但不影响阻塞性通气功能障碍的诊断。

除上述严重气流阻塞患者,大部分情况下,直接用 FEV_1/FVC 反映一秒率即可。在轻度阻塞性通

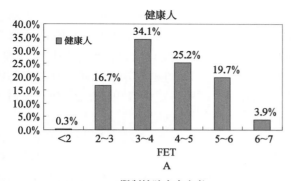

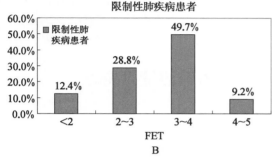

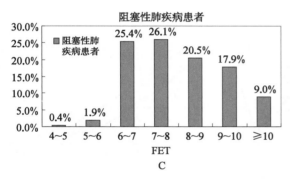

图 6-11　不同类型的受检者完成 FVC 的时间比较

FET 为用力呼气时间；A、B、C 分别为正常肺、限制性肺疾病、阻塞性肺疾病患者。

气功能障碍患者，完成 FVC 可能需要 7～10 s，此时 FEV_1/FVC 低于正常值，但选择 FEV_1/FEV_7 可能正常，导致漏诊，但测定结果显示该情况极少，明显优于 FEV_1/FEV_6，编者的测定结果显示：用 FEV_1/FEV_7、FEV_1/FEV_6 取代 FEV_1/FVC 诊断阻塞性通气功能障碍的特异度皆为 100%，但前者的敏感度为 99.25%，明显高于后者的 97.76%；以后者（6 s）作为用力呼气标准的漏诊者皆为轻度阻塞性通气功能障碍，FEV_1/FVC 范围为 63.1%～68.9%，FEV_1 占预计值的百分比为 68.9%～78.4%；当然在轻度气流阻塞患者亦可选择 FEV_1/FVC 反映呼气的速度。在中、重度限制性通气功能障碍患者或小儿，完成 FVC 显著短于 6 s 或 7 s，多在 3 s 内完成，不容易完成 6 s 或 7 s 的用力呼气，否则也容易出现脑缺氧等风险，不宜用 FEV_7 或 FEV_6 取代 FVC，仅能用

FEV_1/FVC 反映一秒率（图 6-11）。

总之，为保障通气功能诊断的准确性和测定的安全性，在气流阻塞的患者，推荐用 FEV_1/FEV_7 取代 FEV_1/FVC 用于气流阻塞的诊断；在其他情况下需常规应用 FEV_1/FVC 反映呼气速度和是否有气流阻塞。

（三）用力肺活量的测定方法　早期用单筒肺量计法测定，呼出气体储存在肺量计内，人工计算出用力肺活量和时间肺活量，此为密闭测定法，也称为直接测定法。该法的操作规程和要求与肺活量的测定相似。因肺量计体积大，气路阻力高；需人工计算，效率低，人为因素影响大；准确度稍差，故逐渐淘汰。现代肺功能测定几乎皆用流量计直接描记流量变化，同步测定最大呼气流量-容积曲线和用力肺活量曲线，并根据时间直接计算出上述各参数的大小（流量对时间的积分为容积），此为开放测定法。其特点是仪器气路的呼吸阻力明显减小，测定的准确度提高，测定结果通过电脑计算和储存，经荧光屏显示或经打印机打印，是目前最常用和最基本的测定方法。具体见后述。

（四）FVC 曲线解读规范　FVC 曲线及其相应参数临床应用最多，如何合理解读是关键。

（1）是否至少获得了 3 次可接受的测定？FVC 和 FEV_1 是否具有可重复性（两次最佳测定的差值在 150 mL 或 5% 以内）？若符合，则进行正规化分析；若未达到要求要求，则需进行更复杂的分析；若仅有可用的曲线，则需要请有丰富呼吸生理学知识的专家解读（不符合要求的曲线并非无用的曲线）。

（2）选择的正常预计值公式和参考值是否合适，即正常预计值是否是根据当地合适人群的年龄、性别、身高、体重、种族（种族差异用不同系数校正是不合适的，必须用各自种族的正常预计值公式）换算，还是直接应用肺功能仪带来的国外公式；当然国际交流增多，用当地公式评价外国人也需要合理分析。若确认合适，可进行下一步分析。

（3）FEV_1/FVC（$FEV_1\%$）是否低于正常预计值？若低于正常预计值，则阻塞性通气功能障碍存在，需进行以下分析。

1）FVC 是否低于正常预计值？若正常，则为单纯阻塞性通气功能障碍；若低于正常预计值，则需考虑是否合并限制性通气功能障碍。

2）若为后者，应测定以 TLC 为核心的肺容积参数（需选择重复呼吸法或体容积描记法），并进一

步评价。若 FRC、RV、RV/TLC 增大,为单纯阻塞性通气功能障碍;若 TLC 减小,则合并限制性通气功能障碍;在重度阻塞患者,TLC、FRC、RV 在正常低限即考虑合并限制性通气功能障碍,结合病史诊断更有价值。

3) 评价气流阻塞的可逆性 是选择支气管舒张试验的指征。结合 MEFV 曲线价值更大。

(4) 若 FEV_1% 不低于正常预计值,需进行以下分析。

1) 若 FVC、FEV_1 正常,提示通气功能正常。

2) 若 FVC、FEV_1 下降,且两者成比例下降或 FEV_1 下降的幅度高于 FVC,则提示限制性通气功能障碍;若 MEFV 曲线有低容积流量的明显下降,需注意非特异性阻塞性通气功能障碍。有测定肺容积(需选择重复呼吸法或体容积描记法)和(或)最大吸气压、最大呼气压的指征。

(5) 无论何种判断,皆需考虑是否与病史、体征、胸部影像学的变化一致;是否需要进一步检查,是否需要修正诊断;在通气功能正常的情况下,还需结合病史考虑是否需要进行支气管激发试验。

第六节 最大呼气流量-容积曲线与用力肺活量曲线的同步测定及质量控制

现代 MEFV 曲线和 FVC 曲线同步测定,像既往那样分别阐述是不合适的。

(一)测定原理 用流量计直接测定瞬时流量,流量对时间的积分为容积,从而通过内置软件同步描绘 MEFV 曲线和 FVC 曲线,并计算出相关通气功能参数的结果。

(二)坐标轴的要求 不同的坐标比例可使完全相同的肺功能测定结果给人不同的视觉感受,且导致客观评价标准的结果不同,故要求纵、横坐标的比例符合正常视觉习惯,且具体比例固定。

(1) 在 FVC 曲线,横坐标为时间(t),单位为 s,每一个距离单位是相对值,不一定代表 1 s;纵坐标为容积(V),每一个距离单位表示 1 L。不同肺功能仪基本相同。

(2) 在 MEFV 曲线,横坐标为容积(V),每一个距离单位表示 1 L;纵坐标为流量(F),每一个距离单位表示 1 L/s。不同肺功能仪显示的差别较大,推荐纵坐标与横坐标的比例为 1:4(图 6-12)。

(三)测定程序 测定 VC 后进入该测定,具体测定程序如下。

(1) 令受检者平静呼吸 3 次后用力深吸气,并短暂屏气;然后做最大力量、最快速度的呼气,直至呼尽。具体包括以下步骤:① 静息潮气呼吸。② 从功能残气位快速深吸气至肺总量位。③ 吸气末短暂屏气。④ 爆发性用力呼气至残气位。⑤ 深吸气。⑥ 恢复平静呼吸 2~3 次。

(2) 拿去鼻夹,取出咬口,测定完毕。

(3) 休息 1~2 min 进行再次测定。

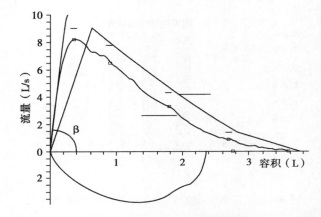

图 6-12 MEFV 曲线的坐标比例及可接受的 MEFV 曲线

横坐标为容积,每一个距离单位表示 1 L;纵坐标为流量,每一个距离单位表示 1 L/s;纵坐标与横坐标的比例为 1:4,β≥80° 为起始部分符合要求的客观标准。

(四)质量控制

1. 吸气充分 即达肺总量位。具体标准为检查者评价受检者已尽最大吸气努力;受检者感吸气充足,不能继续吸气。

2. 短暂吸气末屏气 即出现短暂平台,具体标准为平台时间约 1 s,至少 0.25 s,不超过 2 s。

3. 起始呼气呈爆发性 具体符合下述条件。

(1) FVC 曲线迅速从屏气转为呼气,两者之间的拐点锐利,该拐点为呼气起始点。MEFV 曲线的上升支陡直,且出现尖峰;MEFV 曲线纵坐标与横坐标的比例为 1:4 时,推荐呼气流量上升支切线与横坐标的夹角 ≥80° 作为起始呼气爆发力符合要求的客观标准(图 6-12)。

（2）若起始呼气的爆发性欠充分，则 FVC 曲线的屏气与开始呼气的拐点圆钝；MEFV 曲线的上升支稍显顿挫或欠陡直，无明显尖峰。需采取适当方法确定呼气起始点和评价测定是否符合要求，常规用外推法评价，即分别沿 FVC 曲线的屏气平坦段、呼气段的最大斜率画延长线，两者交点为呼气起始点。呼气起始点前的呼出气容积称为外推容积（extrapolation volume，EV），EV≤FVC 的 5% 或 150 mL（取较大值）为起始呼气爆发力符合要求的客观标准。肺功能仪皆自动计算 EV，确定呼气起始点，计算 EV（图 6-13）。

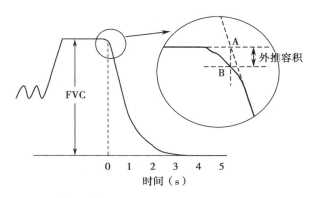

图 6-13　外推容积和呼气起始点的确定

无论爆发力充分还是欠充分，一般 MEFV 曲线的呼气起始达标准，FVC 曲线的呼气起始即达标准。

4. 呼气早期曲线的下降支平滑　具体标准：FVC 曲线和 MEFV 曲线的早期下降支平滑；在呼气第 1 s 内，未出现吸气、屏气、咳嗽等动作或漏气、舌体堵塞咬口器等情况。

一般 MEFV 曲线的早期下降支达标准，FVC 曲线的早期下降支即能达标准。

5. 呼气后期曲线的下降支平滑　具体标准：FVC 曲线的后期下降支平滑；MEFV 曲线的后期下降支平滑或基本平滑，未出现明显影响测定结果的吸气、屏气、咳嗽等动作或漏气、舌体堵塞咬口器等情况。

一般 MEFV 曲线的后期下降支达标准，FVC 曲线的后期下降支即能达标准。

6. 呼气充分　具体标准：FVC 曲线终末出现平台，即容积变化<25 mL、时间>1 s；对阻塞性或以阻塞为主的混合性通气功能障碍的成人患者而言，推荐呼气时间≥7 s。MEFV 曲线终末自然回复至基线水平，即流量下降至<0.025 L/s、时间>1 s；

未出现漏气、舌体后坠堵塞、声门过早关闭等导致呼气流量迅速下降至 0 等情况。

一般 MEFV 曲线的终末达标准，FVC 曲线的终末即能达标准；对要求限制呼气时间等于或稍大于 7 s 的患者，流量常不能达标准，应在报告中标明。

7. 呼气结束标准　具体符合下述条件。

（1）FVC 曲线达呼气充分标准，伴或不伴 MEFV 曲线达呼气充分标准，取决于通气功能类型。

（2）受检者不应继续呼气或不能有效完成呼气。尽管应鼓励充分呼气，但若受检者出现明显不适感应立即停止呼气；若发生晕厥、胸痛、哮喘发作（出现症状、体征或 FEV_1 下降>20%）等表现，还应给予相应治疗，并注意采取保护性措施。实际情况应在报告中标明。

（五）测量次数　至少测定 3 次，每两次之间的时间间隔 1~2 min，直至有 3 条可接受的曲线；或重复测定已达 8 次；或受检者不愿意或不能够（可以是出现上述各种情况所致）再次测定。

（六）测定曲线的质量评价要求

（1）符合吸气充分、爆发性呼气起始的标准。

（2）符合呼气早期下降支的标准，即呼气第 1 s 时间内的曲线平滑，未出现咳嗽等情况；其后也未出现明显影响结果的咳嗽等情况。

（3）符合呼气充分标准。

（4）测定过程中未发生漏气。

（5）呼气过程中未出现吸气动作。符合（1）和（2）的曲线为有用的曲线，全部符合要求的曲线为可接受的曲线。

（七）测定曲线的选择及可重复性评价

1. 曲线的选择　若测定曲线被评价为非有用的曲线，需剔除。原则上有 3 条可接受的曲线时进行重复性评价。若仅有两条可接受的曲线，则选择其中最佳的一条曲线；否则需选择一条可接受的曲线或一条有用的曲线，进行通气功能评价，但应在报告中标明。

2. 曲线的重复性评价　有 3 条可接受的曲线时可选择最佳的两条 FVC 曲线及同步测定的 MEFV 曲线进行重叠打印。若曲线重叠，说明重复性好；反之，说明重复性不佳。推荐选择评价 FVC 曲线重复性的客观标准（表 6-1）。

由于 FVC 曲线各参数是评价通气功能的必备条件；MEFV 曲线各参数的重要性低得多，且缺乏

表6-1 FVC曲线的重复性质量分级

等级	结果评价	重复性要求
A级	至少3次可接受的曲线	最佳2次FEV₁和最佳2次FVC差值均在150 mL之内
B级	2次可接受的曲线	2次FEV₁和2次FVC的差值均在150 mL之内
C级	至少2次可接受的曲线	最佳2次FEV₁和最佳2次FVC的差值均在200 mL之内
D级	至少2次可接受的曲线	最佳2次FEV₁和最佳2次FVC的差值均在250 mL之内
E级	至少2次可接受的曲线或仅1次可接受的曲线	最佳2次FEV₁和最佳2次FVC的差值均大于250 mL之内或不能评价
U级	无可接受，但至少1次可用的曲线	不能评价
F级	无可接受、可用的曲线	不能评价

重复性评价的客观标准；两者同步测定，建议重点或单一评价 FVC 曲线；选择与最佳 FVC 曲线同步测定的 MEFV 曲线。

（八）最终测定曲线的选择和测定结果的计算
通常肺功能仪的评价软件自动选择 FVC＋FEV₁ 值最大的一条曲线及其同步测定 MEFV 曲线，并用于全部相关参数的计算、显示、储存、打印。尽管如此，仍强调在达 A 级的 FVC 曲线中，选择最佳的 FVC 曲线及对应的 MEFV 曲线；若未达 A 级要求，则推荐选择一条最佳的可重复的 FVC 曲线或可接受的 FVC 曲线或有用的曲线及其对应的 MEFV 曲线，并用于全部相关参数的计算、显示、储存、打印，但应在报告中标明。

（九）MEFV 曲线不符合要求的情况及分析
尽管 MEFV 曲线与 FVC 曲线同步测定，但前者更精细，影响因素更多，故单列一部分分析，并与 FVC 曲线对照分析。

（1）如果受检者没有充分呼气，则低容积的峰流量变化大，同步测定的 FVC、FEV₆、FEV₇ 变小，FEV₁ 的大小不受影响，可以大体评估通气功能是否正常和通气功能障碍的程度；FEV₁％、FEV₁/FEV₆、FEV₁/FEV₇ 升高，因此不能有效评估通气功能障碍的类型。

（2）吸气或呼气用力不足：初始呼气流量与容

积大小有关，吸气不足将导致 PEF 和 FEV₁ 下降，故该部分称为容积加速；呼气初期的流量与呼气用力程度密切相关，用力程度大，流量大；反之，流量小，故该部分称为流量限制。因两者皆与用力程度密切相关，故称为用力依赖性。呼气终末部分与用力关系不大，称为非用力依赖性（图6-14）。

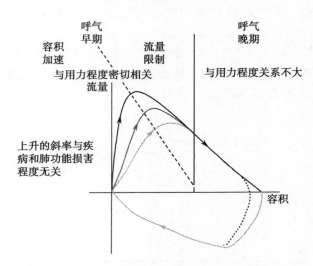

图6-14 吸气或呼气用力不足时的 MEFV 曲线

（3）受检者配合不当：起始呼气不果断（图6-15）将导致 PEF、FEV₁ 下降；呼气用力不均匀或呼气过程中突然顿挫或吸气或咳嗽（图6-16）将导致相应容积的流量结果不准确、FEV₁ 下降；声门过早关闭（图6-16）导致各容积的流量皆不准确、FVC 下降，但不影响 FEV₁；舌根后坠（图6-17）导致各容积流量下降，尤其是高容积流量下降，FEV₁

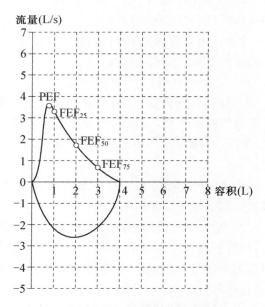

图6-15 呼气起始犹豫

降低,但不影响 FVC;漏气(图 6-18)导致各容积流量皆不准确,FVC 下降,但后期漏气不影响 FEV_1。这些情况应在测定过程中判断;而不是测定结束,受检者离开肺功能室或测定房间后再确定。

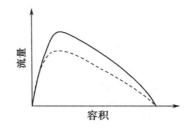

图 6-17　呼气时舌根后坠

实线正常为预计值曲线,虚线为实测值曲线。

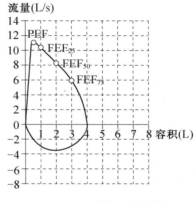

图 6-18　呼气中后期漏气

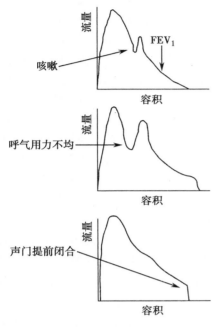

图 6-16　呼气过程中的问题

分别为呼气早期出现咳嗽(上)、用力不均或吸气(中)、呼气末期声门过早关闭(下)。

第七节　最大呼气流量-容积曲线与用力肺活量曲线测定的临床意义

MEFV 曲线是肺功能测定中的最重要曲线之一,主要用于评价不同肺容积流量的大小和准确性,也直接影响同步测定的 FVC 曲线及其参数的大小和准确性;更高层次上对呼吸系统(包括呼吸器官、调节系统、相关器官)的异常进行定位和定性评价。在特定情况下,结合吸气相曲线及其他参数综合评价可能有更大价值。

一、大、中、小气道与中央、周围气道

1. 解剖学定义　管径>2 mm 的 0~6 级气道为大气道,包括气管、主支气管、叶支气管、段支气管和 5~6 级支气管为大气道,其基本特点是由气管软骨环或软骨片支撑,管径粗,横截面积小,气流量大,以湍流为主;管径≤2 mm 的气道为小气道,包括细支气管和终末细支气管及以远的气道,

其主要特点是总横截面积大、阻力低、气流量慢,以层流为主。

2. 肺功能定义　实际肺功能描述时,所谓大气道是指气管、主支气管(包括中间段支气管),由完整的软骨环支撑,因数量少(一支或两支),异常时容易发生严重阻塞,表现为独特的流量-容积曲线,习惯上也称为中央气道。叶支气管至小气道之间的气道为中等气道,其分支明显增多,软骨环逐渐易行为软骨片,平滑肌对气道内径发挥更重要作用,其功能特点逐渐接近于小气道,故中等气道和小气道一般统称为周围气道。

二、周围气道疾病

在不同阻塞程度,常有相对较特征的流量变化(图 6-19)。

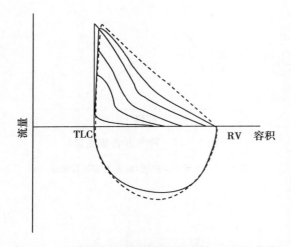

图 6 - 19　周围气道不同程度阻塞的 MEFV 曲线

从右至左依次代表正常、轻微、轻度、中度、重度、极重度周围气道阻塞的 MEFV 曲线（气道阻塞程度的划分是相对的，反映阻塞逐渐加重的过程及特点）。

1. 单纯小气道功能障碍　见于小气道轻微病变或肺弹性功能轻微减退。在高容积位，由于肺实质（主要是弹力纤维）的牵拉作用，小气道处于扩张状态，呼气流量正常；在低容积时，由于小气道结构破坏或肺弹力下降，在用力呼气产生的气道外压作用下，小气道内径缩小，呼气阻力增加，呼气流量下降。MEFV 曲线表现为在低容积部位凹形下降，在数值上表现为 FEF_{50}、FEF_{75} 下降，PEF、FEF_{25} 基本正常。多见于长期吸烟者、COPD 前期患者、缓解期支气管哮喘患者或其他影响小气道功能疾病的早期阶段，也常见于老年人。由于小气道横截面积巨大，阻力非常小，轻微小气道功能减退对呼气完成基本无影响，故常规通气功能参数和肺容积参数皆正常，即 FVC、FEV_1、$FEV_1\%$ 和 RV、FRC、TLC 等皆正常。

2. 周围气道轻度功能障碍　多见于小气道的轻度阻塞或肺弹性功能的轻度减退。在高容积位，气道处于扩张状态，呼气流量正常；随着用力呼气时间延长，肺容积明显下降，气道结构破坏或肺弹性减退就不足以维持气道扩张，气流阻力增加；肺容积越小，气流阻力增加越显著，因此 MEFV 曲线在较高容积时出现凹形下降，低容积明显下降；在数值上表现为 PEF 基本正常，FEF_{25} 基本正常或轻度下降，FEF_{50}、FEF_{75} 明显下降。多伴随通气功能轻微下降（即 $FEV_1\%$ 稍下降，FEV_1 基本正常或稍下降）；通过呼吸形式代偿（深、慢呼吸），肺容积维持在正常水平。

3. 周围气道功能中度障碍　见于周围气道（不

仅仅是小气道，包括有软骨片的中等气道）中度阻塞或肺弹性功能的中度减退。由于气道结构严重破坏或阻塞，肺弹性显著下降，在 TLC 位，气道即处于较轻的阻塞状态；随着肺容积下降，气流阻力明显增大；肺容积下降幅度越大，气流阻力增大越显著，并逐渐出现大量气体陷闭，因此 MEFV 曲线表现为呼气流量普遍下降，在较高肺容积位即出现明显的凹形下降（凹型的程度取决于以阻塞为主还是以限制为主，下同），在低容积时的曲线较平坦；在数值上表现为 PEF 轻度下降、FEF_{25} 明显下降；FEF_{50} 和 FEF_{75} 极度下降。多伴随 FEV_1、$FEV_1\%$ 的等通气功能参数的轻、中度下降，$FEV_3\%$ 有所下降，FVC 基本正常，但完成 FVC 的时间延长。深慢呼吸已不能维持正常的肺容积水平，出现 RV、FRC 和 RV/TLC 的轻度升高，但 VC、TLC 多基本正常。

4. 周围气道功能重度障碍　见于周围气道重度阻塞或肺弹性功能的重度减退。由于气道结构严重破坏或阻塞，肺弹性显著下降，在 TLC 位多数气道即处于阻塞状态；随着肺容积下降，气流阻力明显增大，并迅速出现大量气道陷闭，因此 MEFV 曲线在高肺容积位出现凹形下降，并迅速变为较平坦的曲线。在数值上表现为 PEF、FEF_{25} 显著下降，FEF_{50} 和 FEF_{75} 接近零。伴随 FEV_1、$FEV_1\%$ 等通气功能参数的中、重度下降，$FEV_3\%$ 和 FVC 下降；并出现 RV、FRC 和 RV/TLC，FRC/TLC 的明显升高，TLC 升高（肺弹力纤维严重破坏的患者）或基本正常（气道阻塞为主的患者），VC 下降。

若气流阻塞进一步加重，在 TLC，气道即处于非常显著的阻塞状态；随着肺容积下降，气流阻力显著增大，并迅速出现大量气体陷闭，因此 MEFV 曲线表现为短促的上升曲线，并快速变为较平坦的曲线；在数值上表现为极小的 PEF，FEF_{25}、FEF_{50} 和 FEF_{75} 皆接近于零。伴随 FEV_1 重度下降；由于 FVC 下降，$FEV_1\%$ 的下降幅度反而可能有所减轻，且与 $FEV_2\%$、$FEV_3\%$ 接近；RV、FRC、RV/TLC 明显升高，VC 明显下降。由于平静呼吸时即存在气道阻塞或陷闭，出现内源性 PEEP（PEEPi），患者呼吸力量不能克服气流阻力，常出现通气失代偿和高碳酸血症。

三、小气道功能障碍的定性评价

1. 小气道阻塞和小气道陷闭　小气道阻塞是指小气道壁、小气道内病变或小气道外压迫导致的小气道内径缩小（图 6 - 20B），其特点是高容积和低容积的呼气气流阻力皆增加；接近呼气末时，肺容积明显减小，小气道明显回缩，气流阻力增大更明显，故 MEFV 曲线各个容积的流量皆下降，曲线的下降支接近倾斜性下降或呈轻度凹陷型下降，FEF_{50} 和 FEF_{75} 的下降幅度高于 PEF 和 FEF_{25}（图 6-21B），主要见于支气管哮喘（图 6-22B）。小气道陷闭是指小气道结构正常，但牵拉小气道的肺弹力纤维破坏或功能下降，在吸气相，由于胸腔负压增大，小气道充分开放；在呼气相，胸腔负压减小，小气道塌陷（图 6-20A）；肺容积越小，小气道塌陷越明显，主要见于 α 抗胰蛋白酶缺乏导致的肺气肿，故 MEFV 曲线呈典型的凹陷型下降，FEF_{50}、FEF_{75} 下降幅度明显大于 PEF、FEF_{25}（图 6-21A）。绝大部分 COPD 同时存在气道阻塞和陷闭，尤其是中、重度患者，故 MEFV 曲线呈凹陷型下降，FEF_{50} 和 FEF_{75} 的下降幅度明显大于 PEF 和 FEF_{25}（图 6-22A）。

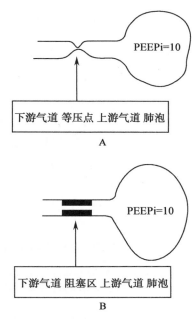

图 6-20 小气道陷闭和阻塞的模式图

A. 气道陷闭；B. 气道阻塞

2. 潮气呼气 F-V 曲线（TEFV 曲线）与 MEFV 曲线的重叠性 在开始测定 MEFV 曲线前，需常规完成数次稳定的平静呼吸和相应稳定的 TEFV 曲线。正常情况下，自然呼气无需用力，肺弹性回缩产生呼气流量，其大小自然低于 MEFV 相同容积的流量。若以 RV 为零点进行曲线重叠检验，TEFV 曲线始终在 MEFV 曲线内，两者不可能重叠；限制性通气障碍亦如此。轻度气流阻塞时两者一般也不会重叠；但在明显周围气流阻塞患者，特别是小气道陷

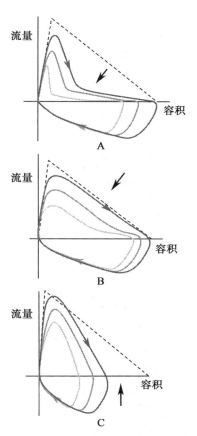

图 6-21 小气道陷闭和阻塞时 MEFV 曲线的模式图

A、B、C 分别为周围气道陷闭、周围气道阻塞、限制性通气的 MEFV 曲线模式图。

闭所致者，用力呼气将导致气道陷闭或阻塞明显加重；自然呼吸时，气道处于相对较好的开放状态，故相同肺容积时，MEFV 曲线的流量将低于 TEFV 的流量，两者将有部分容积重叠（图 6-8）；重叠部分越大，气流阻塞越严重。重叠部分的容积占潮气容积的比值称为流量受限指数，对判断周围气流阻塞及其严重程度有重要价值。

四、中等气道阻塞

中等气道的软骨环消失，转为软骨片，故缺乏对气道的支撑作用，主要依靠弹力纤维的牵拉维持气道开放；黏膜和黏膜下结构与小气道接近，因此中等气道与小气道结构和功能特点有一定相似性，两者疾病多同时存在，故称为周围气道疾病，但在少部分情况下，中等气道疾病单独存在，且主要为气道壁病变，也可以是气道内或气道外病变，其基本 MEFV 曲线与上述小气道阻塞的变化类似，但因中等气道的横截面积非常小，阻力大，呼气初期即表现为明显阻塞状态，并持续整个呼气过程；出现陷闭的机会较

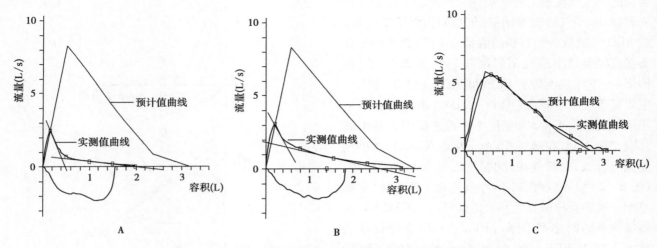

图 6-22　慢性阻塞性肺病、支气管哮喘的实测 MEFV 曲线

A. COPD 的 MEFV 曲线；B. 哮喘的 MEFV 曲线；C. 健康人的 MEFV 曲线。

少,故图形表现为各肺容积的流量普遍下降,下降支斜率小,且常无明显凹陷,在数值上表现为 PEF、FEF_{25}、FEF_{50}、FEF_{75} 普遍降低,与小气道阻塞有较大的相似性。支气管哮喘和 COPD 主要表现为小气道和中等气道(周围气道)功能障碍,故出现严重小气道气流阻塞的特征(图 6-22);单纯中等气道病变主要见于支气管扩张症;支气管淀粉样变、支气管内膜结核、支气管肿瘤或纵隔-肺实质占位压迫支气管也是常见的中等气道病变。

五、大气道阻塞

大气道阻塞指口咽下的上气道、气管的阻塞,或主支气管的单侧或双侧阻塞。因大气道横截面积非常小,轻微阻塞即可导致流量的显著下降,故呼气和吸气 F-V 环的变化非常显著,且呈现比较特殊的特点。

1. 一侧主支气管不完全阻塞　因健侧支气管阻力正常,呼气时流量迅速上升至较高的峰值,并迅速完成全部呼气,故初始 1/2 部分肺容积的呼气流量较大;病变侧阻力显著增大,气体呼出显著减慢,故终末 1/2 部分肺容积的呼气流量显著降低,呈较平直的曲线,与周围气道阻塞变化相似。由于能充分呼气,但流量减慢,故 $FEV_1\%$ 和 FEV_1 下降,FVC 正常。

加做吸气相曲线,则吸气初始部分流量大,吸气后期流量缓慢,与呼气相曲线产生机制和形态相似,呼气相和吸气相曲线形成的 F-V 环呈"双蝶型"改变(图 6-23)。因常规肺功能检查仅测定呼气相曲线,故单纯主支气管的不完全阻塞容易误诊为周围气道阻塞。

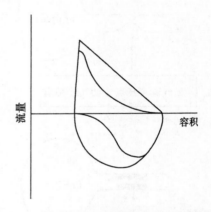

图 6-23　一侧主支气管不完全阻塞的 MEFV 曲线

横坐标的容积实测值与正常预计值相同,提示 FVC 正常,不存在限制;但呼气相、吸气相的中、末期流量皆明显下降。

2. 一侧主支气管完全阻塞　意味着病变侧支气管完全没有气体流动;健康侧的气流阻力和肺顺应性正常,故表现为典型限制性通气功能障碍的 MEFV 曲线。$FEV_1\%$ 正常,FEV_1 和 FVC 皆约下降 1/2。

3. 固定性大气道狭窄　大气道狭窄,气道内径不随吸、呼气时相变化,气道阻力恒定,呼吸对吸气相和呼气相阻力的影响相似。PEF 和最大吸气流量(PIF)恒定,MEFV 和 MIFV 曲线呈对称的梯形,FEF_{50} 和 FIF_{50} 之比接近或等于 1(图 6-24A)。由于多能充分呼气,但流量减慢,故 $FEV_1\%$ 和 FEV_1 下降,FVC 正常。

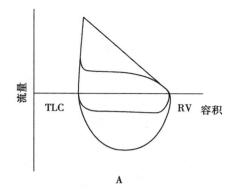

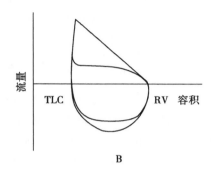

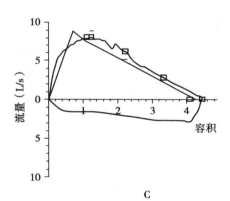

图 6－24　大气道阻塞的 MEFV 曲线和 MIFV 曲线

横坐标容积实测值与预计值相同,提示 FVC 正常,不存在限制;不同情况下的呼气相、吸气相流量变化有明显特点。A. 大气道固定阻塞;B. 胸廓内大气道非固定阻塞;C. 胸廓外大气道非固定阻塞(该例为声带外展障碍,常规测定除无呼气相尖峰外,余皆正常)。

常规肺功能测定不包括 MIFV 曲线,因此怀疑大气道阻塞时,需注明加做 MIFV 曲线。总之,结合临床表现和肺功能检查非常容易诊断大气道阻塞;然后根据颈胸部 CT、咽喉镜或气管镜的检查结果进一步确定病变的部位和性质。脉冲振荡技术对大气道阻塞的诊断也有一定的价值,但总体有限。

由于气道为软性管道,即使有病变也很难完全固定,气道阻力随用力吸气和呼气变化几乎是必然的,因此固定性大气道阻塞非常罕见。

4. **胸廓内非固定性大气道阻塞**　胸廓内气道阻塞,且阻塞程度随吸、呼气时相变化。吸气时胸腔负压显著增大,气道(尤其是阻塞部位)扩张,气道阻力明显降低;呼气时胸腔负压明显降低,并随之出现较高的正压,气道(尤其是阻塞部位)受压回缩,气道阻力显著增大,因此 MEFV 曲线的峰值明显降低,表现为不是很陡直的平台,PEF 显著下降;MIFV 曲线基本正常(仅有尖峰不能出现)或变化不大,PIF 下降幅度要小得多。多伴随 $FEV_1\%$、FEV_1 下降,能充分用力呼气,FVC 正常。FEF_{50}/FIF_{50} 明显小于 1(图 6－24B)。

5. **胸廓外非固定性大气道阻塞**　胸廓外气道阻塞,且阻塞程度随吸、呼气时相变化。吸气时胸腔负压和胸腔内气道周围间质负压皆明显增大,但由于吸气气流受阻,胸腔内的气管(上游气道)负压也显著增大;而阻塞部位(阻塞区)及下游气道在胸腔外,其周围压力与大气压相同,为零;因此上游气管内的负压对阻塞气道产生明显的负压吸引作用,导致气道回缩,阻力明显增大。呼气时胸腔负压迅速降低,并转为较高的正压,使胸腔内上游气道的正压也显著增加,并对阻塞部位产生扩张作用,使气道阻力明显降低,因此 MIFV 曲线的峰值明显下降,表现为不是很陡直的平台,PIF 显著降低;MEFV 曲线的变化不大,PEF 基本正常或下降幅度小得多;且不影响 $FEV_1\%$、FEV_1 和 FVC。FEF_{50}/FIF_{50} 明显大于 1(图 6－24C)。

六、上气道的稳定性下降

主要机制是咽喉部肌张力下降、局部脂肪增多,睡眠时出现塌陷、阻塞,主要见于阻塞性睡眠呼吸暂停低通气综合征(olystructive sleep apnea hypopnea syndrome,OSAS)。由于上气道惯性明显增大,用力呼吸动作可能会产生一定幅度的高频振动,故可出现锯齿波波样曲线(图 6－25)。多数不影响

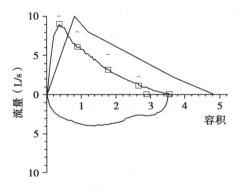

图 6－25　OSAS 患者的 MEFV 曲线

横坐标容积实测值明显低于正常预计值,提示 FVC 下降,存在限制通气功能障碍;呼气流量下降支曲线出现锯齿状改变。

$FEV_1\%$、FEV_1 和 FVC,部分出现限制性通气功能障碍。

七、胸廓、肺实质疾病

1. 疾病类型和肺通气功能特点 大体分为肺内、肺外两种情况,后者主要包括肥胖、胸壁或胸腔疾病、横膈疾病、膈下疾病;后者为肺实质疾病或病理改变,其中巨大肺大疱或多发肺大疱、多发性肺囊肿等尽管使肺容积增大,但病灶的容积相对固定,基本不随吸、呼气时相变化,也不参与气体交换,故常规肺功能检查皆表现为限制性通气功能障碍(体描仪检查除外),与患者的实际临床特点一致。

2. MEFV 曲线 因气道阻力正常或基本正常,呼气流量主要取决于肺容积。因肺容积缩小,吸气肌的初长度缩短,吸气肌收缩力下降,不同容积的流量皆下降;肺弹性回缩力增大(主要见于肺实质疾病),呼气时间明显缩短或提前完成呼气,因此与正常 MEFV 曲线相比,该类曲线的形态相似或呼气相曲线更陡直(图 6-21C、图 6-26)。在慢性肺实质疾病患者,因肺弹性回缩力增大更显著,曲线将更陡直,FEV_1/FVC 提前完成,甚至接近 100%。若用容积校正,以 RV 为零点,将实测曲线与正常预计值曲线相比,则可清晰显示相同容积的流量正常(图6-26B)或增大(图 6-26A)。

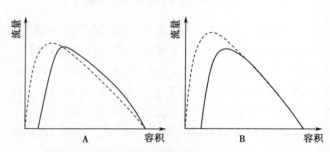

图 6-26 限制性通气功能障碍患者的 MEFV 曲线模式图

虚线为正常预计值曲线,实线为实测值曲线,同样绝对低容积条件下流量增大(A)或相同(B)。若为配合不良导致的支气管舒张试验假阳性也为类似表现(实线为吸药前曲线,虚线为吸药后曲线)。

八、呼吸神经-肌肉疾病

各种原因的神经-肌肉疾病(主要是脊髓、膈神经、膈肌)将导致呼吸肌无力,在高肺容积位,流量主要与用力有关;在低容积位,流量与用力关系较小,因此高容积的流量显著下降,曲线形态圆钝;在数值上表现为 PEF 和 FEF_{25} 下降;FEF_{50} 和 FEF_{75} 基本正常(图 6-9)。由于多能充分呼气,但呼气流量减慢,故 $FEV_1\%$ 和 FEV_1 下降,FVC 正常。

九、呼吸中枢疾病

呼吸中枢异常多见于各种原因的中枢性低通气或呼吸中枢调节功能紊乱,因为不影响呼吸肌力,在轻、中度患者,MEFV 曲线和通气功能基本正常;中、重度患者表现为限制性通气功能障碍,MEFV 曲线也呈现典型限制性通气改变,但与肺实质疾病不同的是患者活动后气急,静息状态下无气急或呼吸窘迫表现,并逐渐呈现高碳酸血症。因患者活动少,胸部 CT 多表现为肺底部瘀血。中枢驱动、颅脑 CT 或 MIR 常为必须检查项目。

十、混合型通气功能障碍疾病

常见于气流阻塞和胸廓-肺实质疾病同时存在或先后出现等情况,故典型表现为肺容积、FVC、FEV_1、FEV_1/FVC 和所有容积的呼气流量皆下降,低容积下降更显著,且出现 MEFV 曲线的凹陷性改变或斜性改变(图 6-27)。

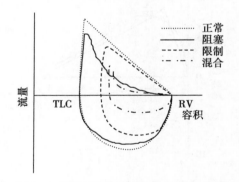

图 6-27 不同类型通气功能障碍典型 MEFV 曲线模式图

从上向下依次为:① 通气功能正常。② 限制性通气:肺容积和流量等比例缩小或提前完成。③ 周围气道阻塞性通气:FVC 基本正常,高容积流量轻度下降,低容积流量明显下降。④ 混合性通气:FVC 下降和低容积凹性改变同时存在。

十一、用力肺活量测定的其他意义

(一)影响用力肺活量测定结果的因素 FVC是否正常取决于下列各项因素:① 胸廓的完整和呼吸肌功能的健全(包括支配呼吸肌的神经功能的正常)。② 气管-支气管的通畅。③ 肺实质结构的健全和正常的弹性。任何病理情况或疾病影响上述三个因素者,均能导致 FVC 及各秒呼气容积下降。

1. 胸廓异常或呼吸肌功能损害 包括胸廓畸形、胸壁损伤、胸腔积液、胸膜肥厚粘连、气胸、纵隔占位、横膈麻痹、大量腹水或腹部肿块、膈下脓肿或炎症、各种原因导致的神经-肌肉损害。

2. 气流阻塞性肺疾病 口咽下各部位气道的阻塞或气流受限，如大、中气道阻塞，支气管哮喘，慢性阻塞性肺疾病等。

3. 肺实质病变 大体分三类：一是肺泡、肺间质和肺血管病变，如大叶性肺炎、急性间质性肺炎、急性肺损伤、急性心源性肺水肿、肺泡蛋白质沉着症、弥漫性肺泡细胞癌、尘肺、慢性肺纤维化、纤维空洞型肺结核、肺梗死等；二是肺内孤立性病变，主要有肺内巨大肿块或巨大大疱、肺内弥漫性大疱、多发性肺囊肿等；三是肺部分切除术、阻塞性肺不张。

（二）通气功能障碍类型的判断 各种情况的呼吸系统疾病（包括神经-肌肉疾病）皆可导致肺通气功能减退，FVC、FEV$_1$、FEV$_1$％三个参数是判断是否有肺通气功能异常、异常的类型（阻塞性或限制性）的主要参数，其他参数有辅助诊断价值。

1. 通气功能正常 FVC、FEV$_1$、FEV$_1$％皆正常，则通气功能正常，其他容积参数也应该正常；若出现 TLC 下降，理论上应诊断限制性通气功能，但绝大多数情况是 TLC 测量误差所致，应诊断为肺通气功能正常。

2. 限制性通气功能障碍 FVC 下降，FEV$_1$％正常或增大，或时间肺活量提前完成，如 FEV$_3$％等于 100％，则为限制性通气功能障碍；FEV$_1$ 与 FVC 同步下降，但前者下降幅度常稍低。因为随着肺弹性增大，在相同容积下的呼气力量增大，呼气增快，FEV$_1$ 下降的幅度自然偏小。限制性通气功能障碍多伴随 MEFV 曲线的典型限制性改变和肺容积参数：VC、RV、FRC、TLC 的普遍下降，VC＝FVC；在轻度限制性通气障碍，通过 RR 代偿性增快，MVV 可正常。

3. 阻塞性通气功能障碍 FVC 正常，FEV$_1$％下降则为阻塞性通气功能障碍；随着阻塞的加重，两者皆下降。但与限制性通气功能障碍不同，两者下降的幅度明显差异，由于呼气减慢，FEV$_1$ 常明显下降，伴随 MEFV 曲线的典型阻塞性改变。在轻度阻塞性通气功能障碍，通过深慢呼吸的代偿，肺容积参数：VC、RV、FRC、TLC 无变化；阻塞加重后，RV、FRC 和 RV/TLC 升高，VC 变化不大；严重阻塞时 VC 也有所下降。

若 FEV$_1$％仅在界限值附近；FEV$_1$ 基本正常，反映小气道参数：FEF$_{25-75}$、FEF$_{50}$、FEF$_{25}$ 明显下降，结合病史也能诊断阻塞性通气功能障碍（主要是较

年轻患者或有呼吸道症状者）或小气道功能障碍（主要是老年患者或无呼吸道症状者）。

若 FEV$_1$％正常，FVC、FEV$_1$ 下降，TLC 正常，也应诊断阻塞性通气障碍，推测机制是用力呼吸时小气道陷闭所致，主要见于不典型支气管哮喘患者，其 MEFV 曲线的低容积常明显的凹形改变（图 6-28），但诊断需特别慎重，一定要有病史的明确支持；因为单纯从结果而言，该类情况更多见于 TLC 测定不准确的患者。无论何种程度的阻塞性通气功能障碍，由于用力呼吸受限，几乎皆出现 MVV 下降，FVC＜VC。

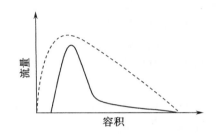

图 6-28 小气道陷闭所致阻塞性（假限制性）通气功能障碍的 MEFV 曲线

虚线为正常预计值曲线，实线为实测值曲线。

（三）判断通气功能减退的程度 对不同类型的通气功能障碍，选择的肺功能参数不同，其中阻塞性通气功能障碍用 MVV％pred 或 FEV$_1$％pred 表示，一般认为＜80％为轻度通气功能障碍，＜60％为中度，＜40％为重度；限制性通气功能障碍用 VC％pred 或 FVC％pred 表示，分度法与阻塞性通气障碍相同。当然目前皆用简化的 FEV$_1$％pred 判断，临床应用简单方便，但也丧失了一定的准确性。

阻塞性通气障碍的严重程度也可从曲线的特点判断。轻度阻塞时曲线轻度上移，但 FVC 正常；随着阻塞加重，曲线上移更明显，FVC 逐渐下降；严重阻塞时，FVC 和 FEV$_3$％显著下降，因呼气时间缩短，FEV$_1$％反而下降不明显，FEV$_1$％、FEV$_2$％、FEV$_3$％接近，FVC 曲线非常平坦（图 6-29）。

（四）指导手术治疗和判断疾病预后 由于 FEV$_1$ 是完成 VT 的主要部分，可直接换算为 MVV；加之测定简单方便、重复性好，故临床应用 FEV$_1$ 的机会远较 MVV 多，比如在目前的 COPD 和支气管哮喘的诊治指南中，皆以 FEV$_1$ 而不是 MVV 判断阻塞的程度。一般认为 FEV$_1$＞2.0 或 50％ pred 对各种肺外手术治疗是安全的。在 FEV$_1$ 明显下降的情况下，若推测术后 FEV$_1$＞0.8 L，手术治疗也有较高

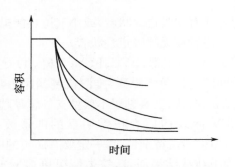

图 6 - 29　阻塞程度与用力肺活量的关系

最下面一条曲线为正常曲线；自下而上阻塞逐渐加重，曲线逐渐变平坦、缩短。

的安全性，否则手术风险大。

　　FEV$_1$对病情愈后的判断主要是针对 COPD，一般认为＜0.8 L 时预后较差。

　　（五）FEV$_1$是判断气道高反应性和气道可逆性的最常用参数　在支气管激发试验中，若 FEV$_1$的变化超过 20％或超过 800 mL，提示气道高反应性存在，有助于支气管哮喘的诊断；若 24 h 内 FEV$_1$的

变化超过 20％有类似价值。在治疗的哮喘患者，若FEV$_1$变异度大，说明治疗效果不满意，需调整治疗方案。

　　在阻塞性通气功能障碍患者，吸入气道扩张剂或应用糖皮质激素后，若 FEV$_1$的改善率≥12％且绝对值超过 200 mL，则提示气道阻塞存在可逆性，对支气管哮喘的诊断有重要价值。

　　（六）换算为 MVV　FEV$_1$和 MVV 有较好的正线性相关关系，因此常用 FEV$_1$换算为 MVV，特别是对 MVV 测定有禁忌证（如张力性肺大疱）或因配合方面的原因（严重消耗性疾病、老年人不能充分理解和完成操作要求等）不能完成 MVV 测定的情况下。但需强调两点：① 不同国家和地区的换算公式不同，应按当地的换算公式（国人换算公式见本章第九节）。② 在正常和有阻塞性通气功能障碍的患者，该换算值比较准确，但在限制性通气功能障碍患者，换算值与实测值常有较大的差异，换算值常偏低。

第八节　用力呼气中期流量和峰值呼气流量

　　用力呼气中期流量（FEF$_{25-75}$）和峰值呼气流量（PEF）是比较特殊的通气功能参数，故单列一节讲述。

一、用力呼气中期流量

　　（一）概念　既往称为最大中期呼气流量（maximal midexpiratory flow，MMEF 或 MMF）。指 FVC 曲线上，用力呼出气容积在 25％～75％之间的平均流量。即把 FVC 四等分，呼气初始 1/4 与用力关系太密切，不宜掌控，忽略不计；呼气末端的 1/4，因肺弹性回缩力显著减弱，支气管内径明显缩小，呼气流量非常低，变异度非常大，也不予考虑；剩下中间 1/2容积的平均流量即为 FEF$_{25-75}$，其大小等于中间 1/2的容积÷中间 1/2 的时间（图 6 - 30）。

　　（二）临床测定和临床意义

　　1. 测定　该参数实质是 FVC 曲线引申出的参数，故测定仪器、要求、质量控制与 FVC 相同。不赘述。

　　2. 正常值　与其他肺功能参数相似，用实测值占正常预计值百分比判断是否正常。为方便理解，也可根据既往测定结果大体估计，在健康青年人，

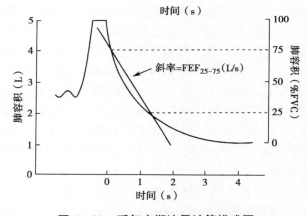

图 6 - 30　呼气中期流量计算模式图

FEF$_{25-75}$平均为 4～5 L/s；随着年龄增大，肺弹性减退，FEF$_{25-75}$逐渐降低。

　　3. 临床意义　FEF$_{25-75}$主要取决于 FVC 的非用力依赖部分，即呼气流量随用力程度达一定限度后，尽管继续用力，但流量变化相对稳定，其大小与大气道和呼气用力的相关性较小，而主要取决于中、小气道的阻力。与 MEFV 曲线的低肺容积流量有一定相似性，FEF$_{25-75}$主要受中、小气道内径所影响，流量下降反映小气道气流阻塞，因此 FEF$_{25-75}$较 FEV$_1$％等

参数判断气流阻塞的敏感性高,在轻度小气道病变或肺弹性下降、中等气道病变早期即可出现 FEF_{25-75} 的下降。

(三) 临床应用

1. 变异度 在健康人,FEF_{25-75} 的变异度较大,其正常预计值的一个标准差(SD)大约为 1 L/s,为其正常平均值的 1/5~1/4。在统计学的正常范围内,FEF_{25-75} 比正常预计值低 50% 并不少见,因此对其临床意义的解读应慎重。

2. 临床应用的价值 理论上 FEF_{25-75} 的意义较大,但由于正常值变异度大,只有与其他参数结合才能合理进行临床评价。

(1) 辅助小气道功能的诊断:敏感性高,特异性低,必须与 FEF_{50}、FEF_{25}、PEF、FEF_{75} 等综合分析才更有价值。若 FEF_{25-75} 下降,同时 FEF_{50}、FEF_{75} 下降,PEF、FEF_{25} 正常则可诊断为小气道功能障碍;若仅有 FEF_{25-75} 下降,其他参数正常,则不能诊断。

(2) 辅助阻塞性通气功能障碍的诊断:若 FEV_1/FVC 下降至正常底限界限水平,FEF_{25-75} 明显下降则有助于阻塞性通气功能障碍的诊断,否则宜诊断小气道功能障碍。

(3) 支气管舒张试验的合理评价:FEF_{25-75} 也是评价支气管舒张试验结果的参数,但与其他参数如 FVC、FEV_1 有明显不同。应用支气管扩张剂后,FEF_{25-75} 升高不一定是舒张试验阳性,反之 FEF_{25-75} 降低也不一定是舒张试验阴性,评价时必须结合 FVC 的变化。用药后,若 FVC 明显改善,流量明显低的中间 1/2 容积所占比例更大,即 FEF_{25-75} 可能下降;反之,若 FVC 下降,FEF_{25-75} 可能升高,因此用 FEF_{25-75} 的绝对值评价支气管舒张试验结果并不可靠。若将 FEF_{25-75} 用相同的肺容积校正,如 FEF_{25-75}/FVC,则可在较大程度上排除肺容积的影响,判断支气管舒张试验结果的可靠性增高。总体而言,FEF_{25-75} 变异度大和高度依赖 FVC 的特点决定了其评价支气管舒张试验结果的价值有限。

(4) FEF_{25-75}/FVC 的价值:FEF_{25-75}/FVC 在一定程度上反映小气道大小与肺容积的比例或小气道面积与肺容积的比值,对判断小气道功能和支气管舒张试验结果更有价值,这需要额外的人工计算(当然也可以通过设置内置程序自动计算);但目前有足够的辅助诊断参数,因此实际应用价值并不大,对理解呼吸生理变化有更大价值。

(5) 限制性肺疾病的变化:在中、重度限制性通气功能障碍,也常出现 FEF_{25-75} 下降,其主要机制是肺容积的显著下降;容积下降必然导致小气道横截面积的明显下降,流量自然下降。临床上容易误诊为小气道功能障碍。

(6) 呼气用力的影响:尽管对单一个体的一次测定而言,FEF_{25-75} 与呼气用力的关系不大;但 FEF_{25-75} 随 FVC 变化,而 FVC 随呼气力量和受检者配合程度变化,因此对单一个体的多次测定和不同个体的测定而言,FEF_{25-75} 受呼气力量的影响。这是 FEF_{25-75} 特异性低的主要机制之一。

由于现代肺功能仪测定的内容相当全面,FEF_{25-75} 的变异性大、特异性低,临床较少单独应用。

二、呼气峰流量

PEF 是指受检者深吸气至肺总量位时用力呼气时的最大流量,可用肺功能仪(早期为机械流量计;现代为电子流量计)测定,也可用简易峰速仪测定,后者更常用。

(一) 基本介绍

1. 测定方法与单位 目前主要由两种方法,一是从 MEFV 曲线上读取(流量计法),单位为 L/s;一是用峰速仪直接测定,单位 L/min。前者已详述,本节重点介绍峰速仪法。

2. 峰速仪的测定原理和应用 峰速仪是一种单纯的机械测定仪器,结构简单,可由多种装置实现,但常用的测定装置是涡轮机或通气小孔,气流通过时将引起测定装置的变化,经过标准化设置,并标注刻度后即为峰速仪。便携性峰速仪可用于各种场所,如住院病房(床旁测定)、急诊室、门诊、家庭(主要用于随访),但主要用于家庭。

3. 峰速仪的量程 儿童要求 60~400 L/min,成人要求 100~850 L/min。

4. 峰速仪的校准 与标准肺功能仪相似,但应用一段时间必须用标准校正仪校准。

5. 峰速仪与流量计测定的 PEF 的异同 与 MEFV 不同,峰速仪仅测定呼气初期的最大流量,故要求受检者吸足气和爆发性呼气即可,而不要求良好地完成全部呼气过程,因此培训患者的正确吸气和呼气动作是核心。当然测定前需将流量显示计调整至初始位置或零点。与 MEFV 曲线用 BTPS 校正不同,峰速仪显示实际环境状态下的 PEF,未经过任何校正,因此两者有一定差异。另外,与肺功能仪的高度标准化不同,峰速仪的标准化程度稍差,不同厂家产品的测定结果可能也有一定差异,因此受检者随访过程中不能随意更换测定仪器。

6. 体位　除非重症患者的床旁测定,建议用站位。

(二) 峰速仪的临床测定和质量控制

1. 测定过程

(1) 检查仪器,并将显示计调整至基线位置或零位。

(2) 受检者吸足气(要求最快速度,但不要求最大力量)至肺总量,并迅速将咬口放置于口腔内(口唇和牙齿的内部);放置完成后即爆发性呼气(避免屏气时间超过 1 s)。正确呼气时间为 1~2 s。

(3) 测定时颈部应处于中线位置,不能前屈或后仰以免气管受压,影响测定结果的准确性。

(4) 查看流量读数,并记录。

2. 测定次数和质控要求　至少完成和记录 3 次可接受的测定,取两次最佳结果比较,要求其差值≤40 L/min(0.67 L/s),选择最大值。

3. 注意事项　若重复测定后,PEF 下降,应注意诱发气道痉挛的可能。因为峰速仪主要用于支气管哮喘患者的随访,较多患者有气道高反应性,发生气道痉挛的比例较高。一旦哮喘发作,应立即终止测定,并吸入气道扩张剂。

(三) 影响测定结果的因素和临床意义的基本判断　与影响 FVC 和 MVV 测定的因素相同,PEF 是否正常也取决于下列各项因素:① 胸廓的完整和呼吸肌功能的健全。② 气管-支气管的通畅程度。③ 肺实质结构的健全和正常的弹性。任何影响上述情况的因素均能导致 PEF 下降。由于 PEF 缺乏特异性,故仅能粗略判断肺功能是否异常,主要用于支气管哮喘患者的家庭随访。

(四) 支气管哮喘随访的要求

(1) 确定患者的最佳 PEF 作为基础值:通过 2~3 周的测定后确定。确定 PEF 的最佳基础值时,应同时测定常规通气功能,记录 FEV_1。

(2) 每日早晨和晚上(相同时间段)测定两次。

经过一段时间的正规、有效治疗后,患者可达到其最佳基础值,且多出现于晚上的测定结果。

(3) 测定结果与最佳基础值比较,决定治疗效果和治疗方案(见下述)。

(4) 最佳基础值应每年重新确定 1 次;同时测定和记录 FEV_1。因为通气功能最佳值随年龄和病情变化,比如在少儿期,PEF(包括 FEV_1)随年龄增大而增大;在中、老年人,随年龄增大而减小;随着气

道重塑的加重,PEF 也逐渐减小。

(5) PEF 应定期与 FEV_1 比较。因为峰速仪测定的准确性相对较低,PEF 的可变性大,影响因素多,故不仅要有上述最佳基础值的比较和 FEV_1 的同步记录,也应有其他时间的定期比较,比如一个季度。

(6) 保障峰速仪的精确性。如上述,不同厂家的峰速仪的测定结果可能有差异,故随访过程中应确保用同一种仪器。

(五) 可接受的 PEF 规范——总结(参考 ATS/ERS 2019 版标准)

(1) 受检者取站位或直立坐位测定。

(2) 受检者快速吸足气(不要求最大力量)后即爆发性呼气,无吸气末屏气或仅有不超过 1 s 的短暂屏气。

(3) 至少完成 3 次有效的测定,并记录。

(4) 两次最佳结果的差值≤40 L/min。

(六) 结果的选择

报告最大测定值。

(七) PEF 随访结果的解读——总结(主要针对支气管哮喘,参考 ATS/ERS 2019 版标准)

(1) 受检者的最佳基础 PEF 是多少?

(2) 本次完成的 3 次可接受的测定中,最大 PEF 是多少? 是早上还是晚上测定? 是吸入支气管扩张剂前还是吸入后测定?

(3) 处理体系(zone system)(参考 ATS/ERS 2019 版标准)

1) 绿色:PEF 达个人最佳基础值的 80%~100%,说明病情控制良好,继续原治疗方案或考虑药物减量。

2) 黄色:PEF 达个人最佳基础值的 50%~80%,提示可能有急性发作,是增加临时用药的指证,并需要调整原治疗方案。

3) 红色:PEF 小于个人最佳基础值的 50%,说明已急性发作,应即刻吸入支气管扩张剂,开始口服糖皮质激素。如果处理 2~4 h 后,PEF 恢复至黄色和绿色水平,则按黄色要求治疗;若不能恢复,需和医生联系或到医院就诊。

(八) PEF 下降——不能忽视的其他问题

1. 大气道阻塞导致 PEF 下降　并不准确。如前述,在固定性大气道阻塞和胸廓内大气道阻塞患者,PEF 下降,但胸廓外大气道的轻、中度非固定性阻塞可不下降或下降不明显。

2. 小气道阻塞不导致 PEF 下降　是错误的。

如上述,早期轻微或轻度小气道功能障碍,PEF 不下降;但严重阻塞者皆下降。

由于周围气道阻塞性疾病(如支气管哮喘、慢性阻塞性肺病)的发病率远比中央大气道阻塞性疾病多,因此小气道阻塞是导致 PEF 下降的最常见原因。

第九节　最大自主通气量

最大自主通气量(maximal ventilatory volume,MVV)是指受检者在 1 min 内的最大通气量,但实际仅测定 15 s 或 12 s 的最大通气量,然后换算为 MVV,即 MVV=15 s 最大潮气容积、最快呼吸频率时的通气量×4,或 MVV=12 s 最大潮气容积、最快呼吸频率时的通气量×5。因为呼吸显著增强必然伴随 CO_2 的过度排出,以及动脉血和脑脊液 pH 的下降,从而导致呼吸抑制;而且碱中毒及其伴随的离子钙、离子镁降低将导致一系列不良反应,因此受检者很难坚持、也不宜持续 1 min 或更长时间的最大通气。MVV 是肺功能测定中非常有价值的参数,理论上能最准确地反映受检者的最大通气能力。部分现代肺功能仪缺乏相应的程序,无法测定 MVV;若需要测定仍需更换肺功能仪或选择传统肺量计完成。

一、测 定 方 法

(一)流量计测定

1. 应用器材　同用力肺活量测定;若用标准肺功能仪、且放置钠石灰者,需取出钠石灰容器,减少通气阻力。

2. 操作步骤

(1)受检者取站位,口含橡皮咬口接肺量计,夹鼻夹,呼吸空气片刻使其习惯测定状态。

(2)开动计时器,令受检者作最大力量和最快速度的呼吸,连续超过 15 s 或 12 s(可用秒表控制时间或软件自动计时),测定即告完毕。

(3)休息 5～10 min 后,重复上述测定,直至出现两次可接受的 MVV 曲线。两次可接受 MVV 曲线的要求是描图相同或相似,MVV 结果相差≤8%;否则需再次测定。

3. 计算

(1)选取潮气容积平稳、最大的 15 s 或 12 s 的呼吸描图,将潮气容积逐个相加,或用平均潮气容积乘 15 或 12(图 6-31);再乘以 4 或 5,即为 MVV。

(2)实测 MVV 经 BTPS 校正。

(3)选择最大值报告。

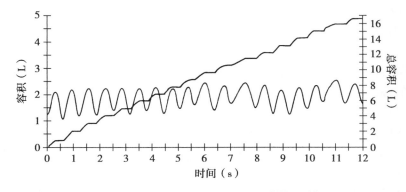

图 6-31　用力呼吸 12 s 及其 12 s 通气量计算模式图

4. 判断

(1)取 MVV 实测值占正常预计值的百分比比较,判断是否正常及通气功能下降的程度;结合描图可评价通气障碍的类型(图 6-32)。

(2)MVV 与 VE 比较,即(MVV-VE)/VE 可判断通气功能的储备情况。

5. 注意事项

(1)测定时技术员要在受检者旁鼓励,要求受检者尽量最快呼吸,但如何选用呼吸频率应由受检者决定,但可提醒受检者的呼吸速度需要更快或更慢一些,呼吸深度需要深一些或浅一些。健康人 RR 在 60～120 次/min 之间,所测得的 MVV 值差

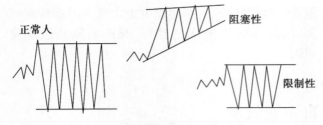

图 6-32　不同肺功能状态的 MVV 图形

异甚小；RR 在 60 次/min 时，健康人每次呼吸的潮气容积约为 VC 的 60%；若 RR 加快，则呼吸的潮气容积减少，但 MVV 相似。

（2）至少进行两次可接受的测定，两次 MVV 的误差≤8%；若受检者很难完成如此相近的两次测定，取两次可接受的测定中 MVV 的最大值，并在报告中注明；否则需用 FEV$_1$ 换算。

（3）某些气道高反应性的患者在努力呼吸过程中可出现咳嗽或气道收缩，应立即终止测定，并吸入气道扩张剂；这些情况也需在报告中说注明。最终 MVV 选择可接受一次测定；否则需用 FEV$_1$ 换算。

（4）最大通气时间应稍长于 15 s 或 12 s，开始数秒的部分常不可靠，宜弃去。

（5）一般情况差，有心脏病、自发性气胸病史、张力性肺大疱、高血压控制不良或体力衰弱等的患者应考虑免测，改用 FEV$_1$ 换算。

（6）测定的准确度与受检者的配合程度有密切关系，若受检者的呼吸动作不够协调或未能尽最大努力，测定结果可能相差很大，也宜改用 FEV$_1$ 换算。

（二）可接受 MVV 测定的规范　该规范综合 ATS/ERS 2019 版指南，结合受检者的呼吸生理或病理生理状态确定。

（1）持续、稳定、节律性的呼吸曲线，且在 12 s 以上。

（2）MVV 曲线的潮气容积和呼吸频率应符合呼吸生理学特点。在通气功能正常者，RR 60～120 次/min，潮气容积占 VC 的 50%～60%。在限制性通气障碍患者，RR 偏快，潮气容积占 VC 的比例下降。在阻塞性通气障碍患者，RR 偏慢，潮气容积明显偏低；随呼吸时间延长，潮气容积进一步降低（图 6-31）。

符合上述两条者称为可接受 MVV 曲线。

（三）可重复 MVV 曲线

（1）至少获得两条可接受 MVV 曲线。

（2）两次可接受曲线的描图接近，且 MVV 值相差≤8%。

符合上述两条者称为可重复 MVV 曲线，最终

取最大 MVV。

（四）MVV 的解读策略——总结

（1）MVV 曲线是否是可接受的曲线？不是，废弃；是，进一步分析。

（2）是否有两条可接受 MVV 曲线？若没有，则选择最大 MVV，但其可靠度较低，需结合 FVC、FEV$_1$、FEV$_1$% 综合判断（见下述）；若有，且 MVV 之差≤8%，可较可靠地进一步分析。

（3）MVV 是否正常（≥正常预计值的 80%）？若正常，且占正常预计值的百分比在 100% 左右，说明通气功能正常，即使仅有一条可接受 MVV 曲线，也可以确定通气功能正常；若仅接近 80%，则可能是通气功能正常、轻度限制性通气功能障碍、轻度阻塞性通气功能障碍，需结合描图及 FVC（或 VC）、FEV$_1$、FEV$_1$% 综合判断。简言之，若后三者皆正常，则说明通气功能正常；若 FVC 下降，FEV$_1$% 正常，提示轻度限制性通气功能障碍；若 FVC 正常（占正常预计值的百分比≥80%）、FEV$_1$% 下降（占正常预计值<92%）或出现典型阻塞图形改变，提示轻度阻塞性通气功能障碍。

（五）根据 FEV$_1$ 换算 MVV　MVV 与 FEV$_1$ 有非常好的正线性相关关系，故临床上也习惯用 FEV$_1$ 换算出 MVV。

1. 换算公式　不同地区的换算公式不完全相同，但换算结果可能差别较大，国际上应用较多的公式：MVV（L/min）＝35×FEV$_1$（mL）。该公式随进口仪器进入肺功能室，用于国人换算，但可靠性差，不推荐应用。

华东地区的换算公式：MVV（L/min）＝0.030 2×FEV$_1$（mL）＋10.85。该公式是对上海地区健康人群进行流行病学调查后得出，更符合汉族人的特点，推荐应用。

2. 客观分析换算公式　在肺功能正常者，两者的线性关系非常好，换算结果的准确度较高。在大部分阻塞性通气功能障碍的患者，两者也有较好的相关性，也可获得较准确的换算值；但在严重气流阻塞患者，数次用力呼吸将导致大量气体陷闭，患者的潮气呼吸容积迅速下降，部分患者不能有效完成 12 s 的最强、最快呼吸，则换算值常偏大。在限制性通气功能障碍患者，患者可通过代偿呼吸增快，使 MVV 的下降幅度远低于 FVC（或 VC），因此在轻度限制性障碍患者，MVV 实测值多正常，用降低了的 FEV$_1$ 计算出的 MVV 自然偏低；部分有慢性肺实质疾病的患者，其小气道在纤维组织的牵拉下处于过

度扩张状态,且肺的弹性回缩力增大,明显提前完成呼气(如在 1~2 s 内),其换算值可能与实测值相似,甚至偏高,因此在限制性通气障碍患者宜用实测值。

二、临床意义

(一)影响 MVV 的因素 与影响用力肺活量的因素相同,不赘述;但以下情况比较特殊,需注意。

1. 呼吸肌无力 由于是一次呼吸,对受检者的要求低,FVC、FEV_1‰可以正常;但不能耐受较长时间的通气,MVV 多下降,结合 MEFV 曲线、最大吸气压和最大呼气压测定有助于确定诊断。

2. 配合不良 在常规肺功能测定中,MVV 的测定难度最大、要求最高,故容易出现配合不良和 MVV 测定值的下降。

3. 呼吸中枢调节障碍 受检者的 FVC、FEV_1‰正常,但由于呼吸的节律性下降,完成 MVV 的最佳呼吸频率和潮气容积难以实现,容易出现 MVV 测定值的下降。

(二)通气功能障碍类型的判断 呼吸系统疾病(包括神经-肌肉疾病)皆可导致通气功能减退,包括 MVV 下降,因此判断通气功能障碍的类型需结合其他肺功能参数,但 MVV 图形变化能够显示大体的异常类型(图 6-31),即在肺功能正常者,潮气容积的图形陡直且高,RR 适中;在限制性通气功能障碍患者,图形陡直且短,RR 明显增快;在阻塞性通气功能障碍患者,随测定时间延长,潮气容积逐渐降低,呼吸基线迅速上移。

(三)通气功能障碍程度的判断 MVV 是判断通气功能正常和阻塞性通气障碍程度的最可靠参数,但对限制性通气功能障碍程度的判断逊于 FVC(VC),见本节上述。

(四)肺通气储备功能的判断和指导手术治疗 MVV 是常规肺功能参数中判断肺储备功能的最可靠参数,肺储备功能常用(MVV－VE)/VE 换算,该比值越大,说明肺通气储备功能越大。一般认为 MVV > 70% pred 时,胸部手术是安全的,69%~50% 可以考虑,49%～30% 应尽量避免,<30% 应视为手术禁忌证。如同 FEV_1 对手术的指导价值相似,在 MVV 明显下降的情况下,若手术后(MVV－VE)/VE 能够>2,在加强围手术期管理的情况下,手术有相对较大的安全性,否则手术风险极大。一般非胸部手术对呼吸器官无器质性损伤,手术后可恢复至手术前的水平,可用 MVV 直接判断手术的可行性;胸部手术有较大的可变性,需更复杂的分析。

第十节 支气管舒张试验

痉挛、收缩的气道可自然扩张或经支气管舒张药物治疗后扩张,称为气道可逆性(airway reversibility)。理论上判断气道可逆性的最佳方法是直接测定不同状态下的气道内径,但实际上较为困难,故临床上常用肺功能参数的变化反映气道阻塞的可逆性。通过给予支气管舒张剂治疗,观察阻塞气道可逆性的方法,称为支气管舒张试验(bronchodilation test, BT)。

一、适应证和禁忌证

(一)适应证

1. 通气功能检查已证实存在气流阻塞的患者 主要用于:① 初次诊断。② 已证实的可逆性气道阻塞,治疗后仍有阻塞性通气功能障碍,随访其可逆性变化,为调整治疗方案提供依据。单纯随访肺功能变化,可不做舒张试验;对呼吸生理和肺功能特点能够熟练掌握,可不做舒张试验。

2. 有反复胸闷、气喘等症状或查体闻及哮鸣音,高度怀疑支气管哮喘,但通气功能检查正常者强调以下几点。

(1)通气功能正常是统计学意义上的正常,真正正常者仅占统计学正常的 95%,有 5% 的正常者是异常诊断。对单一个体而言,通气功能正常可能并非真正的正常,支气管舒张试验后通气功能结果可能更好,此时支气管舒张试验阳性对支气管哮喘的诊断也有一定辅助诊断价值。

(2)通气功能绝对正常的特点是 FVC、FEV_1 占预计值的百分比相似。但若受检者的 FVC 常较高(即"绝对正常"),FEV_1 较低,(其占预计值的百分比明显<FVC% pred)、FEV_1‰接近正常值低限(即"相对正常"),且有小气道功能障碍的表现,是支气管舒张试验的指征。

若 FVC、FEV$_1$ 皆为绝对正常，则是真正的通气功能正常，不是支气管舒张试验的指征。

（3）对用药前后的 FVC 曲线测定应该有非常严格的要求，即皆有至少 3 条可接受曲线，且两条最佳曲线具有可重复性（见前述）；否则有可能是用药前，受检者呼吸动作不熟练，测定值较小；而经过训练后再次测定非常熟练，用药后的测定值必然升高，导致假阳性。

（4）此类患者更宜进行支气管激发试验。

3. 有反复咳嗽、胸闷、气喘等症状或查体闻及哮鸣音，高度怀疑支气管哮喘或 COPD，但单纯通气功能检查显示限制性通气功能障碍者　强调以下几点。

（1）临床提示阻塞性肺疾病，但单纯通气功能检查提示限制性通气功能障碍（即 FEV$_1$% 正常，FVC、FEV$_1$ 下降），需进一步检查和分析。若患者的 MEFV 曲线显示低容积的流量显著下降；肺容积检查，显示 RV、FRC 升高，TLC 正常，也应该诊断为阻塞性通气障碍，称为非特异性通气功能障碍，是一种比较特殊的类型，推测是有小气道功能异常，用力呼气导致小气道陷闭所致。

（2）舒张试验前后应做常规肺功能检查，有助于合理诊断和评估。

（3）FRC 或 TLC 的测定应用重复呼吸法或体容积描记法，单次呼吸法会低估 FRC 或 TLC。

（4）若综合判断确实符合单纯限制性通气功能障碍，应积极查找其他原因。

（二）禁忌证

（1）支气管舒张试验实质是一次用力肺活量检查，需用力完成，因此常规肺功能检查的禁忌证也适合该检查。

（2）该检查常规需应用气道舒张剂，主要是 β$_2$ 受体激动剂和 M 受体拮抗剂，因此下列情况应禁用或慎用。

1）已知支气管舒张剂过敏者，禁用该药物。

2）有严重心功能不全或快速性心律失常者慎用 β$_2$ 受体激动剂；有青光眼、前列腺肥大导致排尿困难者慎用 M 受体拮抗剂。

二、支气管舒张剂的选择和应用方法

（一）临床常用药物及剂型　常用支气管舒张剂有：β$_2$ 受体激动剂、M 受体阻滞剂、茶碱等；改善或消除气道黏膜水肿、减轻气道炎症、扩张气道平滑肌的药物主要是糖皮质激素等。药物可通过吸入、口服、静脉等不同途径给药，吸入速效 β$_2$ 受体激动剂是目前公认的首选给药方法，该类药物的主要特点是：应用方便、起效快、疗效确切、使用剂量少、不良反应少。

1. 吸入型支气管舒张剂　吸入剂型包括定量气雾剂（metered-dose inhaler，MDI）、干粉剂或混液雾化吸入。药物以速效 β$_2$ 受体激动剂最常用，首选沙丁胺醇及特布他林的定量气雾剂，在疗效相当的情况下，吸入剂量仅为口服剂量的 1/10～1/20，如沙丁胺醇 200～400 μg，一般吸入后 5 min 内起效，达峰时间 15～30 min；特布他林类似。M 受体阻滞剂的应用较少，其中首选异丙托溴铵定量气雾剂，一般选择 40～80 μg 吸入，15 min 起效，达峰时间 30～60 min。

对依从性较差的患者可加用储物器（space）或改用射流雾化吸入。

非选择性的肾上腺素能受体兴奋剂，如肾上腺素、异丙基肾上腺素，因不良反应较多，且疗效并不突出，不宜选用。实际上，除个别治疗不正规的单位外，该类药物已淘汰。

2. 非吸入型支气管扩张剂　口服、皮肤贴服、皮下注射、静脉注射等给药方式亦可应用，但仅用于部分对吸入型支气管舒张剂无反应、反应欠佳或不能配合吸入，临床上又高度怀疑有可逆性阻塞的患者。采用该类方式可保障药物进入体内、并到达作用部位，以进一步明确支气管阻塞的可逆性。但该法起效较慢，多需观察数小时或更长，真正需要的机会并不多，临床实用性不强，不推荐应用。

3. 糖皮质激素（激素）　在慢性或老年支气管哮喘患者，常有明显的气道黏膜水肿，吸入气道扩张剂的疗效不佳，可口服激素观察。由于口服激素多需数小时以上起效，达高峰的时间更长，出现稳定的疗效常需数天，故一般治疗 3～5 日复查。常用口服激素有泼尼松、泼尼松龙、甲泼尼龙、地塞米松，首选前两者。

（二）吸入药物的方法

1. 定量气雾剂单剂量吸入法

（1）操作方法：让受检者从残气位或功能残气位开始经口做缓慢深吸气，吸气时间 1～2 s。开始吸气后，操作者马上按下定量气雾药罐，使药物释出，受检者吸入喷雾直至深吸气末（即达肺总量位）（目的是保障受检者吸入和操作同步，以利于药物的充分吸入）；屏气 5～10 s，或在没有感觉明显不适的情况下尽量屏息更长时间（以保障药物在气道内的均匀分布）；然后快速呼气至 FRC。

（2）药物剂量：国外较多指南用沙丁胺醇 4 吸（400 μg）；或异丙托溴铵 4 吸（80 μg），每吸间隔 30 s。统一用法和用量的目的是减少肺功能室间及不同操作者间的差异，保证药物的有效和足量吸入；对可能发生心脏不能耐受或肌肉震颤等不良反应的高危患者，建议分别减少剂量至 200 μg 和 40 μg。

有研究认为速效、长效 β_2 受体激动剂，如福莫特罗，具有与短效 β_2 受体激动剂一样快速起效的特点，且作用持久、沉积率高，但是否能够提高支气管舒张试验的阳性率尚缺乏证据。还有研究表明，在支气管哮喘患者中以沙丁胺醇为舒张剂，剂量 200 μg 与 400 μg 在各时间点上的阳性率无明显差别，且吸入 200 μg 可减少不良反应的发生率。

推荐：鉴于国内黄种人体型较欧美白种人或黑种人小，建议用沙丁胺醇 200 μg 或异丙托溴铵 40 μg 吸入，每吸间隔 30 s。

（3）特点：该法为目前最为常用的方法，操作简便，时间短，价格便宜，适用于绝大多数受检者。

（4）不能忽视的问题：每个受检者皆必须用一个吸入器或储雾罐，避免交叉感染或操作不当。

2. 定量气雾剂单剂量经储雾罐吸入　对部分配合欠佳的患者，可加用储雾罐辅助吸入。方法是受检者口含着储雾罐吸口，待其平静呼吸后，将药物连续 2 次（剂量同上）喷入罐内；而受检者继续平静呼吸。对发生不良反应的高危患者，也可减半吸入。

3. 干粉剂吸入法　受检者口含干粉吸入器，口角不能漏气；从残气位用口作深、慢吸气（需保证有一定的气流量，一般要求 > 60 L/min；流量过低，药物进入周围气道的剂量不足）。该法特点：对受检者的依从性要求低，操作简单，时间短，吸入效果较好，结果稳定，尤适合于年老、体弱、对定量气雾剂配合较差的患者；但年龄过小（一般 < 5 岁）的儿童因其吸气流量较小，不宜用此法。

4. 射流雾化吸入法　以射流雾化器为装置，以高压气源（氧气或空气）为动力，用生理盐水稀释支气管扩张剂，在高速气流作用下产生雾化悬液（亦称气溶胶）吸入支气管。高压气体可由电动压缩泵直接产生，也可采用瓶装高压氧气减压后作为动力。测定时受检者平静自然呼吸，连续吸入雾化悬液。

（1）雾化液配置：多采用药物原液加生理盐水稀释，稀释容积比例一般为 1 : 1，如 5 mg/mL 硫酸沙丁胺醇溶液 1 mL 加入生理盐水 1 mL，或复方异丙托溴铵溶液 2.5 mL 加入生理盐水 2.5 mL。

（2）患者的选择：该法适用于几乎所有受检者，吸入效果好，但需要的时间较长；经口腔和舌黏膜吸入的药物偏多，对上述发生不良反应的高危患者应注意。一旦发生不良反应，需立即停止吸入。

（三）糖皮质激素口服疗法　建议成人用泼尼松或泼尼松龙 10 ~ 15 mg/次或甲泼尼松 8 ~ 12 mg/次，每日 3 次，3~5 d 复查肺功能；避免超过 1 周。该试验的准确率较高，但较为繁琐，较少应用。

三、试 验 前 准 备

与常规肺功能相似，但因吸入药物，要求更高。

1. 病史　除常规肺功能检查的要求外，主要了解：受检者的呼吸系统疾病病史，尤其支气管扩张剂的过敏史及其他不良反应的病史；了解是否有严重心脏病史，体格检查心率应 < 120 次/min。

2. 基本准备　同用力肺活量检查。

3. 停用相关药物

（1）气道扩张剂：吸入短效支气管扩张剂，主要是 β_2 受体激动剂 [如沙丁胺醇气雾剂、特布他林（博利康尼）气雾剂] 者，检查前 4~6 h 停用；吸入中效支气管扩张剂，主要是 M 受体阻滞剂异丙托溴铵需停用 6~8 h；若为口服短效 β_2 受体激动剂或氨茶碱，需停用 12 h。长效或缓释型 β_2 受体激动剂、长效或缓释型茶碱制剂应停用 24~48 h；目前长效制剂类型逐渐增多，作用时间差别较大，一般每日 2 次吸入者需停用 24 h，每日吸 1 次吸入者需停用 48 h。

（2）糖皮质激素：停用吸入激素 12 h，口服激素 48 h。

（3）停用抗组胺药：抗组胺药，如马来酸氯苯那敏（扑尔敏）、西替利嗪及含抗组胺成分的药物 [对乙酰氨基酚（日夜百服宁）、泰诺感冒片、复方可待因糖浆、复发甲氧那明] 等，需停用 12~48 h，其中短效制剂停用 12 h，中效停用 24 h，长效停用 48 h。复方甲氧那明是目前临床应用较多的呼吸系统药物，含非选择性儿茶酚胺、氨茶碱、马来酸氯苯那敏等多种影响气道可逆性的药物，其他复方止咳药物也有类似特点。这些药物的作用强度常超过选择性 β_2 受体激动剂，但临床上容易忽视。

（4）停用气道收缩剂：主要是 β 受体阻断剂，根据药物的作用时间决定停用时间。

（5）测定前 6 h 避免饮用咖啡、浓茶及含乙醇的饮料，测定前 2 h 避免剧烈运动或冷空气吸入，测定前 1 h 停止吸烟。

4. 不能忽视的说明

（1）需进行支气管舒张试验者绝大多数为初次诊断的阻塞性通气功能障碍患者，一般不存在上述停药问题。即使个别患者用药，也基本不影响舒张试验的结果；除非确有必要，再停药后检查。

（2）已经诊断明确、且进行治疗者，大体存在下述三种情况。

1）不需要进行舒张试验，对照治疗前、后的通气功能变化即可判断可逆性。

2）停药不能影响治疗效果，特别是患者的安全性；否则不应该停药，在正规用药的情况下，随访通气功能即可。

3）继续原治疗，需要进行舒张试验，判断治疗效果。若舒张试验阳性，则提示治疗不充足，需提高治疗的层级；若舒张试验阴性，则治疗充足的可能性大，可进一步随访。

四、操 作 流 程

1. 测定基础通气功能　受检者皆需先测定基础通气功能，若确实仍存在通气功能障碍，则进行舒张试验；若肺功能已恢复正常，实际上已证实气道阻塞的可逆性，无需测试，直接发报告即可，但需在报告中说明。

2. 吸入支气管扩张剂　若吸入速效 β_2 受体激动剂，如沙丁胺醇（具体剂量和方法见上），应在吸入药物 15～30 min 重复通气功能检查；若吸入速效 M 受体阻滞剂，如异丙托溴铵，则在吸入 30 min 重复检查。

其他途径给药者，根据药物作用时间重复通气功能检查。

五、结果判断与报告规范

（一）评定参数及标准

1. 可选择的评定参数　主要有 FEV_1、FVC、PEF、FEF_{25-75}、FEF_{50}、气道阻力（R）、比气道传导率（sGaw）、呼吸总阻抗（Zrs）、响应频率（Fres）等，目前应用最多、认可度最高的是 FEV_1。

2. FEV_1 的评定标准及解读

（1）标准：历史上曾经出现多种标准，目前认可度最高的阳性标准是用药后 FEV_1 改善率 ≥12%、且绝对值增加≥200 mL。

（2）改善率的计算方法：有以下两种不同的定义。

$$\Delta FEV_1\% initial = (吸药后\ FEV_1 - 吸药前\ FEV_1)/FEV_1 初始值 \times 100\%$$

$$\Delta FEV_1\% pred = (吸药后\ FEV_1 - 吸药前\ FEV_1)/FEV_1 预计值 \times 100\%$$

1）分析：不同指南对分母是 FEV_1 的预计值还是初始值有分歧。FEV_1 预计值（FEV_1 pred）是根据受检者的性别、年龄、身高、体重等经公式计算获得；FEV_1 初始值（FEV_1 initial）是受检者用药前的实测数值，即公式中吸药前 FEV_1。

1995 年 ERS 和 NVALT 的标准倾向于使用 $\Delta FEV_1\% pred$；2005/2019 年 ATS/ERS 标准、我国和 GINA 标准倾向于 $\Delta FEV_1\% initial$。但仍有多个研究显示：$\Delta FEV_1\% initial$ 与受检者的初始气道阻塞情况相关，不能很好地反映气道反应的可逆性；$\Delta FEV_1\% pred$ 是与气道反应性相关的独立因子，与患者初始气道阻塞情况无关，且能校正受检者的体重、年龄、性别等因素的影响，故较前者有更多优势。也有研究表明，两者敏感性相似，但 $\Delta FEV_1\% pred$ 特异性更好。

2）结合实用性和可操作性，推荐第一种计算方法。

（3）FEV_1 增加绝对值≥200 mL 和改善率改善率≥12% 的关系：一般而言，健康人 FEV_1 的自身日变异率<200 mL，故 FEV_1 增加绝对值≥200 mL 可反映使用药物后的支气管舒张反应，因此 FEV_1 的绝对值增加被认为是反映气道舒张性的良好标准。但如上所述，目前多数指南以 FEV_1 改善率≥12%，同时 FEV_1 增加的绝对值≥200 mL 作为阳性标准，两者是"和"的关系；但也有指南将两者定义为"或"的关系，如 2006 年 GINA。由于临床上经常出现两个指标结果不一致等情况，故必须明确诊断标准是采用"和"还是"或"。当受检者 FEV_1 的预计值或初始值太大或太小时，将出现以下问题：若 FEV_1 的预计值或初始值较大（>1 666 mL），即使 FEV_1 绝对值增加≥200 mL，结果仍为阴性；若受检者 FEV_1 的预计值或初始值较小，即使 FEV_1 改变未达到 200 mL，只要分母足够小，FEV_1 改善率仍可≥12%，故"和"提高假阴性率，"或"提高假阳性率。

（4）推荐标准

1）同时达到上述两个标准为支气管舒张试验阳性。

2）若仅绝对值的增加达标准，且 FVC 较大，同时 MEFV 曲线在低容积部分的图形有明显改善，也认为是阳性,建议治疗后随访;否则认为是阴性。若仅改善率达标准,FVC 较小,同时 MEFV 在低容积部分的图形有明显改善,也认为是阳性,建议治疗后随访;否则认为是阴性。

3) FEV_1 增加<8%(或<150 mL)是比较可靠的正常变异范围,在此范围内被认为是阴性。在两者之间意义不确定,需结合 MEFV 曲线、病史等综合判断。判断标准同2)。

4) 在出现上述 2)、3)两种情况,且难以取舍的情况下,推荐诊断为"支气管舒张试验可疑阳性,建议随访"。

(5) 假阳性的解读:可分为三类情况解读,与适应证相似,分别为:阻塞性通气功能障碍、限制性通气功能障碍和正常通气功能。

1) 问题:一旦诊断阳性,临床医生习惯上诊断为"支气管哮喘",并给予正规抗哮喘治疗,主要是气道扩张剂和激素治疗。可能会出现较多问题,尤其是用药前通气功能正常或限制性通气功能障碍的患者。

2) 原因:由于通气功能检查对受检者配合度的要求非常高,随着检查次数的增多,FVC 和 FEV_1 普遍增大,将导致假阳性。

3) 判断:支气管哮喘或 COPD 患者,其核心变化是周围气道阻塞,故其 MEFV 曲线低容积的流量显著下降,高容积的流量正常或轻度下降;若舒张试验阳性,则周围气道扩张,各容积流量皆升高,FVC(伴 FEV_1)必然增大(图6-33);若仅出现高容积段流量升高(可通过重叠试验判断,图6-34),则假阳性的可能性非常大。若用药前的通气功能和

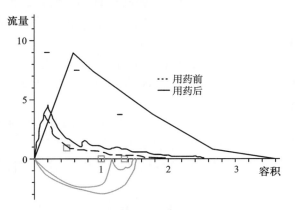

图 6-33　阻塞性通气功能障碍舒张试验阳性患者的 MEFV 曲线

流量低者为吸药前 MEFV 曲线,流量高者为吸药后曲线。吸药后 FEV_1 和 FVC 皆明显增大,且 MEFV 曲线各容积段的流量普遍升高,提示周围气道扩张,流量普遍上升,容积相应增大,故为舒张试验阳性。

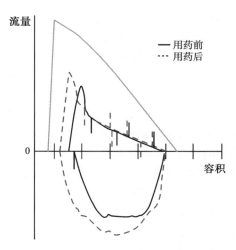

图 6-34　阻塞性通气功能障碍舒张试验假阳性患者的 MEFV 曲线

实线为吸药前,虚线为吸药后。吸药后 FEV_1 和 FVC 皆明显增大,但 MEFV 曲线仅高容积流量升高,低容积无变化,提示周围气道无扩张,容积增大是呼吸动作熟练所致,故为假阳性。

MEFV 曲线皆正常,用药后的 MEFV 曲线几乎是成比例增大,则几乎皆为假阳性(图6-26)。表现为限制性通气功能障碍,无小气道功能异常,舒张后 MEFV 曲线呈等比例增大,则几乎也为舒张试验假阳性。

4) 处理对策:若为阻塞性通气功能障碍,且影像学未发现明显器质性病变,可按哮喘正规治疗,并随访;若通气功能正常或为典型限制性通气功能障碍,建议随访肺功能或进行支气管激发试验;若为典型限制性通气功能障碍,还需进行其他方面检查,查找原因,如是否有肺实质疾病、胸腔积液、胸廓畸形、肥胖等。

3. 其他参数的价值和评价

(1) FVC:与 FEV_1 的判断标准相同,影响因素相似,但价值相对较小,不赘述。

(2) sGaw:较 FEV_1 的敏感性高,阳性判断标准为:改善率为 30%~40%或更高。

(3) FEF_{25-75}:改善率>25%为阳性。FEF_{25-75} 与 FVC 的变化密切相关;若 FVC 明显增大,需进行容积校正,即用 FEF_{25-75}/FVC 评价,FEF_{25-75}/FVC 的改善率达 25%为阳性(见本章第八节)。

(4) PEF、FEF_{50}:前者的改善率达 15%,后者达 25%为阳性。与 FEF_{25-75} 相似,受 FVC 变化的影响较大,必要时用容积校正,不赘述。

(5) $FEV_1\%$:是判断气流阻塞的最主要和最常用的参数,但不宜用于评价舒张试验结果。较多情况下,气道阻塞的轻度改善将导致 FEV_1 的轻度改

善;但 FVC 能充分呼出,其改善幅度较 FEV_1 大,导致 $FEV_1\%$ 下降,出现假阴性。

(6) Raw、sRaw、R_5、Zrs、Fres:四者的价值相似,皆直接反映气道阻力,明显降低为阳性,但具体标准不完全统一。

(7)描图变化:若 MEFV 曲线出现明显的低容积流量改善,而高容量改变幅度相对较小,则是舒张试验阳性的表现;否则是阴性的表现。

(二)报告规范 支气管舒张试验报告应包括检测方法、药物名称和剂量、FEV_1 改变的绝对值和改善率、结果判断等。例如:吸入沙丁胺醇气雾剂 $200\ \mu g$;FEV_1 增加 240 mL,改善率 16%;支气管舒张试验阳性。

六、受检者的个体差异

受检者的个体差异性,例如年龄、疾病阶段、认知能力和动作的协调性等皆将对支气管舒张试验的结果产生影响。本节重点以支气管哮喘为例说明。

1. 年龄 年龄对试验结果有一定影响。试验结果显示:平均年龄较大(59 岁±7 岁)的患者吸入 β_2 受体激动剂后,FEV_1 的改善率及其增加的绝对值均比年龄较轻(40 岁±8 岁)的患者低。因此有学者建议,老年受检者的阳性标准应适当降低。

2. 疾病阶段 在哮喘的不同阶段,气道情况不同,对支气管扩张剂的反应也不尽相同。处于哮喘的缓解期时,由于气道平滑肌本身可能无明显的痉挛,对 β_2 受体激动剂的反应自然较弱。β_2 受体激动剂仅能使痉挛的气道平滑肌迅速舒张,而对黏膜水肿、黏液栓堵塞和已经发生"重塑"的气道无明显作用,故出现这些情况时,舒张试验的阳性率也会降低。

3. 认知能力和呼吸动作的协调性 肺功能检查需要患者的配合,由于患者的年龄、智力、文化水平不同,导致其认知理解能力、配合能力及呼吸动作协调性存在差异,直接影响试验结果。

七、系 统 误 差

系统误差是相对于随机误差而言的,指的是同一被测量物在多次测量过程中,保持恒定或以可预知的方式变化的测量误差的分量。对支气管舒张试验在内的多种肺功能测量而言,其系统误差主要来自于流量计。

八、质 量 控 制

(1)试验用品标准化:定量气雾剂或粉剂为成品,符合规定要求,无需特别强调,但射流雾化需标准化。

试验用的射流雾化器装置和压缩空气动力源都必须有严格的规定和标准化,因为雾化装置、雾化压力和流量、雾粒大小及雾化量等都对支气管舒张试验的结果产生明显影响。

(2)雾化器所产生的雾粒直径以 $1\sim5\ \mu m$ 最理想。

(3)受检者吸入过程应符合要求(见上述,不赘述)。若吸气深度不足、屏气时间过短、与释雾不同步等都会影响试验效果。

(4)通气功能测定必须符合质控要求(见上述)。

(5)不同药物的起效和达峰时间不同,应根据药物的特性而设定合适的检测时间(见上述)。

九、试验结果解读

(一)舒张试验阳性

1. 真阳性 提示气道阻塞有一定程度或完全的可逆性,应积极给予抗炎药和气道扩张剂治疗。

2. 假阳性 临床并不少见,绝大多数为测定错误所致,但技术员、临床医生严重缺乏呼吸生理知识,不能识别。见前述。

(二)舒张试验阴性 与阳性不同,阴性需考虑下述可能的原因(针对吸入气道扩张剂而言)。

1. 假阴性

(1)轻度气道平滑肌痉挛者,其肺功能接近正常,用药后气道舒张程度较轻,容易出现"假阴性"。

(2)黏膜和黏膜下层有明显水肿,即使有明显的支气管平滑肌痉挛,也容易出现"假阴性"。因为气道扩张剂尚未到达平滑肌部位,即在水肿的黏膜中被大量代谢,作用自然有限。

(3)狭窄气道内有较多分泌物或痰栓堵塞时,将影响吸入药物在气道内的沉积和作用,出现"假阴性"。

(4)有明显气道重塑的支气管阻塞患者,即使有明显平滑肌痉挛,也容易出现"假阴性"。

(5)严重气道狭窄,气道扩张剂吸入剂量有限,导致"假阴性"。

(6)缩窄的气道对该类或该种气道扩张剂不敏感。痉挛的平滑肌不一定对所有的支气管扩张剂都敏感,此时应考虑改用不同类型的药物重新检查,如将沙丁胺醇改用异丙托溴铵或长效 β_2 受体激动剂。

(7)试验前数小时内已经充分使用了支气管舒

张剂或已使用激素治疗,药物的作用或后续作用仍持续,气道扩张反应已达极限,再应用气道扩张剂的效果自然不佳,但并不等于气道对该扩张剂不起反应。

(8)受检者配合不当,致使药物作用不佳,不能有效发生舒张反应。为保证药物的吸入,在配合不佳的患者可通过储物器吸入或采用射流雾化吸入等方法,或正规治疗后随访。

(9)使用药物剂量不足,不能有效发挥舒张反应。为明确阻塞支气管的可舒张性,在无明显禁忌证的高危患者,可用较大剂量的支气管扩张剂,如沙丁胺醇 $400~\mu g$ 吸入。

2. 真阴性　狭窄的气道确实无可舒张性,即舒张试验真阴性(图6-35)。在作此结论前应排除上述各方面的因素。

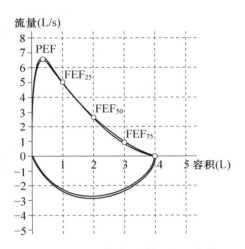

图6-35　用药前后的 MEFV 曲线

两条曲线完全重叠,气道舒张试验阴性;若为 MEFV 的重复性验证,则说明重复性良好。

因此,舒张试验阴性并不表示狭窄的支气管不可逆或对支气管扩张剂治疗无效,需仔细分析原因,必要时重复检查,或改善用药方法或改用其他试验方法(如泼尼松口服试验)复查,或适当治疗后复查,特别是泼尼松口服试验或正规试验性治疗后通气功能仍无改善,方可认为是气道阻塞不可逆。

(三)舒张试验后阻塞明显加重　即吸入气道扩张剂后,患者肺通气功能不但没有改善,反而不断下降,甚至 FEV_1 下降超过20%,达到激发试验的阳性标准。这是一种特殊情况,但并非罕见。

(1)患者确实存在气道高反应性(间接说明存在可舒张性)。药物及其辅助成分直接刺激或低渗透压、低温刺激、高或低 pH 等可诱发气道痉挛。应

立即停止药物吸入,给予吸氧、静脉用药(肾上腺素、糖皮质激素)等处理。

(2)患者确实存在气道高反应性(也间接说明存在可舒张性),但可能与患者对该种气道扩张剂或其辅助成分过敏有关。

无论上述何种情况,若病情较轻,适当治疗后可迅速缓解;若发生严重支气管哮喘发作,需给予以肾上腺素为主的综合治疗。

上述情况皆说明气道存在可舒张性,无需再改用其他药物或方法进行支气管舒张试验。本次急性气道阻塞缓解后,应给予正规维持治疗(同支气管哮喘);并注意改用药物,避免过敏反应再次发生。

十、临床应用时需注意的其他问题

1. 支气管哮喘和 COPD 的鉴别　支气管哮喘和 COPD 是临床上最常见的气流阻塞性肺疾病,且临床表现具有一定程度的相似性,尤其是在不典型患者,需支气管舒张试验作为鉴别诊断的重要依据。若舒张试验阳性即被诊断为哮喘;舒张试验阴性则被诊为 COPD,事实上并不全面。在长期迁延发作的哮喘患者,由于气道黏膜水肿、痰液堵塞等因素,一次吸入药物可能并无明显改善;在 COPD 患者,虽然气道阻塞的可逆性较少,但并非皆完全不可逆,事实上达到舒张试验阳性标准的 COPD 患者并不在少数。只是后者达最大可逆程度时,其 $FEV_1/FVC<70\%$。因此,临床上应避免以舒张试验结果作为鉴别支气管哮喘、COPD 的唯一或特别重要的标准。

临床上 COPD 合并哮喘,或支气管哮喘合并 COPD 的情况并不少见。单纯以舒张试验结果进行鉴别并不合适,综合分析患者的病史、影像学表现、整体肺功能改变(尤其是 MEFV 曲线和 D_LCO)、治疗反应、治疗后的检查结果等更有价值。确实符合两者并存,就应做出两者并存的诊断,但治疗方案选择以支气管哮喘为主。

2. $FEV_1>70\%$ 正常预计值的可疑支气管哮喘　若有高度可疑的临床表现,$FEV_1\%$ 接近正常预计值低限,MEFV 曲线或其他参数提示周围气道阻塞的表现,特别是年轻患者,宜做舒张试验,而不是激发试验;否则容易诱发哮喘急性发作。

3. 指导治疗　若舒张试验阳性,应给予正规的气道扩张剂和糖皮质激素治疗,并随访肺功能。若舒张试验阴性,也不是放弃治疗的指征;若无明显导

致气道阻塞的确切病灶(如气管-支气管受压、大气道病变)也应该正规治疗,并随访肺功能。

4. 评价治疗效果 是否有效不能将 FEV_1 改善作为唯一标准。若 FEV_1 改善,说明气道阻塞改善,治疗有效,是继续应用气道扩张剂的指征;若 FEV_1 未改善,但肺过度充气参数:FRC 或 IC 改善,说明气体陷闭改善(主要见于 COPD),也是继续应用气道扩张剂的指征;若气道阻塞和气道陷闭皆未改善,但呼吸困难等临床症状明显改善,还是继续应用气道扩张剂的指征。

若治疗后支气管舒张试验仍阳性,提示治疗可能不到位,需检查平时用药情况,必要时强化治疗,并随访。

因此支气管舒张试验阳性是应用气道扩张剂的强烈指征,但不能作为唯一指征;随访疗效也不应仅仅选择 FEV_1,整体肺功能、运动能力、生活质量改善也是重要评价标准。

十一、结合其他因素综合评价
支气管舒张试验

(一)试验的目的

1. 协助诊断 如 COPD 的诊断,COPD 和支气管哮喘的鉴别诊断。

2. 指导治疗 主要是气道扩张剂和糖皮质激素的治疗。

(二)试验价值的评价

1. 诊断 对目前 COPD 的诊断标准而言,支气管舒张试验是必须的。但由于假阴性率高,对 COPD 和哮喘的鉴别价值有限,而综合病史(如呼吸困难程度的波动性是大还是小,$PaCO_2$ 升高或降低的速度是快还是慢,是否经常出现夜间喘鸣)、影像学改变(有无肺野外带的肺纹理增多或减少)、MEFV 曲线的变化(是接近斜行下降还是明显凹陷型下降)才更有价值。如患者呼吸困难程度有明显的季节性或地域性变化,$PaCO_2$ 曾有快速升高或快速降低的病史;X 线胸片无明显肺气肿的表现;MEFV 曲线接近斜行下降,是支气管哮喘的指征,应给予正规抗哮喘治疗(包括口服糖皮质激素治疗)。

2. 治疗 对大多数肺功能检查表现为非大气道病变的气流阻塞患者而言,若没有发现其他器质性疾病(如食管裂孔疝压迫气管),无论支气管舒张试验是否阳性皆应给予正规气道扩张剂和糖皮质激素治疗;并随访疗效。

因此,充分掌握呼吸生理学知识和整体肺功能变化的规律,正确分析临床现象是判断气道可逆性和是否需要气道扩张剂治疗的主要标准,气道舒张试验仅起辅助作用。随着对呼吸生理知识掌握水平的提高,支气管舒张试验应该显著减少,对试验的准备内容(主要是药物停用)应该更少。

第十一节 通气功能评价的实例分析

通气功能远比弥散功能测定多,但测定的主观性与应用的理论性之间的不统一经常导致误诊、误治,甚至产生严重后果,本节以实际通气功能检查分析。

一、病 例 1

(一)病史及诊治经过 患者女性,67 岁,气急、胸闷 1 个月,体格检查无异常,心电图、心脏超声检查正常,肺通气功能检查:轻度阻塞性通气功能障碍(图 6-36),经皮动脉血氧饱和度(SpO_2)98%,拟诊支气管哮喘,给予正规吸入糖皮质激素/气道扩张剂治疗无效,后加用泼尼松口服仍无效,且症状进一步加重。在整个就诊过程中,患者曾去过 3 家三甲医院,诊治基本相同,主要是更换吸入药物。

(二)既往诊治分析 患者以气急为主要临床症状,持续大约 1 个月,查体无阳性发现,胸部 X 线片、心电图、心脏超声检查皆无异常;通气功能检查:FEV_1/VC 60%,明显低于占正常预计值的 92%;FEV_1 下降,占正常预计值的百分比为 73.9%,符合轻度阻塞性通气功能障碍的诊断;SpO_2 98%,大体估测换气功能无明显异常。从表面上看,基本排除心脏疾病和肺血管病;由于持续时间约 1 个月,支气管哮喘的诊断似乎能够成立,正规治疗也是合适的,但无效果,且逐渐加重。

(三)合理生理学分析

(1) 尽管有上述 FEV_1/VC、FEV_1 下降;但 MEFV 曲线无阻塞表现,反而呈典型限制表现,各容积流量也符合限制改变;$FEV_1/FVC = 97.95$,提

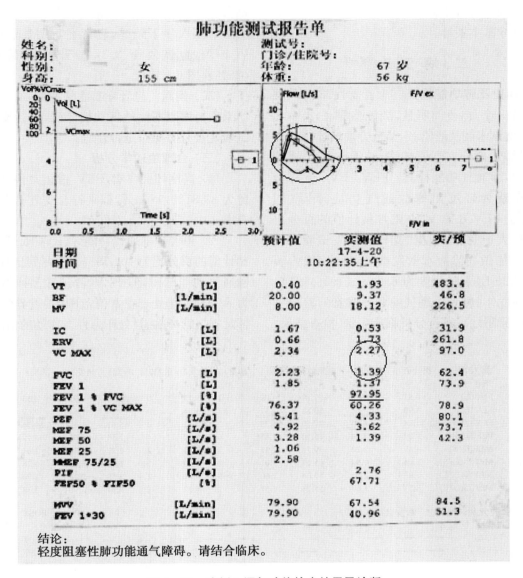

图 6-36　病例 1 通气功能检查结果及诊断

示呼气提前完成,故 MEFV 曲线和 FVC 曲线的图形和数据符合典型限制性通气功能障碍。

(2) VC 2.27 L,占正常预计值的百分比为 97%,远超过正常值低限 80%,提示无限制改变。

(3) 在无气流阻塞的情况下,FVC 应等于 VC 或两者的差异不超过 5% 或 150 mL,FVC 1.39 L,远低于 VC 的 2.27 L,说明 FVC 完成质量远不符合要求,由于 MEFV 曲线正常,说明吸气不充分,爆发性呼气前远未达到 TLC。

(4) 在完成质量不符合要求的情况下,应根据已掌握的呼吸生理知识迅速识别问题,重新进行检查,但技术员、多位呼吸科医生都未能正确评价和诊断。

(5) 综合上述情况,VC 提示无限制,MEFV 曲线和 FVC 曲线的图形和数据提示无阻塞,可得出结论:综合肺活量和通气功能检查结果,通气功能正常。

(6) 由于通气功能检查远未达标,FEV$_1$与正常肺活量的比值(FEV$_1$/VC)必然下降,导致错误诊断。在没有完成充分测定次数和严格质控的情况下,用两个测定的结果比较是不合适的,这也是本书不推荐 FEV$_1$/VC 作为一秒率的主要原因。

(7) 充分掌握呼吸生理知识和肺功能测定要求是评价和诊断肺功能的核心,在测定有明显欠缺的情况下,可根据呼吸生理知识分析、评价,得出正确诊断。

(8) 该患者实质是精神性异常,除气急、胸闷外,还有经常大喘气、失眠、紧张等表现,且主要心、肺功能方面的检查皆正常。最终诊断：焦虑症。治疗近 3 个月才基本缓解。

二、病 例 2

（一）病史及肺功能检查 患者女性，35 岁，反复发作气喘 3 个月，夜间明显，经常憋醒，白天多无明显不适，就诊未闻及哮鸣音，其他方面的体格检查亦未发现异常，拟诊支气管哮喘，给予胸部 X 线片检查无异常，肺通气功能检查：FEV_1/FVC 下降至 64.76％，诊断为轻度阻塞性通气功能障碍（图 6-37）。由于 FEV_1 3.34 L，占正常预计值的百分比为 83.81％，大于 70％，根据"支气管激发试验的指南要求"，又加做高渗盐水激发试验，最终 FEV_1 明显下降至 2.69 L，下降幅度为 650 mL（19％）；且出现哮喘急性发作（患者出现气喘和哮鸣音），符合支气管激发试验阳性。综合分析临床症状、检查结果，

确诊支气管哮喘。由于哮喘发作，FEV_1 下降明显，又给予吸入沙丁胺醇，患者症状明显缓解；15 min 后 FEV_1 也恢复至 3.37 L，升高幅度为 680 mL（25％）（图 6-37）。

（二）问题 患者哮喘症状典型，通气功能检查结果为轻度阻塞性通气功能障碍，进行支气管激发试验是否有必要？是否合适？

（三）合理生理学分析

（1）高度怀疑哮喘，FEV_1 占正常预计值的百分比为 83.81％，＞70％，似乎符合支气管激发试验的要求。

（2）患者基础通气功能好（FVC 5.15 L，占正常预计值的百分比为 107.19％），故尽管出现典型阻塞性通气功能障碍，但 FEV_1 占正常预计值的百分比为 83.81％，仍处于正常值范围（接近异常）；在高度怀疑支气管哮喘、且处于急性发作期的情况下，不应

激发前剂量	预计值	激发前	激发前%	激发1	激发1%	激发2	激发2%	激发3	激发3%	激发4
FVC(L)	4.81	5.15	107.19	5.09	−1	5.17	0	5.00	−2.92	4.53
FEV1(L)	3.98	3.34	83.81	3.37	1	3.34	0	3.28	−1.64	2.69
FEV1/FVC(%)	83.34	64.76	77.70	66.25	2	64.51	0	65.61	1.32	59.30
PEF(L/S)	9.07	7.84	86.50	7.85	0	7.57	−4	7.34	−6.50	6.19
MEF(L/S)	4.49	2.28	50.75	2.31	1	2.33	2	2.27	−0.28	1.64
MEF25(L/S)	2.06	0.94	45.65	1.01	8	0.99	5	1.00	6.36	0.78
MEF50(L/S)	5.01	2.86	57.04	2.60	−9	2.81	−2	2.59	−9.24	1.90
MEF75(L/S)	8.37	4.67	55.78	4.57	−2	4.72	1	4.34	−6.98	3.38

激发后剂量	激发5	激发5%								POST
FVC(L)	—	—	—	—	—	—	—	—	—	5.09
FEV1(L)	—	—	—	—	—	—	—	—	—	3.37
FEV1/FVC(%)	—	—	—	—	—	—	—	—	—	66.25
PEF(L/S)	—	—	—	—	—	—	—	—	—	7.85
MEF(L/S)	—	—	—	—	—	—	—	—	—	2.31
MEF25(L/S)	—	—	—	—	—	—	—	—	—	1.01
MEF50(L/S)	—	—	—	—	—	—	—	—	—	2.60
MEF75(L/S)	—	—	—	—	—	—	—	—	—	4.57

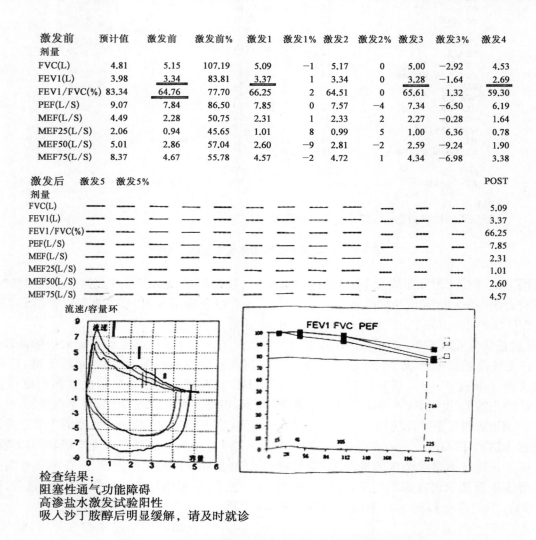

检查结果：
阻塞性通气功能障碍
高渗盐水激发试验阳性
吸入沙丁胺醇后明显缓解，请及时就诊

图 6-37　阻塞性通气功能障碍患者的支气管激发试验

该、不适合做支气管激发试验,而应该做支气管舒张试验。事实上做高渗盐水激发试验的过程中,患者出现哮喘急性发作,又给予支气管扩张剂后才缓解。

(3)高度怀疑哮喘,通气功能检查无阻塞性通气功能障碍、FEV_1 占正常预计值的百分比 $>70\%$ 才是支气管激发试验的指征;有阻塞性通气功能,无论 FEV_1 是否在正常值范围,皆应该做支气管舒张试验。明确诊断哮喘,病情长期稳定,阻塞性通气功能障碍不能完全恢复正常的患者,可以做支气管激发试验评价哮喘的控制水平,调整治疗方案。

(4)缺乏呼吸生理知识,生搬硬套指南数据是错误进行支气管激发试验,且患者出现并发症的主要原因。

三、病 例 3

(一)基本情况介绍　患者男性,15 岁,167 cm,52 kg,反复夜间胸闷、气急、咳嗽近半年,高度怀疑支气管哮喘。肺功能检查:VC 占正常预计值 103%,FVC 占正常预计值 99%,FEV_1 占正常预计值 85%,FEV_1/FVC 75%。

(二)问题　如何评价肺功能结果?应该做支气管激发试验还是舒张试验?

(三)一般分析　与病例 2 有较大程度的相似性。不仅 FEV_1 占正常预计值的百分比 $>70\%$,且 $FEV_1/FVC>70\%$,似乎不符合阻塞性通气功能障碍的诊断,应该做支气管激发试验。

(四)合理的生理学分析

(1)患者少年男性,有典型支气管哮喘发作的临床表现。$FEV_1/FVC>70\%$ 是诊断中、老年为主的 COPD 的标准(即使如此,在高龄患者存在过度诊断,在低龄患者存在较高比例的漏诊),不是肺功能诊断的标准。

(2)在青少年,肺容积小,呼吸肌收缩力强,FEV_1/FVC 基本在 90% 以上;对该 15 岁的男性患者而言,$FEV_1/FVC=75\%$ 即为明显下降,阻塞性通气功能障碍的诊断是可靠的。

(3)在没有气流阻塞的健康人,VC、FVC、FEV_1 占正常预计值的百分比高度一致,即 VC 正常预计值的百分比为 100%;FEV_1 占正常预计值的百分比也大约为 100%,因常有呼气加快,后者占正常预计值的百分比可能更高。本例患者 VC 占正常预计值的百分比 103%,FEV_1 占正常预计值的百分比 85%,明显低于前者,即随着呼气减慢,FEV_1/FVC 明显下降;FEV_1 也明显降低(病例 2 的情况类似),

只是未降至正常值范围以下。

(4)尽管资料不完全,诊断轻度阻塞性通气功能障碍是成立的,支气管哮喘的诊断也是成立的。应该做支气管舒张试验,不宜做支气管激发试验。

(5)在肺功能检查资料不完整的情况下,充分应用呼吸生理知识,结合临床表现评价具有重价值。

四、病 例 4

(一)病史及诊治经过　患者女性,31 岁,气急、胸闷 3 个月,体格检查无异常,心电图、心脏超声检查正常,肺通气功能检查:通气功能正常,支气管舒张试验阳性(图 6 - 38),动脉血气正常,诊断支气管哮喘,给予正规吸入糖皮质激素/气道扩张剂治疗无效,更换多家医院,调整治疗方案,症状仍不断加重。

(二)既往诊治分析　患者以气急、胸闷为主要表现,持续约 3 个月,查体:心、肺未发现异常,胸部 X 线片、心电图、心脏超声、肺动脉 CT 造影检查皆无异常;通气功能检查:正常;支气管舒张试验:FEV_1 改善 460 mL(19%),符合阳性标准;动脉血气分析正常。从表面上看,能排除心脏疾病和肺血管病,支气管哮喘的诊断成立,正规治疗也是合适的,但症状仍逐渐加重。

(三)合理的生理学分析

(1)尽管有临床症状,支气管舒张试验阳性,并排除心脏疾病、肺血管疾病;但用药前后的 MEFV 曲线无阻塞表现,各容积流量也在正常范围;用药前 FVC、FEV_1 在正常范围内,FEV_1/FVC 92.98%,占正常预计值的百分比为 109%,故 MEFV 曲线和 FVC 曲线的图形和数据皆符合通气功能正常的表现。

(2)患者基础肺通气功能非常好,但用药前吸气不充分(MEFV 曲线正常,呼气符合要求),FVC、FEV_1 分别为 3.20 L、2.97 L,占正常预计值的百分比分别为 89%、97%;但用药后再次操作,患者熟练配合,MEFV 曲线成比例扩大,FVC、FEV_1 分别增加至 3.95 L、3.51 L。

(3)在无气流阻塞的情况下,支气管舒张试验应该阴性,即使 FEV_1 增加,增加幅度也非常有限;但本例患者显著增加,必然是呼吸配合熟练程度改善的结果,而不是真正的气道平滑肌扩张。

(4)在通气功能检查完成质量不符合要求的情况下,应根据掌握的呼吸生理知识迅速识别问题,重新进行检查,但与病例 1 类似,技术员、多家医院的

	PRED	BEST	BEST%	Pre1	Pre2	Pre3	POST1	CHG1%	POST2	CHG2%	POST3	CHG3%
		用药前测试					用药后测试					
FVC(L)	3.61	3.20	89	3.20	——	——	3.95	24	——	——	——	——
FEV1(L)	3.07	2.97	97	2.97	——	——	3.51	18	——	——	——	——
FEV1/FVC(%)	85.68	92.98	109	92.98	——	——	88.66	−5	——	——	——	——
FEV1/VC(%)	83.20	82.61	99	82.61	——	——	——	——	——	——	——	——
PEF(L/S)	6.57	4.86	74	4.86	——	——	6.22	28	——	——	——	——
MEF(L/S)	3.93	3.57	91	3.57	——	——	4.45	25	——	——	——	——
MEF25(L/S)	1.90	2.56	135	2.56	——	——	3.07	20	——	——	——	——
MEF50(L/S)	4.11	3.68	89	3.68	——	——	3.47	−6	——	——	——	——
MEF75(L/S)	6.17	4.58	74	4.58	——	——	5.83	27	——	——	——	——
FEV 6s(L)	——	——	——	——	——	——	——	——	——	——	——	——
FVC ins(L)	——	3.34	——	3.34	——	——	3.92	17	——	——	——	——
PIF(L/S)	——	2.44	——	2.44	——	——	3.70	52	——	——	——	——
F50Ex/In(%)	——	209.72	——	209.72	——	——	95.41	−55	——	——	——	——

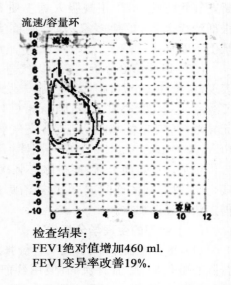

检查结果：
FEV1绝对值增加460 ml.
FEV1变异率改善19%.

图 6-38　病例 4 的支气管舒张试验

呼吸科医生皆因严重缺乏呼吸生理知识而未能正确评价和诊断。

（5）综合分析可得出结论：肺通气功能正常，支气管舒张试验假阳性。

（6）本例再次说明，充分掌握呼吸生理知识和肺功能测定要求是评价和诊断肺功能的核心。

（7）与病例 1 类似，该患者的气急、胸闷实质是精神性因素所致，患者还有焦虑、失眠、紧张、多汗等表现，且主要心、肺方面的检查皆正常。最终诊断焦虑症，去精神科治疗，5 个月后临床症状基本缓解。

第十二节　通气功能的综合评价

肺通气的主要作用是摄取氧和排出 CO_2 以维持正常的动脉血气水平。通气功能正常者换气功能也大多正常，即使稍差，也很有限，不会引起明显的低氧血症。若有肺血管病，则多仅出现换气功能障碍，而肺通气功能正常；若有明显静动脉血分流（如先天性心脏病、肺血管畸形、重度肺动脉高压），则会出现明显的换气功能障碍和低氧血症，因此肺通气功能参数是肺功能测定的基本参数，对疾病的诊断、鉴别诊断和疗效评估皆具有重要价值。

通气功能测定不仅需要判定是否存在通气功能异常，还要判断异常的类型和程度；更高要求是进行定位和定性诊断。通气功能参数非常多，但较多情况下无必要全部测定；但若能对几个价值较高的参数互相印证，则可提高判定的准确性和可操作性，并可能对病变的部位、性质和程度进行判断。临床最常用的肺通气功能检查主要有下述几项。

（一）最大自主通气量　见前述。

（二）用力肺活量曲线和最大呼气流量-容积曲线　见前述。

（三）运动肺功能　见第二十一章

（四）通气储量百分比（percentage of reserve of ventilation）　最大自主通气量减去每分通气量为通气储量（reserve of ventilation），通气储量与最大自主通气量的比值乘以 100% 为通气储量百分比，即：

$$通气储量百分比 = \frac{MVV - VE}{MVV} \times 100\%，正常$$

值 $\geq 93\%$。

通气储量百分比对判断通气功能有重要价值。各种肺内、外病变导致 MVV 减小者，通气储量百分比下降；百分比下降越低，通气功能越差，低至 70%～60% 后（健康人最大运动通气量与最大自主通气量的比值）说明肺功能损害已至严重程度，使患者接近气急阈。

患者的肺功能是否能胜任胸外科手术，Cournand 曾给出下述标准。

（1）93% 或以上：通气功能健全，胸部手术可以胜任。

（2）92%～87%：通气功能尚可，胸部手术可以考虑。

（3）86%～71%：通气功能不佳，胸部手术须慎重选择或尽量避免。

（4）70%～60%：通气功能严重损害，接近气急阈，胸部手术应列为禁忌。

（五）气速指数（air flow velocity index，air velocity index，AI）　由 Gaensler 介绍，实质是 MVV 占正常预计值百分比与 VC 占正常预计值百分比的比值，即

$$AI = \frac{MVV \; 占预计值的百分比}{VC \; 占预计值的百分比}$$

正常情况下，AI=1，临床上主要用来鉴别阻塞性和限制性通气功能障碍。在阻塞性通气功能障碍的患者，VC 正常情况下即可出现 MVV 的下降；一旦出现 VC 下降，MVV 下降将更加显著，因此 AI<1。在限制性通气功能障碍患者，早期即出现 VC 下降，但通过代偿性的呼吸频率增快，MVV 可以正常；若 MVV 下降，则 VC 的下降更加显著，因此 AI>1。在混合型通气功能障碍患者，若 AI<1，则以阻塞性通气功能障碍为主；否则以限制性通气功能障碍为主；若 AI=1，则阻塞性和限制性所占比例接近。

注意：AI 的计算以 VC 和 MVV 的实测值为基础。若 MVV 为换算值，则该参数的准确性下降，甚至得出相反结论，主要见于限制性肺疾病患者。VC 和 MVV 的测定必须准确，否则也将影响判断的准确性。

（朱　蕾　胡莉娟）

第七章
侧 位 肺 功 能

随着胸外科手术技术的进展,手术适应证不断扩大。为保障手术治疗的安全性,术前肺功能检查的重要性日益突出。侧位肺功能测定可对两侧肺功能分别作出评价,对决定患者能否耐受手术及手术范围有重要的参考价值。

一、基本概念

1. 分侧肺功能(separate pulmonary function) 通过双腔气管插管联接肺功能仪进行的左、右两侧肺功能的单独测定,可分别代表左、右两肺通气功能的具体情况,也可计算占总通气功能的比例。健康人左、右两侧肺容积差别不大,受心脏位置的影响,右侧大约占53%,左侧47%,故测定常规肺功能即可反映总体及左、右两侧肺功能状态的变化。但出现明显两侧明显不对称的胸肺疾病时,常规肺功能仅能反映总体变化,不能准确评价两侧的真实情况。因此分侧肺功能对判断两侧肺的功能、指导肺部手术有一定价值。由于该项检查创伤大,操作不变,临床极少应用。

2. 侧位肺功能(lateral position pulmonary function) 左、右侧卧位平静呼吸基线与仰卧位平静呼吸基线的位移占总位移的百分数,可反映两侧肺通气功能占总通气功能的百分比,称为侧位肺功能。侧卧位时下位横膈受腹内压作用上移,上位下移;下位肺血容量增加,上位减少;纵隔向下移位;下位胸廓受压缩小,上位胸廓舒张增大,故下位肺容积减少,上位肺容积增加。由于重力影响,上位肺容积的扩大超过下位肺容积的减少;上位肺功能越好,容积的扩大越显著,因此其平静呼气基线的上移也越明显。侧位肺功能可以粗略地代替分侧肺功能测定。侧位肺功能通常用传统单筒肺量计测定,人工计算;现代肺功能仪由于显示范围有限,且缺乏相应的测定程序,不能进行侧位肺功能测定。因此目前绝大部分单位的侧位肺功能测定实际上处于停止状态。

二、侧位肺功能测定

(一) 测定原理 受检者在不同体位时,重力对肺总量(TLC)和两侧肺容积的影响不同。立位时,横膈下移,胸廓充分扩张,功能残气量(FRC)最大。仰卧位时,横膈和胸廓受压,回流血流量增多,FRC减小。侧卧位时下位横膈受腹腔正压作用上移,上位横膈下移;下位肺血容量增加,上位肺血容量减少;纵隔向下移位;下位胸廓受压缩小,上位胸廓舒张增大,故下位肺容积减小,上位肺容积增大,但上、下位肺容积幅度的变化并不一致,由于重力影响,上位肺容积的扩大超过下位肺容积的减小,故FRC较仰卧位增大,因此患者由平卧位转为侧卧位后,平静呼气基线上移。上位肺功能越好,容积的扩大越显著,基线上移幅度越大;反之基线上移越显著,上位肺功能越好。

图7-1是仰卧(实线)和右侧卧位(虚线)横膈、纵隔和胸廓位置的X线对照模式图,从仰卧位改为右侧卧位时,横膈、纵隔和胸廓有明显的变化。侧位肺功能的具体计算如下。

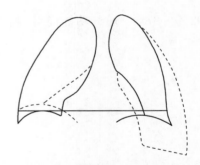

图 7-1 不同位置横膈、纵隔和胸壁位置的
X 线对照模式图

实线代表仰卧位,虚线代表右侧卧位。

健康人左、右侧卧位平静呼气基线与仰卧位基线位移占总位移的百分数即代表该侧肺功能(图7-2),即:

右肺位移13 cm,左肺位移12 cm,总位移25 cm。

右肺功能(%)=13/25×100=53%
左肺功能(%)=12/25×100=47%

如上述,一般情况下,上位肺功能越好,肺容积增加越大,FRC增加越显著,呼吸基线上移越明显,

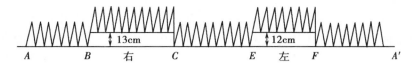

图7-2 侧位肺功能计算模式图

反之亦然。气管、肺部、胸膜、胸廓、横膈、腹腔等病理变化影响位移时,都可改变左右侧肺功能的比值。

（二）应用器材 ① 容积为 $9\sim12$ L 的肺量计。② 硬板床。③ 其他,如联接管、咬口、鼻夹等。

（三）测试方法

1. 准备工作

（1）向受检者说明测验要求,以取得其良好合作,卧床休息 10 min 左右。

（2）肺量计安放钠石灰后充入纯氧 $7\sim9$ L 备用。

2. 操作步骤

（1）受检者仰卧位在木板上,按好咬口,夹上鼻夹,使其习惯测定状态,呼吸片刻后,打开肺量计电源及记录开关,转动三路开关与肺量计相通。待呼吸平稳后记录每分通气量 $1\sim2$ min,显示出满意的平静呼气基线。

（2）转身至右侧卧位（不必中断通气记录）描绘平稳的静息呼气基线 $1\sim2$ min。

（3）按上述操作要求,再描绘仰卧位、左侧卧位、仰卧位静息呼气基线 $1\sim2$ min。然后取出咬口,测定即告完毕。

（四）注意事项

（1）在各种体位进行通气测定时,皆必需保障呼吸自然、平稳。

（2）改变体位时一定要在操作者的帮助下被动、慢慢转动,防止咬口脱出或阻塞,尽量减少通气量或呼吸形态的改变。

（3）平卧位,头、颈、胸、腹要在同一条直线上,双手自然放在身体两侧;侧卧位时,头、颈、胸、腹要在同一条直线上,整个身体要与床垂直,下位下肢伸直,上位下肢略弯曲,上位上肢放于腿上,下位上肢放于床上。

（4）开始测验时,仰卧位呼吸时间可略长,以出现平稳呼吸基线为目的。然后令受检者慢慢转到右侧卧位,在健康人可看到呼吸基线抬高,描记出平稳呼吸基线;再恢复至仰卧位,呼吸基线应回至原来的水平线上;描记数分钟后即令受检者转向左侧卧位,出现与右侧卧位同样的现象,基线上移;当呼吸基线

平稳后,仍回到仰卧位,平静呼吸基线下移,稳定后即拿出咬口,测定完毕。

（五）描图的计算

1. 描图顺序及质量控制 按仰卧位→右侧卧位→仰卧位→左侧卧位→仰卧位的顺序连续 5 次测定,要求呼气基线平稳;在仰卧位时,3 次呼气基线都在同一水平线上;右侧卧位、左侧卧位时的呼气基线平稳抬高,与仰卧位平行,否则需重复测定。

2. 计算步骤（图7-2）

（1）首先将三次仰卧位的呼气基线连成一条直线（A-A'）。

（2）划出右侧卧位线（B-C）、左侧卧位线（E-F）,两者皆必须与仰卧位线平行。

（3）分别测出右、左侧卧位线与仰卧位线的垂直距离,用 mm 表示,并以两者距离之和的百分比表示右肺、左肺的功能。

三、影响侧位肺功能变化的因素

（1）单侧支气管-肺实质病变:任何因素导致单侧支气管的通气和肺扩张功能受限都会导致该肺侧位肺功能的下降,如单侧支气管的严重或完全阻塞、肺不张、大片肺炎性病变、肺水肿、毁损肺、巨大肿块、巨大肺大疱等。

若两侧皆有病变,但程度差别较大时,也出现类似的变化。

（2）单侧胸腔-胸壁病变或纵隔-横膈病变:任何因素的单侧病变都会导致肺扩张受限,导致侧位肺功能下降,如胸腔积液、胸膜肥厚粘连、气胸、胸廓畸形、胸壁损伤、纵隔肿块、膈神经损伤、横膈损伤、膈下占位等。

若两侧皆有病变,但程度差别较大时,也出现类似的变化。

四、影响侧位肺功能准确性的因素

1. 双侧支气管-胸肺实质的均匀病变 导致双侧肺扩张皆同样受限,如 COPD、支气管哮喘、双侧胸腔积液、肺纤维化等。由于广泛性肺扩张受限,改变体位时,FRC 的变化不大,甚至无改变,呼气基线

变化非常小或基本无变化,必然影响侧位肺功能的准确性;若患者合并一侧肺实质或胸廓病变,即使侧位肺功能有明显变化,但测定结果的准确性也明显下降。

2. **胸廓活动度与肺活动度的不一致** 一般情况下,侧位肺功能与单侧肺实质病变有较好的一致性,可比较准确反映其功能变化;但有些情况,如毁损肺或一侧肺切除应该导致该侧肺功能完全丧失,但实际测定时,由于该侧胸廓(包括横膈、纵隔)仍有一定的活动度,常显示一定比例的侧位肺功能,因此准确地说侧位肺功能测定在某种程度上是侧位胸廓(包括横膈)活动度的测定,故反映单侧肺功能有一定误差,应结合受检者的具体情况综合分析。

3. **腹部病变** 限制横膈的活动,导致肺功能下降。肝肿大、胃胀气分别导致右侧和左侧肺功能的下降;肥胖、腹腔胀气、腹水限制双侧肺的活动,导致FRC的变化不明显,常有较大的侧位肺功能测定误差。在气道-胸肺功能正常情况下,无论单侧或双侧腹部病变都可导致侧位肺功能的改变。

因此,侧位肺功能的测定受多种因素的影响,应结合临床情况及必要的辅助检查综合判断其临床价值。

五、侧位肺功能测定的临床意义

(一)判断病变的性质、程度及范围 肺内孤立性肿块(除非巨大者)一般不影响静息状态下肺的扩张,故不影响侧位肺功能。若病变压迫气道,出现气道阻塞;或侵犯胸膜,发生胸膜粘连,将导致肺扩张受限,出现病变侧的肺功能下降;反之,一旦出现病变侧的肺功能下降,应考虑上述并发病变因素的存在,应注意影像学的改变,特别是胸部CT变化,在肺癌患者准备手术时更应注意区分,若能排除气道压迫、阻塞的因素,则是侵犯胸膜(纵隔胸膜侵犯容易忽视)的征象,此时手术的风险较大,手术效果较差。其他良性病灶也有类似特点。侧位肺功能也有一定的鉴别意义,肺门或纵隔淋巴结肿大的患者,若为孤立性肿大,无融合现象,如结节病,则对肺的扩张和纵隔的移动无影响,侧位肺功能正常或基本正常;反之,若为淋巴瘤,出现粘连,则影响肺的扩张和纵隔的移动,出现侧位肺功能下降。

注意轻度的畸形、损伤、粘连或阻塞可导致肺实质和胸廓(包括纵隔和横膈)静息移动的异常,出现侧位肺功能改变,但对肺容积和通气功能的影响不明显;若上述病变显著,则不仅出现侧位肺功能变化,也出现肺容积和通气功能异常。

(二)判断肺部分切除术的可行性 有效肺容积和通气功能下降是影响肺部分切除术的主要因素,是判断手术可行性的基本因素。如第二十四章所述,手术后保存的肺功能符合下述条件可考虑手术,即手术后第1 s用力呼气容积(FEV_1)>0.8 L或最大自主通气量(MVV)/每分通气量(VE)>3。胸肺以外部位的手术容易判断,肺部手术的判断较困难,一般可根据大体切除的肺容积大小判断,但判断的准确性稍差,侧位肺功能可提供更可靠的依据,如在患者同样的身体条件和FEV_1(或MVV)大小,病变侧肺功能占20%较40%的手术安全性大,因为在全肺切除的情况下,前者丧失约20%的有效肺容积,后者则丧失40%的有效肺容积。

(朱 蕾)

第八章
肺内气体分布

通气分布不均或血流分布不均皆可导致通气血流比例($\dot{V}/\dot{Q}$)失调，是导致低氧血症和呼吸困难的常见原因。$\dot{V}/\dot{Q}$测定有多种方法，部分测定倾向于气体分布，部分测定倾向于血流分布或两者的比例，详见第九章。考虑到气体分布有一定的特殊性，且氮浓度Ⅲ相斜率和闭合气容积也曾经是肺功能检查的常规参数，故本章单独描述。

第一节　闭合容积曲线

令受检者呼气至残气容积(RV)位，然后吸纯氧至总肺量(TLC)位，再缓慢呼气至 RV 位。将呼出气的容积和氮浓度分别输入函数记录仪的 x 轴和 y 轴，绘出由 TLC 位呼气至 RV 位的氮浓度变化曲线，称为闭合容积曲线(closing volume curve)，分Ⅰ、Ⅱ、Ⅲ、Ⅳ四相，是测定周围气道功能和气体分布最灵敏的方法，但误差较大，临床较少应用。

(一)发生机制　呼气至 RV 位时，因重力影响，在肺底部，肺泡容积较小，含氮量少；但上、下部肺泡内的氮浓度基本相同，肺底部的小气道关闭(图8-1A)。从 RV 位吸氧至 TLC 位，上、下部肺泡同时扩张(图 8-1B)，但因膈肌的扩张幅度强于肋间肌，下部肺泡的扩张容积较上部大，故进入下肺部的氧多于上肺部，肺内氮浓度自下而上递增。

呼气时，首先呼出解剖无效腔中的纯氧，氮浓度为零，与 x 轴重叠，称为第Ⅰ相。随着上肺无效腔气呼尽，肺泡气开始呼出；下肺无效腔气继续呼出，两者混合，使呼出气氮浓度升高；随着肺泡气呼出比重的增加，氮浓度快速升高，形成第Ⅱ相。然后上、下肺部的肺泡气持续呼出，氮浓度缓慢上升或基本稳定，称为第Ⅲ相，也亦称平台相。呼气终末阶段，随着肺容积的不断减小，小气道开始自下而上逐渐关闭，上部肺泡排气的比重逐渐加大，氮浓度迅速升高，称为第Ⅳ相(图 8-1)。

(二)基本概念及临床意义

1. **氮浓度Ⅲ相斜率**(Ⅲ-phase slope of nitrogen concentration)　即闭合容积曲线第Ⅲ相的斜率，反映各部位肺泡气分布的均一性。如果所有肺泡的通

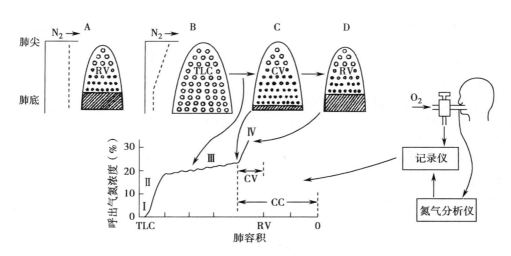

图8-1　氮浓度Ⅲ相斜率和闭合气容积模式图

气功能相同,则氮浓度相等,此相为水平线,Ⅲ相斜率为零,正常略大于零;斜率增加,说明肺泡内气体分布不均一,氮浓度不同;斜率越大,气体分布的离散度越大。

气流阻塞性疾病,如慢性阻塞性肺疾病(COPD)、支气管哮喘产生慢肺泡(第十一章第三节、第四节),吸氧后慢肺泡中的含氮量高于快肺泡,在第Ⅲ相后期,慢肺泡的排气比重增加,导致Ⅲ相斜率增加,曲线变陡。

2. 闭合容量(closing capacity,CC) 平静呼气过程中肺内小气道开始关闭所测得的肺容积。

3. 闭合气容积(closing volume,CV) 曾称"闭合气量"。平静呼气过程中肺部小气道开始关闭时所能呼出的气容积大小,是第Ⅳ相的容积,等于CC与RV的差值。

因为小气道关闭受肺容积影响,为排除此因素,常用CV/VC或CC/TLC评价气道的陷闭状况,比值增加提示小气道过早关闭。健康人年轻时的CV/VC为5%～10%;30岁以后随年龄增长而增大;80岁时可达30%。

在生理状态下,小气道闭合与呼气流量有关,不同呼气流量将显著影响闭合气容积的大小,因此CC和CV测量的重复性较差,目前临床上较少应用;但对理解呼吸生理(包括围手术期的肺功能变化)有重要价值,因此在各种专著或教材仍作为重点阐述。

4. 肺功能区 简称"肺区(lung zone)"。是一种功能概念,不同肺泡群的通气效率可能不同,彼此互不依赖,以并联关系存在的一种生理组合。与肺的解剖分区和血量分区无特定的关系。不同肺功能区的气体分布情况不同,可以将肺分为"快区"、"慢区"和"正常区"。

(1)快区:吸气时肺泡迅速充盈,内压较高的肺区。见于肺实质疾病,如慢性肺纤维化。

(2)慢区:吸气时肺泡缓慢充盈,气体分布较少的肺区。见于周围气道疾病,如COPD。

(3)正常区:肺泡充盈速度介于快区和慢区之间的肺区。是正常肺的基本特点。

第二节 闭合容积曲线的测定

不同仪器测定的原理和方法基本相同,本章以20世纪80年代应用较多的CJ·DQ-1型氮气分析仪为例说明。

(一)CJ·DQ-1型氮气分析仪 该型氮气分析仪可连续测定呼吸气的氮气浓度,通过输出接口连续记录氮气浓度的变化,将其与流量-容积曲线记录仪或肺量计和函数记录仪配套后,能直接描绘氮浓度与肺容积变化的关系曲线,即闭合容积曲线。其测定原理是根据气体分子在高真空和高电压场下发生电离的原理。测氮仪设计在2 mmHg的真空和650 V的电离管内,由真空泵将电离管内抽成真空,针形阀通过调节气体流量控制电离管内的真空度,因此当低压气体通过针形阀进入电离管内,将在高电压下起辉放电,氮离子发出紫色光,经电动机转动叶片,使光通过时产生一定频率的脉冲;用仅允许氮气电离的光波通过滤色片,由光电管接收滤色后的光信号,光电管输出光电流的大小反映气体中的氮气浓度。由于光电流输出信号非线性,因此放大滤波后需进行线性修正再输出至指示器,最后通过记录仪记录出线性的氮浓度变化。

其他各种氮气分析仪的具体应用方法看说明书。

(二)测定过程

1. 测定装置 主要由氮气分析仪、肺量计和记录仪通过连接装置连接而成(图8-2)。

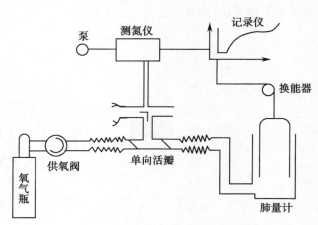

图8-2 闭合容积曲线测定示意图

2. 准备工作

(1)打开氮气分析仪和真空泵电源,调节氮气分析仪,测定空气氮浓度为 80%,测定纯氧气时氮气浓度为零;同时调节 x、y 记录仪的 y 轴,其中最大值为 80%,最小值为 0 点。

(2) 调节换能器,使肺量计每 1 000 mL 反映在记录仪的 x 轴上,为五大格,每小格为 200 mL。

(3) 用氧气冲洗通路,使其充满氧气。

3. 操作步骤

(1) 受检者取坐位。

(2) 向受检者详细说明测定步骤与要求,以取得良好配合。

(3) 给受检者接上咬口、夹上鼻夹,并与三路开关相连接,呼吸空气数次,使其习惯测定状态,再打开记录仪落笔键。

(4) 令受检者深呼气至残气位,若确已呼气完闭,令其用手摇动表示;然后立即转动三路开关,再令其作慢深吸气(约 500 mL/s)至肺总量;随即稳定、缓慢地完成一次呼气(约 300 mL/s)至残气位。随后转动三路开关,使受检者呼吸空气,拿去咬口、鼻夹,再关闭记录仪落笔键,测验即告完毕。

(5) 休息数分钟,待肺内氮气浓度恢复至测验前时的水平时,再重复(3)、(4)的过程,作第二次测验。

4. 计算方法

(1) 划出Ⅲ相氮浓度的平均上升线(图 8 - 3)。

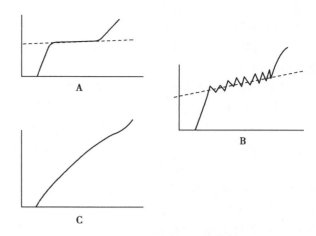

图 8 - 3　Ⅲ相斜率示意图

横坐标为肺容积,纵坐标为呼出气痰浓度。A. 为健康人的图形;B. 为气体分布不均的图形;C. 为严重气体分布不均的图形,Ⅱ、Ⅲ、Ⅳ相的拐点消失,呈直线。

(2) 分别查出呼气 750 mL 和 1 250 mL 时的氮浓度值,并求得其差值。

(3) 计算出Ⅲ相斜率:在 x 线轴取 1 000 mL (一大格)划平行线,得出末端与第Ⅲ相相交的垂直距离(小格数),对应值即为Ⅲ相斜率。

(4) 找出第Ⅲ相与第Ⅳ相之间的氮浓度明显上升的拐点,计算 CV 和 CC。

第三节　吸入气体分布的特点及临床意义

不同情况下气体分布的特点差别较大,对气体交换产生明显影响。

(一)基本概念

1. **胸腔负压的重力依赖性**　正常胸腔为负压,但各部位的压力大小并不相同,随重力而出现体位性差异,表现为上胸部或前胸部的负压大,下胸部或背部的负压小。

2. **气体分布的重力依赖性**　即正常肺内气体分布随重力作用而变化的现象,表现为上肺部或前肺部的含气容积大,下肺部或背部的含气容积少。

3. **血流分布的重力依赖性**　正常肺内血流分布随重力作用而变化的现象,表现为上肺部或前肺部的血流量小,下肺部或背部的血流量大。

(二)正常肺吸入气体的分布　由于健康人胸腔负压、肺容积分布、呼吸肌作用的不同,健康人的气体分布也存在一定程度的差异。

1. **两侧肺之间的气体分布**　分侧肺功能测定显示,健康人于清醒坐位时,右肺通气稍多于左肺,这与右肺容积略大于左肺有关;改为仰卧位后,FRC 减小,但两肺相对通气量无改变;由仰卧位改为侧卧位时,功能残气量(FRC)增大,其中上侧肺的 FRC 增加更显著,下侧肺的 FRC 减少,但上侧肺通气量减少(与上肺血流量减小匹配),下侧肺通气量增加(下肺血流量增加匹配),因为在 FRC 时,下侧横膈的曲率半径大,膈肌收缩力强,故通气量大;上侧肺相反。

在麻醉或人工控制通气时,采取侧卧位并不发生低侧肺通气量的增大,因为丧失了膈肌的代偿作用,且纵隔和横膈的挤压作用也限制肺的扩张。

2. **肺横断面的气体分布**　主要包括含气容积和通气量两方面的内容。尽管上肺的含气容积高,但用放射性核素对肺内气体分布的研究发现:健康人直立位时,肺内各断面有不同程度的通气量不均,下肺部的通气量大于上肺部。主要原因是上位胸腔的负压大,肺泡扩张度大,通气阻力大;加之上位肋间肌的活动度小,通气量自然小(与上肺血流量小匹配);下位肺相反,通过膈肌的收缩,通气量自然较大(与下肺血流量大匹配)。

3. 肺区的气体分布 本处所谓肺区是指具有相同通气率的肺泡群,它们彼此互不依赖,以并联关系存在,这是一种生理组合,与肺的解剖分区无特定的关系。有学者认为,不同部位肺的气体分布不同,可以将肺分为"快区""正常区"和"慢区"。吸气时,快区肺泡迅速充盈,内压较高;慢区肺泡缓慢充盈,气体分布较少;正常区肺泡介于两者之间。肺区不同的机制可能为:① 在吸气期间,一个肺区较另一个肺区的扩张度大,这种区域性容积扩张差异系肺实质膨胀性差异所致。② 在吸气期间,一个肺区较另一个肺区接受的无效腔气多,可能是肺泡的非同步充盈或气道长度的区域性差异所致。③ 吸气充盈和呼气排空的时间过程的区域性差异,与气道阻力和顺应性的区域性差异有关。其中时间常数(气道阻力与顺应性的乘积,RC)的差异是气体分布不均的重要原因。快区肺泡对进入气流的阻力小,顺应性小,RC小;慢区肺泡与之相反;正常区肺泡介于两者之间。

4. 终末肺单位的气体分布 在终末肺单位内,近胸膜端吸入的气体少;近气道端吸入的气体多,导致同一肺单位内的气体分层分布,称之为分层性通气不均。随着支气管分支级数的增加,呼吸道的总横截面积逐渐增大,气体流量逐渐减小。在到达气道末端之前,气体流动几乎停止;从此点至呼吸道末端,气体移动主要以弥散方式进行。由于达到弥散平衡需一定时间,使某个终末肺单位内存在着气体浓度差,即肺单位近气道端吸入的气体多,近胸膜端吸入的气体少,导致吸入气体分布的层状不均。吸气过程中,RC短的肺单位内压高,当吸气终止时,气体重新分布,进入RC长的肺单位,改善气体分布。

5. 吸气时相的气体分布 胸腔内压的区域性差异是导致肺在不同吸气时间气体分布不均的主要因素。胸腔负压梯度自肺尖向肺底递减。若从RV开始吸气,因胸腔上部呈较高的负压,肺底部受重力影响仍为较低的负压或正压,上肺区的肺组织处于容积-压力(P-V)曲线的陡直段,下肺区则处于低位平坦段,故上肺区肺泡先扩张,气体优先向上肺区分布;待吸气至FRC,上下肺皆处于P-V曲线的陡直段,上、下肺区同时充气,在充气时间和数量上亦基本相同;吸气接近TLC时,上肺区肺泡先于下肺区进入P-V曲线的高位平坦段,故上肺区先中止扩张充气,下肺区肺泡继续充气。

尽管健康人存在一定程度的气体分布不均,但正常呼吸情况下的差别不太大,且通过自身调节与肺血流处于相对匹配的状态。

(三)影响吸入气体分布的因素

1. 年龄 在成人,随年龄增大,吸入气分布不均增加。原因可能是肺的退行性变所致,也可能与长期吸入刺激性物质导致的气道损伤有关。

2. 呼吸形式 生理范围内,呼吸形式的改变对气体分布基本无影响;呼吸形式的显著改变,如呼吸频率过快或过慢、潮气量过大或过小皆显著影响气体分布。

3. 肺容积和体位 通过呼吸肌张力和收缩力的改变影响气体分布,具体见上述。

4. 支气管活性药物 吸入组胺引起气体分布不均增加,系因组胺引起小气道收缩所致;吸入M受体阻断剂可使气体分布改善,系因M受体阻断剂引起小气道扩张所致。

(四)临床意义 吸入气分布不均是导致无效腔增加和低氧血症的常见原因,发生气体分布不均的主要病理学基础是不均匀的气流阻力和顺应性。不均匀的气流阻力常见于气道的局部阻塞或陷闭,如支气管痉挛、水肿、受压或肺气肿等。不均匀的顺应性见于不均匀的肺部病变,如肺纤维化、急性肺损伤、肺炎、胸腔积液、肺充血或肺水肿、肺栓塞、肺组织受压等。

因此对上述疾病患者进行吸入气分布的测定,可了解吸入气分布不均的部位及程度,为临床治疗方案的制订、疗效的观察及预后的判断提供依据。当然气体分布测定与血流分布测定同时完成价值更大。见第九章。

(朱 蕾 胡莉娟)

第九章
气体在肺内的交换

肺的主要功能是进行气体交换,而气体交换的完成有赖于肺通气血流比例($\dot{V}/\dot{Q}$)的均衡、弥散功能的良好。任何能引起$\dot{V}/\dot{Q}$失调和弥散障碍的因素,均可导致气体交换功能障碍。

第一节　与气体交换有关的重要概念

（一）气体的基本概念

1. 浓度（concentration）　某物种物质在总量中所占的分量。

2. 气体浓度（gas concentration）　单位气体容积内的气体含量。

3. 大气压强（atmospheric pressure）　简称大气压。由于地球周围空气重量而产生的压强。大气压与高度、温度及其他气候和地理条件有关。

4. 标准大气压（standard atmospheric pressure）　气温0℃、纬度45°、海平面的大气压强。一个标准大气压等于101 325 Pa或760 mmHg。

5. 气体总压（total gas pressure）　简称"总压"。在混合气体或溶解气体的液体中,气体分子运动所产生的总压力,是各气体成分所产生的分压之和。

6. 气体分压（partial gas pressure）　简称"分压"。在混合气体或溶解气体的液体中,各种气体分子运动产生的张力。张力是分压的同义词,特别适用于溶解在液体（如血液）中的气体。

7. 张力（tension）　受到拉力作用时,物体内部任一截面两侧存在的相互牵引力。

（二）呼吸气体的基本概念

1. 吸入气（inspired gas）　机体经鼻腔、口腔或人工气道等吸入气体,进入气道前的气体状态。正常情况下是环境气体,机械通气时则为设定的空氧混合气等。

2. 气道气（airway gas）　外界气体吸入气道后充分湿化、温化后的状态,此时饱和水蒸气压大约为47 mmHg,氧分压较吸入气有所降低。

3. 肺泡气（alveolus gas）　在肺泡内、能够参与气体交换的气体。正常情况下,不同肺区的肺泡气成分恒定,常用呼气末气体表示。与气道气相比,二氧化碳分压升高,饱和水蒸气压恒定,氧分压及氮分压降低。

4. 呼出气（expired gas）　经鼻腔、口腔或人工气道等呼出至外界的气体。

5. 呼气末（end expiration）　呼气即将结束前的阶段。其特点是呼出气流速非常慢,气体成分和浓度比较恒定。

6. 呼气末气（end expired gas）　呼气即将结束前呼出的气体。气体的成分和浓度比较恒定,可反映肺泡气的情况。

7. 混合呼出气（mixed expired gas）　一次正常呼吸呼出的全部气体混合均匀后的状态,包括肺泡气和传导气道内的气体,后者基本不含二氧化碳。

8. 动脉血（arterial blood）　经肺微循环进行气体交换、充分氧合的血液。从肺毛细血管静脉端开始,经肺静脉、左心房、左心室、到体循环动脉的血液都是动脉血。理论上健康人各部位动脉血的氧分压相等,但由于存在代谢及少量解剖分流等原因,实际氧分压逐渐降低。心脏解剖分流量较大,主动脉和肺静脉氧分压差最大,随着年龄增大,该差值逐渐增大。

9. 静脉血（venous blood）　体循环血液到达周围组织器官后,氧分子顺压力梯度弥散出毛细血管供细胞代谢利用,导致氧分压和饱和度大幅度降低的血液。毛细血管静脉端、静脉、右心房、右心室、肺动脉、肺毛细血管动脉端的血液皆为静脉血。由于各器官的供血量和代谢率不同,其静脉血氧饱和度差别较大。

10. 混合静脉血（mixed vein blood）　体循环不同部位回流的静脉血充分混合后的状态。一般为上、下腔静脉血进入右心房，通过右心室充分搅拌后进入肺动脉的血液，故常规通过肺动脉导管进入主肺动脉取血作为混合静脉血。

11. 氧分压（partial pressure of oxygen，PO_2）　混合气体或溶解状态的氧分子运动所产生的张力。

12. 大气氧分压（partial pressure of oxygen in atmosphere）　大气中氧气分子运动产生的张力。大气氧分压随着海拔高度的升高而降低，海平面处大约为 21.3 kPa（159 mmHg），海拔 3 000 m 处降为 17.4 kPa（130 mmHg）。

13. 大气氧浓度（fraction of oxygen in atmosphere）　大气中氧气分子所占的容积百分比，海平面处大约为 20.8%。

14. 海拔高度（altitude above sea level）　某一地点高出平均海水面的垂直距离。国际单位是米（m）。

15. 吸入气氧分压（partial pressure of oxygen in inspired gas，PiO_2）　吸入空气、氧气或其他混合气时，氧分子运动所产生的张力。正常吸入气氧分压为大气氧分压。

16. 气道气氧分压（partial pressure of oxygen in airway gas，$PawO_2$）　吸入气道中的氧分子运动所产生的张力。其大小主要由大气压（PB）和吸入气氧浓度（FiO_2）决定，也受水蒸气压的影响，计算公式为：PiO_2（mmHg）$=FiO_2\times(PB-47)$，47 是正常饱和水蒸气压的大小（单位 mmHg）。正常气道氧分压约为 149 mmHg。

17. 肺泡气氧分压（partial pressure of oxygen in alveolar gas，P_AO_2）　肺泡气内氧分子运动所产生的张力。P_AO_2 随呼吸运动而呈周期性升高和降低，但由于功能残气量的存在，正常波动范围不大，平均约为 104 mmHg。

18. 动脉血氧分压（partial pressure of oxygen in arterial blood，PaO_2）　动脉血物理溶解的氧所产生的张力。正常青壮年为 80～100 mmHg，随年龄增大而降低。

19. 混合静脉血氧分压（partial pressure of oxygen in mixed venous blood，$P\bar{v}O_2$）　混合静脉血中物理溶解的氧所产生的张力。健康人约为 40 mmHg。

20. 氧分压梯度分布（oxygen partial pressure graded distribution）　海平面大气的 PO_2 最高，约为 159 mmHg，经气道、肺泡、肺泡毛细血管、肺静脉、主动脉、体循环毛细血管，到周围组织，PO_2 逐渐降低的分布状态，其中细胞内线粒体的 PO_2 最低，约为 2 mmHg；P_AO_2 是氧梯度分布的关键环节。

21. 正常饱和水蒸气压（normal saturated water vapor pressure）　正常体温状态（37℃）的饱和水蒸气压，约为 47 mmHg。一般气道和肺泡的水蒸气压皆为正常饱和水蒸气压。

22. 大气二氧化碳分压（partial pressure of carbon dioxide in atmosphere）　大气中 CO_2 气体分子运动产生的张力。大气中 CO_2 含量很低，其压力可忽略不计。

23. 肺泡气二氧化碳分压（partial pressure of carbon dioxide in alveolar gas，P_ACO_2）　肺泡气 CO_2 分子运动所产生的张力。各肺区基本相同，随呼吸运动呈周期性变化，但幅度变化不大，与动脉血也基本相同，正常情况下用 $PetCO_2$ 表示。严重气体分布不均时，各肺区出现明显差异，可用 CO_2 波形图表示。

24. 呼气末二氧化碳分压（partial pressure of carbon dioxide in end expired gas，$PetCO_2$）　呼气末气体中，CO_2 分子运动所产生的张力。常用于反映肺泡气的 PCO_2，正常情况下 $PetCO_2$ 与 $PaCO_2$ 基本相等。

25. 混合呼出气二氧化碳分压（partial pressure of carbon dioxide in mixed expired gas，$P_{\bar{E}}CO_2$）　混合呼出气中，CO_2 分子运动所产生的张力。由于气道的传导部为吸入的新鲜气体，故混合呼出气内 CO_2 分压较动脉血或肺泡内低。通过与 $PaCO_2$ 比较，可反映生理无效腔大小，即 $VD/VT=(PaCO_2-P_{\bar{E}}CO_2)/PaCO_2$。

26. 动脉血二氧化碳分压（partial pressure of carbon dioxide in arterial blood，$PaCO_2$）　动脉血物理溶解的氧所产生的张力。正常为 35～45 mmHg。

27. 动脉血气体总压（total pressure of gas in arterial blood）　动脉血中各种溶解气体产生的张力之和。肺泡气与动脉血进行气体交换后，饱和水蒸气变为液态水，故气体总压比大气和肺泡气略低。正常约为 760 mmHg（大气压）$-$47 mmHg（饱和水蒸气压）$=713$ mmHg。

第二节　气体交换的基本概念及其临床意义

肺内的气体交换主要是指肺泡气的氧扩散入血,经血液循环运输至周围组织;血液中的 CO_2 扩散入肺泡,随呼吸运动排出体外的过程。

一、静动脉血分流(vein-arterial shunt)

简称"分流"。氧饱和度低的静脉血不经肺泡周围毛细血管或经过但未进行气体交换,直接汇入肺静脉或左心,最终进入体循环的过程。可以表现为肺内或肺外分流。

1. 肺内静动脉分流　简称"肺内分流"。肺内部分静脉血不经肺泡毛细血管而由支气管静脉和肺内静动脉交通支汇入肺静脉,或肺内部分静脉血经无通气的肺泡毛细血管进入肺静脉的过程。健康人分流量极低,可忽略不计。肺内严重病变时,分流量增加,是发生顽固性低氧血症的主要机制。

2. 生理性分流　健康人在生理情况下发生的静动脉血分流。主要是心内分流,少部分来源于支气管血管和肺循环的吻合支产生的分流。正常值为 3%～5%。

3. 病理性分流　在疾病状态下发生的静动脉血分流。如急性呼吸窘迫综合征(ARDS)的肺泡陷闭和实变部分,肺泡无通气,而肺泡毛细血管存在血流。

4. 解剖分流　静脉血不流经肺泡毛细血管而通过开放的静动脉之间的交通支(静动脉短路)直接流入体循环动脉的过程。健康人主要是心内分流。

5. 功能性分流　在严重通气不足的肺单位,由于肺泡通气量显著减少,肺泡毛细血管血流基本正常或接近正常,导致 $\dot{V}/\dot{Q}$ 显著降低而趋向于零,从而产生类似于静动脉血分流的效应。如此导致的低氧血症,用中、低浓度的氧疗很难纠正,但不同于解剖分流的是吸纯氧后可以明显改善。

6. 静动脉血分流率($\dot{Q}s/\dot{Q}t$)　简称"分流率"。每分钟从右心室排出、未经氧合而直接进入左心室的血流量占右心室总排血量的百分数,正常值为 3%～5%。$\dot{Q}s/\dot{Q}t$ 明显升高对 ARDS 的诊断和治疗有重要价值。肺实变、肺水肿、肺炎是引起肺内分流的三大主要原因。

7. 间歇性分流　间歇发生的静动脉血分流。

8. 呼气相间歇性分流　呼气期,胸廓回缩,肺泡萎陷时发生的静动脉血分流。吸气期在胸腔负压的作用下,肺泡开放,分流消失。主要见于 ARDS。

由于氧解离曲线和 CO_2 解离曲线的特点不同,以及氧和 CO_2 在静、动脉血中的分压差不同,静动脉血分流主要导致顽固性低氧血症,$PaCO_2$ 可以正常或降低。

二、通气血流比例(ventilation perfusion ratio, $\dot{V}/\dot{Q}$)

吸入气体经各级支气管,最后抵达由肺泡和其周围毛细血管构成的肺单位进行气体交换。正常的气体交换,要求吸入气体容积和相应的血液循环均匀分布于每个肺泡及其周围毛细血管。

(一)基本概念

1. 通气血流比例　肺泡通气量和肺血流量之间的比例。两者关系是影响气体交换主要因素。静息状态下,成人每分钟肺泡通气量约 4 L,肺循环血流量约 5 L,即 $\dot{V}/\dot{Q}$ 为 0.8,以此作为评价肺气体交换效率的标准。

2. 通气血流比例失调　$\dot{V}/\dot{Q}$ 明显高于和(或)低于 0.8 的生理或病理生理改变。是临床上导致换气功能障碍和发生低氧血症的最常见原因。

3. 无效腔样效应(dead space effect)　也称为"无效腔样通气"。在高 $\dot{V}/\dot{Q}$($>$0.8)部分,肺泡内气体不能与周围毛细血管进行充分的交换的现象,类似生理无效腔增加。是导致呼吸做功增加和呼吸困难的常见原因。

4. 静动脉血分流样效应(shunt effect)　简称"分流量样效应"。在低 $\dot{V}/\dot{Q}$($<$0.8)部分,肺动脉内的静脉血不能充分氧合进入肺静脉的现象,类似静动脉血分流的效果。是导致低氧血症的最常见原因。

(二)正常 $\dot{V}/\dot{Q}$

由于胸腔内压和肺间质压受重力影响,使血流分布表现为明显的重力依赖性;气体分布也呈一定的重力依赖性,但与血流相比要轻得多,故正常条件下不同肺区的 $\dot{V}/\dot{Q}$ 分布不是均匀的。重力使肺内气体和血流分布存在自上而下的区域性差异,即上肺部气体分布多,血流分布少;下肺部气体分布少,血流分布多,故上肺部$\dot{V}/\dot{Q}>0.8$,下肺部$\dot{V}/\dot{Q}<0.8$,只有中肺部的$\dot{V}/\dot{Q}=0.8$。虽然肺泡通气量与肺血流量有区域性差异,但通过机体的自身调节,使下肺血流量有所减少,上肺通气量有所减少。主要机制为下肺气体分布少,氧分压低,使肺血管收缩,下肺血流量减少,进入上肺的血流量自然增多;反之,上肺气体分布多,则PCO_2低,支气管收缩,进入上肺的气容积有所减少,进入下肺的气容积自然增多;自主呼吸时,由于肩胛部和高位胸廓的活动度较小,上肺通气量减少,而低位胸廓和横膈的活动度较大,使下肺通气量增加,从而使绝大部分肺单位的$\dot{V}/\dot{Q}$维持在0.8左右。

健康人$\dot{V}/\dot{Q}$是肺顶部为3.3,该区血流量相对较少,只能摄取有限的氧;但肺泡通气量相对过度,每一个有血流的肺功能单位都能排出相对较多的CO_2,故P_AO_2高,呼吸气体交换率(R)可达2。肺中、下部的通气量和血流量均明显增加,$\dot{V}/\dot{Q}$接近于正常值,具有较高的气体交换效率。在肺底部,$\dot{V}/\dot{Q}$减小至0.63,呈现出相对通气不足(图9-1)。

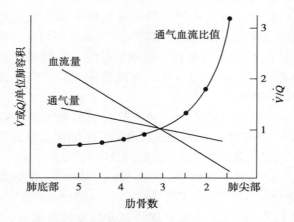

图9-1　垂直位时肺泡通气、肺血流及其比值的区域性差异

该图显示肺底部的肺血流量及肺泡通气量均高于肺尖部,但由于肺血流量的梯度变化大于肺泡通气量的梯度变化,故$\dot{V}/\dot{Q}$自上而下递减。

$\dot{V}/\dot{Q}$相对正常时,肺泡毛细血管中的静脉血可充分动脉化。静脉血原为PO_2 40 mmHg、PCO_2 46 mmHg;动脉血PO_2升至100 mmHg,PCO_2降为40 mmHg。

(三)$\dot{V}/\dot{Q}$失调　主要包括两种情况,即$\dot{V}/\dot{Q}$增加气和$\dot{V}/\dot{Q}$降低,后果是无效腔样通气和静动脉样分流,极端情况是解剖学上的无效腔通气和静动

脉血分流。

1. 分流样效应　由于某些原因,如不完全性气道阻塞、肺泡萎陷等导致局部肺泡通气量不足,血流灌注相对良好,$\dot{V}/\dot{Q}$明显低于0.8。因为肺泡通气量不足,流经肺泡毛细血管的静脉血未能充分进行气体交换就进入动脉,故称为静动脉血分流样效应,后果与静动脉血分流相似,主要表现为低氧血症。

2. 无效腔样效应　由于某些原因,如肺血管痉挛或不完全栓塞(血栓、脂肪、羊水、癌细胞等)造成局部血流灌注量减少,肺泡通气量相对正常,$\dot{V}/\dot{Q}$明显大于0.8。因为肺泡通气量相对正常而肺泡周围毛细血管的血流量减少,进入肺泡的气体不能与周围血流充分交换,造成肺泡无效腔增加,故称谓"无效腔样效应";无血流通过时,则为无效腔通气。肺泡无效腔与解剖无效腔之和称为生理无效腔。生理无效腔越大,通气效率越低;若机体代偿充分,将出现呼吸功明显增加和呼吸性碱中毒,否则将发生通气量不足,出现高碳酸血症和低氧血症。

3. 动脉血气表现　$\dot{V}/\dot{Q}$失调可以是总体性的,如每分通气量减少、呼吸浅快,导致总体$\dot{V}/\dot{Q}$下降,表现为低氧血症和高碳酸血症,实质是肺泡通气量下降;弥漫性肺血管痉挛或肺栓塞,导致总体$\dot{V}/\dot{Q}$增加,无效腔通气量增加,通气效率降低。但更常见的$\dot{V}/\dot{Q}$失调是局部性的、且为不均匀的,主要表现为低氧血症。若无特殊说明,临床上所指的$\dot{V}/\dot{Q}$失调是指局部性的。

4. $\dot{V}/\dot{Q}$失调的调节　人体对$\dot{V}/\dot{Q}$失调有一定的调节能力(正常生理性调节见上述)。$\dot{V}/\dot{Q}$增高时,肺泡PCO_2降低,PO_2升高,前者引起细支气管收缩,通气量减少,$\dot{V}/\dot{Q}$失调改善。$\dot{V}/\dot{Q}$降低时,肺泡PO_2降低,PCO_2升高。低氧引起肺毛细血管收缩,使肺泡周围血流灌注减少,$\dot{V}/\dot{Q}$失调改善。

三、弥散(diffusion)

气体分子由高分压向低分压区域转移的过程称为气体弥散(gas diffusion),简称弥散。在两个相通的容器内,若存在同一种不同浓度(或分压)的气体,则气体分子不断发生相互转移,其净效应是由高浓度(或高分压)区域向低浓度(或低分压)的区域移动,最终两个区域的气体浓度(分压)趋于相等。此后气体交换虽继续进行,但已达到动态平衡,净转移率为零。混合气体的每一种气体分子都是从其分压(而不是总压)高的部位弥散至分压低的部位,直至

动态平衡。

（一）肺内气体弥散　主要是氧和二氧化碳的弥散。

1. 氧在肺内的弥散　简称"氧弥散"。吸入氧气进入交换区后，从肺泡内扩散至肺泡毛细血管内的红细胞，然后与血红蛋白结合的过程。

2. 二氧化碳在肺内的弥散　简称"二氧化碳弥散"。从碳酸氢根（包括血浆内和红细胞内）和血红蛋白氨基上释放的 CO_2 进入肺泡的过程。

3. 弥散量　当分压差为 1 mmHg（或 1 kPa）时，每分钟由肺泡经呼吸膜到达红细胞内或由红细胞内经呼吸膜到达肺泡内的气体容积（mL/min）为该气体在肺内的弥散量（D_L）。由于 CO_2 的弥散速率是氧的 20 倍，因此临床所说的弥散功能障碍主要指氧的弥散障碍。需强调，尽管 CO_2 的弥散速率是氧的 20 倍，但实际弥散量的差别并不大，因为正常肺泡毛细血管膜两侧的氧分压差为 $P_AO_2-P_{\bar{v}}O_2=$ 100 mmHg－40 mmHg＝60 mmHg，CO_2 分压差为 $P_{\bar{v}}O_2-P_ACO_2=$ 46 mmHg － 40 mmHg＝6 mmHg，即前者是后者的 10 倍，因此正常情况下 CO_2 弥散量仅为氧的 2 倍。

（二）气体弥散的途径　肺内气体的弥散包括三个连续不断的过程，即气相弥散（gaseous phase diffusion）、膜相弥散（membrane phase diffusion）和血相弥散（hematic phase diffusion）。

1. 基本概念

（1）气相弥散：肺泡内的气体流动速率几乎为零，氧和 CO_2 等气体分子在肺泡内通过弥散实现转运过程。

（2）膜相弥散：简称"膜弥散"。氧和 CO_2 在扩散膜两侧的转运过程。是气体弥散的主要限速步骤。

（3）血相弥散：氧从毛细血管壁进入红细胞内，与血红蛋白结合；CO_2 从红细胞内释放到达毛细血管壁的过程。

2. 弥散过程

（1）气相扩散：气流至肺泡管后，不再是"团流"，实际上处于"静止"状态，在肺泡内进行扩散运动，与肺内残余气体充分混合。正常肺泡直径平均只有 200 μm，从肺泡管到肺泡周围的扩散距离约为 500 μm，气体扩散在很短的时间内即可达到平衡（<10 ms），故气相扩散不是肺内气体扩散过程的限速因素。但在肺气肿时，肺泡壁被破坏，形成大泡，气体扩散距离明显增加，气相扩散可达 300 ms，此时的气体弥散量将受到影响。

（2）膜相扩散：肺泡毛细血管膜（alveolar capillary membrane，ACM）又称扩散膜或弥散膜（图 9-2），包括肺泡表面液层及其表面活性物质、肺泡上皮、肺泡上皮基底膜、毛细血管基底膜（两层基底膜融合在一起）和毛细血管内皮等部分。弥散靠 ACM 两侧的气体分压差驱动，但 ACM 和气体本身的特性影响弥散速度。机体新陈代谢不断消耗氧，排出 CO_2，肺泡气与肺毛细血管血液之间氧分子与 CO_2 分子相互弥散，并不断被肺泡气排出体外或经血液循环运输至机体组织，从而保障肺换气功能的持续进行。健康成人肺泡的总面积可达 50～100 m^2，而 ACM 厚度<0.5 μm，非常适合气体分子的扩散。当含氧量低的混合静脉血流经肺泡毛细血管时，肺泡内含量高的氧分子顺浓度差跨越扩散膜，由气相进入液相；反之，CO_2 由液相进入气相。根据 Henry 定律，进入液相的气体量与其分压、溶解度成正比，因此气体分子通过扩散膜的速率受该气体溶解度的影响。膜相扩散是影响弥散量的最主要因素。

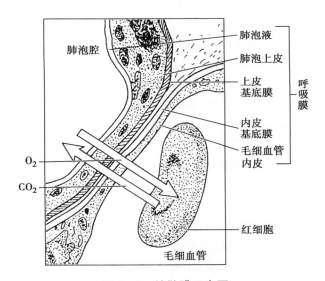

图 9-2　扩散膜示意图

（3）血相扩散：氧分子由 ACM 进入血浆后，还必须通过红细胞膜、胞质，最终与血红蛋白（Hb）结合，变成氧合血红蛋白。由于氧与 Hb 的结合非常迅速，红细胞内游离的氧很少，因此肺泡、血浆和红细胞之间的氧分压梯度得以维持，使氧持续不断地从肺泡内向红细胞内扩散；CO_2 从血液到肺泡的扩散亦如此。氧和 Hb 的结合及 CO_2 的释放皆需要时间，因此血相扩散亦为肺内扩散过程的限速因素之一。血相扩散的速率还受肺血流量、红细胞数量和质量的影响,增加血流量可以增加 Hb 与氧的结合及 CO_2 的释放,从而加速血相扩散;反之,使血相扩散减慢。同样,严重贫血也可导致氧及 CO_2 的血相扩散减慢。

第三节 气体弥散的特性及临床意义

肺内气体弥散主要是氧和 CO_2 的弥散,但临床测定一氧化碳(CO)的弥散,这主要是由气体弥散的特性决定的;当然影响不同气体弥散的因素及其反映的临床意义也有所不同,但理论阐述和临床应用时皆容易混淆。

一、扩散限制(diffusion limitation)和灌流限制(perfusion limitation)

血液流经毛细血管时,肺泡与血液之间的气体交换通过扩散完成,扩散动力是气体分压差;血流经过肺毛细血管时,随着扩散的进行,分压差逐渐减小;当分压差为零时,扩散达到动态平衡。可见扩散动力是一个变量。不同气体的特征不同,从而影响其扩散过程。

(一)扩散限制和灌流限制的概念 气体扩散主要受扩散膜和肺血流量的双重影响,但不同气体受上述两种因素影响的程度可有明显差异。部分气体的扩散速率与肺血流量无直接联系,只受到扩散膜限制,称为扩散限制,如 CO 与 Hb 的结合能力非常强大,从肺泡弥散至周围毛细血管后,血管内的分压接近 0,导致血流量几乎不影响其弥散量大小(与氧不同),可较好反映弥散膜的特性。同样,部分气体的扩散速率不受扩散膜限制,仅受灌流肺泡血流量的影响,称为灌流限制,如氧化亚氮(N_2O)不与 Hb 结合,从肺泡弥散至周围毛细血管后,其两侧分压差迅速达到平衡,净弥散消失;若血流量增大,弥散量也相应增大。

(二)不同气体的扩散特性分析 安静状态下,血液通过肺泡毛细血管的时间约 0.75 s。假如吸入含有适当浓度的 CO、 N_2O 或 O_2 的气体,三者在肺泡毛细血管内的分压变化不同。

1. CO 的扩散 CO 与 Hb 的亲和力极大,当 CO 通过扩散膜进入红细胞后,与 Hb 紧密结合,从而使得血浆 PCO 几乎为零,到血液离开肺毛细血管时(0.75 s),血液 PCO 仅略升高,因此扩散膜两侧的分压差可视为衡量,其大小等于肺泡气 CO 分压(P_ACO),在血液流经肺泡毛细血管的整个过程中,

CO 的扩散速率得以维持。显然 CO 扩散速率与肺血流量无直接关连,仅受扩散膜的限制,故 CO 被称为扩散限制性气体。

2. N_2O 的扩散 N_2O 被吸入后,首先迅速从肺泡扩散至血浆,在肺毛细血管的动脉端,由于存在很大的分压差,血浆中 PN_2O 迅速上升;因为 N_2O 不与 Hb 结合,扩散 0.15 s,扩散膜两侧的分压差即已消除,达到了动态平衡,因此 N_2O 扩散量取决于肺血流量,肺血流量越高,带离肺泡的 N_2O 分子数目越多,扩散速率越大。也就是说,一般情况下, N_2O 的扩散速率不受扩散膜的影响,仅受灌流肺泡血流量的影响,故 N_2O 被称为灌流限制性气体。

3. 氧的扩散 O_2 的扩散特征介于 CO 和 N_2O 之间。 O_2 能与 Hb 结合,但其亲和力远不如 CO。血液流经肺毛细血管时间达 0.3 s 时, O_2 的扩散已达到动态平衡,不再有净转移,其扩散如同 N_2O ,亦为灌流限制。因为灌流限制不能反映呼吸膜的扩散特性,所以临床上常用 CO 弥散量检测呼吸膜的扩散特性,也就是说用 CO 弥散量反映呼吸膜的特性较 O_2 更精确。

(三)氧和 CO_2 的扩散时程及特征 血液流经肺毛细血管的时间很短,约 0.75 s。正常情况下,在毛细血管中 O_2 扩散达到平衡的时间为 0.25～0.3 s, CO_2 扩散的平衡时间约 0.4 s,分别占血流时间的 40% 、 53% ,说明正常情况下两者皆表现为灌流限制,都有较大的扩散储备能力。但在改变某些因素后, O_2 的扩散可由灌流限制转变为扩散限制, O_2 的扩散受阻,如剧烈运动时,红细胞流经肺泡毛细血管的时间缩短至 0.25 s,扩散速率也加快,正常气体交换仍然得以维持;但若有肺部病变,扩散膜对气体转移的阻力增加, O_2 达到动态平衡的时程延长,容易导致低氧血症。扩散膜的增厚、通透性降低或扩散面积减小,均可增加扩散膜的阻力,延长达到平衡的时程。静息状态下,肺部疾病患者的血液能充分氧合,血液流速加快导致氧合障碍,是运动性低氧的原因之一;肺部严重疾病时,扩散膜的阻力显著增加,静息时肺部血液也不能充分氧合,出现低氧血症。

肺部病变不仅增加扩散阻力,还常伴有通气障碍,也会加重低氧血症。

正常情况下,CO_2亦为灌流限制性气体,其扩散时程与O_2相似。其扩散的驱动压(肺血流与肺泡之间的分压差)为 6 mmHg,而O_2为 60 mmHg,故CO_2的驱动压只有O_2的 1/10;但CO_2的扩散能力为O_2的 20 倍,故正常情况下CO_2的弥散量和弥散时间与O_2非常接近,也能在正常时程内达到动态平衡。如同O_2的转移,肺部病变时CO_2转移亦可转化为扩散限制,理论上也可出现高碳酸血症,但实际上非常罕见,因为通过代偿性肺通气量增加可以改善这一状况。

二、影响肺内氧和CO_2弥散的因素

肺内气体交换以弥散方式进行,单位时间内气体弥散的容积为气体弥散的速率(diffusion rate, DR),主要受以下因素影响。

1. 气体的物理特性 组织或血液内的气体浓度常以气体分压表示,某种气体分压的高低主要取决于该种气体的溶解度(S)。溶解度是单位分压下溶解于单位容积溶液中的气体容积,一般以 1 个大气压、38℃、100 mL 液体中溶解的气体的毫升数表示。气体的扩散能力与其溶解度成正比,与其分子量(MW)的平方根成反比,即扩散能力可表示为$S/\sqrt{MW}$,后者称为弥散系数(diffusion coefficient),用 K 简写。弥散系数反映气体的物理特性。虽然CO_2的分子量(44)大于氧(32),但在体液中的溶解度远高于氧,两者分别为 51.5 和 2.14,所以CO_2的弥散系数是氧的 20 倍,同样其弥散能力也是氧的 20 倍。计算公式如下:

$$(51.5/\sqrt{44})/(2.14/\sqrt{32})\approx 20$$

2. 弥散屏障的厚度和面积 扩散屏障的厚度增加,气体扩散所需的时间延长,弥散量下降,即弥散量与扩散距离(d)成反比;扩散面积(A)增大,单位时间扩散的分子数增加,即弥散量与扩散面积成正比。肺弥散异常主要为弥散膜的异常,弥散膜包括肺泡液体分子层及表面活性物质、肺泡上皮细胞及其基底膜、肺泡毛细血管内皮细胞及其基底膜等,任何因素能使弥散屏障厚度增加或弥散面积减小,均会导致气体弥散量的下降。

单纯就氧的弥散而言,红细胞壁的厚度和血红蛋白的表面积也是影响氧弥散的重要因素,严重贫血或红细胞功能异常的患者可出现氧弥散量的下

降;当然红细胞的数量和功能的改变也同样影响CO_2的弥散。

如前所述,正常情况下,O_2扩散的储备能力是由其灌流限制特性决定的,一般扩散膜的改变不会影响氧的扩散,况且肺组织有巨大的气体交换面积和代偿能力,静息状态下仅动用总数的 20%,因此只有扩散膜的变化达到相当程度,由灌流限制转为扩散限制时才能导致低氧血症。

3. 弥散膜两侧的压力差 弥散是指分子由高分压区向低分压扩散,两侧的压力差越大,弥散量越大。

4. 肺泡内的气体扩散距离 正常情况下气相扩散不是肺内气体扩散过程的限速因素,但在肺气肿时,肺泡壁被破坏,形成大泡,气体扩散的距离明显增加,气相扩散可达 300 ms,气体弥散量将下降。

5. 气体分布 支气管哮喘急性发作以弥漫性周围气道阻塞为主要特点,但不同肺区阻塞程度差别较大,出现明显气体分布不均。阻塞重的肺区肺泡通气量显著降低,但肺泡毛细血管血流量相对正常或增加,导致实际弥散膜或有效弥散膜的面积显著减少,气体弥散量降低,这是哮喘患者D_LCO下降和发生低氧血症的主要机制。

6. 气体与血液的接触时间 理论上灌流限制是影响氧弥散能力的主要因素;但正常情况下,红细胞流经肺泡毛细血管的时间为 0.75 s,氧通过 ACM、血浆、红细胞膜及其胞质、与 Hb 氧合的时间为 0.3~0.35 s,足以完成气体交换,因此临床上单纯因血流加快导致低氧血症罕见,但血流加快可加重其他因素导致的低氧血症。CO_2弥散也有类似特点。

7. 通气血流比例与有效弥散面积 气体分布和血流分布对弥散的影响更主要取决于两者的匹配程度,若血流不存在(如肺动脉栓塞,肺弥散膜基本正常),无论通气量多大,皆基本不存在肺泡与血液之间气体扩散;反之,若通气不存在(如支气管急性阻塞,肺弥散膜基本正常),单纯血流量存在或增加也不会发生气体扩散,因此总弥散面积和有效弥散面积是不同的概念。$\dot{V}/\dot{Q}$失调患者,总弥散面积可以正常,但有效弥散面积减少,是导致弥散量下降的主要机制。正常气体交换要求吸入气和相应的血流皆均匀分布至每个肺泡及其周围毛细血管。静息状态下,成人每分通气量约 4 L,肺循环血流量约 5 L,即$\dot{V}/\dot{Q}$为 0.8,以此作为反映肺气体交换效率的标准。若通气、血流分布均匀,两者的比值等于或接近 0.8,气体弥散量将正常;若通气、血流分布不均或

$\dot{V}/\dot{Q}$ 失调,弥散量将下降。

$\dot{V}/\dot{Q}$ 失调是临床上导致 D_LO_2 和 D_LCO 下降的最常见因素,但经常被忽视或误判。

8. **血红蛋白浓度和性质** 由于氧溶解度非常低,氧在血液中主要与 Hb 中二价铁离子(Fe^{2+})结合,故 Hb 浓度和性质不仅是影响组织氧合的主要因素,也是影响氧弥散量的主要因素之一。在没有 Hb 的情况下,肺泡和肺泡毛细血管的氧分压迅速平衡,弥散也迅速终止;在 Hb 正常的情况下,弥散入血的氧迅速与 Hb 结合,从而保持肺泡-毛细血管之间的分压差,氧弥散得以持续进行。Hb 浓度越高,氧合速率越快,氧弥散量越高;否则就越低。同样疾病导致 Hb 的 Fe^{2+} 变为 Fe^{3+},将丧失结合 Hb 的能力,氧弥散量也将明显下降。

特别说明:实际肺功能测定中,用 CO 弥散代表氧弥散,且 CO 与 Hb 的结合能力是氧与 Hb 结合能力的 210 倍,即使 Hb 有所下降,也足以与 CO 充分结合,所以 Hb 是影响氧弥散量的主要因素,但不是影响 CO 弥散量的主要因素。

9. **红细胞结构** 正常红细胞呈圆盘状,表面积大;长径 $6\sim9\ \mu m$,与肺毛细血管相同,保障其巨大的气体交换面积和极短的弥散距离,有利于气体交换的迅速完成。红细胞结构异常将导致氧和 CO 弥散量下降。

10. **血流量** 适当肺血流是维持氧和 CO 弥散的基本因素。正常肺血流量和肺泡通气量匹配,无论静息还是运动时弥散皆正常;在气道-肺疾病患者,常出现局部肺泡通气量下降,故即使血流量增加,也将出现有效弥散面积减少和弥散量下降(支气管哮喘急性发作的典型表现);在左心功能不全患者,尽管肺血容量增多,但血流缓慢,血流量下降,弥散迅速达到平衡,弥散量也随之下降。

11. **毛细血管内径** 正常肺毛细血管内径为 $6\sim9\ \mu m$,与红细胞内径接近,在血流速度较快的情况下,红细胞以一定的变形形式通过毛细血管,故毛细血管内径基本不影响弥散量;在弥漫性毛细血管扩张症患者,血浆成分明显增多,氧的血相弥散距离显著延长,红细胞也可能以多个细胞滚动的形式通过肺毛细血管,O_2 或 CO 弥散量皆显著下降。

12. **温度** 气体扩散的速率与温度(T)成正比。正常情况下,人体的体温基本恒定,对氧弥散量的影响可忽略不计。

13. **吸烟** 是特别容易忽视的因素。吸烟产生的尼古丁和 CO 代谢完毕至少 $12\sim24\ h$,其中后者与 Hb 结合形成的 HbCO 将降低弥散测定时 CO 与 Hb 的结合速率,使实际测定值有所下降,因此若准确评估肺弥散功能,应至少戒烟 12 h 以上。

14. **种族** 弥散功能有种族差异,比如同样条件的黑种人与白种人不同,但机制不明。

第四节　一氧化碳弥散量测定的理论基础与测定方法

CO 弥散的传统测定方法主要有单次呼吸法(single breath method,SB)和重复呼吸法(rebreathing method,RB),前者也称为一口气法。测定仪器主要有传统弥散功能测定仪和现代复合式肺功能仪(同步测定肺容积),两者测定 CO 弥散量的原理和方法类似,差别是前者直观,便于理解,但操作复杂,费时费力,已逐渐被淘汰[本书不再介绍,见朱蕾主编《临床肺功能》(第二版)];后者操作简单,但比较抽象,不容易理解,临床上基本皆采用该类仪器。

一、CO 弥散测定的基本理论

(一) CO 弥散测定的基本原理 肺扩散膜两侧的气体弥散量可用 Fick 定律表示,即:

$$\dot{V}=K\left(\frac{A}{L}\right)\times(P_1-P_2)$$

其中 $\dot{V}$ 代表气体弥散速率,K 代表弥散系数,A 代表弥散面积,L 代表弥散膜厚度,P_1-P_2 代表弥散膜两侧的压力差,因此决定气体弥散速率的驱动力为膜两侧的分压差;在压力差恒定的条件下,气体弥散速率决定于气体分子、弥散膜的特点,包括:① 弥散系数,取决于气体的分子量、溶解度及气体与膜的反应。② ACM 的特点:有效弥散膜的面积和厚度、弥散膜的通透性。

由于肺弥散的特殊性,气体除了通过 ACM(膜相弥散)外,还通过血浆、红细胞膜、与红细胞内 Hb 结合或从红细胞内释放(血相弥散),并在肺泡内有

一定的弥散时间(气相弥散,多数忽略不计),习惯上以肺弥散能力(D_L)代替以上几个特征,故上述公式可简写为:

$$\dot{V}=D_L/(P_1-P_2)$$

肺的气体弥散主要为 O_2 与 CO_2 的弥散,特别是 O_2 的弥散。D_LO_2 的测定理论上是可能的,但技术难度大,主要原因是肺泡毛细血管从动脉端到静脉端的氧分压不恒定,因此仅用于实验研究,临床上选择 CO 进行 D_L 测定,一般由 $1.23\times D_LCO$ 换算为 D_LO_2。之所以选择 CO 作为测定弥散气体是由其一系列的特点决定的。

(二) 选择 CO 作为标记气体测定弥散量的理论基础

1. CO 和 Hb 的结合及其对人体的影响　CO 是一种无色、无味、无刺激性的气体,大量吸入可与 Hb 结合导致严重组织缺氧,但又不引起呼吸困难的表现,不产生紫绀,是一种极其危险的气体。

(1) CO 与 Hb 结合及其对机体的影响的基本特点:O_2 与 Hb 结合形成 O_2Hb,CO 与 Hb 结合生成一氧化碳血红蛋白(HbCO)。尽管空气 O_2 浓度为 20.8%,且与 Hb 的结合能力较强;但 CO 与 Hb 的亲和力是 O_2 的 210 倍,故吸入含 0.1%CO 的气体、且达到平衡后,血液中将有 50% 的 Hb 生成 HbCO,相当于严重贫血。事实上,生成 50% 的 HbCO 比减少 50%Hb 的后果更严重,因为 CO 不仅减少有效 HbO_2 的含量,而且减少 2,3-二磷酸甘油酸(2,3-DPG)的含量,使氧离曲线左移,从而降低氧在组织的释放能力,加重机体的代谢障碍。

(2) 不同 CO 浓度和吸入时间对 Hb 结合氧能力的影响:达平衡状态时,吸入含 0.1% 的 CO 可占据 50% 的 Hb;吸入 0.2%CO 可占据 66% 的 Hb;吸入 0.3%CO 则占据 75% 的 Hb。测定 CO 弥散量(D_LCO)时要吸入 0.3% 的 CO,但并不导致缺氧,因为测定时,受检者吸入气体的时间短暂,其中单次呼吸法大约 10 s,CO 容积占肺内气体容积的比例非常低,进行交换的气体容积更少,故 CO 与 Hb 的结合量非常有限,不会导致缺氧。举例说明如下。

假设受检者的肺泡通气量($\dot{V}_A$ 或 $\dot{V}$)为 5 L/min,心排血量(CO 或 $\dot{Q}$)为 6 L/min。已知每升血液能携氧 200 mL(即血氧容量为 200 mL/L),同样亦能携带 200 mL CO(即血 CO 容量为 200 mL/L),6 L $\dot{Q}$ 所能携带的 CO 容量(动脉血 CO 运输量)为 1 200 mL,即占据 50% Hb 所需要的 CO 容积为

600 mL。吸入含 0.3%CO 的标准气,每分钟进入肺泡的 CO 容积为 15 mL,因此约需要 40 min 才能使 50%Hb 与 CO 结合;在单次呼吸法测定的 10 s 内,只有约 2.5 mL 的 CO 进入血液,因此不会引起不良反应;即使采用重复呼吸法,测定时间也仅数分钟,假如平衡时间长达 7 min,即氦平衡法测定 FRC 的标准时间,进入血液的 CO 也仅有 105 mL,与 Hb 结合的量也不会超过 10%;实际 He(或 CH_4)及 CO 自动测定的时间短得多,CO 与 Hb 结合的量更少,因此常规测定 D_LCO 是安全的。

2. CO 作为测定气体的优点　① 除密度和溶解度有差异外,CO 透过 ACM 的特点与 O_2 相似,通过速率也仅略低于 O_2,大约为后者的 80%,能反映氧的弥散状态。② 除大量吸烟者外,血浆 CO 浓度几乎是零,即肺毛细血管内的 CO 分压(P_C)是零,通过测定肺泡 CO 分压(P_A)即可准确反映 ACM 两侧的 CO 分压差,即膜两侧 CO 分压差=P_ACO-P_CCO=$P_ACO-0=P_ACO$。③ CO 与 Hb 的结合能力是 O_2 的 210 倍,生理范围内的 PO_2 和 Hb 浓度对 D_LCO 测定的影响几乎可忽略不计。④ CO 为扩散限制性气体,多数情况下扩散速率与肺血流状态、血流量无明显关系,几乎仅受扩散膜的限制,与 O_2 相比能更好地反映扩散膜的特性。

上述因素决定了 CO 是反映扩散膜特性的理想气体,且测定简单、方便。

(三) CO 弥散的过程

1. 理论分析　CO 弥散是指 CO 从肺泡内通过 ACM 向红细胞内弥散,并与 Hb 结合的过程,即 CO 的传导过程。尽管 CO 与 Hb 的结合能力远强于 O_2 与 Hb 的结合能力,但弥散量低于后者,因为测定时,CO 需与 O_2 竞争性结合 Hb,即:

$$CO+HbO_2 \rightarrow HbCO+O_2。$$

D_LCO 是指在单位压力差(mmHg 或 kPa)、单位时间(min)内弥散或传导的 CO 容积,即弥散速率可表示为:$D_LCO=\dot{V}CO/P_ACO$。弥散过程或传导过程可分为三部分:CO 在肺泡内的传导(Da),CO 在 ACM 的传导(D_M),CO 在血浆、红细胞膜及其胞质的传导及与 Hb 的结合。Hb 结合 CO 的容积取决于其与 Hb 的反应速率(θ)和肺毛细血管的血容量(Vc)。如前所述,气相弥散时间极短,Da 可忽略不计,故 D_LCO 受后两个阶段影响。

弥散阻力是 CO 弥散所遇到的阻力,可用产生单位弥散量所需的压力差表示。而单位压力差作用

产生的弥散量就是弥散速率,对 CO 在肺的弥散量而言就是 D_LCO。弥散速率是弥散阻力的倒数或弥散阻力是弥散速率的倒数,在两个或多个阻力串联时,总阻力就等于各个阻力之和;CO 弥散的总阻力就是肺泡内弥散阻力、ACM 弥散阻力、红细胞内结合阻力之和。由于肺泡直径很小,气体密度很低,故肺泡内的气体弥散阻力非常小,可忽略不计,CO 总弥散阻力就是 ACM 阻力、与 Hb 结合阻力之和。用公式可表示为:

$$1/D_LCO = 1/Da + 1/D_M + 1/\theta Vc \quad (1)$$

$$1/D_LCO = 1/Da + 1/D_M + 1/Vc \times 1/\theta \quad (2)$$

简化后可表示为:

$$1/D_LCO = 1/D_M + 1/\theta Vc \quad (3)$$

$$1/D_LCO = 1/D_M + 1/Vc \times 1/\theta \quad (4)$$

因此影响 CO 弥散的因素包括 ACM、有效 Hb 浓度和血容量。O_2 可与 Hb 竞争性结合,影响 CO 与 Hb 的结合速率,如上述,生理条件下可忽略不计;pH、$PaCO_2$ 等也可影响 Hb 的构型,影响其与 CO 的结合。但在生理条件下,两者皆在非常小的范围内波动,影响也非常有限,两者皆可忽略不计,因此影响血相弥散量或弥散阻力的主要因素是有效 Hb 浓度(包括红细胞数量、合适的 Hb 结构和浓度、铁离子的特点)和血容量。由于血液内的 CO 浓度几乎为零,且 CO 和 Hb 的结合能力巨大,因此在 Hb 和血容量变化不是非常大的情况下,两者对 D_LCO 影响也非常有限。

2. 膜弥散　即肺泡毛细血管膜的弥散,由于排除了气相弥散和血相弥散过程,可较准确地反映膜相弥散的能力。

公式(4)也可表示为:

$$1/D_LCO = 1/Vc \times 1/\theta + 1/D_M \quad (5)$$

公式(5)实质为线性方程,可改用函数 $y = ax + b$ 表示,其中 x 表示 $1/\theta$,为横轴;y 表示 $1/D_LCO$,为纵轴;a 表示 $1/Vc$(斜率),b 表示 $1/D_M$(截距)(图 9-3)。

由于 O_2 和 CO 与 Hb 竞争性结合,故在 O_2 浓度为 0 的情况下,CO 与 Hb 的结合速度最快,D_LCO 最大,$1/D_LCO$ 最小,在 y 轴上,其大小为截距 $1/D_M$;随着氧浓度升高,CO 与 Hb 的结合速度减慢,θ 减小,$1/\theta$ 增大;D_LCO 线性增大,$1/D_LCO$ 线性减小,可得到斜率 $1/Vc$。因此通过改变氧浓度(一般选择 21%、60%、100%)可计算出 Vc 和 D_M,测定

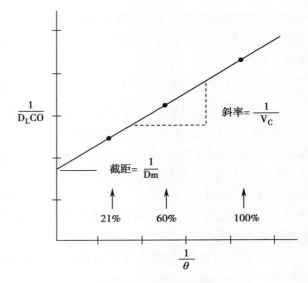

图 9-3　膜弥散的测定

21%、60%、100%代表不同的吸入气氧浓度。

的 D_M 排除了血流的影响,可更好地反映肺泡毛细血管膜的功能状态,称为膜弥散。

3. 血相弥散　如上述,血容量是影响氧弥散量的限速因素,但在正常生理条件下或较轻的病理变化状态下,血流速率、红细胞、血红蛋白等对 D_LCO 的影响不大。当然红细胞或肺血容量的明显变化也影响 D_LCO。

二、一氧化碳弥散量的临床测定

CO 弥散量测定的主要方法是单次呼吸法和重复呼吸法。单次呼吸法于 1915 年由 Krogh 报告,于 20 世纪 50 年代由 Forster 与 Olgilvie 等加以改进并应用于临床,又称为改良 Krogh 法。重复呼吸法开始较晚,但发展较快,也是临床常用的标准测定方法。

(一)肺弥散测定的重要概念

1. 肺弥散量(diffusion capacity of the lung, D_L) 简称"弥散量"。单位气体分压差(1 mmHg 或 1 kPa)、单位时间(min)由肺泡或红细胞内经肺泡毛细血管膜弥散的气体容积(mL)。主要是指 O_2 和 CO_2 的弥散量。

2. 肺一氧化碳弥散量(diffusion capacity of carbon monoxide in the lung, D_LCO) 简称"一氧化碳弥散量"。单位分压差(1 mmHg 或 1 kPa)、单位时间(min)内,由肺泡经肺泡毛细血管膜到达红细胞内、与 Hb 结合的 CO 容积(mL)。

$D_LCO = \dot{V}CO/(P_ACO - PcCO)$,其中 $\dot{V}CO$ 代表肺摄取 CO 的速率,P_ACO 代表肺泡气 CO 分压,

PcCO 代表肺泡毛细血管血 CO 分压,正常测定时几乎为 0。

上式可简化为:$D_LCO = \dot{V}CO/P_ACO$。

3. 每升肺泡容积的一氧化碳弥散量(diffusion capacity for carbon monoxide per liter of alveolar volume,D_LCO/V_A,KCO) 又称"一氧化碳比弥散量",简称"比弥散量"。D_LCO 与肺泡气容积(V_A)的比值,即单位肺容积的 CO 弥散量。由于排除了肺容积的影响,对不同个体肺弥散能力的比较更有价值,也就是说健康成人、儿童或不同性别、身高者的 D_LCO 可以不同,但 KCO 接近。气道-肺实质疾病常导致 D_LCO 和 KCO 的同时下降;但在肺内孤立病灶、肺部分切除、肺外疾病患者,由于通气肺组织正常,常仅有 D_LCO 下降,KCO 基本正常。

4. 一氧化碳弥散量测定(CO diffusion capacity test) 受检者在一定肺容积(常规为 TLC 或 FRC)吸入含 0.3% CO、10% He(或 CH_4 等)、21% O_2 及 N_2 平衡的混合气体,达一定要求后呼气;呼气过程中,呼出的水蒸气和 CO_2 被吸收,连续测定 CO 浓度,通过公式计算出 D_LCO。主要包括单次呼吸法和重复呼吸法。

(1)单次呼吸法(single breath method,SB):简称"一口气法"。受检者呼气至 RV,继之快速吸入含 0.3% CO、10% He(或 CH_4 等)、21% O_2 及 N_2 平衡的混合气体,至 TLC,屏气 10 s 后呼气。呼气过程中,呼出的水蒸气和 CO_2 被吸收;正常情况下去掉最初的 750 mL 呼出气(一般包括无效腔气、无效腔与肺泡混合气、少部分肺泡气),即为混合均匀的肺泡气,测定 He(CH_4)和 CO 浓度,通过公式计算出 TLC 和 TLC 位的 D_LCO。

(2)重复呼吸法(rebreathing method,RB):受检者在 FRC 平静呼吸储存袋内含 0.3% CO、10% He(或 CH_4 等)、21% O_2 及 N_2 平衡的混合气体。呼气过程中,呼出的水蒸气和 CO_2 被吸收,连续测定 CO 浓度,通过公式计算出 FRC 和 FRC 位的 D_LCO。

(二)单次呼吸法和重复呼吸法的比较 在早期阶段,两种测定方法的差别较大,测定仪器和测定的精确度也有较大不同,但现代测定方法发生巨大变化,其主要特点是通过一套仪器和一瓶测试气体(标准气)完成两种方法的测定,只是某些特点有一定差别,简述如下。

1. 单次呼吸法的基本特点 优点是操作高度标准化,直观,重复性好,对适合人群的精确性高,是目前常规的测定方法。缺点是要求受检者快速吸气、屏气、呼气,对受检者配合程度的要求高;不适合于运动时测定;也不适合于下列患者:明显气短的患者,FVC 明显减小的患者,有明显气流阻塞的患者。

虽然屏气测定是非生理性的,但由于高度标准化,测定结果仍然可以作为判断病情严重程度的良好标准。

2. 重复呼吸法的基本特点 在自然呼吸状态下完成测定,因而更符合受检者的生理特点,可适用于各种情况,对通气、血流分布及肺容积变化的影响较不敏感,即单次呼吸法不能测定的患者可通过重复呼吸法完成,也是目前常规的测定方法。缺点是缺乏高度标准化的要求,缺乏公认的 D_LCO 正常预计值公式,测定结果的精确性和重复性可能稍低;测定时间较长;严重气体分布时,D_LCO 的准确性也下降。

3. 两种方法的结果比较 ① 重复呼吸法测定 FRC 位的 CO 弥散量(常简称 D_LCOrb),单次呼吸法测定 TLC 位的 CO 弥散量(常简称 D_LCOSB),因而前者的测定值较后者小。② 两种方法的测定值密切相关,如用肺容积加以校正,则两者之间无明显差别,除非有明显 $\dot{V}/\dot{Q}$ 失调;如上述,一旦有明显 $\dot{V}/\dot{Q}$ 失调,重复呼吸法的测定值更可靠。

早期 CO 弥散量的测定设备复杂,标准气的配置和气体浓度测定也不方便,且与肺容积(TLC 或 FRC)分开测定,目前基本淘汰,本书不再介绍,见朱蕾主编《临床肺功能》(第 2 版)。现代 CO 弥散量的测定与肺容积的测定同步完成,测定迅速、方法,见本章第五节。

第五节　一氧化碳弥散量与肺容积的同步测定

用 He 测定肺容积的方法有密闭式或开放式稀释法,可同步测定 D_LCO,分单次呼吸法(测定 TLC)和重复呼吸法(测定 FRC);CH_4 的分布和分析速度更快,既可用类似氦稀释法的单次呼吸法(测定

TLC),也可用内呼吸法(测定 TLC),也同步测定 D_LCO。用 N_2 测定肺容积的方法为密闭式或开放式氮稀释法——重复呼吸法,也可同步测定 D_LCO。

(一)测定方法

1. 单次呼吸法 受检者按要求呼气至 RV,继之迅速吸入标准气(含 10% He 或 0.3% CH_4、0.3% CO,浓度可能略低或略高,以实际值为准)。待受检者充分吸气(即达肺总量位)后屏气 10 s,然后快速呼气。内置计时器自动计时和计算屏气时间,包括一段吸气时间、屏气平台时间、一段呼气时间;目前比较公认的计算方法以深吸气前 1/3 与后 2/3 的交界作为开始点,呼气采样时间的中间点作为终止点,两点之间为屏气时间。呼气过程中水蒸气被吸收;气体分析仪连续测定呼出气 He(或 CH_4)、CO 的浓度,从而计算出 TLC 和 TLC 位的 D_LCO(图 9-4)。

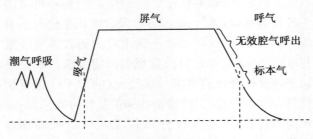

图 9-4 单次呼吸法测定 TLC 和 D_LCO 示意图

两条虚线之间的时间为屏气时间

2. 内呼吸法 受检者按要求在 RV 位快速吸入标准气(含 0.3% CH_4、0.3% CO,以实际浓度为准)至 TLC 位,不要求屏气,然后以大约 0.5 L/s 的流量均匀呼气,内置计时器计算时间,气体分析仪快速实时测定呼出气的 CH_4、CO 浓度,计算出 TLC 和相

应的 D_LCO。

3. 重复呼吸法 受检者按要求平稳呼吸(即在 FRC 位呼吸)标准气(含 10% He、0.3% CO,以实际浓度为准)。平稳呼吸过程中,He 和 CO 逐渐分布入肺泡,其中最终呼出气 He 浓度不再继续下降(达平衡状态),气体分析仪终止测定;内置计时器自动计时。根据玻意耳定律和平衡后的 He 浓度、分布容积计算出 FRC 和 FRC 位的 D_LCO(简称 D_LCOrb),见图 9-5。

(二)测定程序 完成 FVC 或 VC 测定后进入该测定。

1. 单次呼吸法的具体测定程序

(1)受检者取坐位,夹上鼻夹、口含咬口平稳呼吸,直至绘出平直的静息呼气末基线;并计算出 ERV 等储存,用于容积参数之间的换算。

(2)受检者按要求用力呼气(即达残气位)后快速吸足气(即达肺总量位),屏气 10 s(9～11 s);再快速用力呼气(即达残气位)。

(3)拿去鼻夹,取出咬口,测定完毕。快速吸气时吸入的肺容积为 VCi,用于容积参数之间的换算和计算肺泡气容积(V_A)。快速呼气的初始部分为气道气及气道与肺泡的混合呼出气,必须舍弃不用,常用舍弃量为 1 L 或 0.75 L(不同仪器有差别,参考说明书);其后的呼出气为肺泡气,用于标示气体浓度的测定。

内置计时器自动计时,气体分析仪测定 He(或 CH_4)、CO 的浓度,计算出 TLC 和 TLC 位的 D_LCO,并换算出 RV、FRC 和 D_LCO/V_A,其中 RV=TLC-VCi,FRC=RV+ERV;最后计算出占正常预计值的百分比。

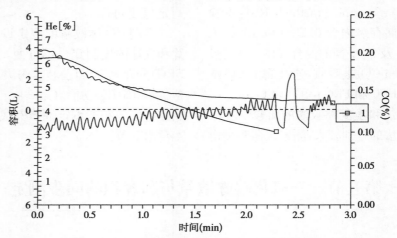

图 9-5 重复呼吸法测定 CO 弥散量实测图

上面下降线为氦浓度变化,下面下降线为 CO 浓度变化。

（4）休息 5 min 后再次测定，测定结果的差异≤10％，认为两次测定具有可重复性，取两次结果的平均值；否则休息 5 min 后再次测定；若仍达不到要求，结合病史，选取可能的"最佳值"，并在报告中标明。

2. 重复呼吸法的具体测定程序

（1）受检者取坐位，夹上鼻夹、口含咬口后平稳呼吸。

（2）受检者按要求充分吸气（即达肺总量位），短暂屏气后尽力呼气，测定肺活量（VC），重复测定 3 次，取最大值储存，用于换算其他肺容积参数和计算 V_A。

（3）受检者平稳呼吸，直至描出平直的静息呼气末基线，计算出 ERV 等储存，用于容积参数之间的换算；然后开始平稳呼吸储气袋内的标准气，呼出气 He 浓度稳定后，自动显示测定结束。

（4）拿去鼻夹，取出咬口，测定完毕。

内置计时器自动计时，气体分析仪自动测定 He、CO 的浓度，计算出 FRC 和 FRC 位的 D_LCO，并换算出 RV、FRC 和 D_LCO/V_A，其中 RV＝FRC－ERV，TLC＝RV＋VC，最后计算出占正常预计值的百分比。

（5）休息 10 min 后再次测定，测定结果的差异≤10％，认为两次测定具有可重复性，取两次结果的平均值；否则休息 10 min 后再次测定；若仍达不到要求，结合病史，选取可能的"最佳值"，并在报告中标明。

3. 内呼吸法的具体测定程序

（1）受检者取坐位，夹上鼻夹、口含咬口后平稳呼吸，描出平直的静息呼气末基线，计算出 ERV 等储存，用于容积参数之间的换算。

（2）受检者按要求用力深呼气（即达残气位）后，迅速用力深吸气（即达肺总量位），操作者加盖限流阀；然后令受检者慢速、均匀呼气，至最大限度（即达残气位），并计算出该肺活量（VC）储存，用于容积参数之间的换算和计算 V_A。要求呼气流速 0.3～0.7 L/s，限流阀帮助维持该流速。

（3）移除限流阀，受检者平静呼吸，拿去鼻夹，取出咬口，测定完毕。

内置计时器自动计时，气体分析仪自动测定 CH_4、CO 的浓度，计算出 TLC 和 TLC 位的 D_LCO，并换算出 RV、FRC 和 D_LCO/V_A，其中 RV＝TLC－VC，FRC＝RV＋ERV，最后计算出占正常预计值的百分比。

（4）休息 5 min 后再次测定。若测定结果的差异≤10％，认为两次测定具有可重复性，取两次结果的平均值；否则休息 5 min 后再次测定；若仍达不到要求，结合病史，选取可能的"最佳值"，并在报告中标明。

（三）质量控制

1. 无效腔的控制　咬口、呼吸管路、过滤器、阀门的系统无效腔＜200 mL，冲洗容积要超过系统无效腔与生理无效腔之和，即至少需要 0.75～1 L；若 FVC＜2 L，冲洗容积可以减少至 0.5 L。

2. 采样容积　一般需要 0.5～1 L，CH_4 测定时的采样容积较小，He 测定时较大；若 FVC＜1 L，采样容积可以＜0.5 L。

无论何种情况，皆要保证排空无效腔，采集到足够的气体浓度稳定肺泡气。

3. 肺活量的测定　无论何种测定方法，皆需重新测定 VCi 或 VC，并储存，用于换算 RV 等容积参数和计算 V_A。各测定值和肺活量测定中显示的 VC 的差值应≤5％。

4. 测定方法的选择　单次呼吸法尽管不符合呼吸生理，但有明确规范，测定结果的稳定性、重复性好，在正常通气功能、轻-中度限制性通气功能障碍、轻度阻塞性通气功能障碍的受检者宜首选。

相对单次呼吸法而言，内呼吸法主要是降低了屏气时间的要求，准确性差，适应证相似，但范围相对更广，可用于气道阻塞程度较重的部分患者。

重复呼吸法可用于无肺功能检查禁忌证的各种情况，但主要用于不适合单次呼吸法测定或内呼吸法的患者。在 FVC＜0.75～1 L 的受检者，由于连接管路和气道的无效腔相对较大，标示气体不能进入所有肺泡；在严重气流阻塞患者，气体分布不均，标示气体不能充分或均匀分布至所有肺泡；在明显气短的患者，无法在短时间内收集到浓度稳定的肺泡气，皆宜选择重复呼吸法，而不宜选择单次呼吸法和内呼吸法。

5. 不同测定方法的具体要求　达下述要求称为可接受的测定。

（1）单次呼吸法：① 吸气与呼气动作皆均匀、迅速，吸气时间＜4 s，呼气时间≤4 s。② VCi≥85％ 最大 VC 或 FVC。③ 屏气时间 8～12 s。④ 屏气描记线平直，即屏气时的肺容积恒定。⑤ 样本采集时间＜3 s。⑥ 屏气时口压不宜过高。

（2）重复呼吸法：① 至少有 3 次稳定的潮气呼吸后开始测定。② 测定 FRC 时的呼气末基线平直，即在正常 FRC 位呼吸。③ 测定 FRC 过程中的 He 浓度曲线平稳下降，结束时不再下降，维持稳定。

（3）内呼吸法：① 至少有 4 次稳定的潮气呼吸

后开始测定。② VCi≥85% 最大 VC 或 FVC。
③ 呼气均匀、慢速，流量 0.3～0.7 L/s。

（四）测定次数和测定间隔　至少测定两次，两次之间至少间隔 5 min；测定次数不宜超过 5 次。用重复呼吸法测定时，由于吸入的标示气体多，充分呼出需要的时间较长，应延长测定的间隔时间，推荐至少 10 min。

（五）可重复性的评价　不同的测定方法不完全相同，皆至少有两次可接受的测定；否则不能进行可重复性评价，并在报告中标明。

1. 单次呼吸法　两次测定的 TLC 差异≤10% 或 300 mL；两次测定的 D_LCO 的差异≤10% 或≤

3 mL/(min·mmHg)[或 1 mmol/(min·kPa)]。

2. 内呼吸法和重复呼吸法　两次测定肺容积或 D_LCO 的差异≤10%。

（六）测定结果的报告　选择两次可重复性的测定，计算两次测定的平均值作为 TLC（或 FRC）、D_LCO 和 D_LCO/V_A 的实测值；若后者经过吸入气氧分压、Hb、碳氧血红蛋白等校正，需同时给出校正值，即 D_LCOc 和 D_LCO/V_Ac 的结果。若未达可重复性要求，则结合病史选择 1 次可能最佳的可接受的测定，计算实测值及校正值，并在报告中标明。内置电脑软件自动计算实测值、校正值，以及占正常预计值的百分比；并显示、储存和打印。

第六节　弥散功能与肺容积同步测定的临床实例分析

单次呼吸法和重复呼吸法皆完成肺容积和 CO 弥散量的同步测定（图 9-6），显著减少测定程序；

气体分析仪连续监测 He（或其他示踪气体）浓度和 CO 浓度。在重复呼吸法，示踪气体浓度达稳定状

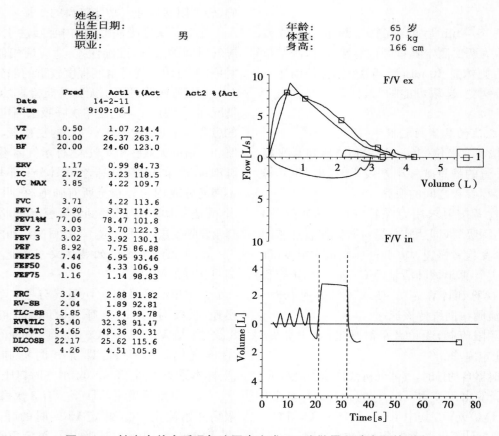

图 9-6　健康人单次呼吸气法同步完成 CO 弥散量和肺容积的测定

正常肺功能：CO 弥散量、肺容积和通气功能皆正常。

态时自动终止测定(图9-8)。

一、病 例 1

为健康体检者(图9-6),完成常规肺功能检查,即主要完成肺活量曲线测定(未显示)、完成MEFV曲线和FVC曲线(后者未显示)的同步测定、用一口气法完成肺总量和弥散功能的同步测定。潮气容积测定仅数次呼吸,无法达到稳定静息平稳呼吸的要求,VT、VE皆过大,无法准确评价通气状态(下同);其他各项肺功能检查配合佳,MEFV曲线除尖峰略有顿挫外,余充分达标,FVC、FEV$_1$、FEV$_1$/FVC、FEF$_{25}$、FEF$_{50}$等通气功能参数皆正常,且核心参数占正常预计值的百分比在100%以上,说明通气功能正常,通气储备大、通气能力强;此类受检者的VC、TLC不仅正常,且应该与FVC一致,检查结果确实如此;呼气末容积参数(FRC、RV)应该正常,且多在正常范围低限,该例结果亦如此;D$_L$CO、KCO应该与通气功能匹配,该结果亦如此,两者占正常预计值的百分比皆超过100%。故单纯根据本次检查结果即可得出结论:配合佳,肺功能正常。

二、病 例 2

为慢性阻塞性肺疾病患者(图9-7),完成常规肺功能检查,即主要完成肺活量曲线测定(未显示)、完成MEFV曲线和FVC曲线(后者未显示)的同步测定、用一口气法完成肺总量和弥散功能的同步测定。各项肺功能检查配合佳,皆充分达标。通气功能检查:轻度阻塞性功能障碍,故FEV$_1$/FVC下降;FEV$_1$轻度下降,PEF、FEF$_{25}$、FEF$_{50}$、FEF$_{75}$等通气功能参数皆下降,以低容积流量下降更显著;患者能充分呼气,FVC、VC正常,且两者基本相等(差值在5%以内);患者肺组织破坏轻、且能充分呼气,故TLC和呼气末容积参数(FRC、RV)正常或正常高限;气体分布不均,D$_L$CO、KCO轻度下降。故单纯根据本次检查结果即可得出结论:配合佳,轻度阻塞性通气功能障碍,轻度换气功能障碍。

三、病 例 3

为慢性阻塞性肺疾病患者(图9-8),完成常规肺功能检查。

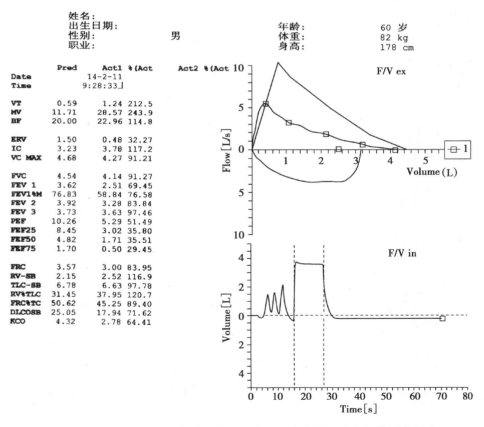

图9-7　慢阻肺患者单次呼吸气法完成CO弥散量和肺容积的同步测定

轻度阻塞性通气障碍,除RV/TLC略增大外,其余肺容积参数的测定结果基本正常,D$_L$CO和KCO轻度下降。

出生日期：　　　　　　　　年龄：　　　64 岁
性别：　　　　　男　　　　体重：　　　47 kg
职业：　　　　　　　　　　身高：　　　160 cm

	Pred%	(Act1/Pred)%	(Act2/Pred)%
Date		2003-4-01	
Time		9:39:41AM	
VT	0.34		
MV	6.71		
BF	20.00		
ERV	1.03		
IC	2.12		
VC MAX	3.23	3.13	96.99
FVC	3.06	3.13	102.2
FEV 1	2.45	2.02	82.46
FEV1%M	79.80	64.47	80.79
FEV 2	2.69	2.43	90.41
FEV 3	2.80	2.68	95.92
FEV3%E		85.72	
PEF	7.83	4.41	56.34
V 75	6.94	2.86	41.20
V 50	3.75	1.22	32.60
V 25	0.98	0.39	39.52
MVV	92.09		
FEV*30	92.09	60.54	65.74
FRC	3.24	2.41	74.34
RV-He	2.09	1.54	73.79
TLC-He	5.36	4.30	80.26
RV%TLC	40.09	35.84	89.38
FRC%TC	56.63	55.99	98.87
TLCOSB	24.34	10.54	43.31
KCO	5.68	2.51	44.17

A

生日：　　　　　　　　　　年龄：　　　64 岁
性别：　　　　　男　　　　体重：　　　47 kg
职业：　　　　　　　　　　身高：　　　160 cm

B

```
                                        Pred% (Act1/Pred)
Date                                    2003/04/01

TLCO rb.....[ml/min/mmHg]          6.61   4.49   67.9
TLCO rb c...[ml/min/mmHg]          6.61   1.87   28.4
VA rb...................[1]        3.23   3.93  121.6
TLCOc/VA..[ml/min/mmHg/1]          2.21   1.17   53.0

FRC-He.................[1]         3.24   3.73  115.1
ERV....................[1]         1.03   1.20  116.9
RV-He..................[1]         2.09   2.53  121.1
VC IN..................[1]         3.23   3.48  107.9
TLC-He.................[1]         5.36   6.01  112.1

RV % TLC-He...........[%]        40.09  42.12  105.0
FRC % TLC-He..........[%]        57.24  62.05  108.4

Time-RB...............[s]                136.0
V-RB..................[1]                22.71

VT....................[1]         0.34   0.58  172.6
BF.................[1/min]       20.00  17.48   87.4
MV.................[1/min]        6.71  10.12  150.8

VC MAX................[1]         3.23
```

图 9-8　不同方法完成常规肺功能测定

A. 为用单次呼吸法同步测定肺容积和弥散量,皆显著下降,不符合呼吸生理特点,结果作废;B. 为用重复呼吸法完成 CO 弥散量和肺容积的同步测定。严重气体分布不均,近 3 s 时氦浓度达稳态,测定自动终止;结果显示:RV 增大,FRC、TLC 正常高限,VC 正常,D_LCO 和 KCO 轻、中度下降,D_LCO 校正值重度下降。

（1）首先主要完成肺活量曲线测定（未显示）、完成 MEFV 曲线和 FVC 曲线（后者未显示）的同步测定、用一口气法完成肺总量和弥散功能的同步测定（图 9-8A）。各项肺功能检查的配合尚佳,测定基本符合要求。通气功能检查:轻度阻塞性功能障碍,故 FEV_1/FVC 下降;FEV_1 在正常低限,PEF、FEF_{25}、FEF_{50}、FEF_{75} 等通气功能参数皆下降,以低容积流量下降更显著;患者能充分呼气,FVC、VC 正常,且两者相等;患者能充分呼气,TLC 和呼气末容积参数（FRC、RV）应该正常或正常高限,但实际上皆下降,提示气体分布严重不均,用一口气法测定不合适,D_LCO、KCO 轻度下降的结论也不可靠。故单纯根据本次检查结果即可得出结论:配合尚佳;轻度阻塞性通气功能障碍;轻度换气功能障碍,结果供参考,建议用重复呼吸法测定。

（2）用重复呼吸法测定该患者的肺容积和弥散功能（图 9-8B）。患者近 3 s 时氦气浓度达稳态,测定自动终止,提示存在严重气体分布不均,用一口气法测定确实不合适;测定结果显示:RV 增大,FRC、TLC 正常高限,VCi 正常,D_LCO 和 KCO 轻、中度下降,D_LCO 校正值重度下降。结论:配合佳;轻度阻塞性通气功能障碍,CO 弥散量轻度下降,比弥散量中度下降,CO 弥散量校正值重度下降。

四、病　例　4

为重度慢性阻塞性肺疾病患者（图 9-9）,完成常规肺功能检查。

仅显示用重复呼吸法测定肺容积和弥散功能。患者接近 4 s 时氦气浓度达稳态,自动终止测定,提示存在严重气流阻塞和气体分布不均,RV、FRC、RV/TLC、FRC/TLC 显著增大,TLC 增大,容积变化符合疾病特点;再者标准气中的氦气浓度高（10%）,容易准确测定,结果可信。弥散功能显示有较大问题,比如 D_LCO 占正常预计值的百分比为 62.7%,其校正值不能显示;D_LCO/V_A 占正常预计值的百分比为 101.4%,不符合疾病的特点;再者标准气中 CO 太低（0.3%）,长时间呼吸过程导致 CO 在呼出气的浓度更低,测定的准确性难以保证,结果不可信。

该例重点提示在严重气流阻塞和气体分布不均的患者,即使用重复呼吸法测定弥散功能,结果也可能严重偏离实际情况,需结合临床及其他检查综合评价,特别是 PaO_2。

单纯针对弥散功能的报告:配合佳;重复呼吸法测定 CO 弥散量轻度下降,比弥散量正常,CO 弥散量校正值不显示,不符合疾病特点,结果供参考;氦气平衡时间近 4 s,提示存在严重气体分布不均。

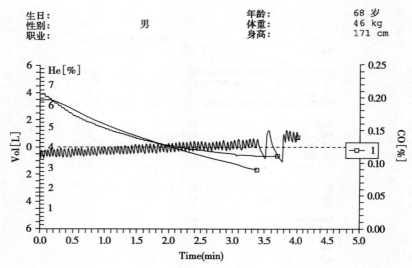

生日：
性别： 男
职业：
年龄： 68 岁
体重： 46 kg
身高： 171 cm

Date	Pred%	(Act1/Pred)	
		2003/04/01	
TLCO rb.....[ml/min/mmHg]	6.76	4.24	62.7
TLCO rb c...[ml/min/mmHg]	6.76		
VA rb................[l]	3.52	6.65	189.0
TLCOc/VA..[ml/min/mmHg/l]	1.91	1.94	101.4
FRC-He................[l]	4.00	6.41	160.1
ERV..................[l]	1.28	1.09	85.1
RV-He.................[l]	2.45	5.32	217.1
VC IN.................[l]	3.72	2.08	55.8
TLC-He................[l]	6.27	7.63	121.7
RV % TLC-He...........[%]	41.39	69.74	168.5
FRC % TLC-He..........[%]	58.08	83.98	144.6
Time-RB...............[s]		203.0	
V-RB..................[l]		38.37	
VT...................[l]	0.33	0.67	205.0
BF...............[1/min]	20.00	17.11	85.6
MV...............[1/min]	6.57	11.53	175.4
VC MAX................[l]	3.72		

图 9-9　用重复呼吸法测定肺容积和 CO 弥散量

接近 4 s 时氦气浓度达稳态,自动终止测定,患者气流阻塞明显加重,RV、FRC、RV/TLC、FRC/TLC 显著增大,TLC 增大,提示气体分布严重不均,达稳态所需时间更长,D$_L$CO 不能准确显示。

五、病 例 5

该患者女性,年龄 56 岁,身高 161 cm,体重 66 kg。完成常规肺功能检查(图 9-10),即主要完成肺活量曲线测定、完成 MEFV 曲线和 FVC 曲线(后者未显示)的同步测定、用一口气法完成肺总量和弥散功能的同步测定。除潮气容积测定外;肺活量和其他通气肺功能检查配合佳,FVC、FEV$_1$、FEV$_1$/FVC、FEF$_{25}$、FEF$_{50}$ 等通气功能参数皆正常,且核心参数占正常预计值的百分比约 100%,说明通气明功能正常。此类受检者的 VC 不仅正常,且应该与 FVC 一致,检查结果确实如此;呼气末容积参数(FVC、RV)和 TLC 也应该正常,但前两者的结果升高,其中 FRC 受静息呼吸基线影响,可能有所升高或降低,但 RV 为充分呼气后的结果,应该正常,但该患者明显升高,与通气功能和 VC 的检查结果不一致,故 RV、FRC 的结果不可靠;TLC 尽管正常,且与 VC、FVC 一致,但因 TLC、FRC、RV 相互之间换算完成,故 TLC 尽管直接测定,但结果是否准确也难以确定;既然 TLC 可能不可靠,以 TLC 为基础完成的 D$_L$CO、KCO 的结果也可能不可靠,尽管后两者的结果正常,但准确度难以评价。单纯根据本次检查结果得出结论:配合佳;肺通气功能正常;弥散功能正常,可能有一定程度的误差,结果供参考。

进一步翻阅该肺功能仪的其他测定情况,在健康人,呼气末肺容积的测定结果绝大多数升高,说明仪器或标准气有问题,联系厂家检修,但几次仍未解决。

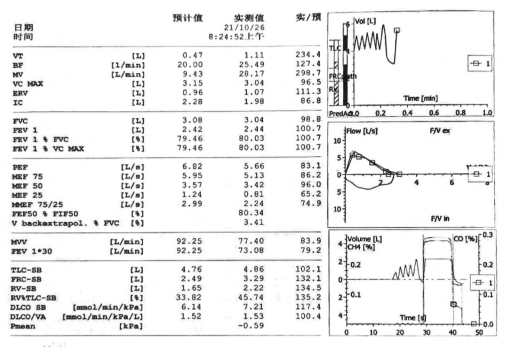

日期 时间			预计值	实测值 21/10/26 8:24:52上午	实/预
VT		[L]	0.47	1.11	234.4
BF		[1/min]	20.00	25.49	127.4
MV		[L/min]	9.43	28.17	298.7
VC MAX		[L]	3.15	3.04	96.5
ERV		[L]	0.96	1.07	111.3
IC		[L]	2.28	1.98	86.8
FVC		[L]	3.08	3.04	98.8
FEV 1		[L]	2.42	2.44	100.7
FEV 1 % FVC		[%]	79.46	80.03	100.7
FEV 1 % VC MAX		[%]	79.46	80.03	100.7
PEF		[L/s]	6.82	5.66	83.1
MEF 75		[L/s]	5.95	5.13	86.2
MEF 50		[L/s]	3.57	3.42	96.0
MEF 25		[L/s]	1.24	0.81	65.2
MMEF 75/25		[L/s]	2.99	2.24	74.9
FEF50 % FIF50		[%]		80.34	
V backextrapol. % FVC				3.41	
MVV		[L/min]	92.25	77.40	83.9
FEV 1*30		[L/min]	92.25	73.08	79.2
TLC-SB		[L]	4.76	4.86	102.1
FRC-SB		[L]	2.49	3.29	132.1
RV-SB		[L]	1.65	2.22	134.5
RV%TLC-SB		[%]	33.82	45.74	135.2
DLCO SB		[mmol/min/kPa]	6.14	7.21	117.4
DLCO/VA		[mmol/min/kPa/L]	1.52	1.53	100.4
Pmean		[kPa]		-0.59	

结论:
肺通气功能正常
弥散功能正常

图 9‑10 健康人用单次呼吸法测定肺容积和 CO 弥散量

第七节　影响一氧化碳弥散量测定结果的生理和病理因素

生理上所指的肺弥散量是指氧和 CO_2 的弥散量,主要是氧弥散量;而肺功能室测定的是 CO 弥散量,两者的影响因素并不完全相同,甚至在某些情况下有较大差异。若无特别说明,本节是指影响 CO 弥散量的因素,且主要是指影响单次呼吸法测定结果的因素;若对单次呼吸法和重复呼吸法的影响不同,会给出补充说明。若影响氧弥散量的因素和影响 CO 弥散量的因素不同,也给出说明,并进行比较。

一、影响成人 CO 弥散量的生理因素

下述情况是对健康人单次呼吸法测定结果的影响,因为该法在 TLC 位测定,肺容积固定,只要技术员指导恰当,受检者很容易吸气至真正的 TLC 位,故容易评价影响因素;重复呼吸法是在 FRC 位测定,肺容积容易受多种因素的影响,比如受检者休息时间不足、紧张、运动、发热等可以出现 FRC 测定

果的增大或减小,前者导致扩散膜面积增大和 D_LCO 升高,后者导致扩散膜面积的减少和 D_LCO 下降,因此评价影响重复呼吸法测定结果的因素必须充分考虑"FRC"是否是静息状态的稳定肺容积。

（一）基本生理因素

1. 年龄　健康成人的 D_LCO 随年龄的增大而降低,降低幅度为每年 $0.10\sim0.24$ mL/(mmHg·min)[$75\sim1.80$ mL/(kPa·min)]。降低原因可能主要与有功能的毛细血管床变化或 $\dot{V}/\dot{Q}$ 离散度增大有关。

2. 身高　弥散量与身高成正相关。身高增加,肺容积增大,肺泡毛细血管膜的面积增加,肺毛细血管血容量增多,D_LCO 增大。

3. 体重　D_LCO 与体重有一定程度的正相关,但若同时考虑身高因素,则相关性有限。但体重异常变化情况下,如超重,由于 $\dot{V}/\dot{Q}$ 离散度增大,D_LCO 反而有所下降。

4. 性别　年龄相同，男性的 D_LCO 较女性大，但如考虑进身高因素，则 D_LCO 在性别之间并无差异。

上述影响 D_LCO 的生理条件说明，除老年人肺功能减退导致 D_LCO 下降外，其他因素皆通过影响肺容积的大小影响 D_LCO，肺容积大者，D_LCO 大；反之，则小。KCO 排出了肺容积的影响，不同年龄、身高、性别的健康受检者的结果相同。

（二）体位　有报告卧位较坐位时 D_LCO 增加 $14\%\sim20\%$，坐位较立位时增加 13%。可能与肺血流量增加和 $\dot{V}/\dot{Q}$ 改善有关，即立位时重力影响最大，回心血流量减少，肺血流量亦减少；$\dot{V}/\dot{Q}$ 的离散度增大。由立位改为坐位或卧位时，重力的影响逐渐减弱，重力对回心血流量、气体分布和血流分布的影响减弱，肺血容量增大，$\dot{V}/\dot{Q}$ 改善，D_LCO 自然增大。故测定 D_LCO 时需注明受检者的体位。常规坐位测定，可不注明。

（三）其他生理性相关因素

1. 运动　运动时 D_LCO 增加，可能与运动时肺通气和肺血流量增加、$\dot{V}/\dot{Q}$ 分布改善有关。运动时氧耗量增加，为满足代谢需要，肺泡通气量和肺血流量需同时增加。通气量增加伴肺泡扩张幅度增大；血流量增加可能伴开放肺毛细血管扩张或闭合肺毛细血管开放，以致肺毛细血管床增加，$\dot{V}/\dot{Q}$ 分布更加均匀，这些变化不仅限于在 FRC 位，也出现在 TLC 位，故重复呼吸法和单次呼吸法测定的 D_LCO 皆增大。

2. 血流量　有作者认为运动时 D_LCO 增加的机制主要是肺血流量增加所致，但并不确切。试验证实：通过静脉输入生理盐水或白蛋白，或注射肾上腺素或阿托品等药物，使心排血量增加，但 D_LCO 基本不受影响。甲状腺功能亢进症患者的心排血量增加，D_LCO 亦基本无变化，这与 CO 的特性有关，即 CO 与 Hb 的结合非常迅速，单纯轻度肺血容量或血流量的增加对短时间内（单次呼吸法的屏气时间仅 10 s）两者的结合影响不大；再者 CO 是扩散限制性气体，而非血流灌流限制性气体，故单纯血容量增加对 D_LCO 影响不大。这是解读其他有关试验结果时必须重视的问题；运动时 D_LCO 增大主要是 $\dot{V}/\dot{Q}$ 改善所致。

3. 体温　D_LCO 随体温降低而降低。麻醉狗的实验说明，体温每降低 1℃，D_LCO 约减少 5\%。体温降低可使 CO 在肺泡膜的溶解度增加，但弥散系数、肺血流量及肺血管压力均降低；因此体温明显降低时，D_LCO 降低。一般发热可使肺血流量增加，但由于 CO 的特性（见上述），D_LCO 的变化不大，除非体温明显升高，此时多伴随肺泡通气量增大。一般临床患者的体温变化幅度有限，对肺泡通气量和肺血流量及两者比例的影响不大，故 D_LCO 变化不大。

4. 血红蛋白　Hb 是影响氧弥散的主要因素之一。由于 CO 与 Hb 的结合能力是氧的 210 倍，因此 Hb 轻度下降对 D_LO 的影响有限；当然 Hb 重度下降时，D_LCO 也有所降低，即轻、中度 Hb 降低不是影响 D_LCO 的重要因素。

5. 肺泡气氧分压（P_AO_2）　健康人静息状态下，P_AO_2 在 $60\sim600$ mmHg 的范围内，D_LCO 无明显变化，但当 $P_AO_2<40$ mmHg 时 D_LCO 增加，可能由于明显低氧时，O_2 与 CO 的竞争性结合作用显著减弱。长期吸入高浓度氧使 D_LCO 减低，机制是高浓度吸氧发生氧中毒，导致肺泡、肺间质和肺血管损伤。

6. 肺泡气二氧化碳分压（P_ACO_2）　有作者报告，9 例试验者在吸入含 7.5\%CO_2 气体 10 min 后，用单次呼吸法测定弥散量，结果显示 D_LCO 增加 25\%，机制不清，可能与 CO_2 兴奋呼吸中枢、肺通气、肺血流量增加和 $\dot{V}/\dot{Q}$ 改善有关。常规测定中，无论 P_ACO_2 是否正常，皆相对稳定，对肺通气、血流的影响皆不大，对 D_LCO 测定结果的影响非常有限。

7. 吸烟　吸烟使 D_LCO 降低。吸烟导致血液中的 CO 含量增加，测定时肺泡与肺毛细血管之间的 CO 分压差降低，CO 的弥散速率减慢，故 D_LCO 下降。正常呼吸情况下，吸烟产生入血的 CO 至少需 $12\sim24$ h 才能代谢完毕，因此若准确判断吸烟患者的弥散功能，至少停止吸烟 12 h，最好 24 h。

8. 高原　高原环境使 D_LCO 升高。有作者报告了 33 例健康人从海平面进入 3 658 m 高原后的测定结果。海平面 D_LCO 测定值为（20.18 ± 0.74）mmHg，到高原后第 2 日、第 5 日、第 10 日的测定值分别为：（22.49 ± 9.0）mmHg、（22.41 ± 0.91）mmHg、（21.59 ± 0.48）mmHg。同时测定 38 例在高原居住 $1\sim25$ 个月者，D_LCO 值为（23.71 ± 1.06）mmHg；25 例世居高原（至少 3 代）者，D_LCO 测定值为（29.60 ± 1.46）mmHg；16 例由高原迁至平原后 6 个月者，D_LCO 测定值为 25.75 ± 1.43 mmHg，仍较平原居民高。测定对象均为男性，年龄相似。

居住高原使 D_LCO 增加的原因可能是由于肺弥散能力、通气量、红细胞及肺毛细血管血流量增加等数种因素综合作用所致。

（四）不同测定方法对弥散量测定值的影响
如前所述,单次呼吸法的测定值较重复呼吸法高,因此不同测定方法有不同的正常预计值公式。

综合国外不同作者报告,成人 D_LCO 正常值为 $13\sim48$ mL/(kPa·min),差别较大,除与受检者之间个体差异、检查方法不同有关外,也与 D_LCO 测定本身的影响因素较多有关,如标准气(He 和 CO)的配置、测定等,这些与肺活量、用力肺活量等直接测定肺功能参数(无需换算)的影响因素较少不同,因此 D_LCO 的测定方法和质控标准必须统一,且必须严格执行。

（五）容易忽视的影响 CO 弥散量的测定因素-标准肺容积轨迹 在肺顺应性的测定中有一个很重要的概念,即标准肺容积轨迹(standard lung volume history)。该概念是指静态顺应性测定前需 $3\sim4$ 次达 TLC 位的深呼吸。因为即使健康人,也存在部分肺泡的开放不充分,导致肺顺应性下降,多次深吸气达 TLC 位可以使肺泡充分开放,顺应性增加;充分深吸气几次后,随着所有肺泡的充分开放,TLC 测定值也有所增大,弥散膜面积增大,$\dot{V}/\dot{Q}$ 更佳,D_LCO 也相应增大,故 TLC 和 D_LCO 的同步测定应放在 VC 或 VC 及 FVC 的测定后进行。

二、CO 弥散量测定的临床意义

与影响 D_LCO 的生理学因素相似,各种能影响肺泡毛细血管膜面积、厚度、弥散能力及 CO 与 Hb 反应的病理因素均能影响 D_LCO。关于 ACM 的面积应特别注意"实际交换面积或有效交换面积",而不仅仅是"绝对面积"。在较多 $\dot{V}/\dot{Q}$ 失调(包括急性支气管阻塞导致的分流或肺栓塞导致的无效腔通气),尽管 ACM 的绝对面积基本无变化,但参与气体交换的有效面积减少,故 D_LCO 明显降低。事实上临床上导致 D_LCO 降低的最常见因素是 $\dot{V}/\dot{Q}$ 失调。绝大多数患者的 D_LCO 降低,个别情况下出现升高,但解读错误非常多见。还需强调单纯弥散功能障碍极少是临床疾病的唯一的病理生理异常,常同时伴随 $\dot{V}/\dot{Q}$ 失调,部分伴随静动脉血分流率增加和肺容积的明显异常。

（一）肺实质疾病 包括肺泡、肺间质的异常,常出现 D_LCO 和 KCO 的下降,尤其是 KCO 的下降更明显,甚至在影像学改变或肺容积改变抑或是 PaO_2 下降前即可出现。

1. 疾病的基本特点 以广泛性或弥漫性肺间质和肺泡改变为基本特点。常见疾病有特发性和特异性弥漫性肺实质疾病;肺炎,特别是中重症肺炎;急性呼吸窘迫综合征(ARDS);各种情况的肺水肿,如心源性肺水肿、负压性肺水肿、脑源性肺水肿、高原性肺水肿;肺泡蛋白沉着症;职业性肺疾病,如尘肺等。

2. D_LCO 和 KCO 下降的机制和特点

（1）弥散膜病变:肺泡毛细血管膜病变导致弥散的面积减少、厚度增加,结果 D_LCO 和 KCO 下降。由于肺泡损伤严重,KCO 下降幅度常更大。

（2）肺顺应性下降:肺实质炎症、结缔组织增生导致肺顺应性下降,TLC 下降,吸入的 CO 容积减少,D_LCO 必然下降;可能存在较多的正常肺结构,故该原因导致的 KCO 的下降幅度较 D_LCO 轻。

（3）气体分布不均、血流分布不均和 $\dot{V}/\dot{Q}$ 失调:无论是气体还是血流分布不均,无论是 $\dot{V}/\dot{Q}$ 降低还是升高,皆会导致肺泡与毛细血管之间的实际交换面积减少,即使 ACM 总的面积和厚度皆正常,也会导致 D_LCO 和 KCO 下降。多数情况下,$\dot{V}/\dot{Q}$ 失调是导致 D_LCO 和 KCO 下降的主要机制。单次呼吸法测定时,由于气体交换时间短暂,D_LCO 和 KCO 测定值的下降更显著;重复呼吸法测定时,由于吸入气体有较充分的时间进入"全部"有通气的肺泡,并与毛细血管进行气体交换,故 D_LCO 和 KCO 测定值的下降幅度相对较轻,即后者测定的准确度高。

3. 弥漫性实质性肺疾病的弥散特点 弥漫性实质性肺疾病是导致 CO 弥散量下降的最典型疾病,但在认识上有一定误区,本节重点阐述。

（1）CO 弥散量测定的价值:D_LCO 和 KCO 下降是诊断慢性肺间质疾病的重要依据,也是评价治疗效果的重要标准。

弥漫性实质性肺疾病(习惯上称为"弥漫性间质性肺疾病")主要根据病史、体征、肺功能检查、病理学检查等综合分析、诊断。肺功能检查表现为限制性通气障碍和 PaO_2 下降,CO 弥散量下降远较其他疾病更为严重。若治疗有效,D_LCO 和 KCO 改善,且常先于限制性通气功能障碍和肺部影像学的改善。

（2）CO 弥散量下降的原因和机制:最初根据光学显微镜检查结果,认为正常肺间质组织被纤维组织或结缔组织所代替,使 ACM 增厚、面积减少所致;但其后的电子显微镜检查又显示了不同的变化。在健康人,部分肺泡上皮与毛细血管内皮紧密相接,且两者之间的基底膜融合,称为肺泡毛细血管膜,是进行气体交换的部分;其余部分的肺泡上皮与毛细血管内皮之间存在较多的结缔组织,称为间质部,主要是液体交换的场所,不影响肺的气体交换。在弥漫性实质性肺疾病患者,电子显微镜检查显示:多数患者的纤维组织增生主要存在于毛细血管不与肺泡进行气体交换的间质部分,ACM 部分可能并不增厚。患者的影像学改变非常明显,肺功能表现为严重限制性通气功能障碍,伴一定程度的 $D_L CO$ 和 KCO 下降,低氧血症相对较轻。也有部分患者,肺间质部分的改变不明显,ACM 改变明显,肺功能表现为严重 $D_L CO$、KCO 下降和低氧血症,但影像学改变不明显,限制性通气功能障碍的程度也较轻。

综合分析,该类疾病 $D_L CO$ 和 KCO 下降的原因:① 气体分布不均、血流分布不均和 $\dot{V}/\dot{Q}$ 失调,是最主要的原因。② 肺泡损伤和肺泡毛细血管床破坏引起 ACM 面积减少。③ ACM 的炎症反应和纤维组织增生,厚度增加。④ 部分肺间质的纤维组织增生,将功能良好的肺泡毛细血管推拉移位,使肺泡与毛细血管之间的气体交换面积进一步减少。晚期患者,特别是出现蜂窝肺改变时,肺容积减少和弥散厚度增加可能在 $D_L CO$ 和 KCO 下降中发挥更主要的作用。

(二)胸腔及胸廓疾病 包括胸廓畸形、胸壁损伤、胸腔积液、胸膜肥厚粘连、气胸、纵隔占位等疾病;横膈麻痹,大量腹水或腹部肿块导致横膈上移;局部炎症、损伤抑制横膈运动等。

上述情况导致肺容积减少和限制性通气功能障碍,肺容积的减少必然导致弥散膜面积减少和 $D_L CO$ 下降;由于肺实质结构正常或基本正常,KCO 无变化或下降不明显,PaO_2 无变化或仅有轻度下降,此为与肺实质疾病的主要肺功能区别。

若肺容积显著下降,用单次呼吸法测定时,常不能收集到真正的肺泡气,KCO 也明显下降,是错误操作的结果;可能会对疾病类型和严重度发生误判,故需改用重复呼吸法测定,当然后者测定的 KCO 应该是正常的。

(三)肺内孤立性病变 主要有肺内巨大肿块或大疱、肺内多发性大疱、多发性肺囊肿等。

表现为肺容积减少和限制性通气功能障碍,但由于病变组织不参与或基本不参与气体交换,而非病变肺组织的结构和功能正常或基本正常,故表现为 $D_L CO$ 下降,KCO 基本正常。

(四)肺部分切除术 若切除范围不大,通过正常肺的代偿,弥散功能基本正常;若切除范围较大,必然出现肺容积下降和限制性通气功能障碍,肺容积减少导致弥散膜面积减少和 $D_L CO$ 的下降;通气肺组织结构和功能正常,KCO 正常。

(五)气流阻塞性疾病 各部位气道的阻塞或气流受限都会导致阻塞性通气功能障碍,但对弥散功能的影响差别较大。

1. 中心气道阻塞 由于弥散膜的面积和厚度正常,气体分布、血流分布及 $\dot{V}/\dot{Q}$ 正常,肺容积、$D_L CO$ 和 KCO 皆正常。在重度阻塞的患者,由于不能迅速完成吸气、呼气,屏气困难,不适合用单次呼吸法测定,应选择重复呼吸法。

2. 周围气道阻塞 主要包括 COPD 和支气管哮喘,两者有相似的肺功能改变,但在某些方面也明显不同。

(1) COPD:主要表现为阻塞性通气功能障碍,同时伴随弥散功能减退。$D_L CO$ 下降的原因:① 气流阻塞不均导致气体分布不均,$\dot{V}/\dot{Q}$ 失调,有效扩散面积减少,是 $D_L CO$ 下降的主要原因。② 肺泡壁破坏及其伴随的肺毛细血管床减少导致扩散膜面积绝对减少。③ 严重肺气肿的气腔显著扩大,气相弥散距离延长。由于有气体分布不均、肺泡和肺毛细血管的破坏,KCO 也明显下降。

轻度或早期 COPD 患者的气体分布相对均匀,肺实质无破坏或破坏较轻,故 $D_L CO$ 和 KCO 多基本正常。

如前述,单次呼吸法测定仅适合于大部分轻度 COPD 患者,而重复呼吸法测定可用于各种阻塞程度的患者,尤其是重度阻塞患者。

(2) 支气管哮喘发作:引起肺通气和肺血流的代偿性增加,特别是肺血流量常明显增加;不引起肺实质破坏。肺血流量增加促进 CO 和 Hb 的结合速率,故一般认为 $D_L CO$ 不下降,而是升高,并习惯上认为这是支气管哮喘和 COPD 患者的主要肺功能区别。事实上并不正确,尽管肺血流量增加,使 CO 和 Hb 的结合速率增快,但在心功能和红细胞正常的患者,该因素的作用有限;相反,由于严重气体分布不均和 $\dot{V}/\dot{Q}$ 失调,使有效弥散面积明显减少,必然导致 $D_L CO$ 和 KCO 的下降,伴低氧血症;只是 $D_L CO$ 和 KCO 的下降幅度低于 COPD 患者。

在哮喘缓解期,肺通气功能恢复正常;即使仍有一定程度的阻塞性通气功能障碍,$\dot{V}/\dot{Q}$ 失调也明显恢复,$D_L CO$ 和 KCO 基本正常。

在 COPD 患者的缓解期,$\dot{V}/\dot{Q}$ 失调导致的有效弥散面积减少和肺实质结构破坏导致的绝对弥散面积减少仍存在,故 $D_L CO$ 和 KCO 仍降低,因此缓解期的 $D_L CO$ 不同变化才是 COPD 和哮喘的主要区别之一。

3. 其他原因导致的气道阻塞　如支气管扩张、职业病等，其 D_LCO 和 KCO 的改变主要取决于是否伴随广泛肺实质破坏或明显 $\dot{V}/\dot{Q}$ 失调，后者导致有效弥散面积减少。

（六）心血管病变　在解读上的误区更多，见本章第八节。

（七）贫血　理论上都导致 CO 和 Hb 的结合速率减慢和 D_LCO 降低。但由于 CO 与 Hb 的结合能力强大，且贫血患者常有代偿性血流速率增快，故实际上 D_LCO 的变化不大。当然严重贫血引起 D_LCO 下降。

（八）肺泡出血　导致有效肺泡容积减少和实际弥散距离（肺泡内液体增加必然增加弥散膜厚度）

增加，故肺实际弥散能力下降；但临床测定时，吸入肺泡的 CO 可直接和肺泡内的 Hb 结合，而不必通过肺泡毛细血管膜，故 D_LCO 的测定值反而可能增加，但仅限于急性期患者；进入亚急性期或慢性期，红细胞的结构和功能受损，二价的亚铁离子变为三价的铁离子，CO 丧失与 Hb 的结合能力，D_LCO 下降。

总之，D_LCO 不仅是反映弥散功能的参数，更是综合反映换气功能的参数，气体分布异常、血流分布异常和 $\dot{V}/\dot{Q}$ 失调，以及静动脉血分流皆可导致 D_LCO 和 D_LCO/V_A 下降。少数情况下，D_LCO 升高。在某些情况下，D_LCO 的测定结果和肺弥散功能状态、D_LO_2 的变化并不一致。

第八节　循环功能对一氧化碳弥散测定结果的影响及临床意义

在呼吸生理学范畴讨论 D_LCO 以循环功能相对稳定为前提，如单次呼吸法仅需大约 10 s 时间完成 D_LCO 的测定，故可认为以肺血流量为核心的循环功能对 D_LCO 的影响不大，可以忽略。健康人静息状态时，肺血流量稳定，$\dot{V}/\dot{Q}$ 在 0.8 左右，循环功能对用重复呼吸法测定的 D_LCO 结果的影响也可以忽略不计。但临床患者肺血流状态多变，特别是在心血管疾病、代谢疾病、血液疾病患者，如果仍假设血流量正常而解读肺弥散功能，则容易造成某些误读、误判。

一、正常循环功能影响 CO 弥散量的生理学分析

D_LCO 是单位时间（min）内 CO 在肺的弥散量，而肺毛细血管的血液是在心脏连续舒张、收缩的推动下不断地向前移动的，因此如何将两者正确联系起来是分析循环功能影响 D_LCO 的关键。在正常心率（HR）70 次/min 时，肺毛细血管的血液每分钟被心脏搏动向前推进 70 次，每次搏动向前推进的血容量就是每搏量（SV），单位时间（min）内向前推进的总容量就是肺血流量，而后者等于心排血量（Q），Q＝SV × HR。测定 D_LCO 时，与肺泡气进行气体交换的血液总容量（Vb）是肺毛细血管血容量和血液推进速率的乘积，即 Vb＝Vc × Q。假定肺毛细血管都参与气体交换，则血液推进速率，即单位时间流过的血液，实质是肺血流量，故等于 Q；正常情况

下，两者有非常好的正线性相关关系，实际差别不大，故可以用 Q 代表血液推进速率，而不仅仅是肺毛细血管的血容量。正常生理状态下，每分钟心脏推动血液前进的容量，即 Q（大约 5 L/min）远大于静止状态时的肺毛细血管的血容量（静息肺血容量约 450 mL，其中 70～100 mL 在毛细血管），故即使用单次呼吸法的 10 s 时间来测定肺弥散功能，以每分钟为时间单位计算 D_LCO 也至少需要 8 倍的血容量输送才能完成。因为每分钟推动的肺毛细血管血容量是静息肺毛细血管血容量的 50 倍，具体计算为：Q ÷ 毛细血管血容量 ＝ 5 000 mL/min ÷ 100 mL＝50/min。1 min＝60 s，测定 10 s，即 1 min 的 1/6 时间所推动的肺毛细血管血容量是静息肺毛细血管血容量的 8 倍，即 50/min ×1/6 ≈ 8。所以对于 D_LCO 测定和解读而言，由循环功能决定的肺毛细血管血流速率影响远大于肺毛细血管血容量的影响，因此计算 D_LCO 必须重视血流量的影响。

二、测定弥散功能时的正常肺血容量和肺血流量

（一）肺血容量及参与 CO 弥散量测定的血容量
静息 FRC 的肺血容量约 450 mL，约占总血容量的 9%，其中毛细血管血容量 70～100 mL，绝大部分参与气体交换（肺泡外毛细血管不参与，但所占比例较低）；由于血流速率非常快，故可认为肺动脉内的血液在测定时间内也参与了气体交换；肺静脉内的血

液是已经完成气体交换后的动脉血,理论上应排出于参与弥散的血流之外,但由于该部分血液在流出肺的同时,相同容积的体循环静脉血也同时进入肺内,故可认为该部分血液也参与了弥散功能的测定。总之,可大体认为肺血容量是参与气体交换测定时的血容量,虽然有一定的误差,但误差有限,且对理解测定机制有帮助;同时也基本不影响 D_LCO 的确切计算。

(二) CO 弥散量测定时肺血容量的变化规律
由于肺组织和肺血管的可扩张性大,肺血容量的变化范围也较大,用力呼气时,肺血容量减少至约200 mL;深吸气时可达 1 000 mL,故理论上用单次呼吸法(在 TLC 位)测定 D_LCO 时,参与弥散的血容量可能是 1 000 mL;用重复呼吸法(在 FRC 位)则可能是 450 mL,但事实上并非如此。

1. 用单次呼吸法测定 D_LCO 的肺血容量变化分四个阶段。

(1) 快速呼气:首先快速呼气至 RV,胸腔负压迅速转为正压,静脉回心血流量急骤减少;肺内部分血液被挤出。但由于时间非常短暂,肺血容量的减少有限。

(2) 快速吸气:完成快速呼气至 RV 后,随之快速吸气,肺泡和毛细血管扩张,弥散面积增大;胸腔负压显著增大,发生限流效应,加之时间短暂,回心血流量和肺血流量增加非常有限。

(3) 屏气:测定的第三阶段是屏气,胸腔和肺间质负压迅速逆转为较高的正压,回心血流量再次急骤减少,有部分血液被挤出肺脏,该段时间最长,肺血容量减少最显著。

(4) 快速呼气:屏气结束后快速呼气,肺血容量变化与第一阶段相似。由于迅速进入采集呼出气样本的阶段,该部分血容量对测定结果的影响可以忽略。

因此肺容积从 FRC 转为 RV,并升至测定位置的 TLC 时,肺血容量变化非常有限,并未出现血容量的明显增加;加之屏气阶段肺泡正压和肺间质正压的挤压作用,肺毛细血管血容量随测定时间的延长而逐渐减少,血流速率也相应减慢,因此用单次呼吸法测定时,正常血相弥散(包括血容量、血流量、红细胞等)对 D_LCO 结果的影响较小,这与实际测定情况是一致的。

2. 用重复呼吸法测定 D_LCO 的肺血容量变化
肺血容量和肺血流量的特点与自然呼吸一致,健康人肺血容量和血流量稳定,测定的 D_LCO 能反映真实的弥散变化。

血容量变化在某些情况下对 D_LCO 测定结果的影响较大;由于测定时间较长,肺血流量或心排血量变化对测定结果影响更大。

(三) 胸腔负压与左心功能的相互影响及限流效应 深吸气时胸腔负压显著增大,对心功能的影响呈现一定的特点,但常被忽视或错误解读。理论和实践皆证实:胸腔负压显著增大出现下述心血管功能的变化。

1. 左心室后负荷增大

(1) 左心室后负荷:是左心室射血时遇到的阻力,一般描述为血压,指外周动脉的血压,实质是血管内血流对血管壁的压强与大气压的差值。因大气压以 0 表示,故外周血压实质是血流对血管壁的压强,反映外周血流的阻力。与周围血管不同,大动脉压显著受胸腔内压变化的影响。胸腔内血管血压也是血管内血流对血管壁的压强与大气压的差值,但血流对血管壁的压强与胸腔负压之差,即血管跨壁压是反映血流阻力更可靠的参数,故单纯从血管角度考虑,左心室射血时的实际后负荷比胸腔外的血压高。进一步研究和分析显示:左心室后负荷是左心室内压与胸腔内压之差,包括收缩期和舒张期两部分,因舒张期心室内压接近 0,故正常分析时可忽略,简化为收缩期的左心室内压(健康人可较好地反映外周动脉血压)与胸腔内压(正常为负值)之差,称为收缩期左心室跨壁压,其大小比外周动脉血压高。

(2) 健康人静息呼吸时左心室后负荷:正常的胸腔负压低且稳定,约为 -5 mmHg,对后负荷的影响可忽略不计,血压与心室内压直接相关,可较好表示后负荷,这也是临床上习惯称血压为左心室后负荷的主要理论基础。

(3) 用力呼吸的左心室后负荷:吸气显著增强时,胸腔负压显著增大,左心室跨壁压和后负荷皆明显升高,用血压代表左心室后负荷是错误的。

2. 左心室前负荷基本不变 自主呼吸导致的胸腔负压周期性增大是前负荷和肺血容量增加的主要动力,但胸腔负压增加前负荷的作用也有一定的限度。由于静脉壁菲薄、缺乏弹性支持,故胸腔负压的显著增大会使中心静脉显著扩张、中心静脉压(central venous pressure, CVP)下降,甚至变为负压,并在胸腔(高负压)与腹腔(高正压)交界处引起静脉塌陷,静脉回流阻力上升;胸腔负压越大,静脉塌陷越明显,静脉回流阻力越大,达一定程度后,回心血流量将不再继续增加,称为限流效应(图 9 - 11)。当然前负荷也相对稳定。

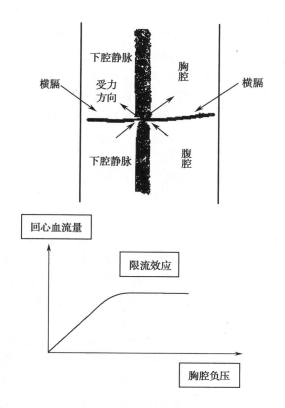

图 9-11　胸腔负压导致的限流效应模式图

根据 Frank-Starling 定律，随着前负荷增大，心排血量（CO）增加；若前负荷过高，即左心室舒张末压超过 15～18 mmHg 时，心肌收缩力和心排血量将不再增大。

3. 健康人的心排血量变化　快速深吸气时胸腔负压显著增大，迅速发生"限流效应"，前负荷不增加，而后负荷显著增大，心排血量下降。

当然反复快速深呼吸（包括吸气和呼气），如运动，上述效应被部分克服；加之交感神经-肾上腺髓质系统兴奋，心排血量有所增大，但有一定限度。限流效应的存在也使肺血容量能维持在一定水平，避免肺水肿发生。

4. 急性左心衰患者的心排血量变化　急性左心衰竭患者，心功能受损，前负荷处于过高水平；呼吸显著增快、增强，胸腔负压显著增加，发生"限流效应"，前负荷达一定程度后不再增大，后负荷显著增大。因此胸腔负压显著增大时，前负荷维持在一定水平，后负荷显著增大（选择性升高后负荷），心排血量下降。

三、正确解读循环功能对 D_LCO 影响

（一）正常心功能　如上述，无论是单次呼吸法还是重复呼吸法，对 D_LCO 的影响皆非常有限。

（二）先天性心血管疾病

1. 肺动脉瓣狭窄、肺血管畸形或右向左分流的先心病　常导致肺血流量减少，使 CO 和 Hb 的结合速率减慢，引起 D_LCO 下降，但主要表现为轻、中度降低。具体原因见前述。

2. 左向右分流的先天性心脏病　导致肺血管充血及肺血流量增加，D_LCO 常有一定程度的增加。测定结果显示：D_LCO 增加与肺血流量及肺动脉楔压增加均成正相关。肺血管压增加可能使肺上叶毛细血管床扩张，使正常情况下上肺血流量较通气量少的状态得以改善，$\dot{V}/\dot{Q}$ 更为均匀，有效弥散面积增加，这可能是 D_LCO 增加的主要机制；肺血流量增加可使 CO 和 Hb 的结合速率增快，也使 D_LCO 升高，但该作用有限，具体机制见前述。外科修复术后，D_LCO 相应下降。

（三）二尖瓣狭窄　由于血流通过二尖瓣的阻力增加，引起肺毛细血管淤血扩张，肺毛细血管血容量增加，可增加 D_LCO；但实际上多为基本正常或降低，具体机制与左心衰竭相似，核心是肺血流速率减慢，详见下述。

（四）左心衰竭　D_LCO 的基本变化是降低，轻症患者多正常；很多专著和教科书皆错误描述为"无肺水肿的左心衰竭患者的 D_LCO 升高"。解读错误的主要原因是认为患者肺毛细血管血容量增加。事实上尽管血容量增加，但肺血流速率（即血流量或血流推进速率）的减慢更为显著，而后者才左心衰竭的核心病理生理学变化，是导致 D_LCO 下降的主要原因。

1. D_LCO 下降的因素

（1）血流速率减慢：患者心排血量降低，使得肺血流速率（血流量）明显减慢，单位时间内通过肺的总血容量降低，CO 与 Hb 的结合速率减慢，D_LCO 降低。

（2）肺毛细血管膜的弥散能力下降：患者肺淤血，肺毛细血管扩张，使得血相弥散的距离增大；肺间质水肿，使得 ACM 厚度增加，膜相弥散和气相弥散的距离皆有所增加，总弥散距离增大；肺泡萎陷、水肿，含气肺容积减少，总弥散面积减少，两者综合作用使 D_LCO 降低，重症患者可明显降低。

（3）肺毛细血管静水压升高：使由肺毛细血管外向血管内的气体弥散（包括 CO 弥散）受到一定程度的限制，θ 有所降低，D_LCO 下降。

（4）$\dot{V}/\dot{Q}$ 失调：肺淤血呈重力依赖性，下肺部

或背部淤血重，$\dot{V}/\dot{Q}$ 降低，使"有效弥散面积"减少，D_LCO 下降。

（5）细胞损伤：过高的毛细血管内压使毛细血管内皮和肺泡上皮损伤，部分出现 Ⅱ 型肺泡上皮增生，使弥散膜的厚度增加。

2. D_LCO 升高的因素　主要是肺毛细血管血容量增加。因为心排血量降低，肺淤血，肺毛细血管血容量有一定程度增加，Vc 相应增加，D_LCO 增大，但如上述，增大幅度有限。

3. 测定时的肺血流量变化及其对 D_LCO 测定结果的影响

（1）单次呼吸法测定时的肺血流量变化：测定初期迅速呼气至 RV 的过程中，胸腔负压迅速转为正压，回心血流量和肺血容量减少；深吸气过程中，胸腔负压显著增大，左心室后负荷显著增加，前负荷（进入肺循环的血容量）增加有限，结果心排血量下降，肺血流速率减慢，肺淤血加重，肺血容量有所增加；屏气测定过程中（该过程时间最长，对 CO 弥散速率的影响最大），胸腔和肺间质负压迅速转为正压，回心血流量减少，后负荷显著降低，心排血量变化不大或略有增加，但在肺泡和肺间质正压的双重压迫下，肺毛细血管受压、狭窄，较多肺血流被挤出肺脏，血流速率减慢，毛细血管静水压明显升高，即上述导致 D_LCO 降低的因素加重，D_LCO 测定值下降。

（2）重复呼吸法测定时的肺血流量变化：与自然呼吸时的肺血流量变化相同，即导致 D_LCO 降低的因素继续存在、且发挥主要作用，故 D_LCO 测定值下降，但下降幅度较单次呼吸法低。

总之，上述降低 D_LCO 的效应远强于增加 D_LCO 的效应，故最终表现为 D_LCO 下降，且随着病情加重进一步降低。由于 CO 和 Hb 的结合能力强

大，且主要表现为扩散限制性，故一般短时间内（单次呼吸法仅屏气 10 s）对轻度左心衰竭患者 D_LCO 的降低作用有限，测定结果多基本正常。若有明显 $\dot{V}/\dot{Q}$ 失调或肺泡水肿，则 D_LCO 明显下降。

（五）右心衰竭　主要病理生理变化是右心室排血量减少和体循环淤血、水肿，前者将导致肺毛细血管血容量减少和血流速率减慢，从而导致 D_LCO 降低，但降低幅度有限。

（六）肺动脉高压　导致肺血管床减少和有效弥散膜面积下降，D_LCO 降低。

（七）肺栓塞　主要表现为栓塞肺区的血流量显著减少或完全终止，故尽管 CO 能通过 ACM，但毛细血管内的血容量极少，CO 和 Hb 的结合速度显著减慢（该变化相当于有效弥散面积显著减少）；同时局部肺毛细血管缺氧性收缩，弥散膜面积进一步减少，故 D_LCO 显著下降。在国外文献中，D_LCO 下降是肺栓塞诊断的重要依据，但国内被严重忽视。

（八）肺毛细血管扩张症　是临床上较少见且容易忽视的情况，部分为遗传性或先天性，但更多见于后天性，以肝肾综合征最常见。正常肺毛细血管内径 $6\sim9\ \mu m$，与红细胞最大直径接近。在血流速度较快的情况下，红细胞以一定程度的变形状态通过肺毛细血管，故肺毛细血管内径基本不影响弥散量。在弥漫性肺毛细血管扩张症患者，肺毛细血管内径扩大至数十微米，血相弥散距离显著延长，红细胞也可能以多个细胞滚动形式通过肺毛细血管，D_LCO 显著下降。

上述异常可以大体分为心功能不全、大血管异常和微循环异常三种情况，前两者检查手段多，特异性高，容易诊断和鉴别，但以肺毛细血管为代表的微循环则需要特殊诊断手段。见朱蕾主编《临床呼吸生理学》（第 2 版）。

第九节　静动脉血分流率的测定及临床意义

静动脉血分流（简称分流）是 $\dot{V}/\dot{Q}$ 失调的极端情况，故可通过测定 $\dot{V}/\dot{Q}$ 分布判断，但严重分流的后果和程度与一般 $\dot{V}/\dot{Q}$ 失调有较大差别，且直接测定静动脉血分流率（$\dot{Q}s/\dot{Q}t$）比较方便，准确度较高，故本节单独阐述。

（一）静动脉血分流率的经典测定

1. 基本测定要求　一般先测定静息呼吸空气

时的动脉血气；然后令受检者取平卧位，口含橡皮咬口，夹上鼻夹，经单向活瓣呼吸纯氧 20 mL；再抽取动脉血送检。

2. 静动脉血分流率的计算　分流存在使得肺结构在功能上可简化为两部分，一部分是肺泡通气、血流皆均匀的区域（正常区域）；另一部分为无通气，仅有血流的区域（分流区域）。根据物质守恒定律，动脉

血氧运输量（$\dot{Q}t \times CaO_2$）为流经正常区域参与气体交换的血氧流量（$\dot{Q}c \times CcO_2$）和流经分流区域未参与气体交换的血氧流量（$\dot{Q}s \times C\bar{v}O_2$）之和（图9-12）。即：

$$\dot{Q}t \times CaO_2 = \dot{Q}s \times C\bar{v}O_2 + \dot{Q}c \times CcO_2$$
$$\dot{Q}c = \dot{Q}t - \dot{Q}s$$
$$\dot{Q}t \times CaO_2 = \dot{Q}s \times C\bar{v}O_2 + (\dot{Q}t - \dot{Q}s) \times CcO_2$$

其中 $\dot{Q}t$ 为心排血量，$\dot{Q}s$ 为分流量，CaO_2、$C\bar{v}O_2$ 和 CcO_2 分别为动脉血、混合静脉血和离开肺的毛细血管的血氧含量。

将公式调整则有：

$$\dot{Q}s(CcO_2 - C\bar{v}O_2) = \dot{Q}t(CcO_2 - CaO_2)$$

以分流量占心排血量的百分比表示，则有：

$$\dot{Q}s/\dot{Q}t = (CcO_2 - CaO_2)/(CcO_2 - C\bar{v}O_2) \times 100\%$$

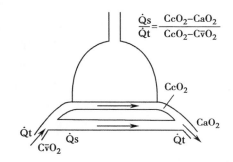

图9-12 静动脉血分流率测定原理示意图

PaO_2 和 CaO_2、$P\bar{v}O_2$ 和 $C\bar{v}O_2$ 很容易通过动脉血和混合静脉血测定和计算，CcO_2 可依据 P_AO_2 及氧离曲线计算，但非常繁琐，故该公式很少用。一般对上述公式进行简化，根据简化公式计算分流率。简述如下。

氧含量包括物理溶解氧和血红蛋白结合氧两种形式，氧的溶解系数为 0.003 1 mL/mmHg，每克 Hb 结合的氧容积为 1.39 mL，则有：

$$CcO_2 - CaO_2 = (PcO_2 \times 0.003 1$$
$$+ Hb \times 1.39 \times ScO_2)$$
$$- (PaO_2 \times 0.003 1$$
$$+ Hb \times 1.39 \times SaO_2)。$$

一般情况下，$P_AO_2 = PcO_2$；吸纯氧、$PaO_2 > 150$ mmHg 时，$ScO_2 = SaO_2 = 100\%$，故上式可简化为：

$$CcO_2 - CaO_2 = (P_AO_2 - PaO_2) \times 0.003 1$$

也可表示为：

$$CcO_2 - CaO_2 = P_{A-a}O_2 \times 0.003 1$$

由于 $CcO_2 - C\bar{v}O_2 = (CcO_2 - CaO_2) + (CaO_2 - CaO_2)$

上式可调整为：

$$CcO_2 - C\bar{v}O_2 = (CcO_2 - CaO_2) + (CaO_2 - C\bar{v}O_2)$$

其中 $CcO_2 - CaO_2 = (P_AO_2 - PaO_2) \times 0.003 1$，$CaO_2 - C\bar{v}O_2$ 为动脉、混合静脉血氧含量差，正常为 5，代入上述分流率的计算公式，则有：

$$\dot{Q}s/\dot{Q}t = \frac{P_{A-a}O_2 \times 0.003 1}{5 + P_{A-a}O_2 \times 0.003 1}$$

其中 $P_AO_2 = P - (PaCO_2 + 47)$，$P_AO_2$ 为吸纯氧 20 min 后肺泡气氧分压，$P_{A-a}O_2$ 为肺泡动脉血氧分压差，P 为当时大气压，47 为 37℃ 时的饱和水蒸气压，$PaCO_2$ 为吸纯氧 20 min 后动脉血 PCO_2。

一般正常动脉、混合静脉血氧含量差为 5；随机体代谢率、心血管功能和 PaO_2 的变化而变化，习惯上用 3.5。但实际情况要复杂得多，且多数需要测定静动脉血分流率的患者的代谢率是高的，如 ARDS，因此仍以常数 5 合适；当然若用镇静剂-肌松剂抑制自主呼吸，则机体骨骼肌活动将完全抑制，代谢率显著降低，以 3.5 更合适。

（二）机械通气测定法 该方法简单得多，只要将机械通气时的吸入气氧分压（P_iO_2）调至 100%，20 min 后进行动脉血气检测，将测定的 PaO_2 和换算出的 P_AO_2 代入上述公式计算即可。

（三）简易测定法 理想状态下，即不存在分流的情况下，吸纯氧后，PaO_2 可下述公式计算。

$PaO_2 =$ 当时大气压 $-$（$PaCO_2 +$ 饱和水蒸气压）$= 760 - 40 - 47 = 673$（mmHg）。

即 PaO_2 接近 700 mmHg；每下降 100 mmHg，分流率约增加 5%，即 $PaO_2 = 600$ mmHg 时，分流率大约为 5%；$PaO_2 = 500$ mmHg 时大约为 10%，依次类推。

（四）分流率的正常值和分流程度的判断 正常 $\dot{Q}s/\dot{Q}t < 5\%$。健康人 $PaO_2 > 150$ mmHg 时，Hb 充分氧合，即 $SaO_2 = 100\%$；进一步增加 P_iO_2，只能增加物理溶解氧的含量，从而升高 PaO_2（图9-13），两者呈正线性相关关系；在有病理性分流的患者，PaO_2 随 P_iO_2 升高而升高的幅度减小；$\dot{Q}s/\dot{Q}$ 越大，PaO_2 升高幅度越小；当 $\dot{Q}s/\dot{Q}$ 达到 50% 时，吸入纯氧仅能稍许提高 PaO_2（图9-13）。

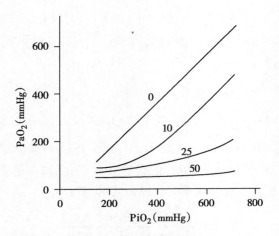

图 9-13　不同分流率时 PiO_2 和 PaO_2 的关系

0、10、25、50 表示 $\dot{Q}s/\dot{Q}$ 分别为 0、10%、25%、50%。

（五）临床意义　在严重低氧血症患者,分流率的测定不仅能反映肺实质病变的严重程度,在一定程度上也能反映病变的性质,为临床治疗、疗效判断等提供依据。

1. 低氧血症原因的鉴别　一般认为 $PaCO_2$ 不升高的情况下,低氧血症主要由换气功能障碍引起(阻塞性通气功能障碍也可引起,见本章第九节),而换气功能障碍主要包括 $\dot{V}/\dot{Q}$ 失调、弥散障碍(单纯发生者少见)、静动脉血分流。吸空气或低浓度氧时发生低氧血症的患者,若吸纯氧后, PaO_2 明显升高,提示分流率正常或接近正常,低氧血症主要由 $\dot{V}/\dot{Q}$ 失调引起;若分流率明显增大,则主要由静动脉血分流引起,主要见于 ARDS、急性支气管阻塞、重症大叶性肺炎、严重肺水肿等情况。

2. 判断病变程度和提供治疗依据　在上述疾病,若分流率小,一般认为肺实质损伤程度相对较轻,常规氧疗或机械通气后低氧血症容易改善;否则说明实变区域较大,可能需要采取容许性高碳酸血症(permissive hypercapnia ventilation, PHC)或肺开放策略或其他辅助通气措施。在吸入性肺损伤的患者,若分流率低,则意味着病变程度可能较轻,可以用较小剂量的糖皮质激素(激素)治疗;若分流率大,则意味着病变程度可能较重,需要大剂量激素冲击。在心源性肺水肿患者,若分流量小,则说明肺泡水肿轻,一般药物治疗或加用无创正压通气即可,否则说明肺泡水肿严重,不仅需要药物治疗,也常需人工气道机械通气治疗。

3. 判断治疗效果　经治疗后,分流率下降说明病情好转,否则说明病情无改善或恶化。

第十节　通气血流比例的测定

生理情况下 $\dot{V}/\dot{Q}$ 存在一定程度的区域性差异,但不严重;在呼吸系统疾病或相关疾病患者,出现 $\dot{V}/\dot{Q}$ 失调或严重失调。在气道-肺实质疾病, $\dot{V}/\dot{Q}$ 失调是导致低氧血症的最常见原因。 $\dot{V}/\dot{Q}$ 失调的实质是气体和血流分布不均(图 9-14),包括两种基本情况:一是 $\dot{V}/\dot{Q}$ 升高,局部血流量绝对或相对减少,通气量绝对或相对增加,形成无效腔样通气,极端情况是血流不存在(如严重肺栓塞),导致生理无效腔增加;二是 $\dot{V}/\dot{Q}$ 降低,局部通气量相对或绝对减少,血流量绝对或相对增加,导致分流样效应,极端情况是肺泡无通气,导致静动脉血分流,因此 $\dot{V}/\dot{Q}$ 失调常与弥散功能减退和静动脉血分流同时存在,其测定方法常缺乏特异性,常需进行排除性诊断,也容易完成排除性诊断。

一、同位素法测定

只要测出吸入气和血流在肺内分布的数值,就能初步了解肺 $\dot{V}/\dot{Q}$ 的分布状况。用同位素法可以方

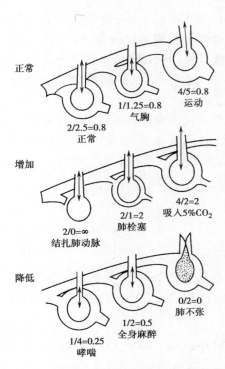

图 9-14　通气血流比例的三种基本情况

便地测定肺泡通气和肺血流分布。肺动脉栓塞时,血管被堵塞区域仍有通气,但血流严重减少或缺如,为高$\dot{V}/\dot{Q}$区域;支气管急性阻塞时,堵塞区域的气体分布缺如,但血流存在,为低$\dot{V}/\dot{Q}$区域。肺部病变时,同一区域内肺功能单位(肺单位)的$\dot{V}/\dot{Q}$可以升高、正常或降低。

同位素法的缺点是分辨力差,仅能检出较大区域间的$\dot{V}/\dot{Q}$失调,无法检出小区域内部的$\dot{V}/\dot{Q}$失调,因此临床上常用一些生理指标间接判断$\dot{V}/\dot{Q}$失调。

二、同时测定生理无效腔和静动脉血分流

该测定方法也称为分析气体和血流分布异常的赖利氏法(Riley method)。$\dot{V}/\dot{Q}$失调的高$\dot{V}/\dot{Q}$部分存在无效腔样通气,极端情况是形成肺泡无效腔;低$\dot{V}/\dot{Q}$部分存在分流样效应,极端情况是静动脉血分流,因此测定生理无效腔可评估存在高$\dot{V}/\dot{Q}$肺单位的多少,测定分流率可以评估存在低$\dot{V}/\dot{Q}$肺单位的多少,若分流率和生理无效腔均增加,提示$\dot{V}/\dot{Q}$离散程度增加。

具体而言,该法是将肺结构视为由三个不同功能部分混合组成的模型:肺泡无效腔组成的肺区、理想肺通气和血流组成的肺区、存在静动脉血分流的肺区。$\dot{V}/\dot{Q}$不一致引起的CO_2分压梯度可忽略不计,并假定理想肺泡气的PCO_2(P_ACO_2)等于$PaCO_2$(40 mmHg)。首先求出理想肺泡气的PO_2,然后利用上述数值及测出的呼气末气体分压,计算无效腔通气与肺泡通气之比(见 VD/VT 测定)和静动脉血分流量与肺血流量之比(见$\dot{Q}s/\dot{Q}$测定),若两者皆出现异常,说明$\dot{V}/\dot{Q}$失调。此方法非常简单、方便,但仅能判断$\dot{V}/\dot{Q}$失调的存在,不能估计$\dot{V}/\dot{Q}$的离散度。

三、肺泡动脉血氧分压差($P_{A-a}O_2$)测定

该方法简单方便,准确度较好,是常用的临床测定方法。

(一)测定机制 用$P_{A-a}O_2$判断$\dot{V}/\dot{Q}$失调的机制主要有下述方面。

1. 分布效应(distribution effect) 在气体交换过程中,混合肺泡气的成分主要受高$\dot{V}/\dot{Q}$肺泡(呼出气容积多,相应毛细血管血流量少)的气体影响,而肺静脉血成分主要受低$\dot{V}/\dot{Q}$毛细血管血流(血流量高,相应肺泡呼出气容积少)的影响,即P_ACO_2下降

(伴$PaCO_2$下降)与高$\dot{V}/\dot{Q}$有关;PaO_2降低(同时$PaCO_2$基本正常)与低$\dot{V}/\dot{Q}$有关,因此当$\dot{V}/\dot{Q}$的离散度较大时或肺内存在着不同$\dot{V}/\dot{Q}$肺区时,必然导致混合肺泡气和体循环动脉血之间的气体分压差。

2. 解离曲线效应 氧离曲线成 S 型,PO_2 80 mmHg(对应SO_2约为 97%)以上为平坦部分,PO_2升高几乎不伴随SO_2和血氧含量的变化;60 mmHg(对应SO_2约为 90%)以下为陡直的线性部分,PO_2下降会导致SO_2和血氧含量的显著下降;$60\sim80$ mmHg 之间,PO_2的变化可导致SO_2和血氧含量的轻度变化。

在正常P_AO_2(104 mmHg)的情况下,血液几乎充分氧合,SaO_2约为 99%,SaO_2和血氧含量几乎不会因高$\dot{V}/\dot{Q}$肺区的代偿性通气增强而增加;相反,动脉血氧含量因低$\dot{V}/\dot{Q}$肺区(静脉血PO_2约为 40 mmHg,SO_2约为 75%)存在而明显降低。当这两部分血流混合时不可避免导致SaO_2和动脉氧含量的明显降低,PaO_2必然下降,$P_{A-a}O_2$必然增大。

CO_2解离曲线呈线性,动静脉血的CO_2分压差非常小,即$P_{A-a}CO_2$增大,但幅度有限,故临床上常用$P_{A-a}O_2$评价$\dot{V}/\dot{Q}$失调,而极少用$P_{A-a}CO_2$。

(二)$P_{A-a}O_2$的计算 PaO_2可通过动脉血气分析直接测定和重复呼吸法间接测定[见朱蕾主编《临床肺功能》(第二版)];P_AO_2可通过简单换算(肺泡气方程式)求得,也可通过相对复杂的测定计算,前者非常简单,准确度稍差,特别是呼吸商(RQ)和呼吸气体交换率(R)差别较大(正常情况下两者相同)时有较大的误差;后者比较复杂,但准确度高。实际应用时一般用肺泡方程式计算,但因临床和科研上需要精确P_AO_2的机会较多,故本节对两种方法皆阐述。

1. 公式法计算P_AO_2 即用肺泡气方程式计算P_AO_2。P_AO_2低于吸气末气道内PO_2,其差值与从混合静脉血弥散入肺泡的PCO_2成正比。正常代谢情况下,CO_2产生的摩尔数低于氧消耗的摩尔数,RQ 和 R 皆小于 1(一般为 0.8),因此必须进行校正。肺泡方程式为:

$$P_AO_2 = PiO_2 - P_ACO_2 + [FiO_2 + (1-FiO_2)/R]$$

式中PiO_2可直接测定(如用气体分析仪、血气分析仪、肺功能仪)或设置(如呼吸机),P_ACO_2可用$PaCO_2$代替,R 一般等于呼吸商,约为 0.8。故上式可简化为:

$$P_AO_2 = PiO_2 - PaCO_2 + [FiO_2 + (1-FiO_2)/0.8]$$

$$P_{A-a}O_2 = P_AO_2 - PaO_2$$

2. 直接测定法计算 P_AO_2

（1）测定装置：主要包括贮气囊和装有单向活瓣的连接管路（图9-15）。

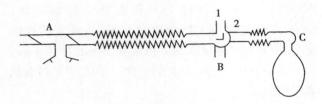

图9-15 P_AO_2测定装置简图

A. 单向活瓣和接口；B. 四路开关；C. 气囊。

（2）准备工作

1）开启测氧仪，按常规程序校正后备用。

2）开启二氧化碳分析仪，按常规程序校正后备用。用重复呼吸法测定 $PaCO_2$ 及混合呼出气 CO_2 分压（$P_{\bar{E}}CO_2$），也可用血气分析仪直接测定。

3）向受检者说明操作要求，以取得其良好配合。

（3）操作步骤

1）受检者取卧位，接上咬口与单向活瓣相连，转动四路开关（A）至1，使呼出气排入大气；在此条件下自然呼吸。

2）受检者呼吸平稳后，转动四路开关（A）至2，使呼出气进入储气囊，待储气囊储满气即转动四路开关（A）至1，使呼出气排入大气，再转动开关B将储气囊内气体排出。

3）重复步骤2），使储气囊被呼出气充分冲洗，以保障能收集到纯粹的呼出气，而不是呼出气与空气的混合气。

4）转动四路开关（A）至2，收集呼出气于储气囊内，待气囊半满时，转动四路开关（A）至1，使呼出气排入大气，取下咬口，测定结束。

（4）分析呼出气 CO_2、氧的浓度和计算 P_AO_2

1）$P_{\bar{E}}CO_2$ 的测定：用二氧化碳分析仪测定 $F_{\bar{E}}CO_2$，再换算为 $P_{\bar{E}}CO_2$。

$$P_{\bar{E}}CO_2(mmHg) = (当时大气压 - 47) \times F_{\bar{E}}CO_2。$$

2）$PaCO_2$ 的测定：可用血气分析仪直接测定 $PaCO_2$；也可用重复呼吸法测定，其计算公式为：

$$PaCO_2(mmHg) = (当时大气压 - 47) \times 重复呼吸后储气囊中的 CO_2 浓度 - 6（具体见前述）。$$

3）无效腔容积的计算

$$VD/VT = (PaCO_2 - P_{\bar{E}}CO_2/PaCO_2)$$
$$- 单向活瓣的无效腔容积/VT$$

4）P_AO_2 的计算

肺泡气氧浓度（F_AO_2）=（混合呼出气氧浓度 - $21 \times VD/VT$）/（$1-VD/VT$）

21%代表空气中的氧浓度，去掉%为21。

$$P_AO_2(mmHg) = (当时大气压 - 47) \times F_AO_2$$

$$P_{A-a}O_2(mmHg) = P_AO_2 - PaO_2$$

5）注意：测定过程中受检者必须保持平稳呼吸。

3. $P_{A-a}O_2$ 的正常值 $P_{A-a}O_2$ 一般在吸空气时测定，吸氧时一定要给出准确的吸入气氧浓度（FiO_2）。吸空气时，$P_{A-a}O_2$ 为 5～20 mmHg；健康青年人<8 mmHg；随年龄增长而增大，60～80 岁可达 24 mmHg。吸纯氧时为 25～65 mmHg。

4. $P_{A-a}O_2$ 的正确解读 $P_{A-a}O_2$ 是评价摄肺氧能力（换气功能）和判断 $\dot{V}/\dot{Q}$ 失调的最常用参数。在同时存在低氧血症和高碳酸血症的患者，若 $P_{A-a}O_2$ 正常，说明低氧血症完全由肺泡通气量不足引起；若 $P_{A-a}O_2$ 增大说明同时存在 $\dot{V}/\dot{Q}$ 失调等换气功能异常。在 $PaCO_2$ 正常的单纯低氧血症患者，$P_{A-a}O_2$ 增大提示低氧血症单纯由换气功能障碍所致，见于肺实质疾病或周围气道阻塞性肺疾病，后者主要是 COPD 急性加重或支气管哮喘急性发作。周围气流阻塞疾病，患者通气充分代偿，$PaCO_2$ 正常或下降；但不同肺区气流阻塞的不均匀及伴随的 $\dot{V}/\dot{Q}$ 失调导致低氧血症。如上所述，$P_{A-a}O_2$ 大小受 $\dot{V}/\dot{Q}$ 分布、弥散功能障碍和静动脉血分流的影响，因此其测定结果缺乏特异性，实际应用时可采用排除性方法，比如吸纯氧测定时若分流率基本正常，则 $P_{A-a}O_2$ 的增大主要由 $\dot{V}/\dot{Q}$ 失调和弥散功能下降引起；而弥散功能障碍是极少单一导致低氧血症和 $P_{A-a}O_2$ 增大的原因，因此排除了静动脉血分流率增加，可基本考虑存在 $\dot{V}/\dot{Q}$ 失调；同样若 D_LCO 下降，排除了静动脉血分流率增加，也应考虑 $\dot{V}/\dot{Q}$ 失调，进一步鉴别需进行低氧吸入试验（表9-1）。一旦上述因素确定，$\dot{V}/\dot{Q}$ 失调的程度可根据 $P_{A-a}O_2$ 增大的程度判断。当然换气功能障碍的患者多同时存在上述多种情况，可结合疾病的特点判断。连续测定 $P_{A-a}O_2$ 有助于了解肺部病变的动态变化，指导机械通气的应用，预测撤机。

表 9-1　不同类型换气功能障碍的 $P_{A-a}O_2$ 变化

原　因	弥散障碍	$\dot{V}/\dot{Q}$ 失调	分流
低氧	增大	改善	增大
空气	增大	增大	增大
纯氧	正常	正常	增大

若 $P_{A-a}O_2$ 接近于 0 或为负值为测定误差。

四、多种惰性气体测定法

通常用 6～8 种惰性气体对换气功能进行综合评价，可以精确测量出肺内静动脉血分流、无效腔通气及不同 $\dot{V}/\dot{Q}$ 肺区的分布情况。

1. 基本测定原理　不同气体在血液中有不同的溶解度，溶解度高的气体容易溶解在血液中，因此当血液通过低 $\dot{V}/\dot{Q}$ 肺组织时，该气体大量存留于血流，呼出气含量极少；通过正常 $\dot{V}/\dot{Q}$ 肺组织时也有相当部分存留，呼出气含量也较少；通过高 $\dot{V}/\dot{Q}$ 肺组织时才有较大部分被呼出。溶解度低的气体不容易溶解在血液中，血液通过高 $\dot{V}/\dot{Q}$ 肺组织时几乎全部被呼出，通过正常 $\dot{V}/\dot{Q}$ 肺组织时大部分被呼出，只有通过极低 $\dot{V}/\dot{Q}$ 肺组织或分流肺组织时才存留于血液中。上述特点随气体溶解度变化而变化。这样根据血液中多种气体流经肺时排出与存留的比例即能评价出各种 $\dot{V}/\dot{Q}$ 肺区，包括无效腔通气和静动脉血分流的分布情况。

2. 测定方法　有多种，比较经典的是 6 种气体测定法。该法是将下列 6 种溶解度逐步增高的气体：硫六氟化物（sulfurhexafluoride）、乙烷（ethane）、环丙烷（cyclopropane）、氟烷（halothane）、二乙醚（diethylether）和丙酮（acetone）同时溶解于生理盐水中，慢慢地注入手臂静脉，随血流进入肺部；然后用气相层析法分别测定呼出气及动脉血各种气体的浓度；同时记录心排血量、每分通气量、动脉血气结果、中心静脉血气结果。将各种气体的排出及存留数据通过公式转换，计算通气与血流的分布，并作图（图 9-16）。

通气及血流曲线的宽窄程度反映肺泡通气和肺血流分布的均一性。如果所有肺区的 $\dot{V}/\dot{Q}$ 相同，且 $\dot{V}$、$\dot{Q}$ 两者的大小也相同，则两条曲线重合为一条垂直线；曲线宽说明 $\dot{V}/\dot{Q}$ 的离散度大。健康青年人绝

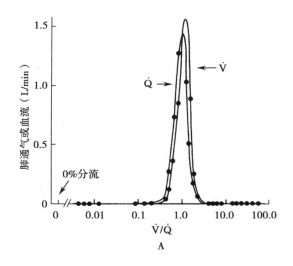

A

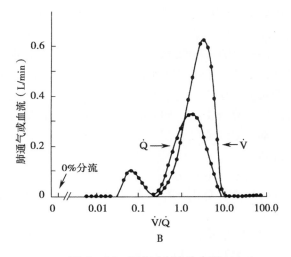

B

图 9-16　通气/血流分布图

横轴是从 0～100 的各种 $\dot{V}/\dot{Q}$，以对数表示；纵轴是肺通气量或肺血流量，均以 L/min 表示。A 和 B 分别为 1 例健康青年男性和 1 例 COPD 患者的测定结果（参照 West JD, 1995）。

大部分的肺通气和肺血流处于皆处于 $\dot{V}/\dot{Q}$ 0.85 附近（图 9-16A），说明通气、血流匹配良好，气体交换效率高。在 COPD 患者，有部分血液流经低 $\dot{V}/\dot{Q}$ 部位，说明有一定比例具有分流效应的肺区；有相当部分通气处于 $\dot{V}/\dot{Q}$ 2～8 之间，说明也有较大量具有无效腔效应的肺区；$\dot{V}/\dot{Q}$ 曲线明显变宽，说明 $\dot{V}/\dot{Q}$ 的离散度明显增大，患者的气体交换效率显著降低（图 9-16B）。因此多种惰性气体测定法可精确测定 $\dot{V}/\dot{Q}$ 的总体和局部分布情况，对于研究和理解生理或病理状态下的肺内气体交换具有重要价值。但由于技术上的难度及实际临床价值的局限，临床应用极少。

第十一节 通气血流比例失调的临床意义

在重力和胸腔负压的作用下,健康人存在一定程度的通气、血流分布不均,一般中肺部$\dot{V}/\dot{Q}$适当,大约为0.8;上肺部$\dot{V}/\dot{Q}$高,下肺部$\dot{V}/\dot{Q}$低。但通过机体的代偿,各部位的$\dot{V}/\dot{Q}$差别不大。但病理情况下,$\dot{V}/\dot{Q}$失调普遍存在,不仅见于肺实质疾病,也见于气流阻塞性疾病,尤其常见于COPD和支气管哮喘急性发作。$\dot{V}/\dot{Q}$测定不仅能反映肺组织病变的性质,也能反映病变的程度,并为治疗提供依据。本节简述$\dot{V}/\dot{Q}$失调的效应特点。详见朱蕾主编《临床呼吸生理学》(第二版)。

(一)$\dot{V}/\dot{Q}$降低的效应 部分肺区通气量明显降低或消失,而局部肺血流量相对或绝对增加时,$\dot{V}/\dot{Q}$明显小于0.8或等于0,进入肺泡的气体不能与血液气体充分交换,造成静动脉血分流样效应或分流。本节以肺通气量降低、血流量正常为例简述效应机制。

1. 对氧交换的影响

(1)基本变化:若患者呼吸空气,将导致低氧血症。

(2)发生机制:氧的溶解度小,氧离曲线呈S型。混合静脉血的PO_2和SO_2处于氧离曲线的陡直段,分别约为40 mmHg和75%,混合静脉血经过低通气或无通气的肺组织后,由于不能充分获取氧,肺泡毛细血管末端的氧分压(PcO_2)、氧饱和度(ScO_2)和氧含量(CcO_2)不能明显上升。局部病变的机械刺激(如毛细血管淤血、肺水肿、肺容积缩小的刺激)和化学刺激(如低氧血症)使呼吸中枢兴奋,从而使结构正常或相对正常的肺组织通气量显著增加,当肺泡通气量增加1倍时,P_AO_2从104 mmHg升高至125 mmHg,肺泡毛细血管的PcO_2也相应升高至125 mmHg,但因氧离曲线处于平坦段,故ScO_2、CcO_2仅略增加。两部分血液混合后必然导致SaO_2明显下降,PaO_2也相应降低,因此在低$\dot{V}/\dot{Q}$部分,即使正常或接近正常的肺组织出现代偿性过度通气,患者仍呈低氧血症。

2. 对二氧化碳交换的影响

(1)基本效应:$PaCO_2$正常或降低。

(2)发生机制:CO_2溶解度大,其解离曲线接近线性;动、静脉血的PCO_2差仅为6 mmHg,故低$\dot{V}/\dot{Q}$的混合静脉血加入动脉血后,$PaCO_2$升高有限;假使两者各占1/2,则混合后的$PaCO_2$=(40+46)mmHg/2=43 mmHg。局部病变的机械刺激和低氧血症的化学刺激作用将使$\dot{V}/\dot{Q}$正常或增加的肺区通气增强,肺泡气和动脉血的PCO_2下降。由于CO_2的溶解度非常高,弥散能力为氧的20倍,解离曲线接近线性,因此呼吸增强能排出更多的CO_2,导致该部位肺泡毛细血管$PcCO_2$显著下降,因此两部分血液混合后,$PaCO_2$正常或下降。

若出现严重、广泛的$\dot{V}/\dot{Q}$失调,$\dot{V}/\dot{Q}$正常或增加的肺泡数量显著下降,通气不能有效代偿,则$PaCO_2$升高;在通气功能显著下降的患者,也不能进行有效代偿,$PaCO_2$也相应升高。慢性呼吸衰竭患者,吸氧导致$PaCO_2$升高的主要机制即为$\dot{V}/\dot{Q}$失调。

(二)$\dot{V}/\dot{Q}$增高的效应 当部分肺有正常通气,但血流量显著减少或消失时,$\dot{V}/\dot{Q}$明显大于0.8或等于∞。肺泡与血液之间不能充分进行气体交换,造成生理无效腔增加。主要见于肺血管疾病,特别是肺栓塞患者。

在具有肺泡无效腔的情况下,肺通气出现类似血液分流的"空气分流"——一股未经改变或未经明显改变的"空气气流"(湿化的空气气流)和一股已充分进行气体交换的肺泡气流在气管内汇合而形成混合肺泡气。"空气分流"改变了混合肺泡气的成分,使其接近吸入气的成分,即肺泡气PO_2升高、PCO_2降低。

$\dot{V}/\dot{Q}$升高导致肺泡周围毛细血管血液PO_2升高(SO_2基本无变化)、PCO_2降低;$\dot{V}/\dot{Q}$正常的肺泡也已充分进行气体交换,因此PaO_2基本不变或仅略有升高,$PaCO_2$正常或轻度下降。两种情况导致肺泡气和呼出气的PCO_2下降。

若$\dot{V}/\dot{Q}$失调或静动脉血分流非常严重或合并较重的基础肺疾病时,正常肺的数量有限,机体不能有效代偿,将出现CO_2潴留,此时不一定合并气道疾病。

(三)同时存在$\dot{V}/\dot{Q}$降低和增高的效应 理想肺各部位的$\dot{V}/\dot{Q}$皆等于0.8。但如上所述,即使健康人的$\dot{V}/\dot{Q}$也有一定的离散度,但绝大多数肺区的

$\dot{V}/\dot{Q}$ 接近 0.8,故动脉血气和肺泡气的 PO_2 和 PCO_2 差别不大。在呼吸系统疾病患者,有较多肺区的 $\dot{V}/\dot{Q}$ 明显偏离 0.8,甚至为 0 或无穷大。两种情况存在将导致低氧血症和 $P_{A-a}O_2$ 增大;$PaCO_2$ 正常或降低。存在广泛、严重 $\dot{V}/\dot{Q}$ 失调的患者或存在严重基础肺疾病的患者,不仅出现低氧血症,也发生高碳酸血症。

（四）鉴别低氧血症的原因　一般认为在 $PaCO_2$ 不升高的情况下,低氧血症主要由换气功能障碍引起,而换气功能障碍包括 $\dot{V}/\dot{Q}$ 失调、弥散功能障碍、静动脉血分流,其中 $\dot{V}/\dot{Q}$ 失调是导致低氧血症的最常见原因。一般吸空气时存在低氧血症的患者,若吸纯氧后,静动脉血分流率正常或接近正常,则低氧血症的原因主要是 $\dot{V}/\dot{Q}$ 失调,尽管也存在弥散功能下降。在高碳酸血症患者,一般也同时存在 $\dot{V}/\dot{Q}$ 失调,通气量下降和 $\dot{V}/\dot{Q}$ 失调共同导致低氧血症。原则上通气阻力增加和（或）通气动力下降导致肺泡通气量（$\dot{V}_A$）下降,出现低氧血症和高碳酸血症,且 $PaCO_2$ 的上升幅度和 PaO_2 的下降幅度相似,

两者之和变化不大,大约为 140 mmHg,$P_{A-a}O_2$ 正常,但仅见于突然发生呼吸衰竭的短时间内;随着时间的延长,自主呼吸的代偿作用减弱或消失,必然出现 $\dot{V}/\dot{Q}$ 失调。在气流阻塞性疾病,如 COPD 或支气管哮喘急性发作,气流阻塞的不均匀必然导致 $\dot{V}/\dot{Q}$ 失调,是发生 D_LCO 降低、低氧血症和 $P_{A-a}O_2$ 增大的主要原因。气流阻塞性疾病发生单纯低氧血症的机会较多,但容易错误解读。

（五）判断病变的严重程度、发展趋势和提供治疗依据　在上述各种疾病,若 $\dot{V}/\dot{Q}$ 失调轻,一般认为肺实质损伤的程度相对较轻、病变范围相对较小,或气流阻塞的程度较轻,低浓度氧疗即可;否则说明肺损伤的程度相对较重、病变范围相对较大,或气流阻塞的程度较重,需要高浓度氧疗,甚至机械通气治疗。同样治疗后若 $\dot{V}/\dot{Q}$ 失调加重,说明病变加重,否则说明病情改善。在机械通气患者,若通气压力和潮气容积稳定,而 $\dot{V}/\dot{Q}$ 失调加重,说明潮气容积小,需增加潮气容积;若 $\dot{V}/\dot{Q}$ 改善,说明通气模式和参数的设置合适。

（朱　蕾）

第十章
小 气 道 功 能

小气道病变曾经是非常热门的题目,在肺功能的测定上也设计了许多方法和参数判断小气道功能,并根据小气道功能的改变判断小气道病变。尽管该概念的实际临床应用减少,但仍然是文章写作或日常交流中的热点。

第一节　小气道的概念与特点

小气道(small airway)是人为的概念,指成人内径 2 mm 以下的气道,有以下特点:① 管壁菲薄,炎症易波及气道全层及其周围组织。② 管腔纤细,易因分泌物或渗出物而阻塞。③ 纤毛减少或消失,微生物、尘埃等易沉积于黏膜,导致黏膜损伤。④ 总横截面积巨大,气道阻力非常低,仅占总气道阻力的 20% 以下;气流速度缓慢,以层流为主,有利于吸入气体的均匀分布。⑤ 软骨缺如,平滑肌相对较丰富,在神经体液因素作用下,通过平滑肌舒缩改变小气道口径,控制进入和呼出肺泡内的气体流量,有利于通气/血流($\dot{V}/\dot{Q}$)调节。⑥ 小气道功能的维持主要依赖于其结构的支撑和肺弹力纤维的牵拉,弹力纤维的破坏将导致小气道内径缩小,甚至陷闭。

第二节　小气道病变、小气道功能与临床测定

小气道功能和小气道病变是临床上容易混淆的概念,但两者有明显不同。

(一) 小气道病变与小气道功能

1. **小气道病变**　指小气道及其周围组织的病变,有广义和狭义两种感念,前者指各种程度的病变,后者指病变的早期或轻症阶段。肺功能所指小气道病变则专指后一种情况。常见于:轻度细支气管炎,长期大量吸烟或受大气污染,长期接触挥发性化学物质而没有出现明显肺功能异常,支气管哮喘的轻症或缓解期患者,COPD 高危人群,α_1 抗胰蛋白酶缺乏症早期,早期慢性支气管炎等。

小气道病变可以导致小气道阻塞,出现气流进出小气道的速率减慢,但常规肺通气功能参数正常。

2. **肺弹性功能减退**　如 α_1 抗胰蛋白酶缺乏所致肺气肿,主要特点是肺弹力纤维破坏,但小气道的结构可能正常。由于弹力纤维的牵拉作用减弱,容易出现呼气期小气道陷闭和呼出气流受限。

3. **小气道功能障碍**　单纯小气道功能减退而常规通气功能参数(FVC、FEV_1、FEV_1/FVC)正常的病理生理状态,常见于小气道病变和肺弹性功能减退的早期,即轻微小气道阻塞或肺气肿的早期或轻症阶段。

简言之,小气道病变导致小气道功能障碍;小气道功能障碍患者不一定有小气道病变。由于小气道功能受肺弹性和小气道结构的双重影响,因此只有排除肺弹性减退才能认为小气道功能反映小气道病变;同时测定小气道功能和静态肺顺应性对判断小气道病变具有较高的诊断价值;小气道功能障碍常常是两种情况综合作用的结果,如 COPD 高危人群或前期阶段。

(二) 反映小气道功能的检查方法和参数

1. **测定小气道功能的常用方法**

(1) 最大呼气流量-容积(MEFV)曲线:该方法简便易行,可重复性高,已广泛应用(详见第六章第五、六、七节)。

（2）用力呼气中期流量：有一定价值（详见第六章第八节）。

（3）闭合气容积和闭合容量：曾经是判断小气道功能的重要参数，但因其生理意义不完全清楚，误差较大，重复性较差，临床应用日趋减少。该概念对理解呼吸生理有重要价值，故临床上仍经常提及（详见第八章）。

（4）动态顺应性：动态顺应性的频率依赖性对评价小气道功能有重要价值（详见第十一章第四节）。

（5）脉冲振荡技术（impulse oscillometry，IOS）测定呼吸阻力：IOS 可以测定胸肺各个部位（包括小气道）、各种性质（包括弹性、黏性、惯性）的阻力（详见第十九章），主要评价小气道功能的参数是电抗（X）。尽管 IOS 有较多问题，但为肺功能测定的重要发展方向。

2. 反映小气道功能参数的特点 习惯上认为小气道功能有一定特异性，与一般意义上的气流阻塞或阻塞性通气功能障碍不同，但事实上并非如此。以最常用的 MEFV 曲线为例说明如下。

（1）习惯评价与现象：一般认为 FEF_{50} 和 FEF_{75} 反映小气道功能，PEF 和 FEF_{25} 反映大气道功能；但临床上用 PEF 随访支气管哮喘，后者以小气道或周围气道病变为主，两者之间的关系就是悖论。

（2）FEF_{50} 和 FEF_{75} 下降的合理评价：在小气道或肺实质的轻微病变阶段，仅有 FEF_{50} 和 FEF_{75} 下降，PEF 和 FEF_{25} 正常或基本正常，则 FEF_{50} 和 FEF_{75} 下降反映小气道功能障碍。在严重小气道病变或肺弹性的显著减退时，不仅有 FEF_{50} 和 FEF_{75} 显著下降，也有 PEF 和 FEF_{25} 的明显下降，同时伴随 FEV_1/FVC 下降，应诊断阻塞性通气功能障碍，而不能诊断为小气道病变或小气道功能障碍，如此的 FEF_{50} 和 FEF_{75} 下降仅仅是阻塞性通气功能障碍的一种表现。在限制性通气功能障碍，FEF_{50} 和 FEF_{75}、PEF 和 FEF_{25} 全面下降，即 FEF_{50} 和 FEF_{25} 下降仅是限制性通气功能障碍的一种表现，而不能诊断小气道功能障碍。

（3）小气道功能障碍的合理评价：确切的小气道功能障碍应该是在 FVC、FEV_1、FEV_1/FVC 正常，伴 PEF、FEF_{25} 基本正常（合并大气道阻塞、舌根后缀、呼气爆发力欠缺等除外）；或限制性通气功能障碍，FEF_{50} 和 FEF_{75} 的下降幅度显著高于 PEF 和 FEF_{25}，FEF_{50} 和 FEF_{75} 下降提示限制性通气功能障碍合并小气道功能障碍。其他反映小气道功能的参数也应如此评价。

第三节 常用的小气道功能测定方法与评价

如本章第二节所述，测定小气道功能的方法有多种，本节简述应用较多的几种方法。

（一）MEFV 曲线的测定

是最常用的测定小气道功能的方法，几乎取代其他传统测定方法，详见第六章。本节仅就几个容易混淆的问题进行阐述。

1. 小气道功能障碍的表现 主要体现在数据和图形上。

（1）数值变化

1）PEF 和 FEF_{25} 正常或基本正常（合并并发症除外，见上述），FEF_{50} 和 FEF_{75} 下降，同步测定的 FVC、FEV_1/FVC 正常，诊断小气道功能障碍。

2）若患者有肺容积缩小和限制性通气功能障碍，则 FEF_{50} 和 FEF_{75} 的下降幅度显著高于 PEF 和 FEF_{25}，同步测定的 FVC 下降，FEV_1/FVC 正常。即在限制性通气功能障碍，低容积流量显著下降可诊断合并小气道功能障碍。

（2）图形变化

1）横坐标的 FVC 正常，高容积图形正常或基本正常（合并并发症除外，见上述），中、低容积出现凹陷性改变（图 10-1B），诊断小气道功能障碍。

2）横坐标的 FVC 下降，高容积流量下降，低容积流量显著下降，诊断限制性通气功能障碍合并小气道功能障碍（图 10-1C）。

2. 小气道病变的鉴别

（1）静态顺应性测定：若 MEFV 曲线显示小气道功能障碍，而静态肺顺应性正常（即肺弹性正常），符合小气道病变；若静态肺顺应性下降，说明小气道功能障碍是肺弹性减退所致，而没有小气道病变，或肺弹性减退与小气道病变同时存在。

（2）MEFV 曲线的特点：高容积流量正常，低容积流量显著下降或出现明显凹陷型改变，则小气道功能功能障碍是肺弹性减退所致的可能性大；反之，则为单纯小气道病变所致的可能性大。

139

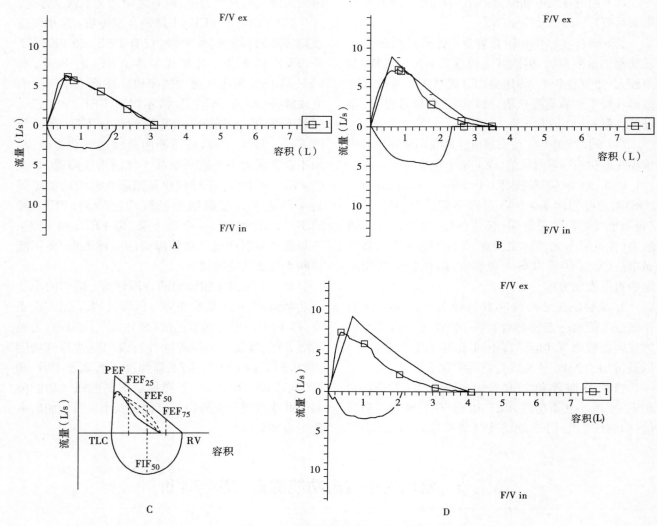

图 10-1　不同情况的 MEFV 曲线

A. 正常小气道,不同肺容积的呼气峰流量皆在正常预计值的 95% 以上,实测图形与正常预计值图形重叠;B. 小气道功能障碍,PEF 和 FEF_{25} 皆占正常预计值的 80% 以上,实测图形与正常预计值图形低容积部分明显分离(舌根后缀,尖峰略有欠缺),FEF_{50} 和 FEF_{75} 皆占预计值的 80% 以下,FVC 和 FEV_1/FVC 正常;C. FVC 显著降低,正常呼气下降支呈直线或凸型(细虚线)下降,PEF、FEF_{25}、FEF_{50}、FEF_{75} 普遍下降;若呈凹陷型(粗实线)下降,FEF_{50}、FEF_{75} 下降幅度明显超过 PEF、FEF_{25},提示限制性通气功能障碍合并小气道功能障碍;D. PEF 和 FEF_{25} 占正常预计值的 80% 以下,FEF_{50} 和 FEF_{75} 占正常预计值的 50% 以下,FVC 正常,FEV_1/FVC 下降,为典型阻塞性通气功能障碍。

(3)年龄:在青壮年患者出现小气道功能减退以小气道病变所致的可能性大;在老年则以肺弹性功能减退,或同时合并小气道病变所致可能性大。

(二)用力呼气中期流量(FEF_{25-75})的测定
FEF_{25-75} 曾是反映小气道功能的重要参数,可在一定程度上反映小气道阻力的变化,即 FVC 正常、FEV_1 正常,FEF_{25-75} 下降提示小气道功能障碍;但该参数的影响因素较多,变异度较大,应用较少,主要作为小气道功能障碍和阻塞性通气功能障碍的辅助诊断参数(详见第六章第八节)。

(三)动态顺应性测定　单纯小气道功能障碍的特点:肺容积和通气功能正常;静态顺应性正常;

低呼吸频率时的动态顺应性正常,但高频率时下降,表现为一定程度频率依赖性(详见第十一章第四节)。该测定方法比较烦琐,且特异性有限,临床不常用。

(四)闭合气容积和闭合容量的测定　在闭合容积曲线的测定过程中(详见第八章),第Ⅳ相起点至 RV 间的气容积为闭合气容积(CV),闭合容量(CC)=CV+RV。

当小气道病变或功能减退时,其内径变小,呼气过程中提前关闭,CC 和 CV 增大。为排除肺容积对气道关闭的影响,常用 CV/VC 或 CC/TLC 评价气道陷闭状况,比值增加提示小气道过早关闭。

正常青年人 CV/VC 为 5％～10％；30 岁以后随年龄增长而增大，80 岁可达 30％。原因是年轻时肺弹性好，有利于气道开放；老年人肺弹性减退，容易发生小气道提前陷闭。早期小气道功能改变，尽管肺容积和通气功能正常，但 CC 和 CV 增大。

（五）氦-氧流量容积曲线的测定 第六章通气功能部分详细介绍了 MEFV 曲线，若用氦氧混合气吸入取代空气吸入，测定的最大呼气流量容积曲线称为氦氧最大呼气流量容积曲线。因为氦气具有低密度（通过改善湍流而降低大气道阻力）和高黏度（通过增加层流阻力而增加小气道阻力）特性，健康人吸入氦气后，用力呼气至 50％TLC 的容积前，呼气流量明显增加；在小气道功能障碍患者，不增加或有所下降。因为在 50％TLC 的容积后，患者呼气时的层流比重显著增加，氦气增加层流阻力。该项目开展甚少，主要用于实验研究。

（朱　蕾　杨延杰）

第十一章
呼吸阻力与顺应性

肺通气的动力克服肺通气的阻力方能实现肺通气。通气阻力增高是临床上肺通气障碍的最常见原因,肺通气的阻力大体分两类:弹性阻力(静态阻力)和非弹性阻力(动态阻力),弹性阻力的倒数为顺应性,弹性阻力主要包括肺和胸廓的弹性阻力,是平静呼吸时的主要阻力,约占总阻力的 2/3;非弹性阻力,包括黏性阻力和惯性阻力,主要是气道阻力,约平静呼吸总阻力的 1/3。

第一节　呼吸阻力的分类及正常呼吸时的阻力

尽管呼吸阻力涉及上述多种类型,但在呼吸运动中,不同阻力的作用差别很大,有时阻力也发挥促进呼吸运动的作用。

一、基 本 概 念

1. 呼吸力学(respiratory mechanics)　应用基础物理学(包括流体力学、热力学和牛顿力学)的理论研究气体、气体经气管-支气管树的特性及导致气体流动的胸肺力学特性的科学。

2. 弹性(elasticity)　弹性组织在外力作用下变形时对抗变形和弹性回位的倾向。呼吸器官的主要特性是弹性,从而保持气道、肺、胸廓皆处于良好的扩张状态;在静息、运动时也能保持良好的协调性。

3. 弹性阻力(elastance,E)　弹性组织对抗变形和弹性回位而产生的阻力。

4. 呼吸系统弹性阻力(respiratory elastance,Ers)　又称"胸肺弹性阻力"。肺、胸廓和气道总的弹性阻力。

5. 肺弹性阻力(lung elastance)　肺扩张时的弹性阻力,包括肺的弹性回缩力和表面张力。是吸气运动时的主要弹性阻力之一;是吸气的阻力、呼气的动力。

6. 表面张力(surface tension)　存在于液-气界面,使液体表面积缩小的力。

7. 肺泡表面张力(surface tension of alveoli)存在于肺泡表面的液-气界面,使肺泡缩小的力。是吸气运动时的主要弹性阻力之一;是吸气的阻力、呼气的动力。

8. 表面活性物质(surfactant)　能使液体界面表面张力系数减小的物质。

9. 肺泡表面活性物质(pulmonary surfactant,PS)　存在于肺泡表面衬液、主要成分是二棕榈酰卵磷脂(dipalmitoyl phosphatidylcholine,DPPC)的脂蛋白混合物,由肺泡Ⅱ型上皮细胞合成并释放,分子的一端是非极性的脂肪酸,不溶于水;另一端是极性部分,易溶于水,形成单分子层分布在液-气界面上,并随肺泡的张缩而改变其密度。主要作用是降低表面张力,有利于肺扩张和肺组织液体的稳定。

10. 肺表面活性蛋白(pulmonary surfactant protein)　简称"表面活性蛋白(surfactant protein,SP)"。PS 中与磷脂结合的蛋白质,包括 SP-A、SP-B、SP-C 和 SP-D 四种基本类型,是维持表面活性物质作用的基本成分。

11. 胸廓弹性阻力(chestwall elastance)　胸廓扩张时的弹性阻力。实质是胸廓的弹性回缩力,也受腹腔内压的影响。正常呼吸状态下胸廓处于弹性扩张状态,是呼气的阻力、吸气的动力。在健康成人,肺容积占肺总量约 67% 时,胸廓处于弹性零位;超过该位置是吸气的阻力、呼气的动力,容易发生呼吸肌疲劳。

12. 摩擦阻力(frictional resistance)　又称"黏性阻力(viscous resistance)"。两个互相接触的物体将要发生或已经发生相对运动时,在接触面上产生的阻碍相对运动的力。

13. 气道阻力(airway resistance,Raw)　气体流经气道时,来自气体分子之间和气体与气道壁之间的摩擦阻力。是呼吸系统的主要黏性阻力,常用阻断法和体容积描记法(体描法)测定,后者是目前标准的测定方法,一般测定呼气相阻力。

14. 气道传导率(airway conductance,Gaw) 简称"气导"。气道阻力的倒数。常用于描述气道阻力的变化规律。

15. 比气道阻力(specific airway resistance,sRaw) 气道阻力与肺容积的乘积。由于气道阻力随肺容积变化,个体差异大;比气道阻力降低了肺容积的影响,个体差异小,可用于小儿与成人、男性与女性之间的客观比较。

16. 比气道传导率(specific airway conductance,sGaw) 简称"比气导"。气导与肺容积的比值。比气导是常数,不受肺容积的影响,个体差异小,能较好地比较气道阻力。

17. 气流阻力呈面积依赖性(area dependency of airflow resistance) 气道横截面积较大的情况下,气流主要表现为层流,阻力恒定,压力与流量呈线性关系的现象。主要见于周围气道。

18. 气流阻力呈流量依赖性(flow dependency of airflow resistance) 管径较细或出现分叉的情况下气流表现为湍流,气流阻力随流量的增大而显著增大,压力与流量的变化呈非线性关系的现象,主要见于中央气道和人工气道。

19. 肺阻力(lung resistance,R_L) 呼吸时,气体流经呼吸道时气体分子间、气体分子与气道壁之间、肺组织相对位移所产生的摩擦阻力。是气道阻力和肺组织黏性阻力之和。是临床上常用的黏性阻力概念,但常误认为气道阻力。

20. 呼吸系统黏性阻力(respiratory viscous resistance,Rrs) 又称"呼吸阻力(respiratory resistance)"。呼吸时,气体流经呼吸道时气体分子间、气体分子与气道壁之间、胸肺组织相对位移等所产生的摩擦阻力。是肺阻力与胸廓黏性阻力之和。

临床上不仅容易将肺阻力误认为气道阻力,也容易将呼吸阻力误认为气道阻力,特别是机械通气监测时。多数情况下,临床测定 R_L 或 Rrs,而不是Raw。由于正常肺组织、胸廓的黏性阻力非常低,一般用 Rrs 或 R_L 代替 Raw。在出现肺实质或胸廓病变的情况下,如肺炎、肺水肿、ARDS、胸腔积液、显著胸膜增厚,肺实质或胸廓的黏性阻力显著升高,Rrs 或 R_L 就不能简化为 Raw。

21. 惯性(inertia) 在外力作用下,物体维持原有静止或运动状态的倾向。

22. 惯性阻力(inertial resistance) 物体在起动、变速、换向时因惯性所产生的阻止运动的力。

23. 肺惯性阻力(lung inertial resistance) 气流进出肺内时,在起动、变速、换向时因肺实质惯性所产生的阻止气体流动的力。肺是含气器官,密度非常低,惯性阻力很小,可忽略不计。严重肺实质病变,气体显著减少,实质成分显著增多,惯性阻力明显增大。

24. 胸廓惯性阻力(chestwall inertial resistance) 气流进出气道,在起动、变速、换向时因胸廓的惯性所产生的阻止气体流动的力。尽管胸壁较厚,密度较高,但覆盖于含气的肺脏表面,总体密度非常低,惯性阻力很小,可忽略不计。肥胖、胸腔积液时,总体密度增大,惯性阻力显著增大。

25. 呼吸系统静态阻力(respiratory static resistance) 又称"总静态阻力"。呼吸气流停止状态下,呼吸器官存在的阻力,主要是胸廓和肺的弹性阻力。

26. 呼吸系统动态阻力(respiratory dynamic resistance) 又称"总动态阻力"。呼吸气体出现流动或流动倾向时产生的阻力。包括气道、肺、胸廓的黏性阻力和惯性阻力,主要是气道阻力。

二、呼吸力学的基本特性

在分析呼吸力学时,首先应认识呼吸系统的静态与动态特性,这些特性可用运动方程的模式表达(图11-1)。在该模式中,一个具有一定质量(M)的物体连接一个弹簧,在外力(F)作用下,欲使物体沿箭头方向向前移动,必先牵拉弹簧,被牵拉的弹簧由于弹性回位而产生弹性阻力。弹性阻力的大小取决于弹簧的弹性系数(K)和弹簧位移的距离(l);弹性系数越大,位移越大,弹性阻力越大。在牵动物体时,物体与接触物表面因摩擦而产生摩擦阻力(黏性阻力)。摩擦阻力的大小取决于摩擦系数(R)和物体位移的速度(i);R 和 i 越大,黏性阻力越大。摩擦系数的大小与摩擦表面的粗糙程度有关。移动的物体在启动与加速时因惯性而产生惯性阻力。惯性阻力的大小取决于被移动物体的质量 M(确切地说是单位容积的质量,也就是密度)与位移的加速度(ii),加速度为单位时间内速度的变化率。M 与 ii 越大,惯性阻力越大。因此外力在克服阻力移动物体时可分解成克服弹性、摩擦(黏性)及惯性阻力的三部分力,即:

$$F=F_{弹}+F_{摩}+F_{惯}$$

此式亦可表达为运动方程（equation of motion）：

$$F=Kl+Ri+Mii$$

在呼吸系统，气体流动依靠压力差（P）推动。呼吸系统弹性阻力习惯用顺应性的倒数（1/C）表示；呼吸器官（胸部和肺）位移的距离用肺容积的变化（ΔV）表示；摩擦阻力主要为气道阻力，以 R 表示；位移速度以气体流量（$\dot{V}$或F）表示；惯性阻力以 I 表示；位移的加速度以气流加速度（σ）表示。因此在呼吸系统中，运动方程式可以表达为：

$$P=1/C \cdot \Delta V+R\dot{V}+I\sigma$$

故气体运动的动力（P）也可被分解成克服弹性、摩擦（黏性）、惯性等三种阻力的分压力，即：

$$P=P_{弹}+P_{摩}+P_{惯}$$

由于空气的密度极小（可以认为是 0），而整个呼吸器官（包括肺和胸廓）的主要容积由气体构成（肺几乎是含气器官，密度可认为是 0；胸廓尽管由肌肉、骨骼等组成，密度很高，但覆盖在肺表面，相当于中空器官，密度也接近于 0），因此呼吸器官中惯性阻力极小，可忽略不计，上述公式可简化为：

$$P=1/C \cdot \Delta V+R\dot{V}$$

$$P=P_{弹}+P_{摩}$$

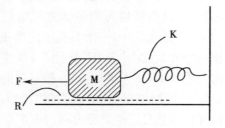

图 11-1　运动方程的模式图

三、呼吸阻力的分类

健康人自然呼吸时，各种阻力的来源及其所占比例大体如下。

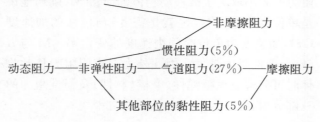

静态阻力——弹性阻力（63%）
　　　　　　　　　　　　　　　　非摩擦阻力
惯性阻力（5%）
动态阻力——非弹性阻力——气道阻力（27%）——摩擦阻力
其他部位的黏性阻力（5%）

弹性阻力主要来自肺和胸廓的弹性，在气流停止的静止状态下仍然存在，属静态阻力。平静呼吸，即在功能残气位时肺和胸廓的弹性阻力大小相当，方向相反。非弹性阻力只能在气体流动或有气体流动倾向时存在，因此又称为动态阻力。依阻力是否由摩擦引起，又可分为非摩擦阻力和摩擦阻力，非摩擦阻力包括弹性阻力和惯性阻力。惯性阻力是气流发动、变速、转向时和组织变性时产生的阻力，正常情况下所占比例甚小。摩擦阻力也称为黏性阻力，包括气道的黏性阻力（标准名称为"气道阻力"）和其他部位黏性力，以前者为主。气道阻力来自气体分子之间和气体与气道壁之间的摩擦；其他部位的黏性阻力来自呼吸器官位移所产生的摩擦，比如肺与胸廓之间、肺叶之间、肺泡与周围间质之间产生的摩擦。健康人静息呼吸状态下，惯性阻力和其他部位的黏性阻力可忽略不计，总通气阻力由肺弹性阻力、胸廓弹性阻力和气道阻力三部分组成。

四、与呼吸运动有关的压力

呼吸运动时，胸腔、肺泡及气道中发生周期性的压力变化，以克服呼吸的阻力，产生肺通气。不同压力（实质是压强）的特点不同，正确理解不同压力的概念和意义是进行呼吸阻力测定的基础和前提（图 11-2）。

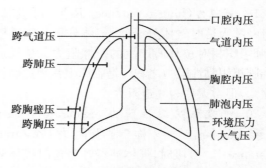

口腔内压
跨气道压
气道内压
跨肺压
胸腔内压
跨胸壁压
肺泡内压
跨胸压
环境压力（大气压）

图 11-2　呼吸系统不同压力分布示意图

1. 胸腔内压（intrapleural pressure，Ppl）　又称"胸膜腔内压"，曾称"胸内压"。胸膜腔内的压强与大气压之差。一般为负值，其大小等于肺内压与肺弹性回缩力之差，正常功能残气位时平均为 −5 mmHg。胸腔内压增大是其负值缩小或转为正压。胸腔内压直接受呼吸肌活动的影响，吸气时负压增大，呼气时负压减少。胸腔负压使壁薄的大静脉扩张，有利于静脉血液回流。因重力作用，直立位时胸腔负压从肺尖部至肺底部逐渐减少，肺底部接近于零。受心脏位置相对固定的影响，心包周围的负压要比同水平肺脏周围的负压大。胸腔内压可直接测定,但更常用测定食管内压的方法间接测定。

2. **食管内压**(esophageal pressure, Pes) 平稳呼吸状态下,食管中、下 1/3 交界处的压强与大气压之差。Pes 数值近似等于胸腔内压。检测 Pes 的变化(ΔPes)可反映胸腔内压的变化。

3. **肺泡压**(alveolar pressure, PA) 又称"肺泡内压(pulmonary alveolar pressure)"。肺泡内压强与大气压的差值。取决于胸腔内压与肺的弹性回缩压之差,随呼吸运动而呈周期性变化;肺泡压变化是推动气道内气体流动的直接动力。吸气时,胸腔负压增大,超过肺弹性回缩压,使肺泡压低于大气压,气体进入肺内,直至肺泡压与大气压相等,气流停止;呼气时则相反。

4. **气道压**(airway pressure) 又称"气道内压"。气道内压强与大气压的差值。随呼吸运动呈周期性变化。正常吸气或呼气末,气流停止,从肺泡经各级气道到口、鼻腔各处的压力相等;吸气时压力递减,呼气时递增。气流阻塞、用力呼吸、机械通气时,气道内压的变化幅度增大。

在呼吸运动中,气道内任意两点间的压力差取决于气道阻力、气流速度、气流形态(层流或湍流)。

5. **驱动压**(driving pressure) 克服摩擦阻力而使流体流动的压力差。常用来描述气道内气体和血管内血液的流动情况,也用于描述呼吸机的工作原理。

6. **跨壁压**(transmural pressure) 管壁内外的压强差。

7. **跨胸压**(transthoracic pressure) 又称"经胸压"。肺泡与胸廓外大气压之差,是胸廓、肺脏扩张或回缩的总压力。

8. **跨肺压**(transpulmonary pressure) 又称"经肺压"。肺泡内压与胸腔内压或肺间质压之差,是肺扩张或回缩的直接动力。

9. **跨胸壁压**(transchest wall pressure) 又称"经胸壁压",也称为跨胸廓压或经胸廓压。胸腔内压与胸廓外大气压之差,是胸廓扩张或回缩的压力。由于大气压以零表示,故跨胸壁压等于胸腔内压。

10. **跨气道压**(transairway pressure) 又称"经气道压"。气道内压与胸腔内压或肺间质压之差,是维持气道开放的压力。跨气道压为零的位置称为等压点。

第二节 呼吸系统的顺应性

呼吸系统的主要特性之一是弹性,顺应性是弹性阻力的倒数,即弹性阻力(E)=1/顺应性(C),顺应性为单位压力变化(ΔP)所引起的容积变化(ΔV),即 C=ΔV/ΔP,常用单位是 L/cmH$_2$O 或 L/kPa。临床习惯上用顺应性来衡量弹性阻力。因吸气和呼气是两个相反的过程,故弹性阻力的作用是相对的。若对吸气是阻力,对呼气则为动力;反之亦然。呼吸系统的顺应性的计算主要涉及以下三个概念。

肺顺应性(C_L)=肺容积变化(ΔV)/跨肺压变化(ΔP)。

胸廓顺应性(Ccw)=肺容积变化(ΔV)/跨胸壁压变化(ΔP)。

胸肺总顺应性(Crs)=肺容积变化(ΔV)/跨胸廓压变化(ΔP)。

一、基本概念

1. **顺应性**(compliance) 外力作用下弹性组织的可扩张性。容易扩张者,顺应性大,弹性阻力小;不容易扩张者,顺应性小,弹性阻力大。

2. **肺顺应性**(lung compliance, C_L) 呼吸运动时,在外力作用下肺的可扩张性。健康成人的肺顺应性约为 0.2 L/cmH$_2$O。

3. **比顺应性**(specific compliance, Csp) 单位肺容积的顺应性,为肺顺应性(L/kPa 或 L/cmH$_2$O)与肺总量(TLC)或功能残气量(FRC)的比值。C/FRC 的正常值约为 0.8 L/kPa(0.08 L/cmH$_2$O)。

4. **胸廓顺应性**(chest wall compliance, Ccw) 呼吸运动时,在外力作用下胸廓的可扩张性。正常胸廓和肺紧贴在一起,两者同步扩张和回缩,故胸廓顺应性与肺相同,也为 0.2 L/cmH$_2$O;但在出现气胸、胸腔积液、肺不张的情况下,胸廓和肺脏的变化不同步,顺应性不同。

5. **呼吸系统顺应性**(respiratory system compliance, Crs) 又称"胸肺总顺应性"。呼吸运动时,在外力作用下胸部(主要包括胸廓、肺、横膈)的可扩张性。计算公式为:1/Crs=1/C_L+1/Ccw,正常值约为

$0.1\ L/cmH_2O$。

6. 标准肺容积轨迹（standard lung volume history） 测定静态顺应性前需 3～4 次达肺总量位的深呼吸。因为即使健康人，也存在部分肺泡的开放不充分，会导致顺应性下降，多次深吸气达肺总量位可以使肺泡充分开放，顺应性增加。对单次呼吸法测定 D_LCO 和 TLC 也非常重要，但临床上容易忽视。

7. 滞后现象（hysteresis） 吸气相和呼气相测得的压力-容积曲线或肺顺应性并不一致，在相同的跨肺压条件下，呼气相肺容积的改变要较吸气相大，称为滞后现象。正常反映肺黏性阻力的存在，病理情况下也与陷闭肺泡存在等因素有关。

8. 静态顺应性（static compliance，Cst） 在呼吸周期中，多次暂时阻断气流时测得的顺应性。

9. 呼吸系统静态顺应性（static compliance of respiratory system） 简称"静态胸肺总顺应性"。在呼吸周期中，分阶段呼吸，多次暂时阻断气流测得的胸肺总顺应性。在较高肺容积或低位肺容积时，肺泡处于过度扩张或陷闭状态，顺应性随容积变化；中间部位的肺容积与压力变化呈线性关系，故用该部分的顺应性表示静态顺应性，标准测定为以 FRC 至 $FRC+0.5\ L$ 的容积改变（ΔV）除以相应的压力改变（ΔP）。临床上常用静态总顺应性反映静态肺顺应性。

10. 静态肺顺应性（static lung compliance，Csl） 在呼吸周期中，气流暂时阻断时测得的肺顺应性，标准测定为以 FRC 至 $FRC+0.5\ L$ 的容积改变（ΔV）除以相应的压力改变（ΔP）。

11. 动态顺应性（dynamic compliance，Cdyn） 呼吸周期中，气流未阻断时测得的顺应性。较静态顺应性测定简便。健康人的 Cdyn 与 Cst 非常接近、且稳定性好，故常用后者代替前者。病理情况下，Cdyn 的大小容易受气流阻力的影响。

12. 时间常数（time constant，RC） 气道阻力（R）和肺泡顺应性（C）的乘积（RC），反映肺泡充气或排空的速度。一个 RC 约为 $0.01\ s$。

13. 快肺泡（fast alveoli） 正常肺充气或排空很快，在 $0.03\ s$ 时（3 个 RC）即可完成呼吸的终末呼吸单位（简称肺单位）。

14. 慢肺泡（slow alveoli） 小气道阻力或肺顺应性增加时，RC 值变大，充气或排空的速度变慢的肺单位。

15. 动态顺应性呈非频率依赖性（non-frequency dependence of dynamic compliance） 简称非频率依

赖性。受检者以不同呼吸频率（RR）呼吸，随 RR 加快，肺泡充盈、排空的时间逐渐减少。由于正常肺单位的 RC 小，当 RR 增快至 60 次/min 时，仍有足够的充盈和排空时间，动态顺应性基本保持稳定，与静态顺应性数值接近，Cdyn/Cst 在 0.8 以上，从而能够反映正常肺的弹性。该生理现象称为非频率依赖性。

16. 动态顺应性呈频率依赖性（frequency dependence of dynamic compliance，FDC） 简称"频率依赖性"。肺或胸肺总顺应性随 RR 的增快而降低的病理生理现象，见于小气道病变或肺弹性减退。RR 较低时，气体尚有足够时间进出于慢肺泡，Cdyn/Cst 值接近正常。随着 RR 加快，气体进出慢肺泡的量逐渐减少，最终只能进出快肺泡，其 Cdyn 降低；快肺泡充盈量增加，活动范围上移到胸肺压力-容积（P－V）曲线的高位平坦段，其 Cdyn 也相应减小，故总 Cdyn 降低。

17. 特定呼吸频率顺应性（dynamic lung compliance at certain respiratory frequency，$Cdyn_{RR}$） 被测定者以固定呼吸频率进行呼吸时测定的动态顺应性，常用 $Cdyn_{20}$、$Cdyn_{40}$、$Cdyn_{60}$。对判断周围气道阻塞的程度有一定价值。

健康人 $Cdyn_{20}$、$Cdyn_{40}$、$Cdyn_{60}$ 基本相似，称为动态顺应性呈非频率依赖性，提示无气流阻塞；若仅出现 $Cdyn_{60}$ 下降，提示小气道功能障碍；若 $Cdyn_{40}$ 也下降，提示阻塞性通气功能障碍；若全部下降，且 $Cdyn_{20}$ 明显低于 Cst，则为严重气流阻塞的表现。

18. 肺压力-容积曲线（pressure-volume curve of the lung） 简称"压力-容积（P－V）曲线"。描述肺容积（一般是指 RV 或 FRC 与 TLC 之间的容积）与跨肺压相互之间关系的曲线，反映不同容积水平肺顺应性的变化。曲线的横坐标为压力，纵坐标为肺容积，正常情况下 RV 与 TLC 之间的吸气相曲线呈"S"形，FRC 与 TLC 之间呈反抛物线形，呼气相呈抛物线形，与吸气相并不完全重合。

"S"形曲线的上下各有一折点，与肺泡的过度扩张和开放有关。临床上常通过测定呼吸系统压力-容积曲线反映肺顺应性变化。

（1）高位平坦段（upper flat part）：在 P－V 曲线上，处于高容积的平坦部分，提示肺泡处于过度扩张状态。不能用于常规肺顺应性测定；在该部位自主呼吸容易发生呼吸肌疲劳和呼吸衰竭，机械通气则容易发生肺扩张性损伤和低血压。

（2）低位平坦段（lower flat part）：P－V 曲线

陡直段以下的平坦部分,提示肺泡陷闭。在该段还容易发生微血管扭曲、肺循环阻力增加。不能用于常规肺顺应性的测定;在该部位通气容易发生肺切变力损伤,低氧血症也不容易纠正。

(3) 低位拐点(lower inflection point,LIP):简称"低拐点"。P-V曲线上低位平坦段与陡直段的交点。超过该点表示吸气顺应性显著改善,是萎陷肺泡的复张点,也是指导 PEEP 选择的重要标准。一般强调使用等于或略高于此点的 PEEP 可显著改善氧合,减轻或避免肺泡反复塌陷和复张所致的剪切力损伤。

低位平坦段和低位拐点在健康人 FRC 和 TLC 之间不会出现,即使是在 RV 与 TLC 之间也很少出现。主要见于急性呼吸窘迫综合征(ARDS),因此常规肺功能测定不出现低位拐点和低位平台段。

(4) 高位拐点(upper inflection point,UIP):简称"高拐点"。压力-容积曲线的高位平坦段与陡直段的交点。超过该点,大部分肺泡将处于过度扩张状态,顺应性显著下降,容易发生扩张性损伤。正常情况下相当于跨肺压 35~50 cmH_2O 或占肺总量 85%~90% 的位置。

19. 松弛压(relaxation pressure)　全称"口腔松弛压"或"口腔闭合压"。肺功能检测中,受检者屏气时测到的口腔内压(实质是口腔内压强与大气压的差值),此时呼吸肌放松,故称为松弛压。屏气时,口腔、气道、肺泡形成"密闭容器"。根据压强定律,在密闭容器内,压强向各个方向传导,且大小相等,故口腔压闭合等于肺泡压。

20. 气体陷闭(air trapping)　呼气末气体不能充分呼出,而在肺内异常潴留的病理生理状态。气体陷闭必然导致内源性 PEEP(PEEPi),常在肺气肿或静态肺过度充气的基础上发生。

二、肺 顺 应 性

(一)肺的静态顺应性及相关问题

1. 静态肺 P-V 曲线的测定　基本测定要求:分步吸气(或打气入肺)或分步呼气(或从肺内抽气),每步吸气或呼气后,屏气,放松呼吸肌,测定肺容积的变化和胸腔内压,然后绘制肺 P-V 曲线。

注:吸气、呼气测定是指清醒状态下测定;打气入肺或从肺内抽气是指机械通气状态下的测定。

2. 静态顺应性的测定　上述 P-V 曲线陡直段的斜率即为肺顺应性。因为测定是在屏气、无呼吸运动、无气体流动的情况下进行,故称为静态肺顺应性。

3. 正常肺顺应性的特点　① 呼气和吸气曲线并不重合,而是有一定的滞后,与肺泡的表面张力和肺组织的黏性有关,因此肺组织也称为黏弹性物体。② 曲线呈"S"形,中间段陡直,简称陡直段,斜率或顺应性最大,与弹性纤维的可扩张性有关,相当于肺容积在 FRC 与 85%TLC 之间的位置;上段平坦,简称高位平坦段,斜率或顺应性小,与胶原纤维对弹性纤维的限制有关;高位平坦段与陡直段的交点称为 UIP;下段也平坦,简称低位平坦段,斜率或顺应性小,与肺容积缩小,小气道和肺泡陷闭,以及表面张力持续增大(表面活性物质的作用在一定容积达极限,不再继续增大)有关;低位平坦段与陡直段的交点称为 LIP。LIP 和低位平坦段仅在 FRC 以下容积或疾病状态(如 ARDS)下出现。

健康人自然呼吸位于 P-V 曲线的中间陡直段,吸气和呼气曲线非常接近,C_L 皆约为 0.2 L/cmH_2O。

当肺充血、纤维化或肺泡表面活性物质减少时,静态肺顺应性减小,弹性阻力增加;肺过度充气超过 P-V 曲线的 UIP 时,弹性阻力急剧增加;发生 ARDS 后,肺容积显著缩小使呼吸运动位于低位平坦段时,不仅弹性阻力显著增大,剪切力(或切变力)也显著增大,容易发生肺损伤。

4. 比顺应性　肺顺应性受肺容积影响,肺总量大者顺应性较大,如成人;肺总量小者顺应性较小,如小儿。由于不同个体间的肺总量存在差别,在比较顺应性时必须排除肺容积的影响进行标准化。单位肺容积的顺应性称为比顺应性,即比顺应性＝肺顺应性(L/cmH_2O)/肺总量(L)。

(二)肺弹性阻力的来源　
肺弹性阻力来自两个方面:肺泡表面液体层与气体之间的界面所形成的表面张力,肺弹性回缩力,静息呼吸时前者约占肺弹性阻力的 2/3,后者约占 1/3。

1. 肺泡表面张力　肺泡表面覆盖着薄层液体,与肺泡内气体形成液-气界面。

(1) 作用特点:由于液体分子间的吸引力远大于液体与气体分子之间的吸引力,因而使球形液体表面有尽量缩小的倾向,称为表面张力。表面张力在肺容积较小时,其作用大约占总肺弹性阻力的 2/3。随着肺容积的增大,肺弹性回缩力逐步加大,表面张力逐渐减小,即扩张肺克服的弹性阻力,在低容积时以表面张力为主;在中等容积两者相似;在高容积以弹性回缩力为主。因此肺弹性回缩力和表面张力各自所占弹性阻力的比重随肺容积变化。

(2) 肺泡表面活性物质(PS):PS 是复杂的脂蛋白混合物,主要成分是二棕榈酰卵磷脂(DPPC),

由肺泡Ⅱ型肺泡上皮细胞合成并释放,DPPC分子垂直排列于液-气界面,极性端插入水中,非极性端伸入肺泡气,形成单分子层分布于液-气界面,并随肺泡的张缩而改变其密度。正常PS不断更新,以保持其正常功能。

PS可使肺泡液-气界面的表面张力下降,肺弹性阻力随之下降,有利于肺的扩张;减弱表面张力对肺毛细血管液体的吸引作用,防止液体渗入肺泡,使肺泡保持相对干燥。PS的密度随肺泡半径变小而增大,也随半径增大而减小,所以小肺泡PS密度大,降低表面张力的作用强,有助于防止其塌陷;大肺泡的PS密度小,表面张力大,有助于防止其过度膨胀,从而维持大肺泡与小肺泡的压力大致相等,保持大、小肺泡的稳定性,有利于吸入气在肺内均匀分布。

急性肺损伤、肺炎、肺血栓等疾病可损害Ⅱ型肺泡上皮细胞的功能,使PS分泌减少或活性降低,肺泡表面张力增大,致使吸气阻力增大,甚至发生或加重肺不张和肺水肿。胎儿肺泡Ⅱ型细胞约在妊娠6～7个月开始分泌PS,到分娩前达到高峰。某些早产儿,因肺泡Ⅱ型细胞尚未成熟,缺乏PS,以致发生肺不张和肺泡内透明质膜形成,导致呼吸窘迫综合征。因此,了解肺泡Ⅱ型细的成熟过程及其PS的代谢和调节有重要的理论和实践意义。

2. **肺弹性回缩力** 几乎肺内所有成分都具有弹性(与肺的功能一致),均参与弹性阻力的形成,其中弹性纤维与胶原纤维是肺弹性回缩力的重要来源。肺弹性成分还包括网状纤维、组织细胞、上皮细胞、血管和小气道等。因为肺弹性成分主要存在于肺间质,所以其弹性回缩力也主要来自肺间质。在正常肺,血管、小气道及组织细胞所占肺弹性阻力的比例甚小;但当出现肺部炎症、损伤或水肿时,肺弹性回缩力明显增加。肺气肿时,弹性纤维被破坏,弹

性阻力减小,致使RV增大。

总之,肺弹性阻力包括肺泡表面张力和肺弹性回缩力;是吸气的阻力,呼气的动力。当PS缺乏或功能下降时,吸气阻力增大,肺不易扩张,但呼气加快;弹性纤维被破坏时,对吸气影响不大,但限制肺泡气的呼出,因此肺弹性阻力必须处于一定的平衡状态。

三、胸廓顺应性

胸廓也具有良好的弹性,呼吸运动时也产生弹性阻力。由于因胸廓弹性阻力增大而发生肺通气障碍的情况少见,所以临床意义相对较小。

1. **弹性零位** 胸廓处于自然位置时的肺容积相当于TLC的67%,胸廓毫无变形,不表现出弹性回缩力。肺容积小于TLC的67%时,胸廓的弹性回缩力向外,是吸气的动力,呼气的阻力;肺容积大于TLC的67%时,胸廓的弹性回缩力向内,成为吸气的阻力,呼气的动力,所以FRC明显增大时容易发生呼吸肌疲劳。胸廓弹性回缩力的作用随胸廓位置而变化,与肺明显不同,肺的弹力总是吸气的阻力,呼气的动力。

2. **顺应性大小** 正常情况下,胸廓和肺紧贴在一起,两者同步扩张和回缩,故健康人的胸廓顺应性也为0.2 L/cmH$_2$O。胸廓顺应性可因肥胖、胸廓畸形、胸膜增厚和腹内占位病变等而降低。在出现气胸、胸腔积液、肺不张的情况下,胸廓和肺脏的变化程度不同步,顺应性不同。

四、肺和胸廓的总顺应性

肺和胸廓的弹性阻力呈串联排列,所以肺和胸廓的总弹性阻力是两者弹性阻力之和,而总顺应性(Crs)相反,即:

$$1/Crs=1/C_L+1/Cw$$

第三节 呼吸系统顺应性的测定

顺应性测定涉及静态和动态顺应性两种基本类型,包括肺、胸廓和胸肺总顺应性三个方面。

一、静态顺应性的测定

(一)基本要求

1. 胸肺总顺应性测定

(1)基本测定方法:令受检者吸气至TLC,然

后分次呼气。在每次呼出一定量气体后,关闭气道屏气,并放松呼吸肌,同时测定相应的口腔闭合压(即肺泡压,相当于跨胸压)。以肺泡压为横坐标,肺容积为纵坐标,即可绘出胸肺总顺应性曲线。

屏气时因气道关闭,气流中止,口腔闭合压等于肺泡内压;跨胸压为肺泡内压减去体表压(环境压力),后者为零,因此所测得的口腔闭合压即为跨胸

压,后者反映总弹性回缩力。

（2）胸肺总顺应性的基本特点：由于测定时受检者屏气,并放松呼吸肌,因此测得的口腔闭合压又称松弛压。肺容积小于 40%TLC 时,胸廓向外的回缩力大于肺向内的回缩力,因此测得的跨胸压为负值。肺处于 FRC 位时,肺容积约为 TLC 的 40%,胸廓与肺的弹性回缩力大小相等,方向相反,跨胸压为零。肺容积大于 FRC 后,肺的回缩力随容积变大而逐步增大,而胸廓回缩力则逐步减小,跨胸压为正值并逐步增大。当肺容积为 67%TLC 时,胸廓处于弹性平衡位,其回缩力为零,跨胸压与肺的回缩力相等。当肺容积大于 67%TLC 时,胸廓与肺的回缩力都向内,跨胸压明显升高(图 5－17)。

2. **胸廓顺应性测定**　需同步测定口腔闭合压和胸腔内压,前者的测定与胸肺总顺应性中的测定相同,不赘述;合理测定受检者的食管内压可反映胸腔内压(详见后述)。

跨壁压＝胸腔内压(食管内压)－大气压＝胸腔内压(食管内压)。肺容积与跨壁压之间变化关系曲线即为胸廓顺应性曲线。

3. **肺顺应性测定**　若从上述的测定中计算出跨肺压(跨肺压＝肺泡内压－胸腔内压),肺容积与跨肺压之间的变化关系曲线即为肺顺应性曲线。

4. **顺应性的换算**　胸廓、肺、胸肺总顺应性可相互换算。

（二）顺应性测定的关键问题　在上述测定中,容积测定容易完成,关键是压力测定,核心是胸腔内压的测定。胸腔内压的直接测定比较困难,常用食管内压取代。因胸内食管壁的顺应性非常好,而食管中、下 1/3 交界部位又处于相对的游离状态,基本不受纵隔内器官的压迫,食管内压基本等于胸腔内压,因此可用食管内压代替胸腔内压。

（三）测定仪器

1. **测定导管**　一般用聚乙烯导管,长度100 cm,内径 1.2～1.5 mm,外径 1.8～2.0 mm,末端有一长 10 cm、周长 3.5 cm、厚 0.06 mm 的食管气囊,气囊内的导管部分有较多呈螺旋状排列的小孔(图 11－3)。

2. **压力传感器和记录仪**　不同类型的压力传感器皆可使用,要求量程至少为 0～60 cmH₂O,以保障压力-容积曲线的完整测定(图 11－4);也可使用水压计(U 形测压计的一种类型)检测。

3. **肺量计**　闭合式(单筒肺量计)和开放式(流量计)皆可,用于记录肺容积的变化,后者应用更多。

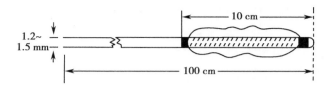

图 11－3　食管气囊测压导管示意图

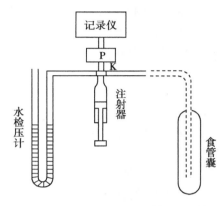

图 11－4　食管内压测定装置模式图

P 为压力换能器,K 为三通开关。

4. **流量计**　可应用单独的流量计(不测定肺容积),应用时需要确定零气流点(points of zero flow)。

5. **节拍器**　作为动态肺顺应性测定时的呼吸频率信号。

6. **注意事项**　现代测定中,除测定导管仍为单独装备外,其他测定设备皆装置在一起,并通过电脑控制完成,因此目前的临床测定简单、方便。由于测定方法相似,为便于理解,故仍以传统测定设备介绍。

（四）食管内压的测定

1. **食管气囊的位置**　应放置于食管中部或中、下 1/3 交接处,原则上以获得最大的负压为准。

导管的下放距离从鼻孔到气囊末端计算。下放距离主要取决于受检者的坐高。一般正常身高的男性,下放 42～45 cm,女性 40～42 cm。在儿童可通过下式计算：(身高/5＋9)cm;国人通常为 35 cm左右。

2. **导管的插入**

（1）准备：除非受检者的咽部刺激明显,没有必要在测定前常规空腹;反之则需要空腹,以免引起呕吐和吸入。用利多卡因行鼻腔和咽部麻醉,以减少插管时的不适。将气囊内气体抽光。

（2）插入：将导管通过鼻孔插入,经咽部到达食管上部;然后受检者用吸管吸水帮助而下咽至食管下部。也可让受检者经口腔自行下咽至食管,优点是刺激反应较小,受检者易于接受和耐受。

3. 食管气囊位置的确定

(1) 将气囊充气约 0.2 mL,导管外端连接 U 形测压计或其他类型压力计(如压力表、压力换能器)。

(2) 移动气囊位置,观察压力计的压力变化。

直立位时胸腔内压受重力影响,从上至下负压值逐渐减小。食管气囊一般要求位于食管中间的 1/3 或中、下 1/3 的交接处。具体操作如下。

1) 先将气囊导管从鼻孔插入 60 cm 左右,使气囊全部位于胃内。当受检者深吸气时,将记录到正压。

2) 确定为正压后,一边让受检者深吸气,一边慢慢将导管上提。当正压开始转为负压时,说明气囊上端已进入胸腔,在导管上做好标记;再从此点继续将导管上提 10 cm,则气囊下端将位于横膈的胸腔面,此时一般会达到或接近理想位置。

3) 在该位置缓慢向上或向下移动导管,当出现最大负压时,即认为达到理想位置。

4) 确定最终位置后,将导管用胶布在鼻孔处(或口角处,依插入方式决定)固定,记录气囊的下放距离。

气囊下放后,部分受检者出现会出现因食管的周期性收缩而呈现正的压力波,稍等数分钟即可消失。

4. 食管内压的测定 按图 11-4 所示,每次测压前,打开 K 开关,用注射器抽空食管囊内的空气,然后注入约 0.2 mL 空气(便于压力传导,又不导致气囊内压升高)。关闭 K 开关,使导管与水检压计相连,直接读取食管内压;或连接记录仪,读取食管内压。也可用压力换能器和记录仪测定食管内压。

现代测定直接连接压力测定仪(由压力换能器和记录仪组装成的设备),非常简单、方便。

5. 食管内压与胸腔内压的关系和测定要求

(1) 基本关系:由于纵隔内容物的压迫及食管本身的基础张力,通过食管气囊测定的压力通常较胸腔内压略高。两者差值在坐位较小,在卧位时明显增大,因此强调坐位测定。

(2) 呼吸运动的影响:由于食管内压受呼吸运动的影响,吸气时负压增大,呼气时负压减小;短暂屏气保持稳定,屏气时间延长,负压将持续减小,甚至转为正压。这些因素皆将影响跨肺压的测定结果和顺应性测定的准确性。

(3) 测定要求

1) 必须坐位测定。此时食管内压与胸腔内压非常接近,并且与呼吸过程的压力变化非常一致。

2) 测定时必须保持呼吸平稳,且食管内压的读值必须与口腔闭合压的测定时间一致。

(五) 肺容积和口腔闭合压的测定 肺容积和肺泡内压的测定似乎很简单,但也有较多要求。

1. 准备 正式测定前,要求受检者做 3 次深吸气至 TLC,建立标准肺容积轨迹。

2. 仪器 肺功能仪和口腔闭合压测定器,按要求正规连接,使受检者通过咬口呼吸时,通过压力传感器测定的口腔闭合压与流量传感器测定的流量和肺容积基本同步。

3. 具体测定方法 令受检者平静呼吸,呼吸平稳后缓慢深吸气至 TLC 位,然后缓慢、平稳呼气。要求每次呼出的气容积约 500 mL,然后暂停;测定结束后进入下一次呼气。

在呼气过程中,肺功能仪显示每次的呼出气容积,直至 RV 位;在呼气暂停时同步应用阻断器间断性关闭口器,每次持续 1~2 s,用压力传感器和记录仪测定和显示口器闭合压(实质是肺泡内压)。

(六) 顺应性测定

1. 顺应性的计算 根据上述肺泡内压、胸腔内压和容积的同步变化,代入公式($C = \Delta V/\Delta C$)计算出不同位置的肺顺应性、胸廓顺应性和胸肺总顺应性。

2. 压力-容积曲线的描记 以 RV 或 FRC 为零点,以跨胸压(等于肺泡内压 P)为横坐标,以肺容积(V)为纵坐标,将不同位置的顺应性(C)相联,即可得出呼气相 P-V 曲线。

(七) 质量控制

1. 导管 选择符合质量标准要求、带标准气囊的导管。由于条件所限,早期测定时经常由操作者自己组合、制作气囊和导管,差异度较大,容易造成一定的误差,现代测定应避免。

2. 气囊的空气容积 随着导管、气囊标准化,气囊内注入的气体容积也应恒定,但实际上存在一定的规格差异,要求注入的空气量也有所不同。

(1) 注入空气量的多少及问题:注入的空气量主要由气囊壁的厚度及气囊的顺应性决定,目的是确保气囊基本不产生弹性回缩力(能真实反映食管内压)、压力的传导性非常好(保障测定的同步性)。壁薄、顺应性高的气囊需要注入的空气量少;反之,需要注入的空气量多。无论何种情况,若注入空气量过多,将导致气囊壁产生弹性回缩力,测得的压力常比实际食管内压高;气囊对压力变化的敏感性下降,不容易保障测定的同步性。若注入的空气量过少,气囊对食管内压的变化不敏感,压力测定的同步性和准确性也相应下降。

(2)推荐要求:不同厂家的规格和要求有所不同,使用前应仔细阅读说明书,根据说明书要求决定注入气量。对大多数导管而言,通常注入气量一般为 0.2 mL,不应超过 0.5 mL。

3. 流量计的调节　调节流量计和食管气囊的频率反应,使其同步。对于动态肺顺应性及肺阻力的测定而言(见下述),食管内压和流量仪的流量信号之间不存在迟滞期(phase lag)更重要。若迟滞期未被校正,在高频率呼吸时,容易造成较大误差。

4. 其他　测定过程中避免吞咽活动,否则会影响食管内压测定的准确性。

(八)吸气相顺应性及 P-V 曲线的测定　上述测定皆为呼气相测定,是临床肺功能的常规测定,与机械通气患者常规检测吸气相不同。为了观察 P-V 曲线滞后现象及其程度,应分别测定呼气相 P-V 曲线和吸气相 P-V 曲线。

吸气相 P-V 曲线的测定方法与呼气相曲线相似,但过程相反,简述如下。

1. 食管内压测定　同上。

2. 肺容积和口腔闭合压的测定　令受检者平静呼吸,呼吸平稳后缓慢深呼气至 RV 位,然后缓慢、平稳深吸气至 TLC 位。要求每次吸入的气容积约 500 mL,然后暂停;测定结束后再进入下一次吸气。

深吸气过程中,用肺功能仪显示每次确切的吸入气容积,直至 TLC 位;在吸气暂停时同步应用阻断器间断性关闭口器,每次持续 1~2 s,用压力传感器和记录仪测定和显示口器闭合压(实质是肺泡内压)。

3. 吸气相顺应性的测定和 P-V 曲线的描记同呼气相,不赘述。

(九)其他应注意的测定问题

(1)测定完成 P-V 曲线后,顺应性报告取 FRC 与 FRC+0.5 L 之间的结果。

(2)多数患者难以耐受整个深呼吸过程长时间的呼吸阻断,故一般仅测定呼气相的 P-V 曲线和顺应性。

(3)耐受性较差的患者,可仅做几次 P-V 曲线陡直段顺应性的测定。第一步:建立标准肺容积轨迹。第二步:呼气相测定,具体方法如下。

1)连续测定法:缓慢深吸气大约 1 500 mL,然后缓慢呼气,每次呼出约 500 mL,同步测定口腔闭合压和准确的肺容积(测定 3 次);直至 FRC。根据公式计算出肺、胸廓顺应性或胸肺总顺应性。

理论上 3 次测定结果相似,取 3 次结果的平均值或最后 1 次测定值。若 3 次结果差别较大,提示质控不过关,需检查仪器,重新测定。若两侧测定结果相似,仅第 1 次或第 3 次的差别较大,提示病理性原因导致第 1 次或第 3 次测定时进入 P-V 曲线的高位平坦段或低位平坦段,取两次结果相近者计算平均值。

2)多次重复测定法:在 FRC 位缓慢深吸气约 500 mL 后,再缓慢深呼气至 FRC 位,同步测定压力和容积,计算顺应性。呼吸平稳后,重复第 2 次和第 3 次测定。取 3 次结果的平均值。

(4)第三步:吸气相测定:也可采用与上述呼气相相似的两种方法。

1)连续测定法:采用与呼气相测定相反的过程,不赘述。

2)重复测定法:采用与呼气相测定相反的过程,但更简单。简述如下:在 FRC 位缓慢深吸气约 500 mL 后暂停,同步测定压力和容积,计算顺应性。呼吸平稳后,重复第 2 次和第 3 次测定。取 3 次结果的平均值。

上述测定避免了高容积和低容积部分可能导致的在高位平坦段或低位平坦段顺应性波动大的问题;以 FRC 至 FRC+0.5 L 之间的容积改变(ΔV)与相应压力改变(ΔP)的标准测定或接近标准测定,能够反映真实的顺应性。

(5)严重气流阻塞的患者,短时间内口腔闭合压和肺泡内压不能达到平衡;延长时间可以到达平衡,但容易诱发呼气肌活动和口腔闭合压升高,故应严格掌握测定的准确性,并进行合理的评估,最终报告还需要给出相应说明。

(6)因胸肺总顺应性多能较好地反映肺顺应性,且测定要简单、方便得多,不需要测定胸腔内压,故临床上常仅测定前者。

(7)三种顺应性全部需要测定时,仅测定两种即可,另一种可由前两者换,即:$1/C_{cw} = 1/C_{rs} - 1/C_L$。

二、动态顺应性的测定

(一)动态顺应性测定的必要性　从本章第一节介绍的呼吸力学公式:$P = 1/C \times \Delta V + R\dot{V}$(惯性阻力忽略不计)可知,肺顺应性是肺的静态特征,故理论上静态测定最合理。从本节介绍可知,测定静态肺顺应性需先测定跨肺压,后者受呼吸肌活动等影响,容易影响测定结果的准确性;还要阻断呼吸气流,测定口腔闭合压,给受检者带来不适感,也可能影响肺泡内压测定的准确性;总体测定过程较繁琐,实用性下降。测定动态顺应性则简单、方便,可操作性强,在一定程度上能较好地反映静态顺应性,因此临床上常采用动态测定法(不阻断气流)评价肺顺应性。

(二)基本测定要求和测定原理

1. **测定要求** 同步测定肺容积和胸腔内压,分别取呼气末与吸气末的数值,计算两者的变化值(图11-5、图11-6A),即可得出动态肺顺应性。

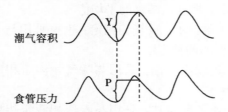

潮气容积

食管压力

图11-5 动态肺顺应性测定的示意图($C_L dyn = \Delta V / \Delta P$)

2. **基本原理** 呼气末和吸末的气流量皆为零,因此上式中的气道阻力项为零,公式可简化为:$\Delta P = 1/C \times \Delta V$。

调整后为:$C = \Delta V / \Delta P$。

因此尽管不阻断气流,但所测得的压力变化可反映肺的静态特征。由于该方法在动态呼吸时直接测定完成,而不阻断呼吸气流,故测定的顺应性称为动态顺应性。

动态顺应性也分为动态胸肺总顺应性(Crsdyn)、动态肺顺应性($C_L dyn$)、动态胸廓顺应性(Ccwdyn)。三者测定的容积皆相同,皆为呼出气容积;压力随测定要求变化。

(三)测定方法

1. **测定仪器的选择和食管内压的测定** 与静态顺应性相同。

2. **口腔闭合压和肺容积的测定** 与静态顺应性的测定相同,也要求肺容积与食管内压同步测定。具体要求如下。

(1)给受检者放置食管气囊导管后,将导管外端连接测压计(压力传感器、压力表、U形测压计皆可,但以U形测压计更可靠)和记录仪。

(2)口含口器,夹鼻夹,嘱受检者按节拍器的频率进行平稳的潮气呼吸。

(3)在呼吸周期中,同步记录食管内压和肺容积的变化。

3. **动态顺应性的计算** 容积变化除以相应的压力变化即可得出不同部位的动态顺应性。通过改变呼吸频率(RR)可测出不同RR时的动态肺顺应性($Cdyn_{RR}$),常用$Cdyn_{20}$、$Cdyn_{40}$、$Cdyn_{60}$等。

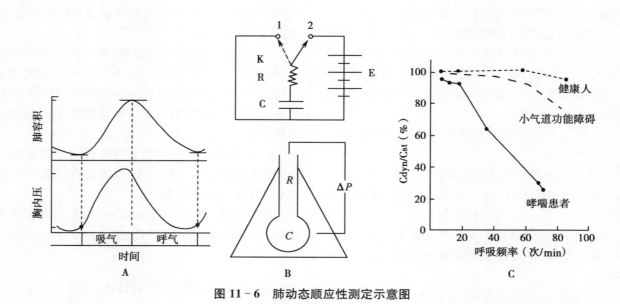

图11-6 肺动态顺应性测定示意图

A. 肺动态顺应性($C_L dyn$)为肺容积及跨肺压(肺泡内压与胸腔内压之差)的变化量之比。在吸气末与呼气末,气流停止,肺泡内压与大气压相等,跨肺压变化=胸腔内压变化,肺容积变化即为潮气容积;B. 上图为电阻(R)、电容(C)串联电路,E为电源电压,K为开关(电容在1位时放电,2位时充电);下图为一个肺单位的模式图,ΔP为呼吸驱动压,相当于电源电压,气道阻力(R)相当于电阻,肺泡顺应性(C)相当于电容,RC为时间常数;C. 表示健康人的$C_L dyn$呈非呼吸频率依赖性,支气管哮喘发作期(阻塞性通气功能障碍)患者的$C_L dyn$随RR增加而降低,呈频率依赖性;小气道功能障碍呈一定程度的频率依赖性。

（四）正确理解动态顺应性的测定原理和临床意义

1. 时间常数对动态顺应性的影响　电学中电容充电、放电所需要的时间与串联电路中电阻(R)和电容(C)的乘积—RC(时间常数)有关；与电源电压的高低无关(图 11 - 6B)。与之类似，气道与其连接的肺泡呈串联关系，使肺泡充气或排空所需的时间与气道阻力(R)和肺泡顺应性(C)的乘积 RC(时间常数)有关，而与压力差(口腔与胸腔内压之间)的大小无关。如前述，内径<2 mm 的正常小气道-肺泡单位(简称肺单位)的 RC 约为 0.01 s，其充气或排空皆迅速，在 0.03 s(3 个 RC)即可完 97%的充盈或排空，称为快肺泡(严格讲为正常肺泡；肺纤维化肺单位的 RC 变低，为真正的快肺泡。在不同章节，出现快肺泡、正常肺泡、慢肺泡或快肺泡、慢肺泡等概念，慢肺泡的概念相同，快肺泡有一定差别)。小气道阻力增大或肺顺应性增加，受累呼吸单位的 RC 值变大，充气或排空的速度变慢，称为慢肺泡。检测动态顺应性可评估慢肺泡的存在，实际上也就是测定小气道功能和肺弹性的变化，特别是早期阶段的变化，这也是动态顺应性能够评价小气道功能的机制之一。

2. 健康人的动态顺应性　随着 RR 增快，肺泡充盈、排空的时间逐渐减少。正常肺单位的 RC 小，当 RR 增至 60/min 时，仍有足够的充盈和排空时间，因此 $C_L$dyn 与 C_Lst(或 Crsdyn 与 Crsst)的数值接近、且稳定，$C_L$dyn/C_Lst 或 Crsdyn/Crsst 皆在0.8以上，能够反映正常肺的弹性。因为 Cdyn 不受 RR 变化的影响，故称为非频率依赖性。

3. 小气道功能障碍和阻塞性通气功能障碍的动态顺应性　因气道或肺实质病变产生慢肺泡，在 RR 较低时，气流有足够的时间进、出慢肺泡，$C_L$dyn/C_Lst 接近正常。随着 RR 加快，气体进出于慢肺泡的量逐渐减少，最终只能进出于快肺泡，使得吸入气体的分布范围逐渐减小，$C_L$dyn 降低；由于快肺泡的充盈量增加，其活动范围将上移至 P - V 曲线的高位平坦段，其 Cdyn 也相应减小，最终导致肺顺应性或胸肺总顺应性随着 RR 的增加而降低，故称为频率依赖性。

（1）小气道功能障碍：即小气道早期轻微病变或轻度肺弹性减退时，肺动态顺应性在高呼吸频率时呈频率依赖性(图 11 - 6C)。

（2）阻塞性通气功能障碍：随着小气道或肺实质病变的加重，动态顺应性的频率依赖性更明显，其特点是高呼吸频率时动态顺应性显著下降，中等呼吸频率下降，仅在静息呼吸呼吸频率时正常。

三、顺应性的其他测定方法

1. 体容积描记法　是测定气道阻力的标准方法，也可同时测定胸肺总顺应性。

（1）基本测定：可同时测定气道阻力和动态胸肺总顺应性，跨胸压(等于肺泡内压)和肺容积的变化可在示波器上显示，并通过 x - y 轴记录仪记录连接呼气末和吸气末两点(即零气流点)，求出直线的斜率，即动态胸肺总顺应性，而通过气流阻断可测定静态胸肺总顺应性。

（2）其他测定：若插入食管导管，则可同步测定肺顺应性和胸壁顺应性(包括静态和动态)，并可同时测定肺阻力。

（3）测定现状：除动物试验和床旁检测仍采用传统方法外，大部分的顺应性测定用体容积描记法。该方法被认为是测定气道阻力和顺应性的金标准。

（4）说明：静态或动态顺应性的测定与上述要求相同，不赘述。

2. 脉冲振荡测定法(IOS)　脉冲振荡肺功能仪可以显示不同振荡频率时的顺应性，对判断肺和胸廓顺应性、小气道功能等皆有一定价值。理论上 IOS 可测定各种性质和各种部位的阻力，且简单、方便，但较多方面不成熟，仅供参考。

3. 呼吸机测定法　机械通气患者可以通过呼吸机实时监测压力和潮气容积，进而计算动态胸肺总顺应性。随着机械通气理论和技术的进步，该方法已逐渐成为临床上最常用的测定方法。

第四节　呼吸系统顺应性测定的临床意义

一般情况下，常规肺功能测定简单方便，有明确的测定方法、评价标准和质控要求；且测定结果能够反映气道阻力、胸肺顺应性、呼吸肌力量的变化，因此顺应性不是常规的测定内容。但在机械通气患者中，常规肺功能测定困难，变异度大，而气道阻力和顺应性的测定非常方便，是常规测定内容。

一、影响顺应性的生理因素

1. 肺容积 同样压力条件下,更多气体可以进入肺容积大的受检者,反之亦然,因此肺容积大者顺应性大,肺容积小者顺应性小;但并不代表两者的肺弹性不同。若将顺应性除以肺容积(一般为 FRC 或 TLC)则称为比顺应性(见前述)。在健康受检者,无论成人、儿童、男性、女性,不同大小肺容积的比顺应性相同,即弹性相同(部分老年人肺弹性减退,比顺应性下降)。比顺应性(C/FRC)的正常值约为 $0.8/kPa(0.08/cmH_2O)$。

2. 性别 男性较女性的顺应性高约 40%,同样男性较女性的 TLC 或 FRC 也高约 40%,因此比顺应性相同。不同性别之间肺弹性无内在差别。所谓的"差别"主要是肺容积的差别所致;也有其他因素影响顺应性,如男性的吸气肌力量强,胸壁的静态回缩力较小,顺应性大。

3. 年龄 儿童至成人期,肺顺应性逐渐增加,肺容积也相应增大。肺弹性纤维网的增加、胸廓与肺脏的不平行生长也是重要的影响因素,儿童胸廓的增长较肺快,因此胸廓对肺实质牵拉作用增强。从青年期到老年期,由于肺弹性纤维结构的改变,肺静态顺应性有所增加。由于老年人肺容积(FRC、TLC)也倾向于增加,因此用比顺应性能更好地揭示老年人肺弹性的真实变化。总体上,成人和儿童的比顺应性相同,老年人倾向于下降。

4. 身高 动、静态肺顺应性均与身高成明显正相关(肺容积亦如此)。肺顺应性随身高增长而增加,这主要与肺泡数量(肺容积)增加有关,不同身高的比顺应性相同。

5. 体位 肺顺应性在坐位最高,俯卧位次之,仰卧位最低。体位对肺顺应性的影响取决于下述因素:① 直立位时,心搏幅度平均仅 0.5 cm,仰卧位时幅度明显增大,较直立位约大 3 倍。② 仰卧位时受到纵隔和腹腔内容物的重力压迫作用。③ 体位改变导致肺内血流量重新分布,仰卧位时血容量增加。由于肺容积与肺顺应性成比例变化,因此不同体位测定时的比顺应性仍基本保持不变;但若长期卧位,肺组织淤血,比顺应性下降。

6. 滞后现象 吸气相和呼气相测得的 P-V 曲线并不一致。在相同的跨肺压时,呼气相肺容积的改变较吸气相大。由于呼气动作发生在吸气动作之后,某些肺泡的开放更充分。对健康成年人而言,在正常呼吸频率和潮气容积条件下,肺滞后现象可忽略不计;但当呼吸频率减慢或深呼吸时,滞后现象的影响明显增强。

7. 肺容积轨迹 多次深吸气达 TLC 位,肺顺应性增加,这与部分陷闭肺泡的充分开放有关。在静态肺顺应性测定前,应强调肺容积轨迹。由于肺顺应性受滞后现象和肺容积轨迹影响,静态肺顺应性测定应在标准状态下进行,即测定前深吸气至 TLC 位 3~4 次。事实上 D_LCO 和 TLC 的测定也有同样要求。

8. 麻醉 麻醉期间肺弹性回缩压增加,肺顺应性减低,该作用与麻醉导致的膈肌张力和收缩力下降、FRC 明显减少有关。麻醉后 FRC 可减少至接近 RV 的水平。

9. 运动 运动较平静状态时的肺顺应性增加,与运动后肺泡充分开放有关,与肺容积轨迹的机制相似。

二、正常值

关于肺顺应性的正常测定值,国外作者的报告结果差别较大,均值在 1.6~2.9 L/kPa(0.16~0.29 L/cmH_2O)之间。吴绍青及严碧涯等曾分别测得 25 例和 29 例健康成人的动态肺顺应性,结果为 2.3 L/kPa(0.23 L/cmH_2O)和 [(2.8±1.0)L/kPa] [(0.28±0.10)L/cmH_2O]。中日友好医院呼吸内科应用体积描记仪测定 130 例健康男女(年龄 18~65 岁)的动态、静态肺顺应性,男性分别为(1.7±0.6)L/kPa[0.17±0.06)L/cmH_2O]、(2.3±0.6)L/kPa[(0.23±0.06)L/cmH_2O];女性分别为(1.1±0.3)L/kPa[(0.11±0.03)L/cmH_2O]和(1.5±0.4)L/kPa[(0.15±0.04)L/cmH_2O]。

一般静态肺顺应性的平均正常值为 2 L/kPa(0.2 L/cmH_2O);胸廓顺应性的正常值与肺相似,也大约为 2 L/kPa(0.2 L/cmH_2O);总顺应性为 1 L/kPa(0.1 L/cmH_2O)。

正常平静呼吸时,动态肺顺应性接近或略小于静态肺顺应性,即使 RR 增加到 60 次/min,C_Ldyn/C_Lst 也保持在 0.8 或 0.75 以上(不同报道有一定差异)。判断 FDC 的标准通常采用 C_Ldyn_{60}/C_Ldyn_{20} 和 C_Ldyn_{60}/C_Lst 两项指标,正常值≥0.8 或 0.75。

三、顺应性测定的临床意义

顺应性反映呼吸器官的弹性,主要是肺的弹性。不同条件下的顺应性反映不同的病变特性,其中静态顺应性(包括肺顺应性和总顺应性)测定的主要作用是评价肺实质的特性,动态顺应性测定主要是评价肺实质特性(肺实质疾病)或小气道功能(周围气流阻塞性疾病);胸廓顺应性的测定价值有限,极少应用。

由于测定顺应性前首先测定常规肺功能,故本节以 FRC 变化为基础分析顺应性的变化。

(一) FRC 增加的疾病

1. 慢性阻塞性肺疾病　COPD 患者的静态肺顺应性增加(图 11-7),比顺应性增加;动态肺顺应性呈频率依赖性下降。

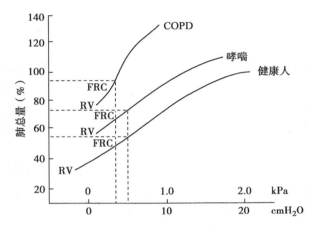

图 11-7　健康人、COPD 和支气管哮喘患者的静态顺应性

(1) 静态肺顺应性和比顺应性下降:静态顺应性反映肺的弹性,COPD 的主要特性之一就是肺弹性回缩力下降,而下降的主要原因是胶原纤维和弹力纤维排列和构成的改变,主要是弹力纤维的破坏;其次是肺泡气腔容积增大。根据 Laplace 定律:$P=2T/r$,即肺泡内压(反映跨胸压,近似反映跨肺压)与肺泡的曲率半径 r 成反比,与表面张力 T 成正比。在 COPD 患者,不仅肺弹力纤维破坏导致静态肺顺应性增加,增大的肺泡气腔也是静态肺顺应性增加的重要因素。在肺泡表面张力相对恒定的情况下,肺泡内径的明显增大将导致肺泡内压(跨肺压)的明显减小和静态肺顺应性下降,比顺应性也相应下降,以前者下降更显著。

(2) 动态顺应性呈频率依赖性下降:由于肺弹性减退,导致肺单位的顺应性(C)减退;肺实质对支气管,特别是小气道的环状牵曳力减弱,病变部分的支气管容易塌陷甚至完全陷闭,特别是用力呼气时;同时气管结构的破坏和气道陷闭导致肺单位的气流阻力(R)增大,时间常数(RC)增大,出现慢肺泡,快、慢肺泡的存在导致肺动态顺应性($C_L$dyn)随着 RR 增加而逐渐降低。

(3) 肺气肿与肺大疱的鉴别:肺顺应性的测定对于鉴别多发性肺大疱和弥漫性肺气肿有一定价值。肺大疱导致正常肺组织的扩张受到限制;大疱周围的肺组织处于压缩状态,部分肺单位的功能减弱或丧失,"硬度"相对增加,故肺顺应性减低,因此与肺气肿患者静态肺顺应性增加有明显不同。

2. 支气管哮喘　尽管支气管哮喘与 COPD 患者的肺功能变化有较高的相似性,皆表现为肺容积增加,但顺应性的改变并不相同,其静态顺应性略增大或正常,比顺应性正常,通常表现为静态 P-V 曲线平行上移(图 11-7);动态顺应性呈频率依赖性下降。

(1) 静态 P-V 曲线平行上移:因为支气管哮喘患者主要病理改变是支气管黏膜的充血、水肿和平滑肌的痉挛;气道的基本结构完整,肺实质结构正常,因此理论上静态顺应性正常;但由于肺实质长时间处于扩张状态,黏性降低,肺泡充分开放,故同样的肺泡内压或跨肺压条件下,肺容积较大,静态顺应性相应有所增大,P-V 曲线平行上移。

(2) 由于弥漫性气道阻塞,FRC 增大,动态顺应性呈频率依赖性下降。

(3) 需重视的特殊情况

1) 哮喘控制期的患者,气道阻力正常,静态顺应性和动态顺应性皆正常。

2) 部分急性发作期患者表现为静态肺顺应性降低,但治疗后改善或恢复正常,与部分小气道因严重充血、水肿或黏液栓阻塞导致该部分肺单位功能丧失有关。治疗后,痰栓清除,小气道充分开放,肺单位功能恢复,顺应性改善。

3) 部分慢性支气管哮喘患者出现静态顺应性增加,主要是长期病变导致气道重塑和肺实质结构破坏(即部分病变类似 COPD)有关,但不常见;更常见的是部分支气管哮喘合并 COPD。故静态顺应性测定对鉴别单纯支气管哮喘或支气管哮喘合并 COPD 有一定价值。

(二) FRC 减少的疾病

1. 肺实质部分损失　常见于肺切除、肺不张患者。肺容积减少必然导致静态肺顺应性减低。由于剩余肺的结构和功能正常,比顺应性正常;动态顺应性下降,但呈非频率依赖性。

2. 肺实质病变　如弥漫性肺纤维化、肺水肿、肺损伤、肺炎等。由于肺实质弹性增加,气道阻力相对正常,故静态肺顺应性、比顺应性均减低;动态顺应性降低,但呈非频率依赖性。静态 P-V 曲线的典型改变是 TLC 下降,中间陡直段明显缩短。

3. 神经-肌肉疾病 主要特征是呼吸肌,特别是膈肌的张力、收缩力下降,在重力作用下,出现肺底部、背部的肺淤血、肺泡萎陷(轻症患者除外),肺"硬度"相对增大,静态顺应性、比顺应性降低;动态顺应性降低,但呈非频率依赖性。

(三) FRC 正常的疾病 主要分以下几种情况。

1. 周围气流阻塞性疾病的早期或轻症阶段 见上述 COPD 和支气管哮喘,其基本表现是静态顺应性基本正常,动态顺应性呈频率依赖性(高呼吸率)下降。

2. 大气道阻塞 肺泡内径、肺实质结构正常,故静态顺应性和比顺应性正常;气道阻力显著增大,RC 明显增大,动态顺应性呈频率依赖性下降。

3. 神经-肌肉疾病的早期阶段 静态和轻体力劳动情况下,通气充分代偿,无肺淤血、萎陷,静态顺应性、比顺应性、动态顺应性皆正常。

第五节 非弹性阻力的基本知识

非弹性阻力包括惯性阻力、黏性阻力。惯性阻力是气流在发动、变速、换向时因组织惯性所产生的阻止运动的力,包括气道、肺组织、胸廓的惯性阻力三部分。运动物体惯性阻力的大小主要取决于单位容积的重量(密度)和变化的程度(位移)。正常气道接近于"刚性管道",吸、呼气时的变化不大,几乎不产生惯性阻力;肺实质为含气组织,而胸廓是"中空"结构,密度皆非常低,惯性阻力也非常小。平静呼吸时,呼吸频率低、气流速率慢,上述组织的位移非常小,故惯性阻力皆可忽略不计。在肺实质或胸廓疾病,如 ARDS、肺水肿、肺纤维化时,肺实质密度显著升高;胸廓异常,如肥胖、胸腔积液、胸膜肥厚等,胸廓的密度显著增大;同时肺部病变的存在常导致患者呼吸反射性增强、增快(位移增大),故惯性阻力明显增大,但对呼吸的影响常被忽视。黏性阻力是气体流经呼吸道时气体分子之间和气体分子与气道壁之间的摩擦阻力,或组织相对位移所发生的摩擦阻力,前者称为气道阻力,是非弹性阻力的主要成分,占总黏性阻力的 $80\% \sim 90\%$。虽然正常气道阻力仅占总呼吸阻力的 1/3,但气道阻力增加是临床上肺通气功能障碍的最常见原因。胸廓和肺组织黏性阻力皆不大,但发生病变时,如 ARDS、肺水肿、肺纤维化时,肺组织的黏性阻力显著增大;胸廓异常,如肥胖、胸腔积液,其黏性阻力也增大,但与气道阻力相比,其对通气功能影响仍相对较轻。

一、与黏性阻力有关的概念

见本章第一节。

二、气道阻力及相关问题

(一) 气道阻力 以单位时间内推动一定量气体流经气道时所需的压力差(肺内压与口腔压之差)表示。健康人每秒推动 1 L 气体进出气道需 $1 \sim 3 \, \text{cmH}_2\text{O}$ 的压力差,故气道阻力为 $1 \sim 3 \, \text{cmH}_2\text{O}/(\text{L} \cdot \text{s})$。不同情况下气流阻力及克服气道阻力所需的气道压不同。

1. 气流形态 大体分为层流、湍流两种基本形式。正常呼吸时两种形式并存,湍流常发生于大气道和支气管分权处,而层流则存于小气道内。

2. 驱动压 同等流量情况下,两种气流形态产生的阻力明显不同,克服阻力所需的压力也明显不同。在呼吸力学中,常以下式来表示驱动压(P)与其所克服的两种气流阻力之间的关系。

$$P = \dot{V} \times R; P = K_1 \dot{V}_1 + K_2 \dot{V}_2$$

式中 $\dot{V}$ 为气流速率(流量),R 为阻力;K_1 与 K_2 分别为层流与湍流的常数。

3. 影响气流阻力的因素 在呼吸过程中,若仅有层流而没有湍流时,气体流动符合泊啸叶定律;单有湍流而没有层流,则气体流动符合范宁方程。

(1) 层流的阻力

$$\text{阻力} = \frac{8 \times \text{管长} \times \text{气体的黏滞性}}{\pi \times (\text{管的半径})^4}$$

(2) 湍流的阻力

$$\text{阻力} = \frac{\text{流量} \times \text{摩擦因子} \times \text{管长}}{4\pi^2 \times (\text{管的半径})^5}$$

摩擦因子由雷诺数和管壁的光滑度决定。气体在不分支光滑管道中的流动方式由雷诺数(Reynold,Re)决定。一般雷诺数 $>1\,500$ 是湍流;$<1\,000$ 是层流;介于两者之间为混合流(图 11 - 8)。因为平静呼吸时两种流态并存,所以气道阻力的计

算非常复杂,目前所用公式仅为评估气道阻力的一种简化方法。详见第一章第二节。

$$雷诺数＝\frac{流量×气体密度×管的半径}{气体的黏滞性}$$

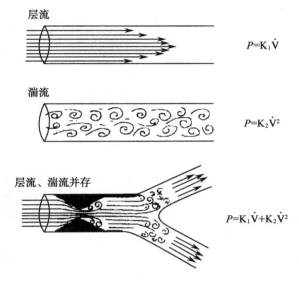

图 11－8　三种不同的气体流量形态

(二)影响气道阻力的因素

1. 气流形态　根据上述流体力学原理,层流的气道阻力是常数,压力消耗小;同样流量的湍流,阻力显著增大,且阻力大小随流量增大而增加,驱动压消耗显著增大(图 11－9),因此在湍流状态下增加驱动压不是克服气道阻力的有效方式,改变流量形态更有价值。气流太快和管道不规则容易发生湍流,如气管内有黏液、渗出物,或肿瘤、异物等时,可用排痰、清除异物、减轻黏膜肿胀等方法减弱湍流,使之尽可能转化为层流。RR 30 次/min 时的气道阻力为 10 次/min 时的两倍左右,其主要原因是湍流的形成,故减慢 RR 可显著降低气道阻力。

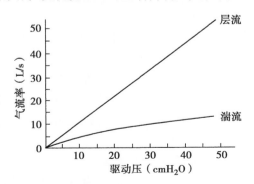

图 11－9　不同气流形态下气流速率(流量)与驱动压的关系

2. 气道内径　气道阻力与气道半径的 4 次方(层流)或 5 次方(湍流)成反比,与长度成正比,因此气道半径减小 1/2,气道阻力将至少以 16 倍(层流)或 32 倍(湍流)的幅度增加。事实上,随着气道内径减小,层流将逐渐转为湍流,阻力的增大将更为显著,因此气道狭窄是导致气道阻力显著增大的主要因素。故当气道狭窄时,如哮喘发作、喉痉挛、舌根后坠,常出现严重呼吸困难。

3. 气流速率(流量)　在层流范围内,气流速率的增加对阻力无影响,一旦转为湍流,阻力显著增加。

上述因素是影响气道阻力的主要因素,且相互之间有密切关系。

4. 肺容积　呼吸周期中肺容积不断发生变化,吸气时肺容积增加,气道阻力降低。大气道依靠软骨环的支撑而能持续开放;第 10 级之后的小气道,因软骨消失,易受外力影响。气道直径越小,其结构越薄软,越易塌陷;但由于小气道周围的结缔组织与肺间质的弹性纤维等结构互相交织,肺扩张可牵拉小气道的壁外成分,扩大其口径;肺扩张也增加大小气道的跨壁压,扩大其口径;呼气时则相反。因此在呼吸过程中,小气道阻力呈现出明显的周期性变化;即使是大气道,其管径也随肺容积变化,只是变化的幅度较小气道低。比如对狗的肺充气,使肺容积从 RV 增至 TLC 时,支气管口径扩大 60%,长度增加 40%。

气道阻力与肺容积的关系并非线性,而呈抛物线状或双曲线状(图 11－10A)。在 TLC 和 FRC 之间,气道内径变化不大,气道阻力变化也不大,但接近 RV 时,大量小气道趋向陷闭,气道阻力直线上升。气道阻力与功能残气量的乘积称为比气道阻力。气道阻力的倒数称为气道传导率,简称气导,即气导＝1/气道阻力。气导与肺容积呈线性关系,线性关系有利于实验数据的处理,所以常用气导来反映气道阻力(图 11－10B)。

5. 身高与年龄　身高与肺容积相关,因此能直接影响气道阻力。身材越高大,肺容积越大,气道口径越大,阻力越低。在评估气道阻力时,为排出身高(肺容积)的影响,常采用气导与肺容积的比值,即比气导表示,比气导＝气导/肺容积。

气导与肺容积呈线性关系,比气导为常数,即比气导不受肺容积的影响。比气导的个体差异小,能较好地反映气道阻力。在胚胎期,大气道发育基本成熟;出生时,小气道也基本形成;肺泡在出生后逐

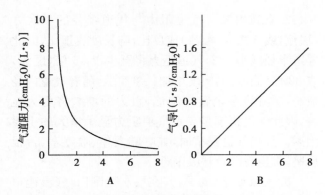

图 11 – 10 肺容积对呼吸道阻力的影响

A. 气道阻力与肺容积的关系非线性,在 FRC 与 TLC 之间,阻力变化不大,接近 RV 时,气道阻力显著增大;B. 气导与肺容积的关系为线性。

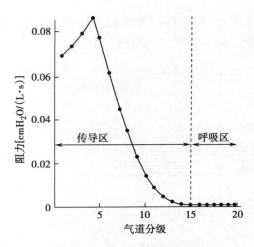

图 11 – 11 气道阻力分布图

步发育完善,因此新生儿的比气导数值较高,随年龄增大逐渐接近成人。老年人因肺弹性减退,气道内径减小,气道阻力增加,比气导减小。因此判断气道阻力时,除了计算比气导外,还应当与同年龄组的正常值对比,以消除年龄造成的差异。

6. 气道长度 呼吸运动过程中,气道长度变化较小,实际价值不大。

7. 气体的黏滞性 空气和氧气的黏滞性相似,密度也相似,故空氧混合气中氧气与氮气比例的变化对气道阻力影响不大。

8. 气体的密度 空氧混合气成分的变化对气道阻力影响不大,但若用氦气取代氮气,混合气密度将显著降低,可避免或显著减弱湍流强度,降低气流阻力。

(三)气道阻力的分布特点

1. 气道阻力的分布 生理情况下,气道阻力大约 50% 位于鼻与口腔,25% 位于声门(即上气道阻力约占 3/4);15% 位于气管支气管,其中第 10 级之前的大气道占总气道阻力的 85%,第 10 级之后的小气道仅占 15%。在第 10 级后的各级小气道直径递减不明显,而分支倍增,故气道横截面越接近周边增大越显著(图 11 – 11),相应的气道阻力可忽略不计。

2. 气道阻力变化的机制 气道由各级分支串联而成,通过各级气道的气体流量相同,因此气流通过总横截面非常小的大气道时,气体分子的线速度很快,摩擦阻力大;而周边小气道,总横截面显著变大,流速缓慢,摩擦阻力非常小。由于小气道阻力占总气道阻力的百分比小,故除非存在严重而广泛的功能改变,测定总气道阻力难以查出小气道功能的变化,因此小气道又称安静区(silent zone)。

3. 临床应用 与口腔相比,鼻腔气路曲折,阻力更大,为经口呼吸时的 2~3 倍,故呼吸困难时,患者常张口呼吸。气管插管的导管内径大约占自然气道(气管)的 1/3,表现为明显的湍流,阻力显著增加。气管切开则避免上气道 75% 的阻力,可显著降低驱动压和呼吸功,缓解呼吸困难。

(四)影响气道内径的因素 气道管径不仅本身影响气流阻力,也通过影响流量大小和气流形态显著影响气流阻力,是导致气道阻力变化的主要因素。因此掌握其影响气道内径的因素有重要价值。气道内径主要受下述四方面因素的影响。

1. 气道内外的压力差 气道内外的压力差称为气道的跨壁压。气道内压高,跨壁压增大,管径被动扩大,阻力变小;反之,阻力增大。若用力呼气,胸腔内压增加,一方面增加肺泡和气道内压(即增加驱动压,也部分增加跨壁压),促进气体流动;另一方面也增加肺间质压力,压迫气道,降低跨壁压,总效应是肺间质压增加超过气道内压,对胸内气道起挤压作用,使其内径缩小;越用力呼气,挤压力越大,挤压的气道范围越广。用力呼气时,胸腔内压对气道的压迫称为气道的动态挤压(dynamic compression)。

2. 肺实质对气道壁的外向放射状牵引 小气道的弹力纤维和胶原纤维与肺泡壁的纤维彼此穿插,像帐篷的拉线一样对气道壁发挥牵引作用,以保持没有软骨支持的细支气管开放。气道或肺实质破坏皆可使牵引作用减弱,导致气道阻力增加,常见于 COPD。

3. 自主神经系统对气道壁平滑肌的调节 气道平滑肌受交感、副交感神经的双重支配,两者均有一定程度的紧张性。副交感神经使气道平滑肌收缩,管径变小;交感神经使平滑肌舒张,管径变大,因此临床上常用拟肾上腺素能药物解除支气管痉挛,缓解呼吸困难。气道平滑肌的舒缩还受非肾上腺素能、非胆碱能神经释放递质的调节,它们或作用于接头前受体,调节递质的释放;或作用于接头后,调节气道平滑肌对递质的反应或直接改变效应器的反应。

4. 化学因素的影响　较多化学物质对气道的收缩和舒张发挥作用,主要见于支气管哮喘。

在上述因素中,前三种均随呼吸而发生周期性变化,气道阻力也出现周期性变化。吸气时,胸腔负压增加,气道跨壁压增大,肺实质对气道壁的外向放射状牵引作用增强,气道平滑肌扩张,使吸气相阻力小于呼气相阻力。某些疾病,如肺气肿,因肺和支气管壁的弹性减弱,顺应性增大,对气道壁的牵引作用减弱,呼气时易发生萎陷,呼气阻力明显大于吸气阻力。

第六节　气道阻力及其他黏性阻力的测定

黏性阻力的概念有多种,临床上常用概念有气道阻力、肺阻力和呼吸阻力,常用的测定方法有阻断法、体容积描记法、食管测压法、强迫振荡法和机械通气测定法。

一、气道阻力和肺阻力的测定原理

1. 气道阻力的测定原理　肺泡内压与气道口的压力差(驱动压 P)是驱动气道内气体流动的压力,全部消耗于气道的弹性、黏性和惯性阻力(阻力 F)上,即:

$$F=F_{弹}+F_{摩}+F_{惯}$$

故气道内气体的运动方程为:

$$P=1/C \cdot \Delta V+R\dot{V}+I\sigma$$

气道为中空的含气组织,整体密度极低;静息呼吸时的气流速度平稳,加速度(σ)非常小,惯性阻力(I)几乎为零,可以忽略不计,故气道内气体的运动方程可表达为:

$$P=1/C \cdot \Delta V+R\dot{V}$$

正常气道的弹性阻力($1/C$)非常低,无论肺容积变化(ΔV)幅度如何,也可以忽略不计,则运动方程可进一步简化为:

$$P=R\dot{V}$$

$$R(气道阻力)=P/\dot{V}$$

因此肺泡内压与气道口之间的压力差仅用于克服气道的黏性阻力(气道阻力),即气道阻力(Raw)=(肺泡内压-气道口压)/气体流量。

肺泡内压可用简单的阻断法测定,气道口压等于大气压,为 0;气体流量可在气道口直接用流量计测定,故气道阻力的测定比较简单。

2. 肺阻力的测定原理　胸腔内压与气道口压之差主要消耗于弹性及黏性阻力上,如果将消耗于弹性阻力及黏性阻力的压力区分,即可测得肺阻力(R_L)。

在顺应性测定一节中,我们用阻断呼吸气流时的口腔闭合压代替肺泡内压,用食管内压代替胸腔内压,而气道口压为零,因此压力差为相应的食管内压。

肺阻力的测定一般在体容积描记仪内进行(可同时完成气道阻力的测定),需先测得呼吸时的容积、流量及食管内压的变化。流量通过流量计测定;容积的测定随体积描记仪的种类而不同,容积型体积描记仪可以直接测定容积;压力型通过箱内压变化间接测定容积;流量型则以流量计测定流量,流量对时间的积分为容积。将测定的压力、容积、流量讯号转变为电讯号,增幅后记录在多导生理记录仪上,可得到相应的曲线(图 11-12)。

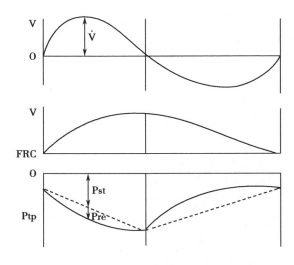

图 11-12　肺阻力测定示意图

$\dot{V}$代表呼吸流量,V 代表潮气容积,FRC 为功能残气量;Pst 为跨肺压,是克服弹性阻力的压力;Pre 为胸腔内压,是克服肺阻力的压力。

图中 Pst 为跨肺压,用于克服弹性阻力,结合潮气容积变化计算顺应性。Pre 为胸腔内压,用于克服肺阻力;与气道阻力的测定相似,肺阻力(R_L)=Pre/$\dot{V}$。分别计算呼气和吸气时的 Pre/$\dot{V}$,则分别得到呼气相和吸气相的肺阻力。通常在呼气相及吸气相各选五个时点,分别计算 R_L,取平均值为最后结果。

机械通气测定法测定气道阻力和肺阻力的原理与上述相似,不赘述。

强迫振荡法的测定原理与上述有显著不同,见第十九章。

二、气道阻力和肺阻力的测定方法

(一)阻断法 用于单纯测定气道阻力,不能测定肺阻力。

1. 关键技术要求 关键是确保阻断时呼吸肌放松,且肺泡内压与口腔闭合压平衡,使口腔闭合压的变化(ΔPao)可以准确反映肺泡内压。判断呼吸肌是否完全松弛的最可靠方法是肌电图,但实际上很难做到,通常用气道开口处的测压计显示压力;若压力平台出现提示前述条件符合。至于应保持多久的压力平台,没有明确规定,因为屏气时间过长,将诱发呼气肌收缩,导致肺泡内压升高;气道阻断时间的长短还会影响随后顺应性测定的准确性,每增加 0.1 s 的阻断时间可使顺应性测定值降低 0.15 mL/cmH$_2$O。因此阻断时间应标准化,未达压力平台的数据应丢弃,达压力平台时间应短暂,且符合不同疾病的呼吸生理特点。

2. 主要测定仪器 有阻断器、压力换能器和记录仪(U 形测压计和压力表无法准确显示平台,不宜选择)、流量计。现代测定仪将上述仪器组装在一起,测定、记录简单、方便。

3. 测定程序

(1)夹鼻夹,口含咬口,联接上述仪器,呼吸数次,使受检者习惯测定状态。

(2)呼吸平稳时迅速(数十毫秒内)阻断呼吸通道,记录阻断前的流量($\dot{V}$)和阻断后显示的压力(P),该压力即为肺泡内压(图 11-13)。

(3)因为阻断时间非常短暂,可以认为流量和压力同步测定,则气道阻力为:Raw=P/$\dot{V}$。

(4)可以分别测定吸气相和呼气相的阻力,一般测定呼气相阻力。若无特别说明,气道阻力指呼气相阻力。

4. 特点 主要优点是测定简单、方便,即可用于常规测定,也可用于临床监测。在严重气流阻塞

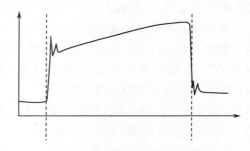

图 11-13 呼吸气流阻断时的口腔内压

阻断时,口腔、气道和肺泡形成密闭管道,各部位压力相等,口腔闭合压等于肺泡压,相当于肺泡与气道口的压力差。

或呼吸频率增快的患者,因肺泡内压和口腔内压来不及平衡,将导致口腔闭合压 P 低于肺泡内压,从而低估气道阻力;若延长阻断时间,压力可以平衡,但压力和流量将明显不同步,且可能诱发呼气肌收缩,使肺泡内压升高,测定结果也不能准确反映气道阻力。体描法能够克服这些缺点。

(二)体容积描计法 体描仪可以像阻断法一样比较简单地测定气道阻力,并能同时测定胸肺总顺应性;也可以加用带气囊的食管导管测定食管内压,从而测定肺阻力和肺顺应性。

1. 体描仪的基本结构和功能特点 ① 良好密闭的巨大箱体,受检者坐于其中测定。② 箱壁上安装压力换能器,测定箱体内的压力变化;流量计测定箱体内的容积变化(流量对时间积分为容积),从而完成 FRC(Vtg)的测定。③ 安装有流量计的呼吸通路,从而测定肺活量、通气功能参数。④ 计时器。⑤ 前述多部件完成气道阻力和顺应性的测定。⑥ 显示屏和记录仪。在电脑调节下完成测定,以及测定结果的计算、显示和比较,并最终储存和打印。

2. 气道阻力测定的基本原理和技术要求 尽管体描法测定气道阻力与阻断法相似,即皆有口腔阻断,但也有明显不同,其基本原理为:口腔气流阻断时测定肺容积(核心是 FRC),但测定气道阻力时不需要阻断,根据公式计算出气道阻力,即 R=肺泡内压/流量,流量可通过流量计测定,而肺泡内压可通过体描仪的箱内压变化间接测定,无需像阻断法那样用口腔闭合压表示。因为在恒定容积的体描箱内,容积与压力的乘积为一恒定值,肺泡内压和容积的变化可引起箱内压和容积的等值变化,因此可用箱内压(Pb)反映肺泡内压变化,完成流量和压力的同步测定,从而避免了阻断法测定的缺点,使阻力的测定非常准确,因而体描法成为气道阻力测定的金

标准。

实际测定时,习惯用测定曲线角度的变化反映气道阻力,详见第二十章。

3. 肺阻力的测定　肺阻力的测定比较复杂,除需掌握体描法的原理和操作方法外,能否正确使用带气囊的食管导管是测定成败的关键。

食管导管的插入方法、位置的确定及充气量多少等见本章第四节。用该法可同时测定黏性阻力和顺应性,因为测定胸腔内压后,同步测定容积变化即可计算顺应性;而同步测定流量即可计算肺阻力。

4. 胸肺总顺应性的测定　未用食管导管,单纯测定气道阻力的同时可直接测定总顺应性。因为测定的肺泡压实质是跨胸压,而同步测定肺容积是在跨胸压作用下的肺容积变化,故胸肺总顺应性＝肺泡内压/肺容积变化。

综上所述,加用食管导管后可同时测定气道阻力、肺阻力(肺阻力与气道阻力之差为肺的黏性阻力),以及胸肺总顺应性和肺顺应性(两者倒数的差值即为胸廓顺应性的倒数)。

(三)强迫振荡法　见第十九章。

(四)机械通气测定法

1. 测定方法和要求　与顺应性测定相同,必须按测定要求操作,具体见顺应性测定,不赘述。

2. 注意事项

(1)常规测定的是呼吸系统黏性阻力,简称呼吸阻力(Rrs)。因为测定的肺泡压实质是跨壁压,故克服的黏性阻力包括气道、肺实质、胸廓等部分的阻力,但容易混淆为气道阻力。

(2)除非是肺组织急性、严重损伤或有大量胸腔积液、肥胖,一般呼吸阻力、肺阻力和气道阻力的差别不大,可认为 $Rrs \approx R_L \approx Raw$。

(3)充分掌握呼吸生理知识,能够同时直接测定气道阻力和呼吸阻力(图 11-14)。其中压力可直接显示,流量(最好是方波)可以直接设定,也可以间接计算,即流量＝潮气容积/送气时间(不是吸气时间,该时间包含屏气时间)。$Raw = (Ppeak - P_1)/\dot{V}$,$Rrs = (Ppeak - Pplat)/\dot{V}$。

3. 对于肺实质疾病患者　肺实质黏性阻力增大,有必要单独计算。由于胸廓黏性阻力可忽略不计,故肺黏性阻力(R_{lt})＝$R_L - Raw \approx Rrs - Raw$。

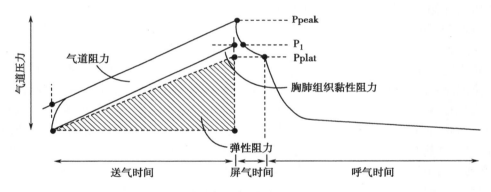

图 11-14　机械通气时气道阻力和呼吸阻力的测定

吸气末屏气,气道压力迅速下降,形成 P_1,反映气道阻力;其后在 3~5 s 内缓慢下降形成 Pplat,反映胸肺组织的黏性阻力(主要是肺黏性阻力),Pplat 与呼气末肺泡内压(不一定是 PEEP)之差反映胸肺弹性阻力。

第七节　气道阻力及其他黏性阻力测定的临床意义

气道阻力是反映总体气道功能状态的参数。正常肺组织的黏性阻力很小,仅占肺阻力的 1/5,因此肺阻力与气道阻力接近,也能较好地反映气流阻塞情况。但是与测定气道阻力相比,肺阻力的测定技术复杂,并且需要插入带气囊的食管导管,不易被受检者接受;但能同时测定动态肺顺应性、静态肺顺应

性等重要呼吸生理参数,因而肺阻力测定仍为有意义的检查方法。

对呼吸阻力而言,若无胸腔积液、肥胖等情况,胸廓本身的黏性阻力较肺组织的黏性阻力更小,因此呼吸阻力与气道阻力也接近,也能较好地反映气流阻塞情况。但是与测定气道阻力相比,呼吸阻力

的测定更简单(特别是机械通气患者),且能同时测定胸肺总顺应性等重要呼吸生理学参数,因而呼吸阻力测定也是非常有意义的检查。

常规肺功能测定对判断气道阻塞的存在、程度,甚至阻塞部位和性质的价值非常大;气道阻力或呼吸阻力的测定则远无法达到如此程度,临床意义相对有限,本文根据 FRC 变化,对气道阻力或呼吸阻力的临床意义进行简单分析。理论上 IOS 的临床价值很高,不仅能显示呼吸阻力的存在,还能显示阻塞的部位和程度;但事实上有较多问题,详见第十九章。

(一) FRC 正常的肺疾病　　主要见于大、中气道阻塞。除非特别严重阻塞,患者 TLC 和 FRC 皆正常,常规测定的吸气相和呼气相的气道阻力增加,但不能区别阻塞的部位,需根据常规肺功能、特别是最大呼气流量-容积曲线(MEFV 曲线)和最大吸气流量-容积曲线(MIFV 曲线)综合评价。

(二) FRC 增加的肺疾病　　主要见于支气管哮喘和COPD。

1. **COPD**　气道阻力增加,且呼气相阻力的增加幅度远高于吸气相阻力,甚至在吸气相阻力基本正常的情况下,呼气相阻力已明显增加。COPD 的主要病理特点是肺弹性减退、气道壁破坏,肺实质对支气管的环状牵引力减弱,在呼气相容易出现小气道塌陷甚而完全陷闭;在吸气相,由于胸腔负压和肺间质负压的作用仍能保持较高的开放程度,因此呼气相气道阻力显著增加,吸气相阻力增加有限或基本正常。由于 COPD 病理改变的可逆程度小或不可逆,即使缓解期也不能恢复正常,故急性发作期、缓解期的呼气相阻力皆增加。

2. **支气管哮喘**　尽管支气管哮喘与 COPD 的呼吸生理学变化有较高的相似性,皆表现为呼气末肺容积(FRC、RV)增加,但也有明显不同,其特点吸气相和呼气相阻力皆明显增加,呼气相增加更显著。

若气道阻力不高,说明哮喘发作已缓解。因为哮喘发作期的主要病理改变是支气管黏膜的充血、水肿和平滑肌痉挛;气道壁的基本结构仍完整,肺实质结构正常,因此吸气相和呼气相的阻力皆增加。由于呼气时气道内径缩小,故呼气时气道阻力增加更明显。一旦自然缓解或治疗后缓解,则气道的结构和功能恢复正常,气道阻力也相应恢复正常。

(三) FRC 减少的肺疾病　　疾病种类很多,特点也有明显不同,简述如下。

1. **肺实质部分损失**　　如部分肺切除、肺不张,气道和肺实质的容积皆减少,故气道阻力和肺的黏性阻力皆减小。由于肺的黏性阻力极低,故主要表现为气道阻力降低,呼吸阻力、肺阻力和气道阻力相近。

2. **肺实质病变**　　如弥漫性肺间质疾病、肺水肿、肺损伤、肺炎等。由于肺实质病变,肺间质和肺泡中的水分、蛋白质成分、细胞成分、纤维成分增加,特别是急性期的增加更明显,故肺的黏性阻力增加。因气道结构相对正常,故主要表现为气道阻力基本正常或略升高,肺阻力、呼吸阻力增加,肺阻力和呼吸阻力接近,但与气道阻力的差值增大。

3. **胸廓疾病**　　疾病种类很多,大体分为以下情况。

(1) 胸壁或胸腔的实质成分增加　　如胸腔积液、胸膜明显增厚、肥胖。胸廓的黏性阻力增加;肺实质扩张受限,部分有压迫性不张,气道结构和功能基本正常。因此其基本表现为:气道阻力和肺阻力基本正常或略增大;呼吸阻力增大,呼吸阻力与气道阻力的差值增大。

(2) 胸腔的含气成分增加　　如气胸。因为有压迫性肺不张,伴不张肺区的气道容积减少。因此其基本表现为:气道阻力降低,肺、胸廓的黏性阻力皆基本正常,故肺阻力和呼吸阻力也相应降低,气道阻力、肺阻力、呼吸阻力接近。

第八节　呼　吸　功

呼吸功是指呼吸运动时克服通气阻力所消耗的能量,标准单位是焦耳(J)。健康人平静呼吸时,呼吸肌收缩所做的功均用于吸气相(主要克服肺的弹性阻力和气道阻力);而呼气时,肺的弹性回缩力足以克服通气阻力(主要是气道阻力),无需额外做功。

(一) 基本概念

1. **功(work)**　力在位移方向上的分量与位移的乘积。国际单位是焦耳(J)。用来描述力在物体移动过程中的空间效果。

2. **功率(power)**　单位时间内完成的功。国际单位是瓦特(W)。

3.呼吸功(work of breathing,WOB)　在气体进出气道和肺的过程或趋势中,用以克服气道阻力、肺和胸壁弹性阻力等所消耗的能量。

在气流阻塞性肺疾病,由于气道阻力明显增大或出现内源性PEEP(PEEPi),呼吸运动时可以没有气流流动,但有呼吸功。

(二)计算呼吸功的物理学定律　功=力×距离,应用于呼吸力学上,可以用下式表达。

呼吸功=跨胸压变化(ΔP)×肺容积变化(ΔV)。在呼吸周期中,吸气肌主要克服肺弹性阻力和气道阻力做功,即呼吸功为克服肺弹性阻力所做功($W_{弹}$)与克服气道阻力所做功($W_{摩}$)之和(图11-15)。

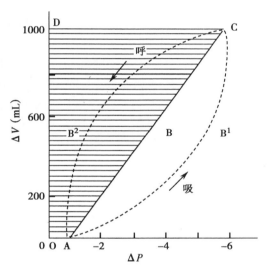

图 11-15　呼吸肌做功示意图

图11-15中$W_{弹}$为横线覆盖的部分,包括了OABCDO区域,其中有相当大部分(ABCB²A)是被动呼气时克服气道阻力做的功,即由肺弹性回位而做的呼气运动功(包含在$W_{弹}$内,可认为未再额外做功);图中的OAB²CDO部分用于克服弹性阻力,作

为热量释放入人体内的部分。$W_{摩}$为点状阴影部分,即AB¹CBA区域,用于吸气过程中克服气道阻力所做的功。在限制性与阻塞性肺疾病患者,呼吸功均增加,其中限制性肺疾病克服弹性阻力所做的功增加,阻塞性肺疾病克服气道阻力所做的功增加。在阻塞性肺疾病,压力和容积的负值部分来源于呼气肌所做的功。在健康人和限制性肺疾病患者,平静呼吸时呼气肌不运动,但较重的阻塞性肺疾病患者常有呼气肌活动,出现呼气肌做功(图11-16)。

(三)病理状态下的无效功

1.健康人　健康人平静呼吸时,需要克服的肺弹性阻力和气道阻力较小,一旦发生吸气运动和跨肺压变化,将迅速产生气流,出现容积变化,即压力变化和容积变化之间的延迟时间非常短暂,可忽略不计,压力变化和容积变化的乘积($\Delta P \times \Delta V$)可准确反映呼吸肌做功。

2.限制性肺疾病　尽管肺弹性阻力显著增大,但压力变化和容积变化之间的延迟时间非常短暂,可忽略不计,压力变化和容积变化的乘积($\Delta P \times \Delta V$)可准确反映呼吸肌做功。

3.气流阻塞性肺疾病　在有明显气流阻塞和PEEPi的情况下(多见于COPD和支气管哮喘急性发作),吸气初期的跨肺压变化克服额外增加的PEEPi和上游气道阻力做功而不会产生气流,该部分功称为无效功;当跨肺压显著增大至一定程度,肺泡内压才能降至0以下,使气道口和肺泡之间产生压力差,产生吸气气流和容积变化,出现有效呼吸功增大。严重气流阻塞患者的无效功常是巨大的,采用上述计算公式将显著低估实际做功量,可用压力时间乘积表示,即呼吸功=胸腔压力的变化(ΔP)×吸气时间(Ti)。

(四)氧耗量与呼吸功

1.健康人的氧耗量　呼吸做功也经常用氧耗量表示。平静呼吸时,健康人的总氧耗量为200~300 mL/min;呼吸肌氧耗量为0.3~1.8 mL/min,一

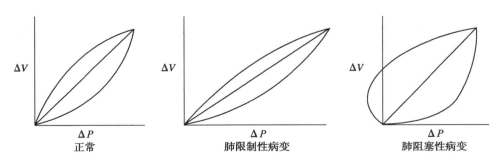

图 11-16　不同病理状态下的呼吸肌做功示意图

般占总氧耗量的 2%～3%,皆在 5% 以下。运动时,总氧耗量显著增加;每分通气量增大,呼吸肌耗氧量也增加,但所占总氧耗量的比值基本不变。

2. **肺疾病患者的氧耗量**　支气管哮喘患者急性发作时,呼吸运动显著增强,呼吸肌氧耗量为正常情况下的 4～10 倍,机体其他部位处于相对静息状态,氧耗量基本不增加,其中心脏代偿性收缩增强、加快,氧耗量有所增加;四肢常"绝对休息",骨骼肌的氧耗量下降,故呼吸肌的氧耗量占总氧耗量的比例可达 25% 以上。呼吸肌氧耗量显著增加是哮喘患者运动耐受性较差的主要原因之一。其他气道阻塞性疾病(如 COPD)或急性肺实质疾病也出现类似的变化。

3. **做功效率**　在阻塞性和限制性通气功能障碍患者,呼吸做功的效率减低,做同等焦耳功时所需的氧耗量显著增加,使患者活动受限。做功效率可用下式表示:

$$做功效率(\%) = 有效功(J)/总氧耗量(mL/min) \times 100$$

健康人呼吸肌做功效率在 5%～10% 之间。

(五) 呼吸功与呼吸形式　呼吸功与呼吸形式之间有密切关系,在某一特定肺泡通气量时,机体不自觉地自动选择合适的呼吸频率和潮气容积,以能够实现最低的呼吸做功(图 11-17)。

1. **限制性肺疾病**　肺弹性阻力增加,呼吸变浅、变快,使得克服弹性阻力增加而消耗的呼吸功得以减少(图 11-17B);弹性阻力显著增大至一定程度,呼吸将显著变浅、变快,潮气容积接近生理无效腔,发生呼吸失代偿和高碳酸血症型呼吸衰竭。

2. **阻塞性肺疾病**　气道阻力增加,呼吸变深、变慢。随着呼吸减慢,气体流量减慢,使部分湍流变为层流,从而显著减少因气道阻力增加而消耗的呼吸功(图 11-17C);气流阻塞导致严重肺过度充气时,肺和胸廓的顺应性皆显著下降,患者又需采用浅而快的呼吸,机体必然不能代偿,发生呼吸肌疲劳和呼吸衰竭。

图 11-17 用图解法阐述不同病理情况下呼吸功与呼吸形式的关系。气道阻力随呼吸频率增快而加大,弹性阻力随呼吸深度的降低而减少。本例健康人最佳 RR 为 16 次/min,最佳 VT 为 10～12 mL/kg。若每分通气量(VE)不变,RR 增加时,VT 必然减小,弹性阻力随 RR 的增加而减小,气道阻力则相应增大。当弹性阻力增加时,克服弹性阻力的呼吸功曲线(E)上移,克服气道阻力的呼吸功曲线(A)不变,最佳 RR 右移。当气道阻力增加时,曲线 A 上移而曲线 E 不变,最佳 RR 左移。

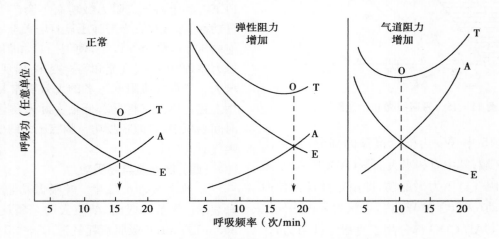

图 11-17　呼吸功和呼吸形式关系示意图

E 为克服弹性阻力的呼吸功曲线,A 为克服气道阻力的呼吸功曲线,T 为总呼吸功曲线,在数值上 T 为 E 与 A 之和。O 点所对应横坐标为最佳呼吸频率,此时呼吸功最小。

(朱　蕾)

第十二章
呼吸肌功能

呼吸肌的收缩和舒张是实现肺通气的原动力,呼吸肌功能的减退或呼吸肌疲劳将导致呼吸肌收缩力下降,导致或诱发呼吸功能不全。在呼吸功能不全患者,随着呼吸肌疲劳的改善和收缩力的恢复,呼吸衰竭也会逐渐改善,呼吸肌力的测定结果常作为评价神经-肌肉疾病、预测呼吸衰竭发生、指导机械通气上机和撤离的标准,主要用于临床监测和协助神经-肌肉疾病的诊断。

第一节 呼吸肌疲劳或无力

呼吸肌疲劳是重症呼吸系统疾病的常见现象,是导致呼吸衰竭发生、发展的重要原因。改善呼吸肌疲劳是促进疾病恢复、指导机械通气撤机的重要手段。

一、基 本 概 念

1. 呼吸肌疲劳(respiratory muscle fatigue) 呼吸肌在承担负荷时所产生的收缩力和/或收缩速率的能力降低,以至于不能产生维持足够肺泡通气量所需驱动压的病理生理状态。这种能力的降低可以经休息而恢复。由于膈肌是最主要的呼吸肌,故又称膈肌疲劳(diaphragmatic fatigue),是呼吸衰竭发生的重要环节之一。

在呼吸肌疲劳状态下,肋间外肌和辅助吸气肌将发挥更重要的通气作用,这也是该类患者出现胸式呼吸增强和辅助呼吸肌活动的主要机制。

2. 呼吸肌无力(respiratory muscle weakness) 呼吸肌收缩产生的力量和耐力不能对抗呼吸肌的负荷,以至于不能产生维持足够肺泡通气量所需驱动压的病理生理状态,这种能力的下降不能通过休息而恢复。是神经-肌肉疾病的一种表现。

临床上要区别肌疲劳和肌无力有时非常困难,故常将肌疲劳和肌无力通称为"肌衰竭"(muscle failure)。

3. 中枢性疲劳(central fatigue) 呼吸中枢兴奋性下降引起的膈肌收缩力下降。

4. 外周性疲劳(peripheral fatigue) 由于神经-肌肉传递或肌肉兴奋-收缩耦联障碍,或通气阻力增加等原因引起的呼吸肌收缩力下降。

二、呼吸肌疲劳的原因和发病机制

(一)基本原因和临床表现概况 各种原因引起能量消耗增加或(和)能量供应不足均可导致膈肌疲劳。轻者可出现呼吸困难和通气功能下降,表现为呼吸频率(RR)增快、潮气容积(VT)下降、辅助呼吸肌活动、胸腹矛盾运动、肺活量(VC)降低等。呼吸肌疲劳加重,将出现横膈抬高,低位肺组织淤血、萎陷,残气容积(RV)、功能残气量(FRC)下降;进一步加重,每分通气量(VE)显著下降;PaO_2降低,$PaCO_2$升高,发生呼吸衰竭。

(二)呼吸衰竭的类型 根据是否呼吸肌疲劳,呼吸衰竭可分肺衰竭和呼吸泵衰竭两种情况,肺衰竭是气体交换的衰竭,主要表现为低氧血症,一般无明显呼吸肌疲劳的表现;泵衰竭主要是通气衰竭,常有严重呼吸肌疲劳,除低氧血症外,还伴有高碳酸血症。呼吸肌疲劳是发生高碳酸血症的关键因素之一。

(三)具体发生原因 因为呼吸运动是呼吸中枢的自律性活动,中枢调节、化学调节、神经反射性调节有重要作用,故呼吸中枢、传出神经和效应器(呼吸肌、呼吸器官)等整个呼吸控制链的任何一部分异常均可导致呼吸驱动-肌力-负荷的失衡,发生呼吸肌疲劳。

1. 呼吸中枢驱动减弱或相对减弱 约有50%的呼吸肌疲劳与中枢驱动下降有关。如脊髓前角细胞的变性、昏迷等中枢病变可引起呼吸肌疲劳;呼吸负荷增加存在着相对的中枢驱动不足,疲劳的呼吸肌需要更多的中枢驱动才能产生相应的收缩力;当然呼吸肌疲劳反射性抑制中枢驱动也是一种保护性机制,可以减少呼吸肌做功,但更容易出现 VE 降低和高碳酸血症。

2. 神经-肌肉疾病 如颈髓外伤,膈神经损伤,神经-肌接头和膈肌疾病,以及代谢障碍导致的高能磷酸键(ATP)消耗,细胞内 pH 下降,细胞内乳酸浓度升高等肌肉本身的化学变化,均可引起肌疲劳。

3. 泵负荷增加或能量供应不足 如气道-胸肺疾患引起气道阻力增加或胸肺顺应性下降,增加了呼吸肌负荷;剧烈运动,发热等因素使通气量增大,亦加重呼吸肌负荷。

4. 其他因素 代谢障碍,呼吸肌能量消耗将超过能量供给而使能量储备耗竭;或膈肌细胞的能量生成和利用障碍等都可引起呼吸肌疲劳;营养不良,呼吸肌血供不足,血氧含量下降,内环境障碍,肌细胞供能装置异常等均可导致呼吸肌疲劳的发生、发展。代谢异常或内环境障碍,如低磷血症、低镁血症、高钾血症、低钾血症、缺氧、高碳酸血症、碱中毒、低蛋白质血症等均可引起肌力下降。

总之,多种因素可导致膈肌疲劳,膈肌疲劳是多种因素相互作用的结果,是从量变到质变的渐进过程。

(四)临床表现

1. 呼吸困难 是呼吸肌疲劳最常见的临床表现,主观上表现为呼吸费力,客观上表现为呼吸次数或节律的改变,如呼吸浅快、辅助呼吸肌活动、胸腹矛盾运动、三凹征等。呼吸困难常随体位改变而加重或减轻,一般立位时加重,机制是在重力作用下,腹腔内脏器下移,膈肌低平,膈肌初长度缩短,膈肌收缩更无力;前倾坐位时呼吸困难减轻,机制是在重力作用下,腹腔脏器压迫膈肌上移,使膈肌初长度延长,收缩力增强。

2. 呼吸形式变化 主要表现为浅快呼吸。胸腹矛盾运动、霍纳(Hoover)征是膈肌疲劳的可靠征象。胸腹矛盾运动,即胸腹壁扩张和回缩不同步,出现吸气相腹壁内陷现象。

3. 横膈运动幅度 膈肌上、下运动的幅度可用叩诊法诊断,也可在 X 线或 B 超下观察。用力呼吸时,正常横膈活动可使肺界移动至少达 3 个肋间间隙。出现呼吸肌疲劳时,横膈运动幅度显著下降。

4. 休息后呼吸肌功能的变化 休息后呼吸肌疲劳可恢复。当经负压通气或经罩正压通气等无创通气后,可使呼吸肌充分休息,临床状态和最大吸气压均改善。

(五)肺功能变化 呼吸肌疲劳使肺活量和通气功能参数,如 VC、VT、最大自主通气量(MVV)、用力肺活量(FVC)、第 1 s 用力呼气容积(FEV_1)等均有不同程度的下降。

1. 吸气肌疲劳的肺功能变化 吸气肌导致吸气力量不足和吸气不足,伴呼气初期的力量不足,故主要导致 VC 下降;多种通气功能参数下降,主要是最大吸气流量-容积曲线(MEFV 曲线)高容积的流量下降,吸气力量严重不足导致用力吸气难以达到肺总量(TLC)位,导致最大呼气流量-容积曲线(MEFV 曲线)高容积流量下降;FVC、FEV_1、FEV_1‰也相应下降。

2. 呼气肌疲劳的肺功能变化 主要表现为呼气末期的力量和速度不足,故表现残气容积(RV)增加,残气容积与肺总量百分比(RV/TLC)增大。但实际上由于呼气主要是被动运动,单纯呼气肌疲劳极少。

呼吸肌疲劳主要是吸气肌疲劳,其中最多见膈肌疲劳,可伴随呼气肌疲劳。以 MIFV 曲线和 MEFV 曲线高容积流量下降为突出表现,VC、FEV_1、FEV_1‰下降,MVV 显著下降。RV、RV/TLC 增加。一般认为 VC 和 MVV 下降幅度、RV 升高幅度与膈肌疲劳的严重程度相关。

严重呼吸肌疲劳可使静息时的肺泡通气量($\dot{V}_A$)下降,发生高碳酸血症和低氧血症。

由于 VC 测定简单方便,常作为判断呼吸疲劳的肺功能参数。

第二节 呼吸肌功能的测定

呼吸肌功能的测定主要包括总体吸气肌、总体呼气肌、膈肌功能的测定,膈肌功能测定则涉及膈肌肌力和耐力测定,以及膈肌肌电图分析等。

呼吸肌肌力指呼吸肌工作时,依靠肌纤维收缩克服或对抗阻力的能力。典型测定法是采用 Black 和 Hyatt 法测定最大吸气和呼气时的口腔阻断压,即最大吸气压和最大呼气压。理论上最科学的评价方法是检测膈肌的收缩功能。在人体,一般膈肌的收缩力量不能直接测定,但可通过其引起的呼吸生理学变化间接测定。由于膈肌收缩可引起胸腔和腹腔内压的变化,因而测定胸腔内压或腹腔内压可间接评价其收缩功能。在此基础上发展了一系列的测定方法,如最大跨膈压测定、外加吸气阻力时膈肌肌力和耐力测定、电刺激膈神经或在运动负荷下测定膈肌耐力;膈肌肌电的频谱分析等。最常用的评价膈肌收缩功能的参数是跨膈压和最大跨膈压。

肌耐力是指长时间进行肌肉活动的能力,也是对抗疲劳的能力。如可连续测定 5 次肺活量,每次测定间隔 30 s,膈肌疲劳时肺活量逐次下降。有关呼吸肌肌力、肌耐力测定方法还有很多,部分在同一测定方法中可同时测定肌力和肌耐力。

一、基 本 概 念

1. 呼吸肌力(respiratory muscle strength) 即呼吸肌收缩力,呼吸肌工作时克服或对抗呼吸阻力所产生的收缩力。

2. 呼吸肌耐力(respiratory muscle endurance) 呼吸肌长时间收缩的能力。主要取决于膈肌,是影响呼吸衰竭发生、发展和机械通气撤机的主要因素之一。

3. 肌张力(muscular tension) 静息状态下肌肉的紧张度。静息状态下,肌肉总是维持一定的收缩强度,并使肌肉缩短。

4. 最大吸气压(maximal inspiratory pressure, MIP) 在残气容积或功能残气位阻断气道,用最大力量、最快速度吸气所产生的口腔闭合压。它反映吸气肌的综合收缩能力,是判断呼吸神经-肌肉(包括膈肌、肋间肌、辅助吸气肌)功能、指导机械通气撤机和呼吸康复锻炼的常用参数。

5. 最大呼气压(maximal expiratory pressure, MEP) 在肺总量位阻断气道时,用最大力量、最快速度呼气所能产生的口腔闭合压。MEP 反映呼吸肌和胸肺弹性的综合作用,可用于评价呼吸神经-肌肉(包括腹肌)的收缩功能和咳痰能力。

6. 跨膈压(transdiaphragmatic pressure, Pdi) 静息吸气末横膈两侧的压力差,即腹内压(Pab)和胸腔内压(Ppl)之差。是判断膈肌功能的常用参数。

临床上常测定胃内压(Pga)和食管下 1/3 处的压力(Peso)分别代替腹内压和胸腔内压,Pdi=

Pga-Peso。

7. 最大跨膈压(maximum transdiaphragmatic pressure, Pdimax) 在功能残气位关闭吸气管道时,用最大力量、最快速度吸气所产生的跨膈压。是反映膈肌力量的可靠参数。

8. 膈肌张力时间指数(diaphragmatic tension-time index, TTdi) 用膈肌收缩产生的 Pdi 平均值和 Pdimax 的比值用来反映收缩强度,用吸气时间(Ti)与呼吸周期时间(Ttot)的比值反映膈肌收缩持续时间时,两者的乘积为 TTdi。用公式表示为:TTdi=Pdi/Pdimax×Ti/Ttot,是反映呼吸肌耐力的参数。

9. 膈肌耐受时间(diaphragmatic muscle endurance time, Tlim) 又称"膈肌限制时间"。膈肌在特定强度的吸气阻力负荷下(或特定 TTdi 时)收缩所能维持肌力而不发生疲劳的时间。

10. 膈肌肌电图(diaphragmatic electromyogram, EMGdi) 通过体表电极、经皮穿刺电极及食管电极等多种形式测定的膈肌肌电变化。由不同频率组成,其频谱在 20～250 Hz 之间。膈肌肌电图分析主要是分析中位频率(centroid frequency, Fc)、频谱的低频成分(L, 20～48 Hz)、高频成分(H, >150 Hz)和 H/L 等。

11. 0.1 s 口腔闭合压($P_{0.1}$) 平静呼气末,迅速关闭吸气管道,在第二次吸气开始后 0.1 s 所产生的口腔闭合压。主要反映呼吸中枢驱动功能,对判断呼吸肌功能也有一定价值。$P_{0.1}$ 降低时,反映呼吸中枢反应性降低;$P_{0.1}$ 明显升高时反映呼吸中枢反应性增高,提示有呼吸肌疲劳的趋势。

MIP 和 MEP 是最常用的直接评价呼吸肌功能的参数,尤其是前者。两者的特点是测定简单、方便,重复性好。由于临床表现和常规肺功检查能够对呼吸肌功能做出基本判断,故 MIP 和 MEP 测定不常用,主要用于床旁检测和试验研究,特别是机械通气患者。

二、最大吸气压的测定

(一)测定装置 主要包括:① 鼻夹。② 口器,主要有两种类型——管状和翼状,前者咬在口中,后者固定在口腔外。③ 带气流阻断器的三通阀(主要有 T 型或 Y 型),要求三个方向的开口内径相同,且应 >20 mm,三通开关的一端通空气,另两端分别通向气流阻断器和口器连接部分,三通阀的口器连接管上有一直径 2 mm 的漏气小孔,与大气相通。④ 压力测定仪,连接在口器和气流阻断器之间,用于测定口腔闭合压。

1. 三通阀 是测定的基本装置,有不同方向的呼吸气路、气流阻断器、联接管、漏气孔、压力测定联接管等部件,通过调节三通阀的方向保障受检者能够按指令要求呼吸。

2. 三通阀的气流阻断装置 是完成测定的核心装置,有两种基本类型:带小孔的单向阀和阻断器。测定时通过关闭单向阀的小孔或关闭阻断器,保持口腔的密闭,保障能产生最大的口腔闭合压。

3. 鼻夹 测定时夹住鼻腔,保障经口腔呼吸。

4. 口器 无论是管状还是翼状,皆与常规肺功能测定的咬口不同,其边缘皆有翼状结构,以保障固定的舒适、方便和"绝对密闭",特别是口角不漏气。管状口器放置在口腔内,牙齿咬住牙垫;翼状口器类似面罩,紧密罩在唇面部,并用固定带固定,保障受检者经口腔呼吸及测定时气路的密闭性。

5. 漏气孔 在口腔和阻断器之间有一个细小、固定的漏气装置。该装置可以是类似大针头的细孔,也可以是一个细管状的圆孔。具体要求有差异,比较公认的要求为:内径 2 mm,长度 20～30 mm。作用是减轻或消除用力吸气或呼气时,面颊部、咽喉部软组织的吸入或鼓出,以及面颊部肌肉收缩或舒张对口腔闭合压的影响。测定 MIP 时,用力吸气会导致面颊部和咽喉部软组织内陷;局部肌肉收缩会加重该作用,导致口腔负压减小,不能真实反映吸气肌的力量大小。小孔的存在可保障适量气体进入口腔,有效避免或减轻上述问题的发生。测定 MEP 时,用力呼气会导致面颊部鼓出,降低口腔压,适当漏气则缓冲该作用。适当小量进气或漏气不影响测定时的肺容积和压力,即该设置不降低测定的准确性。

6. 测压计 常用压力测定仪有三种:压力换能器和记录仪、压力表和 U 形测压计(图 12-1)。测压计的量程:$-200 \, cmH_2O \sim 200 \, cmH_2O$,误差应小于 $\pm 2\%$。

在三种类型的测压计中,压力换能器的电信号转换至记录仪或电脑的荧光屏上显示压力的线迹和大小。由于颊肌和口咽部软组织的惯性作用,压力上升初期会有短暂的峰值,不能准确反映呼吸肌产生的压力大小,应弃去;平台为真实的 MIP 或 MEP(图 12-2),因此结果的读取和判断简单、方便。压力表和 U 形测压计需操作者直接读取和记录压力,要求有较高的观察敏感度和结果把握度,一般要求

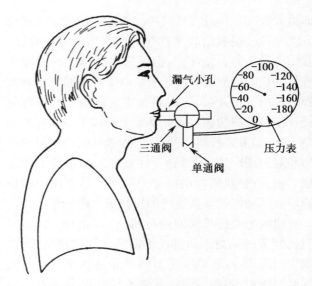

图 12-1 压力表测定口腔闭合压示意图

读取测定 1 s 后的最大压力。如前述,最高压力并非真正的 MIP 或 MEP。因此在三种测压计中,建议选择压力换能器,读取和记录平台压力。

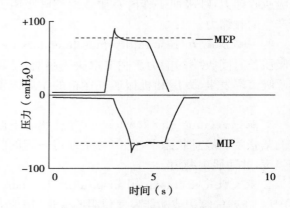

图 12-2 MIP 和 MEP 的读取

(二) 测定程序

(1) 准备:向受检者说明测定的目的、意义、要求,以取得其配合,特别强调需最大力量、最快速度的吸气。

(2) 体位:取站位或坐位。

(3) 连接和固定测定装置:将口器与三通阀连接,转动三通阀通空气;固定口器,并让受检者参与调整,使其感觉舒适,又避免漏气;夹上鼻夹。

(4) 受检者自然呼吸空气,使其适应测定过程。

(5) 指导受检者充分呼气至 RV。可通过检测呼气流量(降至 0)或受检者示意(如摇手)判断。

(6) 充分呼气后,按上述要求转动三通阀至阻断器方向。要求迅速阻断口腔内气路(不同仪器的阻断方式不同,按说明书操作)。

（7）受检者迅速用最大力量、最快速度吸气至肺总量位，并维持屏气1~3 s。

注意事项：适当屏气便于压力读取；但屏气时间需严格控制。尽管吸气时胸腔内压降低（胸腔负压增大），但若屏气时间过长，将导致胸腔内压持续显著升高，回心血流量减少和心排血量降低，风险加大。

（8）弃去吸气初期的尖峰，选择平台期的最高压力。

（9）休息约1 min以上进行再次测定。

（10）至少有3次测定，且结果相差在20%或10 cmH_2O以内。

（11）选择3次结果的最大值报告。

（12）若在功能残气位阻断气道开始测定，需注明。

三、最大呼气压的测定

（一）测定设备　同MIP测定。

（二）测定程序　与MIP测定过程相反，但方法相似。

（1）~（4）与MIP测定相同。

（5）指导受检者充分吸气至肺总量位。可通过检测吸气流量（降至0）或受检者示意（如摇手）判断。

（6）充分吸气后，按上述要求迅速阻断口腔内气路。

（7）受检者迅速用最大力量、最快速度呼气，并维持屏气1~3 s。

注意事项：必须适当屏气，便于压力的读取；避免屏气时间过长，否则胸腔内压持续显著升高，回心血流量显著减少，心排血量降低，引起头晕、胸闷等不适。

（8）弃去呼气初期的尖峰，选择平台期的最高压力。

（9）休息约1 min后进行再次测定。

（10）至少有3次测定，且结果相差在20%或10 cmH_2O以内。

（11）选择3次结果的最大值报告。

与MIP相比，影响MEP的因素更多。MEP首先与吸气肌功能直接相关，若吸气肌力量明显不足，患者就不能充分吸气至肺总量位，MIP自然下降。在吸气肌功能正常的情况下，MEP是呼气肌（主要是腹肌和辅助呼吸肌；肋间内肌是经典的呼气肌，但作用有限）、肺和胸廓的弹性回缩力综合作用的结果。

四、MIP/MEP的正常值范围

总体而言，目前缺乏公认的MIP/MEP的正常预计值公式。由于MIP变异度大，不同作者报告的结果也差别较大，因此选择相对公认的最低界限值是比较理想的选择。一般认为在健康成人，男性MIP≤−75 cmH_2O、女性≤−50 cmH_2O为正常，大于该数值提示MIP降低；男性MEP≥100 cmH_2O、女性MEP≥80 cmH_2O为正常，低于该数值提示MEP降低。

五、MIP/MEP测定和应用的注意事项

由于MIP、MEP测定的主观性强，影响因素多，变异度大，解读结果需慎重；由于测定的主观性较强，缺乏客观的评估标准，测定值降低可能是受检者不理解或未充分用力的结果，特别是气路关闭前未充分吸气或未充分呼气所致；随着测定次数增多，某些受检者的测定结果逐渐增大，是受检者操作更加熟练、配合更有效的结果，称为训练效应；随着测定次数的增多，某些受检者的测定结果反而下降，提示可能出现呼吸肌疲劳。

六、MIP/MEP测定的可接受性规范

压力线迹（见于压力换能器测定）出现1~3 s；并且在初始短暂的压力升高后有明显的压力平台，读取该平台的压力值；若使用压力表或U形测定计则大约在1 s后出现相对稳定的数值。取平台期的最高压力作为结果；至少有3次测定，且3次测定的结果相差在20%或10 cmH_2O以内，称为可接受性测定。

七、MIP/MEP测定的质量控制

MIP/MEP测定的准确性取决于受检者是否以最大努力（包括最大力量和最快速度）吸气或呼气，在3次测定中，其误差应小于20%或10 cmH_2O；压力计或压力换能器每次使用前应定标或至少每3个月定标1次，可以用水银压力计或血压计作为定标仪进行定标。MIP/MEP的大小与肺容积有密切关系，在残气位起始，MIP的测定值最大，在肺总量位则接近零；MEP相反。因此测定时，确保MIP的初始测定位置在残气位，而吸足气后达肺总量位；MEP的初始测定位置在肺总量位，呼气完毕后达残气位。

八、MIP 测定的临床意义

(一) MIP 降低的原因　主要见于下述情况。

1. 神经-肌肉疾病或涉及膈肌、肋间肌的疾病　前者如重症肌无力、运动神经元病、多发性神经炎、膈神经麻痹、低钾血症、低钠血症、高钾血症;后者如肝脓肿、上腹部手术、颈部或胸部损伤、胸廓畸形、胸膜疾病等。呼吸神经-肌肉的直接损伤或间接损伤都会导致 MIP 下降。影响膈神经-膈肌功能的病理状态是 MIP 下降的主要影响因素。

2. 横膈低平　主要见于肺气肿、支气管哮喘急性发作。膈肌曲率半径变小,膈肌收缩力减弱,MIP 下降。

3. 气道-肺疾病　限制性肺疾病表现为 TLC 降低,必然导致 MIP 下降,但幅度有限。在轻度阻塞性肺疾病,RV、TLC 正常,不影响 MIP;若阻塞加重,RV 增加,横膈下降,也会导致 MIP 降低,但幅度有限;严重阻塞时,横膈低平,MIP 明显下降。

无论上述何种情况,当 MIP 降至正常预计值(绝对值)的 30% 或超过上述界限值时,提示呼吸机疲劳或无力,容易发生呼吸衰竭。

(二) MIP 升高的原因　MIP 升高提示通气功能正常,呼吸肌力量增强,见于张体力劳动者或经常锻炼的健康人。

(三) MIP 降低的临床意义

1. 用于疾病的辅助诊断　见上述。

2. 判断康复训练的效果　主要是指 COPD 患者、慢性神经-肌肉疾病患者、外科手术后患者的康复训练效果的评价。

3. 指导撤机　当 MIP≤-25 cmH$_2$O 时,可作为患者撤离机械通气的参考标准。

九、MEP 测定的意义

(一) MEP 下降的原因

1. 神经-肌肉疾病或损伤　主要见于脊髓损伤,支配腹肌的神经损伤。

2. 限制性通气障碍和严重阻塞性通气功能障碍　下降幅度有限,下降机制与 MIP 下降的机制相似。

(二) MEP 升高的原因　MEP 升高提示肺通气功能正常,呼吸肌力量增强,常见于强体力劳动者或经常锻炼的健康人。

(三) MEP 测定的临床意义

1. 用于疾病的辅助诊断　见上述。

2. 解释常规肺功能的变化机制　MEP 下降,将伴随用力呼气不充分、低位肺组织萎陷,导致 FRC、RV 下降,RV/TLC 升高。

3. 评价咳痰能力　多数情况下,最大呼气能力和咳痰能力一致,MEP 和峰值呼气流量(PEF)皆是反映咳痰能力的参数,MEP≥30 cmH$_2$O 或 PEF≥3 L/min 提示能完成有效咳嗽;MEP 达上述界限值,即 100 cmH$_2$O(男性)或 80 cmH$_2$O(女性)表示咳嗽能力强大,继续升高不能提高咳嗽能力。

4. 指导撤机和拔管　MIP 对判断呼吸能力价值较大,MEP 对判断咳嗽能力价值更大。若 MIP 和 MEP 皆符合要求,提示人工机械通气患者不仅可以撤机,也可以拔管;仅前者符合要求,提示可以撤机。

十、跨膈压、最大跨膈压的测定

(一) 概述

1. 跨膈压　指静息吸气末横膈两侧的压力差,即腹内压和胸腔内压之差,临床上可测定胃内压(Pga)和食管下 1/3 处的压力(Peso)来分别代替腹内压(Pab)和胸腔内压(Ppl),吸气末两侧的压力差为跨膈压(图 12-3),即 Pdi＝Pga−Peso。

相对而言,胃内压的测定比较简单,核心是食管内压的准确测定,见上述。

2. 最大跨膈压　在 FRC 位,关闭吸气管道,最大用力吸气所产生的 Pdi,表示膈肌作最大收缩时所产生的压力,是反映膈肌收缩力量的可靠参数。

健康成人 Pdimax 的变化范围较大,与年龄、性别及测定方法有关。有文献报道,健康成人 Pdimax 在 8.82~21.07 kPa(66~158 mmHg)之间。一般临床判断标准为:Pdimax 男≥9.6 kPa(72 mmHg)、女≥6.86 kPa(51 mmHg)为正常。

膈肌疲劳时,Pdi 和 Pdimax 均明显降低,以后者降低更明显,故 Pai/Pdimax 升高。Pdi/Pdimax 反映膈肌肌力储备,当 Pai/Pdimax>0.4 时提示膈肌疲劳。

(二) 跨膈压和最大跨膈肌压的测定

1. 测定装置(图 12-3)

(1) 末端带 2 个乳胶气囊的聚乙烯塑料导管:导管外径为 2.0~2.5 mm;内径 1.5~2.0 mm;乳胶囊长 5~6 cm,周长 3.5 cm,气囊通过多个小孔与导管连通。

(2) 压力传感器:有质量要求,但不完全一致,参考早期广州呼吸疾病研究所的标准:灵敏度应<0.05 kPa (0.5 cmH$_2$O),量程应为 −15.7~+24.5 kPa(−160~+250 cmH$_2$O)。

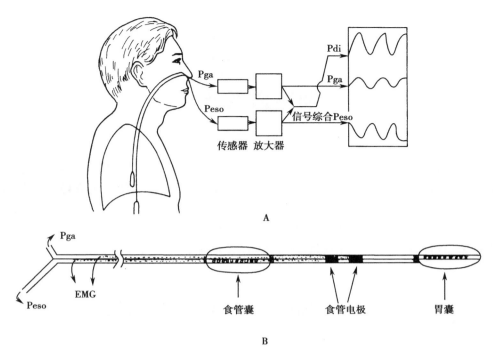

图 12-3 跨膈压测定的模式图

A. 测定模式图；B. 测定的导管结构模式图。选择适当的导管可同时完成 Pdi 和 EMG 的测定。

（3）放大器：用载波放大器，要求线性误差和时漂<2%。放大倍数通常选用 500～1 000 倍（具体大小根据记录要求确定）。

（4）显示和记录部分：常采用示波器和记录仪。示波器显示压力波形，判断气囊位置，评价测定 Pdimax 时受检者的努力程度或作为反馈信号指导受检者掌握吸气的方法。压力讯号记录在记录纸上，用于计算。

现代测定仪多用微电脑直接显示 Pga、Peso、Pdi 和 Pdimax 的压力曲线，并自动计算测定结果。

（5）三通阻断阀（Y 型或 T 型）：除通向口腔外，一端连通大气（或肺功能仪），另一端通道阻断，用于 Pdimax 的测定。

2. 准备　确定导管气囊不漏气，将气囊抽空，然后将导管及气囊外涂石蜡油。用 2% 的利多卡因充分进行鼻腔和咽部麻醉。将上述仪器连接、校正后，使其处于适当工作状态。

3. 操作　受检者取坐位，经鼻腔插入上述带气囊的聚乙烯导管。插入时，令受检者一边吞咽，一边向下推送导管。必要时少量饮水，以利于吞咽，使气囊分别位于胃（成人约 60 cm 长）及食管下 1/3 处（成人 40～45 cm 长），分别从两个导管注入 6 mL 气体，再回抽气体使胃气囊保留 1.5 mL，食管气囊

保留 0.2～0.5 mL。根据示波器显示的压力波形对导管的位置进行调整。正常情况下，气囊位置适中时，压力波形应显示两条相反的波形，吸气时食管内压为负压、胃内压为正压，且随呼吸波动。

4. 测定结果的读取　受检者吸气末横膈两侧的压力差为 Pdi；若呼气至 FRC，调节三通管，使气道阻断，立即作最大努力吸气，记录的最大 Pdi 为 Pdimax；休息 1～2 min 后进行第 2 次 Pdimax 的测定，重复测定至少 2～3 次。

5. 质量控制

（1）膈肌收缩力受其初长度影响，在高肺容积时，膈肌初长度短，Pdimax 降低，反之则增加，因此测定时必须使受检者自然呼吸，确保测定的初始位置在 FRC 位。

（2）Pdimax 测定结果与受检者的用力程度及操作者的熟练程度密切相关，因此测定前必须进行相应培训，测定时确保以最大力量和最快速度吸气。重复测定 2～3 次，且测定结果相差在 20% 以内。

（3）每次使用前对压力传感器进行定标或至少每 3 个月定标 1 次。灵敏度不低于 0.05 kPa(0.5 cmH_2O)。

总体膈肌功能的直接测定较繁琐，变异度较大，缺乏公认的正常值标准，主要用于科研和神经-肌肉疾病的辅助诊断。

（朱　蕾）

第十三章
动脉血气分析

血气分析仪是医院内最基本的生化仪器之一，一般用三对电极对全血、血浆、血清或质控样品的酸碱度、CO_2分压和氧分压进行测定，也可测定其他气体的CO_2分压和氧分压。在完成上述指标测定和输入受检者血红蛋白（Hb）浓度（或应用固定 Hb 浓度）的基础上，可计算出实际碳酸氢盐、碱剩余、CO_2总量、标准碳酸氢盐和标准碱剩余等参数。现代血气分析仪可通过增加选配件测定血液的电解质浓度、碳氧血红蛋白、高铁血红蛋白等成分。本章仅阐述传统血气分析项目。

第一节　动脉血气及相关的基本概念

动脉血气分析是指对动脉血不同类型气体和酸碱物质进行分析的技术过程（也可对静脉血等进行相同的技术分析）。常用参数有三类：氧合参数、CO_2分压和酸碱物质浓度。动脉血的气体主要有氧气、氮气、CO_2等，压力总合称为总压。习惯认为动脉血的气体总压与大气压相同，但实际上由于饱和水蒸气被血液吸收，动脉血气总压比大气压略低，大约为 760 mmHg $-$ 47 mmHg $=$ 713 mmHg。各气体成分产生压力称为分压，如氧分压、CO_2分压等，分压是驱动气体交换的动力。在外界环境稳定的情况下，动脉血气结果是肺气体交换功能的综合反映，但不是反映肺功能变化的敏感指标，只有肺功能损害达一定程度才出现动脉血气的变化。

一、基本概念

1. **血气分析仪**（blood gas analyzer）　利用电极法等原理对血液中的气体和酸碱物质进行分析的设备。一般直接测定血液中的酸碱度、氧分压、CO_2分压等三项指标，利用公式推算其他指标的结果。现代血气分析仪也可测定电解质浓度、碳氧血红蛋白等。

2. **动脉血气分析**（arterial blood gas analysis）　对动脉血液中的气体和酸碱物质进行分析的技术过程。主要测定指标有三类：氧合指标、CO_2分压和酸碱物质。

3. **动脉血气**（arterial blood gas，ABG）　动脉血液溶解的气体成分。健康人主要有氮气、氧气和CO_2，其中 PaO_2 80 ～ 100 mmHg，$PaCO_2$ 35 ～ 45 mmHg。

二、血氧概念

1. **动脉血氧分压**（partial pressure of oxygen in arterial blood，PaO_2）　动脉血物理溶解氧所产生的张力。正常青壮年为 80～100 mmHg，随年龄增大而降低，卧位时 $PaO_2 = 103.5 - 0.42 \times$ 年龄（y）；坐位时 $PaO_2 = 104.2 - 0.27 \times$ 年龄（y）。但年龄 > 70 岁时，$PaO_2 > 70$ mmHg 为正常。

PaO_2 的正常值范围应为正常预计值±2 个标准差，PaO_2 低于正常预计值低限值称为低氧血症。根据标准差计算比较麻烦，也无必要，因此各地多根据比较简单的公式计算，较多采用 PaO_2 正常值下限 $=$ 正常预计值 -10 mmHg。

肺功能报告对 PaO_2 下降的描述与临床诊疗有所不同，$PaO_2 < 60$ mmHg 时临床上称为呼吸衰竭，肺功能报告称为中度（< 60 mmHg）或重度（< 40 mmHg）低氧血症。

2. **吸入气氧浓度**（fraction of inspired oxygen，FiO_2）　自然呼吸或通过鼻导管、面罩或呼吸机等机械装置吸入空气、氧气或其他混合气，氧气所占的容积百分比，其范围一般为 21%～100%。

动脉血气报告必须注明吸入气氧流量或氧浓度。

3. **血氧容量**（blood oxygen capacity）　100 mL 血液与氧充分接触后的最大氧含量。包括物理溶解氧和与血红蛋白相结合氧，一般用毫升数或毫摩尔数表示。

4. 血红蛋白氧容量（Hb oxygen capacity） 1 g 血红蛋白与氧充分接触后的最大氧含量。理论上 1 g 血红蛋白最高可结合 1.39 mL 氧，实际上由于变性血红蛋白或高铁血红蛋白等的存在，一般仅能结合 1.34 mL 氧。

5. 血氧含量（blood oxygen content） 每 100 mL 血液实际携带氧的毫升数或毫摩尔数。包括物理溶解氧和与血红蛋白相结合氧，一般用毫升数或毫摩尔数表示。

6. 血红蛋白氧含量（Hb oxygen content） 每 1 g 血红蛋白实际结合氧的毫升数或毫摩尔数。

7. 氧合（oxygenation） 氧分子与血白蛋白分子等的物理结合，而不发生化学变化的过程或状态。

8. 血红蛋白（hemoglobin，Hb） 高等生物体内负责运载氧的一种蛋白质，由珠蛋白和血红素组成，包括 4 个亚基。成人主要为 HbA，由两个 α 亚基和两个 β 亚基组成。每个亚基有一个亚铁离子（Fe^{2+}）与 O_2 结合，一个 Hb 分子可结合 4 个 O_2。

9. 氨基甲酸血红蛋白（carbaminohemoglobin，HbNHCOOH） CO_2 与血红蛋白氨基的结合状态，是血液运输 CO_2 的一种形式。该反应无需酶的催化，且反应迅速、可逆，主要调节因素是氧合作用。

10. 动脉血氧饱和度（oxygen saturation in arterial blood，SaO_2） 动脉血中血红蛋白与氧结合的程度。用氧合血红蛋白占总血红蛋白的百分比或血红蛋白氧含量与血红蛋白氧容量之比表示。正常值大约为 98%。

11. 血氧饱和度 50% 时的氧分压（partial pressure of 50% saturation of hemoglobin，P_{50}） 血氧饱度为 50% 时的氧分压。是判断血红蛋白对氧的亲和力及氧离曲线位置的客观标准。氧离曲线右移时 P_{50} 较大，左移时 P_{50} 较小。健康人 pH7.40、$PaCO_2$ 40 mmHg、37℃体温下的 P_{50} 为 26.6 mmHg。

12. 动脉血氧含量（oxygen content in arterial blood，CaO_2） 每 100 mL 动脉血含氧的毫升数或毫摩尔数。是红细胞和血浆中含氧量的总和，包括血红蛋白结合氧和物理溶解氧两部分。反映动脉血结合氧的能力。CaO_2（mL） = 0.003 × PaO_2（mmHg） + 1.39 × SaO_2 × Hb(g)。0.003 是氧的溶解系数，即每 100 mL 血液中每 1 mmHg PO_2 有 0.003 mL 物理溶解状态的氧。

13. 氧解离曲线（oxygen dissociation curve） 简称氧离曲线。氧分压和血氧饱和度之间的关系曲线。即表示不同氧分压下血红蛋白与 O_2 结合情况或者是氧合血红蛋白解离情况的曲线。

氧离曲线呈 S 型，对肺的氧合和氧在周围组织的解离皆有重要意义。

14. 氧合指数（partial pressure of oxygen in arterial blood/fraction of inspiratory oxygen concentration，oxygenation index，PaO_2/FiO_2，OI） 动脉血氧分压和吸入气氧浓度的比值，反映肺换气功能的主要参数之一，正常值为 430～560 mmHg。PaO_2/FiO_2 是诊断 ARDS 最常用、最主要和最简单的氧合参数，也是评价肺氧合情况和换气能力的常用参数。

15. 经皮动脉血氧饱和度（percutaneous arterial oxygen saturation，SpO_2） 用无创脉搏氧饱和度法（noninvasive pulse oximetry，NPO）测得的血氧饱和度，实际是毛细血管血氧饱和度。SpO_2 与 SaO_2 的相关性非常好，数值也非常接近，临床广泛应用。

16. 动脉血氧运输量（oxygen delivery in arterial blood，DaO_2） 单位时间内心脏通过动脉血向外周组织提供的氧量。其大小是动脉血氧含量与心排血量的乘积，常用单位 L/min。

17. 混合静脉血氧分压（partial pressure of oxygen in mixed venous blood，$P\bar{v}O_2$） 混合静脉血中物理溶解的氧所产生的张力。健康人约为 40 mmHg。

18. 动脉混合静脉血氧含量差（arterio-mixed venous oxygen content difference，$Ca-\bar{v}O_2$） 动脉血氧含量减去混合静脉血氧含量所得的差值，常用毫升数或毫摩尔数表示，反映周围组织的循环功能状态和有氧代谢情况。

19. 低氧血症（hypoxemia） 动脉血氧分压低于正常值范围低限的病理生理状态，可以<60 mmHg，也可以>60 mmHg。

三、酸碱的概念

酸碱主要涉及呼吸和代谢两种基本类型，主要是代谢方面的内容。

1. 动脉血二氧化碳分压（partial pressure of carbon dioxide in arterial blood，$PaCO_2$） 动脉血物理溶解的 CO_2 产生的张力，正常为 35～45 mmHg，反映通气功能的主要动脉血气参数。

2. 氢离子（hydrogen-ion） 氢原子失去一个电子形成的 +1 价阳离子。

3. pH 氢离子浓度的负对数，即 $pH = -lg[H^+]$，反映血液的酸碱度，动脉血的正常 pH 范围为 7.35～7.45。适当 pH 水平是维持机体代谢功能的基本要求。生命可耐受的最大 pH 范围为 6.8～7.8。

4. 实际碳酸氢盐（actual bicarbonate，AB） 在实际 $PaCO_2$ 和 SaO_2 的条件下，测得的血浆 HCO_3^- 浓度。正常值为 22～27 mmol/L，平均值为 24 mmol/L。AB 受呼吸和代谢因素的双重影响。

5. 标准碳酸盐（standard bicarbonate，SB） 血液在 37℃、血红蛋白充分氧合、PCO_2 40 mmHg 条件下，测得的血浆 HCO_3^- 浓度。正常值与 AB 相同。由于排除了呼吸因素的影响，是反映代谢性酸碱平衡的参数。

6. 血浆二氧化碳总量（total plasma CO_2 content，TCO_2） 存在于血浆中的各种形式的 CO_2 的总含量，包括物理溶解 CO_2、与血浆蛋白氨基结合 CO_2、HCO_3^-、CO_3^{2-} 和 H_2CO_3。H_2CO_3 量仅为溶解状态 CO_2 的 1/800，CO_3^{2-} 的含量也可忽略不计。HCO_3^- 是血浆中 CO_2 运输的主要形式，占总运输量的 95%，TCO_2 的正常值为 23～31 mmol/L，平均 27 mmol/L。

7. 缓冲碱（buffer base，BB） 血液中具有缓冲能力的负离子浓度。

8. 实际缓冲碱（actual buffer base，ABB） 实际 $PaCO_2$ 和 SaO_2 条件下，测得的血浆缓冲碱浓度。正常范围为 46～54 mmol/L，由碳酸盐缓冲碱和非碳酸盐缓冲碱组成。

9. 碳酸氢盐缓冲碱（bicarbonate buffer base） 碳酸氢根离子的别称，是机体内最主要的缓冲碱。

10. 非碳酸氢盐缓冲碱（buffer base except bicarbonate） 细胞外液中，碳酸氢根离子以外的具有缓冲酸作用的阴离子浓度。

11. 标准缓冲碱（standard buffer base，SBB） 在 37℃、血红蛋白充分氧合、PCO_2 40 mmHg 条件下，所测得的血浆缓冲碱浓度。常用实际缓冲碱与正常缓冲碱浓度（即为碱剩余）的差值表示人体碱储备。

12. 实际碱剩余（actual base excess，ABE） 在实际 $PaCO_2$ 和 SaO_2 条件下，将 1 L 全血的 pH 滴定到 7.40 所需的酸或碱的量，正常值为 ±3 mmol/L，其意义与 AB 相似，但反映血液酸碱物质总的缓冲能力，故可能更有价值。

13. 标准碱剩余（standard base excess，SBE，BE） 在 37℃、血红蛋白充分氧合、PCO_2 40 mmHg 条件下，将 1 L 全血的 pH 滴定到 7.40 所需的酸或碱的量。用酸滴定提示碱剩余，用正值表示；用碱滴定提示酸剩余，用负值表示。SBE 是反映代谢性酸碱平衡的常用参数，正常值为 ±3 mmol/L。

14. 全血碱剩余（blood base excess，BEb） 血浆和血红蛋白两部分标准碱剩余的总和。一般通过同时测定 pH 与另一个参数（如 HCO_3^- 或 $PaCO_2$）后在 Siggaard-Anderson 列线图上读出 BEb 值。

15. 细胞外液碱剩余（extracellular fluid base excess，BEecf） 基本忽略血红蛋白浓度影响、按细胞外液总量换算的碱剩余。因为血浆和组织间液不断交换，组织间液对血液的缓冲能力迅速放大，因此从理论上细胞外液较血液能更可靠地反映机体的缓冲能力。从细胞外液角度讲，BE 值受血红蛋白浓度的影响更小，可以忽略不计，常规用血红蛋白 50～60 g/L 进行固定校正。

16. 乳酸 机体糖无氧代谢（糖酵解）的中间产物。正常情况下机体有氧代谢为主，一般血乳酸浓度 1～2 mmol/L；强烈运动无氧代谢增强，血乳酸浓度可上升至 20 mmol/L。临床患者出现循环功能障碍时血乳酸浓度升高；循环功能恢复时血乳酸浓度下降。与血流动力学参数的综合评价有较高价值。

四、酸碱平衡的概念

1. 酸碱平衡（acid-base balance） 在不断变化的内外环境因素作用下，体液 pH 维持稳定的生理状态，一般指动脉血维持在 7.4±0.5 范围内的生理状态。酸碱平衡是由机体的缓冲系统、肺、肾等共同调节实现的。

2. 酸碱（acid base） 狭义上讲氢离子（H^+）为酸，氢氧根离子（OH^-）为碱。广义上讲能产生 H^+ 的物质是酸，能结合 H^+ 的物质是碱。

3. 酸碱平衡紊乱（acid-base imbalance） 又称"酸碱平衡失调"。酸碱物质量的变化或分布异常的病理生理状态。通常指血液的变化。

4. 酸血症（acidemia） 血液 pH 低于正常范围下限或[H^+]高于正常范围上限的病理生理状态。

5. 碱血症（alkalemia） 血液 pH 高于正常范围上限或[H^+]低于正常范围下限的病理生理状态。

6. 酸中毒（acidosis） 碱性物质原发性减少或酸性物质原发性增多的病理生理状态。pH 可以异常(未代偿或代偿不充分)或正常(充分代偿)。

7. 碱中毒(alkalosis)　碱性物质原发性增多或酸性物质原发性减少的病理生理状态。pH 可以异常(未代偿或代偿不充分)或正常(充分代偿)。

8. 氯离子转移(chloride ion transfer)　简称"氯转移"。发生在红细胞内外的氯离子移动,伴随碳酸氢根离子的反向转移,以保持细胞内外的渗透平衡和细胞内外两个区域的电中性。是完成 CO_2 运输的主要步骤之一;也是酸碱平衡紊乱的常见变化。

9. 钾-钠交换和氢-钠交换(potassium-sodium exchange and hydrogen- sodium exchange)　细胞内、外离子分布不同,一般 3 个 Na^+ 转移至细胞外伴随 2 个 K^+ 和 1 个 H^+ 转移入细胞内。在 K^+ 和 H^+ 浓度变化不平衡的情况下发生氢-钠交换和钾-钠交换的竞争,即钾和氢转运的相对比例发生变化,同时转移总量也发生变化。是体细胞内外和肾小管酸碱紊乱发生、持续存在的重要影响因素。

10. 钠泵(sodium pump)　又称"钠-钾依赖式 ATP 酶"。镶嵌在细胞膜磷脂双分子层之间的特殊蛋白质,具有 ATP 酶的活性。主要生理意义:① 建立起储能机制,每次动作电位之后保持膜内外钠、钾离子的浓度差正常。② 钠泵活动所贮备的能量完成多种生理活动。③ 钠泵造成的细胞内高钾是较多代谢反应的基础,也可防止钠离子大量进入细胞内,避免细胞结构和功能遭到破坏。

11. 电中性定律(electric neutrality law)　细胞膜内外离子浓度可以不平衡而产生电位差,但两个区域内的正负电荷数是相等的,从而保持电中性。

12. 酸碱对(acid-base pair)　酸碱关系可表示为:酸=氢离子+碱,因此一种酸皆对应一种碱;反之亦然,故称为酸碱对。

13. 缓冲对 (buffer pair)　也称缓冲系统(buffer system),具有缓冲作用的酸碱物质组合。

14. 缓冲作用(buffer action)　酸碱对对较大量酸性或碱性物质的缓冲能力。表现为:由于酸碱对的存在,体液中进入较大量的酸性或碱性物质后,pH 的变化范围较小。

15. 血液缓冲系统(buffer system of blood)　又称"血液缓冲对"。血液中具有缓冲作用的酸碱组合,大体分可变缓冲对和不变缓冲对,前者起主要作用。在血浆中,HCO_3^-/H_2CO_3 是主要的缓冲对;在红细胞内,HCO_3^-/H_2CO_3、$HbO_2^-/HHbO_2$ 和 Hb^-/HHb 是主要的缓冲对。

16. 血液缓冲作用(buffer action of blood)　血液缓冲酸性和碱性物质的能力。血液能迅速发挥缓冲作用,是防御酸碱紊乱的第一道防线。红细胞内碳酸酐酶(CA)的作用使 HCO_3^-、H_2CO_3、CO_2 相互之间的转化速度加快约 13 000 倍。红细胞内的缓冲作用比红细胞外强 3~6 倍,血液对 H_2CO_3 的缓冲作用绝大部分(约 92%)直接或间接通过红细胞实现。

17. 细胞外液缓冲系统(buffer system of extracellular fluid)　又称"细胞外液缓冲对"。血液和组织间液具有缓冲作用的酸碱组合,除血红蛋白缓冲对和血浆蛋白缓冲对外,组织间液的缓冲对和血浆的其他缓冲对相似。

18. 细胞外液缓冲作用(buffer action of extracellular fluid)　血液和组织间液缓冲酸性和碱性物质的能力。由于毛细血管对电解质离子具有全通透性,组织间液可以放大血液的缓冲作用,故血气分析中不仅有血液碱剩余的概念,也有细胞外液碱剩余的概念。

19. 体细胞缓冲系统(buffer system of somatic cell)　又称"体细胞缓冲对"。体细胞内具有缓冲作用的酸碱组合。在体细胞内,钾离子是主要阳离子;磷酸根离子和蛋白阴离子是主要阴离子,约占阴离子总量的 70%,K_2HPO_4/KH_2PO_4 是最主要的缓冲对。

20. 体细胞缓冲作用(buffer action of somatic cell)　体细胞缓冲酸性和碱性物质的能力。体细胞数量众多,有丰富的线粒体及强大的有氧代谢作用,可迅速调节 K_2HPO_4/KH_2PO_4 的失衡;细胞器上的质子泵可将 H^+ 泵入细胞器,故细胞内的缓冲作用迅速、强大,一般 15 min 后达最大缓冲作用的 60%,3 h 后达峰值。

21. 脑脊液缓冲作用 (buffer action of cerebrospinal fluid)　脑脊液缓冲酸性和碱性物质的能力。脑脊液缺乏缓冲物质,也缺乏细胞和相应的代谢活动,本身缓冲作用有限;脑脊液和血液之间存在血-脑脊液屏障,H^+ 和 HCO_3^- 出入脑脊液的速度缓慢,但 CO_2 可迅速进出,故血液出现原发性代谢紊乱时,脑脊液酸碱度的改变缓慢且有限,而原发性呼吸紊乱则可导致脑脊液酸碱度的显著变化。

22. 骨骼的缓冲作用(buffer action of skeleton)　骨骼缓冲酸性和碱性物质的能力。主要在持续时间较长的代谢性酸中毒发挥缓冲作用,此时钙盐分解增多,有利于对 H^+ 的缓冲,这也是慢性代谢性酸中毒患者发生骨质疏松的原因之一。

五、酸碱紊乱的概念

1. 代偿性酸中毒(compensatory acidosis) 酸中毒发生后,代偿机制充分发挥作用的病理生理状态。轻度或中度酸中毒患者的 pH 能恢复正常,重度患者不能恢复正常。

2. 代偿性碱中毒(compensatory alkalosis) 碱中毒发生后,代偿机制充分发挥作用的病理生理状态。轻度或中度碱中毒患者的 pH 恢复正常,重度患者不能恢复正常。

3. 失代偿性酸中毒(decompensated acidosis) 酸中毒发生后,代偿机制未发挥作用或未充分发挥作用的病理生理状态。pH 降低。

4. 失代偿性碱中毒(decompensated alkalosis) 碱中毒发生后,代偿机制未发挥作用或未充分发挥作用的病理生理状态。pH 升高。

5. 呼吸性酸中毒(respiratory acidosis) $PaCO_2$ 原发性升高,伴或不伴 pH 降低的病理生理状态。可发生于肺通气、换气功能障碍的任何环节,或数个环节同时发生障碍,或外界环境 CO_2 浓度明显升高,但主要发生于通气功能障碍。除外界环境因素导致外,伴低氧血症。

6. 急性呼吸性酸中毒(acute respiratory acidosis) $PaCO_2$ 原发性急性升高的病理生理状态,伴 pH 降低,SB、SBE 在正常范围。发病急,多有明显的临床表现和低氧血症。

7. 慢性呼吸性酸中毒(chronic respiratory acidosis) $PaCO_2$ 原发性慢性升高的病理生理状态。pH 降低不明显或在正常范围,SB、SBE 升高。多有明显的基础疾病,以慢性阻塞性肺疾病最多见。除原发病的表现外,呼吸性酸中毒本身导致的临床症状常不明显或比较轻,同时伴低氧血症。

8. 呼吸性碱中毒(respiratory alkalosis) 原发性肺过度通气,致 $PaCO_2$ 低于正常值的病理生理状态。根据发病急缓,pH 可以升高或正常。病因可分为医源性与非医源性,前者多见于机械通气不当;后者多见于肺组织病变、高热或全身急性病变、神经中枢异常、术后患者、精神-神经因素等。

9. 急性呼吸性碱中毒(acute respiratory alkalosis) 急性原发性肺过度通气,致 $PaCO_2$ 低于正常值的病理生理状态,pH 升高,SB、SBE 在正常范围。因发病急,多有碱血症的临床表现。

10. 慢性呼吸性碱中毒(chronic respiratory alkalosis) 慢性原发性肺过度通气,致 $PaCO_2$ 低于正常值的病理生理状态。pH 的升高幅度有限或在正常范围高限,SB、SBE 降低。由于机体代偿系统充分发挥作用,临床症状不明显,主要为原发病的表现。

11. 代谢性酸中毒(metabolic acidosis) 原发性固定酸增多(酸性物质产生过多或排出减少)或碱离子(主要是碳酸氢根离子)减少的病理生理状态。

12. 高氯性酸中毒(hyperchloric acidosis) 原发性碳酸氢根离子降低导致的酸中毒类型,伴随氯离子的继发性升高。

13. 未测定阳离子(undetermined cations, UC) 细胞外液中,钠、钾以外的其他含量极少的阳离子的总称。

14. 未测定阴离子(undetermined anions, UA) 细胞外液中,氯离子、碳酸氢根离子以外的其他含量极少的阴离子的总称。

15. 阴离子隙(anion gap, AG) 血浆中未测定的阴离子(UA)与未测定的阳离子(UC)浓度间的差值。$AG=UA-UC=([Na^+]+[K^+])-([Cl^-]+[HCO_3^-])$。正常 AG 为 $6\sim12$ mmol/L。

16. 高 AG 型代谢性酸中毒(high AG metabolic acidosis) 酸性阴离子原发性增多导致的酸中毒类型,伴碳酸氢根离子的继发性减少,一般认为 AG 大于 16 mmol/L 为高 AG 性酸中毒。

17. 代谢性碱中毒(metabolic alkalosis) 各种原因引起的血浆碳酸氢根离子原发性升高的病理生理状态。血浆 pH 升高或正常,在呼吸功能正常的情况下常伴 $PaCO_2$ 的代偿性升高。

18. 低钾性碱中毒(hypokalemic alkalosis) 血钾浓度降低导致的细胞外液碱中毒状态。在低钾血症患者,体细胞内外氢-钠交换增强,钾-钠交换量下降,导致细胞外液碱中毒与细胞内液酸中毒,细胞内钠浓度增高;该过程也发生在肾脏,使氢和钠排出增多,导致细胞外液碱中毒加重,是代谢性碱中毒持续存在的重要因素。

19. 低氯性碱中毒(hypochloremic alkalosis) 氯离子浓度原发性下降,碳酸氢根离子代偿性增加,且两者的变化幅度相似的病理生理状态。在低氯的情况下,红细胞内的碳酸氢根离子转移至红细胞外增多,导致红细胞内酸中毒;该过程也发生在肾脏,使氢和钠排出增多,导致细胞外液碱中毒加重,是代谢性碱中毒持续的重要因素。

20. 双重酸碱紊乱（dual acid-base disorders）两种酸碱紊乱同时或先后出现的病理生理状态，包括呼吸性酸中毒型（呼吸性酸中毒＋代谢性酸中毒，呼吸性酸中毒＋代谢性碱中毒）、呼吸性碱中毒型（呼吸性碱中毒＋代谢性酸中毒，呼吸性碱中毒＋代谢性碱中毒）和代谢性酸中毒型（代谢性酸中毒＋代谢性碱中毒）。

21. 双重代谢性酸碱紊乱（dual metabolic acid-base imbalance）同时存在代谢性酸中毒和代谢性碱中毒的病理生理状态，如低氯性碱中毒可合并高AG型代谢性酸中毒。

22. 三重酸碱紊乱（triple acid-base disorders，TABD）呼吸性酸碱紊乱与两种类型的代谢性酸碱紊乱同时或先后出现的病理生理状态，包括呼吸性酸中毒型（呼吸性酸中毒＋代谢性酸中毒＋代谢性碱中毒）和呼吸性碱中毒型（呼吸性碱中毒＋代谢性酸中毒＋代谢性碱中毒）两种基本类型。

第二节　氧离曲线与二氧化碳解离曲线

血红蛋白为四聚体，用透析方法可将其四条肽链解离，形成四个单体，单体与氧的亲和力远大于四聚体，其氧离曲线与肌红蛋白（Mb）的氧离曲线相似，皆呈双曲线形（图13-1）。肌红蛋白存在于肌肉中，结构类似血红蛋白，为一条多肽链与一个血红素构成的单体，可见氧离曲线的S形特征由四条多肽链聚合时相互作用而形成。

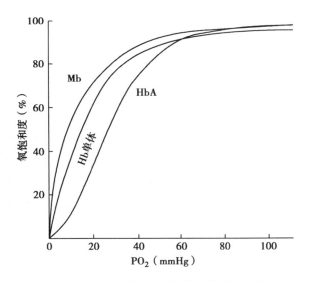

图 13-1　血红蛋白及其单体的氧离曲线

一、氧离曲线S型结构形成的机制

通过X线衍射方法研究Hb分子的立体构型，已知Hb的每条肽可分为八段（A～H），它们各自屈曲折叠，又相互连接，形成特定构型。在不同链上或同一链的不同氨基酸残基之间有各种疏松、极性与非极性的化学键，形成四级结构。每个血红素基团被包绕在曲折肽链缝隙中。氧离血红蛋白的化学键牢固，结构稳定，称为紧张型血红蛋白（tense Hb，T型Hb），氧分子难以进入，对氧的亲和力差。一旦氧分子进入其中的缝隙与血红素氧合，构型发生改变，使另一个血红素周围的肽链间隙变大，提高与氧的亲和力；如此循环，一个血红素的氧合促进了下一个血红素的氧合，当第四个血红素氧合时，其亲和力约为第一个的150倍。氧合血红蛋白的肽链间隙极度松散，称为松弛型血红蛋白（relaxed Hb，R型Hb），与氧的亲和力大。因此可见血红素结合氧可引起分子构型变化，增强血红蛋白对氧的亲和力，是S形氧离曲线的形成原因。

二、影响氧离曲线的因素及作用机制

1. CO_2 和 pH　1904年Christian Bohr首次描述了 $PaCO_2$ 升高可以降低Hb对 O_2 的亲和力，因此将 CO_2（以后又增加pH或 H^+）对氧离曲线的效应称为波尔（Bohr）效应。

血液 $PaCO_2$、$[H^+]$ 升高，Hb对氧的亲和力降低，氧离曲线右移；反之，血液 $PaCO_2$、$[H^+]$ 降低，Hb对氧的亲和力增加，曲线左移，因此改变 $PaCO_2$、pH 可以影响 P_{50}。当血液 PO_2 为100 mmHg，PCO_2 由40 mmHg升至80 mmHg（图13-2A）或pH由7.4降至7.2（图13-2B）时，SO_2 改变有限；当 PCO_2 由80 mmHg降至40 mmHg时，SO_2 明显下降，下降幅度达20%，进一步说明氧离曲线右移对组织供氧有利，对肺的氧合作用影响不大，这些变化特点与周围组织及肺组织的实际功能状态一致，即周围组织代谢旺盛，PO_2 低、pH低、PCO_2 高，有利于氧的释放；肺则相反，特别是 PO_2 处于氧离曲线的平坦段，有利于氧合。现已明确pH、PCO_2 产生波尔效应的机制不同。pH升高，$[H^+]$ 作用于Hb肽链羧基端的盐键，使Hb结构趋于稳

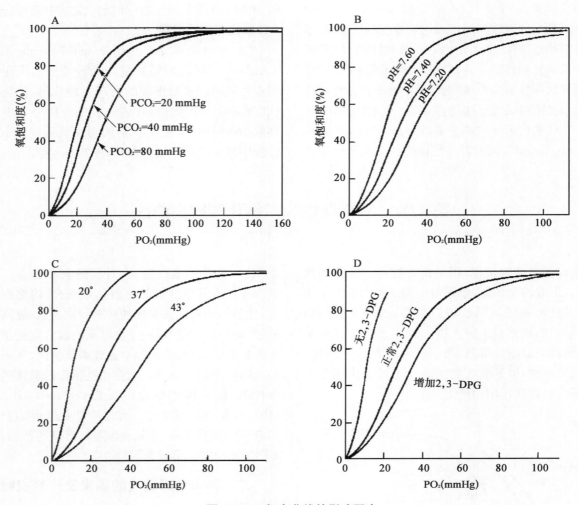

图 13-2　氧离曲线的影响因素

定,由 R 型转为 T 型,从而使氧离曲线右移;PCO_2 升高,除了通过 H^+ 发挥作用外,PCO_2 还能与 Hb 的 α、β 肽链的氨基末端结合,改变 Hb 构型而使氧离曲线右移。

波尔效应的主要生理意义在于加强输氧效率,在肺部促进氧合,在周围组织促进氧解离。肺部排出 CO_2,血液 PCO_2 和 H^+ 浓度下降,促使氧的摄取;周围组织代谢产生 CO_2 与 H^+,增加氧的释放。

2. 温度　T 升高可降低 Hb 与氧的亲和力,使氧离曲线右移;反之 T 降低,曲线左移(图 13-2C)。当组织代谢率升高,产热增加,与其他因素共同影响氧离曲线,加速氧的释放。如肌肉收缩时,局部 T 升高,CO_2 产生量增加,酸性代谢产物浓度升高,pH 下降,这些因素共同作用都使氧离曲线右移,促进肌肉中的血液释放更多的氧,满足代谢需要。在低温状态下,Hb 与氧的亲和力增加。20℃、PO_2 50 mmHg 时,Hb 已处于氧饱和状态;即使 PO_2 降

至 40 mmHg,SO_2 也在 90％ 以上,因此氧释放极其困难,虽然血液呈红色,氧含量高,但组织仍呈缺氧状态。低温麻醉时,因患者口唇泛红,容易发生组织缺氧,需重视。毛细血管血液的 HbO_2 高亦是冬天户外耳朵、口唇发红的主要原因。

3. 2,3-二磷酸甘油酸(2,3-DPG)　红细胞内含丰富的磷酸盐,包括 2,3-DPG 和 ATP 等。磷酸盐,尤其是 2,3-DPG 能降低 Hb 对氧的亲和力,使氧离曲线右移。

(1)影响氧离曲线的机制:2,3-DPG 是葡萄糖无氧酵解的代谢产物,红细胞浓度高达 5 mmol/L,仅与还原型 Hb 结合,不能与 HbO_2 结合,结合比例为 1:1。在血红蛋白两条 β 链之间的空隙中有许多正电荷,2,3-DPG 带负电荷,两者容易结合;Hb 与 2,3-DPG 结合后,其空间构型改变,由 R 型转化成 T 型,趋于稳定,降低对氧的亲和力,使氧离曲线右移。红细胞膜对 2,3-DPG 的通透性低,故在红细

胞内大量积聚时,可增加红细胞内[H⁺],进一步促使氧离曲线右移。慢性缺氧、贫血和心功能不全的患者,通过代偿,红细胞内 2,3 - DPG 生成增多,使得 HbO₂ 在周围组织释放出较多的氧,改善组织缺氧(图 13 - 2D)。由于氧的释放增加,容易出现肢体末梢发绀。2,3 - DPG 在新鲜红细胞的含量高;在衰老或保存时间较长的红细胞内浓度显著下降,因此在低氧血症和其他影响组织供氧的危重症患者应尽可能输新鲜血;反之,若短时间内大量输入库存时间较久的血,则容易加重组织缺氧。

(2)影响 2,3 - DPG 含量的因素:2,3 - DPG 是葡萄糖无氧酵解的代谢产物,受多种因素调节,但主要受两种因素调节,一是负反馈调节,即 2,3 - DPG 浓度升高时,可反馈作用于代谢通路而降低其产量,反之亦然;二是受血液酸碱度的调节,在血液偏碱的条件下,2,3 - DPG 形成增加,反之亦然,主要与碱性环境条件下糖酵解增强有关。

4. PCO₂、pH、2,3 - DPG、T 的综合作用　上述因素不仅独立影响氧离曲线,更多情况下在体内互相作用,共同影响氧合和氧的释放,如组织代谢增强

时,局部 PCO₂、[H⁺]、T 升高,产生协同作用,促进氧的释放。血液碱中毒抑制氧的释放,但碱中毒又刺激红细胞内 2,3 - DPG 的形成,缓冲碱中毒的影响。CO₂ 可与 2,3 - DPG 竞争血红蛋白 β 链上的位点,PO₂ 降低时,Hb 释放 2,3 - DPG,使 CO₂ 易于与 Hb 结合,有利于周围组织 CO₂ 的运输;PO₂ 升高时,占据了 Hb 的结合点,CO₂ 的作用被抑制,有利于肺的氧合。

三、二氧化碳解离曲线

1. 二氧化碳解离曲线的特点　CO₂ 在水(或血浆或红细胞浆)中的溶解度高,血液 CO₂ 含量(或浓度)与 PCO₂ 的关系曲线为 CO₂ 解离曲线。

在生理范围内,PCO₂ 与 CO₂ 含量(或浓度)呈直线关系(图 13 - 3),因此肺泡通气量($\dot{V}_A$)变化的情况下,PaCO₂ 的变化速度缓慢。$\dot{V}_A$ 降至 0,PaCO₂ 的升高速度仅为 3～6 mmHg/min,与 PaO₂ 的迅速变化有巨大差别。

2. 影响 CO₂ 解离曲线的因素　当 Hb 由氧合状态转为氧离状态时,CO₂ 解离曲线右移,说明在氧离

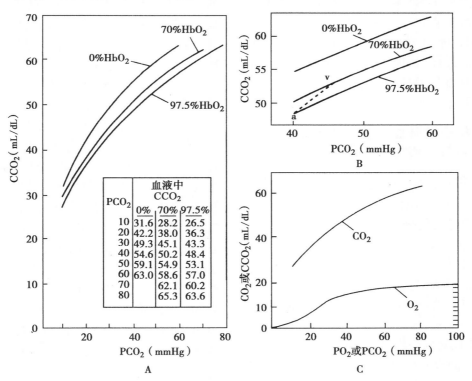

图 13 - 3　二氧化碳解离曲线及其影响因素

A. 血液在不同 SO₂ 时,PCO₂ 与 CO₂ 含量(CCO₂)的关系,图中表格的数据分别为三条曲线在不同 PCO₂ 时的读数;B. 为 A 图 PCO₂ 40～60 mmHg 的部分经放大后的曲线,其中 V 点为混合静脉血的 PCO₂ 与 CCO₂,相应 SO₂ 70%;a 点为肺毛细血管气体交换后的 PCO₂ 与 CCO₂,对应 SO₂ 97.5%。C. 氧离曲线与 CO₂ 解离曲线的比较,在生理范围内,CO₂ 解离曲线基本呈线性;氧离曲线则呈 S 形(仿 Comroe JH,Physiology of Respiration,1965)。

状态下,Hb 携带 CO_2 的能力有所提高。由 PO_2 改变而引起 CO_2 解离曲线位移的作用称为霍尔丹(Haldane)效应。比如 SO_2 为 0 时,血液 CO_2 含量恒定地比 SO_2 为 97.5% 时高约 6 mL/dL(图 13 - 3B),这一效应相对应于 PCO_2 对氧解离曲线的影响(即波尔效应)。

Haldane 效应亦有重要的生理意义,如混合静脉血的 SO_2 为 70%,当静脉血流经肺部时,PCO_2 由 46 mmHg 下降至 40 mmHg,因此释放出 CO_2,使 CO_2 含量(CCO_2)下降(图 13 - 3B SO_2 为 70% 的曲线);PO_2 升高,氧离血红蛋白与 O_2 结合成氧合血红蛋白,SO_2 达 97.5%。由于 Haldane 效应,CO_2 进一步下降至 a 点,因此 Haldane 效应导致的 CO_2 释放约占总释放量的 1/3。

Haldane 效应通过两条途径发挥作用,一是形成氨甲酰化合物;二是形成 HCO_3^-。两条途径都受 pH、PCO_2、2,3 - DPG 浓度的影响。pH 偏低时,通过 HCO_3^- 的发挥作用较大;pH 偏高时,通过氨甲酰化合物发挥作用较大。虽然没有 Haldane 效应的参与,机体仍能排出 CO_2,但动静脉血之间的 PCO_2 差加大,组织 PCO_2 升高,机体的酸碱平衡和代谢活动受到影响。

第三节 动脉血气检查的原理、方法和质量控制

在常规动脉血气的各项参数中,仅 PO_2、pH、PCO_2 直接测定,且一般通过电化学法利用三只电极定量测定,其他参数几乎皆通过相应的公式或关系图进行换算(本章仅介绍电解法),其中 SaO_2 根据氧离曲线换算,其他氧合参数一般不在血气分析仪上显示,而是根据需求由临床医生计算。其他酸碱参数主要根据 pH、PCO_2 数值,并参考输入的 Hb 浓度(或统一按相同的 Hb 浓度,比如 150 g/L 通过诺曼图换算,故动脉血气的质量控制实质是 PO_2、pH、PCO_2 测定的质量控制。

一、核心动脉血气参数的测定及测定原理

1. PO_2 PO_2 由氧电极测定,氧电极由一个阴极和一个阳极组成,在阴极还原氧,阳极为阴极反应提供电子,如部分血气分析仪的阳极为银/氯化银,银在阳极被氧化:$Ag + Cl^- \longrightarrow AgCl + e^-$,电子到达阴极使氧被还原:$O_2 + 2H_2O + 4e^- \longrightarrow 4OH^-$,从而产生电流。电流大小与 PO_2 成正比,因此电流量变化可反映 PO_2 的大小。一般氧电极显示的 PO_2 与实际 PO_2 一致,但 PO_2 过高(一般大于 150 mmHg;不同血气分析仪的量程不同,需参考其说明书)时显示的数值往往比实际数值低,需进行人工或电脑自动校正;现代血气分析仪自动校正,直接显示准确的数据,但也应注意测定范围。

2. pH 经典 pH 电极为能够穿透 H^+ 的灵敏玻璃膜,在膜表面产生的电位差大小与被膜分开的两种不同溶液的 pH 成正比,在膜的一侧是固定 pH 的溶液,pH 大小是常数;膜的另一侧是未知 pH 的溶液,电位差大小取决于该溶液的 pH,电位差(毫伏电压)的大小反映 pH 大小。测定该电位差的电极称为 pH 测量电极;另一部分称为参比电极,后者的主要作用为:提供稳定电压防止玻璃膜上的电压改变;与测量电极用膜隔开,保持样品不受干扰。通过电解质溶液保持 pH 测量系统电流和测定过程的稳定。

3. PCO_2 经典 PCO_2 电极是由测量半电池和参比半电池组装的复合电极,头部为封在玻璃电极体内的 pH 敏感的测量半电池(实质也是 pH 电极,通过测量 H^+ 浓度的变化测定 PCO_2),电极内部装有恒定 pH 缓冲液和银/氯化银电极,参比电极(也为银/氯化银电极)在复合电极装置的外部,PCO_2 电极装入有机玻璃圆筒内,塑料套上有气体渗透膜,起半透膜作用,可透过气体分子(如 CO_2 分子)而不能通过离子,因此样品中的离子不会影响 PCO_2 测定系统。该装置后部装有尼龙网状垫圈保存电解质溶液,电解质溶液能使参比电极产生电流,通过开口与测量电极接通。在 CO_2 分压差的作用下,CO_2 通过半透膜扩散,直至电极内部与外部的分压平衡。电解质溶液内的 CO_2 通过水化作用产生碳酸,进而引起 H^+ 浓度的变化,即:

$$CO_2 + H_2O \longrightarrow H_2CO_3 \longrightarrow H^+ + HCO_3^-。$$

H^+ 浓度的变化导致电流和电压的变化,PCO_2 与电压成指数关系,根据关系公式可自动换算为 PCO_2。

二、血气分析仪的基本特点

1. 传统血气分析仪的特点　　核心测定装置是上述三个电极,主要通过标准试剂液及定标气体完成测定。标准试剂液装置在测定池内,后者可随时放入或取出血气分析仪,以完成测定池的清洗和试剂液的更换。定标气体装置在高压钢瓶内,与血气分析仪相连接。定标气体有两瓶,为一定浓度氧、CO_2、氮平衡的气体。两瓶气体的浓度不同,有助于定标,称为两点定标。优点是测定直观、容易发现和处理问题、消耗品少、费用低;缺点是需经常处理测定后的废弃液,容易发生污染,操作时需特别小心。目前极少应用。

2. 现代血气分析仪的特点　　核心装置与传统血气分析仪相同,但用标准试剂包取代测定池和标准气钢瓶进行定标和测定,不容易被外界污染。样品分析室采用高效率电子控制保持恒温,所有进入分析室的样品如气体、液体都经过温控,气体电极与液体电极分离,有反复两点定标法及连续校正装置,在显示屏上清晰显示,电极和分析通道的清洗用倒退冲洗法,从而使管路内部的接触面增加;每段冲洗液前端呈锐角,容易把其中的污物铲出,减少胶管污染。用注射器、毛细管或气囊通过进样口进样,进样方式为自动吸入或手工吸入两种,主要为自动吸入,样品量仅需数十微升。缺点是每个试剂包都有恒定、较大数量的样本量,有效期较短,故测定成本高,特别是动脉血气测定较少的单位。

三、基本注意事项

(1) 测定参数:PO_2、PCO_2、pH 都有一定的测定范围,如 PCO_2 超过 200 mmHg 基本是错误的;但不同产品的标准有差异,需注意。

(2) 定标和校正:气体(氧、CO_2)和 pH 都有两种样本进行校正,分一点定标和二点定标,一般每次测定前要做一点定标,每日至少有 1 次二点定标。

(3) 标准测定液和废弃液:现代血气分析仪用试剂包完成,根据机器显示定时更换即可。传统血气分析仪偶尔应用,需注意以下问题。

1) 清洗瓶内的清洗液是否够用。

2) 废液瓶能否再容纳废液。一般要求废液瓶内液量不超过总容积的 2/3,否则需清洗,以免废液溢出。

3) 缓冲液瓶内的液体是否够用。

4) 气室液面是否在 1/2 室位。

5) 高压钢瓶压力检查　　压力不应低于 150～200 psi 或 10 bar;否则需更换。

6) 每天工作结束后需用清洁剂清洗分析室。

(4) 大气压应随时确定并输入,至少 24 h 输入校正 1 次。

(5) 结果的显示和打印:注意打印机纸是否够用,并及时更换。

(6) 质量控制:每日至少 1 次;若中间出现停机,则开机后必须再次进行质量控制。

(7) 注意各电极的气泡充分排出和是否存在膜破裂。

(8) 仪器要放在通风良好的区域,并有合适的温度和湿度范围(参考说明书),否则会影响 PO_2 和 PCO_2 定标和测定结果的准确性。

(9) 其他注意事项　　现代血气分析仪用试剂包,内有标准定标气体和液体,不用标准气刚瓶,能自动定标,操作更加简单,但原理和基本要求与传统仪器相似。不同仪器的使用方法和各参数的测定范围不同,应按说明书操作。

四、动脉血的采集

(一) 动脉血气分析的适应证和禁忌证

1. 适应证

(1) 低氧血症、高碳酸血症或可疑低氧血症、高碳酸血症或气体交换功能的判断和评价。

(2) 呼吸衰竭的诊断。

(3) 氧疗、呼吸兴奋剂、机械通气等治疗措施的疗效评价。

(4) 酸碱平衡及其紊乱的诊断。

(5) 酸碱平衡紊乱治疗效果的评价。

2. 禁忌证　　无绝对禁忌证,但严重凝血功能障碍、长期大剂量应用抗凝药物、有明确凝血功能障碍病史的患者是动脉穿刺的相对禁忌证。

(二) 动脉穿刺的术前准备

(1) 向患者(受检者)或其家属(患者意识不清时)交代操作过程及检查的重要性和必要性,以及可能的并发症。消除患者的紧张情绪,取得患者的良好配合。

(2) 嘱患者(受检者)安静,勿紧张或呻吟,避免过度通气,否则将影响测定结果的准确性。

(3) 详细填写化验单,注明申请医生;受检者是否吸氧? 氧疗方式,吸氧浓度;是否接受机械通气?通气模式和通气参数、吸氧浓度;体温和血红蛋白浓度等。

（4）注射器的准备：准备 1 mL 或 2 mL 一次性无菌干燥注射器 1 支，7 号无菌注射针头 1 个，1 000 IU/mL 肝素 1 支，封闭针头用的软木塞、橡皮块或专用空气隔离针套 1 个；也可使用血气分析专用注射器，后者操作简单、方便，安全性高，应用日益增多，缺点是价格较高。

（5）其他准备：皮肤消毒剂及无菌棉签若干，无菌手套一副。

（三）动脉血采样的操作方法

（1）选择合适的穿刺部位：大多选取桡动脉、肱动脉或股动脉，亦可选用足背动脉。因桡动脉位置浅表，易于定位，一般与尺动脉之间存在侧支循环，附近没有大静脉，操作时的疼痛程度相对轻微，故常作为动脉血取样的首选部位。

（2）以手指触摸血管，选择动脉搏动最明显处为进针点，常规皮肤消毒。

（3）戴好无菌手套，将注射器与 7 号无菌针头连接并旋紧。吸入肝素液，针尖向上，来回推动筒栓，使肝素液均匀涂布针筒内壁和针头（称为肝素化）；驱出针管内的气泡和多余的肝素（动脉血专用注射器无需这些操作）。

（4）以左手示指和中指固定动脉，右手持针筒，针尖斜面迎向血流方向缓缓刺入。

（5）刺入动脉后，动脉内血流高压推动筒栓上移，或看见针头的尾部（连接处）有少量血液搏动。此时用右手固定注射器，以左手缓缓抽拔筒栓，采血 1 mL 左右，拔出针头。

股动脉采样时应在腹股沟处寻找动脉波动点，以 45° 或垂直角度快速进针，血液自动进入注射器，避免抽吸，以免产生气泡。

（6）拔出针头后以无菌棉签或纱布压迫穿刺点 3～5 min，直至出血停止；若患者有出血倾向，适当延长压迫时间。

（7）拔出针头后迅速排出针筒内的气泡，针头插在橡胶或木塞上隔绝空气。在手心轻轻搓动针筒，使血液和肝素充分混匀以防凝血。

（8）其他：若使用血气分析专用注射器可避免上述大部分问题，使操作更简单、方便。

（9）采好的血样随申请单一起立即送检，30 min 内测定。若有特殊情况，标本不能即刻检查时，宜选用玻璃注射器采样；采血后将注射器置入 0℃冰水混合物中保存，在 2 h 内分析完毕。

（四）动脉穿刺的并发症及其处理

1. 出血　多为皮下出血点或轻度瘀斑，一般不

需处理；严重时可出现流血不止、血肿，需对症处理，必要时全身或局部使用止血药物。避免出血的关键在于预防，对凝血功能欠佳的患者应延长压迫时间；有明显出血倾向的患者应在穿刺前改善或纠正凝血机制障碍。

2. 疼痛　一般为轻度不适，无须处理。若疼痛剧烈应考虑神经损伤或血肿压迫可能，需密切观察病情，给予对症处理。

3. 感染　严格的无菌操作和皮肤消毒是避免局部感染的关键。已发生感染或可疑感染者应适当使用抗感染药物。

4. 其他　迷走神经反应可引起心率减慢，甚至晕厥；动脉痉挛、血管损伤或闭塞等也有发生。操作动作轻柔、准确是预防的关键。

（五）动脉血气采样和分析前的注意事项与质量控制

（1）注意选取合理的采血部位：避开皮肤破损、感染或有病变的外周血管。

（2）严格无菌操作：操作者亦应注意职业安全，避免针刺伤。

（3）若需重复多次检测，可考虑动脉内留置导管，以方便采血。

（4）采样后要立即排空气泡，充分混匀样本，避免样本中出现血凝块或气泡，以免造成测量误差。

（5）合理抗凝和肝素化处理：避免冲洗动脉留置导管的肝素液或穿刺针肝素化时的肝素液残留，以免稀释血样，导致测定结果的准确性下降。血样稀释是导致 PO_2 和 PCO_2 测定结果不准确的常见原因。

（6）血样采取后立即测定，避免放置时间过长。若不能及时测定，宜选用玻璃注射器采样，放置于 0℃冰水中，但存放时间不宜超过 2 h；若更长时间放置，温度改变会使氧的溶解度及其与 Hb 的亲和力改变，导致 PO_2 假性升高。

使用塑料注射器时，样本不能储存在 0℃冰水中，且应在 30 min 内完成检测。塑料注射器密封不完全，若放置在温度较高的空气中，血液细胞代谢将使氧消耗，导致 PO_2 测定值降低；若空气中的氧漏入将导致 PO_2 测定值升高。

（7）标本处理：测定后，每日采样的针筒和针头分开收集，并由专人负责送至医疗废物处理站进行特殊处置。

（六）正常参考值范围和危重临界值

1. 正常值范围　除 PaO_2 外，余皆在较狭窄的范

围,PaO_2 随年龄增大而下降,老年人结果需注意(表 13-1)。

表 13-1　动脉血气参数的正常参考值范围

参　　数	动　脉　血	单　　位
pH	7.35～7.45	
$PaCO_2$	35～45	mmHg
PaO_2	80～100	mmHg
Na^+	135～145	mmol/L
K^+	3.5～5.5	mmol/L
Ca^{2+}	1.15～1.35	mmol/L

2. 危重临界值　pH < 7.2 或 > 7.6,PCO_2 < 20 mmHg 或 > 80 mmHg,PO_2 < 40 mmHg 是病情非常严重的表现,需立即通报主管医生或病区。

五、动脉血气测定的质量控制

不同生产商和不同型号的血气分析仪的具体质控要求不完全相同,但基本要求相差不大,首先是进行定标,然后进行定标验证;还要进行实验室间的熟练度检测,以保障测量数据的精密、准确。

(一) 血气分析仪的准备和定标

1. 工作要求　血气分析仪由供应商安装、调试后处于全天候运作状态,不能随意关机;一旦因断电、下班、休班等情况关机而重新开机后,需再次调试。

2. 工作环境　基本要求为:通风良好,室温 15～37℃,相对湿度 < 90%。

3. 试剂和电极的安装

(1) 传统血气分析仪:一般按仪器试剂仓上的标注,依次放入(从左至右)清洁液、冲洗液、低标气体(CAL1)、高标气体(CAL2)和废液瓶,并安装相应的电极。

(2) 现代血气分析仪:各种试剂和电极已经预先放置在试剂包内,直接安装试剂包即可应用。

更换试剂、电极或试剂包时,应做好记录,注明日期并签名,同时对新的试剂包进行质控分析。

4. 定标气体或液体

(1) 传统血气分析仪的定标:常用标准气定标氧电极(定标范围为 0～150 mmHg)和 CO_2 电极(定标范围为 40～80 mmHg),用标准缓冲液(pH 6.840～7.384)定标 pH 电极。

常规用两种不同氧浓度和 CO_2 浓度的标准气体,依据 CO_2 浓度分别称为低标气体(CAL1)和高标气体(CAL2)。标准气由专门医用工厂提供,并储存在于特制钢瓶内,每个气瓶皆有分析证明,标明每种成分的浓度。每次更换气瓶后皆需注明日期和更换者。为保障测定结果的准确度,应使低标气体的测定误差不大于 1%,高标气体(CAL2)误差不大于 2%。低标气体是对仪器进行零点定标,高标气体用于调整电极放大器的增益。

也可用标准缓冲液取代标准气完成上述测定。

(2) 现代血气分析仪的定标:使用的是可弃型试剂包,内含各种试剂和电极,应用方便。分析仪的主机有下述多种自动调节功能:① 自动检测错误功能,试剂包一旦放入,即可针对干扰自行冲洗校正。② 连续自动化定标功能,可随时监控电极的工作情况,以保障仪器始终处于良好运转状态。③ 完整的数据管理系统,可以保存多个分析包的数据。

5. 定标的注意事项

(1) 传统血气分析仪:主要采用标准气进行气体定标,需注意下述问题。

1) 定期更换标准气:一般压力指针显示 150～200 psi 时或 10 bar 时需更换气体。

2) 保障定标气体处于恒流、恒压状态,且减压阀正常工作。

3) 配有备用气瓶,避免不必要的停机,保护电极,尤其是 CO_2 电极暴露在空气中,容易干燥,使定标不能通过。

4) 定标频率与检测样本数量相适应:一般每次测定前做一点定标,每日至少进行 1 次二点定标。通常(即使无样本测定)一点定标的间隔约为 30 min,两点定标的间隔约为 12 h。

(2) 现代血气分析仪:全部自动进行,检查是否通过即可。

(二) 血气分析仪的质量控制(quality control, QC)和实验室间熟练度检测(proficiency testing)

1. 血气分析仪的质量控制　上述要求是定标,而定标是否达到要求需进行验证,称为室内质控。

(1) 室内质控方法:普遍应用的质控方法是碳酸氢盐缓冲液作为质控品,对仪器本身进行质量控制,从而达到定标验证的目的。通常每种电极都要有三个水平的质控。质控的次数应与所分析的样本相适应,一般为每日 1 次或更多。每次仪器维护或更换试剂包后都要重新进行质控分析,以保障仪器测量的精密度高,测定结果的变异度小。

(2) 使用质控品的注意事项:质控品长期使用

时需储存在冰箱中,日常使用时储存在室温下。为了使溶液中的气体平衡分布,使用前需摇匀质控液;但应避免过长时间手持质控液瓶,以免引起质控液的温度变化,影响气体在液体中溶解度,尤其是氧气的溶解度,进而影响质控的准确性。质控液的携氧能力远低于全血,因此质控液打开后,应立即使用,避免长时间暴露于空气中;否则其气体分压(主要是 PO_2 和 PCO_2)会发生变化,尤其 PO_2 会明显变化。

(3)室内质控的评价:最常见、最简单的评价质控的方法是评价测定结果的均值±2个标准差(SD)。通常计算 20~30 次质控值的均值和标准差。正态分布数据中,均值两侧 1 个 SD 包括 67% 的测量值,2 个 SD 包括 95% 的测量值,3 个 SD 包括 99% 的测量值。测定结果在均值±2 个 SD 范围内的质控值被认为在质控范围内;若质控值超过均值±2 个 SD 的范围,需要重复质控;若第二次质控值在均值±2 个 SD 范围内,则第一次结果被认为可能是随机误差;若第二次质控值和第一次相似,仍超过均值±2 个 SD 范围,且偏向同一方向,则提示仪器失控,需通知工程师维修。

日常的质控分析不仅可以检测仪器运转状态是否正常,还可得到每次测量的变异率,有助于分析问题和提高检测的精确度。

2. 血气分析实验室间的熟练度检测 实验室间的熟练度检测称为室间质控,指多个实验室都使用同一来源的未知对照样本进行检测,相互之间进行对比,通常用所有参加实验室的测定结果的均值和 2 个 SD 表示。与室内质控不同,室间质控无需每日进行,通常每年 2 次或多次。主要用于评价不同实验室血气分析仪的准确度,多水平的检测和对比有助于发现室内质控中忽视的问题,例如定标错误、试剂污染和操作失误等引起的系统误差。

(三)血气分析仪的常见问题

1. 电极功能异常 常见原因是电极膜蛋白沉积,其次是电极膜渗漏和电解质耗尽,从而导致测量结果的不准确。

2. 温度异常 仪器测量部分不能维持在 37℃ 或者温度计不准确都会使仪器"失控"。

3. 定标异常 定标液不足或污染是常见问题。如果质控数据连续偏高或偏低,意味着定标液可能存在问题,需更换。

4. 机械故障 如仪器泵管渗漏或泵工作异常导致定标液、质控液和受检者的样本被污染;分析过程中产生气泡;冲洗不充分,导致传输管路产生血凝

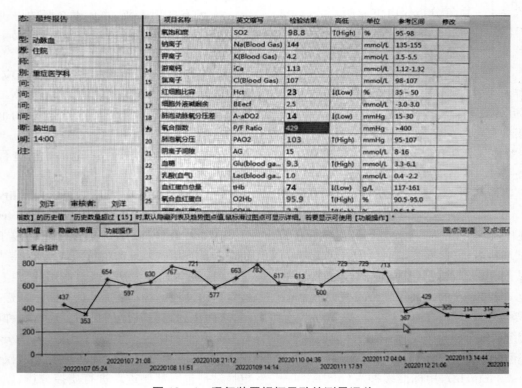

图 13-4 吸氧装置损坏导致的测量误差

图的上方为最近一次的动脉血气结果,图的下方为 OI 的动态变化。

块,从而影响测定结果的准确性。

5. 不正确的采样技术　采样时未能正确地隔绝空气,错误的样本储存方法(如将塑料针筒放在冰水中),过度抗凝或不正确抗凝,血样中出现气泡,错误采集静脉血或动静脉混合血,皆可导致测定结果的不准确。

6. 吸氧装置等问题　并不罕见,但由于缺乏基本呼吸生理知识而容易误判,如 1 例脑出血合并肺部感染的患者,用文丘里面罩吸氧,吸入气氧浓度(FiO$_2$)40%,PaO$_2$ 70~90 mmHg,氧合指数(OI)在正常值范围低限或低于正常值范围;有几日 PaO$_2$ 和 OI 显著升高(图 13 - 4),被认为是气体交换显著改善的表现。但简单分析数据,OI 多数超过正常值高限,甚至超过大气压,肯定是错误结果;同期其他受检者的测定结果合理,故基本确定 FiO$_2$ 错误。检查FiO$_2$ 仍为 40%,应该是氧浓度调节旋钮失灵,实际FiO$_2$ 高得多,故去掉氧浓度调节旋钮,改用空气,OI又回复至合理范围。

(朱　蕾　杨延杰)

第十四章
呼吸调节的检测及临床意义

呼吸的基本功能是维持正常水平的 PaO_2 和 $PaCO_2$，保障机体的代谢需要；而呼吸功能的实现则依赖于机体对呼吸的调节。人体的呼吸调节非常复杂，涉及呼吸中枢的自律性、神经-内分泌因素、机械性和化学性调节等方面。呼吸过程是终生不停的节律性活动，其深度和频率随体内、外环境条件的改变而变化，例如劳动或运动时，代谢增强，呼吸加深加快，通气量增大，以摄取更多的 O_2，排出更多 CO_2，使之与代谢水平相适应。呼吸是一种复杂的反射活动，简单而言，包括感受器、传入神经、呼吸中枢、传出神经、效应器等五部分，但实际复杂得多，其中呼吸中枢执行诸多重要功能，包括产生呼吸节律，接受和处理感受器传入信号，通过呼吸运动神经元将驱动信息输出到效应器，引起呼吸肌的舒缩和调节气道口径的大小，产生适当的通气反应（图 14-1）。

驱动呼吸肌的运动神经元位于脊髓的不同节段，其中支配膈肌的运动神经元在 C3～C6，支配肋间肌的运动神经元在 T1～T12，支配腹肌的运动神经在 T4～L3。控制气道肌肉的运动神经元主要位于脑干疑核和迷走神经核，分别通过舌咽神经和迷走神经支配咽喉部肌肉和气管-支气管平滑肌，其中膈肌和肋间外肌、肋间内肌和腹肌分别是最重要的吸气肌和呼气肌；气管-支气管平滑肌和上气道骨骼肌分别是最重要的下气道平滑肌和上气道骨骼肌。

呼吸运动首先是延髓呼吸中枢的神经元群节律性或周期性发放电冲动，电活动通过脊髓及末梢神经传导至呼吸肌（主要是吸气肌）完成通气动作，最终通过气体交换使 PaO_2 及 $PaCO_2$ 维持在适当范围；同时化学感受区（包括延髓的中枢化学感受区及颈动脉体、主动脉体的外周化学感受器）也维持在一定范围内。当血液及脑脊液的 PO_2 及 PCO_2 变化时，信号上传至呼吸中枢的神经元群，再通过调整呼吸运动和气体交换使 PaO_2 及 $PaCO_2$ 维持在正常范围，称为自主节律性呼吸调节或非随意呼吸调节。屏气、唱歌、说话等情况下的呼吸受大脑皮质调节，即大脑皮质在一定限度内随意控制呼吸，称为行为性呼吸调节或随意性呼吸调节。清醒时呼吸调节由

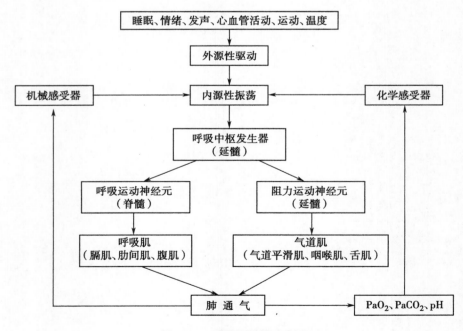

图 14-1　呼吸调节示意图

自主节律性呼吸调节和行为性呼吸调节共同完成，两者的比例取决于人体状态，总体前者起决定作用，后者可随时发挥作用；由清醒转为睡眠后，特别是非快速动眼（non-rapid eye movement，NREM）睡眠时，行为性呼吸调节失去作用而单纯依赖于自主节律性呼吸调节。

第一节　呼吸的调节

呼吸调节的主要目的是维持机体供氧，排出 CO_2，协助稳定酸碱平衡。呼吸调节是通过中枢神经系统、神经反射和体液化学变化三种基本途径实现。

一、呼吸中枢和中枢神经性调节

呼吸中枢是位于不同部位的神经细胞群组成，不仅自主性发放冲动，且相互协调、制约，其中延髓是呼吸节律的起源点，脑桥可使呼吸节律更加完善，脊髓上位神经元是主要呼吸肌进行神经联系的通路，大脑皮质在随意呼吸运动中发挥作用。

二、脑高位中枢对呼吸的调节

呼吸运动受随意（行为性）和非随意（自主性）两个解剖和功能不同的中枢系统的调节。节律性呼吸受非随意系统（主要是皮质下低位脑干呼吸中枢）的控制；与呼吸有关的非通气功能（行为功能）受随意系统（大脑皮质）的控制。呼吸的随意和非随意控制有时会发生冲突，引起不恰当的呼吸行为和不良后果，如吞咽时吸气，将发生胃胀气等。随意呼吸由皮层运动区启动，通过皮层延髓脊髓束或皮质红核脊髓束下行至脊髓。大脑皮质对呼吸运动的控制作用非常强大，在意识控制下作最大呼吸时，每分通气量可达 150 L，远较剧烈运动或吸入 CO_2 引起的通气量增加幅度大得多。随意呼吸虽然主要受皮质控制，但也受其他传入信息的影响，如剧烈运动使通气明显增强时很难用正常语调说话。大脑皮质的不同部位对呼吸有不同的效应，如电刺激扣带回、额叶腹侧面、岛区和颞极等部位能抑制呼吸；刺激梨状叶能兴奋呼吸。皮质下行通路还能通过边缘系统激活喉部骨骼肌和膈肌。在临床上，某些中枢病变累及随意下行系统后，随意性呼吸运动消失，但节律性呼吸运动依然存在。大脑皮质与皮质下边缘系统使用呼吸肌表达情感时经常起协调作用。在大脑皮质以下的神经结构，如海马、基底神经节、杏仁核、丘脑和下丘脑等，都能记录到与呼吸有关的放电活动。小脑与运动系统关系密切，无疑会影响呼吸，但重要性不明确。

三、神经反射性调节

呼吸的神经反射性调节较一般神经反射性调节复杂得多，但每个反射系统也大体包括五个基本环节：感受器、传入神经、呼吸中枢、传出神经、效应器官等。感受器的各种信息经传入神经传至呼吸中枢，呼吸中枢综合、调节各种信息后发出冲动，经传出神经刺激效应器官完成呼吸运动或相关运动。呼吸效应器官的种类繁多，可以是吸气肌或呼气肌（影响肺通气），也可以是上呼吸道骨骼肌或气管-支气管平滑肌（影响气道阻力）、肺血管平滑肌（影响肺血流）、呼吸道腺体（影响气道腺体分泌）。效应器官的活性增强后，又通过负反馈抑制呼吸中枢发放冲动；反之亦然，从而保障适当的呼吸反应，而不过强或过弱。感受器有中枢和外周之分，包括化学性和机械性受体。呼吸运动的反射性调节复杂，且部分尚未完全明确，本节仅就临床常见的几种情况简述。

（一）呼吸器官感受器的分类　气道和肺内有着丰富的神经末梢，其传入纤维主要在迷走神经中。交感传入纤维分布稀疏，受刺激后产生的反应微弱，功能不详，故该章仅讨论迷走神经的传入纤维。依不同标准对感受器及传入纤维进行分类。

1. *解剖学分类*　大体可分为鼻、咽和喉部感受器，大、中、小气道内的感受器，肺毛细血管旁感受器等。

2. *组织形态学分类*　传入纤维可分成有髓鞘和无髓鞘纤维，前者直径大，后者直径小。

3. *感受性质分类*　分为化学性和机械性两大类。化学性刺激包括来自体外的化学物质或体内产生的化学物质（主要是氧和 CO_2）；机械性刺激包括压力、容积、流量等。

4. *生理学分类*　根据动作电位特点，传入神经纤维分为 A 纤维（有髓鞘）和 C 纤维（无髓鞘）。有髓鞘的 A 纤维传导快，常支配机械性感受器，能感受有节律性的快信号，如气道内压变化；无髓鞘的 C 纤维传导慢，常支配化学性感受器，能感受一些持续、缓慢的刺激信号，如化学递质的浓度。

5. 刺激适应的快慢分类　对于机械性感受器，根据其对刺激适应的快慢可分为快适应与慢适应感受器。当感受器持续地接受恒量刺激时，反应强度随时间延长而减弱，称为适应。恒量刺激时冲动迅速减少者称为快适应感受器，冲动减少不多或减少极为缓慢者称为慢适应感受器。

目前公认的肺部感受器有三种：慢适应感受器（slowly adapting receptor，SAR）、快适应感受器（rapidly adapting receptor，RAR）、C 纤维支配的感受器。另外还有一些功能不清，其传入纤维未经明确鉴定的感受器。

（二）呼吸系统的反射活动　呼吸道、肺泡壁和肺血管周围有各种类型的感受器，能感受局部机械性和化学性变化。感受器兴奋可引起各种反射，包括保护性反射（如喷嚏反射、咳嗽反射，不赘述）和呼吸调节性反射。

1. 肺牵张反射　肺扩张或缩小而引起的呼吸频率和幅度的反射性变化，前者称谓肺扩张反射，其效应是使吸气受到限制，生理意义在于协助中止吸气，使吸气不至于过深、过长；后者称谓肺缩反射，在平静呼吸时意义不大，但对阻止呼气过深和肺不张有一定作用。

（1）基本特点：肺牵张受体位于气管与支气管的平滑肌内，支配神经为迷走神经有髓鞘纤维，当吸气肺扩张时，受体受到刺激，冲动沿迷走神经纤维传入延髓与脑桥的呼吸中枢，抑制吸气神经元的活性，使吸气终止，转为呼气，吸气时间缩短；在呼气早期，该受体还具有一定活性，使呼气时间延长，直到肺容积降至一定程度时，其活性才完全消失，转为吸气，伴有支气管扩张、心动过速和血管收缩。当肺顺应性降低时，例如弥漫性肺间质疾病，吸气时肺牵张受体受到强烈刺激，呼吸变快、变浅；气道阻力增高时，如慢性阻塞性肺疾病（COPD），该受体受到抑制，使吸气时间延长，呼吸变深、变慢，从而节省呼吸功，是机体对疾病的一种适应方式。

（2）肺牵张感受器的特点：实质是 SAR，位于气道平滑肌内，为机械性感受器，有髓鞘 A 纤维支配，传导速度为 15～70 m/s。SAR 的传入冲动随呼吸运动呈周期性变化。肺扩张时，气道壁受到牵拉，SAR 兴奋；冲动频率随跨肺压增加而增高，且对刺激的适应很慢。

肺牵张反射具有明显的种族差异。在麻醉状态下，反射效应以兔和大鼠最强，猫、犬次之，人类最弱。在麻醉状态下，记录人的迷走神经电位显示：平静呼吸时，牵张感受器的传入冲动不亚于其他动物，但在正常潮气容积（VT）范围中，肺充气引起的牵张反射效应很弱，只有当 VT＞1 000 mL 时才出现明显的反射效应。说明人类呼吸中枢对 SAR 传入信号的阈值高。刺激 SAR 还能舒张气道平滑肌和加快心率。

2. 快适应感受器　位于气道上皮及平滑肌内。与 SAR 相同，RAR 也为有髓鞘 A 纤维支配，为机械性感受器，但对多种化学物质敏感，故也称为化学敏感性感受器。快适应感受器的传导速度为 12～50 m/s。RAR 在隆突区域最密集，刺激后常引起咳嗽反射，因此该处的 RAR 又称为咳嗽感受器。因为 RAR 在刺激性的物理与化学因素（如尘埃颗粒、刺激性气体、组胺等）作用下发生兴奋，又称作刺激性感受器（irritant receptors）。平静呼吸时，RAR 发放冲动的频率低且不规则，并多见于肺充气时相。与 SAR 不同，RAR 的最适刺激是肺顺应性降低，而不是跨肺压增加（即不是肺牵张），刺激 RARs 可引起深吸气和气道内腺体分泌。

3. C 纤维　位于肺泡壁与支气管壁上，其支配的感受器为化学敏感性感受器，位于肺泡壁上 C 纤维因邻近毛细血管，故取名为肺毛细血管旁感受器，简称 J 感受器，其支配神经为迷走神经的无髓鞘纤维，C 纤维的传导速度为 0.5～2.3 m/s。平静呼吸时，尽管 C 纤维对多种外来刺激及体内产生的化学物质敏感，但冲动少而无规律。按血供来源可将 C 纤维分为肺 C 纤维和支气管 C 纤维。因为药物进入肺循环能刺激肺 C 纤维，故认为其感受器位于肺毛细血管旁。实验发现肺充血或肺水肿时，肺 C 纤维的冲动增加，因此可能感受肺毛细血管旁的静水压。向右心房注入辣椒素（capsaicin）后，能刺激 C 纤维，引起一系列反射效应，表现为呼吸暂停，继而变浅、变快，并伴有心动过缓和血压下降。C 纤维兴奋还能刺激气道分泌物增加、平滑肌收缩，降低随意肌张力。

由于肺部病变可释放多种介质，如缓激肽、组胺、前列腺素、神经肽等，能刺激 C 纤维而产生反射活动，故认为 C 纤维与肺部的病理生理改变有关。C 纤维还可能与呼吸困难的感觉有关。实验显示：C 纤维神经末梢含有多种神经介质，受刺激后释放；有些 C 纤维末梢受刺激后，其冲动至轴突后能逆向扩散至其他外周分支,引起局部反射,即轴突反射,导致神经末梢进一步释放介质和刺激 C 纤维。如此正反馈,放大刺激信号,加强反射作用,亦可加速病理过程。

4. 呼吸肌本体感受性反射　呼吸肌中的肌梭是本体感受器,接受肌纤维的牵拉刺激,反射性地引起呼吸运动增强。其临床意义在于使机体能随呼吸肌负荷的增加而加强呼吸运动,如支气管哮喘急性发作、COPD 急性加重导致气道阻力增大、内源性 PEEP(PEEPi)形成,呼吸肌负荷明显增加,经本体感受器传入的冲动随之增加,呼吸运动增强,保持通气量有所增大或不下降。

(1) 本体感受器的分布:人类中膈肌缺乏本体感受器,但存在于肋间肌,数量依次为:肋间外肌外侧部＞肋间内肌肋间部＞肋间内肌胸骨部;上部肋间肌＞下部肋间肌。

(2) 肌梭与冲动传导:肌索是肌肉中的牵张感受器,梭内肌纤维与普通肌纤维分别由脊髓前角的 γ 和 α 运动神经元支配。肌肉被动拉长时,肌梭感受器受到牵拉而兴奋,γ 运动神经元纤维传出冲动引起梭内肌纤维收缩,牵拉肌梭感受器,再通过 Ia 传入而兴奋 α 运动神经元,使呼吸肌收缩。来自呼吸中枢的下行驱动信号同时到达脊髓的 α 和 γ 运动神经元,但到达 α 运动神经元的信号不足以引起呼吸肌收缩,需要 γ 运动神经元的易化。比如吸气阻力在一定范围内增加时,肺通气仍能维持机体的需求,主要与呼吸肌中的肌梭所发动的反射有关。平静呼吸时,呼吸肌的传入信号对于呼吸运动神经元的活动有重要影响。

5. 其他肺部传入纤维　研究中还发现许多不能归属上述类别的传入纤维,而许多呼吸反射也不能用上述传入纤维兴奋解释。例如在肺炎、肺水肿、急性呼吸窘迫综合征等急性肺实质疾病患者,常有过度通气,表现为 $PaCO_2$ 下降和呼吸性碱中毒,习惯认为是低氧血症兴奋呼吸中枢所致,但通过提高吸入气氧浓度纠正低氧血症后,过度通气仍持续存在,除与上述机械性刺激有关外,还可能有其他机制参与。采用局部刺激法,向肺实质直接注入刺激物,证明肺内存在迷走传入纤维,兴奋时能刺激呼吸活动,表现为膈神经冲动的频率、幅度及其上升支斜率均增加,称为兴奋性肺反射;切除迷走神经后,兴奋性肺反射消失。向肺内注入炎症介质,如缓激肽等亦能引起兴奋性肺反射,提示该反射具有重要的病理生理意义。在兴奋性肺反射,呼吸周期中吸气相所占比例增加,呼气相所占比例减小。

6. 其他系统冲入冲动的调节作用　主要包括心血管系统和运动系统的传入冲动的调节作用。呼吸与循环系统关系密切,在反射过程中两者亦常常相互作用。运动时通过呼吸加强可有效地保证机体的氧供,运动系统中的肌肉、肌腱和关节等存在传入神经,受刺激后,其传入信息影响呼吸运动。其他各系统也可对呼吸运动产生一定影响,但作用要弱得多。

四、化学性调节

见本章第二节。

第二节　呼吸的化学性调节

化学感觉器包括中枢性和周围性两大类。中枢性化学感受器在延髓表面的腹外侧,对 PCO_2 敏感。周围化学感受器主要包括颈动脉体和主动脉体,主要感受低氧刺激,对 PCO_2 和［H^+］也有较高的敏感性。

一、化学调节的基本解释及问题

正常机体的 $PaCO_2$ 相当稳定,在 35～45 mmHg 之间的狭窄范围内。运动时,机体对 $PaCO_2$ 的调节非常精确,但机体调节的具体机制仍不完全清楚。最初人们认为运动时颈动脉体和主动脉体化学感受器对呼吸调节起主要作用,但运动时 $PaCO_2$ 并未升高,不能刺激外周化学感受器。虽然运动初期 $PaCO_2$ 的周期性波动幅度加大,能增加对化学感受器的动态刺激,但随着运动时呼吸频率(respiratory rate,RR)增加,$PaCO_2$ 的波动幅度减弱,对化学感受器的动态刺激作用减弱。由于运动时静脉血 PCO_2 升高,而动脉血几乎不变,故有人推测,在体循环的静脉端与肺动脉之间存在着 PCO_2 感受器,能检测混合静脉血 PCO_2,通过反射性调节维持 $PaCO_2$ 不变。实验证明,鸟类肺部存在对 PCO_2 非常敏感的传入纤维,PCO_2 升高能抑制该类纤维,产生呼吸兴奋效应;哺乳动物无该类纤维,生理范围的 $PaCO_2$ 波动并不影响 SAR 的发放频率,况且刺激人类 SAR 引起的反射作用很弱,因此 SAR 并不参与 $PaCO_2$ 的自稳调节。因为肺通气与肺血流量关系密切,故有人提出,增加肺通气的刺激因素是血液循环 CO_2 流量,而不是 PCO_2。

二、外周化学感受器

(一)外周化学感受器的结构特征

1. 分布和基本结构特点　人类最主要的外周化学感受器是颈动脉体,其他哺乳类动物类似。成人颈动脉体约 $6.5\ mm^3$,位于颈总动脉分叉处,由颈内或颈外动脉发出的小球动脉供血。外周化学感受器还有主动脉体,位于主动脉弓,常为一对,由冠状动脉的分支供血;在肺动脉、锁骨下动脉等处也常有类似的散在结构。哺乳动物的外周动脉化学感受器主要由Ⅰ型和Ⅱ型两类细胞组成。这些细胞集聚成群,与附近小动脉共同形成基本功能单位。在不同种族的动物,外周化学感受器的两类细胞的集聚方式不尽相同,有的松散,有的致密。在人类,细胞集聚甚密,结构明显。Ⅰ型细胞可能是真正的化学感受细胞,其形态为球形,故又称为球细胞,内含致密核泡(dense-core vesicles)和清澈核泡(clear-core vesicles)。这些核泡分布在与感觉神经末梢相接触的部位,致密核泡主要含儿茶酚胺,还有阿片肽;清澈核泡含乙酰胆碱。Ⅰ型细胞内还有许多神经调制物,如 5-羟色胺(5-HT)、P 物质、心房钠尿肽、缩胆囊素等。Ⅱ型细胞呈胶质样,无颗粒状结构,包绕Ⅰ型细胞,故又称鞘细胞,Ⅱ型细胞的功能不清,可能起支持作用。一个Ⅱ型细胞可包绕数个Ⅰ型细胞。颈动脉体的感觉传入纤维在窦神经中,经舌咽神经上行;主动脉体的传入纤维行走于迷走神经中。这些传入纤维包括有髓鞘及无髓鞘两种,主要投射至延髓的孤束核和疑核。

2. 血供特点　血供丰富,颈动脉体重约 $2\ mg$,血流量可达 $0.04\ mL/min$,相当于每克 $20\ mL/min$,明显超过脑组织和肾组织的单位质量(每克)的血流量,后者分别为 $0.54\ mL/min$ 和 $4.2\ mL/min$,故尽管颈动脉体代谢率很高,但动脉静脉血氧分压差($Pa\text{-}vO_2$)甚微,故颈动脉体血的 PO_2 可达 $90\ mmHg$。当 $PaO_2 < 60\ mmHg$ 时,氧离曲线处于陡直段,由于颈动脉体的氧耗量相对恒定,$Pa\text{-}vO_2$ 更小,PvO_2 更接近 PaO_2,因此在不同 PaO_2 水平,供氧量足以维持感受器精确感受 PaO_2 的变化。

(二)外固化学感受器的适宜刺激　低 PaO_2、高 PCO_2、低 pH 均为外周化学感受器的适宜刺激。

1. 低氧血症　低 PaO_2 是颈动脉体的最有效刺激,记录神经单纤维的动作电位,显示颈动脉体传入冲动的发放频率与 PaO_2 成函数关系,表现为双曲线形(图 14-2A)。当 $PaCO_2$ 为 $40\ mmHg$、$PaO_2 > 100\ mmHg$ 时,传入冲动表现为低水平的紧张性活动;若维持 $PaCO_2$ 不变,逐步降低 PaO_2,冲动发放频率增加;当 $PaO_2 < 60\ mmHg$ 时,发放频率明显上升;当 $PaO_2 < 40\ mmHg$ 时,发放频率大幅度上升。颈动脉体对低氧反应的阈值远低于其他组织,其对低氧的高度敏感性,能保证机体在其他组织发生缺氧之前,即可以通过增加通气量而改善氧供。用相同 PO_2、不同氧含量的溶液对孤立的颈动脉体进行灌流,证实通过低 PO_2 变化而不是氧含量变化刺激化学感受器。由于外周化学感受器对血氧含量变化不敏感,故在贫血或 CO 中毒患者,尽管血氧含量明显下降,但 PaO_2 正常,无通气量增加。

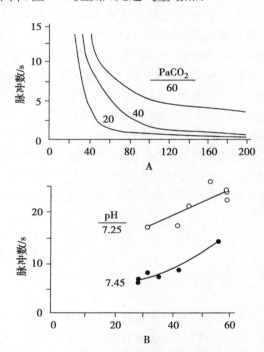

图 14-2　颈动脉体对动脉血气变化的反应曲线

A. PaO_2 与颈动脉体化学感受器兴奋性的关系,横坐标为 PaO_2,纵坐标为传入纤维的电活动,自下而上三条曲线分别代表 $PaCO_2$ 为 $20\ mmHg$、$40\ mmHg$、$60\ mmHg$ 时的兴奋性变化,显示 $PaCO_2$ 和 PaO_2 共同作用对兴奋性的影响;B. $PaCO_2$ 与颈动脉体化学感受器兴奋性的关系,横坐标为 $PaCO_2$,纵坐标为传入纤维的电活动,两条曲线分别代表 pH 为 7.45、7.25 时的兴奋性变化,显示 pH 和 $PaCO_2$ 共同作用对兴奋性的影响。

2. 高碳酸血症　颈动脉体对 $PaCO_2$ 的变化很敏感,传入冲动与 $PaCO_2$ 呈线性关系(图 14-2B),

冲动频率随 $PaCO_2$ 升高而增加。

3. 低氧血症和高碳酸血症的协同作用　当 $PaCO_2$ 20 mmHg、PaO_2 60 mmHg 时，传入冲动极少；当 PaO_2 下降后，感受器才发生兴奋。若 $PaCO_2$ 升高，反应曲线上移；在不同 PaO_2 水平，传入冲动发放频率均增加（图 14 - 2A），低 PaO_2 和高 $PaCO_2$ 对颈动脉体的兴奋起协同作用。

4. 氢离子浓度升高　$[H^+]$ 升高亦刺激颈动脉体化学感受器。用高 $[H^+]$ 溶液灌流颈动脉体可增加感受器的放电频率。在保持 $PaCO_2$ 恒定并酸化动脉血液时，颈动脉体传入冲动增加（如图 14 - 2B）。在稳定状态下，PCO_2 对化学感受器的刺激作用取决于细胞内的 $[H^+]$，而不是 CO_2 分子；但当血液 pH 相等时，高 $PaCO_2$ 引起的反应较 H^+ 强，因为 CO_2 为脂溶性，容易扩散入化学感受细胞，使细胞内 $[H^+]$ 升高；血液 pH 发生变化时，细胞内 $[H^+]$ 的变化幅度较低，变化速度也慢得多。

5. 作用特点——总结　颈动脉体化学感受器对上述三种适宜刺激的反应很快，与感受细胞的特性和局部组织的状态有关，颈动脉体化学感受器存在丰富的碳酸酐酶（carbonic anhydrase，CA），能催化 CO_2 与水生成碳酸，并迅速解离出 H^+，从而使感受细胞兴奋；同时颈动脉体的血流量大，对低氧的感受也相当迅速。外周化学感受器不但对适宜刺激的量起反应，也对刺激量的变化速率起反应，即感受器具有动态敏感性；换言之，对于均值相同的 $PaCO_2$，具有波动性的刺激产生的效应大于恒量刺激。由于感受器细胞的快速反应特性，在呼吸周期中，颈动脉体传入冲动与血气变化同步；运动时血气的周期性波动明显加大，对化学感受器的动态刺激加大，伴通气量增加。

主动脉体与颈动脉体功能相似，但作用微弱。

（三）影响外周化学感受器的其他因素

1. 血流量　化学感受器传入冲动受流经颈动脉的血流量影响，血流量大幅度减少也能刺激感受器。颈动脉与其他动脉一样对于血流量具有自动调节功能。比如猫，当颈动脉血压由 100 mmHg 上升至 150 mmHg 时，颈动脉体的血流量变化不大；当血压下降至 60 mmHg 以下后，随着交感缩血管活性的增强，局部血管收缩，才发生局部血流缓慢；单位时间内流经颈动脉体化学感受器的氧量下降，加之代谢旺盛，局部 PO_2 下降，并激活感受器，使传入冲动增加。

2. 自主神经　在颈动脉体的窦神经中，除了传入神经外，还含有交感与副交感神经的传出纤维，交感传出冲动提高化学感受器的敏感性，副交感传出纤维的生理作用有待研究。

3. 药物　诸多药物能影响外周化学感受器的活动，例如细胞色素氧化酶抑制剂（氰化物）能导致细胞中毒性缺氧，是外周化学感受器的强烈刺激剂；乙酰胆碱和尼古丁也有兴奋作用。洛贝林也能刺激化学感受器，是常用的呼吸兴奋剂。

三、中枢化学感受器

（一）中枢化学感受器的结构特征

1. 位置和基本结构特点　位于延髓的腹外侧表面，神经胶质呈海绵状，神经元密集；血管分支穿插其间，交织成网。电镜检查显示，血管周围包绕着大量轴突和树突，形成兴奋型和抑制型突触联系。中枢化学感受器呈双侧对称分布，每侧感受野可分为头端区（R 区）和尾端区（C 区），两区功能不同。R 区的位置相当于第 7～10 对脑神经根部位，冷冻 R 区能降低膈神经的放电频率；冷冻 C 区常增加放电频率、降低放电幅度。R 区和 C 区之间是中间区（Ⅰ区），Ⅰ区本身并无化学感受特性，局部应用酸性溶液不能刺激呼吸；但破坏该区后，刺激 R 区和 C 区均不再引起通气反应，因此Ⅰ区也是中枢化学感受器的重要结构，可能是 R 区和 C 区的中继站。

2. 分布和作用特点　延髓化学感受细胞位于脑组织的浅表层。局部电刺激能引起最大呼吸效应的部位处于表层下 200 μm 左右。延髓中枢化学感受器位于与呼吸中枢 DRG 相同的水平，位置相邻，但在解剖定位和功能上均不相同。在麻醉或睡眠时，CO_2 通气反应受抑，但低 O_2 通气反应不变，提示 CO_2 并不直接兴奋吸气神经元。

（二）中枢化学感受器的适宜刺激　低氧不是中枢化学感受器的适宜刺激，相反严重低氧对呼吸中枢有直接抑制作用。在外周化学感受器缺如时，呼吸中枢的活动与低氧程度成反比关系。与外周化学感受器相同，低 pH 和高 PCO_2 是中枢化学感受器的适宜刺激。

1. 基本作用特点　由于中枢化学感受器直接浸浴在脑组织液中，因此各种化学成分都必须先进入脑组织液才能产生作用。脑组织液与脑脊液、脑组织血供的关系密切，因此任何能影响脑脊液或脑血流化学成分的因素都能影响脑组织液的化学成分，进而影响肺通气。脑组织液的 $PaCO_2$ 与 $[H^+]$ 呈平行关系。

2. $PaCO_2$的作用特点　CO_2脂溶性高,容易透过血脑屏障(blood-brain barrer),在 CA 作用下,迅速形成 H_2CO_3,后者解离成 H^+ 和 HCO_3^-,使中枢化学感受器细胞及其周围的[H^+]升高,后者刺激感受器,使呼吸增强(图 14-3)。当过度通气使 $PaCO_2$降低时,脑脊液的 CO_2弥散入血液,上述反应向相反方向进行,结果中枢化学感受器细胞及周围的[H^+]降低,导致呼吸抑制。

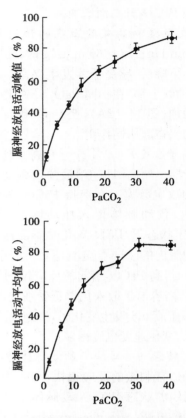

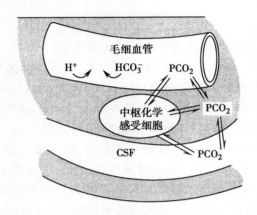

图 14-3　$PaCO_2$对中枢化学感受器细胞的作用机制模拟图

图 14-4　呼气末 $PaCO_2$ 与膈神经电活动的关系

由于通气反应与脑内 $PaCO_2$ 变化在时程上有密切依从关系,而且 PCO_2 对呼吸中枢的兴奋作用受血流量的影响,故中枢化学感受器可能位于脑循环的静脉端。

在整体动物实验中,研究中枢化学感受器时需阻断外周化学感受器兴奋的传入,以排除外周效应的影响。在切断外周化学感受器传入神经的麻醉动物,$PaCO_2$ 低于一定水平(阈值)时,吸气神经元的相位性放电活动消失,当 $PaCO_2$ 超过阈值时,吸气神经元的节律性活动恢复。膈神经放电与 $PaCO_2$ 的变化成正相关(图 14-4)。当 $PaCO_2$ 超过 100 mmHg 后,由于 CO_2 对呼吸神经元的抑制作用显著增强,膈神经放电不再增加,反而下降。当 CO_2 刺激中枢化学感受器时,支配上呼吸道骨骼肌的颅神经和支配辅助呼吸肌神经的电活动与膈神经的电活动基本相似。

3. pH 的作用特点　H^+ 为极性分子,不容易通过血脑屏障,故尽管 H^+ 对感受器的刺激作用强大,但血液[H^+]升高时,脑脊液中[H^+]升高的速度非常缓慢,对中枢化学感受器的刺激效应有限。

在延髓腹侧面有 H^+ 敏感性神经元,局部应用乙酰胆碱和尼古丁,可以使神经元的放电频率增加,

呼吸运动加强;应用阿托品和神经节阻断剂六烃季胺则能阻断 H^+ 引起的呼吸兴奋效应。表明 M 型和 N 型胆碱能受体参与呼吸中枢化学感受器的作用,谷氨酸、γ 氨基丁酸(GABA)、缓激肽和 5-HT 等也可能参与中枢化学感受器的作用。

(三)脑脊液 pH 对中枢化学感受器的影响　早在 1905 年,Hatdan 和 Priestly 就提出 CO_2 通气反应通过对脑组织的酸化实现。其后的实验证明,肺通气量与脑脊液 pH 的变化密切相关,降低 pH 值能增强肺的通气效应。

1. 作用特点　由于中枢化学感受器浸浴在脑脊液中,因此其化学成分的变化能直接影响中枢化学感受器活动。脑脊液中的蛋白质含量远比血液中低,几乎为零;细胞数量非常少,也几乎为零。因此与血液相比,脑脊液对酸碱物质的缓冲作用弱得多,故代谢性酸中毒引起的脑脊液 pH 值的变化较弱、较慢;呼吸性酸中毒引起的脑脊液 pH 值变化则远比血液明显。因此血液 H^+ 的通透性甚差,增加通气量的作用有限;但脑脊液 PCO_2 刺激的信号强度大,有利于刺激中枢化学感受器,增加通气量。

2. 作用机制　正常脑脊液的平均[HCO_3^-]和

PCO_2 分别为 24 mmol/L 和 47 mmHg，根据 pH 公式可得：$pH = 7.33$。在实验动物，吸入 CO_2 时，$PaCO_2$ 迅速上升，血液 CO_2 进入脑脊液使其 pH 下降，$[H^+]$ 升高。由于脑脊液缺乏有效缓冲作用，当 $[H^+]$ 成倍升高时，$[HCO_3^-]$ 几乎不变，pH 显著下降，刺激中枢化学感受器，增加肺通气。CO_2 进入脑脊液的同时亦进入脑细胞，在 CA 作用下，CO_2 迅速与水结合生成 H_2CO_2，并解离出大量 HCO_3^- 和 H^+。由于细胞内含丰富的蛋白缓冲对和磷酸根缓冲对，迅速发挥强大的缓冲作用，结果脑细胞内 $[HCO_3^-]$ 升高，造成细胞内、外 $[HCO_3^-]$ 梯度。通过细胞膜上各种转换机制，细胞内、外 $[HCO_3^-]$ 最终能趋于平衡，但转移过程较长，约数小时至数十小时，故通气量增加可维持较长时间。当脑细胞外液及脑脊液 $[HCO_3^-]$ 升高后，pH 将回复到正常值，CO_2 对中枢化学感受器的刺激作用将明显减弱，这也是慢性呼吸性酸中毒患者对 CO_2 刺激不敏感的主要原因。在代谢性酸中毒，呼吸增强使 CO_2 排出增多，动脉血 PCO_2 和 $[H^+]$ 下降，脑脊液 $[H^+]$ 也相应下降，抑制中枢化学感受器，部分抵消 $[H^+]$ 对外周化学感受器的兴奋作用。

（四）客观评价低氧血症的调节　在慢性高碳酸血症患者，临床上强调低流量/低浓度氧疗以维持低氧血症对呼吸中枢的兴奋性，同时又强调 PaO_2 在 60 mmHg 以上或 SaO_2 在 90% 以上以维持适当的氧合，两者是矛盾的，因为 PaO_2 在 60 mmHg 以上时，继续升高 PaO_2，对呼吸中枢的作用基本不变，此时气道-肺实质的机械变化（如牵张反射、本体反射、毛细血管 J 反射等）才是兴奋呼吸中枢的主要因素。在急性肺损伤或急性肺水肿等换气功能障碍的患者，常将低 PaO_2 作为呼吸中枢兴奋的主要因素，实际上也是错误的，因为将 PaO_2 纠正至 80 mmHg，甚至 100 mmHg 以上，呼吸加快、加深继续存在，且常存在呼吸性碱中毒，此时气道-肺的机械变化也是导致呼吸中枢兴奋的主要因素。只有肺水肿和肺损伤改善，呼吸增强才会改善，否则需适当应用镇静-肌松剂抑制过强的自主呼吸。

总之，$PaCO_2$ 升高、pH 降低、PaO_2 降低，呼吸中枢兴奋，呼吸运动加深、加快，机体摄氧量增加，CO_2 排出量增多；反之，$PaCO_2$ 降低、pH 升高、PaO_2 升高，呼吸运动变浅、变慢，减少摄氧量和 CO_2 的排出量，增加血液的碳酸含量。因此，通过呼吸中枢对呼吸运动的控制调整血液 H_2CO_3（或 CO_2）浓度，使血液 $[NaHCO_3]/[H_2CO_3]$ 尽量维持在正常范围，pH 也可能维持相对稳定；调控机体摄氧量尽可能满足机体的代谢需要。但需强调：临床上，不同化学性调节或相同化学调节在不同条件下对呼吸中枢的影响强度不同，与上述试验结果可能有较大的差异；多数情况下，机械性刺激和非呼吸因素的化学刺激可能发挥更重要的作用。

第三节　呼吸调节的检测

呼吸调节机制的任何环节发生异常，皆会导致以通气量变化为特征的呼吸调节异常。本节主要针对临床需求，介绍并评价通气应答、0.1 s 口腔闭合压（$P_{0.1}$）的测定及其临床意义。

一、通气应答检测

正常肺通气可使 PaO_2、$PaCO_2$ 和 pH 维持相对稳定，而后者变化又通过化学感受器影响肺通气，即呼吸的化学性调节，以适应机体代谢变化的需要。

通气应答一般是指低氧及高二氧化碳通气应答，两者的基本测定要求是控制其他因素不变，在 PaO_2 下降或 $PaCO_2$ 上升时，定量检测每分通气量（VE）的变化，评价呼吸的化学性调节功能，即用 VE 的变化幅度表示呼吸中枢对低 O_2 和高 CO_2 刺激的化学感受性。

（一）通气应答检查原理　低 O_2 刺激通过外周化学感受器、高 CO_2 刺激主要通过中枢化学感受器兴奋使通气量增大，一部分 CO_2 通过兴奋外周化学感受器使通气量增加。由于低 O_2 和高 CO_2 刺激有互相增强作用，故若单独分析低 O_2 或高 CO_2 刺激对通气量的影响，应控制其中一个变量，给予单一低 O_2 或高 CO_2 刺激；同时测定不同水平低 O_2 或高 CO_2 刺激时的 VE 变化，称为低 O_2 通气和高 CO_2 通气应答。

1. **基本要求**　对低 O_2 或高 CO_2 单一刺激做出正确评价，需要使 PO_2 或 PCO_2 在通气检测的过程中保持恒定。具体而言，在检测低 O_2 通气应答时，PCO_2 保持恒定不变；在检测高 CO_2 通气应答时，

$PaO_2 > 150$ mmHg（1 kPa＝7.5 mmHg）或 $SaO_2 >$ 98％，以排除可能的低 O_2 刺激通气效应。

2. 注意低氧对呼吸中枢的直接抑制作用 低 O_2 刺激通过兴奋外周化学感受器使 VE 增加；颈动脉体摘出的患者，低氧刺激几乎不增加 VE。低氧对中枢神经系统有抑制作用，能削弱呼吸中枢的反应。

既往认为在新生儿或成人低 O_2 时所致的通气抑制作用，只有在严重缺氧（重度低氧血症）时才发生，但研究发现在中等度低氧血症，部分已出现通气抑制作用，表现为：在低 O_2 通气检测中，低 O_2 刺激后 VE 增大，并逐渐增大至峰值；但持续 20～30 min 后，VE 增加的幅度降低，由峰值降至低氧刺激前与峰值的中间水平。

即使低氧通气应答检测在 10 min 内完成，所测得的应答值可能不仅反映外周化学感受器的功能，也夹杂着低氧对呼吸中枢的抑制作用。有关低氧通气抑制的机制可能是低氧时脑血流增加及抑制性脑神经介质（如腺苷）的相对增加所致。

3. 通气应答检测的其他问题

（1）低氧和高 CO_2 刺激经过的时间常数可能存在差异。

（2）高 CO_2 血症可使脑血流量增加，间接冲洗 CO_2，使中枢化学感受器的 PCO_2 发生改变。特别是高 CO_2 吸入方式及 $PaCO_2$ 上升速度不同时，会使高 CO_2 通气应答值受到不同程度的影响。

（3）测定时间：对低氧而言，需要足够的测定时间观察 VE 变化的峰值，又需避免长时间测定而产生的中枢抑制作用和 VE 变化峰值的降低；对高 CO_2 而言，需足够测定时间以观察到 VE 变化的峰值，又需避免长时间测定而产生的中枢血管扩张作用和 VE 变化峰值的降低。

4. 基本评价 作为临床呼吸调节的检查方法，低氧及高 CO_2 通气应答检测仍不失为较简便、可靠的检测方法。

（二）通气应答检测方法 大体分三种方法：① 恒定状态检测法（steady state test）。② 单次呼吸检测法（single breath test）。③ 累进重复呼吸法（progressive test），其中累进重复呼吸法最常用。

1. 恒定状态检测法 给予不同浓度的气体吸入，并持续一定时间；不同浓度的吸入气体和血液、脑脊液之间的平衡需 10 min 以上，达平衡后的状态称为稳态，同时记录吸入气浓度和稳态时的 VE，计算吸入气体浓度分段变化时所引起 PaO_2 或 $PaCO_2$ 变化值与相应 VE 之间的相关性，求出通气应答斜率。

通气应答定量检测时至少需要 3 种不同浓度的低氧或高 CO_2 吸入气体，故该检测法需时较长，给受检者带来较大不便，较少使用。

2. 单次呼吸检测法 受检者于安静呼吸时吸入 100％N_2 或 100％O_2 数次后（5～20 s）检测 VE 的变化，计算通气应答斜率。由于该法测定时间短暂，故认为动脉血气变化的信息仅传至周围化学感受器，并未上传至呼吸中枢，可排除中枢性化学调节的影响，而单纯评价周围化学感受器的功能。该法的最大难点是定量检测困难；仅用几次呼吸推算 VE，重复性较差。

3. 累进重复呼吸法 简称重复呼吸法，是目前最常用的测定方法。

（1）低氧通气应答：自 Weil 等 1970 年提出重复呼吸法及以后的改良方法以来，低氧通气应答检测已较广泛地应用于临床研究。

1）基本测定要求：保持 $PaCO_2$ 在一定水平的前提下，将 PaO_2 每隔 3～10 min 逐渐降至 40 mmHg。具体要求是吸入气 N_2 浓度逐渐增加，O_2 浓度相应下降。

2）其他测定方法：临床上还采用 Rebuck 和 Campbell 提出的改良重复呼吸法，即让受检者重复呼吸自身的呼出气体，使 O_2 浓度逐渐下降。为了保证 $PaCO_2$ 不变，呼出气 CO_2 用钠石灰吸收，使 $PaCO_2$ 稳定在安静呼吸空气时的水平。也有作者将 $PaCO_2$ 维持在 P_ECO_2 水平。

3）准确度检测和安全监测：由于低氧通气应答检测有一定危险性，检测时必须对吸入气体浓度、呼出气体浓度、SaO_2 及心电图进行动态监测，低氧负荷低限值可达 $PaO_2＝40$ mmHg。由于脉氧仪检测 SaO_2 相当精确，故可用 SaO_2 替代 PaO_2，SaO_2 低限值为 75％～80％。

4）无反应者：即使 SaO_2 或 PaO_2 分别下降到 80％或 40 mmHg，仍有 10％～20％健康人未出现 VE 增加，故不能仅观察受检者的 VE 变化，还要注意其他表现，如出现意识消失、痉挛、脑电波出现慢波等，应立即停止检测，给予高浓度氧疗。

5）检测的时间要求：低氧通过刺激外周化学感受器增加 VE，同时对呼吸中枢神经有抑制作用，但两种效应存在时间差，低氧负荷下通气应答达峰值后，再继续用同一水平的低氧刺激，VE 将逐渐降低，形成通气应答的双相性反应（图 14－5），所以低氧通气应答检测通常在 VE 增加至峰值之前计算其应答斜率，从而可较准确地反映外周化学感受器对低氧刺激的反应性。

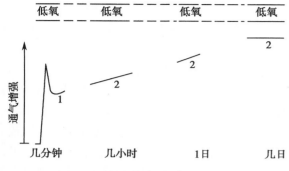

图 14-5　低氧通气应答的反应特点

给予低氧刺激,数分钟 VE 增加达峰值,然后迅速下降;数小时后,VE 再次增加,并达到更高水平(典型高原低氧反应)。

Igarash 等通过 10 例健康人不同时间的低氧通气应答的测定发现,低氧应答测量时间不应超过 6 min,否则易出现呼吸中枢的低氧抑制效应。

(2)高 CO_2 通气应答:Read 等于 1967 年提出的重复呼吸法检测高 CO_2 通气应答,由于理论严谨、测定装置简便,较广泛地应用于临床研究中。

1)具体检测方法:将含 7％CO_2 浓度的混合气体(用 100％纯氧和 100％CO_2 进行混合,使 CO_2 浓度为 7％)加入肺量计内,加入后的混合气容积约为受检者肺活量＋1 L,让受检者重复呼吸肺量计内的气体,短时间内使 $P_E CO_2$、$PaCO_2$ 及肺量计内的 PCO_2 达到平衡(通常需要 30 s 左右),同时测定 $PaCO_2$(或 $P_A CO_2$)及相应的 VE 变化,一般检测呼气末 PCO_2($PetCO_2$)来代表 $PaCO_2$($P_A CO_2$),检测通常要 4 min 以上,测得的关系曲线称为稳态下的每分通气量-肺泡 CO_2 分压(VE-$P_A CO_2$)关系曲线(图 14-6)。

简单要求是让受检者反复呼吸 5 L(无需肺活量＋1 L 那样精确)混合气体(7％CO_2 和 93％O_2)约 5 min,同时记录 VE 和 $PetCO_2$(代表 $P_A CO_2$)。随着 $P_A CO_2$ 上升,化学感受器兴奋,VE 增加,故亦能得到 VE-$P_A CO_2$ 关系曲线。

最初 Read 等提出的重复呼吸法测得的高 CO_2 通气应答值被认为与恒定状态检测法所测得的数值相同。但进一步的实验证明,两种方法的检测值有较明显差异,主要是由于后者可使脑血流明显增加。重复呼吸法检测的高 CO_2 通气应答值较恒定状态法高约 80％。

2)计算:VE-$P_A CO_2$ 关系曲线的特点:$P_A CO_2$ 等于 40～80 mmHg 的范围内,两者呈线性关系,其斜率是单位 $P_A CO_2$ 变化引起的 VE 变化($\Delta VE/\Delta P_A CO_2$),反映肺通气对 CO_2 刺激的反应性

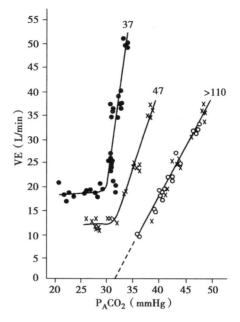

图 14-6　VE-$P_A CO_2$ 的关系曲线

横坐标为 $P_A CO_2$,纵坐标为 VE,自下而上三条曲线分别为 PaO_2 大于 110 mmHg、等于 47 mmHg、等于 37 mmHg 时的 VE-$P_A CO_2$ 关系曲线。

或化学感受器对 CO_2 刺激的反应性。

3)控制 PaO_2 的变化:检测期间,保持 PaO_2＞150 mmHg 或 SaO_2＞98％,即可排除低刺激氧因素的影响。

否则若同时合并低氧血症,则反应曲线的斜率增加(图 14-6)。

4)吸入气 CO_2 浓度超过 15％,CO_2 能产生麻痹作用而抑制呼吸。

5)与低氧通气应答检测相比,高 CO_2 通气应答检测的危险性较小,但检测过程中可出现头痛、出汗、血压上升。关于检测中的 CO_2 的负荷量(终止标准),一般为从检测初开始,$P_A CO_2$ 上升 20 mmHg 后中止检测。

(三)通气应答评价

1. 通气应答方法的评价

(1)低氧通气应答:$P_A O_2$ 和 VE 的关系与 PaO_2 和颈动脉体电冲动的关系相似,成双曲线型(图 14-7A),评价较繁琐;肺疾病患者多有 $P_{A-a} O_2$ 的增大,且后者随吸入气 PO_2 变化,$P_A O_2$ 不能反映 PaO_2 的真实状况;SaO_2 的无创性动态检测简便易行、准确度高,且与 VE 变化呈线性关系,故通常用 SaO_2 与 VE 的相关性确定低氧通气应答率,即应答斜率为 $\Delta VE/\Delta SaO_2$(图 14-7B、图 14-8A),可较简单、准确地反映呼吸中枢对低氧刺激的兴奋性。

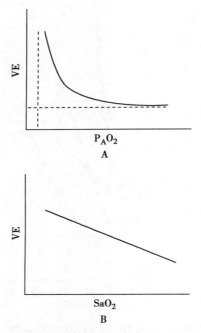

图14－7　低氧通气应答模式图

A. VE与P_AO_2的关系呈双曲线；B. VE与SaO_2的关系呈直线。

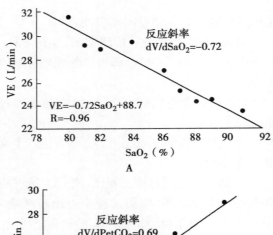

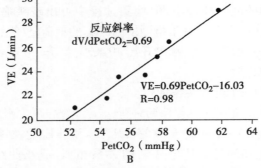

图14－8　低氧和高二氧化碳通气应答实测图

A. 低氧通气应答，VE与SaO_2呈负线性相关；B. VE与$PetCO_2$呈正线性相关。

（2）高CO_2通气应答检测：$PetCO_2$与VE成线性相关关系（图14－8B），其应答斜率为$\Delta VE/\Delta PaCO_2$，故测定简单、方便。

2. 通气应答正常值及其影响因素的评价

（1）低氧通气应答的正常值：低氧通气应答值的个体差异较大，即使是健康人，在$SaO_2＝80\%$或$PaO_2＝40$ mmHg时，几乎完全无反应者占$10\%\sim 20\%$。低氧通气应答结果除受遗传因素影响外，还受身高、基础代谢率、肺功能、高原居住、长期低氧血症等后天因素的影响，吸烟者低氧通气应答值较非吸烟者高，因此用统一结果比较是不合适的。虽然影响低氧通气应答的生理因素较多，但就健康个体而言，若无特殊变化，至少10年内的应答值基本保持不变，因此对个体进行动态随访具有较高价值。在运动或$PaCO_2$上升时，低氧通气应答值增高，其增高程度与其基础低氧通气应答值正相关。

（2）高CO_2通气应答的正常值：与低氧通气应答相同，高CO_2通气应答值也存在较大的个体差异，影响因素包括遗传、人种、性别、年龄、肺功能、药物使用及检测时动脉血HCO_3^-浓度等；睡眠中的高CO_2通气应答较清醒时的检测值低，提示高CO_2通气应答也受行为性呼吸调节的影响。有报道显示：受检者的性格、气质也与高CO_2通气应答正常值相关。

虽然低氧与高CO_2通气应答均与遗传因素相关，但高CO_2通气应答不如低氧通气应答与遗传因素的相关程度高。对健康人为期10年的随访显示，与低氧通气应答相比，高CO_2通气应答斜率的变化较大。对中、老年双胞胎对象的研究显示，高CO_2通气应答的遗传性只有在低氧状态下才能得到确认。

（3）影响通气应答结果的因素：引起低氧和（或）高CO_2通气应答增强的因素有：甲状腺功能亢进、发热、妊娠、水杨酸中毒、轻度肝功能不全等；引起通气应答减低的因素主要有：遗传、肥胖低通气综合征、长期使用麻醉剂、颈动脉内膜切除术、发绀性先天性心脏病、家族性自主神经功能异常、代谢性碱中毒、甲状腺功能减退症、重度肝功能不全等。

二、$P_{0.1}$ 的 测 定

（一）基本原理　在受检者事先不知情的情况下突然阻断气道（一般在平静呼气末，即FRC位），于第二次吸气开始后0.1 s所产生的口腔内压。该压力是呼吸中枢、呼吸阻力、呼吸动力的综合反映。由于呼吸肌等长收缩，肺内气流和容积改变基本为零，故不刺激肺牵张感受器，无迷走神经反射的影

响;也不受气道阻力和肺胸肺顺应性的干扰,所测得的负压单纯为呼吸肌活动所致;测定过程中 FiO_2 在35%以上,可以排除低氧呼吸驱动的影响,因此理论上 $P_{0.1}$ 可较好地反映呼吸中枢驱动水平。

（二）主要测定仪器　阻断器、压力换能器和记录仪、秒表或自动计时器(与气道阻力的测定有一定的相似性,详见第十一章)。现代测定仪将压力换能器、记录仪、计时器组装在一起,并有显示屏,测定、显示和计算更方便。

（三）测定程序

1. 传统测定

(1) 夹鼻夹,口含咬口,连接测定仪器,呼吸数次,使受检者习惯测定状态。

(2) 呼吸平稳后,开启记录仪,记录口腔压的变化。

(3) 在平静呼气末阻断呼吸通道,继续自然吸气;同时用秒表计时,计时时间达 100 ms 时,记录口腔压(该压力为 $P_{0.1}$,实质是负值,习惯用绝对值表示)。

(4) 断开阻断器,平稳呼吸数次,去掉鼻夹,拿出咬口,测定完成。

2. 现代测定

(1) 同上。

(2) 开启测定仪,观察呼吸和口腔压变化;呼吸平稳后,于呼气末阻断呼吸通道,继续自然吸气;计时器同步计时,时间达 100 ms 自动终止,并自动显示口腔压的大小。该压力为 $P_{0.1}$。

(3) 断开阻断器,平稳呼吸数次,去掉鼻夹,拿出咬口,测定完成。

（四）优点　$P_{0.1}$ 检测具有无创、简便、重复性好等优点。

（五）正常值　在神经传导通路(包括呼吸肌)正常状态下,$P_{0.1}$ 的正常值范围为 $1\sim2\ cmH_2O$。

（六）评价

1. 与通气应答的比较和基本评价　通气应答检测的输出变量是 VE,符合呼吸功能的真实情况,主要缺点是受呼吸系统阻力、顺应性等因素影响,不能完全反映呼吸中枢的活动。1975 年 Whitelaw 等研究发现受检者平静呼吸时,在事先不知情的情况下,于平静呼气末(FRC 位)阻断气道,检测吸气开始后 0.1 s 时的口腔闭合压作为呼吸应答的输出参数。此时气道的气流量为零,测定的压力值几乎不受呼吸系统的阻力、顺应性、肺牵张反射等因素的影响,因此在神经传导通路正常的情况下可较好地反映呼吸中枢的兴奋性。

2. 研究结果评价　Whitelaw 等最先应用 $P_{0.1}$ 作为评价呼吸驱动能力的参数研究了健康人呼吸中枢对 CO_2 的反应性,发现 $P_{0.1}$ 与 $PetCO_2$ 成指数函数关系,而 VE 与 $PetCO_2$ 成直线相关关系,$P_{0.1}$ 与 VE 呈非直线相关关系。在 $PaCO_2 = 7.33\ kPa$(55 mmHg)时,测得的 $P_{0.1}$ 为 $0.13\sim0.86\ kPa$,故认为 $P_{0.1}$ 能反映呼吸中枢吸气驱动。另有研究显示:健康人 $P_{0.1}$ 与 $PetCO_2$、$P_{0.1}$ 与 VE 呈直线相关关系;在无阻力负荷、呼吸空气时,$\Delta P_{0.1}/\Delta PetCO_2$ 为 $0.51\pm0.01\ kPa/kPa$。Maltais 等用 $P_{0.1}$ 作为呼吸中枢输出参数研究健康人在恒定浓度 CO_2、进行性低氧呼吸时上气道压力的变化,显示健康人呼吸空气时 $P_{0.1}$ 为 $(0.14\pm0.02)\ kPa$,$P_{0.1}$ 与 SaO_2 呈直线相关关系($r = 0.75\sim0.91$),斜率为 $-0.008\pm0.003\ kPa/\%SaO_2$。随着低氧程度加重,$P_{0.1}$ 逐渐升高。Clague 证明在无阻力负荷和有阻力负荷下吸气费力的感觉(Borg 评分)与 $P_{0.1}$ 高度相关($r>0.9$)。Hesser 研究运动负荷下的变化,发现运动负荷由 0 递增至 200 W 时,$P_{0.1}$ 与 VE 分别由 0.4 kPa、12.0 L 增加至 0.96 kPa、58.5 L,提示运动过程中呼吸中枢驱动逐渐增强。

3. 临床应用　$P_{0.1}$ 评价呼吸中枢的驱动水平,在正常范围内说明驱动正常;测定结果降低说明驱动水平降低,在差别不大的测定条件下变动范围较大说明呼吸中枢调节紊乱,皆对诊断呼吸中枢疾病或评价呼吸中枢病理变化有重要参考价值;反之说明驱动水平升高,常见于呼吸器官疾病。临床上 $P_{0.1}$ 测定主要用于评价机械通气患者的撤机,预测撤机成功的标准为 $<4\sim6\ cmH_2O$(中枢性疾病除外)。Herrera 等对 20 例机械通气患者测定 $P_{0.1}$ 52 次,全部 $P_{0.1}>2\ cmH_2O$;$P_{0.1}>4.2\ cmH_2O$ 时,89% 的患者需继续全部或部分机械通气;$P_{0.1}<4.2\ cmH_2O$ 时,78% 的患者撤机成功。$P_{0.1}$ 过高反映呼吸中枢驱动过强,常是通气负荷过大的标志,不宜撤机,尤其是在气道阻塞性肺疾病。

三、通气应答和 $P_{0.1}$ 的综合应用

（一）低氧通气反应　多采用累进重复呼吸法,保持 $PaCO_2$ 的恒定,同步测定 $P_{0.1}$、VE、SaO_2,直至 SaO_2 降至 75%~80%。

(1) 以 VE 为纵坐标,以 SaO_2 为横坐标,如前所述可绘出低氧通气反应曲线。SaO_2 与 VE 呈线性关系,可间接反映 PaO_2 与 VE 之间的关系。

（2）以为 $P_{0.1}$ 纵坐标，以 SaO_2 横坐标，则得呼吸驱动低氧反应曲线，因 $P_{0.1}$ 测定较少受其他因素影响，以 $\Delta P_{0.1}/\Delta SaO_2$ 代表低氧反应的敏感性较准确，健康人 $\Delta P_{0.1}/\Delta SaO_2 = 0.19 \pm 0.08\ cmH_2O/1\%$。

（二）高 CO_2 通气反应 多采用累进重复呼吸法测定，如前所述保持高浓度氧吸入，以避免低氧的影响，同步测定 $PetCO_2$（代表 $PaCO_2$）、VE、$P_{0.1}$。

（1）以 VE 为纵坐标，以 $PaCO_2$ 为横坐标，两者呈线性关系，直线开始上升的位置代表 CO_2 反应的阈值，坡度代表呼吸中枢对 CO_2 反应的敏感性。

（2）VE 受呼吸流量和肺容积影响，以 $P_{0.1}$ 代替 VE 更为准确，即以 $P_{0.1}$ 为纵坐标，以 $PaCO_2$ 为横坐标，可画出 CO_2 反应曲线，健康人 $P_{0.1}/PaCO_2 = 0.42 \pm 0.15\ cmH_2O/mmHg$。

四、呼吸调节测定的临床意义

通气应答检测和 $P_{0.1}$ 检测不仅能反映呼吸中枢对低氧及高 CO_2 的感受性和呼吸驱动水平，且能反映呼吸器官（支气管、肺、胸廓）或其他原因所引起的气体交换障碍等对呼吸中枢驱动的影响。相对而言，$P_{0.1}$ 较低氧和高 CO_2 通气应答的稳定性好，临床应用的机会更多。在进行通气应答检测时，要注意测定方法不同所导致的应答值差异。呼吸调节检测的重要性还在于：尽管健康人的通气应答值有较大个体差异，但作为个体却长期保持稳定，在呼吸系统疾病的发生、发展中作为病理因素发挥作用，如不同 COPD 患者，在通气功能障碍程度相似的情况下，动脉血气结果可明显不同，提示化学性调节发挥一定作用；在阻塞性睡眠呼吸暂停低通气（obstructive sleep apnea syndrome，OSAS）患者，睡眠中 SaO_2 降低的程度及呼吸停止时间长短与通气应答有良好的相关性；多种心肺疾患所致的呼吸困难程度与基础疾病的严重程度不符时，部分原因可能是化学性调节的个体差异所致，因此判定通气应答检测结果是否正常或异常，并与基础疾病综合分析有重要价值。

（朱　蕾）

第十五章
肺 功 能 诊 断

随着肺功能检查的广泛应用,肺功能基本诊断标准、分级标准的准确性,以及定位、定性诊断,都需要给出明确的答案,但目前现有国内、外指南或临床实践皆有较多问题,肺功能诊断主要涉及肺功能参数的评价标准,肺通气功能和换气功能的评价标准,以及更高的要求。本章以朱蕾教授在《中华结核和呼吸杂志》发表的"关于肺功能诊断的建议"为基础,结合实际临床问题和近年的研究成果撰写而成。

第一节　肺功能诊断的基本概念

1. 实测值(measured value)　肺功能参数的实际测定结果,其中弥散量用标准条件(STPD)校正,肺容积和通气功能参数用生理条件(BTPS)校正。

2. 预计值(predicted value)　通过流行病学方法,根据健康者年龄、性别、身高、体重,按正常预计公式计算出的肺功能正常值。

3. 健康人群低限(lower limit of normal, LLN)　健康人群中,肺功能参数正常医学参考值范围的最低临界值,是判断肺功能参数是否正常的常用标准。

4. 健康人群高限(upper limit of normal, ULN)　健康人群中,肺功能参数正常医学参考值范围的最高临界值,主要用于判断肺容积参数是否正常。

5. 肺功能参数正常(normal pulmonary function parameter)　判断肺功能参数是否正常一般选择实测值占正常预计值的百分比,残气容积(RV)、功能残气量(FRC)、肺总量(TLC)在 $\pm 20\%$ 以内为正常,其他 $\geqslant 80\%$ 为正常。较多指南也采用医学参考值范围双限或低限表示,即 $\geqslant$ LLN 或在 LLN 和 ULN 之间为正常,但由于国、内外皆缺乏公认的 LLN 和 ULN,实际临床应用不多。

6. 肺功能参数异常(abnormal pulmonary function parameter)　肺功能参数实测值占正常预计值的百分比超过正常值范围或医学参考值范围的双限或低限的病理生理学状态。

7. 肺功能正常(normal pulmonary function)　肺容积、通气和换气功能参数(一氧化碳弥散量)或核心参数皆在正常范围内的生理学状态。若部分参数稍超出正常值范围则习惯上称为肺功能基本正常。

8. 通气功能障碍(ventilatory disorder)　各种呼吸系统及相关组织病变导致的通气功能减退。分为限制性、阻塞性和混合性通气功能障碍三种基本类型。

9. 限制性通气功能障碍(restrictive ventilatory disorder)　肺的扩张和(或)回缩受限引起的通气功能障碍。主要见于肺实质、胸廓、心脏疾病,也见于膈肌麻痹和大量腹水、巨大腹腔肿瘤和肥胖等疾病。其基本特点是为肺活量(VC)或用力肺活量(FVC)和肺总量(TLC)降低,一秒率(FEV_1/FVC)正常或不下降,一氧化碳弥散量(D_LCO)下降。

10. 阻塞性通气功能障碍(obstructive ventilatory disorder)　气道开放不足和(或)提前关闭引起通气功能障碍。主要见于气管及其各级分支阻塞、肺弹性功能减退,也见于部分上气道阻塞。肺功能特点是 FEV_1/FVC 降低,常有 RV、FRC 和 RV/TLC 升高或不下降。

11. 混合性通气功能障碍(mixed ventilatory disorder)　气道开放不足和(或)提前关闭及肺的扩张和(或)回缩受限同时存在的病理生理状态,即同时存在阻塞性通气功能障碍和限制性通气功能障碍的病理生理状态。

12. 小气道功能障碍(small airway dysfunction)　单纯小气道功能改变而常规通气功能正常,或有限制性通气功能、但低容积流量下降更显著的病理生理状态。常见于轻度小气道病变、轻度肺气肿。

13. 气流受限（airflow limitation）　又称"气流阻塞（airflow obstruction）"。气道管径在呼吸运动中同肺实质失去协调，出现开放不足和（或）提前关闭，导致气流流动受限的病理生理状态。气流受限主要发生在外周气道，也可发生在中央气道。

14. 气道阻塞（airway obstruction）　气道病变导致气道管径缩小，气体呼出和（或）吸入障碍的病理状态。是发生气流受限的最常见原因。

15. 气道陷闭（collapse of airway）　一定时间和一定吸、呼气时相内出现气道闭合和气流受限的病理状态。

16. 上气道陷闭（collapse of upper airway）　上气道吸气相塌陷和气流受限的病理状态。主要见于阻塞性睡眠呼吸暂停低通气综合征。

17. 大气道陷闭（collapse of large airway）　大气道吸气相和（或）呼气相塌陷和气流受限的病理状态。主要见于肋软骨软化。

18. 小气道陷闭（collapse of small airway）　呼气时胸腔负压显著降低，导致小气道塌陷和气流受限的病理状态。小气道主要依靠肺弹力纤维环的牵拉而保持开放，受吸、呼气时相的影响较大。若肺弹力纤维的支撑作用显著减弱，则吸气时胸腔负压增大，小气道开放；呼气时，胸腔负压显著降低，小气道塌陷和气流受限。

19. 呼气气流受限（expiratory flow limitation，EFL）　气道管径在呼吸运动中同肺实质失去协调，出现呼气相气道内径显著缩小或提前关闭，导致呼出流量受限的病理生理状态。

20. 吸气气流受限（inspiratory flow limitation，IFL）　气道管径在呼吸运动中同肺实质失去协调，出现开放不足，导致吸入气流量受限的病理生理状态。

21. 固定性大气道狭窄（fixed obstruction of large airway）　大气道狭窄，气道阻力不随吸呼气时相变化的病理状态。因大气道横截面积非常小，轻微阻塞即可导致呼、吸峰流量的显著下降。临床罕见。

22. 胸廓内非固定性大气道阻塞（intrathoracic nonfixed obstruction of large airway）　胸廓内气道阻塞，且阻塞程度随吸、呼气时相变化的病理状态。吸气时胸腔负压显著增大，气道扩张，阻力降低；而呼气则相反。肺功能主要表现为呼气峰流量显著下降，而吸气峰流量基本正常或变化幅度不大。

23. 胸廓外非固定性大气道阻塞（extrathoracic nonfixed obstruction of large airway）　胸廓外气道阻塞，且阻塞程度随吸、呼气时相变化的病理状态。吸气时胸腔负压和气道负压增大，在阻塞部位出现气道回缩，阻力增大；而呼气则相反。肺功能主要表现为吸气峰流量显著下降，而呼气流量变化幅度不大。

24. 可逆性气流受限（reversible airflow limitation）　又称"可逆性气流阻塞"。阻塞气道出现自发性阻力降低或在药物作用下出现阻力降低的病理生理状态。一般判断标准为吸入气道扩张剂后第 1 s 用力呼气容积（FEV_1）改善率≥12％或者峰值呼气流量（PEF）昼夜波动率≥20％。目前多选择 FEV_1 改善率≥12％且其绝对值增加≥200 mL 为阳性。

25. 不完全可逆性气流受限（incompletely reversible airflow limitation）　又称"不完全可逆性气流阻塞"。积极治疗后，气流阻塞不能改善或明显改善的病理生理状态。一般判断标准为吸入气道扩张剂后 FEV_1 改善率＜12％或者 PEF 昼夜波动率＜20％。目前的标准多选择 FEV_1 改善率＜12％和绝对值增加小于 200 mL。

26. 换气功能障碍（gas exchange defect）　任何原因引起的肺通气/血流失调、弥散障碍、无效腔通气或静动脉血分流增加的病理生理状态。

27. 一氧化碳弥散量下降（decreased D_LCO）　D_LCO 实测值小于 LLN 或占正常预计值的百分比＜80％的病理生理状态，是判断弥散障碍或换气功能障碍的最常用标准。D_LCO 不仅反映弥散功能，也与气体分布、血流量分布及两者的比例有关。

28. 肺过度充气（pulmonary hyperinflation）　肺容积异常增加的状态，主要见于呼气末，可以是生理性代偿或病理性改变，多见于后者。

29. 肺过度通气（pulmonary hyperventilation）　简称"过度通气"。静息状态下，肺泡通气量显著增大，发生呼吸性碱中毒的病理生理状态。常见于支气管哮喘或 COPD 的急性发作期、高通气综合征、肺炎、肺水肿、急性呼吸窘迫综合征。

30. 通气代偿（compensated ventilation）　通气功能障碍患者，通过代偿性呼吸增强、增快，肺泡通气量增大，使 $PaCO_2$ 不超过正常范围高限的病理生理状态。

31. 通气失代偿（decompensated ventilation）　严重通气功能障碍患者，通气量增大不足以克服通气阻力增加,出现呼吸性酸中毒的病理生理状态。

32. 代偿性肺过度充气(compensating pulmonary hyperinflation, compensatory pulmonary hyperinflation) 曾称"代偿性肺气肿"。部分肺实质失去呼吸功能,如肺萎陷、肺叶切除术后、胸廓畸形等,致使健康肺实质的呼气末容积代偿性增大的生理状态。

33. 静态肺过度充气(static pulmonary hyperinflation) 充分放松呼气肌或延长呼气时间,气体充分呼出后仍存在的肺过度充气状态,其基本

肺功能特点是功能残气量由肺弹性回缩力和胸廓弹性扩张力决定。主要见于慢性阻塞性肺疾病(chronic obstructive pulmonary disease,COPD)的缓解期和慢性迁延期。

34. 动态肺过度充气(dynamic pulmonary hyperinflation) 潮气呼气末肺容积增加,且超过了由肺和胸壁的弹力所决定的功能残气量的病理状态。故放松呼气肌或延长呼气时间,气体仍能呼出。主要见于支气管哮喘和COPD的急性发作期。

第二节 常规肺功能诊断

肺功能诊断标准主要涉及肺功能参数的判断标准,肺通气功能和换气功能的评价标准。

一、肺功能参数的正常值

1. 肺功能参数正常值的评价标准 由于人种等因素影响,世界各地肺功能参数的正常预计值公式不同,健康人群高限(ULN)和低限(LLN)分别是最高和最低临界值,是理论上最科学的评价标准,被美国胸科学会/欧洲呼吸学会(American Thoracic Society/Europe Respiratory Society,ATS/ERS)的肺功能诊断指南采用。但由于与实际情况差别太大,并未获得临床医生和临床疾病诊治指南的认可,如COPD是最常见的慢性气流阻塞性肺疾病,其全球防治倡议(Global Initiative for Chronic Obstructive Lung Disease,GOLD)完全忽视UIP和LIP,而是采用$FEV_1/FVC < 70\%$作为定性诊断标准,采用FEV_1占正常预计值的百分比作为严重度分级标准。我国的肺功能参数评价主要采用实测值占正常预计值的百分比,少部分参数长期没有公认标准。不少单位通气功能的定性诊断用GOUD标准,严重度分级用ATS/ERS标准或既往长期应用的三度分级标准或完全采用GOLD标准。

2. 肺功能参数正常值的问题 选择无临床症状、无高危因素的"健康人"是建立正常预计值公式的基本要求,但对肺功能远远不足,调查显示该类"健康人群"中有较高比例的气流阻塞者,如此建立的正常预计值公式尽管对均数的影响有限,但标准差加大,ULN升高,LLN降低,容易导致诊断错误,如英国学者1995年的一项研究,入选6 053位不吸烟、无呼吸系统症状、无哮喘诊断的高加索人,得出

FEV_1/FVC LLN低于70%的年龄为女性61岁、男性48岁,远低于≥70岁才可能低于70%的实际情况,必然包含较大比例的无呼吸系统症状、无高危因素的气流阻塞者,尤其是男性,这可能也是ATS/ERS于2005年才出版指南,时隔14年后才更新指南,但仍有争议的原因之一。故尽管理论上ULN和LLN的科学性最高,但在肺功能应用的问题仍较多。

3. 我国的正常预计值公式 我国尚无统一的汉族人群肺功能参数正常预计值公式,而是分别由东北、西北、华中、华东、东南、西南六大地区于1988年制订各自的标准;其后虽多次进行大规模的流行病学调查,但均未能制订出完整的新公式,国外情况类似,严重滞后于呼吸病学的发展。我国调查失败的原因考虑主要有以下几个方面:吸烟量上升和年轻化趋势并未明显改善,大气污染(包括职业污染和生活污染)仍较严重,特别是这些因素早年对呼吸道和肺的影响仍可能持续存在或加重,使真正的健康人群数量明显减少;二手烟、大气污染又是难以准确评估的重要高危因素,容易导致无临床症状、无明确高危因素的气流阻塞者入选,因此ULN、LLN可能较国外更不可靠。朱蕾教授团队的研究结果和临床实践均显示1988年版的肺功能正常预计值公式仍然最合理,绝大部分仍能继续使用;但D_LCO和D_LCO/V_A的正常预计值偏高,推荐改用2011年的修正公式,而CO弥散量正常预计值公式变化的主要原因是屏气时间的计算方法改变所致,与人群选择无明显关系。

4. 肺功能参数的正常值范围 不同种类的肺功能参数的选择标准不同。

（1）绝对值参数：TLC、FRC、RV 降低、升高皆为异常，其正常值范围为实测值占正常预计值的 ±20%；其他绝对值参数，包括换气功能参数、大部分肺容积参数、通气功能参数降低为异常，其正常值范围取实测值占正常预计值百分比≥80%。

（2）相对值参数：主要为 FEV_1/FVC、残气容积与肺总量百分比（RV/TLC）、功能残气量与肺总量百分比（FRC/TLC），不能采用实测值占正常预计值≥80%或实测值占正常预计值的 ±20%评价，长期没有公认的标准，其中 FEV_1/FVC 是评价通气功能状态的必要参数，需结合病史、其他通气功能或肺容积参数、最大呼气流量-容积（MEFV）曲线等综合判断，临床应用混乱。

FEV_1/FVC 随年龄增加逐渐下降。小儿肺容积小，呼气时间短，FEV_1/FVC 常≥95%，健康青年人多≥85%；进入老年后下降幅度有所减小，朱蕾教授课题组的研究结果显示老年人的平均值约为 80%，其中≥70 男性为（80.2±4.5）%，女性为（81.8±5.6）%，少部分可降至 70%，因此 GOLD 把 FEV_1/FVC＜70%作为定性标准，对以中、老年为主的 COPD 患者有较高的准确度，但仍需注意在低龄人群的高漏诊率和高龄人群的过度诊断。用于其他阻塞性肺疾病的辅助诊断也不合适，比如对以低龄人群为主的支气管哮喘患者，用 FEV_1/FVC＜70%作为定性诊断标准必然有较高的漏诊率。朱蕾教授等统计出国人 FEV_1/FVC 的 LLN，换算为占正常预计值的百分比为 92%，即 FEV_1/FVC 占正常预计值的百分比（FEV_1/FVC%pred）≥92%为正常，由于排除了年龄影响，更具科学性，已在国内广泛应用。

RV/TLC、FRC/TLC 结果的变异度大，且主要用于阻塞性通气功能障碍的辅助诊断，可无严格的评价标准。

二、肺功能的定性诊断

肺功能有正常和异常两种基本类型，主要包括下述情况。

（一）肺功能正常　指通气功能参数或核心参数（FVC、FEV_1、FEV_1/FVC）的测定值、D_LCO 和每升肺泡容积一氧化碳弥散量（D_LCO/V_A）测定值皆在正常范围内；肺容积参数或核心参数（VC、TLC、FRC、RV）的测定值正常有重要的辅助诊断价值。若部分参数的测定值接近或稍超出正常值范围，称为肺功能基本正常，结合总体肺功能测定结果和病史诊断更有价值。

（二）通气功能正常　指通气功能参数或核心参数（FVC、FEV_1、FEV_1/FVC）的测定值皆在正常范围内；肺容积参数或核心参数（VC、TLC、FRC、RV）的测定值正常有重要的辅助诊断价值。若部分参数的测定值接近或稍超出正常值范围，称为通气功能基本正常。

（三）换气功能正常　指 D_LCO 和 D_LCO/V_A 的测定值皆在正常范围内；通气功能、肺容积参数或核心参数的测定值正常或仅轻度异常有重要的辅助诊断价值。单纯换气功能正常罕见。

（四）肺功能障碍　分通气功能障碍和换气功能障碍，前者又分阻塞性、限制性、混合性三种类型。

（五）阻塞性通气功能障碍　气流呼出和（或）吸入受限引起的病理生理状态。

1. 诊断原则　以 FEV_1/FVC 降低，TLC 升高或不降低为原则；结合病史（如长期吸烟，有慢性咳嗽病史，影像学有广泛性支气管壁增厚或肺气肿改变等）有助于诊断。

2. 具体标准　为便于临床操作，给出具体诊断标准是必要的，但需重视与诊断原则的结合。

（1）FEV_1/FVC%pred＜92%，TLC 升高或无降低；RV/TLC、RV、FRC 升高或无降低具有重要辅助诊断价值。

FEV_1/FVC%pred＜92%是阻塞性通气功能障碍的基本诊断标准，见于绝大部分患者。若受检者无任何不适或高危因素接触史，FEV_1/FVC%pred 仅稍低于 92%，阻塞通气功能障碍的诊断需慎重，尤其是老年人。

（2）FEV_1/FVC%pred 降低，但≥92%；FEV_1 占正常预计值百分比（FEV_1%pred）＜80%，TLC 无降低。RV/TLC、RV、FRC 无降低具有重要辅助诊断价值。该种情况主要见于缺乏锻炼、基础肺功能较差的患者。

（3）FEV_1/FVC%pred 明显降低，但≥92%，FEV_1 正常，反映小气道功能的参数：中段呼气流量（FEF_{25-75}）、用力呼出 50%肺活量呼气流量（FEF_{50}）、用力呼出 75%肺活量呼气流量（FEF_{75}）明显下降。RV、FRC、TLC、RV/TLC 无降低具有重要辅助诊断价值。主要见于基础肺功能非常好的轻度阻塞患者。

该类情况与小气道功能障碍相似，诊断需慎重，应结合病史，如患者为青年，有反复发作的哮喘史，FVC%pred 超过 100%，可给出诊断：结合病史，轻度阻塞性通气功能障碍;若无吸烟史,也无任何不适,且为老年人,可给出诊断:通气功能基本正常或小气道功能障碍。

(4) $FEV_1/FVC\%pred$ 正常,FVC、FEV_1 下降,TLC 正常。MEFV 曲线终末部分有明显的凹形改变和低容积流量明显下降。

该种情况少见,且与常规肺功能概念有明显不同,其基本特点是单纯通气功能检查符合限制性通气障碍;重复呼吸法或体容积描记法(体描法)测定 TLC 正常,也无限制性通气障碍的影像学表现,称为非特异性通气功能障碍,是一种特殊类型的阻塞性通气功能障碍,可能与用力呼气导致部分小气道陷闭有关,常见于支气管哮喘患者。诊断需慎重。

在轻、中度阻塞性肺疾病,患者能充分慢呼气,VC 正常;在中、重度阻塞肺疾病,患者不能充分呼气,VC 下降,且常伴 D_LCO、D_LCO/V_A 的下降。

3. 简化标准　上述前三种情况的核心是 FEV_1/FVC 下降(提示有阻塞),TLC 无降低(提示无限制)。若仅测定 VC 和通气功能,且 VC(FVC)正常(无限制),就可诊断阻塞性通气功能障碍,不一定测定 TLC 或 FRC;反之,必须有肺容积测定;上述第四种情况也必须有肺容积测定。

4. 注意事项

(1) 一秒率分母的选择:在阻塞性通气功能障碍或以阻塞为主的混合性通气功能障碍患者,推荐 FEV_1/FEV_7 取代 FEV_1/FVC 作为诊断参数,其他情况下直接用 FEV_1/FVC;不推荐 FEV_1/FEV_6 或 FEV_1/VC 取代 FEV_1/FVC。

(2) 结果正常或异常的评价:肺功能参数正常或异常是统计学意义上的正常或异常,总有少部分健康人的结果在异常范围,同样也有少部分患者的结果在正常范围内。因此统计学意义上的正常或异常在临界值附近时,对核心参数的评价一定要结合病史。

(3) 支气管舒张试验(bronchial dilation test,BDT):原则上可用于各种情况的阻塞性通气障碍,但主要用于:① 初次诊断,评价阻塞的可逆性,协助临床疾病诊断,指导临床治疗。② 可逆性气流阻塞,治疗后仍有阻塞,随访可逆性变化,为调整治疗方案提供依据。单纯随访肺功能,无需加做 BDT。

(4) 阻塞性通气功能障碍的合理评价:因为常规测定用力呼气参数,不测定用力吸气参数,故阻塞性通气障碍常规指呼气功能障碍。部分患者以吸气气流受限为唯一或主要表现,用力呼气气流正常或基本正常,常见于胸廓外大气道非固定性阻塞,其基本特点是患者有劳累性呼吸困难,以吸气困难为主,用力呼吸时颈部可闻及吸气相喘鸣音,常规肺通气功能检查正常或基本正常,心功能检查正常或基本正常;或有异常,但不能解释患者呼吸困难的程度。需注意颈部及上胸部检查,主要是加做最大吸气流量-容积(MIFV)曲线,必要时给予喉镜检查或颈部大气道的影像学检查。

(六) 限制性通气功能障碍　肺扩张和(或)回缩受限引起的病理生理状态。理论上 TLC 下降是定性诊断的最敏感、最准确标准,但 TLC 测定繁琐,影响因素多,可重复性差。在正常通气功能者或限制性通气功能障碍患者,VC 与 FVC 相等,且与 TLC 高度一致,两者的测定简单,重复性好,选择 FVC 占正常预计值百分比(FVC%pred)<80% 作为限制性通气功能障碍的定性诊断标准,FEV_1/FVC 正常是必备条件;TLC、FRC、RV 下降具有重要的辅助诊断价值;多伴 D_LCO 下降,D_LCO/V_A 可下降或正常,主要取决于病变特性;RV/TLC 可正常、下降或升高,取决于肺扩张或回缩受限的程度。

(七) 混合性通气功能障碍　同时存在气流呼出和(或)吸入受限及肺扩张和(或)回缩受限的病理生理状态,即同时存在阻塞性和限制性通气功能障碍,大体分两种情况。

1. 典型表现　根据数据判断即可,即 FEV_1/FVC 下降,伴 TLC、VC 下降,为混合性通气功能障碍;FVC、FEV_1 下降,RV、FRC 下降具有重要辅助诊断价值。

2. 非典型表现　主要是针对有中、重度气流阻塞的患者,推荐结合呼吸生理变化的特点判断。首先明确阻塞存在,即 FEV_1/FVC 下降。在单纯轻、中度气流阻塞时,患者能充分吸气和呼气,TLC、VC 正常,FRC、RV 基本正常,若 TLC、VC 下降即合并限制性通气功能障碍,RV、FRC 下降具有重要辅助诊断价值。在单纯中、重度气流阻塞时,患者呼气严重受限,呼气末肺容积增大,部分患者有吸气末肺容积增大,即 VC 降低,FRC、RV 升高,TLC 正常或升高,故不仅 TLC、VC 降低为合并限制性通气功能障碍;TLC、FRC、RV 在正常低限也应诊断合并限制性通气功能障碍。常有 D_LCO 下降。

结合病史,特别是胸部影像学变化对混合性通气功能障碍具有更高的辅助诊断价值。

(八) 换气功能障碍　生理上指肺泡与肺泡毛

细血管之间 O_2、CO_2 之间的交换障碍，临床测定常规指 CO 弥散量下降的病理生理状态。D_LCO、D_LCO/V_A 占正常预计值百分比（$D_LCO\%$ pred、$D_LCO/V_A\%$pred）$<80\%$ 诊断换气功能障碍，D_LCO、D_LCO/V_A 的价值不完全相同，甚至有明显差异。具体分下述三种情况。

1. 通气功能障碍的伴随结果　临床最常见，在 COPD、支气管哮喘等阻塞性肺疾病，无论是否有肺泡毛细血管膜的破坏，皆存在气体分布不均、通气血流比例失调和有效弥散膜面积减少，即必然同时存在阻塞性通气功能障碍和换气功能障碍。在肺水肿、肺炎、肺纤维化，肺叶切除术、胸腔积液，无论是否有肺实质破坏，皆有肺容积缩小，导致限制性通气功能障碍和 D_LCO 下降，是否有 D_LCO/V_A 下降取决于疾病特点，见下述。

2. 单纯 D_LCO 下降　不存在阻塞性或限制性通气功能障碍，多为肺血管病的标志，也见于轻症间质性肺疾病，肺功能诊断为：通气功能正常，换气功能障碍或 CO 弥散量下降，建议重点进行肺血管检查。

3. D_LCO 下降与 D_LCO/V_A 变化的关系　在周围气道和肺实质疾病，由于影响气体分布或弥散膜，D_LCO 和 D_LCO/V_A 皆下降，但两者的下降幅度不一定一致。在肺部分切除术、肺内孤立性病变、单纯肺外结构疾病患者，D_LCO 下降；但通气肺组织的结构和功能正常或基本正常，D_LCO/V_A 正常或基本正常。

若 D_LCO 和 D_LCO/V_A 皆下降，下降幅度可以相似，也可以有较大差别，则肺功能诊断报告不同，前者宜表达为换气功能障碍，并给出严重程度；后者宜根据各自的下降幅度分别表达，如轻度一氧化碳弥散量下降，重度比弥散量下降。若 D_LCO 和 D_LCO/V_A 变化不一致，即前者下降，后者正常，则肺功能报告为轻度一氧化碳弥散量下降，比弥散量正常。

若有校正值，且与实测值差别较大，也应给出校正值的诊断。

（九）小气道功能障碍　小气道病变或肺弹性下降导致小气道气流呼出受限，但达不到阻塞性通气功能障碍诊断标准的病理生理状态，有下述情况。

1. 典型表现　诊断标准是常规通气功能参数，主要是 FVC、FEV_1、FEV_1/FVC 正常；反映小气道功能参数，主要是 FEF_{25-75}、FEF_{50}、FEF_{75} 下降至正常预计值的 80% 以下。PEF、FEF_{25} 正常（合并大气道阻塞、舌根后坠等除外）；MEFV 曲线低容积呈凹

形改变有重要辅助诊断价值。常见于老年人、COPD 高危患者、支气管哮喘缓解期患者。

2. 非典型表现　在限制性通气功能障碍，若 FEF_{50}、FEF_{75} 的下降幅度显著大于 PEF、FEF_{25}，MEFV 呈凹形改变，提示出现小气道呼出气流受限，可以诊断为限制性通气功能障碍，小气道功能障碍。

3. 其他　大气道阻塞等也可合并小气道功能障碍，但前者的影响大得多，再诊断小气道功能障碍并无实际意义；且多数技术员和临床医生缺乏足够的呼吸生理学知识进行正确鉴别，故不宜诊断。

三、肺功能障碍的分级

1. 现状与问题

（1）通气功能：MVV 是反映通气功能的最科学参数，但测定较困难，重复性较差，尤其是在阻塞性通气功能障碍患者。MVV 与 FEV_1 呈较好的正线性相关关系，可用后者换算，但并无实际价值；部分情况也可能有较大误差，特别是在限制性通气障碍患者，故目前不再用 MVV 实测值或基于 FEV_1 的换算值评价通气功能，而直接用 FEV_1 评价。不同学术团体的分级标准不完全相同，简述如下。

1）五级分类法：ATS/ERS（2005 版/2019 版）的通气功能下降分五级（降低为低于 LLN），即轻度：$70\%\leqslant FEV_1\%$ pred；中度：$60\%\leqslant FEV_1\%$ pred$\leqslant69\%$；中-重度：$50\%\leqslant FEV_1\%$pred$\leqslant59\%$；重度：$35\%\leqslant FEV_1\%$pred$\leqslant49\%$；极重度：$FEV_1\%$pred$<35\%$。该五级分类法无循证医学依据，且太随意，中度和中-重度的分级范围皆为 10%，轻度的分级范围取决于个体 LNN，重度差值为 15%。

中华医学会呼吸病学分会肺功能专业指南采用 ATS/ERS 的五级分类法。

2）四级分类法：限于 COPD，具体标准为轻度：$FEV_1\%$pred$\geqslant80\%$；中度：$50\%\leqslant FEV_1\%$pred$<80\%$；重度：$30\%\leqslant FEV_1\%$pred$<50\%$；极重度：$FEV_1\%$pred$<30\%$。主要问题与五级分类法类似。

3）三级分类法：2000 年美国医学会（AMA）将通气功能下降分三级，即轻度：$60\%\leqslant FEV_1\%$pred$<$LLN；中度：$41\%\leqslant FEV_1\%$ pred$\leqslant59\%$；重度：$FEV_1\%$pred$\leqslant40\%$。

国内曾长期采用三级分类法，即轻度：$60\%\leqslant FEV_1\%$pred$<80\%$；中度：$40\%\leqslant FEV_1\%$pred$<60\%$；重度：$FEV_1\%$pred$<40\%$。

与 AMA 的区别是用 $<80\%$ 取代 $<$LLN。三级

分类方法比较合理,不仅与 $D_L CO$ 的分级标准一致,也与习惯用法一致,可操作性强。

（2）换气功能障碍的分级:实际为 CO 弥散量的分级,包括 $D_L CO$ 占正常预计值的百分比（ $D_L CO\%pred$ ）、$D_L CO/V_A$ 占正常预计值的百分比（ $D_L CO/V_A\%pred$ ）,后者也称为比弥散量占正常预计值的百分比（ $KCO\%pred$ ）。各学术团体基本一致,分三级,即轻度: $60\% D_L CO\%$ pred 或 $D_L CO/V_A\%pred<80\%$ （或 LLN）;中度: $40\%\leqslant D_L CO\%$ pred 或 $D_L CO/V_A\%$ pred $<60\%$;重度: $D_L CO\%$ pred 或 $D_L CO/V_A\%pred<40\%$ 。

2. 推荐标准　正常肺通气和换气是高度一致、密切相关的过程,采用差别较大的分级标准并不合适;FEV_1 与呼吸困难或运动能力的相关性较低,过度分级并无必要;临床实践习惯采用三级分类法;LLN 的可靠性差,争议度大,且国内、国外皆缺乏公认的 LLN;更重要的是目前采用的通气功能五级分度、弥散功能三级分度容易误判通气功能障碍、换气功能障碍的严重程度,如两者皆下降 50% ,前者诊断中、重度下降,后者诊断中度下降,必然得出通气功能下降更严重的错觉,误导临床诊断,故推荐通气功能、换气功能皆采用基于百分比的三级分类法,即轻度: $60\%\leqslant FEV_1$ 或 $D_L CO$（或 $D_L CO/V_A$ ）占预计值百分比 $<80\%$;中度: $40\%\leqslant FEV_1$ 或 $D_L CO$（或 $D_L CO/V_A$ ）占预计值百分比 $<60\%$;重度: FEV_1 或 $D_L CO$（或 $D_L CO/V_A$ ）占预计值百分比 $<40\%$ 。

3. 注意事项　通气功能定性诊断和分级选择的参数不同,容易出现分级诊断与定性诊断的不一致,在各种类型的通气功能障碍皆可出现。

（1）阻塞性通气功能障碍:临床上 $FEV_1/FVC\%pred<92\%$ 、$FEV_1\%pred\geqslant80\%$ 的情况并不少见,单纯从数据分析,前者符合阻塞性通气功能障碍的诊断,后者符合通气功能正常。常见于基础肺功能较好的患者,如患者基础 FVC、FEV_1 占预计值百分比皆约为 108% ,基础 FEV_1/FVC 占预计值百分比约为 105% ;轻度阻塞导致 $FEV_1/FVC\%pred$ 下降至 85%（明显低于 92% ）,但由于患者能充分呼气,$FVC\%pred$ 仍约为 108% ,$FEV_1\%pred$ 下降至 90% ,但未达 $<80\%$ 的标准,也应诊断为轻度阻塞性通气功能障碍,故本节制订阻塞的具体标准时,仅给出 $FEV_1/FVC\%pred<92\%$,未涉及 FEV_1 。结合病史更有价值。

（2）限制性通气功能障碍: $FVC\%pred<80\%$,FEV_1/FVC 正常;$FEV_1\%pred\geqslant80\%$ 也不少见,同样定性诊断和分级诊断也不一致。在 FVC 轻度下降的条件下,呼气加速完成,$FEV_1\%pred\geqslant80\%$,也应诊断轻度限制性通气功能障碍,故本节制订限制的具体标准时,仅给出 $FVC\%pred<80\%$ 、FEV_1/FVC 正常,未涉及 FEV_1 。结合病史更有价值。

（3）混合性通气功能障碍:无论是以阻塞为主还是以限制为主或阻塞、限制的程度相似,皆可出现通气功能定性诊断或分级诊断的不一致,机制与上述两种情况相似,但更复杂,原则上符合上述阻塞（ FEV_1/FVC 下降）或限制（FVC 下降）的标准皆可诊断轻度混合性通气功能障碍。结合病史更有价值。

（4）用 FEV_1 定量评价的特点:用 FEV_1 取代 MVV 定量评价使可操作性增强,但准确性降低,故应根据上述标准,结合病史和呼吸生理特点综合评价,即使采用 MVV 在部分情况下也应结合病史。比如在轻度限制性通气功能障碍患者,患者通过代偿性呼吸增快,$MVV\%pred$ 也可 $\geqslant80\%$ 。

由于上述情况,通气功能诊断的具体定性标准较少涉及 FEV_1 ,但由于分级诊断涉及 FEV_1 ,给予适当说明是必要的;但无论如何选择,用单一参数定性或分级皆具有较大的局限性,结合总体肺功能测定及病史评价是必要的。

四、通气功能障碍的几种特殊情况

1. 大气道阻塞　与解剖学概念不同,肺功能的大气道概念指气管和主支气管。大气道横截面积小,轻微阻塞即可出现高容积呼或（和）吸气流量的显著下降,MEFV 曲线、MIFV 曲线常有特征性变化,与周围气道阻塞的差别较大,患者的临床特点、评价和治疗手段也有较大差别,故肺功能报告应给出诊断,比如通气功能基本正常（ FEV_1/FVC 正常）,结合病史及 MEFV、MIFV 曲线胸廓内大气道非固定性阻塞可能性大;或轻度阻塞性通气功能障碍（ FEV_1/FVC 下降）,胸廓内大气道非固定性阻塞的可能性大或符合胸廓内大气道非固定性阻塞。前者见于气道阻塞较轻的患者,不足以使 FEV_1/FVC 明显下降;后者见于气道阻塞较重的患者,$FEV_1/FVC\%pred<92\%$ 。

（1）胸廓外非固定性大气道阻塞:胸廓外气道阻塞,阻塞程度随吸、呼气时相变化。用力吸气时胸腔负压明显增大,阻塞部位上游气道负压显著增大,在巨大负压吸引作用下导致气道阻塞部位回缩,局部阻力明显增大,高容积吸气流量明显下降。用力呼气时胸腔负压迅速逆转为较高的正压，阻塞部位上游气道正压显著增加，进而导致气道阻塞部位扩张，局部阻力显著降低，高容积吸气流量基本正常或仅轻度下降。因此 MEFV 曲线基本正常、仅出现尖峰圆顿或变化较轻，峰值呼气流量（PEF）基本正常或仅轻度下降；MIFV 曲线高容积流量受限，表现为不是很陡直的平台，峰值吸气流量（PIF）显著下降。用力呼出 50% 肺活量的呼气流量（FEF_{50}）/用力吸入 50% 肺活量的吸气流量（FIF_{50}）明显大于 1。因常规不测定 MIFV 曲线，该型容易漏诊或误诊。

（2）胸廓内非固定性大气道阻塞：胸廓内大气道阻塞，阻塞程度随吸、呼气时相变化。用力吸气时胸腔负压显著增大，气道阻塞部位扩张，局部阻力明显降低，高容积吸气流量基本正常或仅轻度下降。用力呼气时胸腔负压迅速逆转为较高的正压，气道阻塞部位回缩，局部阻力显著增大，高容积呼气流量明显下降，因此 MEFV 曲线高容积流量受限，表现为一定程度的平台，PEF 显著下降；MIFV 曲线基本正常或变化较轻，PIF 正常或轻度下降。FEF_{50}/FIF_5 明显小于 1。因常规测定 MEFV 曲线，该类型较容易发现和诊断。

（3）固定性大气道阻塞：大气道阻塞，气道阻力不随吸、呼气时相变化，MEFV 曲线和 MIFV 曲线的高容积流量皆受限，两者组合成基本对称的梯形；PEF 和 PIF 明显下降，FEF_{50}/FIF_{50} 接近或等于 1。

由于气道是弹性好的软性器官，不同病理条件下其内径几乎皆受吸、呼气时相的影响，因此固定性大气道阻塞罕见。

（4）一侧主支气管不完全性阻塞：患侧支气管阻力明显增大，气流进出气道明显受限；健侧支气管阻力正常，气流进出正常。用力呼气时，健侧支气管的气流量迅速上升至较高的峰值，并迅速完成呼气；患侧支气管呼出气流显著降低、减慢，故 MEFV 曲线初始部分表现为流量较大、时间较短的曲线，终末部分表现为流量显著降低、时间较长的曲线。吸气相变化类似，即 MIFV 曲线初始部分流量大、时间较短，终末部分流量缓慢、时间较长，MEFV 曲线与 MIFV 曲线组合成"双蝶形"改变。但常规肺功能检查仅测定 MEFV 曲线，与周围气道阻塞的图形相似，容易漏诊或误诊，故不能用周围气道阻塞解释临床表现或高度怀疑一侧主支气管不完全性阻塞时，应加做 MIFV 曲线。

2.气流阻塞的可逆性

（1）可逆性气流受限：FEV_1/FVC 降低时，可

根据支气管舒张试验（BDT）后 FEV_1 的改善率、PEF 昼夜波动率或日变异率等判断气流阻塞的可逆程度。一般采用 FEV_1 改善率≥12%伴绝对值增加≥200 mL 为 BDT 阳性，即阻塞有可逆性。

GINA 和中国哮喘指南使用 FEV_1 改善率＞12%和绝对值增加＞200 mL 为标准，尽管两者的差别微乎其微，但容易造成混乱，建议皆采用上述肺功能标准。

（2）不完全可逆性气流受限：BDT 后，FEV_1 改善率等达不到上述阳性标准，称为不完全可逆性气流受限。

临床上 BDT 假阳性、假阴性皆多见，结合 MEFV 曲线价值更大。由于气道扩张剂或糖皮质激素主要或仅扩张周围气道收缩的平滑肌或改善周围气道的充血、水肿，故推荐 BDT 后低容积流量和 FVC 同步增大作为 BDT 阳性的必备条件。

五、动脉血气的诊断

常规肺功能检查应该有动脉血气内容，至少有经皮动脉血氧饱和度（SpO_2）测定，但并未完全推广，主要内容有 pH、$PaCO_2$、PaO_2；酸碱参数也有重要辅助诊断价值。动脉血气分析的诊断主要涉及下述两方面内容。

（一）是否有高碳酸血症

1. 通气代偿　通气功能障碍患者，通过代偿性呼吸增强、增快，肺泡通气量（$\dot{V}_A$）增大，使 $PaCO_2$ 不超过正常值高限的病理生理状态。该诊断不需要写出。

2. 通气失代偿　严重通气功能障碍患者，$\dot{V}_A$ 增大不足以克服通气阻力增加，出现呼吸性酸中毒的病理生理状态。该诊断需要写出，如重度阻塞性通气功能障碍，通气失代偿。

（二）是否有低氧血症

1. 无低氧血症　该诊断不需要写出。

2. 有低氧血症　需单独给出诊断，并进行分级，推荐采用三级分类法，即轻度：60%≤PaO_2＜正常值低限；中度：40%≤PaO_2＜60%；重度：PaO_2＜40%。如肺功能诊断可以是：中度以限制为主的混合性通气障碍，支气管舒张试验阴性；重度换气功能障碍；中度低氧血症。

若仅测定经皮动脉血氧饱和度（SpO_2），建议直接给出数据。

（三）是否有酸碱紊乱　常需结合病史才能给出准确诊断。

六、肺功能诊断报告

（一）报告内容

1. 测定质量评价　包括全面测定质量,部分内容测定质量有问题也应写出。

2. 原始测定资料　尽可能全部给出,特别是主要或关键测定图形。

3. 测定结果描述　涉及各测定内容和测定中的问题,重点是通气功能和换气功能参数的变化。

4. 肺功能诊断及建议　诊断应准确、完善;建议是基本要求,应常规给出,且应有针对性。

（二）基本诊断

1. 通气功能、换气功能诊断　包括定性诊断和分级,后者建议采用作者推荐的三级分类法。若有支气管舒张试验也需给出准确诊断。

2. 动脉血气或经皮动脉血氧饱和度的诊断　前者按要求给出诊断及分级,后者给出数据。

（三）其他诊断

1. 特殊类型　主要是大气道阻塞,小气道功能障碍,前者给出可能性诊断,后者给出明确性诊断。

2. 气道阻力　若完成体容积描记仪(体描仪)检查,应给出气道阻力正常或异常的诊断。需注意虽然体描法是检查气道阻力的金标准,但实际问题较多,必须注意与常规通气功能结论的一致性。

3. 脉冲振荡法(impulse oscillometry, IOS)肺功能测定　给出的诊断内容可以非常多,但实际问题也非常多,应注意与常规通气功能测定结论的一致性。

（四）注意事项

（1）肺功能诊断及建议应简明扼要,避免将肺功能参数或描图变化掺杂于诊断中。临床上将RV、FRC或RV/TLC等参数或描图列于诊断结论中非常普遍,这些参数是辅助诊断阻塞性通气功能的重要参数,也是评价限制性通气功能障碍扩张受限为主还是回缩受限为主的重要参数,但不是肺功能诊断。

（2）避免在诊断阻塞性通气功能障碍或混合性通气功能障碍的情况下出现小气道功能障碍的诊断。小气道功能障碍是小气道疾病或肺弹性减退早期阶段或轻症阶段的表现,或价值不明,只有在气流呼出受限达不到阻塞性通气功能障碍诊断标准的情况下,才能给出小气道功能障碍的诊断;一旦诊断阻塞性或混合性通气功能障碍的诊断,小气道功能障碍的诊断不成立,即两者并存是错误的。

（3）在限制性通气功能障碍,常有不同容积流量的全面下降,与典型小气道功能障碍的单纯低容积呼气流量下降不同,不能诊断合并小气道功能障碍,只有低容积流量下降幅度远超过高容积的情况下,才能诊断合并小气道功能障碍。

（4）D_LCO/V_A、D_LCO皆反映换气功能障碍,两者变化多数一致,且下降程度差别不大,应直接给出明确的换气功能诊断;但两者差别程度较大或明显不一致的情况也较多见,反映的临床意义不同,应分别给出诊断;若有校正值,且校正值与实测值差异较大,也应给出明确诊断。

（五）容易混淆的其他肺功能概念

1. 气道阻塞(airway obstruction)　气道病变导致气道管径缩小,气体呼出和(或)吸入障碍,是阻塞性通气功能障碍的最常见原因。周围气道阻塞最常见,中心气道阻塞也不少见,见前述。

2. 气道陷闭(airway collapse)　正常情况下,气道随呼吸周期而出现内径和阻力的周期性变化,但变化幅度不大,各部位气道始终处于开放状态。若疾病导致一定时间和一定吸、呼气时相内出现气道的完全闭合和气流停止,则称为气道陷闭。

（1）上气道陷闭:上气道骨骼肌有一定的基础张力。每次膈肌收缩前,神经放电引起上气道骨骼肌收缩,维持上气道开放;颏舌肌收缩牵动舌体向前固定咽壁,并抵抗吸气时咽腔负压所致的上气道陷闭。随后肋间肌收缩稳定胸壁,膈肌和肋间外肌收缩产生胸腔负压完成吸气。若上述结构和功能的完整性被破坏,则发生上气道的塌陷和气流停止,称为上气道陷闭。常见于阻塞性睡眠呼吸暂停低通气综合征(OSAS)。

（2）小气道陷闭:小气道缺乏软骨环支撑,主要依靠肺弹力纤维环的牵拉而保持开放,受吸、呼气时相的影响较大。若出现肺结构破坏,肺弹力纤维的支撑作用显著减弱,则吸气时胸腔负压增大,小气道内径增大;呼气时胸腔负压显著降低,小气道塌陷和气流停止,称为小气道陷闭。小气道严重阻塞时也容易发生呼气相陷闭。前者主要见于COPD,后者常见于支气管哮喘。

3. 气流受限(airflow limitation)　又称气流阻塞(airflow obstruction)。是功能概念,指气流吸入或呼出受限,是气道阻塞或气道陷闭的结果。

（1）呼气气流受限:气道管径在呼吸运动中同肺组织失去协调,出现呼气相气道内径显著缩窄或提前关闭,导致呼出流量受限的病理生理状态。

（2）吸气气流受限：气道管径在呼吸运动中同肺组织失去协调，出现开放不足，导致吸入流量受限的病理生理状态。

4. **肺过度充气**（pulmonary hyperinflation, PH）　呼气末肺容积异常增大的一种病理状态，肺泡间隔可以破坏（如肺气肿）或完整（如哮喘急性发作）；可以是生理性代偿或病理性扩张；可以是局限性或双肺弥漫性扩张。

（1）动态肺过度充气（dynamic pulmonary hyperinflation, DPH）：潮气呼气末肺容积超过了由肺和胸壁的弹性回缩力所决定的 FRC，见于气流阻塞或呼气用力导致的气体陷闭，给予充分放松呼气肌或充足的时间呼气后，气体仍能呼出。主要见于支气管哮喘和 COPD 的急性发作期。

（2）静态肺过度充气（static pulmonary hyperinflation, SPH）：FRC 异常增加，且由肺和胸壁的弹性回缩力所决定。主要见于 COPD 的缓解期。可以单独存在，也可以与 DPH 同时存在。在后者，若给予充分放松呼气肌或充足的额外呼气时间，气体充分呼出后仍存在的过度充气状态即为 SPH。

第三节　肺功能障碍的定位和定性诊断

上述肺功能正常、异常及异常程度的判断是肺功能的基本判断，而肺功能异常涉及呼吸器官的各个部位和呼吸调节的各个环节，这些对临床诊治有更有价值，本章第二节对大气道有所阐述，但内容有限；临床医生和研究人员对该方面的知识普遍缺乏，更需要普及和提高。

一、呼吸器官疾病

呼吸器官通过呼吸肌的收缩、舒张完成气道通气，实现肺泡与肺泡毛细血管的气体交换，本节按该过程的相反顺序阐述如下。

（一）肺血管疾病　常见肺栓塞、不同类型的肺动脉高压等大血管疾病，弥漫性肺毛细血管扩张症是少见、且容易忽视的疾病或病理改变。

1. 大血管疾病

（1）基本解剖特点和呼吸生理变化：总体上基本不影响气道、肺实质或影响非常有限，故肺容积和通气功能正常或仅轻度异常；但肺血流绝对或相对减少，故出现通气血流比例（$\dot{V}/\dot{Q}$）失调（高 $\dot{V}/\dot{Q}$），生理无效腔（VD）增大，有效弥散膜面积减少，D_LCO 和 D_LCO/V_A 下降。长时间发展或急性加重，将出现肺动脉压升高，体循环（支气管循环）、肺循环吻合支开放，部分患者卵圆孔开放，静动脉血分流率（$\dot{Q}s/\dot{Q}t$）增大，出现低氧血症。若有基础肺通气功能障碍疾病，但不能解释 D_LCO 下降和低氧血症，也需考虑合并肺血管病。

（2）呼吸生理变化与临床表现：由于通气效率降低，VD 增大，故主要表现为活动后气急、呼吸增快和每分通气量（VE）增大，双肺呼吸音清晰；肺部影像学基本正常或出现乏血管、肺动脉高压的表现；部分肺栓塞患者出现周边部位实变，临床有咯血、胸痛等表现。

换言之，常规肺功能检查通气功能正常或基本正常，D_LCO 下降或低氧血症应高度怀疑肺血管疾病。若短时间出现活动后气急和相应肺功能变化，应考虑肺栓塞；若为逐渐加重的活动后气急和相应肺功能变化，应考虑慢性肺血管病，应给予针对性检查。

2. 肺毛细血管扩张症

（1）基本解剖特点和呼吸生理变化：肺毛细血管明显扩张，基本不影响气道和肺实质，故肺容积和通气功能正常或基本正常；血相弥散距离明显延长，D_LCO 和 D_LCO/V_A 显著下降，出现低氧血症。

（2）呼吸生理变化与临床特点：运动后，毛细血管血流量明显增大，弥散功能进一步下降，低氧血症血症加重，故表现为活动后气急和明显运动性低氧血症；肺部影像学基本正常，常规心脏超声正常。可有慢性肝病或遗传性出血性肺毛细血管扩张症的表现。换言之，常规肺功能检查通气功能正常或基本正常，胸片或心脏超声检查基本正常（常规检查项目中，与大血管疾病的主要区别），D_LCO 下降或低氧血症应高度怀疑肺肺毛细血管扩张症，应给予相应处理和针对性检查。

（二）限制性肺疾病

1. 肺实质与胸廓疾病　基本解剖特点为肺实质或胸廓的病理性变化，导致胸廓、肺的扩张和（或）回缩受限，部分为肺肺内孤立性病灶，不参与气体交换。上述情况必然导致有效肺容积减少和限制性通气功能障碍,肺容积的减少必然伴随 D_LCO 下降,D_LCO/V_A 是否下降取决于肺结构及通气分布、血流分布的变化。简而言之取决于是否存在气道、肺的损伤或功能异常。

(1)肺实质疾病:由于肺实质损伤,必然出现有效弥散膜的减少和 D_LCO/V_A 的下降,以及低氧血症;有 $\dot{V}/\dot{Q}$ 失调,少部分有 $\dot{Q}s/\dot{Q}t$ 升高。由于肺弹性阻力显著增大,牵张感受器、毛细血管 J 感受器等兴奋,出现呼吸中枢驱动增强,VE 增大和呼吸困难,急性者深快呼吸为主,常有呼吸性碱中毒;慢性者以浅快呼吸为主,$PaCO_2$ 和 pH 正常。有明显影像学异常。急性者一般无需通气功能检查,且容易诊断;慢性者需常规通气功能和换气功能检查,并常结合影像学变化综合评估。在上述基础上进一步分析疾病的性质和治疗。

(2)肺内孤立性病灶:比如巨大肺大泡、肺囊肿,不参与通气和换气,故表现为有效肺容积下降和限制性通气功能障碍,肺容积缩小必然伴随 D_LCO 下降。肺部分切除术,也表现为肺容积缩小、限制性通气功能障碍和 D_LCO 下降。但由于通气肺组织的结构和功能正常,D_LCO/V_A 正常,动脉血气正常。若病变不严重,肺通气和换气功能基本正常;患者也多无明显临床表现。

(3)胸膜、胸廓疾病:胸廓畸形或胸腔积液或横膈抬高常导致胸廓扩张受限或伴随胸廓回缩受限,故主要表现为限制性通气功能障碍;肺容积缩小必然伴 D_LCO 下降。由于肺扩张受限,常伴较轻的 $\dot{V}/\dot{Q}$ 失调(低 $\dot{V}/\dot{Q}$ 为主)、D_LCO/V_A 轻度下降和轻度低氧血症,$PaCO_2$ 正常。患者呼吸困难不明显。

2. 神经-肌肉疾病

(1)脊髓运动神经元或运动神经疾病

1)基本病理特点和呼吸生理变化:主要见于膈神经及相应运动神经元疾病。呼吸中枢兴奋性正常或增强,但神经冲动传导严重障碍,神经营养功能下降,呼吸肌收缩力下降,胸廓扩张受限,故表现为限制性通气功能障碍和 D_LCO 下降,MEFV 曲线呈圆钝性改变,不能出现尖峰;在轻症或早期患者,D_LCO/V_A 正常。随着膈肌肌力和肌张力的下降,将出现低位肺瘀血、肺泡容积缩小或萎陷,$\dot{V}/\dot{Q}$ 失调,以低 $\dot{V}/\dot{Q}$ 为主,D_LCO/V_A 下降和低氧血症。在重症或晚期患者,将出现 $\dot{V}_A$ 下降和高碳酸血症。

2)呼吸生理变化与临床表现:呼吸中枢兴奋性正常或增强,但神经冲动传导严重障碍,呼吸肌收缩力下降将出现浅快呼吸和呼吸困难,严重者胸腹矛盾运动;也常有四肢肌力下降,慢性患者常出现严重肌肉萎缩,特别是鱼际肌萎缩。胸部 X 线片、CT 片基本正常或有肺底部瘀血改变。常需无创或有创通气治疗。进一步针对性检查有助于确定病因和病变部位。

(2)呼吸肌肉疾病:与运动神经疾病的呼吸生理学变化和临床表现相似,但鱼际肌萎缩不明显,常有肌酶的改变。可通过神经、肌电图等进一步鉴别。

(三)周围气流阻塞性疾病

1. 基本病理特点和呼吸生理变化　主要见于 COPD 和支气管哮喘,以阻塞性通气功能障碍为主要特点,且 MEFV 曲线低容积流量降低更明显;伴 $\dot{V}/\dot{Q}$ 失调,D_LCO 和 D_LCO/V_A 下降,低氧血症;严重者出现 $\dot{V}_A$ 下降和高碳酸血症。两者除气道阻塞的可逆性不同外;COPD 以气道陷闭为主,哮喘以气道阻塞为主,前者出现 MEFV 曲线低容积明显凹陷,后者不明显,接近斜性下降。详见第六章第七节。

2. 呼吸生理变化与临床特点　由于气流阻力显著增大、出现内源性 PEEPi(PEEPi),呼吸肌本体感受器兴奋,患者呼吸增强;重症患者出现呼吸窘迫,三凹征阳性;进一步加重将出现胸腹矛盾运动,腹式运动减弱,辅助呼吸肌活动增强,胸部饱满或呈桶状胸,双肺哮鸣音或呼吸音明显减弱。影像学主要表现为肺纹理增多或双肺过度充气或肺气肿改变。

(四)中央气道或大气道疾病　主要分固定性大气道狭窄、胸廓内非固定性大气道阻塞、胸廓外非固定性大气道阻塞、一侧主支气管的不完全阻塞四种情况,常有明显的特征性变化。详见本章第二节和第六章第七节。

基本呼吸生理变化与临床特点:由于大气道横截面积小,轻度狭窄即出现临床表现;加之气道阻力增大导致的反射性呼吸增强,患者主要表现为呼吸窘迫,以深慢呼吸为主,伴颈部、上胸部喘鸣,三凹征阳性;胸腔外阻塞以吸气相喘鸣为主,胸腔内阻塞以呼气相喘鸣为主,因此大气道阻塞并非《诊断学》教材所述的仅为吸气相喘鸣。

(五)上气道阻塞性疾病

1. 基本病理和呼吸生理学特点　可以是上气道的器质性或功能性变化或两种情况同时存在,以阻塞性睡眠呼吸暂停低通气综合征(OSAHS)为代表,由于解剖结构异常和咽部肌张力下降,睡眠时发生间歇性低通气和呼吸暂停,出现低氧血症和 $PaCO_2$ 升高;咽部压力感受器和骨骼肌(主要是呼吸肌)本体感受器、化学性感受器等兴奋性增强,呼吸驱动明显增强,出现睡眠时(包括夜间或白天睡眠时)打鼾、呼吸暂停,白天嗜睡;由于气道阻塞时张口呼吸,也常有口感、咽干、咳嗽等症状;患者觉醒,代偿性每分通气量(VE)增大,由于氧离曲线、CO_2解离曲线的特点不同,清醒时$PaCO_2$正常或低于正常,但低氧血症多不能完全恢复正常。由于患者极少因打鼾而就诊,应根据临床特点和肺功能变化推测,高度怀疑时,进一步询问打鼾等病史,并进行针对性检查。

2. 常规肺功能变化 若无明显合并症,早期或轻症患者气道-肺实质-肺血管基本正常,肺通气功能和换气功能皆正常;随着疾病加重,患者活动减少,坐位或卧位时间延长,横膈抬高;加之肥胖,将出现限制性通气功能障碍,肺底部或背部瘀血,$\dot{V}/\dot{Q}$失调,D_LCO和D_LCO/V_A下降。

3. 呼吸生理特点与临床表现 患者常自诉活动后气急、乏力、胸闷、口干、咳嗽,但由于清醒时呼吸功能基本正常或下降不明显,故坐位检查时呼吸平稳、说话无气急;由于夜间CO_2潴留,常有眼睑浮肿;由于睡眠时气道阻塞及其代偿性变化,追问病史常有打鼾、呼吸暂停、嗜睡等表现。

4. 动态变化 如上述,早期或轻症患者,白天检查肺通气和换气功能基本正常;随着病情加重,打鼾和嗜睡加重,睡眠时低氧血症加重,并逐渐出现白天低氧血症,轻度限制性通气功能障碍,换气功能下降;胸部CT表现为肺底部瘀血(患者活动少,重力依赖性所致)。若未采取相应治疗手段,过度增强的呼吸驱动减弱,通气功能下降,打鼾反而减轻,嗜睡

加重;因睡眠时高碳酸血症,患者常出现眼睑水肿或眼结膜充血,并逐渐出现清醒时高碳酸血症;坐位时呼吸仍平稳,限制性肺通气功能障碍和肺底部瘀血加重。由于患者很少将打鼾、嗜睡作为主诉,故上述肺功能变化和临床表现常有更重要的提示作用。

二、呼吸调节系统疾病

该类疾病的临床表现差异较大,由于呼吸中枢驱动减弱或紊乱,呼吸运动减弱或不规律,常表现为限制性通气功能障碍和换气功能障碍;重症或晚期患者表现为Ⅱ型呼吸衰竭。急性呼吸中枢疾病常用明显的病史和典型临床表现,一般不需要肺功能检查。慢性患者,如特发性中枢性低通气、中枢性睡眠呼吸暂停低通气综合征常需检查,表现如下。

1. 基本结构特点和病理生理变化 常无明显解剖结构异常,但呼吸中枢兴奋性下降,轻症或早期患者通气和换气功能正常;随着病情进展,胸廓活动度逐渐减弱,表现为限制性通气功能障碍,逐渐出现高碳酸血症型呼吸衰竭;$\dot{V}/\dot{Q}$失调,D_LCO和D_LCO/V_A下降;运动,即行为性呼吸调节对呼吸中枢有明显调节作用。需进一步呼吸中枢功能检查,主要表现为0.1 s口腔闭合压($P_{0.1}$)、低氧通气应答、高CO_2通气应答下降或变化范围增大。

2. 呼吸生理变化与临床表现 由于呼吸中枢兴奋性下降,故患者静息时呼吸平稳,说话无气急,胸腹运动协调,腹式运动良好;但运动时通气量不能增加,故出现活动后呼吸困难。肺部影像学正常或有肺底部瘀血表现。

第四节 肺功能测定与诊断实例分析

一、病例 1

患者(女性,49岁,身高156.9 cm,体重59.7 kg)因长期气急、胸闷,在多家医院就诊,多次行肺功能检查,本次完成常规肺功能检查、体描法检查和IOS检查(图15-1),前者主要包括肺活量曲线测定(未显示)、MEFV曲线和FVC曲线(后者未显示)的同步测定、一口气法进行的肺总量和弥散功能同步测定(图15-1A);体描法完成胸腔气容积(Vtg,ITGW)和气道阻力(Raw)测定(图形未显示);IOS

检查完成全面测定。

(一)问题

1. 肺功能报告设计 第一部分设计为"通气、弥散、残气报告单"是不规范的。

(1)首先名词表达不规范;尽管如此,但"通气""弥散"皆代表了某一方面的肺功能内容,即"通气功能""弥散功能";"残气"仅是"肺容积"项目的一个参数,内容不全,且为换算参数(不是直接测定参数),三者并列是不合适的。检查内容中还有体描法测定"气道阻力",没有被涵盖。因此该报告设计是不合

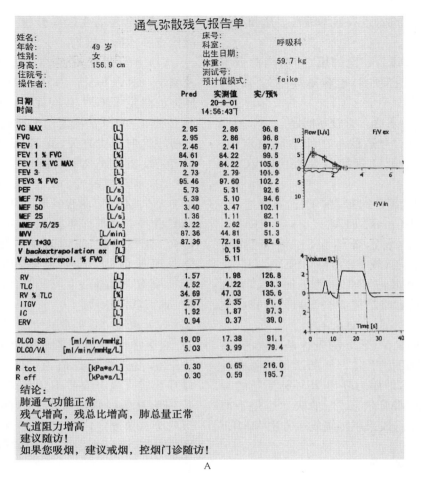

A

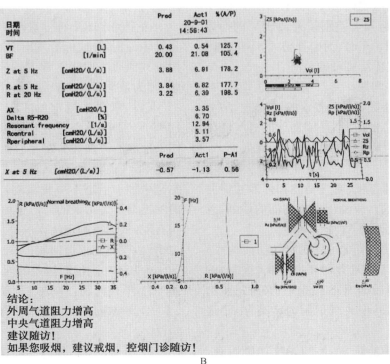

B

图 15-1　常规肺功能、体描法、IOS 检查

A. 常规肺功能检查和体描法检查；B. 同一患者的 IOS 检查。

适的,既有内容的不合适,也有基本语言表达和名词标准化表达的欠缺。

(2)正确或合理设计:比如用"肺功能检查报告单",可根据需要选择项目,也容易避免文字和内容上的问题。

2. **肺功能参数的表达** 有较多问题。

(1) VCmax 是不合适的。在肺功能测定中,VC 选择的就是最大值,正规的表达术语为 VC,而不是 VCmax。

(2)没有正确应用英文简写的下标,不赘述。

(3) $FEV_1\%VCmax$、$FEV_1\%FVC$、$FEV_1\%FEV_3$、$RV\%TLC$ 的表达皆错误,正确表达为:FEV_1/VC、FEV_1/FVC(或 $FEV_1\%$)、FEV_1/FEV_3、RV/TLC。外推容积及占 FVC 的百分比混乱,宜改为 EV、EV/FVC,后者略超过 5%(5.11%),完成质量欠佳。

(4)流量 MEF75、MEF25 的表达是错误的,前者应该是 FEF_{25},即用力呼出 25% 肺活量的瞬时呼气流量;后者是 75%,即用力呼出 75% 肺活量的瞬时呼气流量。同样 MMEF 75/25 的表达也是不准确的,应该为 FEF_{25-75};或采用传统表达方法 MMEF(MEF)。

(5)其他:有较多问题,不赘述。

3. **预计值公式** FEV_1/FVC、FEV_1/VC 的正常预计值应该相同,但两者差别较大;MVV 的换算值公式:$FEV_1\times30$(L/min),为国外公式,不适合国人。全部预计值公式皆是可疑的。

4. **结论** 有较多问题。

(1)形式:出现参数描述是错误的。"残气增高,残总百分比增高,肺总量正常"是辅助诊断通气功能的参数,不是诊断结论,不能与肺功能诊断并列。

(2)肺功能诊断

1)首先是包括肺容积、通气功能和弥散功能的完整的常规肺功能检查,仅给出通气功能的诊断、忽视换气功能诊断是错误的。

2)在给出通气功能正常(常规通气功能检查)结论的同时,又给出气道阻力增高(体描法检查)的结论是错误的。在其后的 IOS 检查中,又进一步给出"外周气道阻力增高,中央气道阻力增高"的错误结论。

3)在给出通气功能正常(常规通气功能检查)结论的同时,又给出残气容积增高的实质错误,即形式和实质错误并存。

(3)"建议"缺乏针对性。

(二)合理的生理学分析 主要针对常规肺功能检查和体描法检查。

(1)肺活量相关参数:从报告显示,本例 VC 单独测定,ERV、IC 与一口气法测定 TLC 和 D_LCO、体描法测定 ITGW 共同完成。ERV 明显降低,可能主要与一口气法测定前未出现稳定的自主呼吸和平稳呼气末基线有关,故 ERV、IC 的可靠度有限;但因是次要参数,对整体肺功能评价基本无影响。

(2)无阻塞改变,VC、FVC 相同,即两者的差值小于 5%;MEFV 曲线的形态符合要求,同步测定的 FVC 曲线必然符合要求,故通气功能测定符合质控要求。通气参数:FVC、FEV_1/FVC、FEV_1 测定值皆占预计值的 100% 左右,PEF、FEF_{25}、FEF_{50}、FEF_{75} 等实测值皆占正常预计值的 80% 以上。故诊断:通气功能正常。

(3)通气功能正常的情况下,可有效充分呼气,RV 应正常,且应在正常低限为主,本例患者 RV 明显升高,占正常预计值的 127%。在容积测定中,TLC 为实际测定结果,RV、FRC 通过换算得出,RV 不正确,其他参数结果不正确的可能性较大,其中 TLC 为直接测定,且与 VC、FVC 变化一致,准确度相对较高,同步测定的 D_LCO、D_LCO/V_A 的准确度也较高,可给出"换气功能基本正常"的结论,但需加注说明"结果供参考"。

由于测定图形符合质控要求,故测定设备(主要是气体分析仪)或标准气出现问题的可能性较大,应检查其他通气功能正常者的测定结果,若普遍有问题,则为系统误差,需厂商或工程师检查、维修。

(4)体描法测定的 ITGW(FRC)正常,且与 FVC、FEV_1 等核心通气功能参数的一致性高,测定结果准确的可能性非常大。在常规通气功能正常的情况下,气道阻力(包括总气道阻力、有效气道阻力)测定增加 1 倍是不可想象的,故基本认为气道阻力的测定结果是错误的。由于可比对和进行分析的资料有限,故无法确定错误的直接原因,可能是测定方法错误,也可能仪器问题。

(5)肺功能诊断报告的问题

1)形式问题:参数与诊断结论并列是错误的。

2)基本问题:"建议"没有原则错误,但缺乏针对性。

3)核心问题:弥散功能结果的准确度有欠缺,气道阻力增大是错误的,但结论没有体现。

4)合适的诊断:通气功能正常;换气功能基本正常,结果供参考;气道阻力显著增大,测定错误的可能性极大；建议重复一口气法测定肺容积和弥散功能，建议重复测定气道阻力，并与既往测定对照，查找错误原因。

（三）IOS 检查的问题及合理生理学分析

（1）同一患者完成常规肺功能检查和体描法检查后，又进行了 IOS 检查。从测定数据和图形（图 15-1B）皆显示气道阻力明显增加，以中央阻力增加为主。

（2）IOS 的内容极其丰富，包括数据和各种图形皆缺乏描述；仅给出外周气道阻力增高、中央气道阻力增高的结论是不合适的。

（3）与常规通气功能检查正常的结果完全不一致，除非有急性的气道阻塞发作（无提示），IOS 的结果和结论皆应是错误的，但未与常规肺功能检查对照分析，未给出说明，且主要原因应该是缺乏基本的 IOS 常识和呼吸生理学知识所致。

（4）合适的结论：气道阻力明显增大，以中央气道阻力增大为主；与常规肺功能检查结果不一致，建议检查测定问题和仪器问题，并与工程师联系。

二、病 例 2

（一）基本问题和合理生理学分析 该例患者（女性，52 岁，身高 162.7 cm，体重 96.4 kg）用体描仪完成通气功能、胸廓气容积和气道阻力检查（图 15-2），尽管检查内容较病例 1 少，但有较大的相似性，将主要内容简述如下。

（1）MEF75、MEF25 的表达是错误的，应分别改为 FEF_{25}、FEF_{75}；其他表述，如 FEV_1/FVC、FEV_1/VC 的预计值不同等也是错误的，参考病例 1，不赘述。

（2）单从本次检查看，通气功能检查符合要求，通气功能正常的诊断基本是正确的；但因患者仅 52 岁，FEV_1/FVC 为 92.5%，仅略高于正常值低限（92%），MEFV 曲线出现低容积凹陷，且测定的小气道功能参数皆低于正常预计值的 80%，故更合适的诊断：通气功能基本正常，小气道功能障碍。

（3）尽管有小气道功能障碍，但不影响患者充分呼气，故 VC、FVC 正常，且两者相同。RV、FRC、

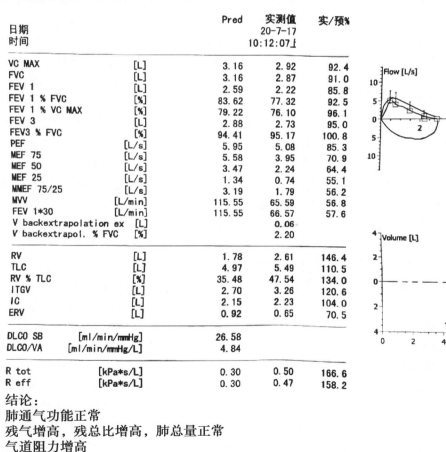

日期 时间		Pred	实测值 20-7-17 10:12:07上	实/预%
VC MAX	[L]	3.16	2.92	92.4
FVC	[L]	3.16	2.87	91.0
FEV 1	[L]	2.59	2.22	85.8
FEV 1 % FVC	[%]	83.62	77.32	92.5
FEV 1 % VC MAX	[%]	79.22	76.10	96.1
FEV 3	[L]	2.88	2.73	95.0
FEV3 % FVC	[%]	94.41	95.17	100.8
PEF	[L/s]	5.95	5.08	85.3
MEF 75	[L/s]	5.58	3.95	70.9
MEF 50	[L/s]	3.47	2.24	64.4
MEF 25	[L/s]	1.34	0.74	55.1
MMEF 75/25	[L/s]	3.19	1.79	56.2
MVV	[L/min]	115.55	65.59	56.8
FEV 1*30	[L/min]	115.55	66.57	57.6
V backextrapolation ex	[L]		0.06	
V backextrapol. % FVC	[%]		2.20	
RV	[L]	1.78	2.61	146.4
TLC	[L]	4.97	5.49	110.5
RV % TLC	[%]	35.48	47.54	134.0
ITGV	[L]	2.70	3.26	120.6
IC	[L]	2.15	2.23	104.0
ERV	[L]	0.92	0.65	70.5
DLCO SB	[ml/min/mmHg]	26.58		
DLCO/VA	[ml/min/mmHg/L]	4.84		
R tot	[kPa*s/L]	0.30	0.50	166.6
R eff	[kPa*s/L]	0.30	0.47	158.2

结论：
肺通气功能正常
残气增高，残总比增高，肺总量正常
气道阻力增高
建议随访！
如果您吸烟，建议戒烟，控烟门诊随访！

图 15-2 常规通气功能检查和体描法检查

TLC 也应该正常,但本例患者的 RV 明显升高,占正常预计值的 146%;ITGV 升高,占正常预计值的 121%;TLC 占正常预计值的 111%,其中 ITGV 为实际测定结果,RV、TLC 通过换算得出,故可基本判断 RV、ITGV(FRC)、TLC 的测定结果皆错误。

(4)患者常规通气功能测定仅为小气道功能障碍,气道阻力可略增加或变化不大;体描法测定气道阻力(包括总气道阻力、有效气道阻力)明显增大,超过正常预计值的 50% 以上,也是错误的。

因此可基本判断,体描仪测定的肺容积和气道阻力皆是错误的。

(二)肺功能诊断报告

1. 基本问题 "残气增高,残总百分比增高,肺总量正常"是辅助诊断通气功能的参数,不是诊断结论,不应与肺功能诊断结论并列。建议没有原则错误,但缺乏针对性。

2. 核心问题:如上述,肺容积测定结果、气道阻力测定结果皆是错误的,但结论没有体现。

3. 合适的诊断 通气功能基本正常,小气道功能障碍;气道阻力显著增大,测定错误的可能性极大,建议复查肺容积和气道阻力测定,并与既往测定对照,查找错误的原因。

三、病 例 3

(一)病史特点

1. 基本情况 患者男性,19 岁,身高 167 cm,体重 65 kg。8 年前在较剧烈活动,如打篮球时出现气急,较同龄同学的运动能力下降;夜间睡眠时喘鸣,家长以为是打鼾,未在意;但其后逐渐加重,多次被父母和同学录音证实,未发生憋醒,对平时活动也无影响,无咳嗽、心悸等不适。前往当地医院就诊,查体:无扁桃体肿大,心、肺、腹部和神经系统检查皆未发现异常,常规肺功能和胸部 CT 检查结果阴性;其后多次复查未发现异常。4 年前,结合活动后气急和夜间发作喘鸣的临床特点,拟诊为支气管哮喘,并给予正规治疗,但患者活动后气急无改善;且夜间喘鸣加剧,严重时经常惊醒同房间的其他人,引起家长的极度担忧,遂再次前往上级医院就诊。复查常规肺功能和胸部 CT 未见异常,呼出气 NO 检查(FeNO)正常、支气管激发试验阴性,气管镜检查未发现气管-支气管异常;喉镜检查也未发现异常。不能排除心脏疾病可能,患者又接受了心电图、动态心电图、心超和运动试验检查,也未发现异常。患者还进行了多导睡眠监测(polysomnography, PSG)检查,但未发现有呼吸暂停或通气不足的表现,排除阻塞性睡眠呼吸暂停综合征(OSAS)。患者多次医院就诊,重复上述检查仍未发现异常,多次按哮喘正规治疗,症状无好转。

患者于 2018 年 7 月 14 日更换医院就诊。查体:发育正常,营养良好,呼吸平稳,说话清晰,声音正常,心肺听诊未发现异常,但患者睡眠时的录音为喘鸣。无家族遗传病史。

2. 肺功能检查 FVC 曲线和 MEFV 曲线及相关肺功能参数,如 FVC、FEV_1、FEV_1%、PEF 皆正常(图 15 - 3),支气管扩张试验阴性;D_LCO 正常,动脉血气正常,提示患者肺功能正常。因通气功能及换气功能皆正常,且 FEF_{50} 和 FEF_{75} 正常,MEFV 曲线平滑,故也可排除小气道功能障碍。

为进一步排除下气道病变,患者还接受了气管镜检查和气道三维重建检查,未发现异常。

(二)疾病特点分析与生理学分析

1. 基本分析 患者到作者门诊就诊,除常规体格检查结果与前相同外,嘱患者用力呼吸约 1 min,无咳嗽和声嘶,未闻及异常呼吸音。综合检查结果和临床表现,特别是重度劳累后呼吸困难、夜间喘鸣和肺功能正常,推测为胸廓外非固定型气道阻塞可能性大,包括上气道、声门、气管疾病。

2. 检查结果分析 患者无咳嗽,一次气道三维重建正常,两次气管镜检查无异常,气管、主支气管疾病可除外;加之喉镜、PSG 检查无异常,OSAS 等声门上疾病也可基本排除。患者无声音嘶哑,气道三维重建、气管镜和喉镜检查未报告异常。似乎排除了胸廓外气道阻塞,但并非如此,鉴于声门活动范围大,尽管结构无异常,但不能排除轻度声门疾病导致的声门活动异常。事实上绝大部分检查是多余的,既然仅影响重体力劳动,睡眠时喘鸣明显,应该是轻度阻塞,且与夜间睡眠肌肉松弛有关。咽部、声门的骨骼肌最丰富,PSG 是睡眠时检查,排除 OSAS 是可靠的;清醒时的一般喉镜检查则难以排除轻度声门功能异常,该类患者不一定出现声音嘶哑。

(1)针对性检查:首先加做 MIFV 曲线,显示吸气相流量下降,呈典型平台表现,FIF_{50} 显著小于 FEF_{50},表明存在明显吸气气流受限(图 15 - 3A),符合胸廓外非固定型大气道阻塞。故嘱患者立即行喉镜检查,并特别注明注意声带活动情况,结果显示双侧声带结构正常,外展功能障碍(图 15 - 3B)。

(2)常规肺功能检查的检查的进一步分析和处理对策:因仪器原因,无法完成 1 min 稳定自主呼吸,

	Pred	A1	%(A1/P)	Act2	%(A2/P)
Date		18-7-18		18-7-18	
Time		15:09:27		15:10:2'	
VT	0.46			1.82	392.93
MV	9.29			27.77	299.07
BF	20.00			15.22	76.11
ERV	1.48			1.39	93.66
IC	2.95			3.03	103.03
VC IN	4.34	4.42	101.85	4.42	101.78
VC EX	4.34	4.45	102.49	4.33	99.73
VC MAX	4.34	4.45	102.49	4.42	101.78
FVC	4.29	4.45	103.87		
FEV 1	3.75	4.09	109.14		
FEV1%F	87.62	91.82	104.79		
FEV1%M	87.62	91.82	104.79		
FEV 2	4.93				
FEV 3	4.14				
PEF	8.88	8.07	90.78		
FEF25	7.52	8.07	107.19		
FEF50	5.08	6.12	120.51		
FEF75	2.47	2.79	112.90		
FRC	2.76			2.94	106.52
RV-SB	1.39			1.55	111.98
TLC-SB	5.65			6.13	108.38
RV%TLC	24.00			25.34	105.57
FRC%TC	47.72			47.96	100.51
DLCOSB	9.54			10.27	107.66
KCO	1.77			1.72	96.67

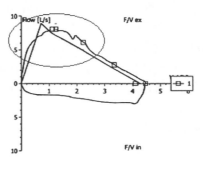

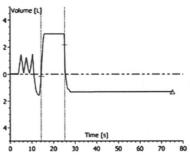

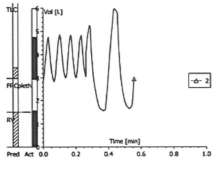

A

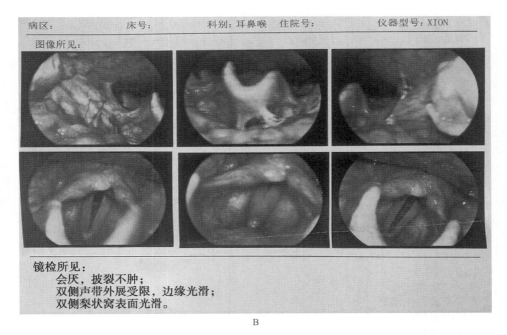

B

图 15-3　常规肺功能检查和喉镜检查

A. 常规肺功能检查；B. 喉镜检查。

故 VT、VE 等结果不可靠,但不影响通气功能的评价。

除 MEFV 曲线未出现锐利尖峰外,常规肺容积、通气和弥散功能测定皆符合测定要求,各参数的结果正常、且占正常预计值的百分比一致,故诊断肺功能正常是可靠的,单纯根据本次检查诊断肺功能正常也是可靠的。

进一步分析,少年患者,疾病特点高度符合轻度胸廓外非固定气道阻塞,故加做 MIFV 曲线即可,确为典型改变。如此也能解释:尽管基本不影响呼气,但导致呼气峰流量下降,MEFV 曲线无尖峰、呈圆顿状改变。如上述,睡眠时咽部、声门骨骼肌过度松弛的可能性大,PSG 正常,单纯喉镜检查即可;其他绝大多数检查是因为缺乏呼吸生理知识而不得不进行的"全覆盖检查"。由于声门功能轻度异常,喉镜检查容易忽视或漏诊,故本次特别注明后,喉镜检查明确为声门外展障碍。

(三)下一步的诊疗计划 患者声门结构完好,无畸形,可排除声门结构异常所致声带外展受限。因支配声带的神经为喉返神经,是迷走神经的远端分支,其中枢位于延髓疑核,为查找病因,进一步行脑部磁共振和 CT 检查,未发现环杓后肌有去神经支配萎缩的表现,也未发现脑干或颅底病变,故排除神经系统疾病。因病因不明,结合上述临床表现和检查结果,故诊断为特发性双侧声带外展麻痹。因患者活动能力受影响较小,近几年加重不明显,故暂不行声门重建术等手术,临床随访。

四、病 例 4

本例患者(女性,62 岁,身高 157 cm,体重 57 kg)完成通气功能检查,体描法完成肺容积和气道阻力测定(图 15-4)。单纯进行肺功能分析。

(1) 基本写法和表达错误普遍存在,如 MEF75、MEF25 的表达是错误的,应分别更换为 FEF_{25}、FEF_{75},详见病例 1,不赘述。

(2) 该患者 MEFV 曲线符合测定要求,VC、FVC 一致,占正常预计值的百分比皆接近 100%,FEV_1、FEV_1/FVC 占正常预计值的百分比皆稍超过 100%,故单纯根据本次测定即可诊断:通气功能正常。

(3) 实测 MEFV 曲线符合正常曲线,且与正常预计值曲线重合好;各容积的流量(包括 FEF_{50}、FEF_{75})和中段呼气流量皆正常,故不仅无通气功能障碍,小气道功能也是正常的。

(4) 尽管未加做 MIFV 曲线,但从基本测定显示,MEFV 曲线出现锐利尖峰,吸气曲线圆顿,形态规整,故可基本判断无吸气功能障碍。

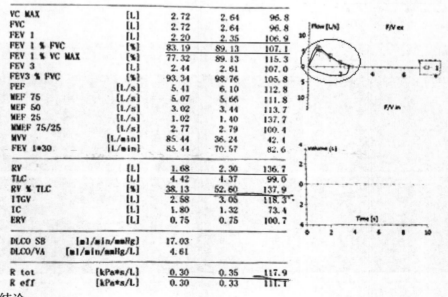

结论:
肺通气功能正常
残气及残总比增高
气道阻力增高
建议随访!
如果您吸烟,建议戒烟,控烟门诊随访!

图 15-4 常规通气功能检查和体描法检查

（5）残气容积及残总百分比是非核心参数，对辅助肺功能诊断有一定价值，但不能作为肺功能诊断，结论中应去掉；建议缺乏针对性，应调整。

（6）通气功能正常，呼气充分，气道阻力应该正常，RV 不应该升高，但患者 RV、RV/TLC 等容积参数明显升高，气道阻力增大（体描法测定），与通气功能正常是矛盾的。在肺功能测定方法中，标准肺功能仪测定是最成熟、最准确的方法；理论上体描法测定气道阻力的金标准，测定 FRC（ITGV）的可靠度高，但实际临床测定错误特别多，可能远超过 IOS 的测定错误。故在多种肺功能测定结果不一致的情况下，以标准肺功能仪测定为准，故用体描法测定的肺容积和气道阻力结果是错误的。

（7）结论：通气功能正常；体描法测定的气道阻力升高、肺容积增大，测定结果错误的可能性较大，建议复查，并查找原因。

五、病 例 5

本例患者（男性，31 岁，身高 165 cm，体重 85 kg）完成常规肺功能检查，体描法完成肺容积和气道阻力测定（图 15－5）。进行单纯肺功能分析。

（1）基本表达错误：普遍存在，如 MEF75、

MEF25 的表达是错误的，应分别更换为 FEF_{25}、FEF_{75}；余见本节病例 1，不赘述。

（2）患者 MEFV 曲线符合测定要求，VC、FVC 大小一致，占正常预计值的百分比接近 100％，FEV_1、FEV_1/FVC 占正常预计值的百分比皆下降，前者为 68.7％，小于 80％；后者为 71.7％，小于 92％。MEFV 曲线呈凹型改变，低容积流量明显下降。故单纯根据本次测定可诊断：轻度阻塞性通气功能障碍。进一步定位诊断：符合外周气道阻塞。

（3）残气容积及残总百分比是非核心参数，对辅助诊断阻塞性通气功能障碍有重要价值，但不能作为肺功能诊断，结论中应去掉；建议缺乏针对性，应调整。

（4）患者为轻度阻塞性通气功能障碍，无论缓慢用力呼气还是快速用力呼气，皆能充分呼出，故 VC、FVC 正常，且一致，FRC、RV、TLC 皆应该正常，但该例患者 FRC、RV 显著升高，TLC 升高，故肺容积测定结果是错误的。

（5）用一口气法完成 TLC 和 CO 弥散的同步测定，TLC 错误，DLCO、D_LCO/V_A 的准确性必然不高。

（6）体描法测定的气道阻力，无论是总阻力还是有效气道阻力皆约升高 1/2，与轻度阻塞性通气障碍基本一致，故可认为气道阻力测定结果基本是

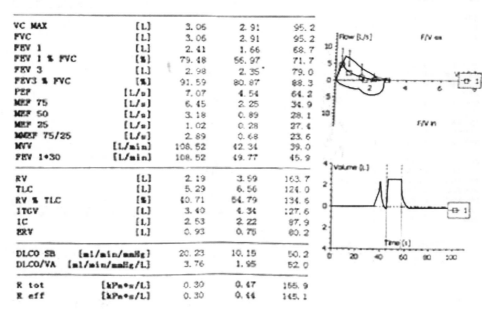

VC MAX	[L]	3.06	2.91	95.2
FVC	[L]	3.06	2.91	95.2
FEV 1	[L]	2.41	1.66	68.7
FEV 1 % FVC	[%]	79.48	56.97	71.7
FEV 3	[L]	2.98	2.35	79.0
FEV3 % FVC	[%]	91.59	80.87	88.3
PEF	[L/s]	7.07	4.54	64.2
MEF 75	[L/s]	6.45	2.25	34.9
MEF 50	[L/s]	3.18	0.89	28.1
MEF 25	[L/s]	1.02	0.28	27.6
MMEF 75/25	[L/s]	2.89	0.68	23.6
MVV	[L/min]	108.52	42.34	39.0
FEV 1*30	[L/min]	108.52	49.77	45.9
RV	[L]	2.19	3.59	163.7
TLC	[L]	5.29	6.56	124.0
RV % TLC	[%]	40.71	54.79	134.6
ITGV	[L]	3.40	4.34	127.6
IC	[L]	2.53	2.22	87.9
ERV	[L]	0.93	0.75	80.2
DLCO SB	[ml/min/mmHg]	20.23	10.15	50.2
DLCO/VA	[ml/min/mmHg/L]	3.76	1.95	52.0
R tot	[kPa*s/L]	0.30	0.47	155.9
R eff	[kPa*s/L]	0.30	0.44	145.1

结论：
肺通气功能轻度减退（阻塞性）
残气及残总比增高
弥散功能中度减退
气道阻力增高
建议随访！
如果您吸烟，建议戒烟，控烟门诊随访！

图 15－5　常规肺功能测定和气道阻力测定

正确的。

（7）结论用语多不规范，需修正。

（8）结论：轻度阻塞性通气功能障碍；中度弥散功能障碍，结果供参考，建议重复呼吸法复查。

六、病 例 6

患者男性，49 岁，身高 167 cm，体重 62 kg，肺功能测定结果：VC 占正常预计值 76%，FVC 占正常预计值 87%，FEV_1 占正常预计值 83%；FEV_1/FVC 79%，占正常预计值 96%。肺通气功能诊断是基本正常、限制、阻塞还是混合？

（一）单纯根据数据诊断 患者 VC 占正常预计值的 76%，<80%；FEV_1/FVC 79%，占正常预计值 96%，明显超过 92%。单纯从数据看，前者提示肺容积缩小，后者提示没有阻塞，应该诊断：轻度限制性通气功能障碍。

（二）合理生理学分析与诊断

（1）不少情况下，充分掌握呼吸生理学知识，根据有限资料可以完成肺功能诊断。

（2）在肺功能仪正常工作的情况下，肺活量、通气功能只可能小于实际最大值，而不会大于实际最大值。

（3）FEV_1/FVC 79%，占正常预计值 96%，远超过正常值标准 92%，不存在气流阻塞。在没有气流阻塞的情况下，FVC、VC 相等；若两者差别大，说明有较大的测定误差，应重做。若无法重做或不打算重做，应取最大值，即本例 VC 取 FVC 的结果；或忽略 VC 的测定结果，直接去 FVC 占正常预计值的87%，故该患者不存在限制。

（4）合理诊断：通气功能基本正常。

七、病 例 7

该患者（男性，53 岁，身高 176 cm，体重 70 kg）有单纯常规肺功能测定、支气管舒张试验（实质是重复通气功能测定）、动脉血气（图 15 - 6），也有充分的描述和肺功能诊断，是否合适或正确？

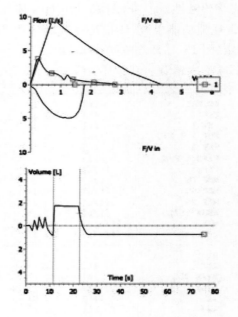

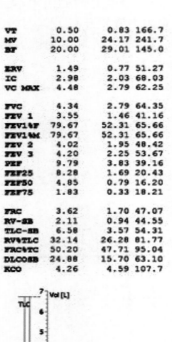

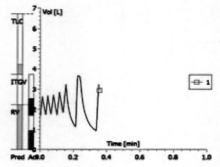

A

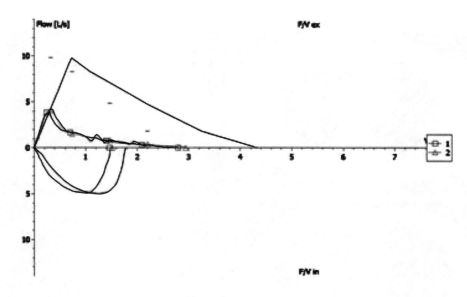

	Pred	Act1	%(Act1/	Act2	%(Act2/	%CHG
VC MAX	4.48	2.79	62.3	2.94	65.5	5.2
FVC	4.34	2.79	64.3	2.94	67.7	5.2
FEV 1	3.55	1.46	41.2	1.51	42.6	3.5
FEV1%F	79.67	52.31	65.7	51.45	64.6	-1.7
FEV1%M	79.67	52.31	65.7	51.45	64.6	-1.7
PEF	9.79	3.83	39.2	4.09	41.8	6.8
FEF25	8.28	1.69	20.4	1.54	18.6	-8.9
FEF50	4.85	0.79	16.2	0.82	17.0	4.9
FEF75	1.83	0.33	18.2	0.39	21.5	18.0
Date		17-5-11		17-5-11		
Time		9:06:49		9:21:02		

B

动脉血气：pH 7.44, $PaCO_2$ 40 mmHg, PaO_2 58 mmHg, SaO_2 91%, BEecf 3.0 mmol/L。

图 15 - 6 肺功能测定的图形和数据

A. 常规肺功能测定；B. 支气管舒张试验。

（一）测定情况与报告

1. 肺功能测定结果描述

肺活量	轻度降低
残气容积	降低
肺总量	降低
残气容积/肺总量	基本正常
第1s用力呼气容积	中度降低
吸药后第1s用力呼气容积	无明显改善
一秒率	降低
最大呼气流量	重度降低
用力呼出25%肺活量时呼气流量	重度降低
用力呼出50%肺活量时呼气流量	重度降低
用力呼出75%肺活量时呼气流量	重度降低
一氧化碳弥散量	轻度降低
比弥散量	正常

2. 肺功能诊断

混合性通气功能障碍	中度以阻塞为主
一氧化碳弥散量	轻度降低
支气管舒张试验	阴性
动脉血气	低氧血症
配合程度	尚可

3. 建议　积极抗炎、解痉治疗，定期复查肺功能，呼吸科门诊随访，必要时复查动脉血气。

（二）合理的生理学分析与诊断

（1）患者有明显气道阻塞、低氧血症，提示存在明显气体分布不均，用单次呼吸法同步测定肺容积和弥散功能是不合适的，即肺容积的测定结果较实际结果是下降的；相应地弥散量的测定结果也是不准确的。

（2）应该用重复呼吸法测定该患者的肺容积和弥散功能，然后根据可靠的测定结果重新诊断；若患

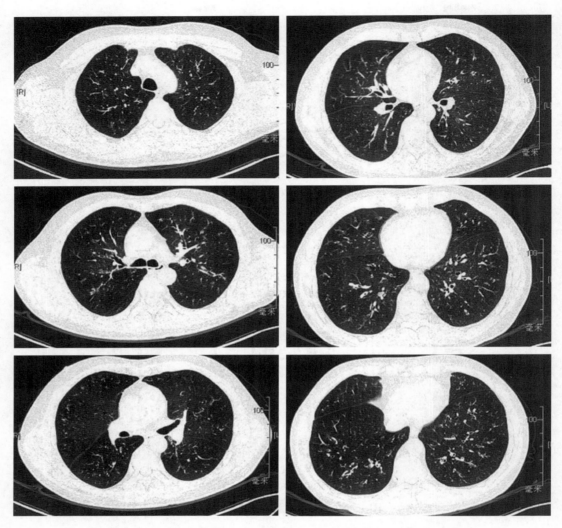

图 15－7　患者胸部 CT 检查的部分图像

者无法及时测定,应结合病史诊断,并给出合适的结论。

（3）该患者已回家,临床资料中有活动后气急多年的病史,查体未发现异常;胸部 CT:周围支气管改变,无肺实质、纵隔、横膈异常（图 15－7）。

（4）患者无肺容积减小的因素,肺容积（RV、FRC、TLC）测定结果下降是选择一口气法,导致标示气体（氦气）不能充分进入所有肺泡所致。

（5）诊断报告:结合病史中度阻塞性通气功能障碍;轻度换气功能障碍,供参考;中度低氧血症;建议必要时用重复呼吸法测定肺容积和弥散功能。

八、病 例 8

仅给出支气管舒张试验,进行评价。

（一）通气功能检查诊断　轻度限制性通气功能障碍;支气管舒张试验阳性（FEV_1 改善 220 mL,改善率 13％）（图 15－8A）。

（二）测定结果和诊断的生理学分析

（1）通气功能检查（图 15－8A）:FEV_1/FVC 占正常预计值的百分比为 102.6％,远超正常值标准的 92％。VC、FVC 皆轻度下降,两者之间的误差不超过 5％;支气管舒张试验后的 FVC 的结果相似（相当于第二次测定）,符合测定要求,故轻度限制性通气功能障碍的诊断成立。

（2）在单纯限制性通气功能障碍的患者,支气管舒张试验不是常规测定;若测定结果达到支气管舒张试验阳性的标准,应首先考虑测定误差。

（3）在支气管舒张试验一节中,强调气道舒张剂扩张周围气道,应出现低容积流量升高,伴 FVC 增大。该患者舒张后的 MEFV 曲线显示中、高容积流量增大（图 15－8A）;且支气管舒张试验后的 FVC 一致,皆为 2.18 L,故为假阳性的可能性极大,

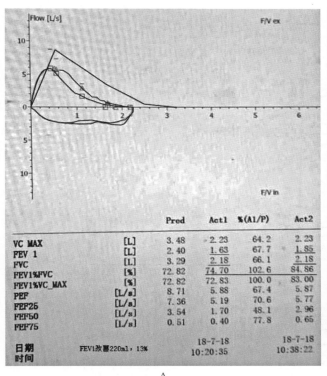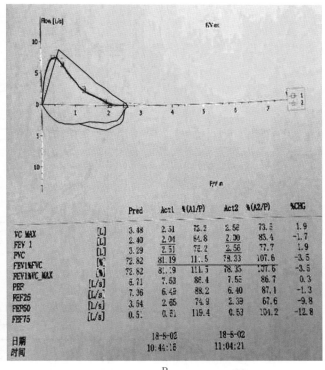

A

B

图 15-8 患者通气功能检查及支气管舒张试验

A. 患者初次检查气道舒张阳性；B. 再次检查舒张试验阴性。

且主要原因是第二次检查更熟练、爆发力维持更持久，导致中高容积流量升高所致。呼气早中期维持更高流量必然伴随 FEV_1 增大、FVC 基本无变化，FEV_1/FVC 相应增大，该患者不仅 FEV_1 达到支气管舒张试验阳性标准，FEV_1/FVC 也由 74.7% 显著升高至 84.8%。故该患者的支气管舒张试验阳性应该为假阳性，需再次检查。

（4）再次通气功能检查真正达到完善的质控要求，特别是呼气早、中期的爆发力维持符合要求，故 FEV_1/FVC 更高（超过 80%）；舒张试验后，MEFV 曲线几乎与初始测定重叠，各参数结果皆几乎一致。故确切肺功能诊断：轻度限制性通气功能障碍，支气管舒张试验阴性。

（5）小结：根据现有指南规范的测定方法和质控要求，似乎达到测定要求，但实际上有一定测定误差的并不少见，需充分掌握呼吸生理学知识，进行合理分析。

九、病 例 9

（一）**基本情况介绍** 患者 14 岁，自幼发生支气管哮喘，近几年正规吸入糖皮质激素治疗，无不适；多次通气功能检查正常，但 MEFV 曲线初始部分出现凹陷（图 15-9A），FEF_{25} 有所降低。降低爆发性用力的程度后，凹陷明显改善（图 15-9A、B），且通气功能仍正常。诊断：通气功能基本正常，大气道功能轻度异常不除外。

（二）**测定结果和诊断的生理学分析**

（1）肺活量和通气功能检查（图 15-9B）：符合测定要求，VC、FVC、FEV_1、FEV_1/FVC 占正常预计值的百分比皆正常；PEF、FEF_{25}、FEF_{50}、FEF_{75} 正常或基本正常，通气功能正常的诊断成立。

（2）通气功能正常者，在吸气充足的情况下，爆发性呼气越充分，测定的流量和容积参数越佳，尤其是 MEFV 曲线的用力依赖部分（初始部分），但该患者数次测定显示：呼气尖峰和中、末部分相似；但尖峰的下降初始部有差别，部分测定呈斜行下降，部分测定出现凹陷（图 15-9A）。最初考虑测定误差；进一步测定显示，爆发性呼气越充分凹陷越明显；适当控制爆发性用力，凹陷减轻，并可出现典型的斜行下降曲线，经多方咨询，考虑大气道功能轻度障碍的可能性大。

（3）大气道主要靠气道软骨环支撑，流量主要

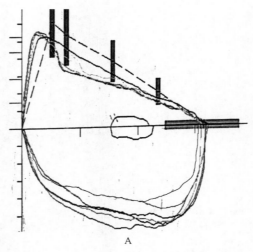

A

		预计值	实测值	实/预
日期:			22-2-18	
时间:			13:45:19下	
VT	[L]	0.51	0.60	116.8
IC	[L]	2.15	2.18	101.6
ERV	[L]	1.04	1.05	100.9
VC MAX	[L]	3.21	3.24	100.9
MVV	[L/min]	59.13		
FVC	[L]	3.16	3.24	102.4
FEV 1	[L]	2.69	2.71	100.8
FEV 1 % FVC	[%]	84.02	83.68	99.6
FEV 1 % VC MAX	[%]	84.02	83.68	99.6
PEF	[L/s]	6.08	5.24	86.3
FEF 25	[L/s]	5.32	4.40	82.7
FEF 50	[L/s]	3.77	2.86	75.8
FEF 75	[L/s]	1.94	1.47	75.9
MMEF 75/25	[L/s]	3.37	2.57	76.3
FET	[s]		2.90	
V backextrapolation ex	[L]		0.08	

结果分析：

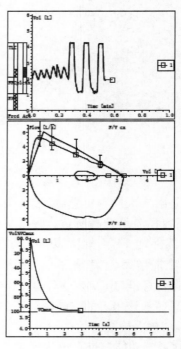

B

图 15-9　不同程度用力的通气功能检查

与用力的程度和速度有关。在气道功能正常的情况下，气道有效开放，MEFV 曲线的流量主要与用力有关，特别是初始部分，故出现典型的尖峰和尖峰后的斜行下降。在某些特殊的情况下，如儿童的软骨环发育不健全、老年人的软骨环退化，充分爆发性用力呼气，导致气管受压、回缩、流量下降；适当控制用力，对气管的压迫减轻，流量反而回升。尽管影响 FEF$_{25}$，但对通气功能的影响可忽略不计。

（4）小结：因个体差异存在，根据指南完成的符合质控要求的测定不一定达最佳的用力呼气流量。在出现与"标准结果"有一定差异的情况下，充分掌握呼吸生理学知识，进行合理分析是必要的；对正确认识、评价肺功能，指导临床诊治有重要价值。该例与例 8 从不同角度显示呼吸生理在肺功能测定、评价、诊断中的重要性。

十、病 例 10

该例仅给出肺功能诊断，省略基本情况和测定项目（图 15-10）。

（一）基本报告设置　是不合适的，"医生意见"应该修改为"结论"，"报告医生"应该修改为"报告者，包括初始报告者和审核者"。

[医生意见]：
1. 中度限制性通气功能障碍【VCmax/pred 57.8%；FEV1:1.94L,FEV1/FVC 97.82%
2. 肺通气储备功能正常
3. 小气道功能正常
4. 肺弥散功能正常
5. 肺残气量占肺总量百分比重度升高【RV%TLC:167.4%】
6. 气道阻力正常
7. 气道可逆试验：阴性

[报告医生]：

图 15－10　患者常规肺功能检查和体描法测定气道阻力的结论

（二）结论写法错误　结论是肺功能诊断、肺功能测定参数、肺功能测定换算参数的混杂，还有较多的错误写法。

1. 基本评价　肺功能诊断应该包括通气功能、弥散功能的定性诊断和严重度评价；有支气管舒张试验、体描法测定气道阻力，故该两个结果也应该体现；在限制性通气功能障碍患者，可以有小气道功能评价，故也可在结论中体现；异常或不确定的测定、结论还应给出建议；其他应全部省略。

2. 正确诊断及分析

（1）正确诊断：中度限制性通气功能障碍，支气管舒张试验阴性；弥散功能正常，供参考；小气道功能正常；气道阻力正常；建议复查弥散功能，并详细了解病史。

（2）正确诊断的合理分析：尽管"中度限制性通气功能障碍"的结论中不宜出现数据，但数据显示提示诊断是正确的；加之"小气道功能正常"，支气管舒张试验无必要做，因为气道舒张剂舒张"收缩的周围气道平滑肌"，该患者无阻塞表现，特别是无小气道功能异常。既然做了，结果也符合气道功能状态，给出"支气管舒张试验阴性"的结论也是合适的，"气道可逆试验：阴性"是不正规写法，应避免。VC 下降幅度接近 1/2，容积的明显下降必然伴随弥散量的下降（除非有新鲜肺泡出血、高原影响等特殊情况）；"弥散功能正常"意味着测定错误的可能性非常大，故结论中给出"弥散功能正常，供参考""建议复查弥散功能，并详细了解病史"。

（3）应去掉结论部分的合理分析与评价："肺通气储备功能正常"是肺功能测定后的换算参数的评价；既然是中度限制性通气功能障碍，VC 下降接近 1/2，通气储备肯定下降，该评价是错误的，意味着该患者通气功能参数的测定、换算等某一个或几个环节出现错误。

"肺残气量占肺总量百分比重度升高"是参数评价，主要用于阻塞性通气功能障碍的辅助诊断，不宜出现在结论中。在限制性通气功能障碍患者，依据肺扩张、回缩下降的程度，RV/TLC 可以正常、下降、升高；不了解病史和测定情况，具体结果是否准确无法评价。

（4）中文、英文简写错误较多或不规范，应参考本书标准修改，不赘述。

十一、病　例　11

与病例 10 为同一医疗机构的报告，但有完整的检查内容（图 15－11）。

（一）病史　患者男性，68 岁，身高 165 m，体重 56 kg；有长期吸烟史；反复咳嗽、咳痰 30 余年，活动后气急 5 年，诊断慢性阻塞性肺疾病（COPD）；正规吸入糖皮质激素和气道扩张剂，随访肺功能，生活自理，日常行走无不适；再次咳嗽、气急加重 5 日，伴 $PaCO_2$ 明显升高，神志模糊，经综合治疗和气管插管机械通气 2 日后拔管，恢复良好，5 日后出院。

（二）肺功能测定参数的基本评价

（1）基本报告设置：与病例 10 是同一医疗机构的报告，故设置是不合适的，"医生意见"应该修改为"结论"，"报告医生"应该修改为"报告者，包括初始报告者和审核者"。

（2）测定参数的评价：VC 明显下降；与吸气过程相比，VC 曲线明显延长，符合气道阻塞表现。ERV 明显增大，与阻塞表现不一致；从右侧曲线图可看出 VC 曲线测定前的平静呼气基线明显上移，故 ERV 的结果不准确；不仅如此，IC 等测定结果也不准确。这是目前绝大多数肺功能测定的共性，因无法获得 1 min 稳定静息呼吸曲线，故 VT、ERV、IRV、IC 等参数的准确度皆不高；但不是核心参数，不影响基本肺功能诊断。

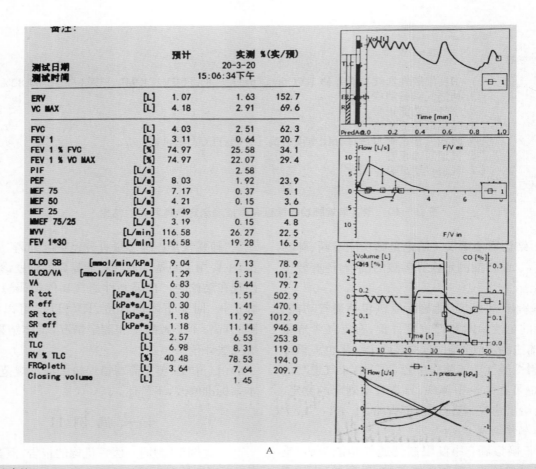

A

[医生意见]:
1. 重度混合性通气功能障碍，阻塞为主【VCmax/pred69.6%；FEV1/FVC25.58%；FEV1：0.64L，FEV1/pred20.7%】
2. 肺通气储备功能重度下降【MVV/pred 22.5%】
3. 小气道功能重度障碍【MMEF75/25，占pred4.8%】
4. 肺弥散功能轻度下降【DLCO/SB78.9%；DLCO/VA101.2%】
5. 肺残气量占肺总量百分比重度升高【RV%TLC:194.0%】
6. 气道阻力重度升高【Rtot:1.51kPa×s/L,占pred502.9%）】
7. 气道可逆试验：阴性

B

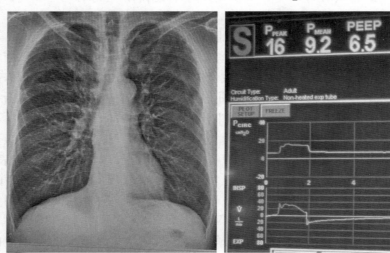

C

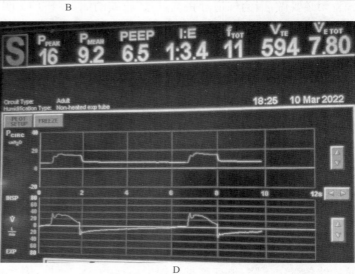

D

图 15-11　COPD 患者的胸片、肺功能检查、检查报告和机械通气波形图

A、B、C. 分别为同一患者同一日的肺功能检查、肺功能诊断、X 线胸片；D. 为同一患者后来的机械通气波形图（撤机前一日）。

（3）MEF75、MEF25 的写法错误,应分别改为 FEF_{25}、FEF_{75}；VCmax 实质就是数次测定肺活量的最大值,故表达不规范,应改为 VC,这也是临床测定和描述的常见错误;其他不规范写法不赘述,见病例 10。

（4）MVV 是实测值;$FEV_1 \times 30$ 是 MVV 的换算值,是部分欧美国家采用的计算公式,与我国差异较大,不宜应用,这也是国内肺功能测定普遍存在的问题。有实测值,就不宜用换算值;若用换算值,也必须改为国人的换算值公式。

（5）体描法测定的功能残气量（FRC）及换算肺容积皆是错误的。对身高 165 cm、日常活动能力尚可的气流阻塞患者而言,如此高的呼气末容积（RV、FRC 或 FRC_{plehth}）是难以想象的;两者的绝对值分别为：6.53 L、7.64 L,占正常预计值的百分比分别为 254%、210%。两者与 TLC 的比值,即 RV/TLC、FRC/TLC 分别高达 194%、92%,远超过能自主呼吸或呼吸系统压力-容积曲线（高拐点占 TLC 的 85%～90%）的基本力学要求。

（6）气道阻力,包括总气道阻力（Rtot）、有效气道阻力（Reff）、总比气道阻力（sRtot）、有效比气道阻力（sReff）缺乏公认的正常值标准。尽管如此,但各参数占正常预计值的百分比几乎皆达 500%～1 000% 以上,这对日常生活能力尚可的气流阻塞患者而言也是难以想象的,故测定结果也是错误的。

（7）严重周围气道阻塞,必然存在气体分布不均,D_LCO、D_LCO/V_A 必然下降,但该患者用一口气测定的结果接近正常或正常,故该结果也是错误的。

（8）由于测定结果错误太多,故可能是测定原因所致,更有可能是仪器问题。

（三）测定结论的基本评价

1. 结论的内容　是肺功能诊断、肺功能测定参数、肺功能测定换算参数的混杂,还有较多的错误写法,故不是规范的诊断。

2. 核心诊断　是通气功能障碍。该例患者的诊断：以阻塞为主的重度混合性通气功能障碍。无论各测定结果的准确度如何（分析见上述）,皆无任何限制的表现（RV、FRC、TLC 皆明显升高）;何况患者 X 线胸片等也无任何限制的表现。推测作者采用简易通气功能测定的诊断指南（FEV_1/FVC、VC 皆下降为混合性通气功能障碍）做出混合性通气功能障碍的错误诊断。

3. 小气道功能诊断　在确定阻塞性通气功能障碍,且测定图形（包括 VC 曲线、MEFV 曲线、sRaw 曲线）皆提示周围气道阻塞的情况下,出现小气道功能障碍的诊断是错误的。小气道功能障碍是小气道功能的轻微异常,进行分级诊断也是错误的。

4. 其他诊断问题　参考本节病例 10,不赘述。

（四）肺功能的合理诊断

1. 肺功能诊断的内容　应包括通气功能、弥散功能的定性诊断和严重度评价;有支气管舒张试验、体描法测定气道阻力,故该两个测定结果也应该体现;异常或不确定的测定、结论还应给出建议;其他应全部去掉。

2. 正确诊断　重度阻塞性通气功能障碍,支气管舒张试验阴性;弥散功能基本正常,仅供参考;气道阻力显著升高,仅供参考;建议复查弥散功能测定和体描法测定,并查找仪器问题。

（五）机械通气时的肺功能评价　患者因 COPD 急性加重、呼吸衰竭行机械通气,用 PSV＋PEEP 模式,综合治疗后迅速好转,撤机前一日的支持压力和 PEEP 分别为 10 cmH_2O、6 cmH_2O。监测图形表现为深慢呼吸,呼气相流量能降至量,不仅符合阻塞性通气障碍的特点（深慢呼吸明显降低呼气阻力）,也达到了理想的通气要求,终末呼气流量降至 0。

十二、病例 12 和病例 13

病例 12（身高 153 cm,体重 72 kg）与病例 13（身高 153.5 cm,体重 70.4 kg）在同一家医院完成常规肺功能检查和气道阻力测定,皆为限制性通气功能障碍（图 15-12）,分析如下。

（一）肺功能报告设计　为"通气、弥散、残气报告单"是不规范的,可能与病例 1 是同一医疗机构。

（1）首先名词表达不规范：尽管如此,但"通气""弥散"皆代表了某一方面的肺功能,即"通气功能""弥散功能";"残气"仅仅是"肺容积"项目的一个参数,内容不全,三者并列是不合适的。检查内容中还有体描仪完成的"气道阻力"检查,没有被涵盖。因此作为有法律意义的文书,该单位的报告设计是不合适的,既有内容的不合适,也有基本语言表达和名词标准化表达的严重欠缺。

（2）正确或合理设计："肺功能检查报告单"可根据需要选择项目,也容易避免文字和内容上的问题。

（二）肺功能参数的表达　有较多问题。

（1）VCmax 是不合适的。在肺功能测定中,VC 选择的就是最大值,正规的表达术语为 VC,而不是 VCmax。

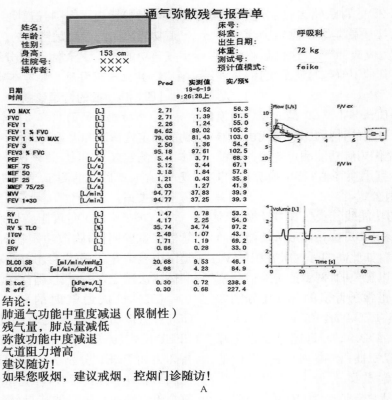

通气弥散残气报告单

			Pred	实测值 19-6-19 9:26:28上	实/预%
日期 时间					
VC MAX	[L]		2.71	1.52	56.3
FVC	[L]		2.71	1.39	51.5
FEV 1	[L]		2.26	1.24	55.0
FEV 1 % FVC	[%]		84.62	89.02	105.2
FEV 1 % VC MAX	[%]		79.03	81.43	103.0
FEV 3	[L]		2.50	1.36	54.4
FEV3 % FVC	[%]		95.18	97.61	102.5
PEF	[L/s]		5.44	3.71	68.3
MEF 75	[L/s]		5.12	3.44	67.1
MEF 50	[L/s]		3.18	1.84	57.8
MEF 25	[L/s]		1.21	0.43	35.8
MMEF 75/25	[L/s]		3.03	1.27	41.9
MVV	[L/min]		94.77	37.83	39.9
FEV 1*30	[L/min]		94.77	37.25	39.3
RV	[L]		1.47	0.78	53.2
TLC	[L]		4.17	2.25	54.0
RV % TLC	[%]		35.74	34.74	97.2
ITGV	[L]		2.48	1.07	43.1
IC	[L]		1.71	1.19	69.2
ERV	[L]		0.86	0.28	33.0
DLCO SB	[ml/min/mmHg]		20.68	9.53	46.1
DLCO/VA	[ml/min/mmHg/L]		4.98	4.23	84.9
R tot	[kPa*s/L]		0.30	0.72	238.8
R eff	[kPa*s/L]		0.30	0.68	227.4

结论：
肺通气功能中重度减退（限制性）
残气量，肺总量减低
弥散功能中度减退
气道阻力增高
建议随访！
如果您吸烟，建议戒烟，控烟门诊随访！

A

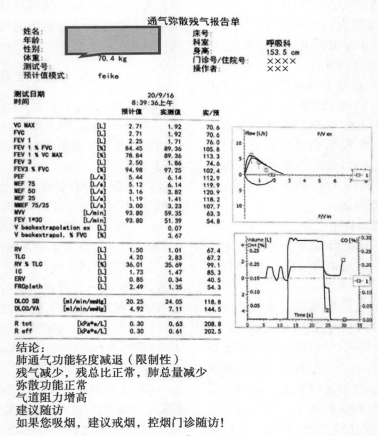

通气弥散残气报告单

			预计值	实测值 20/9/16 8:39:36上午	实/预
测试日期 时间					
VC MAX	[L]		2.71	1.92	70.6
FVC	[L]		2.71	1.92	70.6
FEV 1	[L]		2.25	1.71	76.0
FEV 1 % FVC	[%]		84.45	89.36	105.8
FEV 1 % VC MAX	[%]		78.84	89.36	113.3
FEV 3	[L]		2.50	1.86	74.6
FEV3 % FVC	[%]		94.98	97.25	102.4
PEF	[L/s]		5.44	6.14	112.9
MEF 75	[L/s]		5.12	6.14	119.9
MEF 50	[L/s]		3.16	3.82	120.9
MEF 25	[L/s]		1.19	1.41	118.2
MMEF 75/25	[L/s]		3.00	3.23	107.7
MVV	[L/min]		93.80	59.35	63.3
FEV 1*30	[L/min]		93.80	51.39	54.8
V backextrapolation ex	[L]			0.07	
V backextrapol. % FVC	[%]			3.67	
RV	[L]		1.50	1.01	67.4
TLC	[L]		4.20	2.83	67.2
RV % TLC	[%]		36.01	35.69	99.1
IC	[L]		1.73	1.47	85.3
ERV	[L]		0.85	0.34	40.5
FRCpleth	[L]		2.49	1.35	54.3
DLCO SB	[ml/min/mmHg]		20.25	24.05	118.8
DLCO/VA	[ml/min/mmHg]		4.92	7.11	144.5
R tot	[kPa*s/L]		0.30	0.63	208.8
R eff	[kPa*s/L]		0.30	0.61	202.5

结论：
肺通气功能轻度减退（限制性）
残气减少，残总比正常，肺总量减少
弥散功能正常
气道阻力增高
建议随访
如果您吸烟，建议戒烟，控烟门诊随访！

B

图 15－12　两例限制性通气功能障碍的常规肺功能和气道阻力测定

A. 病例 12；B. 病例 13。

（2）没有正确应用英文简写的下标。不赘述。

（3）$FEV_1\% VCmax$、$FEV_1\% FVC$、$FEV_1\% FEV_3$、$RV\% TLC$ 的表达皆错误的，正确表达为：FEV_1/VC、FEV_1/FVC（或 $FEV_1\%$）、FEV_1/FEV_3、RV/TLC。

（4）FEF_{75}、FEF_{25} 的表达皆是错误的，两者应互换。MMEF 75/25 的表达也是错误的，应修改为 FEF_{25-75} 或 MMEF（或 MEF）。

（5）其他：如外推容积等有较多问题。不赘述。

（三）预计值公式 FEV_1/FVC、FEV_1/VC 应该相同，该报告差别较大；MVV 换算值公式：$FEV_1 \times 30$(L/min) 非国人公式；全部参数的正常预值公式是否应用国人公式亦是可疑的。

（四）结论 有较多问题。

1. 形式 出现参数描述是错误的。

2. 诊断

（1）通气功能的诊断是正确的，但表达不规范。

（2）换气功能诊断是错误的。在病例 12，一氧化碳弥散量中度下降，比弥散量正常，两者严重不一致，反映的临床意义有巨大差别，前者与肺容积的下降一致，后者提示肺外病变或肺内孤立性病灶等导致的限制性通气功能障碍，故应分开描述。在病例 13，对限制性通气功能障碍患者而言，一氧化碳弥散量在正常高限、比弥散量明显升高是无法解释的，但没有任何说明。

（3）限制性通气功能障碍患者出现气道阻力明显升高，也是难以解释的，但没有说明。

3. 建议 缺乏针对性。

（五）合适的结论

1. 病例 12 的结论 中度限制性通气功能障碍；一氧化碳弥散量中度下降，比弥散量正常；气道阻力显著升高，仅供参考，建议复查及查找设备原因；建议胸部 CT 检查。

2. 病例 13 的结论 轻度限制性通气功能障碍；一氧化碳弥散量正常，比弥散量明显升高，仅供参考，建议复查；气道阻力显著升高，仅供参考，建议复查及查找设备原因；建议胸部 CT 检查。

（六）小结 影响弥散功能测定的因素较多，需与通气功能相互印证，必要时复查。体描法是测定气道阻力的金标准，但实际测定错误普遍存在，需与常规通气功能检查结果互相印证，查找测定或仪器方面的原因。充分掌握呼吸生理知识是评价肺功能测定正确与否的基础。

十三、病 例 14

患者（32 岁，身高 167 cm，体重 72 kg）为咳嗽变异性哮喘，用吸入糖皮质激素/β_2受体兴奋剂正规治疗，病情能控制；停药有复发，在 2020 年 11 月 31 岁时和 2021 年 11 月 32 岁时在同一单位检查肺功能（图 15-13），其中常规肺功能检查为同一台仪器，对照两次测定结果，从不同的视角分析。

（1）患者为青年人，尽管有临床症状，能准确检查的通气功能应该正常，检查结果也确实正常，故有可比性，可进行更多分析。

（2）肺功能参数的表达有不少问题，主要问题还是肺活量和流量的表达，VCmax 是错误的，肺活量测定皆取测定的最大值，规范表达是 VC，不能出现 VCmax；MEF75、MEF25 是错误的，应调整为 FEF_{25}、FEF_{75}。这也是临床上普遍存在的问题。

（3）基本肺功能检查分析：目前的标准或简易肺功能仪皆缺乏单筒肺量计的 1 min 静息呼吸的设置，受检者的静息呼吸时间短，难以准确测定静息潮气量，也难以准确获取静息呼气末基线，故 VT、ERV、IRV、IC、VE 等的测定结果皆容易出现较大误差，该患者的两次测定也确实如此，两次测定的静息呼气末基线皆上抬，皆约在 1/2VC 的位置，而不是正常状态的大约 1/3 位置；本节其他病例的测定类似，故该部分结果仅供参考，但由于不是核心参数，不影响通气功能的诊断和核心肺容积参数的评价。

（4）由于无法获取准确的静息呼气末基线，FRC 的测定结果也常不准确，本例患者无论第一次的体描法测定（FRCpleth）还是气体分析法的一口气法测定（FRCsb）皆偏高，都超过 110%，与静息呼气末基线上移一致；但皆不影响用力呼吸完成的核心参数 RV、TLC 的测定，两者及两者之比 RV/TLC 皆正常，且与受检者年轻、通气功能正常的状态一致。先后两次不同时间的容积测定结果一致，提示该仪器流量计的性能良好，受检者的配合和技术员的指导皆是合适的。

（5）通气功能测定内容最多，其中两次 MEFV 曲线皆是可接受的，核心通气功能参数：FVC、FEV_1 的差异皆在 5% 以内，说明两次测定是可重复的；MVV 的差异小于 8%，也符合可重复性要求。核心和主要通气功能参数（包括 FEV_1/FVC）皆正常，非主要参数正常或接近正常，因此单纯根据通气功能参数的测定结果可诊断：通气功能正常；核

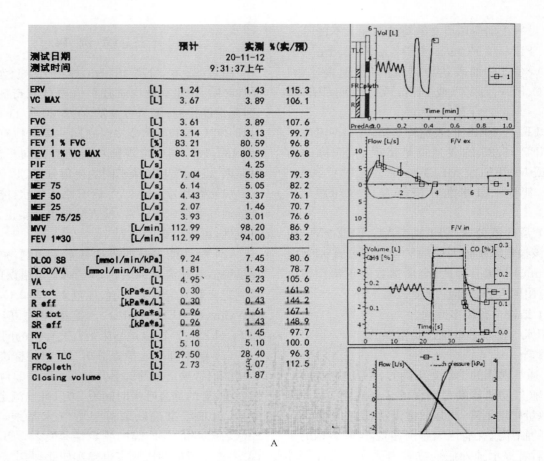

测试日期 测试时间		预计	实测 20-11-12 9:31:37上午	%(实/预)
ERV	[L]	1.24	1.43	115.3
VC MAX	[L]	3.67	3.89	106.1
FVC	[L]	3.61	3.89	107.6
FEV 1	[L]	3.14	3.13	99.7
FEV 1 % FVC	[%]	83.21	80.59	96.8
FEV 1 % VC MAX	[%]	83.21	80.59	96.8
PIF	[L/s]		4.25	
PEF	[L/s]	7.04	5.58	79.3
MEF 75	[L/s]	6.14	5.05	82.2
MEF 50	[L/s]	4.43	3.37	76.1
MEF 25	[L/s]	2.07	1.46	70.7
MMEF 75/25	[L/s]	3.93	3.01	76.6
MVV	[L/min]	112.99	98.20	86.9
FEV 1*30	[L/min]	112.99	94.00	83.2
DLCO SB	[mmol/min/kPa]	9.24	7.45	80.6
DLCO/VA	[mmol/min/kPa/L]	1.81	1.43	78.7
VA	[L]	4.95	5.23	105.6
R tot	[kPa*s/L]	0.30	0.49	161.9
R eff	[kPa*s/L]	0.30	0.43	144.2
SR tot	[kPa*s]	0.96	1.61	167.1
SR eff	[kPa*s]	0.96	1.43	148.9
RV	[L]	1.48	1.45	97.7
TLC	[L]	5.10	5.10	100.0
RV % TLC	[%]	29.50	28.40	96.3
FRCpleth	[L]	2.73	3.07	112.5
Closing volume	[L]		1.87	

A

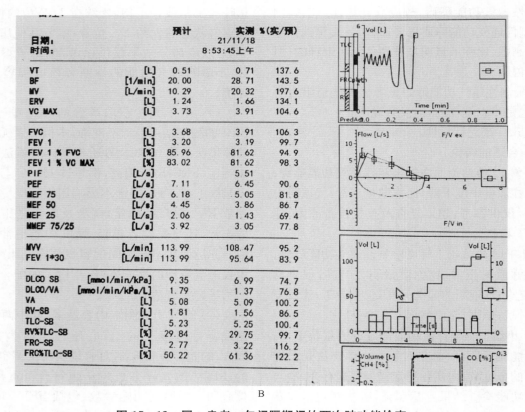

日期： 时间：		预计	实测 21/11/18 8:53:45上午	%(实/预)
VT	[L]	0.51	0.71	137.6
BF	[1/min]	20.00	28.71	143.6
MV	[L/min]	10.29	20.32	197.6
ERV	[L]	1.24	1.66	134.1
VC MAX	[L]	3.73	3.91	104.6
FVC	[L]	3.68	3.91	106.3
FEV 1	[L]	3.20	3.19	99.7
FEV 1 % FVC	[%]	85.96	81.62	94.9
FEV 1 % VC MAX	[%]	83.02	81.62	98.3
PIF	[L/s]		5.51	
PEF	[L/s]	7.11	6.45	90.6
MEF 75	[L/s]	6.18	5.05	81.8
MEF 50	[L/s]	4.45	3.86	86.7
MEF 25	[L/s]	2.06	1.43	69.4
MMEF 75/25	[L/s]	3.92	3.05	77.8
MVV	[L/min]	113.99	108.47	95.2
FEV 1*30	[L/min]	113.99	95.64	83.9
DLCO SB	[mmol/min/kPa]	9.35	6.99	74.7
DLCO/VA	[mmol/min/kPa/L]	1.79	1.37	76.8
VA	[L]	5.08	5.09	100.2
RV-SB	[L]	1.81	1.56	86.5
TLC-SB	[L]	5.23	5.25	100.4
RV%TLC-SB	[%]	29.84	29.75	99.7
FRC-SB	[L]	2.77	3.22	116.2
FRC%TLC-SB	[%]	50.22	61.36	122.2

B

图 15-13　同一患者一年间隔期间的两次肺功能检查

A. 2020 年 11 月 12 日检查结果；B. 2021 年 11 月 18 日检查结果。

心容积参数：VC、RV、TLC、RV/TLC 正常具有重要的辅助诊断价值。

（6）该例患者通气功能正常，首选一口气法同步测定 TLC 和 D_LCO 是合适的。两次测定的 D_LCO、D_LCO/V_A 的差异皆在 10％以内，符合可重复性要求。比较尴尬的是仅一次 D_LCO 略超过 80％，其他皆略低于 80％，当然可以根据结果直接诊断一氧化碳弥散量基本正常，比弥散量轻度下降。但该患者无导致弥散功能下降的病史，测定的重复性好；肺功能仪的弥散功能公式可能是进口时自带的国外公式，也可能是国内当地的未修正的弥散功能公式，导致测定值占正常正常预计值的百分比下降，需找操作人员和安装工程师核实。

（7）各比气道阻力（sRawtot、sRaweff）、气道阻力（Rawtot、Raweff）测定结果皆显著升高，当地报告也给出气道阻力重度增大的结论。首先无论采用何种公式，气道阻力显著升高皆不能用公式的误差解释；其次患者的通气功能正常，而常规通气功能测定是最可靠的，故气道阻力增大是测定错误的结果，测定错误可能是操作问题或设备问题，这也是目前国内普遍存在的问题，"通气功能正常，气道阻力增大"是肺功能报告中最常见的矛盾表述（见本节）。由于呼吸科医生、肺功能技术员普遍缺乏呼吸生理知识的状态日益加重，在多年错误指南的指引和错误培训的训练下，肺功能测定与应用的持续退步不可避免。

（8）用力肺功能测定尽管要求高，但标准明确，大多数受检者容易高质量完成，测定的准确度高；不需要用力配合的肺功能测定（主要是体描法测定、IOS 测定），尽管适应范围更广，但静息稳定状态的准确把握困难，出现错误结果的机会更多；加之医生、技术员全面缺乏呼吸生理知识，更容易出现不合理的诊断，特别是类似上述的矛盾诊断。

（9）充分掌握呼吸生理知识是肺功能测定、诊断和评价的基础。

十四、病 例 15

患者，男性，48 岁，体重 70 kg，民航飞行员，反复气急 20 余年，查体时可闻及哮鸣音，多次肺功能检查：阻塞性通气功能障碍，支气管舒张试验阳性；吸入糖皮质激素/β_2 受体兴奋剂治疗，病情明显缓解；治疗欠正规，气急发作时吸入药物治疗仍有效，但近年来出现活动后气急，多次复查肺通气功能不

能恢复正常（图 15 - 14A），要求停飞转入地面工作。为此又进行了心肺运动试验，但检查结果基本正常，临床医生无法解释；更换医院后，检查结果相似；工作单位以运动能力正常为由拒绝其停飞要求。如何解释检查结果，怎么办？

（一）各项肺功能检查分析

（1）无论静息心肺功能检查异常程度如何，心肺运动试验是评价个体整体运动能力的主要依据。这是合适的结论。但如何评价常规肺功能与心肺运动试验之间的关系，以及哪项检查更适合某种工作是值得探讨的。

（2）患者的各项检查皆显示测定数据和主要检查图形是合适的（心肺运动试验的图形省略），有助于评价测定完成的质量和诊断结论，给出合适的建议。

（3）各项检查皆存在基本常识性错误，与本节其他病例相似，不赘述。

（4）常规肺功能检查的主要评价

1）本例是根据五分法得出"中重度阻塞通气功能障碍"结论。尽管作者推荐三分法，但根据五分法也是可行的，后者毕竟是公认的分类方法之一。但又根据 MVV 的结果得出"最大通气量轻度下降"的结论，则是不合适的。MVV 是通气功能分级的最合适参数，FEV_1 是通气功能分级的简化参数，故用前者分级更合适；即使采取现用的 FEV_1 分级，对同一个患者而言，同时出现通气功能的中重度下降和轻度下降也是不合适的。应该给出一个结论，并附加说明，建议根据 MVV 给出结论，即"轻度阻塞性通气功能障碍（根据 MVV 结果）"。RV/TLC 升高对阻塞性通气功能障碍有重要的辅助诊断价值，也与本例患者的特点一致，提示一口气测定是合适的；但毕竟是辅助肺功能参数，不能出现在肺功能诊断结论中。无论从测定结果还是 MEFV 曲线分析，"支气管舒张试验阴性"的诊断是成立的。

2）患者哮喘多年，且经常不正规治疗，近年感活动后气急，通气功能多次复查皆未恢复正常，最近检查支气管舒张试验阴性；出现不完全可逆气道阻塞的可能性大。尽管如此，与 COPD 不同，在非急性期患者一般不出现明显气体分布不均，故一口气法同步测定 TLC 和 D_LCO 是合适的；对 VC 占正常预计值 85％的患者而言，D_LCO 略超过 100％是可能的，但D_LCO/V_A 超过 120％几乎是不能的，故结论应修改为"弥散功能正常，建议复查，并与既往测定结果对照"。

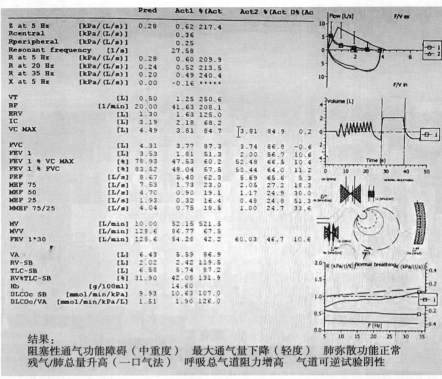

结果：

阻塞性通气功能障碍（中重度） 最大通气量下降（轻度） 肺弥散功能正常
残气/肺总量升高（一口气法） 呼吸总气道阻力增高 气道可逆试验阴性

A

运动负荷测试时间：	09:54			最大负荷：	193	Watt	负荷@AT：	145	Watt
测试指标	实测	占预测%	正常范围	测试指标	实测	正常范围			
FVC(L)	3.65	90%↑	≥80%	Peak VE/VO2	29.0				
FEV1(L)	2.09	63%↓	≥80%	VE/VO2@AT	29.2↓	<30			
FEV1/FVC	53.67			VE/VCO2@AT	30.5↓	<34			
PEF	5.66	74.6		VE/VCO2 Slope	30↓	<30			
Peak VO2(mL/min)	1765	77%↓	≥84%	RER	0.97↓	≥1			
Peak VO2/kg	26.0↑		≥20	HRrest(bpm)	70	60-100			
VO2@AT(mL/min)	1452	64%↑	≥40%	HR@AT(bpm)	127				
VO2/kg@AT/kg	21.4↑		≥14	Peak HR(bpm)	151(87%)				
Peak Mets	7.4			Rest BP(mmHg)	109/84				
Mets@AT	6.1			Peak BP(mmHg)	201/94				
Peak VCO2(mL/min)	1703			HRR(bpm)	23↑	<15			
Peak VE(L/min)	54.6			Peak VTex(L)	1.25				
Peak O2 pulse	11.7	89%↑	≥80%	Peak BF(/min)	43				
△VO2/△WR	7.5↓		≥8.29	Rest PetCO2(mmHg)	38	36-42			
Peak BR%	34↓		≥20%	PetCO2@AT(mmHg)	41				
Rest SpO2(%)	97			Peak PetCO2(mmHg)	42				
Peak SpO2(%)	97			VO2(mL/min)AT%Peak	82				
HR(min)@rec1	132			HR(min)@rec3	95				

心电图变化：
1）静息心电 未见明显异常
2）测试期间心电 未见明显异常
综合结论：
1）运动终止于下肢力竭，曾经反复鼓励仍不能维持设定速率
2）心率储备升高　　　　　呼吸储备正常
3）运动耐量减低
4）心功能 A 级（Weber KT标准）正常
5）运动中未出现流速及通气功能受限
6）外科手术风险低（AT/kg>11）
7）其他

B

图 15-14 患者常规肺功能、IOS 和运动心肺功能检查

A. 常规肺功能检查和 IOS 检查；B. 心肺运动试验的结果和结论。

（5）IOS结果的评价：显示的内容有限，但各数据和图形皆提示"气道阻力增加"是成立的；与常规肺功能检查：阻塞性通气功能障碍的诊断一致。但进一步分析则有较多问题，从图形分析，中心阻力增大，明显超过周边阻力；从反映阻力（阻抗）的参数分析，比较中心阻力（R_{20}）、总阻力（R_5）、周边阻力（R_5-R_{20}）的结果，阻力增大的原因是中心阻力增大，而非周边阻力增大。与患者的病史不一致，也有常规肺功能的测定结果不一致，MEFV曲线、MIFV曲线皆符合周边气道阻塞，无任何大气道阻塞（包括胸廓内非固定型、胸廓外非固定型、固定型）的征象，故可基本判断IOS测定有严重问题或是错误的，气道阻力增大是大气道阻力增大的错误结果所致。故结论应该修改为"中心阻力增大，结果供参考，建议复查"。

（6）心肺运动试验的基本评价：患者主要因下肢无力而终止运动；尽管最大氧耗量略下降，但最大每千克体重氧耗量正常；无氧域、氧脉搏正常，最大心率达正常预计值87％（超过85％）；最大运动通气量（VEmax）54.6 L/min，占 MVV（86.77 L/min）的63％；氧通气当量、二氧化碳通气当量等皆基本正常，故测定结果基本正常，也符合轻度阻塞性通气功能障碍患者心源性限制的特点，未体现任何流量容积环异常或其他通气限制的表现。似乎医生的结论、单位的决定都是合适的。

（二）全部肺功能检查的结论　　轻度阻塞性通气功能障碍（根据 MVV 测定结果），支气管舒张试验阴性；弥散功能正常，供参考，建议复查，并与既往测定结果比较；中心气道阻力增加，供参考，建议复查，并与工程师联系；心肺运动试验基本正常，符合心源性限制。

（三）总体分析　　患者阻塞性通气功能障碍的诊断是成立的，支气管哮喘的诊断也是合适的。由于病史长，治疗不正规，可能已出现不完全可逆性气道阻塞。与心功能相比，肺通气功能的储备大，即使轻度阻塞性通气功能障碍，在无哮喘急性发作的情况下，最大自主通气量下降至正常预计值的60％～70％以下（该患者为63％）才会出现呼吸运动反应的异常，该数值称为气急阈。该患者数次检查 MVV 占正常预计值的百分比在60％～70％，心肺功能试验检查应该正常，即心肺运动试验不是评价轻度肺通气功能异常的检查。无论心肺运动试验检查的结果如何，该患者有阻塞性通气功能障碍，且为支气管哮喘，因此空中飞行的风险较大；另

外患者通气功能下降幅度有限，心肺运动试验结果正常，但经常诉活动后气急，又屡次要求中止飞行，可能有焦虑症，在未做心理分析的情况下更不宜从事飞行作业。

十五、病　例　16

患者（女性，26岁，身高 157 cm，体重 52 kg）反复咳嗽 3 个月，干咳为主，白天明显，不影响睡眠。血常规正常，胸部 CT 正常，呼出气一氧化氮浓度（FeNO）正常；肺功能检查结论（图 15-15）：无基本通气功能评价，但出现肺活量下降、小气道功能障碍、支气管舒张试验阴性的诊断；D_LCO 占正常预计值的百分比略低于 80％，D_LCO/V_A 占预计值的百分比几乎 100％，却给出：弥散量减低的诊断。临床诊断"慢性咳嗽（原因不清）"。

（一）肺功能检查结果的分析

（1）共性错误：如 MEF75、MEF25 的表达错误；余同前，不赘述。

（2）通气功能分析：应用支气管舒张剂前后，MEFV 曲线的起始、尖峰、下降、终止皆符合要求，是可接受的；且曲线的下降支基本呈直线。FEV_1/FVC 皆正常，且占预计值的比例均超过 100％，不存在阻塞改变。无阻塞改变，支气管舒张试验阴性基本是必然结果。

（3）在无气道阻塞的情况下，VC、FVC 应该相等；支气管舒张剂试验可认为是两次通气功能检查，勉强可评价可重复性。应用气道舒张剂后的测定结果显示，VC 取 FVC 的结果，皆为 2.90 L；与用药前的结果相比，差异（改善率）超过 5％，即两次测定缺乏可重复性。无论 VC、FVC 皆取最大测定值，其他通气功能参数也取最大 FVC 曲线的结果，VC、FVC、FEV_1 占正常预计值的百分比分别为 85％、85.6％、87.4％，因此通气功能正常的诊断是成立的。不仅如此，在该 FVC 曲线和同步测定的 MEFV 曲线，除 FEF_{75}、FEF_{25-75} 略低于 80％外，余皆正常；曲线的下降支也基本呈直线。虽然作者推荐 80％ 的临界值标准，但 FVC、FEV_1 在正常值低限的情况下，给出小气道功能障碍的诊断是非常勉强的。

在容积测定部分，TLC 正常低限，RV 正常高限，对通气功能正常的 26 岁患者而言，RV 偏高是测定误差的可能性大，这也是目前肺功能测定普遍存在的问题。进一步分析该部分结果：VC = TLC－RV＝3.85 L－1.43 L＝2.42 L，远低于肺活量

测试日期 测试时间		预计值	药前 21/7/08 10:44:44上	前/预	药后 21/7/08 11:06:06上	后/预	改善率
IC	[L]	2.13	1.80	84.8			
MV	[L/min]	7.43	20.01	269.4			
VC MAX	[L]	3.41	2.72	79.6	2.90	85.0	6.8
FVC	[L]	3.39	2.72	80.1	2.90	85.6	6.8
FEV 1	[L]	2.95	2.31	78.1	2.58	87.4	11.8
FEV 1 % FVC	[%]	84.10	84.90	100.9	88.93	105.7	4.7
PEF	[L/s]	6.75	5.67	84.1	5.97	88.6	5.3
MEF 75	[L/s]	6.01	4.69	78.0	5.32	88.6	13.5
MEF 50	[L/s]	4.36	2.92	67.0	3.49	80.0	19.5
MEF 25	[L/s]	2.11	1.17	55.4	1.66	78.7	42.0
MMEF 75/25	[L/s]	4.00	2.45	61.4	3.09	77.4	26.1
PIF	[L/s]		3.68		3.62		-1.8
FIF 50	[L/s]		2.98		3.60		20.7
V backextrapolation ex	[L]		0.06		0.05		-9.5
MVV	[L/min]	109.67					
FEV 1*30	[L/min]	109.67	69.18	63.1	77.37	70.5	11.8
RV-SB	[L]	1.26	1.43	113.6			
TLC-SB	[L]	4.57	3.85	84.2			
RV%TLC-SB	[%]	27.80	37.12	133.5			
DLCO SB	[mmol/min/kPa]	8.83	7.02	79.5			
DLCO/VA	[mmol/min/kPa/L]	1.93	1.88	97.3			
VA	[L]	4.42	3.74	84.5			
Hb	[g/100ml]		13.40				
Z at 5 Hz	[kPa/(L/s)]	0.34					
Rcentral	[kPa/(L/s)]						
Rperipheral	[kPa/(L/s)]						
Resonant frequency	[1/s]						
Clung	[L/kPa]						
R at 5 Hz	[kPa/(L/s)]	0.34					
R at 20 Hz	[kPa/(L/s)]	0.28					
R at 35 Hz	[kPa/(L/s)]	0.22					
X at 5 Hz	[kPa/(L/s)]	0.00					

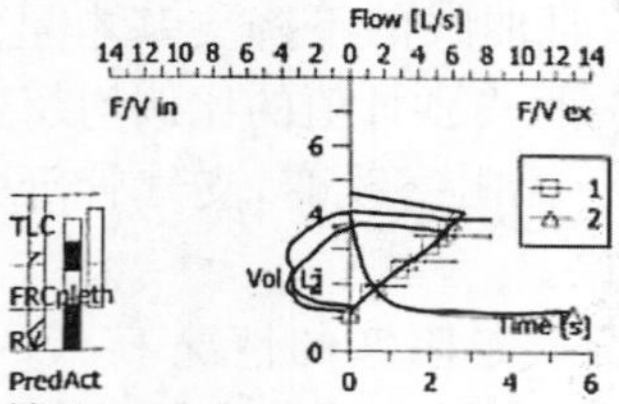

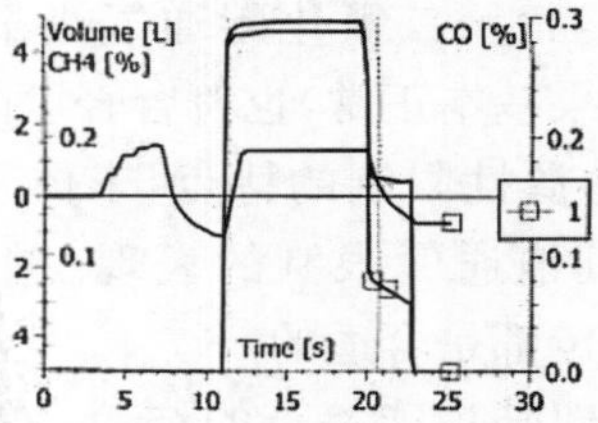

结论：
小气道通气障碍
残气/肺总量增高
弥散量减低
肺活量减低
支气管舒张试验：阴性

图 15-15 常规肺功能检查

测定部分的结果（VC=2.95），说明该测定 VC 缺乏可重复性，这也可能是 RV 偏高的主要原因。

RV 偏高，TLC 偏低，RV/TLC 自然升高，如此错误结果对辅助诊断气流阻塞无价值。

（4）弥散功能测定是以 TLC 测定为前提的，在无气体交换障碍的情况下，TLC 偏低，D_LCO 自然偏低，但差别不大，两者的测定结果也确实如此。TLC、V_A 占正常预计值的百分比相似，可信度较高，D_LCO/V_A 正常的可信度自然较高，因此该部分的诊断：结合病史和总体肺功能检查，弥散功能正常。

（5）其他：残气容积/肺总量升高出现在结论中是不合适的；对该例患者而言，还有一定的误导作用。

（二）合适的结论　总体完成质量欠佳；通气功能基本正常，支气管舒张试验阴性；弥散功能基本正常；建议必要时复查肺功能。

十六、病 例 17

结合病例 16 分析。本例（女性，33 岁，身高 158 cm，体重 50 kg）无不适，要求肺功能检查。根据现有肺功能测定资料和结论分析（图 15-16）。

（一）完成质量和结论评价

（1）共性的名词错误：同前，不赘述。

（2）一口气法完成 TLC 和 D_LCO 的同步测定是合适的；MEFV 曲线和一口气法完成的测定曲线是符合要求的；VC、FVC、FEV_1、FEV_1/FVC 正常，

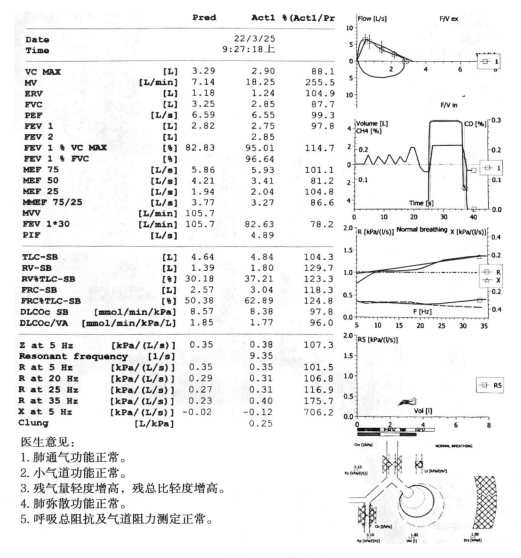

		Pred	Act1	%(Act1/Pr
Date			22/3/25	
Time			9:27:18上	
VC MAX	[L]	3.29	2.90	88.1
MV	[L/min]	7.14	18.25	255.5
ERV	[L]	1.18	1.24	104.9
FVC	[L]	3.25	2.85	87.7
PEF	[L/s]	6.59	6.55	99.3
FEV 1	[L]	2.82	2.75	97.8
FEV 2	[L]		2.85	
FEV 1 % VC MAX	[%]	82.83	95.01	114.7
FEV 1 % FVC	[%]		96.64	
MEF 75	[L/s]	5.86	5.93	101.1
MEF 50	[L/s]	4.21	3.41	81.2
MEF 25	[L/s]	1.94	2.04	104.8
MMEF 75/25	[L/s]	3.77	3.27	86.6
MVV	[L/min]	105.7		
FEV 1*30	[L/min]	105.7	82.63	78.2
PIF	[L/s]		4.89	
TLC-SB	[L]	4.64	4.84	104.3
RV-SB	[L]	1.39	1.80	129.7
RV%TLC-SB	[%]	30.18	37.21	123.3
FRC-SB	[L]	2.57	3.04	118.3
FRC%TLC-SB	[%]	50.38	62.89	124.8
DLCOc SB	[mmol/min/kPa]	8.57	8.38	97.8
DLCOc/VA	[mmol/min/kPa/L]	1.85	1.77	96.0
Z at 5 Hz	[kPa/(L/s)]	0.35	0.38	107.3
Resonant frequency	[1/s]		9.35	
R at 5 Hz	[kPa/(L/s)]	0.35	0.35	101.5
R at 20 Hz	[kPa/(L/s)]	0.29	0.31	106.8
R at 25 Hz	[kPa/(L/s)]	0.27	0.31	116.9
R at 35 Hz	[kPa/(L/s)]	0.23	0.40	175.7
X at 5 Hz	[kPa/(L/s)]	-0.02	-0.12	706.2
Clung	[L/kPa]		0.25	

医生意见：
1. 肺通气功能正常。
2. 小气道功能正常。
3. 残气量轻度增高，残总比轻度增高。
4. 肺弥散功能正常。
5. 呼吸总阻抗及气道阻力测定正常。

图 15-16 常规肺功能检查和 IOS 检查

通气功能正常的诊断是准确的。

（3）患者无气道阻塞，VC、FVC、一口气测定肺容积时完成的 VC 皆一致，即差值在 5% 以内，三者分别为：2.90 L，2.85 L，4.84 L−1.80 L=3.04 L，说明差别确实在合理范围内，测定质量佳。

（4）对通气功能正常的受检者而言，RV 升高一般是错误的，需查找仪器设备和标准气方面的原因。

（5）尽管呼气末容积可能有较大误差，但 TLC、VC、FVC 基本一致，D_LCO 与 D_LCO/V_A 一致，弥散功能正常的诊断是成立的。

（6）IOS 检查显示的内容有限，且测定结果的变异相对较大；但从图形和主要阻抗参数（Z_5、R_5、R_{20}）的结果看，气道阻力正常的诊断是成立的，也与常规肺功能的检查的结果一致，两者起到相互印证

的作用。

（7）容积参数的变化不宜出现在结论中，见上述。对本例年轻的健康体检者而言，还有一定的误导作用。小气道功能正常应该省略。

（二）合适的结论 配合佳；肺功能正常；建议必要时复查肺容积；气道阻力正常（IOS 测定）。

十七、病 例 18

该患者检查后诊断"慢性阻塞性肺疾病"，无活动后气急，不正规吸入气道扩张剂，主要就本次肺功能测定，包括常规肺功能测定和 IOS 测定（图 15-17）进行分析。

（一）基本问题 仍是普遍存在的共性问题，如 VC 错误写为 VCmax，FEF_{25}、FEF_{75} 分别错写为 MEF75、MEF25，诊断结论中混杂参数等，见前述。

VC MAX	[L]	3.09	2.79	90.4
FVC	[L]	3.00	2.79	93.1
FEV 1	[L]	2.32	1.76	76.0
FEV 1 % FVC	[%]	74.75	63.09	84.4
FEV 1 % VC MAX	[%]	74.61	63.09	84.6
PIF	[L/s]		2.15	
PEF	[L/s]	6.90	4.59	66.5
MEF 75	[L/s]	6.18	2.59	41.9
MEF 50	[L/s]	3.51	1.24	35.5
MEF 25	[L/s]	0.99	0.32	31.9
MMEF 75/25	[L/s]	2.77	0.83	30.0
MVV	[L/min]	94.67	55.08	58.2
FEV 1*30	[L/min]	94.67	52.82	55.8
RV-SB	[L]	2.82	3.12	110.8
TLC-SB	[L]	5.62	5.33	94.7
DLCO SB	[mmol/min/kPa]	7.01	5.69	81.1
DLCO/VA	[mmol/min/kPa/L]	1.25	1.09	87.7
RV%TLC-SB	[%]	41.26	58.56	141.9
FRC-SB	[L]	3.26	3.85	118.0
FRC%TLC-SB	[%]	58.50	72.23	123.5
Z at 5 Hz	[kPa/(L/s)]	0.31	0.69	221.1
Rcentral	[kPa/(L/s)]		0.35	
Rperipheral	[kPa/(L/s)]		0.45	
Resonant frequency	[1/s]		25.62	
R at 5 Hz	[kPa/(L/s)]	0.31	0.65	210.3
R at 20 Hz	[kPa/(L/s)]	0.27	0.39	146.3
X at 5 Hz	[kPa/(L/s)]	-0.03	-0.22	809.9

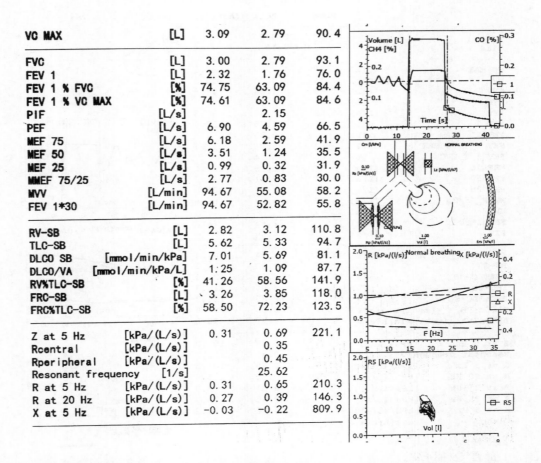

[医生意见]:
1. 轻度阻塞性通气功能障碍【FEV1/FVC58.45%（支扩前63.09%）；FEV1：1.76L，FEV1/pred79.9%（支扩前76%）】
2. 肺通气储备功能中度下降【MVV/pred 58.2%】
3. 小气道功能中度障碍【MMEF75/25，占pred30.0%】
4. 肺弥散功能正常
5. 肺残气量占肺总量百分比中度升高【RV%TLC：141.9%】
6. 气道阻力重度升高【R at 5Hz：0.65kPa×s/L，占pred146.3%)】
7. 气道可逆试验：阴性

图 15 - 17 常规肺功能检查和 IOS 检查及诊断结论

（二）常规肺功能检查分析

（1）有 MEFV 曲线显示（因图大小限制，省略）和一口气同步测定 TLC 和 D_LCO 的图形显示，皆符合测定要求。

（2）VC、FVC 正常、FEV1 下降至占正常预计值的 76%，FEV1/FVC 下降至占正常预计值的 84%，因此可以诊断：轻度阻塞性通气功能障碍。

患者其后完成支气管舒张试验检查，符合阴性标准，也与病史一致。可以诊断：支气管舒张试验阴性。

TLC 正常（占正常预计值 95%），RV、FRC 在正常值高限，RV/TLC、FRC/TLC 升高对阻塞性通气功能障碍的诊断具有重要的辅助诊断价值；各容积流量普遍下降，以低容积流量下降更显著，也具有重要辅助诊断价值，且提示周围气道阻塞，也与COPD病史一致。

FEV1 下降幅度有限，与患者无运动后呼吸困难的表现一致。

（3）肺容积和弥散功能的同步测定符合要求，TLC 正常，RV 占正常预计值的百分比约 110%，符合病情特点（轻度阻塞，患者能充分呼气，RV 正常）；FRC 占正常预计值的百分比为 118%，接近正常预计值高限，与病情的一致性稍差，可能测定时的平静呼气基线上移也发挥一定作用（轻度阻塞，一般不会出现代偿性呼气末容积增大）。在准确测定的正常 TLC 基础上，测定的 D_LCO、D_LCO/V_A 一般也符合测定要求，两者皆基本正常（在正常低限）是成立的，也与病史一致。因此可诊断：换气功能基本正常。

（4）患者的 MVV 实测值、换算值皆占正常预计值的 $50\%\sim60\%$，单从数据看，诊断肺通气储备功能中度下降是成立的，但与 FEV_1（占正常预计值的百分比 76%）的一致性较差，无测定图形和说明，无法评价 MVV 测定值的准确性；换算公式非国人公式，也无法评价准确性。

（5）在上述诊断的情况下，再诊断小气道功能障碍，还进行分级是错误的；将容积参数变化写入诊断结论也是错误的。

（6）合适诊断：配合佳；轻度阻塞性通气功能障碍，支气管舒张试验阴性；换气功能基本正常；肺通气储备功能中度下降（该诊断可不写出）；建议呼吸科门诊随访。

（三）IOS 检查　本检查显示的检查图形和数据有限，仅就现有内容分析。

（1）呼吸总阻抗（Z_5）、5Hz阻抗（R_5）、共振频率（Fres）明显升高。阻抗容积图的阻抗升高，有容积依赖性。皆提示呼吸器官的黏性阻力升高。

20 Hz 阻抗（R_{20}）升高，提示中央阻力升高；周边阻抗为：$R_5-R_{20}==0.26$，升高，且与中央阻力的正常预计值基本相等。结构参数图显示中央阻力（Rz）和周边阻力（Rp）皆升高，Rp 升高的幅度略大于 Rz。

周边阻力升高与常规通气功能检查和病史一致，但中央阻力升高与常规通气功能检查和病史不一致，故该测定的准确度较差，至少是黏性阻力测定的准确度较差。

（2）5 Hz 电抗（X_5）明显变负，且变化幅度远超过 R，表面上提示弹性阻力增大；但结构参数图的总弹性阻力（Ers）正常。由于 X 是经过傅里叶转换的"弹性阻力"，在 Ers 正常的情况下，反映小气道阻力升高。X 较 R 反映小气道功能变化更敏感，故 X_5 升高幅度更大。

（3）IOS 与常规肺功能相互印证，结合病史，周围气道阻力增大是成立的，但中央阻力增大可能是错误测定的结果，根据现有资料无法评价具体原因；在其他测定合理的情况下，舌根后坠可能是主要问题。

（4）合理诊断：综合测定结果提示周围气道阻力增大；中央气道阻力增大，供参考，建议复查，并与常规肺功能比较。

十八、病　例　19

患者（男性，60 岁，身高 172 cm，体重 77 kg），有长期吸烟史，无不适，查体无异常，胸部 CT 无异常，仅就本次肺功能测定，包括常规肺功能测定和体描法测定（图 15-18）进行分析。

（一）基本问题　仍是普遍存在的共性问题，如 VC 错误写为 VCmax，FEF_{25}、FEF_{75} 分别错写为 MEF75、MEF25，诊断结论中混杂参数等，见前述。

（二）常规肺功能检查分析

（1）有 VC 曲线显示，未出现平静呼气基线，VT、ERV、IRV、IC 可靠度小，但不影响总体肺功能诊断；该例无阻塞，VC 与 FVC 应该一致，实际测定结果显示两者相等，且皆正常，可以进行准确评价。MEFV 曲线和 FVC 曲线同步测定，前者有显示，符合测定要求。一口气同步测定 TLC 和 D_LCO 的图形有显示，符合测定要求。

（2）VC、FVC、FEV_1 皆正常，且占正常预计值的百分比约为 110%，FEV_1/FVC 占正常预计值的百分比为 91%，稍低于正常值下限（92%），FEF_{75}、MEF_{25-75} 占正常预计值的百分比低于 80%，因此可诊断轻度阻塞性通气功能障碍；因患者 60 岁，仅有较轻的吸烟史，胸部 CT 正常，FEV_1% pred 高达 108%，因此诊断小气道功能障碍更合适。

（3）一口气法测定 TLC、RV、FRC/TLC、RV/TLC 皆正常，尽管未显示 RFC 的结果，但前几个参数皆正常，FRC 必然正常，与上述小气道功能障碍一致。小气道功能障碍不影响肺容积。

（4）以准确测定的 TLC 为基础，同步测定的 D_LCO、D_LCO/V_A 的准确度高，两者测定结果正常是可信的，与小气道功能障碍是一致的。

（三）体描法检查

（1）压力容积曲线为直线，FRC_{pleth} 占正常预计值百分比接近高限，较气体分析法测定的 FRC 略高是可信的，故该测定结果可以接受。

（2）流量容积曲线为直线，气道阻力（包括 Rawtot、Raweff、sRawtot、sRaweff）正常，与小气道功能一致。尽管体描法是测定气道阻力的金标准，但小气道阻力非常低，即使达到小气道功能障碍的标准，阻力的增加也微乎其微，因此体描法测定无法反映小气道功能障碍，这与通气功能的测定结果是一致的，也说明不同测定方法的相互印证有重要价值。

测试日期 测试时间		预计	实测 22/4/24 13：55：54下午	%(实/预)
ERV	[L]	1.13	2.19	193.3
VC MAX	[L]	4.16	4.54	109.1
FVC	[L]	4.01	4.54	113.2
FEV 1	[L]	3.17	3.45	108.9
FEV 1 % FVC	[%]	83.48	76.00	91.0
FEV 1 % VC MAX	[%]	76.41	75.89	99.3
PIF	[L/s]		3.84	
PEF	[L/s]	8.13	8.15	100.2
MEF 75	[L/s]	7.18	7.25	100.9
MEF 50	[L/s]	4.31	3.69	85.8
MEF 25	[L/s]	1.59	0.83	52.5
MMEF 75/25	[L/s]	3.46	2.69	77.7
MVV	[L/min]	118.34	117.51	99.3
FEV 1*30	[L/min]	118.34	103.41	87.4
DLCO SB	[mmol/min/kPa]	9.12	9.43	103.4
DLCO/VA	[mmol/min/kPa/L]	1.37	1.42	103.4
VA	[L]	6.51	6.66	102.3
R tot	[kPa*s/L]	0.30	0.27	88.8
R eff	[kPa*s/L]	0.30	0.24	78.8
SR tot	[kPa*s]	1.18	1.25	106.0
SR eff	[kPa*s]	1.18	1.11	93.9
RV	[L]	2.34	2.71	115.8
TLC	[L]	6.66	7.07	106.1
RV % TLC	[%]	37.36	38.41	102.8
FRCpleth	[L]	3.47	4.01	115.5
Closing volume			1.65	

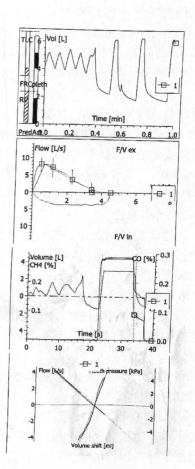

图 15－18　常规肺功能检查和体描法检查

（四）结论　配合佳；通气功能基本正常，小气道功能障碍；换气功能正常；气道阻力正常；建议戒烟。

十九、病 例 20

患者（女性，54 岁，身高 149 cm，体重 50 kg），平时无不适，1 年前发现肾脏占位，行手术治疗，病理结果为良性，住院期间出现胸闷、气急，未查明原因。其后胸闷、气急改善，但未完全缓解，不影响日常工作，半个月前行肺功能检查（图 15－19），诊断轻度阻塞性通气功能障碍，感胸闷、气急加重，焦虑，睡眠差，故就诊。

（一）常规肺功能评价　该例测定质量、测定的参数及图形显示、描述、结论相对较佳，但也有较多问题。

（1）共性的名词错误：同前，不赘述。

（2）患者静息呼吸平稳，静息呼气末基线稳定，故 VT、RR、ERV、IC 多基本正常和接近正常，符合通气功能正常或轻度阻塞性通气功能障碍的呼吸形式，有一定参考价值。

（3）完成 FVC 曲线（未显示）和 MEFV 曲线（显示）的同步测定，MEFV 曲线符合要求，FVC 曲线必然符合要求。

（4）FVC、FEV$_1$ 正常，FEV$_1$/FVC 占正常预计值的百分比为 91.6％（低于 92％），故能够诊断轻度阻塞性通气功能障碍；但结果在临界值，且实际肺功能评价不用小数，四舍五入为 92％，故也可诊断通气功能基本正常。该患者 MEFV 曲线低容积流量、用力呼气中期流量皆明显下降，故诊断轻度阻塞性通气功能更合适，诊断小气道功能障碍也是成立的；VC、TLC、RV 正常也是诊断成立的重要依据，因为通气功能正常、小气道功能障碍或轻度阻塞皆不影响充分呼气。从该例可以看出，用单一参数在标准临界值诊断通气功能有较大问题，此时结合总体肺功能状态和病史更重要。

（5）VC、FVC 分别为 2.29 L 和 2.21 L，两者差值＜5％，提示 VC 测定和 FVC 测定的准确性和重复性好。在无阻塞或仅轻度阻塞的情况下，受检者

		预测值	实测值	%（实/预）
测试日期			22/04/26	
VT	[L]	0.36	0.44	123.5
BF	[1/min]	20.00	16.97	84.8
MV	[L/min]	7.14	7.49	104.8
ERV	[L]	0.83	0.65	77.7
IC	[L]	1.54	1.65	107.2
VC MAX	[L]	2.37	2.29	96.9
FVC	[L]	2.31	2.21	95.9
FEV 1	[L]	1.94	1.71	88.4
FEV 1 % VC MAX	[%]	78.84	74.65	94.7
FEV 1 % FVC	[%]	84.44	77.38	91.6
PEF	[L/s]	5.47	7.23	132.3
MEF 75	[L/s]	5.05	3.99	79.0
MEF 50	[L/s]	3.46	1.74	50.2
MEF 25	[L/s]	1.32	0.44	33.2
MMEF 75/25	[L/s]	2.95	1.25	42.3
MVV	[L/min]	83.75	87.89	105.0
VT MVV	[L]		1.16	
DLCO SB	[mmol/min/kPa]	6.80	5.33	78.3
DLCO/VA	[mmol/min/kPa/L]	1.68	1.45	86.2
DLCOc SB	[mmol/min/kPa]	6.80	5.17	76.1
DLCOc/VA	[mmol/min/kPa/L]	1.68	1.41	83.8
RV-SB	[L]	1.56	1.74	111.3
TLC-SB	[L]	4.04	3.78	93.5
RV%TLC-SB	[%]	37.32	45.94	123.1
Hb	[g/100ml]		14.40	
VA	[L]	3.89	3.67	94.3
Z at 5 Hz	[kPa/(L/s)]	0.39	0.35	90.2
Rcentral	[kPa/(L/s)]		0.13	
Rperipheral	[kPa/(L/s)]		0.20	
Resonant frequency	[1/s]		15.19	
R at 5 Hz	[kPa/(L/s)]	0.38	0.35	89.9
R at 20 Hz	[kPa/(L/s)]	0.32	0.30	93.5
R at 35 Hz	[kPa/(L/s)]	0.26	0.34	129.5
X at 5 Hz	[kPa/(L/s)]	-0.07	-0.07	100.9
Clung	[L/kPa]		0.50	

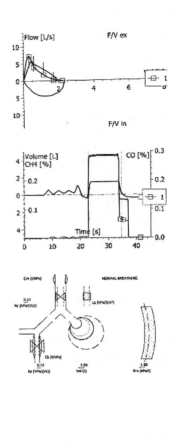

诊断意见：

结果：肺活量正常，第一秒时间肺活量（FEV1）正常，FEV1/FVC%降低；
MEF25降低，MEF50降低，MMEF75/25降低。
弥散量降低，肺泡弥散量正常。
肺总量正常，残气量正常，残气/肺总量%增高。
呼吸阻抗：R5Hz总气道阻力正常；R20Hz中心气道阻力正常；R35Hz上气道阻力增高；
X5Hz周边弹性阻力正常。

提示：轻度阻塞性通气功能障碍；弥散量降低；肺泡弥散量正常。
残气/肺总量%增高。
R35Hz上气道阻力增高。
最大通气量（MVV）正常，通储百分比91.5%。

图 15-19　常规肺功能检查和体描法检查

无论是否用力皆能充分呼气，VC、FVC 应该相等（差值在 5% 以内）。

（6）如前述 VCmax 的概念是错误的，因为 VC 皆取测定结果的最大值；近几年常用的慢肺活量（SVC）表达也是错误的，因为肺活量测定是慢呼气完成的，快呼气测定的结果为用力肺活量。

（7）FEV_1/VC、FEV_1/FVC 的正常预计值应该基本相等，但两者分别为78.84%和84.84%，差别太大；若预计值正确，FEV_1/VC 占预计值的百分比为94.7%，明显高于92%，应该诊断通气功能正常，但与 MEFV 曲线低容积流量、中段呼气流量明显下降不一致，故推测该预计值是错误的，应找工程师落实、重新输入或删除。如前所述，作者不推荐 FEV_1/VC 作为一秒率的参数。

（8）MVV 正常，占正常预计值的百分比为105%，符合患者的通气功能状态。尽管达阻塞标准，但在临界值，不影响快速、用力呼吸；作为诊断结论不合适，若为显示通气功能非常好，可给出诊断：通气储备功能正常。

（9）一口气法完成 TLC 和 D_LCO 的同步测定

是合适的,测定曲线符合要求。

（10）TLC、RV 正常,符合通气功能的特点;由于 RV 在正常高限(大于预计值的 100%)、TLC 在正常低限(小于预计值的 100%),故 RV/TLC 升高,即 RV/TLC 升高是分子、分母变化幅度不同的结果,不是呼气末肺容积增大或肺气肿所致,不宜强调其特殊性,更不能置于诊断结论中。D_LCO、D_LCO/V_A 占正常预计值的百分比分别略低于或高于正常预计值,两者的校正值相近,故诊断结论是正确的;由于 D_LCO 略低,D_LCO/V_A 更有价值,故也可诊断换气功能基本正常。因此在正常界限值时,不仅通气功能的诊断有可变性,换气功能诊断的诊断同样有可变性。

（二）IOS 的评价 IOS 检查显示的内容有限,仅给出部分测定结果和结构参数图。从呼吸总阻抗(此处用 Z_5 表示)、主要阻抗参数(R_5、R_{20}、R_5—R_{20})、次要阻抗参数(R_{35})、电抗(X_5,可反映轻度周边气道阻塞的变化)的结果看,气道阻力正常的诊断是成立的,与常规通气功能的检查的结果略有差异,因为 X_5 可敏感反映轻度周围气道阻塞的变化;但结构参数图提示周边阻力有所升高(大于中央阻力),因此不同检查或不同项目能起到相互印证的作用。该结论 R_{35} 的表达是错误的,也是中央阻力,只是 R_{35} 的频率更快,波长更短,传导距离更短,故 R_{35} 略低于 R_{20},其正常值为大于预计值的 150%,不是 120%,故结果评价也是错误的。本例常规通气功能检查和 IOS 都提示周围气道功能的轻微阻塞,总体上两者基本一致。

（三）结合病史 患者 1 年前手术后导致胸闷、气急的器质性问题最大可能是肺栓塞,但近期复查未见肺血管异常,弥散功能也基本正常;如此轻微的肺功能异常不应该引起胸闷、气急。患者的症状更符合精神因素所致,故病史无助于肺功能的诊断,但该肺功能诊断的表达容易加重患者的精神症状。

（四）合适的描述 常规肺功能测定配合佳;VC 正常,FVC 和 FEV₁ 正常,FEV₁/FVC 占预计值略低于 92%(91.6%),MEFV 曲线低容积流量明显下降,用力中期呼气流量下降,MVV 正常,其占预计值的百分比为 105%;RV 和 TLC 皆正常,但两者占预计值的百分比分别接近正常高限(111%)和正常低限(94%),导致 RV/TLC 升高(123%);D_LCO 占预计值百分比略低于 80%(78%),D_LCO/V_A 正常。

IOS 测定显示呼吸总阻抗(Z_5)、主要阻抗参数(R_5、R_{20}、R_5—R_{20})、次要阻抗参数(R_{35})、电抗(X_5)皆正常;结构参数图提示周边阻力大于中央阻力。

（五）合适的结论 配合佳;轻度阻塞性通气功能障碍;换气功能基本正常;通气储备正常;气道阻力基本正常(IOS 测定)。也可给出下列结论:配合佳,肺功能基本正常,气道阻力基本正常(IOS 测定)。也可以给出诊断结论:配合佳;轻度阻塞性通气功能障碍;CO 弥散量轻度下降,比弥散量正常;通气储备正常;气道阻力基本正常(IOS 测定)。

二十、"标准通气功能诊断程序"的评价

这是一培训科目中诊断通气功能正常和阻塞、限制、混合性通气功能障碍的程序(图 15-20),由于提问题的医务人员很多,故单独列出分析。

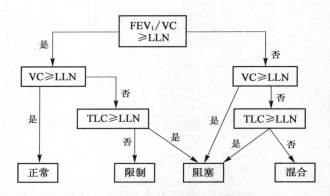

图 15-20 一种标准通气功能障碍诊断程序

（一）基本分析与评价 尽管与目前用一秒率(FEV₁/FVC)和 FVC 作为主要参数定性评价通气功能不完全一样,但理论上用一秒率结合 TLC、VC 评价更准确,尽管测定复杂,但可行;应用正常值低限(LLN)理论上是合适的,但国内无公认标准,国外也缺乏,故作为培训班的标准是不合适的。

1. 一秒率

（1）一秒率分母的选择:一秒率是评价通气功能的必备条件,作为首选指标评价是合适的。但如本书所述(详见第六章),在大部分情况下,一秒率选择 FEV₁/FVC;在阻塞性通气功能障碍或以阻塞为主的混合性通气功能障碍,宜选择 FEV₁/FEV₇,也可选择 FEV₁/FVC。无论何种情况皆不推荐 FEV₁/VC,目前应用最多的 GOULD 也用 FEV₁/FVC。

（2）一秒率的正常值:如前所述,作为培训班标准是不合适的。用目前国内公认的 FEV₁/FVC%pred≥92%,或用 FEV₁/FVC 正常或下降的

原则性描述为宜。

2. 其他参数　有 VC、TLC。国内有公认的正常值标准，分别为 VC 占正常预计值的百分比≥80％，TLC 占正常预计值的百分比在±20％之间。

（二）生理学分析与肺功能评价　假若 FEV_1/VC、VC、TLC 测定值是准确的，且 LLN 的具体值正确，可进行以下分析。

（1）FEV_1/VC 正常，VC 正常，说明既没有阻塞，也没有限制，通气功能正常。

（2）FEV_1/VC 正常，VC 下降伴 TLC 下降，自然符合限制性通气功能障碍的诊断。

（3）FEV_1/VC 正常，VC 下降，TLC 不下降，可以诊断阻塞性通气功能障碍，见于部分小气道快速陷闭的患者（常见于部分支气管哮喘患者），称为非特异性通气功能障碍，但该诊断需慎重，因为 TLC 出现测定误差的机会较多。见本章第二节。

（4）FEV_1/VC 下降，VC 正常，前者提示气流阻塞，后者提示没有限制，故可诊断阻塞性通气功能障碍。

（5）FEV_1/VC 下降，VC 下降，TLC 不下降，符合阻塞性通气功能障碍的诊断，且提示阻塞程度较重，受检者在深慢呼吸的情况下也不能充分呼气，故 VC 下降。

（6）FEV_1/VC 下降，VC 下降，TLC 下降，前者提示气流阻塞，后者提示限制存在，VC 下降是限制的必然结果，也可能有严重气流阻塞的影响。

因此在各参数值确实准确存在的情况下，该图显示的诊断程序是成立的。由于程序简单，必然存在遗漏，比如在严重 COPD 患者，阻塞通气功能障碍的诊断是成立的；由于肺气肿的原因，TLC 应该在正常高限或升高（比如超过 ULN）；但若合并一侧大量胸腔积液，TLC 从占正常预计值的 125％降至占正常预计值 85％，仍高于其 LLN，按该标准诊断阻塞性通气功能障碍，但实际上患者的 TLC 已经下降 40％（即接近 1/2），故正确的诊断应该是混合性通气功能障碍。详见本章第二节。

小结：肺功能诊断具有会诊性质，目前任何图表式诊断程序都不能涵盖全部肺功能诊断，在肺功能参数结果不典型的情况下，必须结合病史，以呼吸生理为基础进行综合分析和诊断。

二十一、小　　结

（1）正确理解和充分掌握呼吸生理知识是肺功能检查、评估、诊断的基础。

（2）肺功能检查的波形图在诊断、评估中有极其重要的价值。

（3）不达标的肺功能检查有重要价值，不典型、不完整的肺功能检查资料也有重要价值。大多数情况下通过合理的呼吸生理学分析，结合病史能得出准确的诊断；在不典型或临界状态的肺功能参数结果，单纯套用肺功能检查的数据进行诊断是不合适的，容易导致误诊或漏诊。

（4）肺功能是检测主观性、评估理论性的高度统一。

（5）上述实例中涉及 IOS、体描法测定和心肺运动试验，且错误较多，内容有限，未能展开详细分析，尤其是 IOS，分别详见第十九章、第二十章和第二十一章。

（朱　蕾）

第十六章
单纯通气功能检查的质量控制、诊断和智能化诊断

2017年《"十三五"卫生与健康规划》将肺功能检查列入常规体检项目。近1～2年推广力度加大，特别是在基层，当然广泛推广的主要是通气功能检查；单纯通气功能检查能解决不少问题，且测定简单、方便，很多简易肺功能仪（包括便携式肺功能仪）能直接给出智能化诊断；但如何准确评价通气功能的测定质量和保障质量控制要求，在缺乏肺容积测定的情况下如何准确做出或直接给出准确智能化通气功能诊断皆是不得不面临的主要问题，故单列本章阐述。

如前述，与绝大多数检查项目不同，肺功能检查具有高度的主观性，而质量评价和诊断具有高度的理论性，即呼吸生理知识是评价和诊断的基础。缺乏呼吸生理知识不仅在基层广泛存在，在呼吸专科医生和肺功能技术员中也是普遍的问题。在肺功能检查中，通气功能检查是最基本和最主要的检查，而简易肺功能仪进行通气功能检查也是各级医院和部门的重要手段，是基层医院或健康体检的主要手段。目前的国内杂志发表了操作指南和具体评价指南，但多为主观内容，缺乏客观标准；主要是对既往操作的简单总结，与现代实际操作有巨大差距，特别是用力肺活量（FVC）曲线和最大呼气流量-容积（MEFV）曲线的同步测定缺乏合理的评价标准，实际操作性不强，甚至有较多错误。如此完成的检查结果容易导致肺功能诊断的错误和临床评价的混乱。即使在测定准确的情况下，如何给出恰当的诊断也有严重问题，国内杂志发表的诊断指南同样有较多错误，典型错误是各指南皆给出通气功能正常、阻塞性通气功能障碍、限制性通气功能障碍、混合性通气功能障碍等全部四种通气功能类型的诊断和通气功能异常的严重度分级，而无相关的说明或补救措施。各种有智能化评价或诊断的肺功能仪（包括简易肺功能仪、标准肺功能仪、体容积描记仪或其他类型肺功能仪）也皆有类似问题，本章主要针对核心问题简述。

一、通气功能的测定和质量控制

（一）检查的适应证、禁忌证和试验前准备　与常规通气功能检查的要求相同，不赘述。

（二）肺活量检查、智能化评价与质量控制　肺活量（VC）的测定有以下注意事项。

（1）受检者按要求完成VC测定，休息2 min后，再次测定VC，计算或软件自动计算（智能化）两者的差异；差异≤5%，提示测定结果可重复，取最大值为VC结果。若差异>5%，休息或软件自动提示休息（智能化）2 min，再次测定VC，直至最佳两次的差异≤5%，取最大值为VC结果。

（2）若测定已达8次或受检者不能够或不愿意继续测定，软件自动取最大测定值为VC结果，并注明或自动显示（智能化）"无可重复结果"。

（三）通气功能测定　即FVC曲线和MEFV曲线的同步测定。

1. 坐标轴的选择　软件自动显示坐标轴，其中FVC曲线的横坐标为时间（t），单位为s，每一个距离单位是相对值，不一定代表1 s；纵坐标为容积（V），每一个距离单位表示1 L。MEFV曲线的横坐标为容积（V），每一个距离单位表示1 L；纵坐标为流量（F），每一个距离单位表示1 L/s。推荐纵坐标与横坐标的比例为1∶4。

纵、横坐标的比例固定便于准确比较，提高测定的准确性和评价的方便性；1∶4比例的视觉效果好；朱蕾教授等已经制订出评价的客观标准。

2. FVC曲线和MEFV曲线的同步测定

（1）首次测定：具体测定方法与常规肺功能测定相同，不赘述。

（2）FVC曲线的评价

1）呼气初始评价：软件自动用外推法测定和显示FVC曲线的外推容积（EV）和确定呼气起始点，具体标准为分别沿FVC曲线的屏气平坦段、呼气段的最大斜率画延长线，两者交点为呼气起始点。呼气起始点前的呼出气容积称为EV，EV≤FVC的5%为起始呼气爆发力符合要求的客观标准，评价或

自动显示(智能化)"测定初始符合要求";否则评价或自动显示(智能化)"测定初始不符合要求"。

2) 呼气过程评价:呼气过程中,评价或软件自动评价(智能化)曲线有无顿挫,具体标准为曲线下降过程中出现突然上升或(和)突然下降,无顿挫评价或自动显示(智能化)"测定过程符合要求";否则评价或自动显示(智能化)"测定过程不符合要求"。

3) 呼气结束评价:FVC曲线终末稳定降至零点,具体标准为容积变化<25 mL、时间>1 s或呼气时间≥ 7 s(后者针对阻塞性或以阻塞为主的混合性通气功能障碍患者),评价或自动显示(智能化)"测定终末符合要求";否则评价或自动显示(智能化)"测定终末不符合要求"。若三部分测定皆达要求,则评价或自动显示(智能化)"测定符合要求";若三部分测定的任何一部分不符合要求,则评价或自动显示(智能化)"测定不符合要求"。

(3) MEFV曲线的评价

1) 呼气初始评价:受检者爆发性呼气或软件自动测定和显示(智能化)MEFV曲线的流量上升支切线与横坐标的夹角(β),若评价爆发性呼气符合要求或$\beta \geq 80°$,提示或自动显示(智能化)"测定初始符合要求",否则提示或自动显示(智能化)"测定初始不符合要求"。

2) 呼气1 s后评价:呼气下降支过程中,评价或软件自动评价(智能化)曲线有无顿挫,具体标准为曲线下降过程中出现突然上升或(和)突然下降为顿挫。无顿挫,则评价或自动显示(智能化)"测定过程符合要求";否则评价或自动显示(智能化)"测定过程不符合要求"。

3) 呼气结束评价:曲线终末自然降至零,具体标准为流量下降至<0.025 L/s、时间>1 s。评价或自动显示(智能化)"测定终末符合要求";否则评价或自动显示(智能化)"测定终末不符合要求"。

若全部达要求,则评价或自动显示(智能化)"测定达要求";若测定的三部分的任何一部分不符合要求,则评价或自动显示(智能化)"测定不符合要求"。

(4) 说明

1) FVC曲线和MEFV曲线同步测定,任何一条曲线达测定要求,说明两条曲线皆符合要求,其中FVC曲线自动显示FVC、第1 s用力呼气容积(FEV$_1$)、一秒率(FEV$_1$/FVC),这些参数是评价和诊断通气功能的核心参数,故软件首先自动采集FVC曲线和计算各参数的结果;并自动显示同步测定的MEFV曲线及相应测定结果。

2) MEFV曲线中间、末尾部分出现细小顿挫的机会较多,但具体原因评价困难。若FVC达要求,同步测定MEFV曲线的中、后部分的细小顿挫基本不影响通气功能参数的结果。

3) 单纯通气功能测定,对MEFV曲线的评价要求相对较低,曲线中、后部分的结果以参考为主,除非用于小气道功能的诊断或科研。

(5) 再次测定和评价:休息2 min后,受检者再次按要求完成FVC曲线和MEFV曲线的同步测定,并按上述要求评价和显示。

(6) 测定的质量控制和测定结果的选择

1) 最初两次测定的质控和选择:评价或软件自动计算(智能化)FVC和FEV$_1$的差异,若差异均在150 mL以内,软件自动显示"测定达A级",并自动选择FVC+FEV$_1$值最大的一条曲线及其同步测定的MEFV曲线,用于全部相关参数的计算;若呼气时间≥ 7 s,一秒率取FEV$_1$/FVC或FEV$_1$/FEV$_7$。

2) 继续测定的质控和选择:若FVC、FEV$_1$任何一个参数的差异≥ 150 mL,提示或自动提示(智能化)休息2 min,再次测定,直至两次最佳测定的差异均在150 mL以内,评价或软件自动显示(智能化)"测定达A级",并选择或自动选择(智能化)FVC+FEV$_1$值最大的一条曲线及其同步测定MEFV曲线,并用于全部相关参数的计算;若呼气时间≥ 7 s,一秒率取FEV$_1$/FVC或FEV$_1$/FEV$_7$。

3) 质控未达A级的选择:若测定结束后,FVC和FEV$_1$的任何一个参数的差异≥ 150 mL,或测定已达8次或受检者不能够或不愿意继续测定,评价或软件自动显示(智能化)"测定未达A级"及"上述具体情况"。最后选择或软件自动选择(智能化)FVC+FEV$_1$值最大的一条曲线及其同步测定MEFV曲线,并用于全部相关参数的计算;若呼气时间≥ 7 s,一秒率取FEV$_1$/FVC或FEV$_1$/FEV$_7$。最后还需注明测定未达A级,结果供参考。

(四) 说明

(1) 无论是用简易肺功能仪(包括便携式肺功能仪)或标准肺功能仪或其他类型肺功能仪单纯进行通气功能测定,可简化程序,比如本章的两次测定达测定要求即可评价(与实际临床测定一致),而不是一定要至少3次符合要求的测定后才进行评价,这样既可保障测定质量,又能显著提高测定效率;更容易进行智能化评价。

(2) 本部分同时列出人工评价和智能化评价的

方法,有助于满足实际临床测定要求和进行下一步的肺功能诊断,推动智能化评价的实施和发展。

(3) VC测定是必须的,有助于与FVC的相互印证及完善FVC吸气完成质量的质控评价,比如在无阻塞或仅有轻度阻塞的受检者,FVC与VC一致,两者的差异＞5%意味着测定的准确性下降,特别FVC明显低于VC可能是FVC测定时吸气不足的结果;当然在中、重度阻塞患者,FVC小于VC(见本章"二"标题)。在大气道阻塞患者,两者的关系取决于阻塞的类型;固定阻塞或胸廓内非固定阻塞,FVC＜VC;胸廓外非固定阻塞,两者基本相等。

二、通气功能的诊断和智能化诊断

(一) 肺活量和用力肺活量的采集与评价

(1) 按前述测定要求收集或软件自动收集(智能化)VC、FVC,计数或自动计算(智能化)两者的差异,差异≤5%,进入或软件自动提示进入(智能化)评价;否则进行或软件自动提示(智能化)复查或用标准肺功能仪或体容积描记仪行肺容积、通气功能检查。

1) 在正常通气功能或限制性通气功能障碍的患者,FVC与VC相等;在轻度阻塞性通气功能障碍或混合性通气功能障碍、部分中度阻塞性通气功能障碍或混合性通气功能障碍患者,尽管用力呼气时间延长,但受检者能充分呼气,FVC与FVC仍相等。

2) 在大部分中、重度阻塞性或以阻塞为主的混合性通气功能障碍患者,气体常不能充分用力呼出,FVC常小于VC。

3) VC和FVC差异≤5%,可以进入通气功能评价;反之,则说明测定误差较大或有明显气流阻塞,需重复测定或进行常规肺功能(或肺容积)的全面测定,甚至结合病史才能进行评价。

(2) 进入评价后,软件自动收集FVC、FEV_1、FEV_1/FVC、VC及其占正常预计值的百分比,用于通气功能的诊断或自动诊断(智能化)。

(二) 通气功能的诊断或自动诊断

(1) FVC、FEV_1占正常预计值的百分比皆≥80%,FEV_1/FVC占正常预计值的百分比≥92%,各参数皆符合正常值标准,诊断或自动诊断(智能化):通气功能正常。

包括肺容积、通气功能、弥散功能在内的常规肺功能检查是评价肺功能类型的主要手段,有时需要结合病史,其中肺容积检查和通气功能检查是诊断

通气功能的项目。在通气功能正常的情况下,肺总量(TLC)、功能残气量(FRC)、VC、FVC高度一致,故对该部分受检者单纯通气功能检查评价通气功能是合适的,也可提高显著提高诊断的效率和检查的方便性。

(2) FVC、FEV_1占正常预计值的百分比＜80%,FEV_1/FVC占正常预计值的百分比≥92%,诊断或自动诊断(智能化):限制性通气功能障碍,其中60%≤FEV_1占正常预计值的百分比＜80%为轻度限制性通气功能障碍;40%≤FEV_1占正常预计值的百分比＜60%为中度限制性通气功能障碍;FEV_1占正常预计值的百分比＜40%为重度限制性通气功能障碍。

(3) FVC占正常预计值的百分比＜80%,FEV_1/FVC占正常预计值的百分比≥92%,FEV_1占正常预计值的百分比≥80%,也诊断或自动诊断(智能化):轻度限制性通气功能障碍。

与通气功能正常相似,在无气流阻塞的限制性通气功能障碍患者,TLC、VC、FVC具有高度一致性,故用单纯通气功能检查评价通气功能是可行的。由于肺容积缩小,部分患者呼气加快完成,故FEV_1下降幅度减小,其占正常预计值的百分比可≥80%,故也应诊断轻度限制性通气功能障碍。

(4) FVC占正常预计值的百分比≥80%,FEV_1占正常预计值的百分比＜80%,FEV_1/FVC占正常预计值的百分比＜92%,诊断或自动诊断(智能化):阻塞性通气功能障碍,其中60%≤FEV_1占正常预计值的百分比＜80%为轻度阻塞性通气功能障碍;40%≤FEV_1占正常预计值的百分比＜60%为中度阻塞性通气功能障碍。

(5) FVC、FEV_1占正常预计值的百分比＜80%,FEV_1/FVC占正常预计值的百分比＜92%;VC占正常预计值的百分比≥80%,诊断或自动诊断(智能化):轻度阻塞性通气功能障碍。

轻中度气流阻塞,绝大部分患者能充分用力呼气,FVC正常,排除限制性通气功能障碍;一秒率低于正常预计值,故诊断阻塞是成立的,但严重度分级仅分至中度。因为更严重阻塞,必然出现FVC明显下降,无法与混合性通气功能障碍区别,不能进一步诊断和分级;强行诊断和分级是目前指南诊断或肺功能仪智能化诊断的主要错误之一。

在部分患者,用力呼气出现气道陷闭,FVC下降;但慢呼吸时,患者能充分呼气,VC正常,故能排除限制,能够诊断:阻塞性通气功能障碍。

（6）VC、FVC、FEV_1 占正常预计值的百分比<80%，FEV_1/FVC 占正常预计值的百分比<92%，可能是阻塞性或混合性通气功能障碍，仅依靠单纯通气功能检查无法诊断，提示或软件自动提示（智能化）：通气功能障碍，无法区分类型，建议加做肺容积检查或结合病史诊断；或根据三度分级法给出严重程度分级，如重度通气功能障碍，建议加做肺容积检查或结合病史诊断。

综上所述，单纯通气功能检查在多数情况下是合适的，但部分情况有严重缺陷，无论人工或智能化评价、诊断皆有一定限度，需进行常规肺功能检查或加做肺容积检查。

（朱　蕾）

第十七章
动脉血气的无创测定

动脉血气测定是判断肺气体交换功能的准确方法,广泛用于临床;但该方法有一定创伤性,且不适合长时间动态监测,其临床应用受到一定程度的限制。无创性检测则可避免上述问题,因此临床应用更广泛,也常作为肺功能测定的一部分。

第一节　经皮动脉血氧饱和度的测定和应用

脉搏血氧饱和度仪(脉氧仪)是根据分光光度计比色原理,利用不同组织吸收光线的波长差异而设计。经皮无创脉搏氧饱和度法是一种无创性、连续性监测动脉氧饱和度的方法,已常规用于重症或危重患者的呼吸功能监测。习惯上将经皮无创脉搏氧饱和度法测得的血氧饱和度简写为 SpO_2,以与直接抽动脉血测得的 SaO_2 相区别。

(一)基本概念

1. 脉搏血氧饱和度仪(pulse oximeter)　是一种无创性监测脉搏和动脉血氧饱和度的仪器。根据不同组织吸收光线的波长差异,对每次随心搏进入手指和其他血管丰富组织内的搏动性血流进行监测,包括对血红蛋白进行光量和容积测定。基本方法分两种:分光光度测定法和容积记录测定法。

2. 无创脉搏氧饱和度法(noninvasive pulse oximetry,NPO)　用脉氧仪无创性、连续监测动脉氧饱和度的方法,同时显示脉搏次数。已常规用于呼吸和循环功能的监测。

3. 经皮动脉血氧饱和度(percutaneous arterial oxygen saturation)　用 NPO 测得的血氧饱和度,实际是毛细血管的血氧饱和度,简写为 SpO_2。SpO_2 与 SaO_2 的相关性非常好,数值也非常接近。SpO_2 测定简单方便,临床应用非常广泛。

(二)测定方法　NPO 使用方便,不需定标,可随时使用及连续监测。

1. 脉氧仪的选择和调整　首先根据患者的年龄、体重、不同的测定部位选择合适类型的探头;再根据成人、儿童分别设定 SpO_2、脉率的上下限和报警响度。

2. 测定　将脉氧仪的探头固定在毛细血管丰富的部位,如手指、足趾、耳垂、鼻翼、舌、面颊、足背等部位,多选择手指和耳垂。数秒后会显示脉率和 SpO_2。探头要固定好,以免影响测定结果。在寒冷所致的低灌注情况下,手指探头优于耳探头。用脉搏的信号强度可确定具有最强搏动信号的手指,以提高测定的准确度;一般探头放置在较大的手指,使光线从指甲透过。

3. 注意事项　应注意避免与测量血压的袖带或动脉穿刺装置放在同一肢体,以免影响测定结果。当探头放置在静脉输液部位和有血管收缩的肢端时,NPO 的测定结果也可能下降;肢体颤抖及人为摆动也会引起误差,测定时皆应注意避免。

(三)测定原理　NPO 根据不同组织吸收光线的波长差异,对每次随心搏进入手指和其他血管丰富组织内的搏动性血流的血红蛋白(Hb)进行光量和容积测定。基本原理分两种:分光光度测定法和容积记录测定法。

1. 分光光度测定法　根据 Beer - Lambert 原理,溶质浓度与通过溶液的光传导强度有关。选择一定容积的透明容器,且含有一定容量的纯溶液,然后将已知溶质放入纯溶液中,通过测定已知波长的入射光强度(iin)和透过强度(itrans)计算出溶质浓度(C)。计算公式为:

$$Itrans = Iin \cdot e^{-A}$$

$$A = D \cdot C \cdot e$$

其中 A 为光的吸收部分,D 为光在溶质中的传导距离;e 为常数,反映溶质在某一特定波长光照下的吸收特性,因此一种物质的浓度可通过测定其对一定波长的光照吸收量得出。

(1)NPO测定的血红蛋白:人体血液血红蛋白有两种基本类型:氧合血红蛋白(HbO_2)、还原血红蛋白(HHb),还有少量碳氧血红蛋白(COHb)和高铁血红蛋白(MetHb)等。氧饱和度指HbO_2占总Hb的百分数,即:

$$SaO_2 = HbO_2/(HbO_2 + HHb + COHb + MetHb) \times 100\%$$

正常动脉血MetHb和COHb浓度非常低,不参与氧的运输,可忽略不计。NPO测得的是参与机体氧运输的HbO_2和HHb,故也称为功能性氧饱和度(functional SpO_2,$FSpO_2$),即:

$$功能性 SpO_2(FSpO_2) = HbO_2/(HbO_2 + HHb) \times 100\%。$$

(2)NPO的测定原理:测定原理是假设手指或耳郭为盛满Hb的透明容器,使用波长660 nm的红光和940 nm的红外光线作为入射光源,测定通过组织的光传导强度,计算出SpO_2。

NPO探头的光源是两个发光二极管,可分别发射波长660 nm的红光和940 nm的红外光。HbO_2和HHb在这两个特定的光场下有不同的吸收光谱。在红光区,HbO_2吸收的光谱比HHb少;在红外光区相反。二极管能快速顺序开关,使每次测定都包括红光、红外光和混合光的照射。NPO首先测量每种波长光吸收的交流成分(AC),再分离相应的直流成分(DC),并除去与"脉搏叠加"的环境光的干扰,通过公式计算出两个光谱的吸收比率(R)。即:

$$R = (AC660/DC660)/(AC940/DC940)。$$

R与SpO_2呈高度负相关,故在标准曲线上可得到相应的SpO_2值。标准曲线是根据正常志愿者的统计学数据建立的,贮存在微处理器,通过计算显示SpO_2和脉率。

2.容积记录测定法 正常生理状态下,毛细血管和静脉基本均无搏动,仅小动脉有搏动,故一般测定方法无法感知毛细血管的变化。但入射光线通过手指时,在心脏收缩期,手指血容量增多,光吸收量大;反之,在心脏舒张期,光吸收量小,因此光吸收量的变化可反映组织血容量的变化,NPO通过感知组织血容量的变化测定脉搏变化。这种方法仅测定搏动性血容量,不受毛细血管和静脉特点的影响,也与肤色和皮肤张力无关。

血液充分氧合时,红光易于通过血液,心脏收缩期进入手指的氧合血吸收的红光量极少,红光容积记录的搏动幅度小;氧合血吸收的红外光多,红外光容积记录的搏动幅度大。患者发绀或氧合不足时,血液颜色变暗,红光难以通过,搏动幅度增大;红外光搏动相应减小,从而显示SpO_2,脉率由容积搏动的频率或间距测得。

(四)临床应用 相对于SaO_2而言,SpO_2检测的应用更广泛。

1.作为常规肺功能检测项目 在常规肺功能测定时,检测SpO_2可对气体交换功能做出基本判断。如通气功能正常的患者,若D_LCO和SpO_2同时下降,提示肺血管病,是进一步动脉血气和肺动脉CT造影(computed tomography pulmonary angiogram,CTPA)检查的指征。

2.指导氧疗和机械通气 检测SpO_2能及时发现重症患者的低氧血症及其程度,指导氧疗;通过调节吸氧浓度及给氧方式可迅速有效地改善低氧血症,也有助于避免或减少氧中毒的发生或其他不良反应。检测SpO_2还可帮助确定机械通气的时机。在机械通气时,SpO_2与其他监测内容结合,可对选择通气模式、调整通气参数,并为撤机和拔除气管导管提供参考。在血液透析、支气管镜检查、心律失常电复律等诊疗操作时,监测SpO_2可提高操作的安全性。

3.循环功能检测 $SpaO_2$是呼吸和循环功能的综合反应,在肺氧合功能较好的情况下,SpO_2监测有助于判断周围循环功能,即SpO_2下降是循环功能不良的标志;反之,则提示循环功能良好。NPO的脉搏波形也是监测循环状态的良好手段,包括评价侧支循环是否充分开放、移植的主要动脉是否充分开放,还可检查肠管的存活能力、确定肢体的血管分布、检测移植指/趾或其他移植物的循环,早期探测桡动脉阻塞等情况。

SpO_2检测还可用于:① 血压监测。在血压计袖带放气过程中可根据NPO脉搏波形的重新出现或在慢充气过程中波形的消失测量收缩压。由于NPO的输出结果为数次测定计算的平均值,故需要短暂的计算时间,在袖带收紧时用脉搏消失判断可稍高估收缩压,在袖带放松中脉搏波重新出现时判断可稍低估收缩压,但总体比较准确。根据以上原理已研制出手指容积描记法连续血压监测仪。② 监测血容量。NPO的脉搏波动出现快速跳动或呈间断性时,提示存在低血容量。

4. 睡眠时氧合功能的监测 结合其他监测项目可对不同类型的睡眠呼吸暂停综合征进行诊断,并指导临床治疗。

5. 手术和麻醉中的应用

(1)术前准备:通过肺通气功能和SpO_2检查(多数情况下需测定动脉血气),可评价慢性呼吸系统疾病、慢性心血管疾病、神经-肌肉疾病、肥胖和老年患者等特殊人群能否耐受麻醉和手术。

(2)麻醉和术中检测:当全麻后气管插管时,通气暂停,检测SpO_2可及时发现和了解低氧血症的发生、发展情况。插管成功后,检测SpO_2有助于了解导管位置是否合适。全麻过程中出现SpO_2下降,需考虑以下原因:气管导管滑出、气管导管扭曲、导管回路漏气或吸入N_2O浓度过高等。少见病因:肺空气或血栓栓塞、脂肪栓塞、气胸等。高龄患者麻醉时,特别是高位硬膜外阻滞时,尽管使用低浓度麻醉药,仍可发生不同程度的低氧血症,面罩吸氧可使SpO_2恢复正常。坐位手术连续监测SpO_2有助于预测气体肺栓塞的发生。

(3)术后检测:术后早期检测SpO_2有助于了解患者是否需要吸氧及何时可以转出监护室。术后转运途中,低氧血症($SpO_2<90\%$)的发生率为$24\%\sim61\%$,SpO_2下降主要见于肥胖、术前有呼吸系统疾病的患者,也与是否吸氧有关,因此术后病人转运应常规吸氧。

6. 围产医学中的应用 与成人和儿童不同,新生儿相对处于低氧状态,其PaO_2多在氧解离曲线的陡直段;SpO_2检测可评价新生儿气道处理和呼吸复苏的效果。新生儿娩出后屏气、喉痉挛时,SpO_2下降,面罩吸氧或机械通气可使SpO_2迅速上升。新生儿呼吸窘迫综合征治疗时,为避免高氧分压导致眼睛的晶体后纤维增生症,可利用SpO_2的高限报警调节和控制吸入气氧浓度(FiO_2)。

7. 其他 癫痫大发作时,由于暂时呼吸停止或通气量显著下降,SpO_2降低,报道的平均降幅为14.5%,故SpO_2检测可评价癫痫发作时低氧血症的严重程度及可能对机体的影响;在胃手术过程中,将传感器放置于胃的不同部位,了解SpO_2的变化,确定缺血胃的切除效果;综合分析SpO_2及其波形有助于评价心肺复苏措施的效果。

(五)影响SpO_2测量结果的因素

1. 探头放置部位 在FiO_2迅速变化的情况下,将探头放在耳垂、鼻部、面颊等靠近心脏的中心部位可更快速、准确地反映SpO_2的变化;放置于手指、足趾等远离心脏部位则反应较慢,误差稍大。

2. 皮肤和指甲的特点 大多数NPO对不同肤色人种的精确性相似。在黄疸病患者,由于胆红素吸收波长与NPO所用的波长不同,故监测的SpO_2与实际结果的偏差也不大;但高胆红素血症时$COHb$增高,可能造成测定结果偏高。指甲对光的吸收是非波动性的,故理论上讲,指甲光泽不影响SpO_2读数;但有资料显示指甲光泽仍能影响SpO_2的精确性,其中蓝、绿、黑色指甲能使SpO_2读数偏低;指甲过长、指甲真菌感染也会影响读数的准确性。

3. 脉搏的强弱 NPO间接根据动脉搏动产生的吸光度变化测定,故换能器必须放在有搏动性血流通过的部位。任何使搏动性血流减弱的因素,如寒冷刺激、交感神经兴奋、糖尿病及动脉硬化都会降低仪器的测定效能。体外循环停跳期和心脏骤停患者无法检测SpO_2。静脉血流搏动是一种病理性干扰,常发生于右心衰竭、三尖瓣关闭不全和中心静脉压(central venous pressure, CVP)升高患者;将患者手抬高过头纠正这些因素,将得到比较精确的读数。

4. 血流动力学状态 心脏指数、温度、平均动脉压、体循环阻力都可能影响SpO_2测定的精确性。在部分低血容量休克患者,末梢血管扩张,组织氧利用障碍,形成一定程度的动静脉血分流,也可能存在静脉搏动,SpO_2的检测结果常存在误差。尽管误差很小,但有统计学差异,值得注意。

5. 血红蛋白的质和量 血红蛋白浓度降低,如贫血、血液过度稀释会影响测定结果的精确性。如前所述,人体血液有四种Hb,NPO测定的是HbO_2和HHb。$MetHb$吸收的红光多于HbO_2,而且在波长940 nm时的光吸收比其他几种Hb强;随着$MetHb$浓度升高,SpO_2与SaO_2的相关性逐渐变弱,SpO_2读数偏低。$COHb$则相反,使SpO_2读数偏高。新生儿血液存在胎儿Hb(HbF),对两种波长光的吸收影响小,对SpO_2的测定结果无明显影响。

6. 血液中的色素成分 亚甲蓝、靛胭脂、吲哚花青绿及荧光素均使SpO_2下降,其中亚甲蓝和吲哚花青绿使SpO_2下降幅度较大,靛胭脂和荧光素的影响相对较小。因此应了解这些染料的代谢过程,尽可能排除染料的干扰。一般情况下,体内的染料能够很快重新分布并被肝脏清除,影响时间短暂。

第二节　呼气末二氧化碳分压的测定

呼气末 CO_2 分压（$PetCO_2$）是重要的呼吸功能参数，不仅可反映通气功能，某些情况下还可较好地反映体循环和肺循环状态，对诊断恶性高热和评估治疗效果也有一定价值，因此在呼吸系统疾病、危重症患者、术中和术后患者的检测也有重要价值。

一、测定原理及方法

二氧化碳测量计（capnometer）是根据不同物理原理测定 CO_2 浓度或分压的仪器，包括红外线分析仪、质谱仪、拉曼散射分析仪、声光分光镜和化学 CO_2 指示器等，常用的 CO_2 测量计是根据红外线吸收光谱的物理原理设计而成，简述如下。

1. 测定的基本原理　当呼、吸气体经过红外线传感器时，红外线光源的光束透过气体样本，并由红外线检测器测定红外线的光束量。因 CO_2 能吸收特殊波长的红外线导致光束量衰减，最后由电子测量系统自动测量或计算，并显示和打印出 $PetCO_2$，以及 PCO_2 随呼吸时间变化的图形和趋势。红外线 CO_2 分析仪中还配有光限制器、CO_2 参考室及温度补偿电路等，使读数稳定，减少其他因素干扰。

2. 测定的基本方法　根据气体样本分析方法分为旁流型和主流型两种。用主流型测量计检测 PCO_2 时，测定腔（管）直接置于气道上；用旁流型检测时，气道中的气体通过一根细小导管被抽吸至测定腔内。有些装置（如比色法 CO_2 分析仪）只能用于主流监测，有些装置（如质谱仪和拉曼散射分析仪）只能用于旁流检测；红外线分析仪既可以用于主流检测也可以用于旁流检测。

（1）主流型 CO_2 分析仪：优点是几乎立即产生 CO_2 曲线图，缺点是操作过程中容易被损伤；给气道增加额外重量，增加气道移位的可能性；增加机械无效腔；水蒸气可以冷凝在取样管腔上影响测定结果的准确性，所以在使用过程中需经常给传感器加热以避免水蒸气冷凝。另外，主流型不适宜自主呼吸患者的检测。

（2）旁流型 CO_2 分析仪：优点是解决了主流型传感器的不足，但需从气道内抽吸气体，从而也产生一些问题，如取样管路容易被分泌物或冷凝水阻塞；从气道取样至测定腔需要一定时间，测定结果显示也有一定滞后，严重时可导致测定结果的可靠度下降。滞后时间长短与取样管长度、内径和抽吸速率有关。如果抽吸速率过低或管路过长，会使 PCO_2 图形失真。使用旁流型 CO_2 分析仪时，还要注意将取样部分置于合适的位置，以避免来自室内的空气或新鲜气流进入采样室，影响测定结果的准确性。

3. 测定要求

（1）准备：使用分析仪前应常规将采样管与大气压同时调零，使基线位于零点；定期用标准浓度的 CO_2 混合气体进行定标，以保证测定的准确性。

（2）保持管路的相对干燥和通畅：需注意防止水蒸气、分泌物、雾化汽雾积聚，定期清洗和进行干燥化处理，以免阻塞采样管。有些新式仪器可自动清洗以保持采样管的通畅，但也不能完全避免上述问题；一旦采样管阻塞，就不能准确测定 PCO_2；若水分进入分析室内污染传感器，将使仪器失灵，因此检测时应将采样管置于病人气管的位置，减少液体流入采样管的机会；采样管被水汽阻塞时应及时清洗或更换。

二、临床意义

临床评价 $PetCO_2$ 的价值涉及以下三个方面：① 在呼吸和循环功能正常的受检者，肺泡动脉 CO_2 分压差，即 $P_{A-a}CO_2$ 接近于 0，$PetCO_2$ 可较准确反映 $PaCO_2$；② 通过体外循环（CPB）进行心内直视手术后，$P_{A-a}CO_2$ 增大，应同时监测 $PetCO_2$ 和 $PaCO_2$，进行评估；③ 心肺血流动力学变化较大或肺功能较差的重症患者或呼吸频率（RR）较快的患者，$P_{A-a}CO_2$ 较大，不能用 $PetCO_2$ 准确估计 $PaCO_2$，仅作为参考；反之 $P_{A-a}CO_2$ 较大提示生理无效腔（VD）增大。

1. 正常值　正常 $PetCO_2$ 为 35～40 mmHg，相当于 5%～5.5% 的浓度；略低于正常 $PaCO_2$。

2. 呼吸功能的评估　$PetCO_2$ 和 PCO_2 波形图能持续性对 CO_2 的排出情况进行无创性评估，同时也能提供 RR 和 VT 等的数据，故能较好地评价呼吸功能，当然主要用于气道阻力正常或基本正常的患者。

（1）麻醉状态的评估：在自主呼吸患者，

$PetCO_2$检测有助于评估麻醉深度。

（2）机械通气和人工气道状态的评估：呼吸机控制或辅助通气中，检测$PetCO_2$可减少对动脉血气分析的需求。$PetCO_2$为0提示气管导管误入食管、呼吸暂停、导管滑脱、导管完全性梗阻、呼吸机功能障碍或采样管阻塞等，此时检测仪持续报警。肺顺应性增大、气管导管部分脱出或阻塞、上呼吸道梗阻、面罩放置不合适、导管气囊漏气等将使$PetCO_2$测定值降低。

一般$PetCO_2$检测是确定气管导管位置的最好方式，但也有一定局限性，如气管-支气管阻塞或仪器设备功能障碍可使$PetCO_2$测定失败；在心肺复苏时，若未出现有效循环，$PetCO_2$测定也不准确。

（3）协助气管插管：在有自主呼吸的患者，$PetCO_2$检测能协助盲法经鼻或经口气管插管，在气管导管达到咽部后，可根据CO_2波形图和（或）PCO_2峰值引导气管导管进入声门；确实进入声门、封闭气囊后，将出现正常形态的CO_2波形图和$PetCO_2$。呼出气PCO_2检测也能用于确定双腔气管导管的位置。

3. 通气功能评估

（1）估测$PaCO_2$：在心肺功能正常或基本正常的患者，只要呼吸管理恰当，没有明显的无效腔增大，血流动力学稳定，$PetCO_2$能准确地反映$PaCO_2$。

（2）迅速评估通气功能的变化：在使用呼吸机或麻醉机通气时，先调节好VT和RR，使$PaCO_2$在正常范围或适当范围内；同步检测$PetCO_2$的变化，比较两者的差异幅度作为基值，然后单纯检测$PetCO_2$，可迅速反映患者的通气情况；在治疗过程中，若$PetCO_2$发生变化，可随时调节VT和RR，从而保障适当VE和$PaCO_2$，避免通气过度或通气不足。

4. 指导机械通气患者的撤机　撤机能否成功的关键取决于患者的整体表现，如原发病、一般情况、营养状态、RR、呼吸驱动情况（如$P_{0.1}$）、心功能等。无创连续监测$PetCO_2$可以评价撤机过程的患者是否能够持续维持适当VE；与SpO_2监测同时应用，可显著减少采集动脉血气的次数。

（1）外科患者：外科术后患者，撤机过程中的$PetCO_2$与$PaCO_2$有良好的相关性，故撤机过程中$PetCO_2$检测主要用于手术后患者。但术后患者的撤机通常不复杂，对$PetCO_2$检测的需求度低，多数情况下实际价值不高。

（2）阻塞性肺疾病患者：在高碳酸血症患者，

$PetCO_2$检测反映$PaCO_2$的准确的不高，如某些患者的$PaCO_2 > 60\ mmHg$，但$PetCO_2$却经常$< 45\ mmHg$。

（3）其他：在无高碳酸血症的患者，$PetCO_2$预测$PaCO_2$的准确度在$\pm 2\ mmHg$之内；在高碳酸血症患者，预测的准确度显著下降，故$PetCO_2$检测对没有器质性肺疾病患者的撤机有一定帮助；对有肺实质或气道疾病，特别是气道阻塞性疾病患者的帮助不大。故在撤机过程中，不推荐常规应用$PetCO_2$检测。

5. 协助呼吸肌疲劳的判断　在患者病情发展过程中或撤机过程中，$PetCO_2$监测对判断呼吸肌疲劳有一定帮助。随着呼吸肌疲劳的出现，可逐渐出现VE（或VT）下降和$PaCO_2$升高，相应$PetCO_2$升高。但在VE下降前，患者多已出现呼吸急促、辅助呼吸肌活动、胸腹矛盾运动、三凹征、张口呼吸、心率增快、大汗等临床表现。因此相对于临床表现而言，$PetCO_2$升高是呼吸肌疲劳的晚期表现，价值相对较低。

6. 循环功能的评价　在呼吸功能相对稳定的情况下，$PetCO_2$检测对评价循环功能有一定的价值。

（1）心排血量降低：在通气功能和代谢功能相对稳定的情况下，$PetCO_2$降低见于心排血量（CO）减少；但CO持续降低时，$PetCO_2$升高。因为CO的持续降低必然伴随组织和静脉血PCO_2升高，转运至肺毛细血管的PCO_2也相应升高，$PetCO_2$自然升高。

（2）肺血流量降低：心脏或胸腔血管手术操作、肺动脉导管嵌入和肺栓塞等皆降低肺血流量，由手术和麻醉抑制或严重肺栓塞导致的肺血流量显著减少，每分通气量或肺泡通气量不增加，CO_2排出减少，$PaCO_2$升高，但受无血流肺区的无效腔气（其PCO_2接近0）稀释，$PetCO_2$多下降；但若通气量正常或反射性通气量增大（非麻醉患者常有通气量增大），则在血流量正常的肺区，CO_2排出量增多，$PetCO_2$和$PaCO_2$皆下降；由于受无血流肺区的无效腔气稀释，$PetCO_2$下降更显著。呼吸心跳停止，$PetCO_2$随呼吸和肺血流的停止而急剧降至零；心肺复苏时，随着血流和呼吸的出现，$PetCO_2$逐渐回升；若$PetCO_2 > 10\ mmHg$，则提示复苏的成功率高。在心肺复苏过程中，监测$PetCO_2$确定循环功能恢复较心电图、脉搏和血压更有效；应用大剂量的肾上腺素时，$PetCO_2$不再是复苏有效的良好指标。

7. 代谢功能的评价　细胞代谢均产生 CO_2。检测 CO_2 排出情况可评估机体代谢率。

（1）正常自主呼吸患者：在肺功能较好的自主呼吸患者，机体代谢增加时通气量增大排出更多 CO_2，$PetCO_2$ 并不会升高，故 PCO_2 检测对评估代谢率没有价值。

（2）通气量稳定的患者：主要是机械通气患者，其通气量相对稳定；而控制通气时的通气量非常稳定，$PetCO_2$ 检测对判断代谢率的价值较大，有时 $PetCO_2$ 升高可能是代谢率增加的唯一准确标准。使 $PetCO_2$ 升高的代谢因素包括：体温升高、寒战、抽搐、儿茶酚胺产生过多、输血、输入 HCO_3^- 过多过快、动脉阻断或止血带的释放、静脉高营养等。恶性高热时，CO_2 产量骤增，$PetCO_2$ 可突然升高至正常值的 $3\sim4$ 倍，经有效治疗后，$PetCO_2$ 首先开始下降，因此 $PetCO_2$ 对恶性高热的诊断与治疗效果的评估有特殊价值。

三、呼出气 CO_2 波形图的分析

（一）正常呼吸的 CO_2 波形图　正常 CO_2 波形图图呈矩形，一般分为四段（图 17 - 1），包括Ⅰ相、Ⅱ相、Ⅲ相和Ⅳ相。

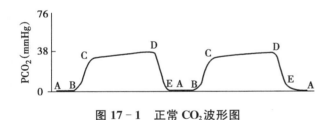

图 17 - 1　正常 CO_2 波形图

1. Ⅰ相　相当于 A、B 段，代表吸气停止，呼气开始，呼出气来自气管（包括人工气道导管）、支气管至终末细支气管的新鲜无效腔气，故 PCO_2 为 0。

2. Ⅱ相　相当于 B、C 段，曲线呈 S 型上升，代表新鲜无效腔气和肺泡气的混合过程。由于重力作用，一般上肺区的肺泡首先呼气，下肺区仍呼出无效腔气，故两者混合使 PCO_2 快速升高。

3. Ⅲ相　相当于 C、D 段，呼气出现平台，代表各个肺区含高 PCO_2 的肺泡气同时持续呼出，直至所有肺区的呼气全部结束。其末尾最高点（D 点）的结果即为 $PetCO_2$。

4. Ⅳ相　为吸气下降支，相当于 D、E 段，代表呼气结束，吸气开始，故 PCO_2 迅速降至 0。

5. α 角　指Ⅰ相与Ⅱ相之间的夹角，可间接反映通气血流比例（$\dot{V}/\dot{Q}$）失调。当 α 角增大时，Ⅱ相斜率变小，说明无效腔容积增大，$\dot{V}/\dot{Q}$ 失调加重。

（二）CO_2 波形图分析　主要包括：① 图形高度决定 $PetCO_2$ 大小。② 变化频率反映 RR。③ 变化节律反映呼吸中枢功能。④ 基线代表呼气开始前时气道内的 PCO_2 水平。⑤ 不同波形改变具有特殊意义。CO_2 波形图检测主要用于机械通气患者，见朱蕾主编《机械通气》（第 4 版）。

（三）影响呼出气 PCO_2 测量结果和临床价值的因素

1. 正常 $PetCO_2$ 与 $PaCO_2$ 的关系　组织细胞代谢产生的 CO_2 通过体循环到达肺循环，然后通过肺泡毛细血管膜弥散至肺泡，随呼吸排出体外。

（1）PCO_2 梯度：正常生理状态下，组织细胞内 PCO_2 最高，一般为 $82\sim100$ mmHg；混合静脉血或肺动脉血的 $PCO_2 < 60$ mmHg，大约为 46 mmHg；在动脉血与肺泡气的平衡过程中，P_ACO_2 和 $PaCO_2$ 几乎相等，大约为 40 mmHg。

（2）$P_ACO_2 = PaCO_2$：组织细胞的 CO_2 产生量、肺泡通气量（$\dot{V}$）和肺血流量（$\dot{Q}$）是影响 $PaCO_2$ 高低的三个基本因素，若 CO_2 产生量不变，则 $\dot{V}$ 和 $\dot{Q}$ 是主要影响因素。血流少、通气多的肺泡 PCO_2 降低；反之，则升高。$PaCO_2$ 反映有血流灌注的肺泡 PCO_2 的平均值，包括解剖分流部分。$P_{A-a}CO_2$ 受 VD/VT、$\dot{V}/\dot{Q}$、静动脉血分流率（$\dot{Q}s/\dot{Q}t$）、肺顺应性的影响，由于 CO_2 弥散速率快，$P_{A-a}CO_2$ 极小，故 P_ACO_2 和 $PaCO_2$ 几乎相等。

（3）$PetCO_2 = P_ACO_2$：$PetCO_2$ 代表呼气终末的 PCO_2，反映有通气肺泡气的 PCO_2 的平均值，$PetCO_2$ 易受肺泡无效腔气稀释，但正常肺泡无效腔很小，故 $PetCO_2$ 和 P_ACO_2 几乎相等，最终 $PetCO_2 = P_ACO_2 = PaCO_2$。

2. 影响 $PetCO_2$ 测定结果的因素

（1）呼吸因素：VD/VT 和 $\dot{Q}s/\dot{Q}t$ 明显增大时影响 $PetCO_2$，常见于原发性肺疾病、呼吸机调节不当或呼吸机故障，前者如肺不张、重症肺炎、急性呼吸窘迫综合征（ARDS）、肺水肿、气胸；后者如气道压力过高、RR 过快、VT 太小、吸呼气时间比（I∶E）过短，以及呼吸机机械故障或回路新鲜气流不足造成 CO_2 重复吸入等。这些因素多导致 $PetCO_2$ 的测定值减小，但 CO_2 重复吸入容易造成 $PetCO_2$ 的测定值增大。

（2）循环因素：肺血流灌注不足、肺血流分布不均或肺血管栓塞时，肺血流量减少，通气量正常或相对过度，$PaCO_2$ 多正常或降低；但受肺泡无效腔气

稀释,$PetCO_2$ 下降。体循环改变对 $PetCO_2$ 的影响较小,但严重低血压时 $PetCO_2$ 降低。右向左分流的先天性心脏病患者与健康人的肺泡无效腔相似,$PetCO_2$ 也基本正常。

（3）年龄：随着年龄增大,肺泡无效腔增大,$PetCO_2$ 降低,$P(a-et)CO_2$ 增大。

（4）碳酸酐酶抑制剂的应用：如应用乙酰唑胺,可使肺泡上皮细胞和血液的 HCO_3^- 变成 CO_2 的速率显著延迟,$PetCO_2$ 降低,$PaCO_2$ 升高,$P(a-et)CO_2$ 增大。

（5）体位：侧卧位导致双侧肺呼气的同步性变差,$P(a-et)CO_2$ 增大。

（朱　蕾　王四娇）

第三篇

肺功能检查技术的扩展

第十八章
支气管激发试验

气道反应性是指气管和支气管受各种物理、化学、药物及变应原等刺激后，所引起气道阻力的变化。正常气道对这些刺激物并不发生收缩反应或仅有微弱反应，为气道的正常生理学反应。但在病理状态下，气道可发生过度收缩反应，引起气道管腔狭窄和气道阻力明显升高，称为气道高反应性（bronchial hyperresponsiveness，BHR）。BHR 是基于气道变态反应性炎症的一种病理生理状态，是支气管哮喘最重要的病理生理特征之一，其发生机制包括气道慢性炎症、气道神经受体变化、气道平滑肌力学改变和气道重塑等，支气管激发试验（bronchial provocation test，BPT）是评价 BHR 的常用方法。

第一节　支气管激发试验概述

BPT 是通过化学、物理、生物等人工刺激，检验气道对某种外加刺激因素引起收缩反应的敏感性，并根据敏感性间接判断是否存在 BHR 的试验。基本测定要求是在吸入刺激物前后或运动等前后，观察肺功能参数或气道阻力的变化并计算吸入刺激物浓度、剂量等判断是否存在 BHR。BPT 阳性是诊断不典型支气管哮喘或咳嗽变异性哮喘的重要条件之一，也是哮喘治疗效果评估的重要方法之一。

一、支气管激发试验的分类

BPT 是指采用某种刺激物诱发气道平滑肌收缩及气道炎症反应，然后借助肺通气功能指标和刺激物的量化判断气道高反应性的存在及其程度。

BPT 的方法较多，分类也较复杂，大体上有以下几种分类方法。

（一）刺激因素分类　分为化学激发试验、生物激发试验和物理激发试验（表 18-1）；也可分为特异性激发试验和非特异性激发试验。非特异性激发试验有吸入激发试验、运动激发试验和等二氧化碳过度通气激发试验（后两者可合成为非吸入激发试验）。吸入激发试验中，根据吸入物的不同，又分为乙酰甲胆碱激发试验、组胺激发试验、高渗盐水激发试验、蒸馏水激发试验等。吸入激发试验是目前最常用的激发方法。

表 18-1　支气管激发试验的刺激因素

直接刺激	间接刺激		
	化学	物理	生物
组胺	盐酸普萘洛尔（心得安）	运动	尘螨
胆碱类	一磷酸腺苷	过度通气	花粉
乙酰甲胆碱、卡巴胆碱	焦亚硫酸盐	冷空气	动物皮毛
乙酰胆碱、甲酰胆碱	神经肽 A	高渗盐水	蟑螂
前列腺素（PG）	缓激肽	低渗盐水	真菌
PGF_{2a}、PGD_2	速激肽	蒸馏水	豚草
白细胞三烯（LT）	阿司匹林	甘露醇	
LTC_4、LTD_4、LTE_4	赖氨酸-阿司匹林		
刺激性气体			
二氧化硫（SO_2）等			

（二）吸入方法分类　有定量雾化吸入法、Astograph 法、手捏式雾化吸入法、潮气吸入法、5 次呼吸法等。

（三）应用仪器分类　有标准肺功能仪测定法和 Astograph 法；按不同的作用机制可分为直接和间接激发试验；按刺激方法分吸入型和非吸入型激发试验。

临床上最常用的非特异性药物吸入激发试验，常用药物为乙酰甲胆碱和组胺；若无特殊说明，本章内容指非特异性药物吸入激发试验。运动激发试验、高渗盐水激发试验也较为常用，见本章第三节。

二、支气管激发试验的适应证和禁忌证

(一)适应证 国内指南推荐适用于年龄≥6岁且配合良好的儿童和成人，不适用于婴儿、学龄前儿童和配合欠佳者。具体涉及下述情况。

(1)有可疑哮喘病史或症状，但肺通气功能正常或基本正常，气道舒张试验阴性。若BPT阳性，表明气道反应性增高，有助于哮喘的临床诊断。一般用于非典型哮喘的诊断，不用于症状典型或临床已明确诊断的哮喘患者。

(2)单纯慢性咳嗽原因待查，肺通气功能正常或基本正常，支气管舒张试验阴性。引起慢性咳嗽的原因众多，若BPT阳性，表明受检者存在气道高反应性，是临床诊断咳嗽变异性哮喘的重要依据。

(3)反复发作的胸闷、呼吸困难。引起该类表现的原因众多，哮喘是常见原因，BPT有助于临床确诊或排除哮喘。

(4)哮喘治疗效果的评估。哮喘患者经长期治疗后，症状和体征消失，肺通气功能正常，且持续较长一段时间仍能维持稳定，可进行气道反应性检测，若BPT阴性或气道高反应性程度明显减轻，可调整治疗方案，减药或停药。

(5)变应性鼻炎。变应性鼻炎与哮喘密切相关，常同时存在或先后发生。部分变应性鼻炎患者存在气道高反应性，可能发展为哮喘，通过BPT筛查出该部分患者，对于哮喘的预防和早期干预有重要作用。

(二)禁忌证

1. 绝对禁忌证

(1)存在常规肺功能检查绝对禁忌的患者。

(2)曾有过致死性哮喘发作，或近3个月内曾有因哮喘发作而需机械通气治疗的患者。

(3)对待用激发剂有明确的超敏反应者。

(4)基础肺通气功能损害严重，特别是存在阻塞性通气功能障碍(FEV$_1$占正常预计值百分比<60%或成人实测值<1 L)。该类患者应行支气管舒张试验检查，或进行正规治疗后随访；若舒张试验阳性或治疗后通气功能显著改善，则有助于支气管哮喘的诊断。

(5)不能解释的荨麻疹患者。

2. 相对禁忌证

(1)存在常规肺功能检查相对禁忌的患者。

(2)基础肺通气功能显著下降，60%<FEV$_1$占预计值百分比<70%，应先行支气管舒张试验，若舒张试验阴性，仍疑诊哮喘，应在充分准备、严格观察的情况下行BPT。若FEV$_1$占正常预计值百分比>70%预计值，但FEV$_1$/FVC占正常预计值百分比<92%，应先行支气管舒张试验，若舒张试验阴性，仍疑诊哮喘，可慎重进行BPT。

(3)肺通气功能检查已诱发气道痉挛，在未吸入激发剂的状态下FEV$_1$已下降≥20%。事实上已证实存在气道高反应性，再进行BPT无必要。

(4)患者不能配合检查。如基础肺功能检查配合不佳，不能符合质量控制要求，以肺功能参数变化为评价标准的激发试验无法得出可靠结果。此类受检者可尝试Astograph法激发试验，后者仅要求受检者平静呼吸，对配合度的要求较低。

(5)近期(<4周)呼吸道感染。因呼吸道感染容易出现一过性气道高反应，此时行BPT易出现假阳性。

(6)哮喘发作期或急性加重期患者。

(7)妊娠、哺乳期妇女。

(8)正在使用胆碱酶抑制剂(治疗重症肌无力)的患者不宜行乙酰甲胆碱激发试验，正在使用抗组胺药物的患者不宜行组胺激发试验。

三、支气管激发试验前的准备

(一)试验药物的存储 临床最常用的激发药物是氯化乙酰甲胆碱(简称乙酰甲胆碱)和二磷酸组胺(简称组胺)。乙酰甲胆碱是胆碱能药物，可与支气管平滑肌细胞上的胆碱能受体结合，使平滑肌收缩。组胺是生物活性介质，直接刺激支气管平滑肌及胆碱能神经末梢，反射性引起平滑肌收缩。两者在等效剂量时的刺激反应程度一致，但乙酰甲胆碱吸入后的不良反应较组胺低，最常用。乙酰甲胆碱和组胺皆为干燥的晶体，需在冰箱中避光、密封冻存。特别注意乙酰甲胆碱晶体有强吸湿性，应严格密封防潮保存。使用前可预先按比例加入生理盐水稀释后使用，配置好的溶液可在4℃冰箱内保存2周。

(二)试验药物的配制 不同的激发试验方法需要配制的药物浓度各不相同。如采用手捏式或定量雾化吸入法，药物浓度可配置为3.125 mg/mL、6.25 mg/mL、25 mg/mL和50 mg/mL(表18-2)；

若采用潮气呼吸法和 5 次呼吸法,药物浓度可配置为 0.03 mg/mL、0.06 mg/mL、0.125 mg/mL、0.25 mg/mL、0.5 mg/mL、1 mg/mL、2 mg/mL、4 mg/mL、8 mg/mL、16 mg/mL、32 mg/mL(表 18-3);若采用 Astograph 法,药物浓度配置为 0.049 mg/mL、0.098 mg/mL、0.195 mg/mL、0.391 mg/mL、0.781 mg/mL、1.563 mg/mL、3.125 mg/mL、6.25 mg/mL、12.5 mg/mL、25 mg/mL(表 18-4)。

表 18-2　手捏式和定量雾化吸入法的激发液配制方法

初 始 液	加入生理盐水	配制所得溶液浓度	标 签
激发剂 500 mg	10 mL	50 mg/mL(5%)	A 溶液(原液)
A 溶液 4 mL	4 mL	25 mg/mL(2.5%)	B 溶液
B 溶液 2 mL	6 mL	6.25 mg/mL(0.6%)	C 溶液
C 溶液 2 mL	2 mL	3.125 mg/mL(0.3%)	D 溶液

表 18-3　2 min 潮气呼吸法和 5 次呼吸法的激发液配制方法

初 始 液	加入生理盐水	配制所得溶液浓度	标 签
激发剂 100 mg	6.25 mL	16 mg/mL	A 溶液(原液)
A 溶液 3 mL	3 mL	8 mg/mL	B 溶液
B 溶液 3 mL	3 mL	4 mg/mL	C 溶液
C 溶液 3 mL	3 mL	2 mg/mL	D 溶液
D 溶液 3 mL	3 mL	1 mg/mL	E 溶液
E 溶液 3 mL	3 mL	0.5 mg/mL	F 溶液
F 溶液 3 mL	3 mL	0.25 mg/mL	G 溶液
G 溶液 3 mL	3 mL	0.125 mg/mL	H 溶液
H 溶液 3 mL	3 mL	0.062 5 mg/mL	I 溶液
I 溶液	3 mL	0.031 25 mg/mL	J 溶液

表 18-4　Astograph 法的激发液配制方法(激发剂:乙酰甲胆碱)

初 始 液	加入生理盐水	配制所得溶液浓度	标 签
激发剂 500 mg	20 mL	25 mg/mL	第 10 管(原液)
第 10 管溶液 10 mL	10 mL	12.5 mg/mL	第 9 管
第 9 管溶液 10 mL	10 mL	6.25 mg/mL	第 8 管
第 8 管溶液 10 mL	10 mL	3.125 mg/mL	第 7 管
第 7 管溶液 10 mL	10 mL	1.563 mg/mL	第 6 管
第 6 管溶液 10 mL	10 mL	0.781 mg/mL	第 5 管
第 5 管溶液 10 mL	10 mL	0.391 mg/mL	第 4 管
第 4 管溶液 10 mL	10 mL	0.195 mg/mL	第 3 管
第 3 管溶液 10 mL	10 mL	0.098 mg/mL	第 2 管
第 2 管溶液 10 mL	10 mL	0.049 mg/mL	第 1 管

激发剂可预先按可使用的最高浓度配置成原液,保存于 4℃冰箱内,使用前再按比例稀释。蒸馏水(注射用水)为低渗溶液,渗透压接近零,不能作为稀释液。避免将配制好的激发液直接保存于雾化器的储液槽中,主要原因是容易出现药物结晶影响释雾量,其次是易受污染。试验前将激发剂从冰箱取出,在室温下放置 30 min,温度过低会影响雾化量。

(三) 受检者准备

(1) 建议采取预约制。检测前应详细了解受检者的病史,如是否曾出现严重的气道痉挛,是否曾进行常规肺功能检查、支气管舒张试验、支气管激发试验及其结果;进行体格检查,排除支气管激发试验的禁忌证。工作人员应向受检者介绍检查的意义、禁忌证、流程和注意事项,患者应签署知情同意书。

(2) 激发试验前需先行常规肺功能或通气功能检查,肺功能测定结果不符合要求的不予预约激发试验。

(3) 检查前应停用支气管舒张剂、糖皮质激素、抗过敏药及白三烯受体拮抗剂(表 18 - 5),否则容易导致假阴性。需注意某些患者停药后会出现肺通气功能显著下降。若采用 Astograph 法气道激发试验,试验前宜复查肺功能,因为该法仅监测气道阻力,无法有效评价停药后的肺功能状态。

表 18 - 5　激发试验前需停药物及时间

药　　物	停药时间
支气管舒张剂	
吸入型	
短效(如沙丁胺醇、特布他林)	4～6 h
中效(如异丙托溴铵)	8 h
长效(如沙美特罗、福莫特罗、噻托溴铵)	24 h
口服型	
短效(如氨茶碱)	8 h
长效(如缓释茶碱或长效 β_2 受体兴奋剂)	24～48 h
糖皮质激素	
吸入型(如布地奈德、氟替卡松、丙酸倍氯米松)	12～24 h
口服型(如泼尼松、甲基泼尼松龙)	48 h
抗过敏药及白三烯拮抗剂	
抗组胺药[如氯雷他定、马来酸氯苯那敏(扑尔敏)、酮替芬]	72 h
肥大细胞膜稳定药(如色甘酸钠)	8 h
白三烯受体拮抗剂(如孟鲁司特)	96 h

(4) 检查当日,试验前应避免食用咖啡、可乐、浓茶、巧克力。不吸烟,避免吸入冷空气,避免剧烈运动。受检者到诊室后应休息约 15 min 检查。

四、雾化吸入装置

(一) 常用雾化器

1. **射流雾化器**　采用压缩气体(如压缩空气、氧气或电动压缩空气)作为气源,借助高速气体流过毛细管孔口产生负压,将液体吸至管口并撞击,形成微细雾粒,称为气溶胶。常用的射流雾化器主要包括 Sidestream、Wright 和 DeVilbiss 646 等不同的型号,分别应用于定量吸入法、2 min 潮气法和 5 次呼吸法。

2. **手捏式雾化器**　采用射流雾化原理,以手捏加压驱动雾化器产生雾液。常用的手捏式雾化器有 DeVilbiss 40 雾化器或其仿造、改进型,材质为玻璃或塑料。释雾量每揿 0.003 0±0.000 5 mL,70%～80%雾粒直径<5 μm。

3. **超声雾化器**　通过电流转换使超声发生器发生高频振荡,传导至液面,产生雾粒。部分超声雾化器产生的雾粒直径较小(1 μm)、均匀、量大,吸入时间过长可致气道过度湿化,对支气管哮喘或严重慢性阻塞性肺疾病(COPD)患者并不合适;但释雾量大,可用于高渗盐水、低渗盐水或蒸馏水吸入激发试验。

(二) 雾化吸入的影响因素　雾化吸入通过雾粒在支气管树沉积而发挥作用。雾粒直径、吸气流量、气道的通畅性及鼻腔的过滤均可影响雾粒在气道的沉积,从而影响气道反应性的测定结果。

1. **雾粒直径**　最适宜的雾粒直径为 1～5 μm,雾粒过小(<0.5 μm)不易在呼吸道停留而随呼气排出,且携带激发剂的能力有限;而雾粒过大(>10 μm)则被截留在上呼吸道,不能进入支气管树沉积。

2. **吸气流量**　吸气流量大可增加撞击沉积的机会而使雾粒更多地沉积在口咽部及中央气道;慢而深的吸气有利于雾粒的重力沉积及扩散沉积,使更多的雾粒沉积于外周气道。

3. **气道的通畅性**　声门的闭合、气道口径的缩小(如气道痉挛)、气道分泌物对雾粒的截留或阻塞等均可影响雾粒在气道的沉积,故应教会受检者平稳呼吸,气道分泌物较多时应鼓励受检者咳出。

4. **鼻腔的过滤**　鼻腔的过滤作用可使直径>1 μm 的颗粒在局部沉积,到达支气管的剂量不足;激发剂还可直接刺激鼻黏膜,因此推荐经口雾化吸入,避免经鼻吸入。

第二节　常用吸入支气管激发试验

吸入激发试验的检查方法有定量雾化吸入法、Astograph 法、手捏式雾化吸入法、潮气吸入法、5 次呼吸法等，国内最为常用的是定量雾化吸入法和Astograph 法。

一、定量雾化吸入法

也称深吸气法，采用高压气源式射流雾化器进行。气源的压力与流量影响雾化器的释雾量，进而影响吸入激发剂的剂量，因此每种新的雾化器或压缩气源在使用前都应校对释雾量，并对不同的释雾量设计不同的给药方案。设计时雾化器的释雾量、激发剂的浓度、给予时间、次数均可自由调整，最终应使乙酰甲胆碱最大累积剂量达到 2.5 mg，组胺达到 2.4 mg。表 18－6、表 18－7 中为中华医学会激发试验指南推荐的给药方案。

表 18－6　定量雾化吸入乙酰甲胆碱的给药程序

| 步　骤 | 浓度 (g/L) | 常规程序（2 倍递增） | | 简化程序（4 倍递增） | |
		单次剂量 mg(μmol)	累积剂量 mg(μmol)	单次剂量 mg(μmol)	累积剂量 mg(μmol)
1	3.125	0.010(0.05)	0.010(0.05)	—	—
2	3.125	0.010(0.05)	0.020(0.10)	—	—
3	6.25	0.019(0.10)	0.039(0.20)	—	—
4	6.25	0.039(0.20)	0.078(0.40)	0.078(0.40)	0.078(0.40)
5	25	0.078(0.40)	0.157(0.80)	—	—
6	25	0.156(0.80)	0.313(1.60)	0.235(1.20)	0.313(1.60)
7	25	0.312(1.60)	0.625(3.20)	—	—
8	50	0.625(3.20)	1.250(6.40)	0.937(4.80)	1.250(6.40)
9	50	1.250(6.40)	2.500(12.80)	1.250(6.40)	2.500(12.80)

表 18－7　定量雾化吸入组胺的给药程序

| 步　骤 | 浓度 (g/L) | 常规程序（2 倍递增） | | 简化程序（4 倍递增） | |
		单次剂量 mg(μmol)	累积剂量 mg(μmol)	单次剂量 mg(μmol)	累积剂量 mg(μmol)
1	3.125	0.010(0.03)	0.010(0.03)	—	—
2	3.125	0.009(0.03)	0.019(0.06)	—	—
3	6.25	0.019(0.06)	0.038(0.12)	—	—
4	6.25	0.037(0.12)	0.075(0.24)	0.075(0.24)	0.075(0.24)
5	25	0.075(0.24)	0.150(0.49)	—	—
6	25	0.150(0.49)	0.300(0.98)	0.225(0.74)	0.300(0.98)
7	25	0.300(0.98)	0.600(1.96)	—	—
8	50	0.600(1.96)	1.200(3.91)	0.900(2.93)	1.200(3.91)
9	50	1.200(3.91)	2.400(7.80)	1.200(3.91)	2.400(7.80)

1. 给药程序 可分为常规程序(2倍递增)和简化程序(4倍递增)。选择原则:对于高度怀疑或确诊为哮喘的患者,按常规程序吸入激发剂;对于基础通气功能正常的受检者,可按简化程序进行,但当FEV_1比基础值下降超过10%时,即转为常规给药程序。

2. 给药方法 检测时将咬口连接在定量雾化吸入装置上,让受检者含紧咬口做深慢呼吸。目前大部分检查设备为自动化给药装置,受检者吸气时自动触发仪器释出激发剂,呼气时则不能触发。通过预先设定的每吸持续时间、每一浓度的给药次数,计算机可自动、精确的计算出受检者吸入激发剂的累积剂量。

二、Astograph 法

1. 检查原理 Astograph 法又称为连续呼吸气道反应性测定法,为 CHEST 公司发明的测定方法。基本原理为通过强迫振荡技术,在受检者的口腔测施加一正弦波形的振荡压力,受检者连续潮气吸入激发剂,实时测定呼吸阻力的变化判断气道反应性。由于该方法操作简单,便于受检者配合,因此国内也较常应用。

2. 检查设备的组成 由雾化器、定压正弦波发生装置、呼吸阻力连续运算及显示装置等组成。共有 12 个雾化器,分别命名为 C 管、1~10 管、BD 管。C 管盛生理盐水,1~10 管盛浓度递增的激发剂,BD管盛支气管舒张剂,一般为硫酸沙丁胺醇溶液。激发剂若为乙酰甲胆碱,浓度依次为 0.049 mg/mL、0.098 mg/mL、0.195 mg/mL、0.39 mg/mL、0.781 mg/mL、1.563 mg/mL、3.125 mg/mL、6.25 mg/mL、12.5 mg/mL、25 mg/mL;若为组胺,浓度依次为 0.032 mg/mL、0.063 mg/mL、0.125 mg/mL、0.25 mg/mL、1 mg/mL、2 mg/mL、4 mg/mL、8 mg/mL、16 mg/mL。

3. 检查步骤 检测时受检者取坐位,夹鼻夹,含与仪器连接的咬嘴,做平静自然呼吸。从吸入 C 管生理盐水开始检查,此时测定的气道阻力为基础阻力,需强调基础阻力超过 10 cmH$_2$O/(s·L),激发试验应谨慎。此后设备自动为受检者依次吸入1~10 管雾化药物,每管吸入时间为 1 min,然后自动转入下一个浓度继续吸入;若吸入过程中呼吸阻力逐渐升高,并达基础阻力的 2 倍或以上,则停止吸入激发剂,转而吸入 BD 管舒张剂至少 2 min,直至阻力下降至基础阻力水平,判读为激发试验阳性。若吸入激发剂至最高浓度(即第 10 管),阻力仍无明显升高或升高程度不足基础阻力的 2 倍,则判读为激发试验阴性,此种情况下仍需吸入舒张剂 2 min。

4. 结果的判读 Astograph 法激发试验测得的参数较为丰富,简述如下。

(1) 基础呼吸阻力(Rrs cont):受检者尚未吸入激发剂时呼吸系统总的黏性阻力。单位是 cmH$_2$O/(s·L)。

基础呼吸传导率(Grs cont)为 Rrs cont 的倒数,单位为 L/(s·cmH$_2$O)。

(2) 反应阈值(Dmin):即最小诱发积累剂量,指受检者吸入激发剂后呼吸阻力上升至基础呼吸阻力 2 倍时累计吸入的激发剂剂量。Dmin 用 1 mg/mL 的激发剂吸入 1 min 为 1 单位表示,反应气道的敏感性。Dmin 越低,气道的敏感性越高。

(3) 传导率下降斜率(sGrs):单位时间内 Grs 的变化,常用于反映气道反应性,单位为 L/(s·cmH$_2$O/min)。

(4) 阻力开始升上时的最小浓度(Cmin):吸入激发剂过程中,气道阻力开始增加时吸入的最低药物浓度。

(5) sGrs/Grs cont:反映气道反应性的常用参数。

(6) PD$_{35}$:使 Rrs 升高至基础水平 135% 所需激发剂的累积剂量,反映气道敏感性的常用参数。

(7) 综合评价:Astograph 法可同时评价受检者气道敏感性和反应性,自动描绘出剂量-反应曲线,对气道高反应的评价最为丰富全面(图 18-1),其中代表气道敏感性的参数有 Dmin、PD$_{35}$,代表气道反应性的参数有 sGrs、sGrs/Grs cont。图 18-2 显示不同剂量反应曲线,其中(1)、(2)为阴性反应,(1)显示气道阻力随吸入激发剂浓度的递增没有明显变化;(2)显示阻力虽有升高,但增加幅度未达到基础阻力的 2 倍;(3)、(4)、(5)、(6)显示气道阻力随吸入激发剂浓度的递增逐渐升高,直至达基础阻力的 2 倍后,吸入舒张剂,阻力又下降至基础阻力水平,均为阳性反应,但敏感性和反应性各有不同,其中(3)最早出现阻力升高,提示敏感性最高;(4)峰值最高、最陡,提示反应性较高。

(8) 气道高反应性分级:国内尚无公认的 Astograph 法测定气道高反应的分级标准,临床常用反应阈值 Dmin 分级,一般认为 Dmin<1 为强阳性,考虑支气管哮喘;1~3 为强阳性,哮喘可能性大;3~10 为阳性,哮喘可能,气道高反应性;>10 为弱阳性,无气道高反应性。

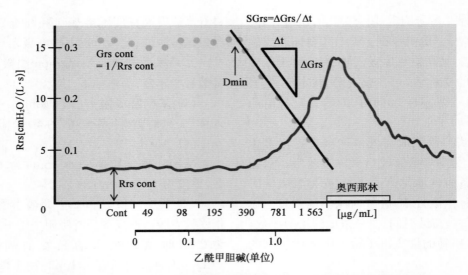

图 18-1 Astograph 法支气管激发试验剂量-反应曲线和主要参数

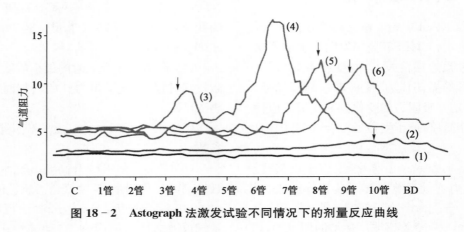

图 18-2 Astograph 法激发试验不同情况下的剂量反应曲线

(1)、(2)为阴性反应；(3)、(4)、(5)、(6)为阳性反应。

（9）说明：该测定用呼吸阻力（Rrs）而不是气道阻力（Raw）。Rrs 是气道阻力、肺组织黏性阻力、胸廓黏性阻力之和，后两者非常低；再者，测定过程中所用阻力皆为 Rrs，激发剂仅对气道发挥作用，对肺泡（肺实质）、胸廓无作用，因此试验过程中 Rrs 能准确反映 Raw 的变化。与此对应 Grs 为呼吸传导率，同样能够反映气道传导率（Gaw）的变化。

三、手捏式雾化吸入法

检测原理、流程与定量雾化吸入法相同。检测时首先让受检者张口，上下齿距 2~3 cm，然后嘱受检者努力深呼气至残气位，操作者手持直立的雾化器，开口置于受检者唇外 1 cm 处，对准口腔内，嘱受检者深缓吸气至肺总量位（约 2 s），在吸气开始后操作者同步用手挤捏雾化器的橡皮球，使激发剂喷出；受检者吸入激发剂后需屏气 3~5 s，以利于激发剂

在气道的沉积，等待 60 s 后检测 FEV_1。根据受检者的实际情况选用常规程序和简化程序，选择原则同定量雾化吸入法（表 18-8）。

此法较简单，无需大型检查设备，易于开展，但吸入气道的药物剂量难以精确掌握，对受检者的配合度要求高，临床应用较少。

四、2 min 潮气吸入法

即采用射流雾化器持续产生雾液，用压缩气源与雾化器连接，释雾量通过气体流量调节，一般要求 0.13 mL/min（±10%）。检测时让受检者用口含接口器，平静、均匀地潮气呼吸，雾化器需直立，否则影响释雾量。吸入激发剂浓度依次为 0.03 mg/mL、0.06 mg/mL、0.125 mg/mL、0.25 mg/mL、0.5 mg/mL、1 mg/mL、2 mg/mL、4 mg/mL、8 mg/mL、16 mg/mL，每次潮气呼吸吸入 2 min，吸入后分别在 30 s 和 90 s 检测 FEV_1，取最高值；5 min 吸入下一浓度，根

表 18 - 8　手捏式雾化吸入法的给药程序

	常规程序(2倍递增)		简化程序(4倍递增)		累计剂量(μmol)	
	浓度(mg/mL)	喷药次数	浓度(mg/mL)	喷药次数	组　胺	乙酰甲胆碱
1	3.125	1			0.010(0.03)	0.010(0.05)
2	3.125	1	6.25	1	0.019(0.06)	0.020(0.10)
3	6.25	1			0.038(0.12)	0.039(0.20)
4	6.25	2	6.25	3	0.075(0.24)	0.078(0.40)
5	25	1			0.150(0.49)	0.157(0.80)
6	25	2	25	3	0.300(0.98)	0.313(1.60)
7	25	4			0.600(1.96)	0.625(3.20)
8	50	4	50	6	1.200(3.91)	1.250(6.40)
9	50	8	50	8	2.400(7.80)	2.500(12.80)

据实际情况选用常规程序和简化程序,选择原则同定量雾化吸入法。

五、5 次呼吸法

即通过射流雾化器从低到高浓度逐次定量吸入雾化液,吸入激发剂浓度与 2 min 潮气法相同。每次吸入均从残气位(或功能残气位)起始缓慢深吸气至肺总量位,在吸气开始时喷出激发剂。每次吸气时间成人约为 0.6 s,每一浓度吸入 5 次。吸入后30 s 和 90 s 分别检测 FEV_1,如不符合质量控制标准应重做,但尽量在 3 min 内完成。

六、支气管激发试验流程

如上述,不同实验方法、不同检查设备的具体检查流程不完全一致,其中 Astograph 法最特殊,检查流程与其他方法不同,其他大部分检查的具体流程类似(图 18 - 3),均观察吸药前后肺功能参数或气道阻力的变化判断气道高反应,常用参数有 FEV_1、峰值呼气流量(PEF)、气道阻力(Raw)、比气道传导率(sGaw)、阻抗 5(R_5)、共振频率(Fres)、呼吸总阻抗(Zrs)等,以 FEV_1 最为常用。

1. 检测基础肺通气功能　受检者休息 15 min

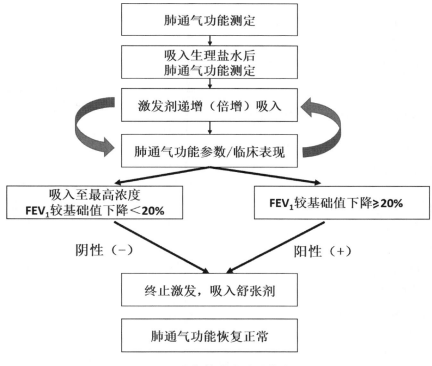

图 18 - 3　支气管激发试验检查流程

后取坐位,夹鼻夹,按用力肺活量质量控制标准检测 FEV_1 至少 3 次,最佳 2 次之间差异<150 mL,取最高值作为基础值。

2. 吸入生理盐水后再次检测肺通气功能 一方面让受检者熟悉吸入激发剂的过程,熟悉吸入方法,减轻心理负担,提高依从性;另一方面观察生理盐水是否对通气功能有影响,作为吸入激发剂的对照。若吸入生理盐水后 FEV_1 下降≥10%或经过数次深吸气后即诱发气道痉挛,提示气道反应性较高,不宜继续进行激发试验;或采用最低浓度(剂量)的激发剂起始激发,但需严密观察,谨慎进行,同时在结果报告中注明。

3. 吸入激发剂 不同方法的具体要求不同,但均应从低浓度(剂量)开始,按具体方法吸入激发剂,吸入后重复检测肺功能,直至 FEV_1 较基础值下降≥20%,或出现明显不适及临床症状,或吸入最高浓度(剂量)为止,无需达到反应的最大值。

4. 吸入支气管舒张剂 无论激发试验阴性或阳性,在吸入激发药物结束后均应常规吸入支气管舒张剂。若激发试验阳性,应在吸入支气管舒张剂后 10～20 min 后复查肺功能,直至恢复正常方可终止试验,具体标准为 FEV_1 恢复至基础值的 80%以上;还应观察受检者是否有气促、喘息等症状,若吸入舒张剂后症状没有缓解,或肺功能未恢复,需进一步观察和治疗。若受检者出现哮喘急性发作,应按哮喘急性发作的救治方案处理。若激发试验阴性,在激发剂达最高剂量吸入结束后,也应常规吸入支气管舒张剂,才能终止试验。支气管舒张剂的吸入可采用射流雾化器,也可使用雾化罐。

七、支气管激发试验结果判断与报告规范

判断气道高反应的参数有 FEV_1、PEF、sGaw 等,以 FEV_1 最常用。Astograph 法较为特殊,判读方法见上述。

(一)定性判断

1. 支气管激发试验阳性 检测过程中 FEV_1 或 PEF 较基础值下降≥20%,或 sCaw 下降≥35%,BPT 阳性,提示气道反应性升高。

2. 支气管激发试验阴性 吸入最大剂量或最高浓度激发剂后,上述参数未达标准,判断 BPT 阴性,为气道反应性正常。

无论 BPT 结果是阴性或阳性,均应排除药物、季节、气候、昼夜变化或呼吸道感染等影响气道反应

性的因素。对于结果可疑者(如 FEV_1 下降 15%～20%,无气促发作),可预约 2～3 周后复查,必要时 2 个月后复查。

(二)定量判断 累积激发剂量(PD)或激发浓度(PC)常用于定量判断气道反应性。

1. 常用参数

(1)第 1 s 用力呼气容积下降 20%激发剂量(the dose of the bronchoconstrictor trigger which causes a fall of 20% in FEV_1, ie, the 20% provocative dose, $PD_{20}FEV_1$):吸入激发剂后 FEV_1 较基础值下降 20%时激发剂的最低累积剂量。

(2)第 1 s 用力呼气容积下降 20%激发浓度[provocative concentration of ACh(or other reagent)needed to cause a 20% fall in FEV_1, $PC_{20}FEV_1$]:吸入激发剂后 FEV_1 较基础值下降 20%时激发剂的浓度。

(3)气流传导比值下降 35%激发剂量(the provocative dose of PAF causing a 35% fall in sGaw, PD_{35}-sGaw):吸入激发剂后 sGaw 较基础值下降 35%时激发剂的最低累积剂量。

(4)气流传导比值下降 35%激发浓度(the provocative concentration of PAF causing a 35% fall in sGaw, PC_{35}-sGaw):吸入激发剂后 sGaw 较基础值下降 35%时激发剂的浓度。

2. 气道高反应性分级 依据 $PD_{20}FEV_1$ 或 $PC_{20}FEV_1$ 对气道高反应性的程度进行分级(表 18－9)。

表 18－9 气道高反应性分级

分 级	乙酰甲胆碱		组 胺
	$PD_{20}FEV_1$ mg(μmol)	$PC_{20}FEV_1$ g/L	$PD_{20}FEV_1$ mg(μmol)
重度	<0.035 (0.18)	<1.0	<0.031 (0.1)
中度	0.035～0.293 (0.18～1.4)	<1.0	0.031～0.275 (0.1～0.8)
轻度	0.294～1.075 (1.5～5.4)	1.0～4.0	0.276～1.012 (0.9～3.2)
可疑或极轻度	1.076～2.500 (5.5～12.8)	4.0～16	1.013～2.400 (3.3～7.8)
正常	>2.500 (>12.8)	>16	>2.400 (>7.8)

（三）报告规范 支气管激发试验报告应包括测试方法、激发药物、累计剂量（或浓度）、舒张药物、肺功能参数及其改变值、流量-容积曲线、剂量-反应曲线、并发症、定性判断结果、定量判断结果等。

八、常用测定方法优缺点

激发试验检查方法、使用设备多样，可使用常规肺功能仪、体描仪、脉冲振荡肺功能仪、Astograph法设备、独立雾化器、手捏雾化器等进行操作，检查方法有定量雾化吸入法、Astograph法、手捏式雾化吸入法、潮气吸入法、5次呼吸法等，国内最常用常规肺功能仪搭配射流雾化装置的定量雾化吸入法激发试验，其次是Astograph法激发试验，两种方法各有利弊，简单比较如下。

1. 试验操作与设备维护 Astograph法基本上为全程自动给药，自动变换激发剂浓度，实时监测气道阻力，操作简便易行，完成检查仅需约15 min。对受检者而言仅需平静自然呼吸即可，对配合度要求是所有方法中最低的，尤其适用于儿童、老人、常规肺功能检查配合不佳的受检者。定量雾化吸入法检查步骤繁琐，需手动换药，检查耗时长，需受检者多次配合用力肺功能检测，配合度的要求高。

Astograph法检查设备结构复杂，管路较多，在设备维护、消毒、感染控制等方面较为繁琐。定量雾化吸入法设备的维护和感染控制与常规肺功能仪类似，相对简便。

2. 结果分析 Astograph法检查得到的生理参数十分丰富，除累计剂量、浓度外，还可自动描绘出剂量-反应曲线，分别得出反映受检者气道反应性、敏感性的参数，对气道高反应的判断更为全面和直观。定量雾化吸入法所得参数主要为PD_{20}和PC_{20}，对气道高反应的解读不如Astograph法全面。

Astograph法激发剂的剂量和浓度随受检者的自主呼吸连续递增。由于受检者的呼吸频率、潮气量因人而异，因此累积剂量概念不易与其他方法的剂量比较，甚至对同一位受检者前后几次的检查结果也很难进行定量比较。此外，Astograph法所有检查参数的得出和对于检查结果的定性、定量判读都与操作者的经验密切相关，有一定的主观性；定量雾化吸入法更为客观，也易于在不同受检者之间和受检者自身进行对照比较。

3. 安全性 一般认为两种方法均有较高的安全性，但也有专家认为Astograph法激发试验给药过程是连续的，气道可能缺乏充分反应的时间而导致受检者吸入过量激发剂，可能引起迟发的气道高反应。

4. 使用成本 定量雾化吸入法通常在常规肺功能仪上加入射流雾化装置配件就可实现，价格经济，易于开展；Astograph法由于检查设备是单一来源的专利技术，因此检查设备、配件的价格昂贵。

第三节 其他类型的支气管激发试验

吸入激发试验是最主要和最常用的支气管激发试验，但也有某些不足，故需要其他方法补充。

（一）运动激发试验 一种间接、非特异的BPT，青少年应用较多。

1. 适应证 一般用于吸入性激发试验阴性，但有较为明确的运动诱发哮喘史的患者。

2. 禁忌证 存在常规肺功能检查禁忌、常规激发试验禁忌、运动心肺试验禁忌的受检者。

3. 检查前准备 检查前停用影响气道功能的药物，具体与前述吸入激发试验相同（表18-5），并于检查前至少4 h避免剧烈运动。检查应在空气干燥（相对湿度≤50%）、温度适宜（20～25℃）的环境进行，因为吸入气干燥且温度较低的空气时气道狭窄更容易被诱发。运动过程中用鼻夹夹鼻确保经口呼吸，避免经鼻呼吸，后者减少水分从气道流失。

4. 测定方式 常用运动器械为功率自行车或活动平板，以氧耗量（$\dot{V}O_2$）、每分通气量（MV）或心率决定运动量，试验时在2～4 min内使受检者的氧耗量逐渐达到30～40 mL/(min·kg)，或VE达最大自主通气量（MVV）40%～60%，或使心率达最大预计值的90%（最大预计值等于220－年龄）。在上述基础上继续运动4～6 min，总过程持续6（儿童）～8（成人）min后停止。于运动后5 min、10 min、15 min、20 min测定肺通气功能。

5. 评价指标和标准 最常用的肺功能指标为FEV_1，多数学者选用FEV_1下降＞10%或13%、PEF下降≥10%～15%作为截断值。一些学者建议以FEV_1下降＞15%对EIB更有诊断价值。严重程度分级标准通常为：FEV_1下降 10%～25% 为轻度；25%～50% 为中度；>50% 为重度。

6. 特点　运动激发试验对哮喘诊断的特异性高，敏感性差。检查可能引起严重支气管哮喘发作；对成人患者，特别是老年人，运动量过大时有一定的心血管疾病等发作的危险，检查应慎重，检查室应配备完备的急救设施。运动激发试验无法建立剂量-反应关系，对气道高反应的判断不够全面。检查设备昂贵、占地面积较大。

（二）高渗盐水或蒸馏水激发试验　支气管哮喘或其他气道高反应患者吸入高渗盐水（3.6%）或蒸馏水均会引起气道收缩，主要与支气管黏膜表面渗透压改变有关。基本测定方法是通过雾化装置让受检者吸入一定量的高渗盐水或蒸馏水，每次吸入量倍增，每次吸入后 30 s 测定 FEV_1，间隔 2 min 再

吸下一剂量，直至 FEV_1 下降≥20% 基础值或吸入剂量达 30 mL 为止。高渗盐水激发试验远较蒸馏水多，检查的安全性、敏感性高，但阳性率偏低，为此有研究采用 4.5% 浓度的高渗盐水，以 FEV_1 下降≥15% 为阳性标准，可提高阳性率。该类方法所需仪器简单，适用基层或无法开展乙酰甲胆碱和组胺激发试验的医疗机构。

（三）等二氧化碳过度通气试验　通过吸入较高浓度的二氧化碳导致过度通气，从而测定气道反应性的一种方法，包括等二氧化碳冷空气过度通气试验和等二氧化碳室温下过度通气试验。适应证和禁忌证同前述吸入激发试验。过度通气可使气道黏膜降温、水分丢失，从而刺激平滑肌收缩。通气后 FEV_1 下降≥10% 基础值为阳性。此法敏感性和特异性均较高，但测定繁琐，临床上应用较少。

第四节　支气管激发试验的质量控制、安全保障和结果解读

为使同一受检者前、后两次或不同受检者的检查结果具有可比性，必须对支气管激发试验的质量进行严格控制。

一、检查方法标准化

不同类型激发试验的要求不完全相同，但皆要求检查方法标准化（见上述），其中吸入激发试验还需特别注意以下几点。

（1）射流雾化器及其相匹配的压缩气体产生的压力、流量、雾粒大小、雾化量等都对检查结果有明显影响，故雾化器装置和压缩空气动力源都必须有严格的规定和标准化；雾化器所产生的雾粒大小等也应有统一的规定。

（2）激发剂的日常配制和保存应规范，配置好的溶液放入冰箱保存，过期丢弃，否则会影响检查结果。

（3）检查前应向受检者讲明动作要领；检查时注意观察受检者吸入激发剂是否恰当和充分，吸气深度不足、时间过短或与释雾不同步，都会影响检查效果。

二、安　全　措　施

BPT 有诱发支气管哮喘急性发作的风险，虽然在详细了解受检者病史、严格掌握禁忌证的情况下，

危、急重症哮喘的发生率低，但后果严重，仍应引起医护人员的重视；其他问题与常规肺功能检查相似，特别强调以下几点。

（1）检查室应设置于容易抢救的环境，应配备相关的监护设备、急救车和吸氧装置；对可能发生危险有应急预案。

（2）有完善的设备管理、消毒制度和药品的存储制度。

（3）技术员应经过正规培训，并通过考试要求，最初操作应在上级技师的指导下进行，并有具备执业医师资质的呼吸专科医生在场保障。操作过程中应对受检者进行严密观察，除观察肺功能参数的变化外，还应密切观察受检者的反应，如有无出现咳嗽、喘息、呼吸困难及其配合程度等。

（4）激发试验前必须首先评价有无检查的禁忌证，评估受检者的基础通气功能状况，并尽可能进行换气功能、支气管舒张试验检查，以便对受检者的基础肺功能有充分了解。还需详细了解受检者的病史，特别是过敏史、心肺疾病史。检查前应签署知情同意书。

三、常见并发症及处理对策

与常规肺功能检查相比，支气管激发试验的风险更大，出现咳嗽、心慌、头痛等的机会相对较高，但

比较轻微,一般无通气功能下降;极少数情况下发生严重不良事件或意外,主要有以下情况。

1. 支气管哮喘急性发作　患者出现咳嗽、胸闷、气喘,伴通气功能明显下降。吸入支气管舒张剂后可明显改善或缓解。罕见情况是出现重度支气管哮喘急性发作,应积极治疗。

2. 激发药物不良反应　常见咽喉或声带刺激,出现咳嗽、声音嘶哑、咽痛,甚至发生喉痉挛或水肿;心率加快、心悸;头痛、面色潮红;胃肠道肌肉蠕动和胃肠液分泌增加,引起恶心,呕吐,腹痛等。

在检查中发生不良事件,应立即停止试验,肺功能室医生应查看患者情况,判断症状的产生原因,进行针对性处理,如果考虑是激发药物引起,症状轻微者予以吸氧、观察即可,通常10～30 min 自行缓解;若考虑哮喘急性发作、吼痉挛或水肿,应按照应急预案积极抢救治疗。

四、试验结果的判断与报告规范

两类主要测定测定方法的评价和报告见上述,但由于临床可应用的参数更多,结合上述情况简单总结如下。

(一) 定性判断

1. 阳性　在激发试验过程中,当 FEV_1、PEF 较基础值下降≥20%(常规肺功能测定),或 sGaw 下降≥35%(体描仪测定)、R_5 增加≥40%、Fres 上升≥35%(IOS测定)时,判断激发试验阳性。

在基础肺通气功能检查(包括雾化生理盐水)、未吸入激发剂的状态下,FEV_1下降≥20%也判断为激发试验阳性,但需在正式报告中注明。

2. 阴性　如果吸入最大浓度(或剂量)激发剂后,各参数仍未达上述标准,则判断为激发试验阴性。

3. 定性试验结果的评价

(1) 注意影响因素:无论激发试验结果阴性或阳性,均应排除药物、年龄、性别、季节、气候、昼夜变化等因素对气道反应性测定结果的影响。

(2) 可疑阳性:上述参数有明显变化,但未达阳性标准,如 FEV_1 下降 15%～20%,无气促、喘息发作,可判断为激发试验可疑阳性。可2～3周后复查,并注意避免各种可能影响试验结果的因素;必要时 2 个月后复查。

若临床表现高度怀疑哮喘,且患者的基础 FVC 较大,则意味着即使 FEV_1 改变幅度较大,也可能达不到阳性标准,最大呼气流量-容积(MEFV)曲线低容积段流量明显下降,则真阳性的可能性大,可给予正规糖皮质激素、气道扩张剂等治疗,并随访。因此,结合临床,根据呼吸生理评价始终是必要的。

(二) 定量判断

1. 判断指标　PD 和 PC 常用于定量判断气道反应性的高低,即气道反应的敏感性,阈值越低,气道越敏感。常用参数有 $PD_{20}FEV_1$、$PC_{20}FEV_1$、$PD_{35}\text{-sGaw}$、$PD_{35}\text{-sGaw}$。由于吸入刺激物的剂量(或浓度)呈几何级递增,故以对数/反对数模型计算更合适,本节以 FEV_1 变化为例说明(图 18-4),且用D(剂量)说明。若用C取代D,则为浓度变化。

D_1 = 使 FEV_1 下降 20% 前的累积剂量;D_2 = 使 FEV_1 下降 20% 后的累积剂量;R_1 = D_1 剂量下的 FEV_1 改变率(%);R_2 = D_2 剂量下的 FEV_1 改变率(%);D = 使 FEV_1 下降 20% 的累积剂量,即为 PD_{20}。

上述所有 D 被 C 取代,则计算出 PC_{20}。

2. 分级标准

(1) 常规分级方法:依据 $PD_{20}\text{-}FEV_1$ 或 $PC_{20}\text{-}FEV_1$ 可对 AHR 的严重程度进行分级(表 18-9)。

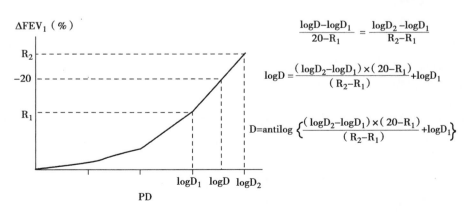

$$\frac{\log D-\log D_1}{20-R_1} = \frac{\log D_2-\log D_1}{R_2-R_1}$$

$$\log D = \frac{(\log D_2-\log D_1)\times(20-R_1)}{(R_2-R_1)}+\log D_1$$

$$D=\text{antilog}\left\{\frac{(\log D_2-\log D_1)\times(20-R_1)}{(R_2-R_1)}+\log D_1\right\}$$

图 18-4　累计激发剂量的计算示意图

（2）依据 Dmin 分级：Astograph 法测定的分级方法，见前述。

（3）剂量反应曲线斜率：指最后一个剂量相应的肺功能参数下降百分率与总吸入剂量之比，表示气道的反应性，斜率越大，反应性越高。

（三）支气管激发试验阴性结果的判断及处理 BPT 阴性的价值较阳性更大，BPT 阴性基本可排除哮喘，但需排除以下可能的原因。

（1）曾使用 β_2 受体激动剂、抗胆碱能药、抗组胺药、抗白三烯药、茶碱类药物、糖皮质激素等降低气道反应性的药物，且停药时间不足或未按要求停药。

（2）雾化装置的压力、流量或雾粒的大小、雾化量等未能达到质量控制标准，使受检者吸入雾化液量不足。

（3）受检者配合不佳，吸气与雾化给药不同步，未能充分吸入激发剂。

（4）激发剂过期或未作低温避光保存，导致有效成分分解。

（5）部分运动诱发哮喘患者可能对组胺、乙酰甲胆碱等吸入性激发试验药物不敏感，需通过运动激发试验、过度通气激发试验、冷空气激发试验等诱导。

（6）个体差异

1）部分运动型哮喘患者可能对组胺、乙酰甲胆碱不敏感，需通过运动激发试验确定。

2）部分患者有明显季节性差异或环境差异，若较长时间脱离接触环境，不但临床症状完全缓解，且损伤的支气管黏膜明显愈合，其高反应性自然下降或缓解。

3）部分仅对单一抗原或化学致敏剂敏感的职业性哮喘患者，对组胺、乙酰甲胆碱不敏感，只有用特定过敏原才可能激发出气道阻塞。

（7）不存在气道高反应性。在作此结论之前应排除上述因素。

（四）支气管激发试验阳性结果的判断及处理 BPT 阳性提示气道高反应性，是支气管哮喘的主要特征，但并不一定是支气管哮喘，因此结合病史，特别是近期症状进行诊断更有价值。

1. 支气管哮喘 典型的 BPT 阳性，说明受检者存在气道高反应，对协助不典型支气管哮喘的诊断有重要价值。

2. 过敏性气道-肺疾病 变态反应性支气管肺曲霉病（allergic bronchopulmonary aspergillosis, ABPA）、变应性肺泡炎、热带嗜酸性粒细胞增多症等皆可出现气道高反应性，但与哮喘的临床特征不同，鉴别诊断并不困难；但个别不典型者需综合评价。

3. 其他呼吸道疾病 如变应性鼻炎、慢性支气管炎、病毒性上呼吸道感染、肺囊性纤维化、结节病、支气管扩张症、心肺移植术后、心力衰竭，以及长期吸烟、接触臭氧等也可能出现气道高反应性，表现为 BPT，但诱发剂量或浓度较高，即敏感性低，反应一般为"弱阳性"，而哮喘患者一般低剂量或低浓度即可出现阳性反应，敏感性较高，且激发阳性时多会出现明显的喘息、胸闷等典型哮喘症状。

第五节 支气管激发试验的临床应用

BPT 有助于支气管哮喘的诊断和鉴别诊断、病情严重度的判断和治疗效果的评价，也可用于气道疾病发病机制的研究。

（1）协助支气管哮喘的诊断：典型支气管哮喘的诊断并不困难，对于症状不典型的患者，激发试验有重要的诊断价值。

（2）哮喘严重程度及预后的评估：气道反应性增高程度与哮喘的严重程度相关。一般气道反应性越高，哮喘发作越重。PC_{20} 可用于判断哮喘严重程度：PC_{20} 8～2 mg/mL 常为轻度哮喘，2～0.25 mg/mL 多为中度哮喘，0.25～0.03 mg/mL 多为重度哮喘。对于气道反应性很高，哮喘症状不明显的患者而言，提示发生猝死的风险更大，应正规抗炎治疗。

（3）指导哮喘的治疗：气道反应性越高，提示越需要积极抗炎治疗；抗炎治疗后气道高反应明显改善，说明气道炎症明显好转，可降级治疗，若无下降则可能需要升级治疗。经长期抗炎治疗后症状消失，肺功能恢复至正常或基础水平，舒张试验阴性，同时激发试验阴性，是停用抗炎药物的指征。

（4）支气管哮喘的鉴别诊断：慢性支气管炎、COPD 与支气管哮喘的鉴别有时有一定困难，BPT 有一定鉴别诊断价值。慢性支气管炎、COPD 患者的激发试验常为阴性，即使为阳性，也有反应程度较轻、反应阈值高等特点。咳嗽变异性哮喘（cough variant asthma，CVA）与慢性支气管炎症状相似，但前者的气道反应性显著升高，激发试验的阳性程度有重要鉴别作用。慢性支气管炎合并哮喘、支气管扩张合并哮喘患者的气道反应性均明显升高，与哮喘类似，均需正规吸入糖皮质激素治疗。

组胺或乙酰甲胆碱支气管激发试验的最大意义在于除外支气管哮喘的诊断；也有助于支气管哮喘的诊断和鉴别诊断及治疗效果的评价；亦可用于气道疾病的发病机制研究。对于可能存在的假阴性情况可以采取间接刺激的方法，如根据具体情况选用腺苷或运动激发等方式进行激发试验。

BPT有一定的风险，且检查耗时长，操作繁琐，因此对典型支气管哮喘患者而言，根据病史、体征、影像学检查比较容易诊断，无需进行激发试验。但对于轻度支气管哮喘、咳嗽变异型哮喘、有变应性鼻炎而哮喘处于潜伏期的患者，气道高反应性（airway hyper reactivity，AHR）可能是唯一的临床特征，AHR的早期发现对于支气管哮喘的预防和早期治疗具有重要价值。对于有职业刺激原反复接触史且怀疑有哮喘发作的患者，选择特异性BPT进行诊断及防治更有意义。

个别哮喘患者的AHR与其近期严重程度并不完全一致，而且AHR也可见于慢性支气管炎和吸烟者等；$6\%\sim8\%$ 无哮喘症状的儿童有AHR，3% 健康成人有AHR。有哮喘病史的患者，AHR可持续存在，虽然程度可能较轻。近期哮喘症状结合AHR才是支气管哮喘诊断的最有力依据。

（曹璐撰写　朱蕾修改）

第十九章
脉冲振荡法肺功能测定

脉冲振荡技术(impulse oscillometry，IOS)测定肺功能有较长的历史，与体容积描记法(体描法)几乎同步，但因种种原因的限制，IOS临床应用较体描法要晚得多和少得多，近30余年才逐渐应用于临床；不仅如此，与体描法作为测定气道阻力的金标准相比，IOS的各种测定几乎皆作为辅助评价标准。理论上IOS检查患者的几个自主呼吸波即可快速、精确得到各种阻力在呼吸器官分布特点和大小，不受受检者配合的影响，有很好的重复性。整个测定过程无创，受检者无痛苦，无禁忌证，几乎适合所有人群，尤其是老人、儿童和重症患者。IOS的报告内容丰富，较完整地反映呼吸器官的功能特点；IOS测定阻力有很好的特异性，能区分阻塞发生的部位(中心或周边)、严重程度和呼吸动力学特征，因此有助于疾病的早期诊断。但IOS是成熟度有明显欠缺的技术，与传统肺功能仪和体描仪的测定原理、技术要求、测量参数有明显不同；如何将IOS的参数与传统肺功能参数相联系也有较大问题；不同作者对IOS测定结果的敏感性和特异性的评价也有较大的争议。本章从以下几个方面对IOS技术进行探讨。

第一节　脉冲振荡技术的发展简史

1966年，Dubois同时提出体容积描记和强迫振荡的理论构想，体描仪首先转化为商业化产品，并制订一整套行业标准，被公认为是测定气道阻力的"金标准"；但强迫振荡仪的进展缓慢，经历三个发展阶段：第一阶段为单频振荡，代表性产品为20世纪70年代的西门子FDS-5，德国Custo也属于此类产品。由于单频振荡得到的信息有限，不能区分不同性质的阻力，逐渐发展至第二阶段的多频振荡，如随机振荡和伪随机噪声，如美国森迪斯ROS，该两类振荡的特点是在连续频谱的基础上外加激励信号，能很好地反映呼吸阻抗，但测试过程漫长，长达数十分钟，难以广泛推广。以德国耶格公司等为代表，取得突破性进展，进入第三阶段的脉冲振荡，它继承了多频振荡中连续频谱的优点，同时显著加快了测试速度，并提供前所未有的丰富内容，临床应用明显增多。

第二节　脉冲振荡技术的基本原理

脉冲振荡理论与传统力学理论有一定相似性，但也有明显不同。

一、基本概念

1. 脉冲振荡仪　是使用强迫振荡技术进行肺功能检查的一种仪器。基本原理是整合脉冲振荡原理和计算机频谱分析技术，能分别测定出呼吸阻抗和电抗，评价中心气道、周边气道及肺实质的功能状态。

2. 脉冲振荡法(IOS)　使用脉冲振荡仪，通过脉冲振荡原理和计算机频谱分析技术测定肺功能的方法。特点是采用振荡器产生外加的压力信号，测量呼吸系统在该压力下的流量改变，应用频谱分析技术对平静呼吸波进行分析，测得呼吸阻抗和电抗，用于评价呼吸器官的阻力和顺应性等。检查结果受被测定者主观配合的影响小，适用范围广。

3. 振动(vibration)　物体的全部或一部分沿直线或曲线的往返颤动。有一定的时间规律和周期。广义上是指描述系统状态的参量(如位移、电压)在基准值上、下交替变化的过程;狭义的指机械振动,即力学系统中的振动。电磁振动习惯上称为振荡。

4. 振荡(oscillation) 相对于给定的参考系,与其平均值相比,电磁振动随时间函数的量值成大、小交替变化的现象,有同步振荡和非同步振荡两种类型。

5. 同步振荡(isochronous oscillation) 能保持同步、稳定运行的振荡形式。用脉冲振荡法测定肺功能或用高频振荡呼吸机进行机械通气皆选择同步振荡。

6. 非同步振荡(asynchronous oscillation) 失去同步而不能正常运行的振荡形式。

7. 强迫振荡(forced oscillation) 振荡系统在周期性外力作用下所发生的振荡,该周期性外力称为驱动力。

8. 振荡器(oscillator) 不需要额外信号激励、自身就可将直流电能转换为具有一定频率交流电能的能量转换装置,简单而言是频率源。其构成的电路叫振荡电路。

9. 振动周期(vibratory cycle) 振荡因子从某一状态(位置和速度)开始振动再回归至该状态所需要的最短时间。振荡因子在一个周期中的振动叫做一个全振动,在 1 s 内的全振动次数称为频率。

10. 脉冲(impulse) 在短时间内突变,随后又迅速返回其初始值的物理量。脉冲有间隔性的特征,故可把脉冲作为一种信号。

11. 脉冲信号(impulse signal) 瞬间突然变化、作用时间极短的电压或电流。脉冲信号一般指数字信号,比如计算机内的信号。

12. 波(wave) 某一物理量的扰动或振动在空间内逐点传递时形成的运动形式。在传递过程中,媒质的各个质点只是在平衡位置附近振动,并不沿振动传播的方向迁移。

13. 振荡波(wave of oscillation) 振荡的传播过程。

14. 振幅(amplitude,AMP) 物体振动时离开平衡位置的最大距离。振幅在数值上等于最大位移的大小。

15. 频率(frequency) 单位时间内变化的次数。每分钟振动的次数称为振动频率。

16. 常频(normal frequency) 频率为 7～59 次/min 的呼吸形式。若≤6 次/min 称为呼吸频率过慢。

17. 高频(high frequency) 单位时间内变化的次数≥60 次/min 的状态,单位为赫兹(Hz)。1 Hz＝60 次/min。

18. 呼吸波(respiratory wave) 呼吸气流量进出气道形成的波浪状形态。

19. 振荡频率(oscillation frequency) 振荡器在一秒钟内的全振动次数。常用单位为赫兹(Hz)。

20. 波长(wave length) 相邻两个波峰或波谷之间的水平距离,即波在一个完整周期内所通过的距离。波长、波速与频率之间有密切的关系,以公式表示:波长＝波速/频率。

21. 低频振荡波(low frequency oscillatory wave) 频率低、波长长的振荡波。低频振荡波的能量大,被吸收的少,能传至呼吸系统各部分,可用于总呼吸阻抗(包括黏性、惯性和弹性阻力)和总黏性阻力的测定。

22. 高频振荡波(high frequency oscillatory wave) 频率高、波长短的振荡波。高频振荡波的能量少,被吸收的多,不能到达细小支气管,用于中心阻力的测定。

23. 共振(resonance) 一个物理系统在特定频率下,周期性驱动力的频率和物体的固有频率相等时,以最大振幅做振动的现象。

24. 共振频率(resonance frequency,Fres) 当周期性驱动力的频率和物体的固有频率相等时,振幅达到最大时的特定频率。在脉冲振荡肺功能检测中,共振频率是弹性阻力与惯性阻力相等时的频率,是反映气道阻力增加最为敏感和稳定的 IOS 参数。

25. 单频振荡(single frequency oscillation) 振荡器仅能发出一个频率的振荡,如 5 Hz。

26. 多频振荡(multi-frequency oscillation) 振荡器能发出多个频率的振荡。如 5 Hz、10 Hz、30 Hz。在 IOS 的发展过程中出现过多频振荡,目前仍在应用。

27. 连续性振荡(continuous oscillation) 在一定频率范围内连续出现的系列频率的振荡。如 5 Hz、6 Hz、7 Hz……,甚至在 5 Hz 和 6 Hz 之间的频率也可以出现。用连续性振荡测定获得的信息多,且简单方便,是 IOS 的基本工作形式。

28. 中心阻力(central resistance,Rc,Rz) 中心部位不易扩张的大气道、胸廓、横膈的黏性阻力。是 IOS 的常用概念。

29. **外周阻力**（peripheral resistance，Rp） 周边部位易扩张的小气道的黏性阻力。是 IOS 的常用概念。

30. **呼吸总阻抗**（impedance，Zrs） 经傅里叶转换的黏性阻力、弹性阻力和惯性阻力的总和，是 IOS 的特有概念，与传统力学理论和肺功能测定有明显不同。

31. **阻抗**（resistance，R） 呼吸总阻抗中同相位的成分，实质是呼吸系统的黏性阻力。

32. **电抗**（reactance，X） 呼吸总阻抗中的不同相位成分，是 IOS 的特有概念，是经过傅里叶转换的弹性和惯性阻力的总和。频率低时，主要表现为弹性，随着频率的增加，惯性逐渐起主要作用，其基本单位为 kPa/(L·s)。

33. **频谱分析图**（spectroanalytic diagram） 把外加脉冲振荡信号的呼吸波进行频谱分析（FFT 转换）后得到的曲线图。常规采用下述表达形式，即横坐标为频率，左边的纵坐标是阻抗 R（黏性阻力部分），右边是电抗 X，正常 R 在预计值的下面，X 在预计值的上面。

34. **结构参数图**（structural parameter diagram） 显示中心阻力（Rz）、周边阻力（Rp）及弹性阻力和惯性阻力分布的图形。是根据实测数据并结合频谱分析图而得到比较直观的呼吸器官阻力的表示方法。

35. **阻抗容积图**（resistance-volume diagram） 简称"Z-V 图"。分析阻抗与容积依赖性的关系曲线。横坐标为肺容积，纵坐标为呼吸阻抗。

36. **频谱微分均值图**（intrabreath diagram） 分析阻抗 R 和电抗 X 的容积依赖性和流量依赖性关系的图形。

37. **阻抗的潮气呼吸图**（resistance-time diagram） 简称"Z-T 图"。阻抗随潮气呼吸变化的趋势图。主要用于 IOS 测量时的质量控制，要求呼吸波基线稳定，波幅大小均匀；阻抗波变化有规律，无口腔伪动作。

二、呼吸器官的阻力及分布特点

呼吸器官的阻力包括黏性阻力、弹性阻力和惯性阻力（彩图 19-1）。黏性阻力（resistance，R）主要分布在大、小气道和肺实质，但健康人绝大部分来自于气道；在图中，用红色三角部分（Rz、Rp）表示。弹性阻力（elestance，E；or capacitance，C）主要分布在肺实质和扩展性强的细小支气管，临床上习惯用顺应性（compliance，C=1/E）描述，在图中用蓝色部分（Ers）表示。惯性阻力（inertance，I）主要存在于大气道和胸廓，用绿色部分（Lz）表示。

三、呼吸器官阻力的测定方法和原理

1. **传统测定的方法和原理** 呼吸器官的黏性阻力＝呼吸的压力差/呼吸流量，类似电路中的电阻，后者等于电压除以电流。气道阻力等于气道两端的气压差除以该气压差所产生的气流量。临床上有四种常用的黏性阻力测定方法，主要有阻断法、食管测压法、体容积描记仪法（体描仪法）、强迫振荡法，共同点是测量压差和流量。流量测量容易实现，而压差测定则比较困难，核心是肺泡压测定困难，常用间接方法测定，如经典的阻断法是用阻断气流后的口腔闭合压代替阻断前的肺泡压，仅能测定气道阻力；"食管测压法"用食管内压代替胸腔内压，可测定肺阻力，结合阻断法可同时测定气道阻力；体描法是根据气态方程原理，先阻断呼吸通路，并让受检者继续保持呼吸动作，通过口腔闭合压（代表肺泡压）和箱内压变化计算出胸腔气容积，流量计直接测定流量，呼吸的压差则由箱压变化求出。

上述测定方法的共同特点：受检者既是被测定对象，又是测定必不可少的信号源，这就决定了受检者必须很好配合，以产生我们希望得到的测定信号；否则就可能产生非常大的误差。顺应性测定也有类似特点。

2. **脉冲振荡技术的测定原理** IOS 跳出了常规呼吸器官阻力测定的思路，将信号源与被测定对象分离，信号源外置，由振荡器产生外加的压力信号，测量呼吸器官对该压力的流量改变，进而测得呼吸器官的阻力。由于信号源非受检者，无需其特殊配合，只要进行自然呼吸就可测出较好的结果（图 19-2）。常规肺功能检查的信号源是受检者，呼吸压差由受检

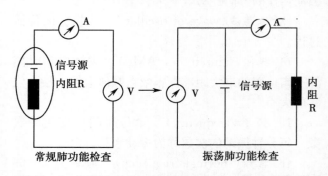

图 19-2　不同方法测定呼吸器官阻力时的信号源特点

者的自身呼吸产生；由于测量的是信号源本身的特点（内阻），需让信号源（即受检者）很好地配合以表现出这些特点（图 19‐2A）。IOS 检查与常规肺功能测量不同，将信号源外置，在较大程度上排除了受检者配合等因素，理论上重复性较好。外置的 IOS 信号源，一般从口腔给予，施加到整个呼吸器官上

（图 19‐3），所以 IOS 所测的阻力就不仅仅是气道的黏性阻力，而是呼吸器官的阻力，即呼吸阻抗和电抗。呼吸器官是由气道（包括大、小气道）、肺和胸廓等组成，这些部分所反映的阻力的性质是不同的，例如气道主要表现黏性和惯性，肺主要表现为弹性和黏性，胸廓主要表现为弹性和惯性等。

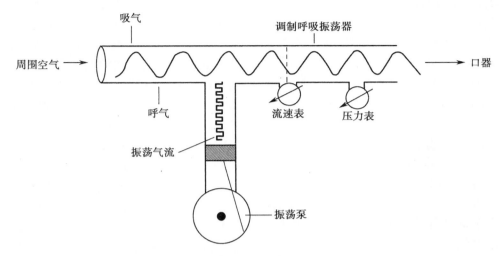

图 19‐3　脉冲振荡器的基本结构和工作原理示意图

四、振荡波反映呼吸器官阻力的基本原理

振荡波符合波的基本特性，如波的叠加、吸收、折射、反射等。

1. 振荡波与呼吸波的叠加与传导　健康成人呼吸频率（RR）为 12～18 次/min（0.2～0.3 Hz）、潮气容积（VT）500～600 mL，从某种意义可认为是波长特别长、振幅特别大的"呼吸波"；常用振荡频率在 5～35 Hz（1 Hz＝60 次/min）之间，振荡波可以与呼吸波叠加，随正常呼吸波进入气道和肺泡，并引起气道、肺泡和胸壁的运动（振动）。常用振荡波的频率是正常 RR 的数十倍，与正常呼吸的 VT 叠加后几乎对呼吸形式无影响（图 19‐4），测定时仅能感觉

到口腔与胸部的轻微振动，因此受检者容易地接受测定。

2. 振荡波的工作原理　振荡气流由一个小型的电动泵产生，进入呼吸管道，随呼吸气流流动，通过流量计（图 19‐3 中的流速表）后被受检者吸入肺内；呼气时正好相反。

具体工作时，振荡气流首先通过一个测定器头端，然后到口器，再进入呼吸道，根据呼吸阻力水平折射到口腔内产生振荡压力，该压力由压力计（图 19‐3 中的压力表）所记录。

振荡波在气道、肺实质、胸廓可以被吸收和反射，性质不同的组织（如弹性、黏性和惯性组织）对波的吸收和反射程度不同，因此表现出不同的特性和不同大小（详见下述）。同样不同频率振荡波的传导距离不同，反映的部位也不同，如低频振荡波，频率低，波长长，能量大，被吸收的也少，可传至呼吸器官的各部分，反映总呼吸阻抗和电抗（包括黏性、惯性和弹性阻力）；高频振荡波，频率高，波长短，能量少，被吸收的多，仅能传至较大气道，所以仅能测定呼吸器官中心部分的阻力。

脉冲振荡器流量计和压力计可比较准确地测定进入呼吸道的气流容积（流量对时间的积分为容积）和压力。根据欧姆定律：电阻（R）＝电压（U）×电

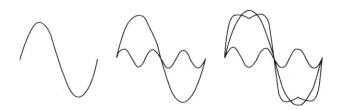

图 19‐4　振荡波与正常呼吸波的叠加模式图

从左至右依次为潮气容积、潮气容积和振荡波、潮气容积和振荡波叠加模式图。

流（I），应用记录的压力和气流流量，便能计算出气流阻力。由于阻力的测定是建立在振荡气流的基础之上，因此被称为呼吸阻抗；通过一系列复杂的数学转换，计算出呼吸电抗。

五、阻力的物理性质

三种不同性质的呼吸阻力，在外加压力信号下，有着不同的表现。

1. 黏性阻力的物理性质　若呼吸器官完全是由黏性阻力构成（见第十章黏性阻力的物理模型），在外加压力信号作用下，流量改变总是跟压力信号同相位，也就是说流量跟压力同步变化，所以流量曲线与压力曲线的形态相似，无相位差。因此黏性阻力的基本物理性质跟电阻类似，是能量的消耗部件。由于外加压力信号可以多种多样，其流量变化曲线也是各种各样，如果用常规时间域（横坐标是时间、纵坐标是流量）的表示方法，就必须用许多不同的压力与流量曲线一一描述，而实际将这些曲线一一列举几乎是不可能的，就需要另外一种"频域"的表示方法。频域表示法的原理：任何一种曲线，无论形态多么复杂，都可简单地认为是不同频率的正弦函数在代数概念上的叠加，用横坐标为频率，描述每种频率下系统的反应就完全描述了系统的性能，即频域表示法。从时域到频域，需要频谱分析技术——快速傅里叶转换（fast Fourier transformation，FFT）。经过 FFT 转换后，呼吸阻抗就分为两部分：实部 R（阻抗）和虚部 X（电抗），实部表示同相位的成分，虚部表示不同相位的成分（实际上是 90°相位差的成分）。如果呼吸器官完全由黏性阻力组成，流量和压力完全同相位，则虚部 X=0；实部 R>0，其数值反映黏性阻力的大小（彩图 19-5A）。

2. 弹性阻力的物理性质　如果呼吸器官完全是由弹性阻力构成，在外加压力信号的情况下，流量变化始终与压力变化不一致，有 90°的相位差，而且是超前的。弹性阻力的物理性质跟电容相似，是能量的储存部件，本身不消耗能量，而是将压力变化转化为容积变化。同样由于时域描述的困难和不方便，经过 FFT 转换后，也采用频域的表示方法（彩图 19-5B）。由于弹性阻力没有同相位成分，代表同相位成分的实部 R=0；由于克服弹性阻力的流量超前（详见第十一章呼吸阻力部分），所以代表不同相位成分的虚部 X<0（如果以压力信号的开始为时间零点，负数表示时间上的超

前），并且具有频率依赖性：当外加压力信号频率较低时，弹性阻力表现得比较充分，虚部 X 负值比较大；随着频率增加，弹性阻力逐渐变小，虚部 X 逐渐趋于零。

3. 惯性阻力的物理性质　如果呼吸器官完全由惯性阻力构成，在外加压力信号作用下，流量变化与压力变化不一致，与也有 90°的相位差，但在时间上是滞后的（详见第十一章呼吸阻力部分）。惯性阻力的物理性质跟电感相似，也是能量的储存部件。经过 FFT 转换后，在频谱图上，实部 R 为零（即无同相位成分）；由于惯性阻力的流量滞后，虚部 X 总是大于零，也有频率依赖性，与弹性阻力的变化相反，当外加压力信号频率较低时，惯性阻力很小，几乎为零，随着频率增加，惯性阻力才逐渐表现，X 逐渐增大（彩图 19-5C）。

4. 特别说明　X 表示的弹性阻力和惯性阻力是一种经过 FFT 转换的动态表示方法，与时间有关，单位为 $L/(kPa \cdot s)$，与传统力学意义上的概念和表示方法不同；阻抗则和传统意义上的黏性阻力的概念一致。

六、呼吸总阻抗的数学表达

呼吸总阻抗（Zrs）中，三种不同性质阻力的频谱分布特点可总结为：同相位成分实部 R 完全来自黏性阻力，称为呼吸阻抗或阻抗；不同相位成分虚部 X 是弹性阻力和惯性阻力的总和，称为电抗，频率低时，主要表现为弹性阻力（FFT 转换的弹性阻力）；随着频率增加，惯性阻力（FFT 转换的惯性阻力）就逐渐发挥主要作用。在数学上，Zrs 是复数，用频域上的有向矢量描述（图 19-6）。

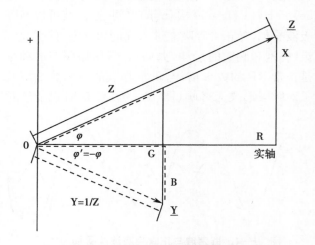

图 19-6　呼吸阻抗的数学表达形式

水平轴上的投影是实部 R，垂直轴上的投影是

虚部 X;如果垂直轴上的投影在水平轴的上方,则惯性阻力起主要作用,X＞0,相位滞后;如果垂直轴上的投影在水平轴的下方,则弹性阻力起主要作用,X＜0,相位超前。

上述阻力概念可总结如下:

呼吸总阻抗 Zrs

$\xrightarrow{\text{(物理性质)}}$ 黏性阻力(主要来自气道和肺)
弹性阻力(主要来自肺和小气道)
惯性阻力(主要来自大气道和胸廓)

三种不同性质的阻力在外加压力信号激励下,其流速(流量)变化特点分别为:

黏性阻力——流速(流量)与压力信号同步,无相位差→FFT 转换后,R＞0,X＝0。

弹性阻力——流速(流量)超前于压力信号→FFT 转换后,R＝0,X 从负到 0。

惯性阻力——流速(流量)滞后于压力信号→FFT 转换后,R＝0,X 从 0 到正。

IOS 正是利用各种阻力的物理性质不同,对呼吸波采用频谱分析技术,得到呼吸总阻抗及各种阻力的分布情况。

三种不同性质的阻力的矢量之和等于呼吸总阻抗,数学表达式为:

$$Zrs = R + jX = R + j(-1/\omega c + \omega L)$$
$$\omega = 2\pi f, f \text{ 为频率}$$

在该复函数公式中,实部 R 表示黏性阻力,称为阻抗;虚部 X 代表 FFT 转换后的弹性和惯性阻力之和,称为电抗。

第三节　脉冲振荡技术测定的肺功能内容

IOS 检查报告的内容包括测定数据、频谱分析图、阻抗容积图(Z-V 图)、结构参数图、阻抗和电抗的容积依赖性和流量依赖性分析图(Intrabreath 图)及阻抗随潮气呼吸变化的趋势图(Z-T 图)。

一、IOS 的参数

(一) 主要参数

Zrs：呼吸总阻抗,正常一般<0.5 kPa/(L·s)。由于弹性阻力和惯性阻力方向相反,两者相互抵消,Zrs 与 R_5 接近。

R：呼吸总阻抗中的黏性阻力部分,称为阻抗。

X：呼吸总阻抗中经 FFT 转换的弹性阻力和惯性阻力之和,称为电抗。

R_5：振荡频率为 5 Hz 的阻抗,也称为总呼吸阻抗,反映气道、肺和胸廓的黏性阻力,主要是气道的黏性阻力,在预计值的 150% 以内为正常。

R_{20}：振荡频率为 20 Hz 的阻抗,反映中心部位气道、胸廓的黏性阻力,主要是大气道的黏性阻力,在预计值的 150% 以内为正常。R_{25}、R_{30} 等也可反映中心阻力或大气道阻力,但一般用 R_{20}。

$R_5\sim R_{20}$：周边阻抗,即周边小气道、肺的黏性阻力,在预计值的 150% 以内为正常。

X_5：振荡频率为 5 Hz 的电抗,反映经 FFT 转换的周边弹性阻力,强调不仅仅是肺的弹性阻力,也包括小气道和胸廓的弹性阻力。X_5＜[预计值－0.2 kPa/(L·s)]为异常。

Fres：共振频率,即在该频率点时,肺的弹性阻力与惯性阻力相互抵消,故表现为呼吸阻抗,即黏性阻力,因此 Fres 是反映黏性阻力的敏感参数,健康青年人的 Fres 一般不超过 10 Hz。随着年龄增大,Fres 有所升高,但一般不超过 15 Hz。Fres 升高要考虑阻塞或限制性通气功能障碍,对前者的诊断价值更大。

Rz：中心阻力,来自结构参数,包括中心不易扩张的大气道的黏性阻力(Ru)、胸廓和横膈的黏性阻力(Rw)。

Rp：周边阻力,来自结构参数,为周边的、易扩张的小气道的黏性阻力。

正常中心阻力大于周边阻力。

(二) 其他参数

1. 其他阻抗参数　振荡频率为 10 Hz、25 Hz、35 Hz 等阻抗,即 R_{10}、R_{25}、R_{35} 等,与 R_5 和 R_{20} 等共同反映不同部位的阻抗。频率特别高时基本反映中心气道的黏性阻力;频率低时反映呼吸器官的总黏性阻力。

2. 其他电抗参数　不同振荡频率时的电抗 X,如 X_{10}、X_{25}、X_{35} 等。高频率主要反映惯性阻力,低频率主要反映弹性阻力。

3. 顺应性　包括肺顺应性(C_L)、气道顺应性(Cb)和胸廓顺应性(Cw)等。该顺应性的概念与传统力学的顺应性概念相似,但与上述弹性阻力的概念显著不同。

二、频谱分析图

把外加脉冲振荡信号的呼吸波进行频谱分析(FFT 转换)后得到的曲线图称为频谱分析图(彩图 19-7),其中横坐标为频率轴,左边的纵坐标是 R(黏性阻力部分),右边是 X(弹性阻力和惯性阻力总和部分),健康人 R 应在预计值(虚线)的下方,X 应在预计值(虚线)的上方。

1. 阻抗分析 若外加振荡的频率低,波长长,能量大,在肺内吸收少,振荡波能到达全肺各部分,所以低频段的 R 能反映总气道阻力和总呼吸阻力;反之,若外加振荡的频率高,波长短,能量少,在肺内吸收多,振荡波就不能到达细支气管,所以高频段只能反映中心气道阻力。如上述,一般定义 R_5 为总呼吸阻力,R_{20} 为中心气道阻力;$R_5 \sim R_{20}$ 为周边阻力,主要是周边气道阻力。健康人 R_5 和 R_{20} 很接近,其他振荡频率的 R 值也很接近,曲线非常平坦(彩图 19-7A),这与传统的力学概念和周边气道的特性一致。因为周边小气道数量众多,横截面积巨大,气道阻力非常小;气流形态以层流为主(大气道以湍流为主),层流阻力比湍流小得多,这些原因使得周边气道阻力占气道总阻力的比例很低,各频率的 R 相似。

2. IOS 测定气道阻力与体描仪测定气道阻力的比较 用体描法测量可得到总气道阻力(Rtot),大体相当于 IOS 的 R_5;Rtot 的大约 90% 反映大、中气道的阻力,故只有当 Rtot 占正常预计值 200% 以上时才能比较准确地判断周边气道阻塞,也就是说体描法测定不仅无法区分大、小气道的阻力,对周边气道的轻度阻塞不敏感;IOS 可以区分大、小气道的阻力,且较敏感。在 IOS,中心气道阻塞者,R 全频段均匀抬高;周边气道阻塞者,低频段(如 R_5)明显抬高,高频段变化不大(图 19-6B、C 的中心和周边阻塞频谱图)。

3. 电抗分析 低频时 X 主要表现为弹性,惯性很小,可忽略不计,所以 X 被定义为周边弹性阻力。随着频率增加,X 从负到正,惯性阻力逐渐增加;当 X 过零点时,弹性、惯性阻力相等,即为 Fres 点,故 Fres 是反映呼吸器官黏性阻力的参数。

(1)阻塞性通气功能障碍:最多见于周边气道阻塞,其典型常规肺功能改变是呼气流量减慢,呼气末肺容积增大。X 实测值总是低于预计值,X_5 更负,Fres 移向高端。因为周边阻塞会使周边弹性阻力(FFT 转换的概念)变大,特别是在轻度阻塞患者,当 R_5 没有明显变化时,X_5 的变化非常明显,能很敏感地反映周边阻塞;换言之,X_5 是反映周边气道阻力增大的敏感参数。

(2)限制性通气功能障碍:常规肺功能表现为肺容积降低,静态顺应性下降,气道阻力基本正常或略升高,肺黏性阻力的增大有限,故频谱分析显示 R 在正常范围或在低频率时轻度增大。由于 X 反映动态顺应性的改变,主要反映周围气道阻塞,而限制性肺疾病主要是静态顺应性的变化,因此 X 的改变不显著。一般情况下,胸廓-肺实质病变导致其密度增加,弹性和惯性皆增加,故 X 变化的斜率增加;由于气道阻力基本正常,故共振频率也基本正常。由于非常低频的共振波才能传导至周围肺组织,获得的信息非常少,频谱分析的敏感性也比较低,故频谱分析图不是诊断和评价该类疾病的主要手段。

总之,X 反映的是"特指"的时间限制的顺应性,而不是传统顺应性,因此用 X 反映周边气道阻塞比反映肺实质病变更敏感;反映肺实质病变导致的顺应性改变时,用 CL 更敏感(见下述)。

三、结 构 参 数 图

用图解的方法形象地显示中心阻力 Rz、周边阻力 Rp 及传统力学意义上弹性阻力和惯性阻力的分布,称为结构参数图。该图根据实测数据并结合频谱分析图而得到比较直观的呼吸阻力表示方法,原理是将肺等价分为七个元件组成的电学模型(彩图 19-8)。根据该模型,不同激励信号下的流量有不同的改变,从而列出一系列的微积分方程组,对方程组求解得出该模型下的肺结构参数:Rz、Rp、Lz、Cm、Cb、Cw 等。

1. 基本分析 在结构参数图中,Rz(主要是中心气道和胸廓的阻力)和 Rp(主要是周边气道阻力)分别用红三角的大小表示。阻力越大,三角越大。肺和胸廓的弹性阻力(与 X 表示时间依赖性或 FFT 转换的动态阻力不同,该处反映静态阻力)用绿色弧状图的厚薄表示,越厚表示弹性阻力越大,具体阻力位置和大小用 Ers、Cl、Cw 表示(可同时显示厚度和数值);右下角中间的黑色圆圈表示功能残气量(FRC),外面的大圆圈表示肺总量(TLC),里面的小圆圈表示残气容积(RV);

右上角的黑色小方块表示惯性阻力（Lz），Lz是上气道的惯性阻力（Lu）和胸廓的惯性阻力（Lw）之和。Lz越大，黑方块越大。支气管顺应性（Cb）主要是指小气道的顺应性，少部分是气体在大气道气体的压缩性，不包括大气道的顺应性，因为自然呼吸的条件下，小气道随吸、呼气变化而出现轻度的扩张和回缩，有顺应性。大气道因软骨环支架的支撑基本不变化，故顺应性几乎为零；但大气道阻力大，压力高，有一定的气体压缩，故静息条件下，Cb实质是小气道的顺应性和大气道气体的压缩性。因此结构参数图能形象直观地描述呼吸运动过程中不同阻力的分布和大小。

2. 基本总结 从呼吸器官的结构和功能上（注意不是传统解剖学结构的概念），结构参数图可简单总结如下。

（1）中心部分：Rz，包括大气道和胸廓的黏性阻力（Ru和Rw）；Lz，包括大气道和胸廓的惯性阻力（Lu和Lw）；Cw。

（2）周边部分：Rp、CL、Cb。

（3）干扰部分：口腔顺应性（Cm），包括颊肌、口唇的顺应性及口腔气体的压缩性。

3. 基本特点 结构参数图能比较直观地反映黏性阻力，但定量效果不如频谱分析图；直观反映胸廓-肺的弹性阻力和惯性阻力，对限制性疾病的诊断和评价效果优于频谱分析图（图19-9）。

四、阻抗容积图

Z-V图（图19-10）是分析阻抗与容积依赖性的关系曲线，横坐标为肺容积，纵坐标为阻抗（该处选用5 Hz时的阻抗，反映总黏性阻力）。

1. 正常阻抗容积图 健康人在潮气呼吸时，阻抗<0.5 kPa/（L·s），且呼气阻抗与吸气阻抗接近，无容积依赖性和流量依赖性（图19-10A）。

2. 慢性阻塞性肺疾病（COPD）的阻抗容积图典型变化是呼气阻抗和吸气阻抗分离，形成一团，中间为空白区（图19-10B），提示有小气道阻塞和肺泡内气体陷闭（air trapping）存在；中间空白区越大表示气体陷闭越严重，与传统意义上的气流阻塞特点（气道陷闭和气道阻塞共同作用所致）一致。如果做传统肺活量检查（即吸足气后用力慢呼气）的Z-V图，阻抗急剧上升的拐点为小气道的闭合点，该点对应的肺容积为闭合气容积。生理状态下，小气道的闭合与呼气流量有关，不同的呼气流量将影响闭

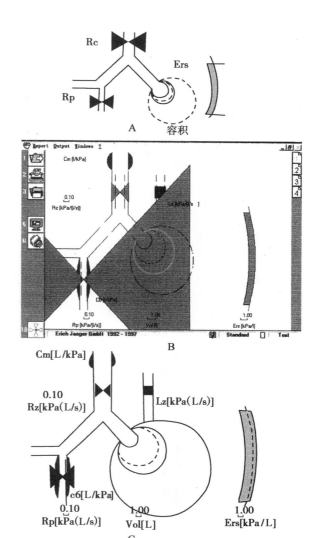

图 19-9 不同疾病类型结构参数图的变化特点

A、B、C分别为中心气道阻塞（Rc>Rp）、周边气道阻塞（Rp>Rc）、肺实质病（Ers增大）的改变；A、C的周边阻力也有所增大。

合气容积的大小，因此闭合气容积测量的重复性较差。

3. 支气管哮喘的阻抗容积图 发作期患者的阻抗显著增加，呼气阻抗明显大于吸气阻抗，两者形成一团，中间基本无空白区（图19-10C），与支气管哮喘的病理改变一致。尽管支气管哮喘和COPD皆以气流阻塞为基本特点，呼气阻力大于吸气阻力，但前者主要为气道阻塞，呼气阻力大于吸气阻力，但差别幅度不是太大；后者主要为肺弹力纤维破坏和气道重构，呼气时因丧失弹力纤维的支架作用，随着胸腔负压降低，气道大量陷闭，阻力显著增大，吸气时在增大的胸腔负压作用下陷闭气道开放，阻力显著降低，呼气阻力显著高于吸气阻力，故前者常无明显空白区，后者在静息呼吸时即出现明

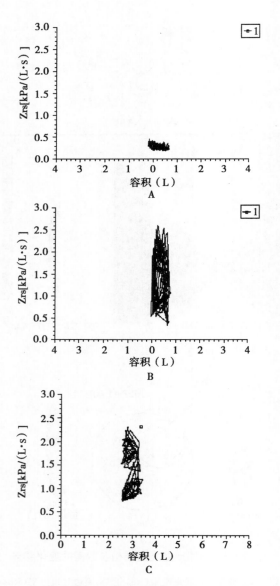

图 19-10 不同疾病的 Z-V 图

A. 正常通气功能：Zrs<0.5 kPa/(L·s)，呼气相和吸气相相似。B. COPD：Zrs 增大，呼气相和吸气相皆增大，呼气相显著增大；形成一团，中间空白，提示小气道陷闭。C. 支气管哮喘：Zrs 明显增大，呼气相和吸气相皆增大，呈容积依赖性；吸解痉药后阻抗下降。

显的空白区。

4. 限制性肺疾病的阻抗容积图 限制性肺疾病主要表现为肺活量（VC）下降，气道阻力基本正常或仅轻度升高，肺组织黏性阻力也多基本正常或轻度升高，因此尽管弹性阻力和惯性阻力皆增加，但两者方向相反，可相互抵消，阻抗变化不明显，且吸气相、呼气相相似。

大部分受检者的 Z-V 图在静息呼吸时完成，且有一定的诊断价值，但在气道阻塞不严重或限制性肺疾病患者，静息 Z-V 图改变不明显，肺活量的

Z-V 图有明显价值（详见本章第四节）。

五、频谱微分均值图

频谱微分均值图（Intrabreath 图）分析阻抗 R（呼吸器官黏性阻力）和电抗 X（FFT 转换的呼吸器官弹性阻力和惯性阻力之和）的容积依赖性和流量依赖性关系的图形（彩图 19-11）。本节重点以 R 的 Intrabreath 图为例进行分析。

（一）Intrabreath 图的基本特点

1. 阻抗变化的基本特点 阻抗与肺容积有关，称为容积依赖性；又与呼吸流量有关，称为流量依赖性。Intrabreath 图由 5 Hz、10 Hz、15 Hz、20 Hz 等多个频率的分析图组成，能反映呼吸器官不同阻力的变化情况，本节重点分析 5 Hz 时阻抗的变化，图的纵坐标表示阻抗，横坐标分别表示容积和流量（彩图 19-11）。

（1）正常吸呼气的阻抗：EO 为呼气末阻抗，IO 为吸气末阻抗，正常 EO 略大于 IO，机制为呼气时气道内径有所缩小，阻力略有增加；吸气时气道内径有所增大，阻力略有降低。健康人平静呼吸时气道内径的变化有限，EO 和 IO 接近，皆<0.5 kPa/(L·s)（彩图 19-12A）。

（2）阻抗的容积依赖性：横坐标表示容积时，吸呼气时相与纵坐标所形成的蓝色直角三角形的斜边即反映阻抗的容积依赖性（dR/dV），具体数值在右上角方框内（彩图 19-11）。斜边越倾斜，阻抗的容积依赖性就越大，表示患者呼吸时吸气阻抗和呼气阻抗的差异越大。健康人静息呼吸时气道阻力差别不大，阻抗容积依赖性不明显（彩图 19-12A）。

（3）阻抗的流量依赖性：横坐标表示流量时即反映阻抗的流量依赖性，正值表示吸气相，负值表示呼气相（彩图 19-11）；与常规肺功能测定相似，一般呼气相更有价值，故 IOS 也常规描述呼气相，EpF 为呼气过程中达最大流量前正脉冲的平均阻力，EnF 为呼气过程中到达最大流量前负脉冲的平均阻力，EnL 为呼气过程中达最大流量后负脉冲的平均阻力，EpL 为呼气过程中达最大流量后正脉冲的平均阻力。从 IO 起始依次连接 EpF、EnF、EnL、EpL 形成一曲线，反映呼气时阻抗随流量变化的情况（彩图 19-11 的纵坐标左侧），即呼气阻抗的流量依赖性（dR/dV'），具体数值在右上角的方框内。吸气时阻抗的流量依赖性见彩图 19-11 纵坐标的右侧（无具体符号）。与容

积变化相似,健康人静息呼吸时,流量对气道阻力的影响有限,阻抗的流量依赖性几乎为零(彩图 19-12A)。

2. 电抗变化的基本特点 电抗不仅与呼吸流量有关,有流量依赖性;也与肺容积有关,有容积依赖性。电抗的 Intrabreath 图也由不同振荡频率(5 Hz、10 Hz、15 Hz、20 Hz 等)的分析图组成,纵坐标表示电抗 X,横坐标分别表示容积和流量,其中 EO 为呼气末 X,IO 为吸气末 X。低频率时主要反映 FFT 转换的弹性阻力,高频率时主要反映 FFT 转换的惯性阻力。

(1) 正常吸呼气的电抗:健康人平静呼吸时的弹性阻力变化不大,惯性阻力几乎为零,故无论如何进行 FFT 转换,IO 和 EO 数值接近。

(2) 电抗的容积依赖性:横坐标表示容积时,与纵坐标所形成的蓝色直角三角形的斜边反映电抗的容积依赖性(dX/dV),具体数值在右上角方框内。斜边越倾斜,容积依赖性越大。健康人的容积依赖性不明显。

(3) 电抗的流量依赖性:横坐标表示流量(实质是加速度),正值表示吸气相,负值表示呼气相,电抗随流量变化称为流量依赖性(dX/dV′),具体数值也在右上角方框内,健康人几乎为零。

(二) 阻抗 Intrabreath 图的分析 健康人(彩图 19-12A)、阻塞性肺疾病(彩图 19-12B)和限制性肺疾病(彩图 19-12C)有显著差异。

1. 正常通气功能 在不同振荡频率时的呼气阻抗、吸气阻抗皆非常小,且两者接近;不同频率时阻抗的连线几乎与横坐标平行,基本无容积依赖性和流量依赖性。

2. 周围气流阻塞性肺疾病 在周围气流阻塞性肺疾病,如 COPD 和支气管哮喘,高频率(如 15 Hz 和 20 Hz)时,阻抗不大或略增大,无或仅有较

弱的容积依赖性和流量依赖性低;低频率(如 5 Hz)时阻抗显著增大,且有明显的容积依赖性和流量依赖性,流量依赖性以呼气为主,说明中心阻力基本正常或略增大,周边阻力显著增大,符合其病理和病理生理特点。

3. 限制性肺疾病 多基本正常。在部分严重限制性通气功能障碍患者,高频率时阻抗基本正常;低频率时阻抗可能有所增加,有一定的容积依赖性和流量依赖性。高频率时呼气阻抗稍大于吸气阻抗,符合浅快呼气时中央气道回缩、阻力增大的特点。低频率时吸气阻抗稍大于呼气阻抗,符合严重肺实质疾病的特点,该类患者常有周围气道病变,肺黏性阻力增加,导致吸气扩张受限更严重。总体而言,Intrabreath 图对限制性肺疾病的诊断和评价的价值不大。

六、阻抗的潮气呼吸图

阻抗的潮气呼吸图(Z-T 图,图 19-13)对临床诊断和评价无意义,主要用于质量控制。要求呼吸基线稳定,波幅大小均匀;阻抗波变化规律,无口腔伪动作。

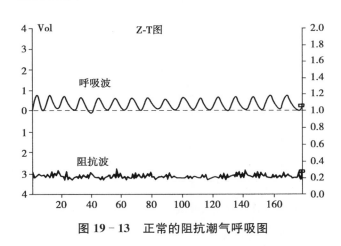

图 19-13 正常的阻抗潮气呼吸图

第四节 阻抗的容积依赖性分析

气道阻力是气道内径的函数,气管-支气管系统不是坚硬的管道系统,而是可以被拉大或压缩的管道,正常情况下有自发性回缩的倾向。多种因素可以调节气道内径变化,如吸气时,肺容积增大,气道扩张,阻力降低;呼气时,肺容积缩小,气道回缩,阻

力增加,即气道阻力是肺容积的函数。由于大气道有气管软骨环支撑,中、小气道周围有弹力纤维牵拉而保持气道内径的相对恒定。健康人在肺总量(TLC)位的气道阻力最小,随着肺容积的缩小(呼气),气道内径相应缩小,但变化幅度不大,气道阻力

仅轻度增大,但达残气容积(RV)位时,气道被显著挤压,内径显著缩小,阻力迅速增大(图 19-14 和图 19-15)。用多频或连续频率的振荡解释具体变化机制非常困难,但用单频解释则比较容易,本节以单频 5 Hz 解释其变化,因为低频传导远,能反映呼吸器官总阻抗的变化。

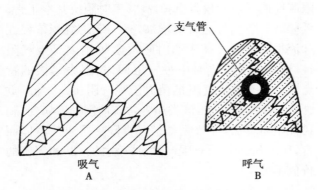

图 19-14　支气管内径与肺容积的关系

吸气时内径增大,肺总量位最大;呼气时内径缩小,残气容积位最小。

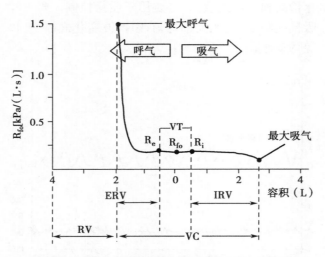

图 19-15　健康人最大深呼气时的阻抗-容积图

R_{fo}:振荡频率为 fo 时的阻抗(平均阻抗),Re 和 Ri 分别为平静呼气末和平静吸气末的阻抗;三者基本相同。

一、年龄相关的阻抗变化

阻抗-容积曲线的形态与受检者的年龄有关(图 19-15、图 19-16)。青年人的呼出气容积达肺活量(VC)的 90% 时,阻抗才显著增加;而老年人(如 70 岁)由于肺弹性减退,呼出气容积达 VC 的 60% 时,阻抗即显著增加。因此青年人出现呼吸代偿时,补吸气容积(IRV)和补呼气容积(ERV)皆被动用,而

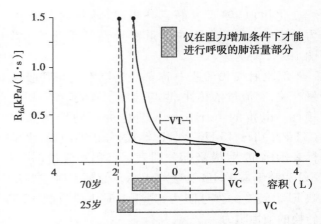

图 19-16　年龄相关的阻抗-容积曲线

老年人则主要动用 IRV,若通气储备不足则仅能通过 RR 增快以适应增加的通气需求。

二、周围气道阻塞患者的阻抗变化

与健康青年人和老年人相比,在周围气流阻塞患者,阻抗-容积曲线的形态发生明显变化,呼气阻抗明显增大。在小气道病变或轻度肺弹性减退的患者,静息呼吸阻抗(即平均阻抗)一般正常,吸、呼气时相的阻抗也相似,但用力呼气时阻抗增大(图 19-17A);随着阻塞程度加重,逐渐出现静息阻抗增大,吸呼气时相的差值也增大,呼气相阻抗迅速增大(图 19-17B、图 19-17C、图 19-17D)。在严重气流阻塞患者,即使气道阻塞有一定的可逆性,常规通气功能测定也常不能显示,因为用力肺活量(FVC)太小,第 1 s 用力呼气容积(FEV_1)改善幅度百分比容易达到 12%,但绝对值达 200 mL 则非常困难;阻抗-容积曲线往往能显示明显改善,其中静息呼吸部分的改善最明显(图 19-17D),故 IOS 测定不仅简单,且阻抗变化的敏感性和特异性也更高。

三、限制性肺疾病的阻抗变化

在大部分限制性通气障碍患者,除非是急性加重期,气道阻力和肺的黏性阻力多基本正常,增加的弹性阻力和惯性阻力相互抵消,故阻抗增加不明显或基本正常,且吸呼气时相相似,但 VC 显著下降,故常规肺功能测定对限制性通气功能障碍更有价值(图 19-18)。

从本章第三节、第四节显示,阻抗或电抗的分析对阻塞性肺疾病有较高价值,对限制性肺疾病价值有限。

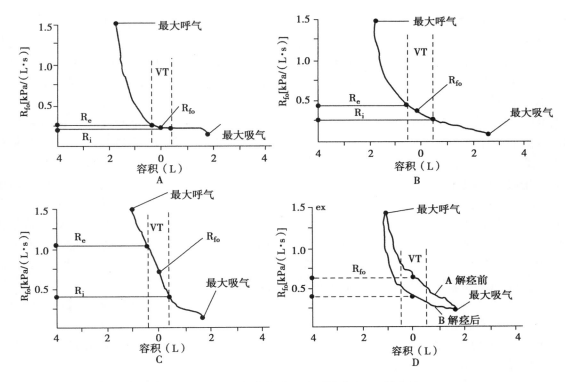

图 19 - 17 不同程度气流阻塞时的容积-阻抗曲线

A. 周边气道轻微气流受限,静息呼吸的阻抗正常,吸、呼气时相相似,用力呼气时增大。B. 周边轻度气流受限,静息呼吸的阻抗增加,呼气相阻抗＞吸气相阻抗,用力呼气时明显增大。C. 周边中度气流阻塞,静息呼吸阻抗明显增大,呼气相阻抗＞吸气相阻抗,用力呼气时显著增大。D. 周边重度气流阻塞,不同容积的阻抗皆显著增大;有一定的可逆性,吸解痉药后明显改善;由于阻塞严重,传统肺功能测定的 FEV_1 变化常不能达到可逆性标准。

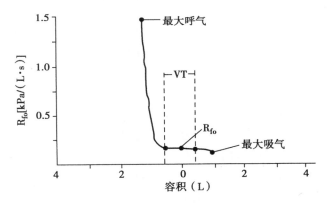

图 19 - 18 限制性通气障碍患者的阻抗变化

静息呼吸阻抗基本正常,曲线形态基本正常,肺活量下降。

第五节 实测脉冲振荡肺功能的报告分析

为理解 IOS 的异常改变,必须先了解正常改变,本节分析 1 例正常病例(无呼吸系统疾病)、1 例慢性肺纤维化(限制性肺疾病)患者、1 例 COPD(周围气道阻塞)和 1 例气管阻塞(中央气道阻塞)患者

的 IOS 报告。

(一)正常病例(彩图 19 - 19) 男性,56 岁,身高 167 cm,体重 65 kg。常规肺功能检查正常。

1. 阻抗的潮气呼吸图(右侧第一个图) 潮气

容积和振荡波形规律,符合测定要求和质控要求。

2. 参数结果 共振频率、总阻抗、5~35 Hz时的阻抗R(反映不同部位黏性阻力)和电抗X(反映FFT转换弹性和惯性阻力之和)皆在正常范围。

3. 频谱分析图(左侧第一个图) 阻抗R在正常预计值的下方,电抗X在正常预计值的上方,说明不同频率的R、X皆正常。

4. 阻抗容积图(右侧第二个图) 阻抗非常小,吸呼气时相似,基本无容积依赖性。

5. 结构参数图(右侧第三个图) 中心和周边阻力及其他阻力皆正常。

6. 频谱微分均值图 阻抗频谱微分均值图(左侧第三个图)、电抗频谱微分均值图(右侧第四个图)显示阻抗、电抗皆正常,基本无容积依赖性和流量依赖性。

7. 结论 IOS测定结果正常。

(二) 慢性肺间质病(彩图19-20) 女性,57岁,慢性特发性肺纤维化(idiopathic pulmonary fibrosis,IPF),身高147 cm,体重38 kg。常规肺功能检查诊断轻度限制性通气功能障碍,轻度换气功能障碍,轻度低氧血症($PaO_2=70$ mmHg)。

1. 阻抗的潮气呼吸图(右侧第一个图) 潮气容积波形和振荡波形规律,符合测定要求和质控要求。

2. 参数结果

(1) 共振频率:17.52 Hz,略升高;各频率的R值皆正常,排除气道阻塞,说明共振频率的轻度增加是肺黏性阻力增加所致。

(2) 电抗:在低频率(X_5、X_{10})时的负值明显增加,分别由预计值的-0.07和-0.04升至-0.18和-0.07(单位忽略);在高频率时正常,提示周边部分的弹性阻力明显增加,符合肺间质疾病的特点。

(3) 肺顺应性:明显降低($Cl=0.5$ L/kPa,正常约为2 L/kPa),符合肺间质疾病的特点。

(4) 阻抗:周边阻力($Rp=0.50$)升高,超过中心阻力($Rz=0.21$)的2倍(正常情况下,周边阻力显著小于中心阻力),因不存在气道阻力增加,说明肺黏性阻力增加,符合肺间质疾病的特点。

3. 频谱分析图 阻抗皆在预计值曲线的下方;低频率时电抗在预计值曲线的下方,出现明显的负值,在高频率时则在预计值得上方,符合肺实质病变黏性阻力有所增大、弹性阻力显著增大的特点;共振频率稍右移。

4. 阻抗容积图 阻抗略有增加,吸呼气时相基

本一致,符合肺黏性阻力增大的特点。

5. 结构参数图 周边阻力有所增加,胸肺弹性阻力(Ers)增加,与肺间质病变黏性阻力有所增大、弹性阻力显著增大的特点一致;惯性阻力(Lz)基本正常。

6. 阻抗的频谱微分均值图 阻抗皆低于预计值,吸气阻抗、呼气阻抗基本一致,无容积依赖性和频率依赖性,提示气道阻力正常。

7. 电抗频谱微分均值图 电抗在高频率时正常,无容积依赖性和流量依赖性;在低频率时超过预计值,特别是5 Hz明显变负,有一定的流量依赖性和明显的容积依赖性,且吸气时的负值明显超过呼气,提示吸气的电抗增加,说明弹性阻力增加,符合肺实质病变的特点。

8. 结论 肺顺应性下降,肺黏性阻力增大,符合较轻IPF的特点。

总体而言,IOS对限制性肺疾病的诊断和评价的价值较低。

(三) COPD(彩图19-21) 女性,51岁,诊断COPD多年,身高159 cm,体重61 kg。有典型COPD病史和X线胸片检查结果,常规肺功能检为重度阻塞性通气功能障碍,重度换气功能障碍,通气失代偿($PaCO_2=47.6$ mmHg)。

1. 阻抗的潮气呼吸图(右侧第一个图) 潮气容积波形规律,振荡波形基本规律,符合测定要求和质控要求。

2. 参数结果

(1) 共振频率43.11 Hz,显著升高,呼吸总阻抗1.28 kPa/(L·s)是正常预计值的334%,提示严重气流阻塞。

(2) 阻抗:振荡频率为20 Hz、30 Hz、35 Hz时的阻抗皆有所升高(占预计值的200%左右,超过150%的幅度不大),说明有一定程度的中央气道阻塞;R_5显著升高(占预计值311%),R_5~R_{20}显著升高,远超过R_{20},说明存在严重的周边气道阻塞。

(3) 电抗:X在所有振荡频率时皆出现负值,或负值明显增加,提示各部位的动态或FFT转换的弹性阻力显著升高伴一定程度的惯性阻力升高,反映气流阻塞广泛存在,以周边气流阻塞为主。

X负值增加远超过R,说明电抗对诊断气流阻塞,特别是周围气流阻塞更敏感。

低频率时电抗(X_5、X_{10})负值增加(8~16倍)显著高于高频率时(X_{25}、X_{30})的增加幅度,说明周边阻塞的程度远超过中心阻塞的程度。

（4）肺顺应性：明显降低（Cl＝0.5 L/kPa，正常约为 2 L/kPa），与严重阻塞导致的 FRC 显著升高一致（该例患者已出现 $PaCO_2$ 升高，说明 FRC 接近压力-容积曲线的高位拐点，故顺应性下降；而不是一般轻、中度 COPD 患者的顺应性升高）。

（5）阻力：周围阻力（Rp）和中心阻力（Rc）皆升高，且 Rp 是 Rc 的 2.9 倍，与不同频率时的 R 值一致，提示气道阻塞广泛存在，周边气道阻塞更严重。

3. 频谱分析图（左侧第一个图） R 和 X 曲线形态具备以周边阻塞为主伴一定程度中心阻塞的特征：R 曲线皆在正常预计值曲线的上方，且低频的升高幅度远高于高频的升高幅度；X 曲线皆在预计值曲线的下方，低频的下降幅度远超过高频的下降幅度；Fres 明显右移（因数值太大，该图已不能显示）。

4. 阻抗容积图（右侧第二个图） 阻抗显著增加，有明显容积依赖性，吸呼气时相不一致，中间有空白区，符合典型 COPD 的特点。

5. 结构参数图（右侧侧第三个图） 为严重的以周边阻塞为主伴中心阻塞的改变；胸肺弹性阻力（Ers）也显著增加，与肺过度充气导致肺顺应性下降一致；惯性阻力（Lz）也明显增加，与存在大气道阻塞一致。

6. 阻抗的频谱微分均值图（左侧第三个图） 各频率的 R 值均高于正常预计值，提示存在广泛气道阻塞；在高频率时（如 20 Hz），吸、呼气时相的 R 相似，无容积依赖性和流量依赖性，说明存在较轻的中央气道"固定阻塞"；低频率（5 Hz）的阻抗显著高于高频率（20 Hz），有明显的容积依赖性和呼气时相一定程度的流量依赖性，说明周边阻塞远比中心阻塞加重，且随呼气、吸气时相而变化。

7. 电抗频谱微分均值图（右侧第四个图） 各频率的 X 皆低于正常预计值，提示中心部位的惯性阻力和周边部位的弹性阻力皆增加，符合广泛气道阻塞的特征；在高频率（20 Hz）时，吸、呼气时相的 X 相似，无容积依赖性和流量依赖性，说明存在较轻程度的中心气道"固定阻塞"；X_5 的负值显著高于 X_{20}，且呼气时相的负值更大，容积依赖性和呼气时的流量依赖性较阻抗更显著，说明电抗与阻抗的频谱微分均值图对诊断周边气道阻塞的价值相似，但更敏感。

8. 结论 配合较好；严重周边气道阻塞，以呼气相阻塞为主；中央气道固定性阻塞；肺顺应性下降，惯性阻力轻度增加，符合极重度 COPD 的改变。

（四）大气道阻塞 男性，45 岁，诊断胸廓内气管阻塞，身高 168 cm，体重 67 kg。CT 和气管镜检查均提示胸廓内气管存在约 2 cm 范围的管壁增厚和狭窄，气管内径约 6 mm。常规肺功能检：VC 占正常预计值的 103.5％，FEV_1 占正常预计值的 41％，FEV_1％ 31.5％，TLC 和功能残气量（FRC）正常；最大呼气流量容积（MEFV）曲线（彩图 19-22A）提示胸廓内非固定大气道阻塞。肺功能诊断：重度阻塞性通气功能障碍，符合胸廓内大气道非固定性阻塞。

IOS 测定结果符合下述特点（彩图 19-22B）。

1. 阻抗的潮气呼吸图（右侧第一个图） 潮气容积波形和振荡波形规律，符合测定要求和质控要求。

2. 参数结果

（1）共振频率 13.25 Hz，略增高；总阻抗 0.48 kPa/（L·s），是正常预计值的 167.5％，略增高；R_5 是正常预计值的 163％，提示存在轻度气流阻塞。

（2）振荡频率为 5 Hz、10 Hz、20 Hz、25 Hz、35 Hz 时的阻抗皆轻度增加（大部分占正常预计值的 150％以上），且增加幅度相似，提示存在轻度中心气道阻塞。

（3）电抗在低频率时的负值明显增加，提示惯性阻力明显增加，符合大气道阻塞的表现。

（4）肺顺应性（C_L）：基本正常，提示肺无明显异常。

（5）阻力分布：周围阻力（Rp）和中心阻力（Rc）皆略升高，两者基本相等，提示轻度大气道阻塞可能合并小气道阻塞。

3. 频谱分析图（左侧第一个图） R 曲线形态为典型的中心气道阻塞的特征：曲线 R 皆在正常预计值曲线的上方（大于正常值），与频率关系不明显。低频率（5 Hz）时曲线 X 皆在正常预计值曲线的下方（大于正常值），高频率时在正常预计值的上方，提示惯性阻力增加，符合大气道阻塞改变。Fres 略向外移位，提示气道阻力略增大。

4. 阻抗容积图（右侧第二个图） 阻抗稍增加，吸呼气时相有一定差别，符合轻度大气道非固定阻塞。

5. 结构参数图（右侧侧第三个图） 轻度中心阻塞合并周边阻塞；胸肺弹性阻力（Ers）正常，与肺顺应性参数正常一致；惯性阻力（Lz）也略有增加，与大气道阻塞一致。

6. 阻抗的频谱微分均值图（左侧第三个图） R 皆高于正常预计值,呼气 R 与吸气 R 接近;R 有一定的流量依赖性,容积依赖性不明显,符合大气道阻塞。

7. 电抗频谱微分均值图（右侧第四个图） 低频率(5 Hz)时曲线 X 在正常预计值曲线的下方(大于正常值);高频率时在正常预计值的上方。X₅有一定容积依赖性,吸气 X 负值大于呼气 X,说明吸气时惯性阻力下降更明显,其结果较阻抗的频谱微分均值图更敏感。

8. 结论 符合非固定性大气道(中央气道)阻塞,可能伴有小气道(周边气道)气流阻塞。

9. 评价 常规通气功能检查为典型重度阻塞性通气功能障碍,符合胸腔内非固定性气道阻塞;与气管镜检查结果一致。IOS 的定性诊断与常规肺功能的定性诊断一致,但肺功能减退程度差别较大,显示 IOS 对诊断大气道阻塞有明显欠缺,考虑与静息呼吸,气流受限不明显有关;但对该类患者是否合并小气道问题能提供更多的信息。IOS 检查作为常规肺功能检查的补充可能更有价值。

（五）总结 IOS 检查与常规肺功能检查相比有一定的优越性。受检者在静息呼吸状态下完成检查,能提供比常规通气功能检查更多的信息,尤其是能较容易地明确阻塞的部位、严重程度及特征。整个测定过程仅需约 30 s,所得结果与常规肺功能仪测定结果大体一致,有较好的相关性和重复性,但对诊断限制性肺疾病和大气道阻塞有明显的欠缺,IOS 宜作为常规肺功能检查的补充手段。与体描法相比,IOS 更有优势,前者大约有 30％的测量失败率,IOS 测量成功率接近 100％,几乎适合于所有受检者,对阻塞性肺疾病的诊断有更好的特异性,但如上所述,对大气道阻塞的诊断不敏感,而体描法则是诊断气道阻塞的金标准,尤其是对诊断大气道阻塞的价值更大,两者相互印证更有价值。但实际 IOS 测定和体描法测定皆有较多问题,且临床医生和技术员更难以识别,详见第十五章第四节。笔记本电脑式的 IOS,其体积与便携式肺功能仪相似,携带和测定更方便。

第六节　脉冲振荡肺功能的测定和质量控制

完成 IOS 的测定简单,只需受检者接上咬口,不漏气,加上鼻夹,用手压住腮部,放松,记录自主呼吸一分钟即可;理论上测量数据排除了受检者配合因素的干扰,重复性好,但实际有不少难以觉察的细微因素影响结果。为了使测量更加标准化,便于不同测量者的互相交流,参考美国胸科学会/欧洲呼吸学会(ATS/ERS)建议,制订下述测定规程和质量控制标准。

（一）测定要求和方法

1. 对受检者和测量过程的要求

（1）穿着：避免过紧的腰带、胸带和衣服等限制呼吸运动的因素。

（2）体位：首选坐位,且要求坐直、坐正。座椅高度合适,双脚着地不跷腿;若两脚悬空则可能影响测定的安全性和配合度;若使用轮椅,应锁住车轮。

（3）头形自然,呈水平位或稍微上仰,以利于咽部气道通畅;避免左侧或右侧移位。

（4）夹上鼻夹,避免外加压力信号传至呼吸道外,影响测定结果的准确性。

（5）用牙齿咬紧咬口(口器),舌头应在咬口的下面,避免舌体堵住呼吸道而增加呼吸阻力;用口唇包住咬口,不漏气,让受检者通过咬口呼吸。

（6）用双手掌压住腮部,避免因腮部振动而增加口腔顺应性,进而影响测量结果的准确性。

（7）避免口腔和咽喉的伪动作,如吞咽、屏气、说话等。

（8）放松,进行平稳的自然呼吸。受检者要处于真正的功能残气位呼吸,且呼气末基线平稳。呼吸频率、潮气容积正常,呼吸均匀,即符合正常的平稳呼吸形式。稳定的自然呼吸是准确测定的基础,静息呼气末基线和呼吸幅度的漂移必然导致呼吸阻力和顺应性的变化。对健康成人而言,RR 为 14～20 次/min;男性 VT＞450 mL,女性＞350 mL;阻塞性通气患者以深慢呼吸为主(除非是严重气流阻塞),即 VT 较健康人略高,RR 较健康人稍慢;限制性通气患者以浅快呼吸为主(除非是急性加重期),即 VT 较健康人降低,RR 较健康人增快。最佳状态是受检者呼吸舒适,当时的呼吸功(WOB)最低。

2. 记录

（1）呼吸平稳后开始记录。

（2）建议记录时间 45～60 s。

1）大部分情况下至少需记录 3 个稳定的呼吸周期。

2）流行病学研究至少需记录 3 个稳定的呼吸周期。

3）频谱微分均值图至少需记录 30 s。

（3）受检者松开咬口前停止记录。

3. 具体操作过程

（1）按要求连接好设备，并通过验证。

（2）受检者休息 10～15 min。

（3）操作者指导和演示，使受检者充分理解操作要求和注意事项。

（4）受检者取竖直坐位，头部竖直或稍微上仰。

（5）用鼻夹夹鼻，口唇包住口器周围，不漏气，在平静、放松的状态下自然呼吸。

（6）用手掌和手指扶住和支撑脸颊，用拇指放于下巴下支撑口底。

（7）呼吸平稳后开始记录，记录时间 45～60 s，至少记录 3 个稳定的呼吸周期。

（8）停止记录，松开咬口，测定结束。

（二）质量控制

（1）每日测定前进行定标。

（2）获得的曲线需确保有足够的测定时间：成年人需要至少 30 s，<12 岁儿童至少 16 s，至少包含 3 个呼吸周期。

（3）重复性：至少有 3 次及 3 次以上的可接受测定。对测定的呼吸曲线而言，建议儿童的重复变异系数为≤15％，成人≤10％。

（4）在所有需要深呼吸的测定（如呼出气一氧化氮、通气功能、弥散功能）之前进行。

（5）主观质量控制标准：确保采集过程中的潮气量和呼吸频率稳定，没有停顿（即流量为零，没有容积信号）、没有阻力和压力的突然变化或峰值改变（可能代表吞咽、屏气呼吸），没有声门闭合和口角漏气。

（6）建议每周进行 1 次生物定标。

第七节　脉冲振荡肺功能测定的问题

IOS 是成熟度相对欠缺的技术，且与常规肺功能检查和体描法检查有较大不同，因此有必要对容易混淆的问题集中阐述。

（一）IOS 测定时是否需要配合　习惯描述：IOS 不需受检者配合，可以用于老人、小儿等配合不佳的患者，并强调为 IOS 的主要优点之一。该说法是不确切的，IOS 的测定也需要受检者的配合，只是和常规肺功能测定有较大不同。

（1）常规肺功能：测定肺容积和通气功能需受检者充分用力吸气和用力呼气，故年老体弱者和小儿不适合测定，但对平静呼吸基线的要求较低。

（2）脉冲振荡肺功能：要求受检者必须在真正功能残气位平静呼吸，还需避免口、咽、喉等的伪动作，头部和颈部的位置要适当。

因此 IOS 和常规肺功能的测定要求有较大不同。作者的研究和临床实践也显示：与常规肺功能相比，IOS 的测定结果常有较大的波动，重复性较差，甚至出现相反结果；IOS 测定结果的显示较抽象，技术员和临床医生常难以判断问题所在，因此 IOS 测定必须有更严格的质量控制，在与常规肺功能测定结果不一致的情况下以后者为准。上述问题相对容易克服，故 IOS 可用于常规肺功能测定难以

完成或有禁忌证的受检者。

上述分析提示，在测量要求上会出现同样因素对常规肺功能测定影响小，对 IOS 测定影响大的情况，如患者紧张，不能在真正的功能残气位呼吸，而是在补吸气位或补呼气位呼吸，皆将出现肺容积和气道内径的变化，IOS 测定的阻抗和电抗等结果的准确性下降；在大部分受检者，常规肺功能测定时可较好地用力吸气或用力呼气，测定结果能准确反映通气功能的变化。

（二）IOS 测定是否需要用力　早期产品不是连续振荡，多为单一频率，常需用力吸气和呼气以反映呼吸系统的阻力变化。现代测定仪采用连续振荡波，在平静呼吸状态下测定，无需用力，也不应该用力；但有些情况，如限制性肺疾病或大气道阻塞在用力条件下测定才可能获得更有价值的信息。

（三）IOS 测定的力学的单位为什么和传统力学单位不一样　以气道阻塞为例说明 IOS 的测定单位。原则上反映气流阻塞程度的直接参数是气道阻力，单位应该为 $cmH_2O/(L \cdot s)$ 或 $kPa/(L \cdot s)$，但实际上反映气流阻塞的参数有多种，单位可能完全不同。气道阻力是较少用的一种，最常见于体描法测

定和阻断法测定。最常用的表示气道阻塞的参数及单位是最大自主通气量（MVV）（L/min）、FEV_1（L）、FEV_1/FVC（百分数，无单位），见于常规肺功能测定。在 IOS，有更多表示气道阻塞的参数，单位差别也更大，如共振频率是反映气道阻力的最常用参数，以 Hz 为单位；阻抗也是常用参数，以 $cmH_2O/(L \cdot s)$ 或 $kPa/(L \cdot s)$ 为单位。用常规肺功能测定判断有无小气道功能障碍时，最常测定 MEFV 曲线，以流量为参数，单位为 L/s；还可用动态顺应性为参数，以 L/cmH_2O 或 L/kPa 为单位；用 IOS 测定时，以电抗为参数，以 $cmH_2O/(L \cdot s)$ 或 $kPa/(L \cdot s)$ 为单位。上述参数皆根据不同测定原理用不同计算公式表达，临床意义相同，计算出不同参数实测值占正常预计值的百分比皆可判断阻塞的程度；没有必要、也不可能将不同单位全部进行换算。

（四）IOS 结果的正常值范围　目前国内无公认的阻抗、电抗或其他参数的正常预计值公式或正常值范围，仍采用国外的预计值公式，且基本是欧美公式；不同厂家的正常预计值公式也不同。亚洲黄种人和欧美白种人的体型有较大差异，主要表现为欧美人的肺容积较国人大，这必然影响阻抗和电抗的大小，临床实践显示国人阻抗的临床测定值偏低，因此采用国外的正常预计值公式是不合适的。但某些情况下，国外正常预计值公式也适合国内使用，因为肺容积主要影响阻抗的大小，对共振频率、电抗和顺应性的影响不大；再者 IOS 更主要的内容是频谱分析和频谱微分均值图，因此 IOS 仍有较大的应用范围；若计算出国人阻抗等的正常预计值公式，则价值更大。

（五）常用 IOS 测定数据正常是否意味着肺功能正常　常用 IOS 参数，特别是阻抗的正常值范围不适合国人的特点，因此测定结果正常不能说明阻力正常。反映 IOS 测定结果，除采用参数外，还有频谱分析和频谱微分均值图等更重要的内容，因此判断 IOS 的测定结果是否正常需要综合分析。

（六）重要概念的含义

1. 呼吸总阻抗

（1）习惯概念：Zrs 是黏性阻力、弹性阻力和惯性阻力之和。理论上弹性阻力和惯性阻力方向相反，相互抵消，故 Z 主要反映黏性阻力，与总黏性阻力（R_5）大小接近。理论上惯性阻力是正值，弹性阻力是负值，$Zrs > R_5$ 提示惯性阻力增加或弹性阻力减小；否则，提示弹性阻力增加或惯性阻力减小。

（2）确切含义及合理分析：Zrs 是 IOS 的独有概念，实质是 R 和 X 之和，单位为 $cmH_2O/(L \cdot s)$ 或 $kPa/(L \cdot s)$；不是 R（黏性阻力）、E（弹性阻力）和 L（惯性阻力）之和。R 的单位为 $cmH_2O/(L \cdot s)$ 或 $kPa/(L \cdot s)$，E 的单位为 cmH_2O/L 或 kPa/L，与 R 不同；L 的单位与 R、E 皆不同，三者是无法相加的，此处所谓的弹性阻力、惯性阻力是经过傅里叶转换后的概念。

正常平静呼吸时，呼吸器官的惯性阻力几乎为零，弹性阻力占总阻力的比例远超过黏性阻力，若 Z 是 R、E、L 之和，则 Zrs 会显著 $< R_5$，但事实上 Z 总是 $\geq R_5$，因此，总阻抗不能用传统力学概念理解。

2. 阻抗　R 代表黏性阻力，与常规肺功能黏性阻力的概念相似。

3. 电抗

（1）习惯概念：X 反映弹性阻力和惯性阻力之和，低频率时主要反映弹性阻力，高频率时主要反映惯性阻力。

（2）确切含义及合理分析：X 反映的弹性阻力有时间限制，是经过傅里叶转换后的一种特殊形式，与传统力学概念不同，其单位为 $cmH_2O/(L \cdot s)$ 或 $kPa/(L \cdot s)$，因此它不仅反映胸肺顺应性的变化，也反映气道阻力（包括周边和中心阻力）的变化。另外 X 反映惯性阻力的单位也是 $cmH_2O/(L \cdot s)$ 或 $kPa/(L \cdot s)$，也是经过傅里叶转换后的一种特殊形式，不是传统意义上的惯性阻力。X 是 IOS 的独有概念。

4. 其他

（1）C 是真正顺应性的概念，与传统顺应性的概念相同，如 C_L、Cw。

（2）E 是真正弹性阻力的概念，与传统弹性阻力的概念相同，如 Ers。

（3）L 是真正惯性阻力的概念，与传统惯性阻力的概念相同。

（4）Fres 是共振频率的英文简称。在该频率点，经过傅里叶转换的"弹性阻力"和"惯性阻力"相同，故反映黏性阻力的大小。

（5）中心部位（C 或 Z）和周边部位（P）：不是单纯的解剖概念，传统概念认为大气道是中心部位，小气道、肺实质和胸廓是周边部位。在 IOS 的概念中，一般中心部位包括大气道和胸廓，如中心阻力（Rz 或 Rc）是大气道和胸廓的黏性阻力；周边部位则包括小气道和肺实质。

（七）IOS 的应用范围与缺陷　无论从理论上还是实践上讲，IOS 都是一种独特的肺功能测定技术,因此有许多内容需不断完善和发展,特别是目前无国人的正常预计值公式或正常值范围;另外呼吸科医生和肺功能技术员还需要漫长的学习过程,因此尽管经过多年的发展,IOS仍不宜纳入常规肺功能测定。

IOS是通过振荡波的叠加、传导、吸收、反射、折射等过程,经相关的数学转换完成测定和计算。在电子技术和电子计算机技术日益完善的今天,数学转换可精确完成,但上述波的特性在气道-肺实质-胸廓内的变化有较大的不确定性,如中、下肺气道的走行比较顺畅,振荡波的传导和反射比较完全,获得的信息也相应较多,上、中肺气道的走行比较弯曲,振荡波的传导和反射容易受到较多限制,获得的信息可能较少;多个不同频率的振荡波可以同时传导至气道和肺的中央部分,获得的信息多,高频振荡波则不能传导至周边部分,获得的信息少,因此理论上IOS诊断中央病变的敏感性和特异性高,对周边部分的敏感性可能稍差(但本章第五节确显示了相反的结果);在周边部位的病变中,限制性病变又比阻塞性病变的敏感性差。临床应用还发现,常规肺功能显示严重周边阻塞的患者,其R值有时偏低,可能与病变导致的振荡波被大量吸收,不能获得更多的信息有关。

总体而言,IOS有常规肺功能测定不能取代的特点,且测定技术相对简单、方便,是一种有前途的肺功能测定技术;同时IOS也需要较长的、逐渐完善和发展的过程;IOS与常规肺功能测定、体描法测定各有特点,可以相互借鉴、补充。

(朱　蕾)

第二十章
体容积描记法肺功能测定

体容积描记仪（body plethysmography）简称体描仪，基本结构是类似电话亭大小的密封箱体，箱壁上有压力、流量等多种测定仪器，受检者在其中进行不同方式的呼吸，完成压力、流量等的测定，应用玻意耳（Boyle）定律等原理计算出平静呼气末的胸廓内气容积（thoracic gas volume, Vtg, ITGV），间接反映功能残气量（FRC），根据测定方法也习惯称为FRC_{pleth}。理论上该测定不受通气不良肺区的影响，故精确度较气体稀释法高；体描仪也提供了测定比气道阻力（specific airway resistance, sRaw）的方法，且是测定的标准方法（金标准）。结合深呼气和吸气，可以测定肺活量（VC）及相关参数，并换算出肺总量（TLC）和残气容积（RV）；气道阻力（airway resistance, Raw）为 sRaw 与 FRC_{pleth} 的比值。依赖流量计也可完成常规通气功能参数的测定。体容积描记法（体描法）在相对平静的呼吸状态下测定肺容积和气道阻力，对受检者配合的要求低，更容易完成测定；但对仪器的要求、测定的细节要求、质控要求与常规肺功能有明显不同，更容易发生测定错误（见第十五章第四节），对测定人员、审核人员、工程技术人员有更高的要求。

第一节　体容积描记仪的发展历史

1790 年代 Menzies 首先在英国爱丁堡应用称为"潮气容积记录仪（Tidal Volume Recorder）"的装置间接测定肺容积，其基本结构是充水箱，为现代体描仪的雏形。测定时，受检者沉入水中至颈部；呼吸时引起水移动及相应的容积变化；水容积变化间接反映肺容积变化。1882 年 Pfluger 建成类似密闭浴池的箱体，首次测定了受检者外周可以压缩的气体；应用 Boyle 定律，测定了 RV，是压力型体容积描记仪的先驱。1950 年 Comroe 在宾夕法尼亚大学建成简化箱体，但未能测定出 Vtg 和 Raw；后来由其学生 Arthur R. DuBois 建立了测定方式。1960 年 Jere Mead 建成了容积型体容积描记仪（Volume Displacement Box），即受检者的容积直接由肺量计或流量计记录，与 18 世纪的 Menzies 设计的筒体型（压力型）的测定原理不同。在前述基础上，Noe Zamel 建立了容积型压力补偿法，导致经壁呼吸概念的出现，体描仪兼具压力型和容积型的优点。

第二节　体容积描记仪的基本类型

受检者在箱体内呼吸时，可采用不同的气体定律和测定原理测定 Vtg 和 sRaw，因而体描仪被分为压力型、容积型和流量型三种基本类型（图20-1），目前在售的几乎皆为压力型，但为更好理解，将各种类型简述如下。

（一）压力型体描仪

1. 基本结构　压力型也称为容积恒定、压力变动型，临床应用最多。它包括容积恒定的大箱体，箱壁上有一个流量计和两个压力传感器，前者测定经口流量（F）或速度（$\dot{V}$），后者测得箱压变化（ΔPbox，ΔPb）和口压变化（ΔPmouth，ΔPm）。

2. 基本测定特点　受检者在箱内呼吸时，胸内气体压缩及扩张的容积变化引起箱内压的相应变化，压力传感器将箱压转成电信号，根据是否阻断气

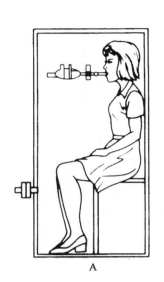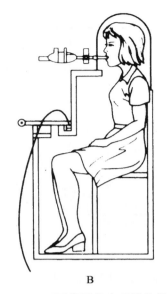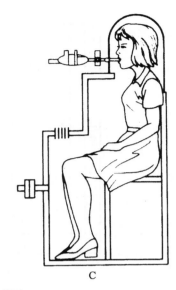

图 20 - 1　不同类型体容积描仪的模式图

A. 压力型体容积描记仪；B. 容积型体容积描记仪；C. 流量型体容积描记仪。

流,分别推导出 Vtg 和 sRaw。

该型的敏感性和频率响应皆非常好;箱体需经常通风,以避免受检者呼出的热空气及体温所造成的箱内温度升高,形成压力集聚,影响测定的准确性。

(二)容积型体描仪　由箱体和其上连接的肺量计组成,后者有一个开口。受检者在箱内呼吸的容积变化直接引起肺量计的容积变化,进而完成肺容积的测定。该型适于测定大容积变化,但敏感性差。由于肺量计机械性能的局限,频率响应也受到限制,测定的准确性差。

(三)压力/容积型(流量型)体描仪　由箱体及两个开口构成,一开口为气体通路,受检者可从室内呼吸空气;另一开口连接肺量计(或其他容积测定装

置)。受检者呼吸时,肺容积变化表现为箱压变化和箱内气容积变化的函数关系。该型可同时测定箱压及箱内气容积变化,故肺容积可精确记录。具有频率响应好、动态敏感范围广的特点。该型的箱体不密封,无箱压集聚问题;箱体流量计可作为通风的通路,避免温度引起的箱压上升。

虽然箱内的气容积变化可用常规肺量计测定,但更常用箱体上的流量计测定,流量对时间的积分为容积,与常规肺功能仪的测定相似。

与传统机械肺量计发展至电子流量计,以及电子流量计的不断完善相似,体描仪也不断发展完善,其所谓缺点逐渐克服,但应用最多的还是压力型体描仪。

第三节　体容积描记仪的测定原理

通常体描法检测要求受检者做平静呼吸,测定 sRaw;然后进行气流阻断,测定 Vtg,阻断器打开后,进行补呼气(ERV)动作和吸气肺活量(IVC)动作,用于计算 RV 和 TLC。推荐继续进行肺活量(VC)曲线和用力肺活量(FVC)曲线测定,完成常规通气功能参数的计算。通过该方式,可在一次连续的测量中获得平静和用力呼吸期间的气道阻力、肺容积和常规通气功能的全部信息(图 20 - 2)。

在上述测定内容中,VC 及 FVC 曲线和相关参

数的测定通过流量计完成,与常规通气功能相同,不赘述;体描仪独特的测定项目为容积(核心是 Vtg)和气道阻力(核心是 sRaw),两者的测定原理不同。

一、体描仪的基本测定结构

压力型体描仪的形状类似于玻璃壁电话亭的箱体,箱内容积 700～1 000 L;箱壁上有一个流量计和两个压力传感器;还有一个微小的受控泄漏装置和可控阀门。在测量过程中,除微小的受控泄漏外箱

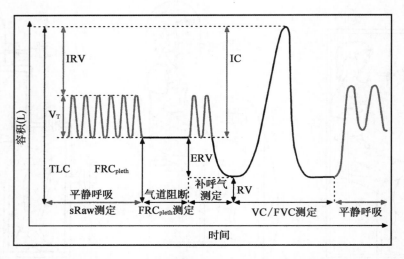

图 20 - 2　体描法测定项目及测定过程模式图

首先平静呼吸测定 sRaw;继而关闭阻断器测定 FRC_{pleth},开放阻断测定 ERV 等;最后完成 VC 和(或)FVC 曲线测定。

体是封闭的。测定时,人体进入箱内,可通过其体温、呼出气温度引起箱内温度和压力的缓慢升高;受控泄漏装置用于调节压力变化,从而保持箱内压的稳定及其与大气压的平衡,保障气体变化符合 Boyle 定律。箱内的可控阀门用于连通或断开箱内和箱外的空气,迅速平衡测定开始前的箱内、外压力。一个压力传感器用于测量箱体内相对于周围环境的压力,即箱压(Pbox, Pb);一个压力传感器放置于靠近口腔的位置,用于测量气流阻断期间的口腔压,即口压(Pmouth, Pm)。气流阻断器装置可通过短暂关闭阻断呼吸气流,则此时测定的口压等于肺泡内压,也称为肺泡压(Palv, P_A)。呼吸流量(F 或 $\dot{V}$)由流量计(如压差传感器,风速计或超声传感器)测量。

二、体描仪测定的简易解释

(一) 容积测定

1. **基本测定原理**　各种类型的体描仪皆通过体描箱及相应的压力和流量传感器测得口腔压(食管压)、经口流量、箱压或箱容积变化等三个原始参数。前两者的测定方法相同,其中口腔压测定用压力传感器,经口流量测定用流量计;主要差别在于测定箱体的容积变化,压力型是在浅喘息呼吸时从箱内压变化测定出胸廓内气体压缩或扩张容积的变化,间接反映肺容积变化;容积型或流量型则直接从连接箱壁开口的流量计(或传统肺量计)上测定胸廓容积的变化,如此得到的容积信号必须经过特殊的回路修正,以矫正因流量计或肺量计阻抗所导致的短暂箱压升高。

2. **流量的测定**　在不同类型体描仪,流量测定不完全相同,压力型可直接测定,也可通过计算完成,即容积除以时间为流量(早期类型);容积型或流量型通过流量计直接完成流量测定,因此各种类型的体描仪皆容易测定肺活量和通气功能参数。

3. **容积的测定**　如上述,不同类型体描仪用不同方法测定肺容积,目前几乎皆用流量计。1958 年 DuBois 首先建立了气体在等温压缩后根据玻意耳定律测定 Vtg、间接反映 FRC 的方法。受检者在箱内通过特殊口器进行呼吸,在呼气末阻断口器,要求受检者对着关闭的阀门轻轻喘息,称为浅喘息(panting)(图 20 - 3),规律性地收缩、放松胸廓。由于阀门已关闭,气道无气流,ΔPm 等于 ΔP_A;箱内压也出现相应变化,且反映胸廓容积变化;同步测定的箱内压和肺泡内压变化成比例。由于整个呼吸系统处于等温状态,在较小的压力变动范围下,口压和箱压呈线性反比关系,故可以用玻意耳定律($P_1V_1 = P_2V_2$)计算肺容积,具体计算公式为:(PB － P_{H_2O})× Vtg ＝(P_B － P_{H_2O}＋ΔP)×(Vtg － ΔV),经过换算可计算出 Vtg,其中 PB 是大气压,P_{H_2O} 是 37℃时的饱和水蒸气压(47 mmHg),ΔP 是气道通路阻断时的口压变化,ΔV 是气道通路阻断、口压改变时的容积变化;一般情况下,水蒸气压仅与温度有关,在饱和状态下不会压缩,应扣除;$\Delta V \times \Delta P$ 乘积小,可忽略不计,故公式可简化为:Vtg＝(PB － 6.27)× $\Delta V / \Delta P$(图 20 - 3)。

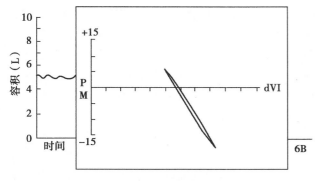

图 20 - 3 浅喘息时测定的 Vtg 环

（二）气道阻力测定 常采用浅喘息法测定，目的是保持会厌开放，并减少肺容积变化及吸气、呼气变化对测定结果的影响。当受检者通过开放的口器浅喘息时，可以记录经口流量和相应箱压的周期性变化。肺泡内压（等于当时测定的口压）和箱压变化的比值（$\Delta Pm/\Delta Pb$，此时阀门关闭）除以经箱口流量和箱内压变化的比值（$\dot{V}/\Delta Pb$，此时阀门打开）即可计算出气道阻力。上述公式可简化为：Raw＝$\Delta Pm/\dot{V}$，即在同等胸内气体压缩的情况下，肺泡内压与经口流量的比值反映气道阻力。实际测定时通过箱压变化计算出 sRaw，即 sRaw＝Kp×（$\Delta Pb/\dot{V}$），Raw＝sRaw/（FRC_{pleth}＋VT/2）（详见下述）。

三、体描仪测定的理论基础与测定原理

（一）理想气体方程是测定的理论基础 各种肺功能检查的重要理论基础皆为理想气体方程。

1. 理想气体（ideal gas） 绝对不可压缩且完全没有黏性的气体。这是一种理想化的模型，用于呼吸力学的研究。气体虽然在静态时可压缩性大，但流动性好，黏性阻力小，很小的压力差就可使气体迅速流动，使各处气体的压力差异减少至很小，因此研究气体流动的许多问题时仍可视其为理想气体，而决定气体运动的主要因素只有流动性。

在质量恒定的情况下，气体参数之间的关系可用公式表示为：$PV=nRT$ 表示，其中 P 为压强（单位为 Pa），V 为气体容积（单位为 m^3），T 为绝对温度（单位为 K），n 为气体的物质的量（单位为 mol），R 为摩尔气体常数[单位为 J/（mol·K）]。

2. 理想气体的定律

（1）气体定律（gas law）：对一定质量的理想气体而言，气体的物理状态由压强（P）、容积（V）和绝对温度（T）三个物理量决定。若 P、V、T 皆恒定

时，气体处于"稳定状态"；若三个物理量单独或同时变化即可引起气体状态的变化。这些规律统称为气体定律，主要包括以下规律。

1）玻意耳-马里奥特定律（Boyle-Mariotte law）：简称"玻意耳定律（Boyle law）或波义尔定律或玻马定律"。当温度不变时，一定质量气体的 V 与 P 成反比。T 不变时，一定质量气体的 V 与 P 的乘积是一恒量。

2）查理定律（Charles law）：当气体 V 不变时，一定质量气体的 P 与 T 成正比。

3）盖-吕萨克定律（Gay-Lussac law）：当气体 P 不变时，一定质量气体 V 与 P 成正比。

（2）理想气体方程（ideal gas equation）：关于一定质量气体的压强、容积和温度同时变化时的气体定律。玻意耳定律、查理定律、盖-吕萨克定律分别反映了一定质量的气体在压强、容积和温度三个物理量中的一个量恒定时，其他两个变量之间的关系。但自然状态下三个物理量往往同时变化，一定质量气体的压强、容积和温度都为变量时，气体的压强与容积的乘积与绝对温度成正比。理想气体方程是上述三个气体定律的综合，其中玻意耳定律是指导体描法测定的最重要的理想气体定律。

（二）基本假设 体描法测定基于四个基本合理的假设。

（1）在气道阻断时进行呼吸运动，气道内不存在气体流动，根据压强传导定律：在密闭容器内压强可以向各个方向传递，且大小相等，故可得出 Pm＝Palv。

有人对此假设提出质疑，认为在气道阻断时，上、下气道分别成为独立的容器，气体仍可在下气道以一定幅度来回运动，使胸腔内压的变动值大于 Pm 的变动值，导致 Vtg 值过高。虽然从理论上该现象可以发生于所有人，但实际上由于潮气容积很小，气道口、气道内、肺泡内压很快平衡，故发生的气体流动可忽略不计；仅在严重气流阻塞的患者，可见气道内压丢失，即压力来不及平衡。较慢频率（60次/min）的浅喘息可减少该误差，但不可能完全消失，故对严重气流阻塞患者的气道阻力测定结果应综合评估。

（2）肺实质具有良好的弹性，压力改变可迅速通过肺实质传至肺内各部位的含气腔，在组织间不存在压力梯度。

在成人该假设是基本合理的，但在婴幼儿受到挑战。成人肺容积大、肺泡容积大、肺泡间液含量

少,故肺的弹性非常好,黏性阻力很低,平稳呼吸时,压力传导非常好,各部位压力基本相等;但若快速、用力呼吸时,压力来不及平衡,测定结果将不准确。体描法在较平稳呼吸状态下测定 Vtg 和 sRaw,故该假说是合理的。若出现急性、严重肺实质病变,情况将出现变化,肺组织黏性阻力增大,压力传导过程中将逐渐递减,但该种情况下测定 Vtg、sRaw 的机会极少,故实际影响也不大;若确需进行测定,需客观评估。小儿的肺容积小、含气肺容积小、细胞间液含量相对较多,故测定结果的准确性可能受到一定程度的影响。有研究发现患毛细支气管炎的婴幼儿康复后,其 Vtg 值明显低于预期。研究提示该类患儿肺内存在一些高阻力、低顺应性的区域,气道阻断时其内含气体基本不会受到压缩和疏松,因而有人认为气道阻断时通过测定食管压变化取代 ΔPm,可更好地反映 ΔPalv,但对方法此有争论,且测定过程要繁琐得多。

(3) 压力和容积的改变是恒温的:在呼吸系统中,邻近的气体组织能迅速将气道阻断时呼吸动作所产生的热量向全身消散,因而体内容积改变是恒温的。

体描仪中的气体在压缩和疏松过程中产生的热量可能不散失或散失至箱体壁上,因而体描仪的箱压改变可能是绝热的,也可能是随温度改变的,后者称为多热。绝热意味着符合理想气体方程,测定结果准确;多热意味着可能影响测定结果的准确性,故需在阻断时的呼吸频率下定标,以补偿由于多热所致的误差。

(4) 压缩和疏松过程仅发生于胸廓内的气体:胃、肠道内也存在一定容积的气体,其变化也会影响测定结果。一般认为常规测定过程中,胃肠道内的气体容积无显著意义或者不会被压缩,该假设已被临床研究证实。因为在气道阻断时,呼吸动作所产生的腹内压变化比 Pm 小得多,故腹腔气体容积的变化可忽略不计。

(三)箱体结构的准确化处理是测定时气体处于理想状态的保障 任何封闭隔室内的气体均可视为"一定质量的"气体。如果绝对容积的变化是已知的,则可从压力变化中推断出相对容积的变化,甚至推断出绝对容积。

由于人体温度与空气、体描箱的温度存在差异,一般人体较体描箱的温度高,进而使体描箱内的气体加热膨胀,从而导致箱内气压出现升高的趋势;根据玻意耳定律进行测量的前提是定量和恒温,因此将体描箱设置为并非完全密封的腔体,而是一个可

控的微小泄漏,从而抵消机体缓慢加温带来的影响;体描箱内还装有一个可控阀门,可根据需要连通或断开箱内和箱外的空气,以便于关闭箱门、测定开始前使箱内气压与大气压尽快达到平衡,从而确保在短暂的测定时间内气体近似于恒量、恒温的理想状态,故人体置于体描箱内测定肺功能是合适的。

(四)气道阻断和非阻断时的容积

1. *气道未阻断* 当口腔阻断器未阻断时(比气道阻力测定),箱内气体连通肺内气体形成一定质量的气体,自然或经过上述处理符合恒量、恒温的理想气体和玻意耳定律,该气体称为"自由容积",大小为体描箱的空箱容积(Vb)减去平静呼气末人体组织占用的体积(Vbody)再加上平静呼气末胸廓内气容积(Vtg),即为 Vb− Vbody+Vtg。

2. *气道阻断* 当阻断器在口腔外阻断时(胸廓气容积测定),箱内气体和肺内气体分别成为相对独立又相互关联的定量研究对象,分别符合玻意耳定律,前者容积为 Vb− Vbody,后者为 Vtg。由于阻断器的阻断动作发生于潮气呼吸的呼气末,因此 Vtg 实质为 FRC,为区别于气体稀释法测得的 FRC,体积描记法测得的 Vtg 习惯上表示为 FRC_{pleth}。

(五)偏移容积及相关问题

1. *吸气动作、胸腔容积、肺容积与吸气气流* 从潮气呼气末开始的吸气由吸气肌启动,伴胸腔容积增加;常规呼吸状态下,胸腔内器官被认为是不可压缩的,故肺容积增加与胸腔容积增加的幅度相同;呼吸阻力(主要是肺弹性阻力和气道阻力)存在使得气道建立一定压力梯度后才能产生吸气气流,即呼吸阻力的存在使气流出现滞后于肺容积增加和吸气动作。如果气道阻力接近于零,则肺和箱体之间将出现几乎不受限制的流量,压力瞬时达到平衡,而没有压力梯度;相反,如果吸气运动期间阻断气道,则意味着出现无限阻力,肺泡内压将显著降低,胸腔容积和肺容积增大,而没有流量。因为箱体是封闭的,容积变化导致的压力变化将遵循玻意耳定律。

2. *偏移容积* 实际气道阻力是有限的,从而导致一定的压力梯度,气流产生使压差减少,直到达到平衡。吸气过程中,吸气引起胸腔运动导致的容积的微小变化稍超前于起平衡作用的气流;当胸腔运动停止,即肺容积停止增加时,肺泡和箱内的压力将迅速达到平衡。然而只要空气流动,肺内容积的增加便会略大于已经通过气道进入肺部的气量。这种微小的差异称为"偏移容积(shift volume)",表示呼吸周期中气体流动的滞后。

因此偏移容积对应的是同质量的空气在压力达到平衡时容积的差值。在吸气过程中,形成吸气气流需要建立大气与肺泡之间的压力差,压力差的大小与进入肺内的空气质量及其对应的肺容积的关系符合玻意耳定律。

3. 吸气潮气容积　肺泡与气道口的压力差通过气道阻力与吸气流量关联,无压力差就无气流;吸气结束时,胸腔容积增加至吸气肌动作幅度所对应的量;此时若吸气肌继续保持一定时间的张力,残余的吸气气流将使压力达到平衡,偏移容积也相应降至零。在口腔处测得的吸气容积等于肺内容积的增加量,两者都代表吸气潮气容积(VTi)。

4. 呼气时偏移容积与呼气潮气容积　呼气时,吸气肌松弛,肺弹性回缩产生肺泡与大气(气道口)之间的压力差,导致肺容积减小。然而呼气刚开始,胸腔容积减小时,呼气气流尚未产生,因此肺泡压增大且出现偏移容积,即呼出气容积与肺容积变化之间有短暂的滞后,这与吸气期间的现象类似。胸腔的呼气运动一直持续至肺弹性回缩力和胸廓的弹性扩张力相等。当胸腔运动停止,压力平衡时,偏移容积降至零,在口腔处测得的呼气容积和肺容积的减少量相等,且均为呼气潮气容积(VTe,VT)。

上述描述显示:吸气肌收缩、舒张产生的驱动压使肺内的动态压力变化对应于产生的动态偏移容积,对偏移容积定义和作用的充分了解有助于理解和解释比气道阻力的测定。

(六)核心参数的计算　即胸廓气容积和比气道阻力的计算(图20-4)。

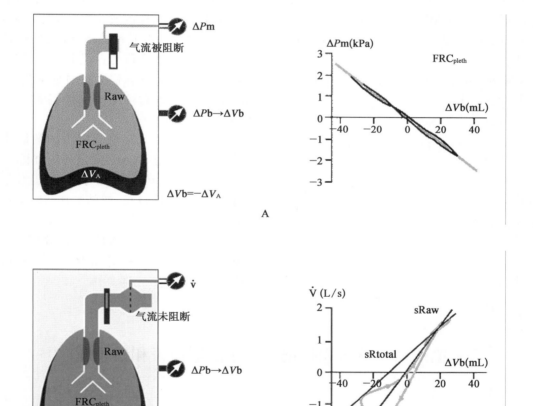

图 20-4　胸廓气容积和比气道阻力测定示意图

A. 根据对抗闭合阻断器呼吸时的口压(ΔPm)与偏移容积(ΔV)的对应关系确定 FRC_{pleth};B. 以 $\dot{V}$ 与 ΔVb 描记的气流阻塞患者的比气道阻力(sRaw)环(深灰色)计算是 sRaw,白线表示两种不同评估类型的斜率:总比气道阻力(sRtot)和有效比气道阻力(sReff)。

1. **胸廓气容积**　在潮气呼气末阻断器关闭时，测得的 Vtg(FRC$_{pleth}$)；平静呼吸时肺泡内压(P$_A$)等于大气压(Pb)。阻断器在口腔处关闭后，呼吸动作会导致胸廓内气体扩张或压缩，肺内气容积和肺泡内压也相应增加和减小。肺内气容积变化的绝对值(偏移容积)为 ΔV_A，肺泡压变化的绝对值为 ΔP_A，且两者变化符合玻意耳定律，故有 FRC$_{pleth}$ × Pb ＝ (FRC$_{pleth}$ ＋ ΔV_A) × (Pb － ΔP_A)，即 FRC$_{pleth}$ ＝ ΔV_A × (Pb － ΔP_A)/ΔP_A。吸气测定过程中，会厌开放；气道内没有气流，与闭合装置、气道、肺泡形成一密闭容器，故肺泡压等于口压，则 FRC$_{pleth}$ ＝ ΔV_A × (Pb － ΔPm)/ΔPm。由于测定条件下的人体组织几乎不可压缩；体描箱是刚性结构，总容积也不变，故肺内气容积扩张或压缩量等于体描箱内气容积压缩或扩张量，即 $\Delta Vb ＝ －\Delta V_A$。由于阻断过程中受检者采用浅喘息呼吸，ΔV_A 和 ΔVb 的变化范围数十毫升，与体描数百升的容积相比，可忽略不计，计算公式可进一步简化。

(1) 实际测定公式：基于上述原理、口压变化-箱容积变化曲线(图 20 - 4A)，通过一系列推导、演算可得出计算公式。

$$FRC_{pleth} = K_P \cdot \left| \frac{\Delta Pb}{\Delta Pm} \right| = K_v \cdot \left| \frac{\Delta Vb}{\Delta Pm} \right|$$

或 $FRC_{pleth} = K_T \times (Pb - 6.28) \times \dfrac{1}{\tan \alpha} \times \dfrac{(Vb - W/1.07)}{Vb}$

或简化为：$FRC_{pleth} = \left(\dfrac{1}{\tan \alpha} \right) \cdot Pm_2 \cdot Pm_1 / Pb$

公式的推导过程冗长、复杂，本章省略；不同公式的主要区别在于推导过程中对参数微量值变化采用的忽略方法有所不同，其中 K$_p$ 约等于 Pb，K$_v$ 约等于载人时的箱内气容积(即箱总容积减去受检者的身体体积)，K$_T$ 为体描箱的容积压力常数，Pb 为大气压，W 为受检者体重，α 为以箱压变化为横轴、口压变化为纵轴作图所形成的曲线与横坐标夹角的度数，Vb 为体描箱总容积，Pm$_1$ 和 Pm$_2$ 分别为吸气末和呼气末的口压值。

(2) 其他影响测得结果的因素：呼气末人体比重的平均值约为 1.07，用于计算；但某些因素对人体比重的影响较大，如体内脂肪(比重比水低)含量，因此个体差异(输入的体重值)会影响测定结果的准确度；大气压随环境状态变化，人体体温 37℃时的饱和水蒸气压为 6.28 kPa，体温升高饱和水蒸气压升高，故环境状态、体温变化影响测定结果，但因室内环境相对恒定、测定者的体温正常，故影响因素有限。由于每台体描箱的容积也有一定差异，进而影响箱压变化与偏移容积之间的对应关系，但在体描箱的定标中获取和校正，故对实际测定结果的影响也有限。

2. **比气道阻力**　气道阻力的常规计算方法为气道两端的压力差(ΔP)除以气体流量(F 或 $\dot{V}$)，即 Raw ＝ $\Delta P/\dot{V}$。因大气压为零，故压力差实际为气流阻断时的口压(Pm)或肺泡压(P$_A$)，Raw 的单位为 kPa/(s·L) 或 kPa/(s·L)。

体描法测定 sRaw，计算公式简单得多，具体为 sRaw ＝ k$_p$($\Delta P/\dot{V}$)，换算出 Raw ＝ sRaw/(FRC$_{pleth}$ ＋ VT/2)，见后述。

第四节　体容积描记法测定的适应证和禁忌证

体容积描记法测定的核心参数是气道阻力和功能残气量，通过深慢呼吸完成肺活量及相关参数的测定，进而完成肺总量和残气容积等全部容积参数的测定，不能测定弥散功能；建议连续测定通气功能，也能够完成通气功能的测定，因此体描法测定的适应证总体上与常规肺功能的适应证相似。若仅测定气道阻力和肺容积，相对平稳呼吸(浅喘息呼吸、静息呼吸或用力慢呼吸)完成，禁忌证明显减少；若测定通气功能，与常规肺功能测定的禁忌证相似。

另外，体描法测定有一定特殊性，还有与仪器和测定相关的禁忌证。

(一) 测定指征　见第三章第五节。

(二) 禁忌证　若包括通气功能测定，禁忌证见第三章第五节；若仅测定气道阻力和肺容积，基本属于平稳呼吸测定，禁忌证如下。

1. 绝对禁忌证

(1) 急性心肌梗死后 1 个月内的患者。

(2) 气胸及气胸愈合 1 个月内的患者。

上述疾病或状态下,浅喘息呼吸或用力慢呼吸容易诱发或加重疾病,故不宜检查。

(3) 有活动性呼吸道传染病或感染病的患者,如开放性肺结核、流行性感冒、急性肺炎等。此类患者容易发生交叉感染,不宜检查。

2. 相对禁忌证

(1) 肌肉功能失调、躯干石膏固定、需持续静脉输液及其他不宜进入体描箱的情况。

(2) 因进入体描箱可能出现或加剧幽闭恐惧症者。

(3) 影响恰当地完成所需动作(如"浅喘息")者。

(4) 存在可能干扰压力变化的装置(如胸管、经

气管导管供氧)或其他情况。

(5) 因口腔疾病或面部疼痛等不适合含咬口者。

(6) 鼓膜穿孔的患者。该类患者容易发生漏气,导致测定结果不准确;若有较强测定指征时,需先堵塞患者耳道,然后测定。

(7) 配合较差的患者,如偏瘫、面瘫、脑血管意外、脑瘫、智障、耳聋、小儿、部分老年患者。该类患者不能有效完成测定,肺功能解读有较大困难,故不宜常规测定。

(8) 不能较长时间中断氧疗的患者。测定有一定风险,即使完成测定,结果的准确性较差,需慎重解读。

第五节　体容积描记仪的校准

与常规肺功能测定相似,首先进行校准,通过后才能进入测定过程,并进行质量控制。

体描仪的校准主要包括环境参数定标、流量传感器定标、体描箱定标,与传统"标准肺功能仪或简易肺功能仪"的校准有一定差异。

(一) 校准的必要性　对任何类型的肺功能仪进行校准是准确测定的前提,详见第四章第二节。

(二) 校准的内容　体描法测定的实质是对两部分气体:体描箱气和受检者吸呼气的测定,正常状态下气体变化遵循理想气体方程,故需首先对环境的温度、湿度、大气压、海拔高度等参数进行标准化处理;其次是校准流量计,即校准测定流量与实际流量、测定容积与实际容积之间的误差;再次是校准压力计,修正压力计读数与标准值之间的误差;还需校正计时器,以保障与时间有关的容积或流量参数的准确测定。

(三) 校准的项目和要求

1. 校准的目的　如上所述,肺功能测定普遍存在误差,校准的目的在于将误差减小至可接受的范围,不同项目的具体要求不同。

2. 环境参数的校准

(1) 基本要求:有环境参数自动传感器的设备需定期比较传感器测得的数据与经过计量的温湿度压力计之间的误差,并对传感器读数进行修正;没有环境参数传感器的设备需每日至少1次读取环境温度、湿度、大气压、海拔高度,并输入至肺功能测定软

件中。环境参数校准是其他部件校准、参数校准或计算的先决条件,体描仪的测定结果皆校正为生理状态(BTPS)。

每日测定前至少完成1次环境定标;若环境状态的变化幅度过大,如环境温度变化超过2℃或相对湿度变化超过10%,需重新输入环境参数进行定标。

(2) 注意事项:环境参数自动传感器或独立的温湿度压力计皆不得置于阳光直射下或空调出风口、计算机散热器等热源附近。以相互比对的方式定期验证环境参数数据源的准确性。大气压必须是绝对值,不是以海平面为基准的相对值。如果发现连接至设备的环境参数自动传感器数据异常,应及时断开改为手动输入,避免手动输入的数据被错误覆盖。

3. 定标筒的校准　常规用标准3L定标筒,需专业部门或生产商的专业技术人员完成。推荐一年校准1次;若应用频繁,推荐半年校准1次,误差≤0.5%。

4. 容积的校准

(1) 基本要求:与标准肺功能仪相同。

(2) 注意事项:容积校准必须在输入环境参数之后进行。由于产品质量之间的差异和每一个流量传感器在实际使用过程中的损耗不同,每更换一个传感器或关机后再次开机测定均需重新校准。由于测定时皆要求使用肺功能过滤器,则流量传感器校

准时也必须使用同样的过滤器。

5.体描箱的校准 包括泄漏时间验证、箱压传感器定标和口压传感器定标三部分。

（1）泄漏时间验证

1）必要性：体描箱是刚性壁的密闭舱体，同时又必须有受控的微小泄漏，前者保障测定的密闭性；后者保障人体测定时箱内气体符合理想气体的要求。若无受控的微小泄露或泄漏过小，测定期间的箱内空气受到人体加热逐渐膨胀，必然导致箱内压缓慢增高，不符合理想气体的条件和玻意耳定律的要求；若泄漏过大则因人体呼吸动作引起箱内气体外溢过多，不能保证短时间内箱内气体的质量不变，也会降低箱压传感器对呼吸动作检测的灵敏度。箱体的微小泄漏必须是可控的，泄漏速度不能影响箱压传感器对呼吸动作的响应速度，即泄漏时间必须在明显短于潮气呼吸频率时间的适当范围内。泄漏时间验证的目的是为了达到上述要求。

2）验证方法和标准：常用方法是向关闭箱门后的空箱内快速施加一压力，然后利用箱压传感器检查压力下降一半的时间是否达标（具体标准因产品而异），合适泄漏时间应在以秒为单位的可接受范围内（图20-5）。若时间过长或过短则需要专业技术人员对可控的微小泄漏进行调节或设备检修，直至符合要求；否则需淘汰。此数据不用于任何参数的计算，但对保障参数测定的准确性是必要的。

3）验证频率：每个测定日开机后验证1次。

（2）箱压传感器定标：箱压传感器定标的更确切表述为偏移容积定标（图20-5）。

1）必要性：箱压传感器是非常敏感的压力传感器，其定标数据直接影响胸廓气容积和比气道阻力的测定结果。

2）定标方法和标准：在体描箱内装有正弦活塞泵，并与箱内空气相通。电机带动活塞以固定频率或可变频率往复运动模拟呼吸引起的偏移容积，运动幅度为50 mL容积（定标标准），同时记录箱压传感器数据，从而得出体描箱空箱时的箱内气容积变化与压力变化之间的系数关系，此系数用于计算载人状态下箱内气容积变化与箱压变化之间的关系。不同设备对受检者的呼吸形式（静息潮气呼吸或浅喘息呼吸）要求可能不同，应针对性进行不同频率的正弦泵定标，以保障测定的准确性。

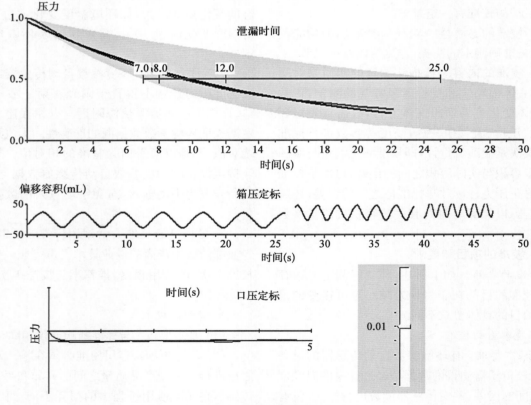

图20-5 体描箱的校准

自上而下分别为泄漏时间验证、箱压定标和口压定标模式图。

呼吸动作引起的箱压变化范围一般为 ± 0.02 kPa（± 0.2 cmH$_2$O），热漂移可能引起 1.0 kPa(10 cmH$_2$O)的变化，因此箱压传感器的测量范围应大于后者，以保障精确度达到要求。

3）定标频率：每个测定日开机后定标 1 次。

4）说明：设备制造商应提供活塞运动频率的标准及如何验证的说明，频率响应的验证通常通过正弦容积信号完成，建议最慢频率响应是被测信号频率的 5 倍，即 1 Hz 的喘息呼吸需要信号达 5 Hz；为确保略高于 1 Hz 的喘息呼吸频率测定的准确性，可接受的最慢频率响应为 8 Hz。

（3）口压传感器的定标

1）必要性：口压数据直接用于阻断期间的胸廓气容积测定，因此其定标的准确度直接影响 Vtg 的测定结果，进而影响气道阻力的结果，对比气道阻力无影响。

2）定标方法和标准：通常在标准直径的竖直腔体中进行，标准重量的砝码作为自由活塞依靠重力下落产生的压强（标准重量除以横截面积）和大气压作为定标标准。口压传感器的测量范围一般 $\geqslant \pm 5$ kPa($\geqslant \pm 50$ cmH$_2$O)。对于没有口压传感器定标程序的体描箱应定期请专业技术人员校准（图 20 - 5）。

3）定标频率：每个测定日开机后定标 1 次。

（4）体描箱容积校正：建议定期（每月）用体描模拟器对体描箱精确度进行验证，测得的体描箱气容积为 5 次测定测定结果的平均值，与每次结果的差异在 50 mL 或 3% 以内，以较大者为准。

当怀疑体描仪测定的精确度不足时，应测量两名固定参考受检查者（生物对照）的 FRC$_{pleth}$ 和相关的 RV、TLC。若同一受检者的测量值与既往测量值相比存在明显差异（FRC＞10%，TLC＞10%，RV＞20%），表明存在测量误差，且已明显超出可接受范围，应进行维修。

6. 注意事项　关闭箱门后，开始定标或测定前均应休息 1～2 min，确保箱内的压力和温度达到平衡、稳定；当出现箱压漂移等不平衡现象时，开关连通箱体内外的阀门以快速达到平衡。在定标或测定期间，体描箱均不得置于阳光直射的位置或空调出风口；避免开关门窗动作幅度过大对体描箱的压力产生影响。由于内置功能硬件和制造工艺水平等存在差异，每一台体描箱的实际空箱容积与标准容积会有差异，务必将出厂标识的实际容积值输入测定软件，以确保定标和测定的准确。

第六节　体容积描记仪测定的准备和测定程序

尽管体描法重点测定胸廓气容积和比气道阻力，但若无特殊禁忌，也要求完成常规通气功能测定，大体分以下阶段。

（一）开机　完成预热和自检过程，检查测定用品，箱门处于打开状态。

（二）校准　见本章第五节。

（三）测定前的注意事项　与常规肺功能测定基本相同，具体要求如下。

（1）进食后测定，但避免进食过多、影响呼吸。

（2）穿宽松舒适的衣服，避免穿紧身的内衣或过紧的腰带等限制呼吸运动。

（3）测定前的数个小时避免剧烈运动。

（4）测定前避免吸烟或去受污染的环境，包括室内或室外的空气污染环境。

（5）测前避免使用可能引发过敏反应的香水、香波或其他个人护理产品。

（四）对受检者的要求

（1）第一次检查前要静坐休息 10～15 min。

（2）对测定程序和要求详细解释并演示，或收看操作录像，使受检者真正领会。

（3）测定时保持直立坐姿，头部挺直或轻微抬起。

（4）鼻夹夹在鼻翼两侧的隆起部分。

（5）轻咬咬口，口唇紧密包绕咬口，必要时捏住嘴角，确保不漏气；舌体在咬口下方。

（6）需戴假牙者，测定前宜佩戴好。

（7）若受检者平时吸氧，测定时应停止。

（8）对于有幽闭恐惧的受检者，应充分做好心理疏导；并告知其必要时或测定间隙可以离开咬口或者打开箱门，但需注明。

（五）测定过程

1. 准备　受检者坐进体描箱内，调整好舒适的坐姿，静坐休息 1～2 min（详见体描箱操作手册）

后,口含咬口进行平静呼吸。

2.测定阶段　分下述三个独立、密切联系的过程。

(1)第一阶段:至少 4 次平静呼吸,得到稳定的呼气末基线,然后开始浅喘息呼吸,获取流量与箱压关系曲线,用于测定比气道阻力和比气道传导率。

(2)第二阶段:在潮气呼气末阻断气流,受检者继续保持浅喘息呼吸动作,获取口压与箱压关系曲线,用于测量胸廓气容积;结合第一阶段测定结果获取气道阻力。

(3)第三阶段:相关肺容积和常规通气功能测定阶段,前者有补呼气法和深吸气法两种方法,首选补呼气法(图 20-2),即受检者在阻断器打开后立即从潮气呼气末(功能残气位)做深呼气动作至残气位,得出 ERV;然后深吸气至肺总量位,得出吸气肺活量(IVC),再用力深呼气至残气位,得出用力肺活量(FVC)曲线及相应参数,如第 1 s 用力呼气容积(FEV$_1$)、一秒率(FEV$_1$/FVC)。相关肺容积参数的计算为 RV = FRC$_{pleth}$ − ERV, TLC = FRC$_{pleth}$ − ERV+IVC。

与常规肺功能测定相同,休息 1~2 min 再次测定,连续多次,在可接受的三次测定中,取可重复的两次,其中 FRC$_{pleth}$、ERV 取平均值,IVC 取最大值;若受检者不能够或不愿意继续测定或重复测定已达 8 次,仍达不到测定要求,则取 IVC 最大的 1 次,并给出说明。

深吸气法为受检者从静息呼气末深吸气至肺总量位,得出 IC;然后深呼气至残气位,得出肺活量(VC),适合因呼吸困难等原因难以在阻断器打开后从潮气呼气末继续有效深呼气的受检者。相关肺容积参数的计算:TLC = FRC$_{pleth}$ + IC, RV = FRC$_{pleth}$+IC−VC。

与常规肺功能测定相同,休息 1~2 min 再次测定,连续多次,在可重复的三次测定中,取 VC 最佳的两次,其中 FRC$_{pleth}$、IC 取平均值,VC 取最大值;若受检者不能够或不愿意继续测定或重复测定已达 8 次,仍达不到测定要求,则取 VC 最大的 1 次,并给出说明。

无论补呼气法还是深吸气法测定完成后,皆推荐适当静息呼吸后深吸气至肺总量位,短暂屏气后用力深呼气至残气位,得出 FVC 曲线及相关参数。具体测定和质量控制要求也与常规通气功能测定相同,不赘述。

无论采取何种测定方法,最后一次阻断后的呼吸动作与其后的呼吸动作是连贯的,口腔均不能离开咬口(即不能离开流量传感器),以避免不可知的肺容积偏移导致的测定误差。

3.注意事项

(1)潮气呼吸的形式:第一阶段(非阻断呼吸)和第二阶段(阻断呼吸)的潮气呼吸分为浅喘息呼吸和静息呼吸两种,依不同设备及操作软件的设置而不同,其中浅喘息呼吸为所有设备均可采用的呼吸形式。

(2)浅喘息呼吸的频率:推荐第一阶段比气道阻力测定时的频率为 60~120 次/min(1~2 Hz),第二阶段胸廓气容积测定时的频率为 30~90 次/min(0.5~1.5 Hz)。为使受检者便于掌握呼吸动作要领,建议两个阶段均采用 60~90 次/min(1~1.5 Hz)的浅喘息呼吸。屏幕会实时显示当前的呼吸频率,便于向受检者发出持续的鼓励和反馈。推荐使用节拍器引导受检者保持合适的呼吸频率。过快的呼吸频率容易导致测定误差,过慢的呼吸频率则容易受体描箱受控泄漏的影响,测定的准确性同样下降。

(3)浅喘息呼吸的流量和潮气量:流量在(1.0~2.0)±0.5 L/s 之间;潮气量因人而异,没有特别要求,较理想的范围在 300~1 000 mL 之间。

(4)浅喘息呼吸的其他要求:浅喘息呼吸为不用力的轻快呼吸,用力将导致口压升高和测定结果的不准确。浅喘息呼吸期间,受检者用双手轻压双颊,以避免双颊移位引起的口压变化。

(5)比气道阻力的测定:第一阶段每一次潮气呼吸皆会绘制一条自右上至左下方的流量-箱压曲线,并计算出对应的角度和比气道阻力数值;至少进行 3~5 次测定,并出现可接受及可重复的流量-箱压曲线。

重复性要求为幅度基本一致,曲线角度基本一致,各次比气道阻力的差异在 10% 以内。依软件的设置要求,结果取各保留曲线的平均值或中位数。

(6)胸廓气容积的测定

1)阻断时间:第二阶段的阻断时间通常为 2~3 s,软件自动设置,也可根据潮气呼吸形式自行调节;阻断时间结束后阻断器自动打开。

2)浅喘息呼吸的要求:见上述,理想的呼吸动作幅度保持口压±0.5~1 kPa(±5~10 cmH$_2$O)之间;阻断期间无法有效完成浅喘息呼吸的受检者(如儿童)可采用阻断时做一次快速吸气的替代方法,但必须使用完整版的胸廓气容积计算公式,并给予说明。

3）Vtg 测定：每次阻断产生一条自左上至右下的口压-箱压曲线，并计算出对应的角度和 Vtg 值；至少进行 3～5 次可测定，并出现可接受和可重复的口压-箱压曲线。重复性要求为曲线幅度基本一致，曲线角度基本一致，呼气末水平稳定且一致，各次胸廓气容积的差异在 5% 以内（ATS/ERS 标准）。结果取各保留曲线的平均值。

两次阻断中间可以让受检者短暂放松呼吸，但不要离开咬口或出现漏气，以保障每次阻断的功能残气位在同一水平。

4）实际 Vtg 的计算：理论上应在平静呼气末，即在呼吸肌松弛、胸廓弹性扩张力与肺弹性回缩力平衡的条件下阻断气道，测得 Vtg（或称为 FRC_{pleth}）；但事实上并非如此，实际测定时检测到较小的初始吸气容积才能可靠地确认呼气结束，即实际阻断位置并非真正的 FRC 位，两者之间有一定的容积差异（图 20 - 6）。容积差异根据最后 3 次潮气呼吸的呼气末容积（平静呼气基线）和测定时的阻断气容积确定，即 Vtg＝FRC_{pleth}＝阻断气容积－容积差异；体描仪的测定软件自行修正，并发出修正后的结果。

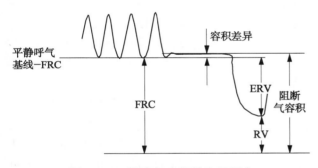

图 20 - 6　胸廓气容积的实际测定

（7）肺活量和用力肺活量的测定：第三阶段开始的第一次补呼气或深吸气必须与第二阶段的最后一次阻断时的呼吸为连贯动作，不能离开咬口或出现漏气等情况；理想要求为最后一次阻断结束、气道开放后立即进行补呼气或深吸气动作，以保障最后一次胸廓气容积测定后的基线仍准确维持在功能残气位。

有气急的受检者可以在第二、第三阶段的转换过程中进行 2～3 次的平静潮气呼吸，进行呼吸状态的调整；完成补呼气或深吸气测定后的用力肺活量测定与常规通气功能测定的要求一致，可以连续测定，也可以离开咬口，可接受与可重复性测定的要求也与常规通气功能测定一致。

（8）比气道阻力、胸廓气容积的其他测定问题

与处理

1）测定曲线的问题及处理：关于测定问题的判断，浅喘息呼吸过程中的流量-箱压曲线、口压-箱压曲线无法形成闭合或者发生连续的横向漂移，意味着箱压基础数值未达稳定状态。

处理对策：受检者离开咬口 1～2 min，使人体、箱内空气和大气的压力达到平衡；或者开关体描箱的通气阀以快速达到箱内外压力的平衡，然后重新进行箱压传感器零点调整，再让受检者含住咬口继续测定。无特殊情况，上述过程皆不能打开体描箱的箱门。

2）温度不平衡及处理：对于体温、箱温和环境温度之间的不平衡，按定标要求和测定要求操作容易实现，必要时经可控泄露调节。如此调节后，在浅喘息呼吸动作的短时间内被视为温度是平衡的。

3）无效腔的评价与处理：阻断器至口腔之间的无效腔、过滤器的容积皆必须在软件中准确输入，保障被用于胸廓气容积的准确计算。

4）气流阻塞时的问题与处理：在有严重气流阻塞的情况下，当浅喘息呼吸的频率大于 1 Hz 时，容易引起气体陷闭，导致 FRC_{pleth} 可能被高估。

4. 胸廓气容积和比气道阻力的评估

（1）胸廓气容积的评估

1）基本评估：理论上，在大部分受检者，体描法测定的功能残气量与气体稀释法测定的功能残气量相同，后者包括单次呼吸法和重复呼吸法，如通气功能正常者、轻度阻塞性或轻、中度限制性通气功能障碍者；但部分情况下，体描法测定更准确，尤其是严重阻塞性肺疾病患者，该类患者存在严重通气不良区域，气体稀释法的稀释气体在整个肺的分布不充分，即使是重复呼吸法也可能有一定误差，单次呼吸法则严重低估肺容积。

2）容易忽视的问题：是体描法测定的常见错误，比如肺大疱本身不参与通气和气体交换，严重多发性肺大疱表现为限制性通气功能障碍、一氧化碳弥散量下降、比弥散量正常，用气体分析法（包括一口气法和重复呼吸法）测定皆是合适和可靠的；但用体描法测定，肺大疱的容积变化必然出现无法得出限制性通气障碍的结论，结合常规通气功能测定和弥散功能测定容易导致诊断错误，因此单纯认为体描法测定肺容积更准确的说法是错误的，需结合呼吸生理综合分析才能得出正确的结论。

3）合理评估：充分理解不同方法测定肺容积

的原理对理解、评价测定结果有重要意义；对比体描法测得的肺容积与气体稀释法测得的肺容积可以提供更多的信息，结合常规通气功能检查价值更大，但必须进行合理的呼吸生理学分析。

（2）比气道阻力的评估：气道阻力是肺泡压和口压的差值（后者等于大气压）与口腔处测定的流量的比值。体描仪测定的主要目的之一是评估气道阻力，但实际直接测定和记录的多是 sRaw，sRaw 是 Raw 与 FRC 的乘积；反之，Raw 为 sRaw 与 FRC 的比值。

1）比气道阻力的测定与计算：在静息呼吸期间难以准确获取确定克服气道阻力所需的肺泡压，但更容易直接获得偏移容积或等效的箱压。呼吸过程中记录的偏移容积代表了在肺部建立驱动压所必需的胸廓容积偏移，与驱动压不同，但与驱动压密切相关。

偏移容积或与之等效的箱压与流量的比值为"sRaw"。以流量变化为纵坐标，以偏移容积变化为横坐标绘图则得到闭合曲线称为比气道阻力环，曲线斜率的倒数为 sRaw。

2）曲线形态与疾病特点：在健康受检者，曲线基本是直线；在呼吸系统疾病患者，曲线可以是不同形式（图 20-7），这些形式包含不同疾病的信息，有助于鉴别诊断。平坦的曲线表示偏移容积相对于气流量的增加，sRaw 增大，常见于大气道阻塞患者；反之，sRaw 减小。若为平台曲线且环的面积增大，反映吸气、呼气时相的阻力差值增大，常见于周围气道阻塞患者，特别是慢性阻塞性肺疾病（COPD）患者。

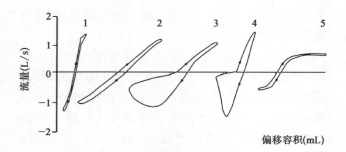

图 20-7 不同疾病的比气道阻力环

1. 正常受检者；2. 大气道阻力增加的受检者；3. 周围气道阻塞的受检者；4. 肥胖或横膈肌麻痹受检者；5. 上气道阻塞的受检者。

3）客观理解比气道阻力和气道阻力：假若患者 A 和 B 的肺容积和气道阻力皆相同，则产生相同的肺泡压变化就能产生相同的气流量，意味着两者

的偏移容积也相同，因此流量容积环或 sRaw 也相同。若患者 A 的肺容积是患者 B 的两倍，则患者 A 将需要两倍的偏移容积才能产生相同的肺泡压变化，因此尽管气道阻力相同，但患者 A 的偏移容积是患者 B 的两倍，患者 A 的 sRaw 也是患者 B 的两倍。假若患者 A 和 B 具有相同的肺容积，但患者 A 的气道阻力是患者 B 的两倍，则患者 A 需要两倍的肺泡压变化才能产生同样的气流量；为此患者 A 需要两倍大的容积变化（偏移容积）才能产生相应的肺泡压，因此患者 A 流量容积曲线环的陡度小于患者 B，其 sRaw 是 B 的两倍。

（3）比气道阻力与气道阻力之间关系的复杂性

1）比气道阻力的测定：计算气道阻力必须测定肺泡压，但非气道阻断时无法直接获取。由于肺泡压和偏移容积之间的关系可以通过阻断过程中的呼吸曲线获取，即允许将偏移容积转化为肺泡压变化，相应偏移容积与流量的比值代表 sRaw；也可以转换为肺泡压变化与流量的比值，得出 Raw，故上述转换可表述为 sRaw 等于 Raw 乘以 FRC_{pleth}，或者 Raw 等于 sRaw 除以 FRC_{pleth}。由于气道阻力测定时的流量容积环在肺容积高于 FRC_{pleth} 的情况下获取（图 20-6），故习惯用 VT 校正，即 $Raw = sRaw/(FRC_{pleth} + VT/2)$。尽管"sRaw 是 Raw 与 FRC 的乘积"的概念正确，但事实上直接测定的参数是 sRaw，而非 Raw。

2）比气道阻力的意义：尽管体描法测定的是 sRaw，不是 Raw，但上述公式对于理解三个参数之间的关系仍有重要意义，如果在给定的肺容积下 Raw 加倍，则同等流量的偏移容积也加倍，因此 sRaw 也相应加倍；基于此，sRaw 与 Raw 必然成正比。如果在给定的 Raw 下肺容积加倍，对于同样的流量而言偏移容积也必然增加 1 倍，sRaw 相应加倍，因此 sRaw 必然与 FRC_{pleth} 成正比。

Raw 为单纯的气道阻力，但 sRaw 不单纯是字面意义上的气道阻力，也是特定呼吸功。呼吸功是呼吸产生的驱动压与肺容积变化的乘积，因此可以认为 sRaw 是维持 1 L/s 流量所必需的肺容积改变所做的功。

3）影响比气道阻力测定的因素：与 sRaw 不同，评估 Raw 的方法会对测量结果的可靠性产生影响。如上所述，sRaw 与用于确定 FRC_{pleth} 的气流阻断不相关，因此气流阻断过程中发生的错误和伪迹影响 FRC_{pleth} 的测定值，进而影响 Raw 的结果，但不影响 sRaw 的测定值，气流阻断的失败或 FRC 测定

的失败不影响 sRaw 数据有效性,但导致 Raw 结果的错误。

sRaw 在一定范围内不受 FRC 实际变化值的影响。对于较小的肺或将 FRC 压低(如用力呼气)后,Raw 增加;对于较大的肺或将 FRC 抬高(如平静呼气基线上移)后,Raw 降低,即气道阻力和肺容积成反比。Raw 和 FRC 的乘积为 sRaw,后者是直接测定且大致恒定,对容积变化的敏感性远低于 Raw,因此 sRaw 比 Raw 的变异更小,可比性更高。

5. 气道传导率和比气道传导率 气道传导率(Gaw)是气道阻力的倒数,即每单位驱动压所引起的呼吸气流量变化。气道阻力和肺容积成双曲线关系(第十一章),同一受检者在不同肺容积下测得的气道阻力不同,一般要求在功能残气位测定;气道传导率和肺容积成直线关系(第十一章),同一受检者的大小恒定,故对测定的要求低。每单位肺容积的气道传导率称为比气道传导率(sGaw),sGaw 不受肺容积的影响,更适合于个体间的比较,常用于评价支气管激发试验。

6. 实际比气道阻力的概念与计算 在流量容积环呈非线性变化,而是表现不规则环的情况下,评估比气道阻力要复杂得多,有两种公认的计算方法(图 20 - 8)。

(1)总比气道阻力:由 Ulmer 及其同事提出的按箱压(或等效的偏移容积)最大幅度计算比气道阻力的概念和计算方法。该方法需确定吸气和呼气期间流量容积环达最大偏移容积的两个点;如果有多个最大值,则选择与最大流量相关的点。利用偏移容积的幅度(图中横向部分)与相应的流量幅度(图中竖向部分)的关系获得的结果称为总比气道阻力(sR_{tot})。

(2)有效比气道阻力:由 Matthys 及其同事描述比气道阻力的概念和计算方法。它间接通过由气流引起的容积变化与偏移容积关系的呼吸环实现。如果将偏移容积定义为压力的等效值,则呼吸环的积分具有呼吸功的意义(压力乘以容积变化等于呼吸功)。这些呼吸环的面积与潮气呼吸期间获得的流量容积环的面积相关。该评估相当于计算呼吸周期的加权平均值,即面积等分线。现代体描仪容易在标准呼吸环中绘制等效的平均斜率,该测定结果称为"有效比气道阻力(sR_{eff})"。

(3)其他:基于吸气流量 0.5 L/s 与吸气零点之间的连线斜率计算的比气道阻力称为吸气流量 0.5 比气道阻力($sR_{0.5}$);基于流量容积环与吸气流量 0.5 L/s、呼气流量 0.5 L/s 的中点连线的斜率计算出的结果称为中间比气道阻力(sR_{mid})(图 20 - 8)。

对应于这些不同概念的比气道阻力,通过除以 FRC_{pleth} 或者更准确的是除以($FRC_{pleth}+VT/2$)可获得相应的气道阻力 Rtot、Reff、$R_{0.5}$、Rmid。

显然 sRtot 代表了可以合理定义的比气道阻力的最大值,sReff 为比气道阻力的平均值。与 sReff 相比,sRtot 意味着其对呼吸环与直线间的轻微偏差都有更高的敏感性,尤其是呼气末,因此 sRtot 可能比 sReff 能更大程度地涵盖外周气道功能障碍的信息,且更敏感,但尚未得到系统阐明;缺点是 sRtot 比 sReff 表现出更大的可变性,且确定仅依赖于两个数据点,更容易受箱体压读数可能发生的测量误差和伪迹的影响。

7. 测定曲线的调整 比气道阻力测定曲线和

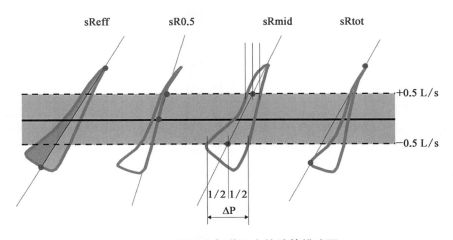

图 20 - 8 不同比气道阻力的计算模式图

胸廓气容积测定曲线的斜率都直接影响测定结果，故呼吸曲线本身不能调节，但根据呼吸曲线拟合出的斜率和相对位置可以调节，通常测定软件自动拟合斜率和测定结果，但也可以根据判断进行手动修正，这也是测定软件的必备功能（图20-9）。

曲线斜率的调节改变测定结果，比气道阻力测定曲线斜率的调节对 sRaw、Raw、sGaw 和 Gaw 的结果有影响，对 Vtg 计算无影响；胸廓气容积测定曲线斜率的调节对 Raw、Gaw 和 Vtg 的结果有影响，对 sRaw 和 sGaw 的结果无影响。位置的调节仅用于方便将斜线对齐，便于确定斜率，而对测定结果无影响。吸气比气道阻力（sRaw$_i$）和呼气比气道阻力（sRaw$_e$）测定曲线斜率调节有利于准确区分吸、呼时相阻力的差异（图20-9E、图20-9F）。

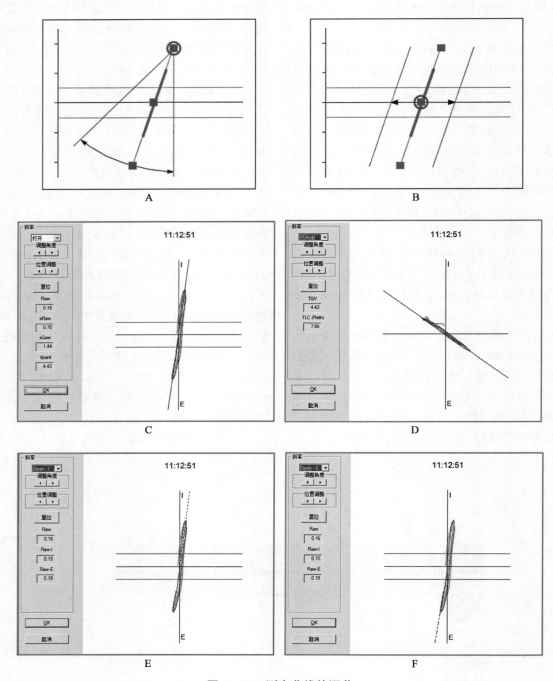

图 20-9 测定曲线的调节

A. 角度调整；B. 位置调整；C. sRaw 斜率整体调节；D. Vtg 斜率调节；E. sRaw$_i$斜率调节；F. sRaw$_e$斜率调节。

第七节　体容积描记仪的测定要求和质量控制

体容积描记法是一项相对比较复杂的肺功能测定方法，需要合格、稳定的仪器设备，训练有素的技术人员，以及受检者的良好配合。只有建立实验室质量控制和评价标准，测定的结果才能被认为是可靠的，至少是可接受的，否则测定结果及报告将是不可靠的。

（一）测定仪器及其技术要求

1. 体描箱的仓体　应方便受检者进出。箱门应从里面向外开放，箱内装备有对讲系统，技术员和受检者可清楚地看到对方，并能进行有效的交流。

2. 呼吸流量测定器　即流量计，是呼吸流量和容积的测定装置，具体要求与传统肺功能测定的流量计相同。

3. 体描箱的传感器　体描箱分压力型、容积型、流量型等类型，但其传感器的核心要求基本相同。体描箱的传感器应符合行业的技术参数要求，其中口压传感器：$\pm 20 \sim 50\ cmH_2O$，仓压传感器：$\pm 2\ cmH_2O$（500 L 箱），流量：$0.2 \sim 1.5\ L/s$。压力与容积信号的相位排列成直线，应达 10 Hz。这些传感器及其技术参数主要保障胸廓气容积和比气道阻力的测定。

4. 辅助温度调节设备　建议使用强制通风或类似的装置来辅助测定房间的温度平衡。可采用空调维持热平衡。

5. 校准和定标装置　其中标准定标筒（推荐 3 L）与传统肺功能测定相同，用于对呼吸速度测定器（流量计）进行定标和定标检验等（与传统肺功能仪相同）；$30 \sim 50\ mL$ 正弦波泵，用于箱压传感器的定标；$\pm 20\ cmH_2O$ 水压表，用于口压传感器的定标；$0 \sim 1.5\ L/s$ 转子测速仪，用于流量计的流量验证。

（二）仪器的校准和定标

体容积描记法是一项相对复杂的测定技术，需要对多个传感器进行定标；还要注意频率响应、热稳定性和漏气等情况。应按建议的频度和技术标准进行校准或定标。当仪器的准确性受到怀疑或仪器位置变动后，应重新校准或定标。详见本章第五节。

（三）技术人员

体容积描记法应在受过正规呼吸生理培训的医生指导下进行；符合 I 或 II 级标准水平的技术员可以操作，若操作人员没有接受足够和合理的培训，会使测定结果可信度显著下降。

1. I 级标准水平　操作体描仪的技术员应至少具备高中学历或同等学力，并具备操作传统肺功能仪的能力。具有 I 级标准水平的技术员在 II 级标准水平技术员或符合要求医生的监督下进行测定。

2. II 级标准水平　接受过正规教育和培训。所谓正规培训可以是一个被承认的呼吸治疗或肺功能培训项目的一部分，或 2 年生物科学和数学的大学课程。II 级标准水平技术员应具备至少 2 年从事标准肺功能测定（包括肺容积、通气功能和 CO 弥散量）的经验。

（四）受检者依从性

受检者是体描法测定的主体和关键之一。受检者有良好的依从性才能够做出准确、可重复的测定动作，如此完成的测定结果才有可能是准确和可信的。

1. 正确的呼吸动作　受检者通常采用"浅喘息呼吸"或"静息呼吸"动作完成 Vtg 和 sRaw 的测定；但受检者存在严重气流阻塞或气道痉挛时，应保持较慢的"浅快喘息"（大约 1 Hz），否则测得的 Vtg 偏高。

2. 不恰当的呼吸动作　不恰当的浅快喘息可以造成 Vtg、sRaw 或 sGaw 测定结果的不准确。在浅快喘息过程中过度的压力波动或信号漂移可能使 Vtg、sRaw 或 sGaw 的测定结果无效。由于压缩效应，过度的腹腔内气体或动用辅助呼吸肌的浅喘息呼吸可能使测得的 Vtg 结果偏大。

3. 其他合适呼吸动作　在儿童或其他难以掌握浅快喘息呼吸动作的受检者，建议使用静息呼吸测量。但需注意，在具有内置散热装置的体描箱内进行非浅喘息呼吸可能使 Vtg 或 sRaw 的测定数值不准确。

（五）测定结果的分析

在本章第五节有简单阐述，本节详述如下。

1. 胸廓气容积测定结果的分析

（1）可接受的胸廓气容积测定：满足以下条件的 Vtg 是可接受的 Vtg 测定。

1）通常需要 $1 \sim 2\ min$ 使箱内温度平衡，显示或记录的曲线无漂移。

2）显示或记录的曲线轨迹提示浅喘息呼吸的动作得当，即对抗口腔气道通路阻断阀产生的呼吸环应当是闭合的或近乎是闭合的。

3）记录的压力变化应在每个传感器校正的压力范围之内，整个描图是清晰可见的，太大或太小的压力变化可能产生错误的结果。

4）浅喘息呼吸的频率是 1～1.5 Hz（即 60～90 次/min）；若系统为非浅喘息呼吸而特殊设计，则非浅喘息呼吸（静息呼吸）是可接受的。

（2）可重复的胸廓气容积测定

1）至少有 3 次可接受的口压-箱压曲线。

2）至少 3 次口压-箱压曲线的幅度、角度基本一致，呼气末水平稳定。

3）至少 2 次可接受胸廓气容积测定结果的差异在 5%以内。

2. 比气道阻力测定结果的分析

（1）可接受的比气道阻力测定：满足以下条件的 sRaw 测定是可接受的 sRaw 测定。

1）符合上述可接受 Vtg 测定的 1）、3）、4）的标准。

2）气道通路阻断阀开放时的浅喘息呼吸显示相对闭合的环，尤其是在＋0.5～－0.5 L/s 的流量范围内。

3）浅喘息呼吸的频率是 1.5～2.5 Hz（90～150 次/min）。

4）每位给定的受检者在序列的测定过程中（如支气管扩张剂使用前后的测定），其浅喘息呼吸的频率保持恒定。

（2）可重复的比气道阻力测定

1）至少有 3 次可接受的流量-箱压曲线。

2）至少有 3 次可接受的流量-箱压曲线的幅度、角度基本一致。

3）至少 2 次比气道阻力测定结果的差异在 10%以内。

（3）肺活量和用力肺活量曲线结果的分析：与常规肺功能测定相同，不赘述。

（六）测定结果的报告

1. 胸廓气容积结果的报告

（1）至少 2 次可重复胸廓气容积测定，即结果的差异在 5%以内；若超过该范围，必须给出说明。

（2）至少 2 次可重复胸廓气容积测定在 FRC 位；若非 FRC 位，必须给出说明。

（3）Vtg 取 2 次可重复测定的平均值；若达不到 2 次可重复测定，必须给出说明。

（4）若同时采用了其他测定方法（如气体分析法），应与体描法的测定结果进行比较。

2. 其他肺容积的报告　包括 VC 及其相关参数（如 ERV、IC 等）、FRC 相关肺功能参数（TLC、RV），前者皆应在同一次测定中完成，ERV、IC 应与每一次 Vtg 测定综合分析。IC、ERV 取各次测定的平均值，VC 取最大值。报告中应包含测定曲线，以便于显示呼吸动作是否正确。

多种方法可计算出 TLC，但一般建议使用公式：TLC＝FRC＋IC，RV＝TLC－VC。

3. sRaw、Raw 等的报告

（1）至少 2 次可重复比气道阻力测定，即结果的差异在 10%以内；若超过该范围，必须给出说明。

（2）sRaw（包括不同概念的 sRaw）取 2 次可重复测定的平均值；若达不到 2 次可重复测定，必须给出说明。

（3）对于每个单独的呼吸动作，根据气道阻断阀关闭时的 Vtg 计算出 Raw，最终取平均值。

4. 通气功能的报告　与常规肺功能测定相同，不赘述。

5. 其他　报告中还应包含技术员对测定质量的评价，包括受检者对口令的理解程度和配合程度；评价受检者的呼吸方式，以确定是否达稳定的功能残气水平；用文字说明哪些要求没有达到。

总之，体容积描记法是对技术员和医生的呼吸生理知识要求高、测定技术复杂、信息量大的非侵入性测定方法，可以用于获取常规通气功能测定无法获取或无法准确获取的气道阻塞和肺容积的信息，通常几分钟完成测定，并获取测定结果。与常规通气功能测定相比，体描法检查需要更低限度的配合，测定过程简单、方便，且在接近生理条件的近似平静呼吸状态下完成。对代表 sRaw 的呼吸环的形态分析可确定气道阻塞的类型、部位，也可对肺通气的均匀性做出评价。由于体描法对静息测定的要求更高，具体测定标准难以准确定量；且对测定和报告人员对呼吸生理知识的掌握有更高要求，临床测定错误反而更常见，且难以准确评价。详见第十五章第四节。

（张永刚　朱　蕾）

第二十一章
心肺运动试验

心肺运动试验(cardiopulmonary exercise test, CPET)与心脏负荷运动试验不同,它强调评价运动时心肺功能的相互作用和气体交换作用,综合反映循环系统、呼吸系统在一定负荷下通气量、摄氧量和二氧化碳排出量等代谢、通气参数及心电图变化,反映细胞代谢功能的变化,强调外呼吸和细胞内呼吸的耦联,特别强调心肺功能的综合测定。随着传感器技术的提高和计算机软件的开发,CPET 的应用范围日益增多,现已较广泛应用于体育、航天、航空、康复、心脏病学、呼吸病学、职业病学等领域。新一代运动试验仪集合多种新技术的优势,使运动测定变得非常简单,只要给受检者戴好面罩,接好心电导联,就可按事先设定的负荷规程运动,自动记录运动过程中的相关信息,如运动时间、运动负荷、十二导联心电图、通气量、摄氧量、二氧化碳排出量等。运动结束后,专用的评估软件自动协助医务人员进行全面的评估,最后打印结果。

CPET 作为一种诊断和评估手段能够提供人体在动态状况下心肺功能信息,有助于探讨心肺疾病的病理生理机制,了解病程的进展和严重程度,判断疗效及预后,对心肺概念及运动能力评估、劳动力鉴定、康复医疗等也有很重要的意义。本章主要涉及以下方面:① 心脏疾病的诊断与评估;② 运动性哮喘的诊断及呼吸困难的鉴别诊断;③ 评估开胸手术后的安全性;④ 检测运动员、潜水员、航天员等高强度工作专业人员的心、肺功能及体能状况;⑤ 评估伤残程度和疾病康复情况,进行劳动能力鉴定。

CPRT 的问题较多,不仅操作复杂,需时较长,风险较大,且缺乏国人正常预计值公式,故常作为常规心肺功能评价的辅助手段。

第一节　心肺运动试验的常用概念

(一) 基本概念

1. 运动试验仪(exercise test apparatus)　通过气体分析技术测定运动心肺功能的仪器,主要包括运动负荷设定装置(常用自行车功率计或活动平板)、气体分析仪、心电图等设备。

2. 心肺运动试验(CPET)　简称"运动试验"。在运动条件下测定呼吸气体的多少及成分,通过微电脑技术自动计算不同运动负荷下的通气量、摄氧量和二氧化碳排出量等通气、代谢参数的变化及心电图的变化,从而综合反映呼吸、循环、运动系统功能的方法。与心脏负荷试验不同,CPET 强调运动时心肺功能的相互作用和气体交换作用。

(二) 气体收集和分析装置

1. 道格拉斯气袋法(Dagalas bag method)　受检者的呼出气经过三通单向阀全部收集到道格拉斯气袋中,每隔一定时间(30 s 或 1 min)更换一个气袋,收集完成后,用化学分析法分析气袋中的氧和 CO_2 浓度和含量的方法。是早期测试气体代谢的一种方法,能准确测定呼吸气体浓度的变化,但整个测定过程间断、缓慢、繁琐。

2. 混合室法(mixing-bag method)　全称大混合室法,又称"混合气袋法"。借助于计算机、电子气体浓度分析器和流量传感器,在称为混合室的容器内,测定呼出气容积的同时测定气体浓度的方法,可实时(on-line)进行数据分析,逐渐取代道格拉斯气袋法。

3. 一口气接一口气法(breath by breath method)随着电子技术和计算机技术的发展,气体浓度分析器的分析速度显著提高,进而能分析每次呼出气的容积和成分的测定方法,从而显著改善混合室分析的动态性能,克服其反应迟钝、测试样本少的缺点。大体分下述三种形式。

(1) 小混合室法(small mixed room method):又称"封闭模式方法(closed model method)"。采用

传统混合室法的框架,即单向阀和呼吸管道,但明显减少混合室体积,能较好地反映动态测定过程中呼出气容积和浓度的测定方法。是一口气接一口气法的早期形式。

（2）微型混合室法（minuature mixed room）：又称"开放模式方法（open model method）"。使用微型混合室测定呼出气容积和浓度的方法,其中通过流量传感器测定吸呼出气的容积和通气量,通过气体分析仪测定 O_2 和 CO_2 的浓度,没有必要收集所有呼出气,只要在口鼻处的流量传感器边上按比例抽取部分呼出气至微型混合室（约 8 mL）,混合均匀后即可测量,获得比小混合室法更好的测定精度。

（3）无混合室法（non-mixed room）：又称"新开放模式方法（new open model method）"。不使用混合室测定呼出气容积和气体浓度的方法,即在口鼻处用流量传感器测定容积的同时,采用快速气体分析器,直接实时分析口鼻呼出气的浓度,再通过数学处理模拟出多种混合室,故测量简单、快速、准确。

（三）运动设备

1. 自行车功率计（power bicycle）　又称"功率自行车"。有特定负荷设置、固定放置,进行运动试验的自行车装置。优点是安全、低噪声、功率准确、不受受检者做功技巧影响、易获取动脉血气;缺点是受检者需主动运动,参与运动的肌肉较少,测得的最大氧耗量较活动平板低。

2. 踏板（treadmill）　又称"运动平板"。调节斜率和速度设置运动负荷,进行运动试验的平板型装置。优点是参与运动的肌肉多,是全身运动,比较符合日常生理运动状态;缺点是受检者做功技巧对运动试验的影响大,功率不易准确计算等。

（四）运动形式

1. 极量运动（maximal exercise）　逐级增加运动负荷,至受检者不能耐受的运动形式。主要用于判断最大氧耗量和呼吸、循环、运动系统的最大代偿能力。

2. 亚极量运动（submaximal exercise）　运动量相当于极量运动负荷 85% 的运动形式。若以氧耗量为标准相当于最大氧耗量的 85%,若以心率为准,则达到最大心率的 85%。主要用于无氧阈的判断、冠心病的诊断。

3. 增量运动（incremental exercise）　逐渐增加运动负荷的试验方法。主要用来完成极量运动和亚极量运动。

4. 阶梯试验（step exercise）　每隔一定时间（如3 min）增加固定的运动负荷（如 30 W）,观察进入稳态（测定的中后期）时数据的运动试验。

5. 线性功率递增试验（ramp test）　在一定时间内（一般 12 min）线性或接近线性递增功率,至预计最大运动功率的试验方法。受检者感受平缓、舒适;气体代谢数据平稳变化,测定结果更精确,特别适合无氧域的判断。

6. 恒量运动（constant exercise）　选择极量运动时最大负荷的一定比例或根据估测情况直接选择一固定的运动负荷进行的运动试验。主要用于测定和分析受检者的代谢情况和运动情况下的肺弥散功能。

（五）代谢参数

1. 摄氧量（oxygen uptake, $\dot{V}O_2$）　机体单位时间内摄取氧的能力。一般用每分钟摄取氧的毫升数或毫摩尔数表示。

2. 氧耗量（oxygen consumption, $\dot{V}O_2$）　机体单位时间内通过有氧代谢消耗氧的能力。因为机体摄取的氧绝大部分用于消耗,因此摄氧量和氧耗量很难区分,故可认为是同一概念。一般用每分钟消耗氧的毫升数或毫摩尔数表示。

3. 最大氧耗量（maximal oxygen consumption, $\dot{V}O_2$ max）　又称"最大摄氧量（maximal oxygen uptake）"。极量运动时,机体在单位时间内利用氧的上限,或机体在单位时间内消耗氧的最大能力。健康人的最大氧耗量由心脏泵血能力和运动组织对氧的摄取能力决定。$\dot{V}O_2$max 是反映人体在极量负荷时心肺功能水平的主要参数。

4. 每千克体重氧耗量（oxygen consumption per kg body weight, $\dot{V}O_2$/kg）　又称"每千克体重摄氧量（oxygen uptake per kg body weight）"。单位时间内每千克体重的氧耗量或摄氧量。是衡量个体运动能力的参数。

5. 最大每千克体重氧耗量（maximal oxygen consumption per kg body weight, $\dot{V}O_2$max/kg）又称"最大千克体重摄氧量（maximal oxygen uptake per kg body weight）"。在单位时间内每千克体重的最大氧耗量或最大摄氧量。与 $\dot{V}O_2$max 相比,排除了较大程度的个体差异,更具可比性,是衡量个体的运动能力和进行手术前风险度评估的客观参数。

6. 氧脉搏（oxygen pulse, O_2-pulse）　全称"每搏氧耗量"。心脏每跳动一次,周围组织所摄取的氧量或进入肺血液的氧量。两者分别反映体循环和肺循环的功能,大小基本相等。临床多测定体循环,故氧脉搏等于心搏出量与动脉混合静脉血氧含量差的乘积,是反映心功能的良好参数。氧脉搏降低也见于以下疾病:贫血、一氧化碳中度和低氧血症等。

7. 无氧阈(anaerobic threshold,AT)　机体在递增运动负荷试验时,由有氧代谢开始向无氧代谢转变的临界点。随着运动负荷的增加,肌肉消耗更多的氧,也产生更多的 CO_2,运动负荷、通气量、摄氧量、CO_2 产生量之间呈线性关系。但达一定水平,无氧代谢发挥的作用迅速增大,通气量和 CO_2 产生量迅速增大,并超出摄氧量与运动负荷的增加,该临界点即为 AT,是判断有氧代谢能力的主要参数。

8. 代谢当量(metabolic equivalent,MET)　评估能量消耗的参数,一代谢当量相当于每分钟、每千克体重 3.5 mL 的氧耗量。临床上常用代谢当量来衡量心功能和运动强度。

9. 二氧化碳产生量(CO_2 output)　单位时间内,机体组织产生 CO_2 的多少。常用每分钟产生 CO_2 的毫升数或毫摩尔数表示,是反映机体代谢功能的常用参数。

10. 二氧化碳排出量(CO_2 discharge $\dot{V}CO_2$)机体单位时间内经肺呼出 CO_2 的多少。常用每分钟呼出 CO_2 的毫升数或毫摩尔数表示。正常情况下与 CO_2 产生量一致,但剧烈运动前后、呼吸功能短时间内恶化或改善、酸碱缓冲的情况下,两者常有较大差异。

11. 最大二氧化碳产生量(maximal CO_2 output)　极量运动时机体单位时间内所产生的 CO_2 多少。常用每分钟产生 CO_2 的毫升数或毫摩尔数表示,是反映机体代谢功能的常用参数。

12. 最大二氧化碳排出量(maximal CO_2 discharge $\dot{V}CO_2$max)　极量运动时,单位时间内经肺呼出 CO_2 的多少。常用每分钟呼出 CO_2 的毫升数或毫摩尔数表示。正常情况下与最大 CO_2 产生量一致,但剧烈运动前后、呼吸功能短时间内恶化或改善、酸碱缓冲的情况下,两者常有较大差异。

13. 呼吸商(respiratory quotient,RQ)　每分钟 CO_2 产生量与每分钟氧耗量的比值。常用于反映进食类型和机体代谢情况。健康人普通饮食条件下的 RQ 约为 0.85,其中糖的呼吸商为 1,体内蛋白质的呼吸商为 0.8,脂肪的呼吸商为 0.71。

14. 呼吸气体交换率(respiratory exchange ratio,R)　每分钟 CO_2 排出量与每分钟氧耗量的比值。正常平均值约为 0.85。正常 RQ 和 R 相等,RQ 常用 R 表示。在通气量短时间内迅速增大或无氧代谢明显增强或酸碱缓冲的情况下,两者常有较大的差异。

15. 氧通气当量(ventilatory equivalent for O_2,EQO_2)　相同时间内每分钟通气量与每分钟氧耗量的比值,即 $EQO_2 = VE/\dot{V}CO_2$,是确定无氧阈的最敏感参数。正常值为 20~30。

16. 二氧化碳通气当量(ventilatory equivalent for CO_2,$EQCO_2$)　相同时间内每分钟通气量与每分钟 CO_2 排出量的比值,即 $EQCO_2 = VE/\dot{V}CO_2$,主要用于无氧阈的确定和评价换气效率。正常值为 20~30。

17. 二氧化碳通气当量斜率(ventilatory equivalent slope for CO_2,$EQCO_2$ slope)　$EQCO_2$ 的最大切线值,常用于表示肺的换气效率。

(六) 呼吸参数

1. 最大运动通气量(maximal expiratory ventilation,VEmax)　极量运动时每分钟呼出的气体容积。健康人 VEmax 占最大自主通气量(MVV)的 60%~70%。

2. 呼吸储备(breathing reserve,BR)　最大自主通气量与最大运动通气量之差的绝对值占最大自主通气量的比值或最大运动通气量占最大自主通气量的百分比。能反映极量运动时的呼吸储备能力。MVV – VEmax/MVV 的正常值为 20%~30%,正常 BR≥30%,心功能是限制健康人运动能力的主要因素。呼吸储备降低是原发性肺部疾病患者通气限制的主要特点。

3. 通气限制(ventilation limit)　极量运动终末,VEmax 接近、达到或超过 MVV 的状态。

4. 呼吸困难指数(dyspnea index,DI)　VE/MVV 的比值,反映呼吸困难程度的客观参数。正常值≤0.75。

5. 动态呼吸环(dynamic respiratory loop,intrabreath loop)　运动试验前受检者完成最大用力呼吸流量-容积环,然后在运动过程的任何时刻监测呼吸流量-容积环变化。可形象、直观、准确地反映肺通气限制的信息。

(七) 其他参数

1. 最大心率储备(maximal heart rate reserve,HRRmax)　健康人极量运动时,最大心率实测值与正常预计值的差值。反映心脏的储备能力。健康人极量运动时,最大实测心率达预计值,具体标准为HRmax占最大正常预计值的百分比≥85%,心功能充分发挥。

2. 心源性限制(cardiogenic limitation) 极量运动终末,心率达最大预计值,氧脉搏不能进一步升高的生理或病理生理状态。临床比较常见,与心血管系统储备功能较低有关。

3. 做功效率($\Delta \dot{V}O_2/\Delta W$) 每增加单位功率负荷所需增加的氧耗量。正常值为$8.4\sim11.0$ mL/(W·min)。

第二节 运动气体代谢测定技术的发展历史

运动时气体代谢测试技术从早期的道格拉斯气袋法到目前的开放式测定法有了巨大进展,特别是实时(on-line)分析技术日益成熟,能够对每一次呼吸进行迅速测定,而且衍生出许多新的研究内容。

一、道格拉斯气袋法

早期气体代谢测定采用道格拉斯气袋法(Dagalas bag),受检者的呼出气经过三通单向阀全部收集到道格拉斯气袋中,每隔一定时间(30 s或1 min)更换一个气袋,整个过程需要几十个气袋(图21-1)。收集完成后,将其混合均匀,用化学分析法分析气袋中的氧和CO_2浓度,尽管分析数据可靠,但整个过程缓慢、繁琐,除非特殊实验需要,目前极少应用。

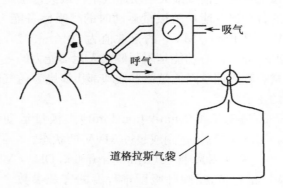

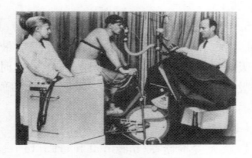

图21-1 道格拉斯气袋法

上图为模式图;下图为实测图。

二、混合室法

全称大混合室法,又称混合气袋法(Mixing-bag)。由于经典的格拉斯气袋法不能对测定数据实时分析,于是有学者提出呼出气的动态混合概念-混合气袋法,借助于当时的苹果II计算机、电子气体浓度分析器和流量传感器,在容积测定的同时得到气体代谢的数据(图21-2)。该法是气体代谢测定技术的一次巨大飞跃,产品种类较多,如早期耶格的EOS、20世纪80年代的耶格EOS-Sprint、森迪斯2 900等。混合室法比较接近道格拉斯气袋法,测定精确;缺点是动态性能差,反应迟钝。适合于采用稳态功率负荷进行的试验,对短时间快速精确的测量有明显欠缺,已基本淘汰。

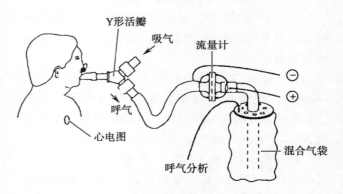

图21-2 混合室法测定模式图

三、一口气接一口气法

随着现代电子技术和电子计算机技术的发展,气体浓度分析器的分析速度不断提高,因此只要提高采样速度就可以减少混合室的大小,同样获得与大混合室法一样的测定结果,于是出现了一口气接一口气(breath by breath)的测定方法,即测定、分析每一口呼出气的气体容积和成分,从而显著改善了物理混合室分析的动态性能,克服了大混合室法反应迟钝、测定样本少的缺点,是测定技术的又一次巨大飞跃。一口气接一口气技术从提出到现代应用经历了三个阶段的发展。

(一)第一阶段:混合室法——封闭模式技术
早期(20 世纪 80 年代中、后期),人们不能跳出混合气袋法的框架,仍然采用笨重的单向阀和呼吸管道,为封闭模式,但混合室的体积显著减小(约 4.2 L),能较好地反映测定的动态过程(图 21 - 3、图 21 - 4A);而且结构简单,测定方便,成本低廉。

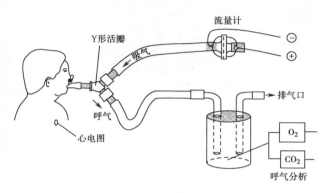

图 21 - 3　早期混合室法测定模式图

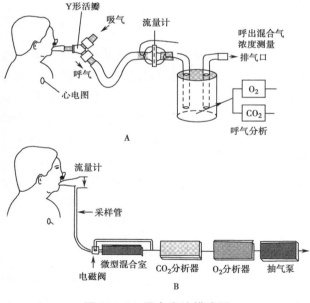

图 21 - 4　混合室法模式图

A. 晚期混合室;B. 微型混合室。

从理论上讲,混合室的大小应恰好等同于一口气呼出气的容积,即混合室最好能根据潮气容积进行动态调整;同时物理混合的速度应尽可能快速,否则不能保障通气测量与呼出气平均浓度测量的同步、准确,尤其是通气量较大的情况下。

混合室法中流量传感器安装在近吸气管路口鼻处,但最好安装在混合室的出口处,否则不能保障通气量测量与气体成分测量的同步,造成测量误差。由于从口腔经呼吸管道到混合室的延迟时间不固定,而解决方法只有通过查表法大概估算偏差系数,再校正测定结果,测定的精确度有所下降,尤其是大通气量情况下,呼气阻力大,使受检者无法正常发挥其最大运动能力,故该方法已极少应用。

(二)第二阶段:微型混合室法——开放模式技术　由于容积和通气量通过流量传感器测量;混合室仅收集平均呼出气的成分,通过气体分析仪测定氧和 CO_2 的浓度,因此没有必要用混合室收集全部呼出气,只要在近口鼻处的流量传感器附近按比例抽取部分呼出气至微型混合室(约 8 mL),混合均匀即可测量,从而获得比小混合室法更好的测定精度(图 21 - 4B)。主要机制:① 微型混合室的物理混合速度比小混合室快得多,基本不存在混合速度对测定精度的影响。② 管道的延迟时间取决于计算机控制的伺服抽气泵,排除了小混合室法对受检者主观因素影响大的缺陷,显著提高了大通气量情况下的测定精度。微型混合室法的主要优点是开放模式,受检者彻底摆脱了笨重的呼吸管道和单向阀,在自由呼吸状态下接受测量。该方法在技术上对传感器要求不是很高,而且可以测得潮气末二氧化碳分压和无效腔,临床应用广泛。

(三)第三阶段:无混合室法——开放模式新技术　所有上述物理混合的方法,其测量误差主要是由于从口腔到混合室的延迟时间及混合室物理混合的速度不固定而造成。无混合室法采用快速气体分析器,直接分析口鼻处吸入和呼出的气体成分,再通过数学处理,用数学的方法模拟物理混合,从而模拟出各种混合室,直接逼近道格拉斯气袋的测量精度,理论上无测量误差(图 21 - 5A)。该方法对气体分析器的速度要求极高,成本昂贵;主要优点是同时获得潮气末氧和 CO_2 分压及实时测量氧和 CO_2 浓度的变化曲线,而不需要特殊的气路设计,很容易获得生理无效腔(VD)、生理无效腔与潮气容积比值(VD/VT)等有关通气、血流灌注的参数。为进一步临床研究提供了更多可能性,如氧动力学分析(Kinetics)、动态呼吸储备分析、大运动量下心排血量的快速测量等。

(四)展望　一口气接一口气技术是现代气体代谢测定技术的主流,快速实时分析始终是将来的发展方向,因为更高的采样分析速度意味更加丰富的测定内容、更加精确的测定结果和更快的测定速度。

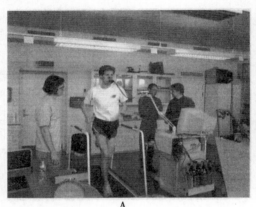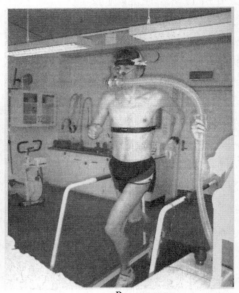

图 21‑5　密闭式测定和开放式测定

A. 现代开放式测定；B. 传统密闭式测定。

第三节　心肺功能的综合评估

机体的运动需要能量,能量主要来自于细胞线粒体的氧化反应,即食物底料(脂肪、蛋白质和碳水化合物)在线粒体内"燃烧",该过程需要氧的参与,如果氧供应充足,则"燃烧"充分,称为有氧代谢(aerobic metabolism);如果氧供应不足,则"燃烧"不充分,部分能量来自有氧代谢,部分能量通过酵解产生,同时产生中间代谢产物-乳酸,称为无氧代谢(anaerobic metabolism)。机体代谢需要的氧全部来于外界,即通过肺通气将新鲜空气吸入肺泡;通过气体交换到达血液,与血红蛋白结合形成氧合血红蛋白;再通过心血管系统泵至全身(包括做功的肌肉)。代谢的终产物 CO_2 通过反相回路排出体外。氧和 CO_2 的传输过程是在中枢神经系统的调节下使心血管系统和呼吸系统协调工作完成的,称之为运动心肺耦联。因此运动能力的大小取决于运动心肺耦联中每个环节,即呼吸系统、心血管系统(包括血液)、运动系统等。

一、最大摄氧量

1. 最大摄氧量($\dot{V}O_2$max)　是机体在单位时间内利用氧的上限,或机体在单位时间内消耗氧的最大能力。健康人由心脏泵血能力和运动组织对氧的摄取能力决定。$\dot{V}O_2$max 是反映人体极量负荷时心肺功能水平的主要参数。同义词还有最大摄氧能力、最大氧耗量。不同个体因体重、身高等差异,完成同样的功率负荷,$\dot{V}O_2$max 也有不同,故常用最大每千克体重摄氧量($\dot{V}O_2$max/kg)来衡量个体的心肺功能水平和运动能力,并进行客观比较。

2. 正常值　大于正常预计值的 85%。

二、无氧阈

无氧阈(anaerobic threshhold, AT)主要运用于运动医学,预测运动员、航空或航天员、潜水员等的运动耐力、运动能力和成绩等,也广泛的运用于临床医学。

(一)无氧阈概念的提出与演变

1. 血乳酸与无氧域概念的提出　1964 年 Naimark 和 Wasserman 等根据运动中血乳酸浓度的变化首次提出 AT 的概念。在递增负荷运动过程中,初始机体能量的供给基本来源于有氧代谢;达一定程度后开始过渡至大量动用无氧代谢,伴血乳酸浓度明显升高,一般将血乳酸浓度急剧增加的起点所对应的强度称为 AT。随着运动负荷强度的增加,无氧代谢进一步增强,导致肌肉乳酸积累、血乳酸浓度显著升高和代谢性酸中毒。AT 的研究实际上也是对代谢性酸中毒研究的一部分。

2. 无氧域的无创判断

(1) 无创呼吸气体代谢参数的选择:1973 年 Wasserman 和 Whipp 等研究了呼吸气体代谢参数,即每分钟通气量(VE)、每分钟 CO_2 排出量($\dot{V}CO_2$)、每分钟摄氧量($\dot{V}O_2$)、呼吸气体交换率(R)的变化特点,并根据下列四项条件确定 85 例健康人的 AT,即:① VE 非线性增加。② $\dot{V}O_2$ 非线性增加。③ 呼气末氧浓度($FetO_2$)升高,但是与之相应的呼气末 CO_2 浓度($FetCO_2$)没有下降。④ R 上升的拐点。

(2) 呼吸气体代谢参数选择的原因与机制:上述呼吸参数的变化与无氧代谢增强导致的血乳酸浓度升高一致。在有氧代谢条件下,血乳酸浓度低且稳定,VE、$\dot{V}O_2$ 与运动强度皆呈正线性关系,$FetO_2$ 与运动强度呈负线性关系,R 不变。随着运动强度增加,无氧代谢明显增强,血乳酸浓度升高,动脉血 pH 下降,刺激呼吸中枢,VE 明显增大,并超过运动负荷的增加幅度,即 VE 出现非线性增加;血液缓冲系统发挥缓冲作用,缓冲显著增加的乳酸,即 CO_2 增加不仅来源于有氧代谢,也来源于对乳酸的缓冲,从而导致 $\dot{V}CO_2$ 增大超过运动负荷的增加,$\dot{V}O_2$ 增大低于运动负荷的增加,故 $\dot{V}O_2$、$\dot{V}CO_2$ 皆出现非线性升高;氧利用增加的幅度低于 VE 增大的幅度,$FetO_2$ 必然升高,CO_2 排出量明显增大,$FetO_2$ 不下降;$\dot{V}CO_2$ 增大的幅度超过 $\dot{V}O_2$,R 必然升高。

3. 无创呼吸代谢参数的演变　1975 年,上述作者的研究发现降低的 AT 是心血管疾病的特征,首先提出氧通气当量(EQO_2)和二氧化碳通气当量($EQCO_2$)概念。1976 年 Davis 等认为 EQO_2 和 $EQCO_2$ 是确定 AT 的敏感参数;除采用气体代谢参数确定 AT 外,又提出呼出气氧浓度百分比变化的评价价值,并对各项参数相互比较,进一步验证了无创性气体交换法确定 AT 的原理。在递增负荷运动试验,随着运动负荷增加,无氧代谢增强,细胞内乳酸浓度升高,乳酸释放入血引起两种作用,一是血 CO_2 含量增加;二是 H^+ 浓度升高,兴奋呼吸中枢,产生与运动强度不成比例的更强的通气反应。

4. 极量运动过程的特点与 AT　1980 年 Skinner

等报道,在递增运动负荷试验,血乳酸的变化可分为三个阶段。第一阶段是处在较低强度的运动中,基本是有氧代谢供能,血乳酸浓度极低、稳定;随着运动强度增加,VE、$\dot{V}O_2$、$\dot{V}CO_2$、HR 均呈线性增加,血乳酸浓度稍有增加。第二阶段有氧代谢继续增强,无氧代谢也开始发挥作用,$\dot{V}O_2$ 和 HR 继续直线上升;血乳酸浓度升高,血 H^+ 浓度相应升高,CO_2 产生量增加,兴奋呼吸中枢,使 VE 和 $VE/\dot{V}CO_2$ 继续基本线性增大。第三阶段:有氧代谢逐渐达高峰,并达稳定状态;无氧酵解大幅度参与,血乳酸浓度明显升高,缓冲系统充分发挥作用,血 H^+ 浓度和 CO_2 产生量显著升高,出现明显的过度通气。

(二) 气体交换法评价无氧阈　国内外对气体交换法进行了深入研究,结果显示:AT 出现时,气体代谢变化曲线的非线性"转折点"与乳酸浓度升高"偏离点"高度相关。由于用血乳酸浓度确定 AT 不方便,气体交换法无创评价 AT 成为必然选择。

1. 评价标准　① 递增运动负荷达一定功率后,VE 突然升高的拐点。② 运动负荷达一定功率后,$VE/\dot{V}O_2$ 呈现锐利升高的拐点,同时 $VE/\dot{V}CO_2$ 未见降低。③ 运动负荷达一定功率后,$FetO_2$ 明显升高的拐点。④ 运动负荷达一定功率后,CO_2 排出量突然升高的拐点。⑤ 运动负荷达一定功率后,$\dot{V}O_2$ 与 $\dot{V}CO_2$ 的交点。⑥ 运动负荷达到一定功率后,R 锐利升高的拐点。上述标准可能有一定差异,但相互印证更有价值。

2. 评价标准的解释　为更好地理解上述评价标准,分别以 R 和 EQO_2 简述。

(1) 根据 R 变化确定 AT:有氧运动时,完全燃烧脂类,每 1 000 mL 氧产生 700 mL CO_2,即 RQ 为 0.7;蛋白质体内完全燃烧的 RQ 为 0.8,碳水化合物为 1.0,故有氧运动的 RQ 不可能超过 1.0,即 R 不可能超过 1.0;如果 R>1.0,机体无氧代谢发挥重要作用,CO_2 不仅来源于有氧氧化,也来源于机体对显著增加的乳酸的缓冲,即 CO_2 排出量将超过底物完全燃烧需要的氧耗量,故 R 升高,机体代谢肯定超过 AT。基于该设想,R 为 1.0 时,机体运动肯定达 AT;从 RQ 的范围(0.7~1.0)显示,R 为 1.0 是 AT 出现的最迟界限,真正的客观标准应在 R 为 1.0 前,取决于当时参与运动的食物底料;无论何种底物组合,皆为 R 升高。

有氧运动时,随着功率增加,氧耗量和 CO_2 排出量皆相应增加,R 是稳定的;达到及超过 AT 后,来源于有氧代谢和对乳酸的酸碱缓冲,CO_2 排出量增加更多,并超过氧耗量的增加,R 升高,故 R 升高可以作为判断 AT 的标准;显然如此测得的 AT 比 R＝1.0 更早且更准确。

（2）根据 EQO_2 确定 AT：有氧运动时,随着运动强度增加,$\dot{V}O_2$、VE 皆呈线性增加,EQO_2 保持恒定。运动强度增加使机体代谢超过 AT 后,CO_2 排出量更多,导致的代谢性酸中毒,刺激外周和中枢化学感受器,使呼吸中枢驱动增强,呼吸频率（RR）和潮气量（VT）增加,VE 显著增大,并超过 $\dot{V}O_2$ 增加的幅度,EQO_2 升高;CO_2 排出量更多,$EQCO_2$ 不升高,所以 EQO_2 升高的拐点即为 AT。

3. 自动化的评价　现代心肺运动试验仪可以通过评估软件自动寻找和校正 AT 点,并在图形中标记,还可进行手动微调,使 AT 的评价更简单、方便、准确。

4. AT 的正常值　AT 一般占 $\dot{V}O_2\max$ 的 50％～60％,大于 40％ 为正常。

（三）无氧阈的价值　AT 是反映最大有氧代谢功能的参数,与运动耐力有密切关系,故也是评价机体耐力的客观参数;在低于 AT 的运动负荷下运动,机体可长时间耐受而不会损害心肺功能,是指导康复训练、评估心肺功能的重要依据。AT 还是评估心肺功能的客观参数,随着运动科学的不断进步,深入研究 AT 的生理变化及机制,将更广泛地应用于运动医学的各个领域和临床医学,后者在评价心肺疾病方面更具有优势。

第四节　运动负荷的设计

根据试验目的和运动条件,不同学者设计出多种运动方案。从运动量的角度分类有极量运动、亚极量运动等;从运动负荷的变化特点分类有增量运动和稳态运动。最常用的运动器械有自行车功率计和踏板。极量运动和次极量运动皆采用增量运动形式,其中前者可较准确地反映受检者的运动能力,但较难耐受,主要用于运动医学;后者较易耐受,也能反映受检者的运动反应,主要用于临床医学。稳态运动主要用于观察一定运动负荷下受检者的运动反应。临床医学最常用增量运动试验,功率的选择或运动规程的设计是非常重要的环节。

（一）递增运动试验的设计

1. 传统运动试验方案的设计　早期采用阶梯试验（step exercise）,每隔一定时间（如 3 min）增加固定的功率（如 30 W）,观察进入稳态的数据（运动中后期）（图 21－6）。踏板和自行车功率计的具体选择方法不同。

（1）踏板的试验方案：1973 年 Bruce 等报道的多级踏板运动试验方案：Ⅰ级,1.7 mph（meters per hour）、10％斜度;Ⅱ级,2.5 mph、12％斜度;Ⅲ级,3.4 mph、14％斜度;各级皆运动 3 min。继而由 Stuart 和 Ellested 等提出、临床广泛应用的改良 Bruce 方案：Ⅰ级,1.7 mph、5％斜度;Ⅱ级,1.7 mph、10％斜度;Ⅲ级,2.5 mph、12％斜度;Ⅳ级,3.4 mph、14％斜度;各级皆运动 3 min。

（2）自行车功率计的设计方案：一般要求自行

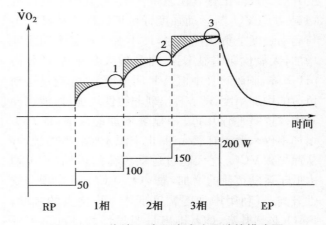

图 21－6　传统心肺运动试验设计的模式图

车的转速为 50～60 转/min;功率大小根据估测的受检者的运动能力设计,较弱运动能力者的起始功率选择 25 W、30 W 或 50 W,采用 10 W/min 或 25 W/min 的梯级;中等运动能力者的起始功率选择 50 W 或 75 W,采用 25 W/min 或 50 W/min 的梯级;较强运动能力者的起始功率选择 75 W 或 100 W,采用 50 W/min 或 75 W/min 的梯级。为更准确地确定最大功率值,较弱运动能力者最好采用 10 W/2 min 或 25 W/2 min 的梯级;中等运动能力者最好采用 25 W/2 min 或 50 W/2 min 的梯级,较强运动能力者采用 50 W/2 min 或 75 W/2 min 的梯级。

（3）试验设计的基本要求：所有设计方案均不

应少于 3 个梯级。从初始功率到最大功率的检查时间不少于 6 min，且不多于 12 min。如因某种原因不能达到该要求，需给出说明。

2. 现代运动试验方案的设计

（1）传统运动试验方案的特点：优点是运动方案设计明确；缺点是测定时间长，功率递增瞬间完成，但心肺功能不可能在瞬间匹配增加的功率，必须动用体内储备，即无氧代谢做功，造成乳酸堆积，使肌肉酸疼乏力，往往不能达到真正的最大值。因此线性递增试验（ramp test）逐渐推广。

（2）线性递增负荷试验

1）具体要求：在 6～12 min 达预计的最大功率，功率的递增是或几乎线性的。

2）特点：受检者的感觉平缓、舒适；气体代谢的数据稳定变化，易于 AT 的评估；容易达到真实的最大功率和最大氧耗量；对功率计提出更高要求，至少要求有双向数字通讯接口。几乎已取代传统的设计方案，被广泛应用。

3. 自行车功率计和踏板的区别　自行车功率计有安全、低噪声、功率准确、不受受检者做功技巧的影响等优点，且易获取动脉血气；缺点是需受检者主动运动，参与运动的肌肉较少，测得的最大功率或最大氧耗量较踏板低。踏板的优点是参与运动的肌肉较多，是全身运动，比较符合人体日常活动的生理

特点；缺点是运动与受检者的做功技巧关系密切，功率难以准确量化。目前不少著名品牌踏板的工艺和性能都有明显的改进，其速度、加速度、平稳度等内在品质明显提高，工作噪声很低，安全性非常高，能达到线性递增负荷试验的要求，对受检者做功技巧的要求明显降低。

（二）稳态运动方案的设计　与增量运动相同，可以用踏板或自行车功率计，运动强度一般设计为 $\dot{V}O_2max$ 的 65%～80%，主要用于疗效评估、运动康复和运动激发试验。

（三）6 min 步行试验　由于 CPET 的复杂性，临床上常用 6 min 步行试验对受检者的心肺功能进行简易检测。

1. 目的　检测受检者的运动耐力，评价呼吸功能、心血管功能、神经-肌肉功能，了解心、肺的做功能力及疾病状况，为临床治疗提供依据。

2. 试验方式和评价　受检者在平坦的走道上，以自然行走方式于短距离内往返走动，如果测定过程中感觉气喘，可调整走路的速度、继续行走或自行中断；监护人员记录受检者的步行距离，并进行评估。

6 min 步行试验也同时监测受检者的心跳和血氧饱和度的变化，并于测试后记录受检者的博格量表（Borg Scale），评估受检人测试过程中的呼吸困难及疲老程度，评价其实际运动能力。

第五节　心肺运动试验前的准备与试验操作程序

CPET 可综合评价呼吸-循环-运动系统的功能，故理论上的应用指征广泛，但常规肺功能、心功能检查方便，理论和技术成熟，有公认的明确标准；CPET 操作复杂，标准不统一，我国缺乏正常预计值公式，且有相对较大的测定风险，故临床上主要作为常规心肺功能检查的补充手段。CPET 检查指标的特殊性和高强度性，在运动医学的应用更为广泛，且具有较高价值。

一、检 查 风 险

CPET 的风险相对较高。根据 2003 年 ATS/ACCP 及 2010 年 AHA 的相关声明显示，CPET 检查的死亡率为 1/10 万～5/10 万；测定过程中主要发生严重心血管事件，包括心肌梗死、严重心律失常、血流动力学紊乱、晕厥等，发生率＜1/万～5/万。

故运动前应全面评判，运动中及运动后密切监测，确保试验的安全顺利进行。

二、适 应 证

① 不明原因呼吸困难的鉴别诊断；② 运动不耐受原因的评估，指导进一步诊断和（或）治疗；③ 评估围手术期的风险及预后；④ 指导运动处方制订；⑤ 评估治疗效果；⑥ 运动能力丧失程度的评估与鉴定；⑦ 运动员、航空航天员、潜水员等高强度作业人员心肺功能和运动能力的综合评估。详见本章第六节。

三、禁 忌 证

（一）绝对禁忌证　① 急性心肌梗死；② 不稳定型心绞痛；③ 未控制的心律失常，伴有症状或血

流动力学不稳定;④ 有症状的严重主动脉缩窄;⑤ 失代偿心力衰竭;⑥ 急性肺栓塞;⑦ 急性深静脉血栓形成;⑧ 急性心肌炎;⑨ 急性心包炎;⑩ 急性主动脉夹层;⑪ 急性呼吸衰竭;⑫ 支气管哮喘急性发作;⑬ 气胸;⑭ 咯血;⑮ 急性呼吸道感染或肺炎;⑯ 未控制、不稳定或者急性加重,且伴有明显临床症状或有呼吸、血流动力学障碍的其他呼吸、心血管疾病,如不稳定或较重的慢性呼吸衰竭、高血压;⑰ 有安全隐患的残疾人;⑱ 不能沟通的精神疾病患者。

(二) 相对禁忌证 ① 左冠状动脉主干狭窄;② 中度狭窄的心瓣膜疾病;③ 电解质紊乱,主要是低钾或高钾血症;④ 血压明显升高,静息 $BP \geqslant$ 200 mmHg/110 mmHg;⑤ 心动过速;⑥ 心动过缓;⑦ 高度房室传导阻滞;⑧ 严重肥厚型梗阻性心肌病;⑨ 急慢性心瓣膜病、心肌病及较重的其他器质性心脏病;⑩ 妊娠、贫血、甲状腺功能亢进症、肺大疱;⑪ 电解质紊乱或服用洋地黄类强心药物;⑫ 配合较差者。

四、操作步骤与规范

(一) 试验前准备

1. **病史采集** 包括:一般信息、临床信息、心血管危险因素、哮喘危险因素、既往史、家族史。

2. **常规心肺功能评价** 试验前应完成常规肺功能、心电图、心脏超声检查,并给出客观评价。

3. **环境与设备要求**

(1) 检查室:① 采光、通风充分;② 卫生清洁;③ 有室内温度、湿度调节装置,推荐温度 20～25℃,相对湿度 40%～60%。

(2) 心肺运动试验测试仪:符合行业标准,具体设置包括:气体交换测量系统、流量传感器和压差传感器、CO_2 分析器和氧分析器、自行车功率计或踏板、装有运动测试系统的计算机、心电图监测系统、动脉血压监测系统、脉氧仪等。

(3) 抢救设备:抢救车(包括抢救药物)、心脏电除颤仪、心肺复苏设备、供氧设备、血氧饱和度测量仪、吸痰仪、静脉输液设备等。

(4) 抢救药品:肾上腺素、多巴胺、阿托品、尼可刹米、硝酸甘油、抗心律失常药物、气道舒张剂、生理盐水、葡萄糖液等。

抢救设备及药品需按要求定期检查,定期更换补充。

4. **气体分析装置定标**

(1) 大气压定标:建议在海平面 1 个大气压、通风良好的房间(CO_2 浓度 0～0.04%,氧浓度 20.93%)进行。房间较小、人员拥挤时,必须使用参考气(含 0% CO_2、21% O_2、N_2 平衡的混合气)。每日进行 1～2 次定标。

(2) 容积定标、定标验证和流量线性检验:推荐使用 3 L 标准定标筒,按照 3 种快慢不同的速度(缓慢、中等、较快,详见第四章第二节)推拉定标筒,也可用 5 种快慢不同的速度推拉定标筒,完成定标。每日进行 1～2 次定标。

(3) 氧和 CO_2 浓度的传感器定标:建议采用两点式标准气体定标,需特别关注时间延迟中的采样延迟和分析延迟。每天进行 1～2 次定标。

5. **注意事项**

(1) 药物管理:记录服用的常规药物;功能性检测时,常规服用药物;用于诊断心肌缺血时,停用可能干扰试验结果的药物;允许根据药物的作用时间停药或 24 h 停药,运动试验结束后立即恢复用药。

(2) 测试前宣教:包括测试目的、流程;正确测试的方法;可能出现的症状及体征,可能出现的并发症;告知受检者有不适感觉时,摆手或用其他方式指出,有明显胸闷、胸痛、明显气急等感觉时可自行终止运动。

(3) 签知情同意书。

(4) 常规准备:衣服和鞋袜要舒适、合理;为受检者贴 12 导联心电图的电极片、正确佩戴血压和血氧监测设备;为受检者佩戴面罩或咬口器,并检查有无漏气。

1) 自行车功率计:测定前调整车座的高度,受检者坐于座椅上,脚踏位于最低处,前脚掌放于脚踏上,膝关节屈曲约30°。

2) 踏板:指导受检者上、下跑台的正确方式,预防跌倒。

(二) 试验过程

1. **设置个体化运动试验方案** 运动试验时间保持 6～12 min。

2. **静息阶段测试** 采集静息状态下 12 导联心电图、血压、脉氧饱和度、氧耗量等指标,持续 3 min。

3. **热身阶段测试**

(1) 热身方案

1) 自行车功率计:常规 3 min,踏车负荷多采用 0～20 W,受检者逐渐达 60～70 转/min 的恒定速率。

2）踏板：Bruce 方案：常规 3 min，速度 2.74 km/h，坡度 0°；Naughton 方案：3 min，速度 1.61 km/h，坡度 0°。

（2）监测：实时监测心电图、脉氧饱和度；间断监测血压，间隔时间根据试验长短情况设定，一般 2～5 min 显示 1 次。

4. 递增负荷阶段

（1）运动负荷设计

1）功率自行车：见本章第四节。

2）踏板：见本章第四节。

（2）观察运动负荷试验终止指标是否出现，充分把握受检者的状态。

（3）运动过程中，关注受检者自觉疲劳程度分级（rating of perceived exertion，RPE），嘱受检者用手指出或用其他动作显示当前的劳累分级程度，避免说话显示。

5. 恢复阶段

（1）恢复时间：一般 6～8 min，其中无负荷踏车或坡度为零的慢速运动恢复时间 3 min。

（2）观察内容：下肢与呼吸的主观感觉、博格评分、心电图、血压、客观体征等。

6. 运动试验的终止标准

（1）主观症状：出现明显气短，明显下肢无力或疼痛，胸痛，博格评分≥17；出现中枢神经系统症状，包括头疼、头晕等；受检者要求中止运动。

（2）客观体征：低灌注表现，如血压下降，心率异常增快，皮肤苍白；冷汗；运动失调。

（3）血压异常：随着运动负荷增加，收缩压出现 10 mmHg 以上的下降或持续低于基线水平，收缩压连续记录在 220 mmHg 以上或舒张压连续记录在 110 mmHg 以上，其他类型的血压变化异常。

（4）心电图异常：① 相邻导联 ST 段水平压低或下斜型压低＞0.2 mV，持续 2 min 或以上；或 ST 段弓背状急性抬高＞0.2 mV。② 发生严重心律失常，如Ⅱ～Ⅲ度房室传导阻滞、持续室性心动过速、频发室性早搏、快速心房颤动等。③ 其他严重心电

图异常。

7. 测试结束后的设备消毒

（1）采样管：使用 70％医用乙醇擦拭接头部分，建议每 6 个月更换 1 次采样管。

（2）流量传感器：蒸馏水冲洗后，用 0.5％邻苯二甲醛消毒液浸泡 15 min，再次用蒸馏水冲洗，晾干。

（3）其他测量传感器：主要是气体分析仪。使用 0.5％邻苯二甲醛消毒液擦拭外壳表面，禁止浸泡消毒。

（4）呼吸面罩：每人消毒 1 次；方法同流速传感器消毒。

（三）图形和数据收集　图形收集后主要用于评价；数据直接显示大小，包括下列参数。

各类参数相互之间有重叠，大体分以下四类。

（1）氧代谢相关参数：$\dot{V}O_2$ max、AT、$\dot{V}O_2$ max/kg、$\dot{V}O_2$ max％pred、$\dot{V}O_2$ max/HR、$\Delta VO_2/\Delta W$。

（2）CO_2 代谢相关参数：$\dot{V}CO_2$ max、R。

（3）呼吸相关参数：VEmax、VEmax/MVV、RR、VE/$\dot{V}O_2$ max、VE/$\dot{V}CO_2$ max、VE/$\dot{V}CO_2$ max 斜率等。

（4）循环相关参数：HRmax、HRR、EKG、BP 等。

（5）其他：运动设备、运动方案、终止运动的原因等。

（四）结果判读和诊断

（1）常规肺功能或通气功能评价：给出肺功能诊断及分级。

（2）常规心功能和心电图的评价及分级：给出器质性、功能性诊断及分级。

（3）氧代谢及运动能力评价：给出诊断及分级。

（4）心血管和心电图的反应：给出诊断和评价。

（5）通气、换气功能反应：给出诊断和评价。

（6）给出综合诊断和评价。

第六节　不同人群心肺运动试验的反应

人体器官皆有较大的储备能力，在静息状态下，其储备能力的轻度下降不易导致异常表现。运动可增加气体交换、气体运输和骨骼肌的气体代谢能力，

故可检测出静息时所不能发现的病理生理改变，进而从运动受限的因素、运动时出现的症状、运动过程中气体代谢参数的特征性变化，发现疾病的类型和

变化规律。

一、健康人的运动反应

理论上健康人的运动能力主要受心肺功能的限制，但实际上主要受心功能限制，肺功能并不是限制运动能力的因素。本节重点从机体代谢的角度简述肺源性限制和心源性限制对健康人运动能力的影响。

1. 肺源性限制和心源性限制　前者一般指通气限制，即极量运动终末时，VEmax 接近、达到或超过 MVV 的状态；少数情况下为换气限制，即极量运动终末时，CO 弥散量（D_LCO）和 SaO_2 明显下降，并成为限制运动能力的主要因素。健康人表现为心源性限制，即极量运动终末，心率达最大预计值，氧脉搏不能进一步升高的生理状态。

2. 健康人的通气反应　健康人的通气储备强大，极量运动时不表现为通气限制，本节举例阐明。静息状态下，呼吸频率（RR）约 16 次/min，潮气量（VT）约 500 mL，每分通气量（VE）约 8 L/min；极量运动时，RR 可达 60 次/min，VT 可达 3 000 mL，最大运动通气量（VEmax）为 180 L/min，故运动时 VE 的变化范围高达 22.5 倍。判断运动过程是否存在通气限制可用呼吸储备（BR）衡量，BR＝（VEmax－VE）/VE，即 BR 是静息 VE 的 21.5 倍。由于测定过程中需不断测量 VE 或用力呼吸的流量-容量环（F－V 环），受检者配合有一定难度，故一般用通气功率函数的正常值评估通气限制，最简单的参数是呼吸困难指数（DI＝VEmax/MVV），健康人极量运动时，DI 为 0.6～0.7（或 60%～70%），该界值称为气急域，故呼吸功能不是健康人运动的限制因素。

健康人的实际通气贮备远比上述解释复杂和强大，因为无效腔的存在，通气量并非全部用于气体交换。健康人的 RR16 次/min、VT 500 mL、VD 150 mL、VD/VT 0.3（0.25～0.35）。随着运动负荷增大，VT 增大，RR 增快，且 VT 增大幅度超过 RR。以上述最大 VT 3 000 mL 计算，若 VD 不变，VD/VT 约为 0.05；实际上，用力呼吸时，VD 有所增大，假若增大 2 倍，VD/VT 大约为 0.15（正常小于 0.18），故实际通气储备较 BR 更大。

3. 健康人的心血管系统反应　健康人表现心源性限制，与心脏储备功能较低有关。静息时，HR 为 70 次/min，每搏输出量（SV）为 70 mL，心排血量（CO）为 5 L/min；极量运动时，HR 达 180 次/min，SV 达 110 mL，最大心排血量（COmax）为

20 L/min，故心脏储备约为（COmax －CO）/CO＝3，即运动时 CO 的变化范围为 4 倍，与 VE 22.5 倍的变化范围相差甚远，即心功能储备远低于通气储备。实际上，心血管系统还可通过改变动脉混合静脉血氧含量差（Ca-$\bar{v}O_2$），即组织利用氧的能力增加氧输送能力。静息状态下 Ca-$\bar{v}O_2$ 为 50 mL，极量运动时最大为 150 mL，即变化 3 倍，故心血管系统对氧的输送能力可以从静息时的 250 mL/min 增加至极量运动时的 3 000 mL/min，变化范围达 12 倍，综合心血管功能储备为 11 倍。

因此心血管功能储备远低于通气储备，故心源性限制是健康人运动能力的主要限制因素，这也是选择运动试验评价心脏功能、诊断冠心病的主要理论基础；反之，用运动试验评价早期肺功能减退是伪命题。

二、不同人群的心源性限制特点

上述分析显示，评价心功能应侧重于氧耗量和心率的变化。氧耗量与运动负荷成一定的函数关系，健康人在一定范围内（AT 内）呈线性关系，随着运动负荷增加，氧耗量线性升高，表现为心源性限制。

肥胖（obesity）等人群也表现为心源性限制，在正常预计 AT 范围内，肥胖者的氧耗量与运动负荷也呈线性关系，但摄氧量的基点升高（图 21－7A）；在周围循环供氧（peripherial O_2-flow）障碍患者，线性关系存在，但斜率改变，比健康人群低（图 21－3B）；在心血管（cardiovascular）疾病患者，低功率时呈线性关系，中、高运动负荷时线性关系丧失，逐渐接近平坦的曲线（图 21－3C），更早出现 AT。

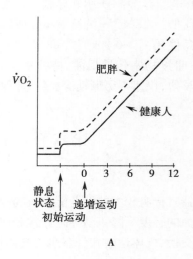

A

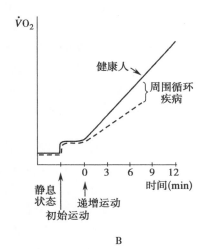

B

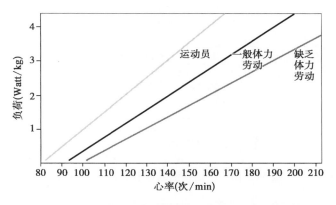

图 21-8　运动能力不同的健康人的心率变化特点

自下而上依次为缺乏体力劳动、一般体力劳动、运动员的心率随运动负荷的变化特点；皆呈线性关系，但斜率不同。

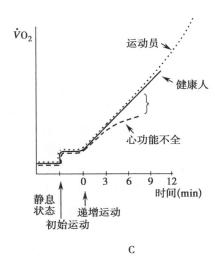

C

图 21-7　氧耗量与运动负荷的关系

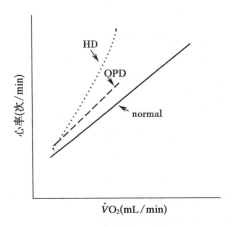

图 21-9　心率与氧耗量的关系

自下而上依次为健康人（normal）、阻塞性肺疾病（OPD）患者、心脏病（HD）患者，后两者明显不同于健康人。

三、心率与氧耗量的关系

1. **心率与氧耗量的基本关系**　随着运动负荷增加，心率增快，氧耗量增加，心率与氧耗量的函数关系可反映心血管系统输送氧的能力和特点。一般健康人的运动负荷与心率呈线性关系，体能越好心率增加越缓慢；反之体能差的人心率增加快，但因为皆为健康人，心率与氧耗量必然保持一定的线性关系，每搏氧耗量恒定（图 21-8）。在阻塞性肺疾病（obstructive pulmonary disease，OPD）患者，心率与氧耗量也呈线性关系，但因肺代偿能力下降，心率代偿性增快，最终常因呼吸困难而过早终止运动；在心脏疾病（HD）患者，心率成非线性的快速增加（图 21-9）。用公式表示：$HR = \dot{V}O_2 / (SV \times Ca\text{-}\bar{v}O_2)$。

2. **每搏氧耗量**　氧耗量除以心率即为每搏氧耗量，准确称为每搏摄氧量，简称氧脉搏，是反映心脏射血功能的重要参数。OPD 患者的氧脉搏比正常值低；HD 患者的氧脉搏降低，且出现摄氧量增加，氧脉搏不再增加，甚至下降（图 21-10）。

四、呼吸系统疾病的运动反应

健康人有较大的肺功能储备，极量运动时仅动用 MVV 的 $60\%\sim70\%$，若考虑 VD/VT 下降，通气储备更大，因此只有肺功能损害达相当程度才能出现气体代谢的异常变化，即 CPET 不是判断呼吸疾病或功能异常的敏感检查。根据肺功能变化特点，将肺疾病可分为阻塞性和限制性两种基本类型。阻塞性肺疾病主要是周围气道阻塞，其中支气管哮喘和慢性阻塞性肺疾病（COPD）最常见，运动时前者容易出现较大变异，如发生运动型哮喘；后者相对稳

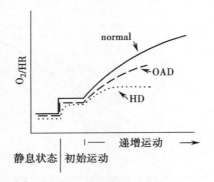

图 21 - 10 运动负荷与氧脉搏的关系曲线

自上而下依次为健康人（normal）、阻塞性肺疾病（OAD）患者、心脏病（HD）患者；后两者明显不同。

定，故本节简述 COPD 的变化。限制性疾病分为肺实质疾病（习惯上称为肺间质疾病）和肺外疾病，后者主要是胸廓疾病。

（一）慢性阻塞性肺疾病

1. **肺功能特点与运动能力** 1981 年 Brown 和 Wasserman 报道了通气需要与通气能力的关系。通气能力用 MVV 表示，通气需要用 VEmax 表示，呼吸困难指数为 VEmax/MVV。COPD 的主要病理改变是肺弹性回缩力减退和气道阻塞，结果导致呼吸气流受限、通气阻力增大，通气需要增加；肺过度充气，功能残气量（FRC）增大，呼吸肌，主要是膈肌处于不利的力学状态，通气能力下降；气体分布不均，通气血流比例（$\dot{V}/\dot{Q}$）失调，VD、VD/VT 增大，通气效率和通气能力下降。故 COPD 患者的肺功能特点是通气需要增加和通气能力下降，并最终导致运动受限和呼吸困难。上述因素导致 COPD 患者必须增加 VE 以保障足够的肺泡通气量（$\dot{V}_A$）和维持正常的 $PaCO_2$ 水平，因此 $EQCO_2$ 明显增大，提示通气效率显著下降，容易产生呼吸困难；在重症患者，低负荷运动时即可能出现呼吸困难，并因此而终止运动。

2. **递增运动反应特点** ① 常因呼吸困难而终止运动。提示通气限制。② $\dot{V}O_2$max 降低，不能形成平台；氧脉搏减低；AT 不出现或难以确定，或出现 AT，但 AT/$\dot{V}O_2$max 明显升高。提示心血管功能代偿或未充分发挥。③ HR 逐渐上升，HRmax 常达不到预计值。提示心血管功能未充分发挥。④ 静息状态时 VD/VT 升高，运动过程中通常不下降；$EQCO_2$ 明显升高，提示通气效率下降。⑤ MVV 和 VEmax 下降，VEmax/MVV＞0.75。提示通气功能下降和通气限制。⑥ $\dot{V}O_2$ 上升迅速，VE 上升也较快，EQO_2 上升不明显。⑦ 运动中 PaO_2 可以不

变、降低或升高；$PaCO_2$ 可以下降、不变或升高，动脉血肺泡呼气末 CO_2 分压差（$Pa-etCO_2$）为正值。提示肺气体交换能力下降。⑧ 在同等做功条件下（如 50 W 或 75 W），在各级做功水平上的氧耗量皆升高，即 $\Delta\dot{V}O_2/\Delta W$ 降低，但 VE 随之增加。提示做功效率下降，呼吸做功所需消耗量增加。⑨ 动态呼吸环出现低容积流量重叠。

（1）动态呼吸环：受检者首先做最大用力呼吸流量-容积环（图 21 - 11）；在增加运动负荷过程的任何时刻监测呼吸流量-容积环，后者随运动功率增加而扩大，故称为动态呼吸环。动态呼吸环的测定过程既不影响气体代谢的测定，也不需受检者的特殊配合，可形象、直观、准确地反映通气限制的信息。

（2）健康人或限制性肺疾病患者的动态呼吸环：受检者的气道通畅，运动过程中的呼吸流量始终小于最大呼吸流量，故动态呼吸环始终在最大呼吸流量-容积环内（图 21 - 11A）。

（3）阻塞性肺疾病患者的动态呼吸环：患者最大用力呼气时常有小气道陷闭，故低容积流量明显下降；在平静呼吸或低强度运动时，小气道陷闭多较轻，低容积的呼气流量反而较大，与最大用力呼气流量-容积环出现交叉（图 21 - 11B），因此动态呼吸环对周围气道疾病的诊断和评价有较高价值。

（二）肺实质疾病的运动反应

1. **肺功能特点与运动能力** 肺实质疾病种类众多，主要病理生理学变化是气体交换异常和肺容积降低，肺功能表现为：限制性通气功能障碍，D_LCO 下降，$\dot{V}/\dot{Q}$ 失调，低氧血症；重症患者出现静动脉血分流和严重低氧血症。Comroe 等发现 D_LCO 降低至正常预计值的 $50\%\sim75\%$ 时，静息 PaO_2 仍可正常，但运动后多明显降低。1984 年 Risk 等比较了 168 例肺间质疾病患者，发现 D_LCO 与运动后的肺泡动脉血氧分压差（$P_{A-a}O_2$）呈负相关，作者认为当临床表现与静态肺功能检测有出入时，尤其是当 $D_LCO<70\%$，应选择运动后 $P_{A-a}O_2$ 作为评价标准。运动过程中的呼吸变化亦可作为诊断肺间质疾病的辅助依据。其特点是运动后 VE 明显增加，呼吸形式呈低 VT、快 RR 改变。

2. **递增运动反应特点** ① $\dot{V}O_2$ 上升缓慢，$\dot{V}O_2$max 和 AT 降低，出现 AT 时的氧脉搏、$\dot{V}O_2$max/kg 均降低。$\dot{V}O_2$max、AT 降低主要与气体交换异常和肺血管功能异常等有关。② HR 增长缓慢，HRmax 尚未达最大预计值之前，患者就因呼吸困难而终止运动。提示心功能储备仍存在。

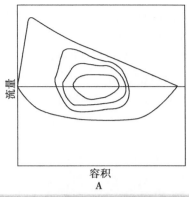

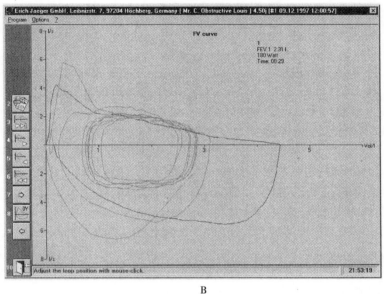

图 21－11　不同情况下的动态呼吸流量-容积环的变化

横坐标是容积,纵坐标是流量,周边的最大曲线分别是 MEFV 曲线和 MIFV 曲线,
构成最大呼吸流量-容积(F－V)环;其他曲线是运动过程中的 F－V 环。A:为健康
人,运动过程中的 F－V 环皆在 MEFV 和 MIFV 曲线内;B:为典型 COPD 患者的曲
线,MEFV 曲线出现低容积流量的明显下降,而 MIFV 曲线基本正常,运动过程中的
F－V 环(呼气相)与 MEFV 曲线高度重合。

③ VEmax/MVV＞0.75。提示通气功能下降和通气限制。④ 呼吸形式表现为高 RR(＞50 次/min)、低 VT 特点;潮气量/深吸气量(VT/IC)增高,接近 1。吸气时间(Ti)、呼吸周期时间(Ttot)和吸气时间占呼吸周期的比值(Ti/Ttot)均缩短。符合限制性通气功能障碍的特点。⑤ EQO₂升高。提示换气效率降低。⑥ 运动性低氧血症。中、重症患者可有静息低氧血症,轻症患者 PaO_2 多正常;极量或亚极量运动时 PaO_2 皆明显下降,甚至更低运动负荷时即出现 PaO_2 下降。$P_{A-a}O_2$ 明显升高。提示换气能力下降和换气限制。⑦ 做功量降低,做功效率($\Delta \dot{V}O_2/\Delta W$)降低。是心肺功能减退的共同特点。

(三)肺外限制性疾病的运动反应　氧耗量和通气反应与间质性肺疾病大体相似,不赘述;主要区别是参与气体交换的肺组织的功能基本正常或接近正常,故一般不出现低氧血症和运动性低氧血症,即 PaO_2 正常,PaO_2 不随功率增加而降低;部分患者可出现轻度低氧血症。

五、心血管疾病的运动反应

心血管疾病可分为体循环疾病和肺循环疾病,两类疾病的 CPET 反应有较大不同。

(一)体循环疾病的运动反应　心血管功能是限制健康人运动能力的主要因素,冠心病、心瓣膜病、先天性心脏病、心肌病和慢性心功能不全患者均出现 $\dot{V}O_2 max$ 和 AT 降低,所以 CPET 是判断心功

315

能异常的敏感检查。

1. 病理生理特点与运动反应　心脏病的主要病理生理学变化是 CO 降低,运动反应主要是 HR 异常加快和动脉混合静脉血氧含量差($Ca-\bar{v}O_2$)增大,严重者对低功率的运动负荷不能适应,即在低功率水平运动时出现乳酸堆积。

运动时骨骼肌需氧量增加,且主要通过增加骨骼肌的血流量和促进氧的利用实现。低负荷运动时与健康人相似;随着运动负荷增加,由于 CO 下降,骨骼肌血流量和供氧量不足,有氧氧化必然被无氧氧化代替,丙酮酸转变为乳酸,导致乳酸堆积,刺激呼吸中枢,VE 增大;增加的乳酸进入血液后被 HCO_3^- 等缓冲,故能排出更多 CO_2,因此 VE、$\dot{V}CO_2$ 迅速增大,$\dot{V}O_2$ 上升趋势减缓,AT 提前出现。随运动负荷进一步增加,$\dot{V}CO_2$ 将继续明显上升,$\dot{V}O_2$ 的上升速度减慢,直至不再继续上升,说明 $Ca-\bar{v}O_2$ 和 CO(主要通过增加 HR 实现)已达极限,表现为心源性限制。

做功效率($\Delta \dot{V}O_2/\Delta W$)降低也是心血管疾病的表现,特别是心室功能严重减退的患者。心脏病患者的 $HR-\dot{V}O_2$ 关系表现为低氧耗量、高心率的特点,具体表现为在较低功率时 HR 即达最大预计值;氧脉搏下降,早期出现平台。

在未出现肺水肿的患者,呼吸功能变化与健康人相似,不会出现通气限制。

2. 递增运动反应特点　① $\dot{V}O_2$ 上升缓慢,$\dot{V}O_2$ max 下降,达 $\dot{V}O_2$max 后出现平坦段。② AT 提前出现,AT/$\dot{V}O_2$ max 升高。③ HR 迅速上升至 HRmaxpred。④ 氧脉搏明显降低,早期即出现平台。上述表现皆提示心功能储备下降和心源性限制。⑤ VD/VT 通常降低,VEmax 一般达不到最大预计值即终止运动,VEmax/MVV 下降。提示有充足的通气储备。⑥ PaO_2 无变化或随运动负荷增加而上升,$PaCO_2$ 降低,较重的先天性心脏病除外。

⑦ 做功效率($\Delta \dot{V}O_2/\Delta W$)降低。

(二) 肺循环疾病的运动反应

1. 主要气体交换异常和心血管功能下降　以肺动脉高压为例简述如下。

(1) 气体交换效率下降和低氧血症:肺动脉高压的主要病理生理学改变是肺泡通气良好,肺血流量下降,VD 和 VD/VT 增大;$\dot{V}/\dot{Q}$ 失调,且以高 $\dot{V}/\dot{Q}$ 为主;运动时不能改善,甚至加重,故气体交换效率下降,$EQCO_2$ 明显升高;支气管循环和肺循环吻合支开放,静动脉血分流率($\dot{Q}s/\dot{Q}t$)增大,出现低氧血症,运动时更易发生或加重。

(2) 心血管功能下降:主要表现为右心室后负荷增加,运动后 CO 增加受限,故出现代偿性 HR 加快和 $Ca-\bar{v}O_2$ 增大,患者在低功率水平运动即出现无氧代谢增强和血乳酸堆积,故运动时不仅 $\dot{V}O_2$ 上升趋势缓慢,$\dot{V}O_2$max 降低,且较早出现 AT,$\Delta \dot{V}O_2/\Delta W$ 降低;通过缓冲作用,$\dot{V}CO_2$ 继续明显上升。递增负荷运动过程中,如果 $\dot{V}O_2$ 不再继续上升,说明 $Ca-\bar{v}O_2$ 和 CO(主要通过 HR 增快实现)已达极限,即表现为心源性限制。HR 的特征性反应为 $HR-\dot{V}O_2$ 关系呈现低功耗-高心率,具体表现为 HR 在较低运动功率时即达最大预计值,氧脉搏下降。

2. 递增运动反应特点　① $\dot{V}O_2$ 上升缓慢,$\dot{V}O_2$ max 和 AT 降低,AT/$\dot{V}O_2$ max 升高;出现 AT 时的氧脉搏、$\dot{V}O_2$ max/kg 均减低。② HR 迅速上升达最大预计值,氧脉搏明显降低。上述表现皆提示心功能储备下降和心源性限制。③ 静息 VD/VT 升高,运动期间通常不下降,$EQCO_2$ 明显升高,提示通气效率降低。④ EQO_2 升高,提示换气效率降低。⑤ 运动性低氧血症,中、重症患者可有静息低氧血症,轻症患者 PaO_2 多正常;极量或亚极量运动时 PaO_2 皆明显下降,甚至较低负荷运动时即出现 PaO_2 下降,$P_{A-a}O_2$ 明显升高。提示换气功能下降。⑥ 做功效率($\Delta \dot{V}O_2/\Delta W$)降低。

第七节　心肺运动试验的临床应用

CPET 对运动医学的价值更大,可以评价机体的运动能力、呼吸-循环-运动系统的耦联情况及影响运动能力的因素,指导训练,评价训练效果。该部分不属于本节内容,不阐述。

CPRT 的临床应用的范围较广,但总体应用不多,一是常规心肺功能检查等简单、方便、安全性高,并能解决绝大部分问题;二是 CPET 测定复杂,风险相对较高,缺乏解读知识和经验,故实际临床价值有限,主要作为心肺功能等检查的深化和补充,用于评价运动受限的病因和病理生理变化、心肺功能损害的严重程度,进行呼吸困难的鉴别诊断(心源性、肺源性、神经-肌肉源性、神经性),评价治疗方式的效果,评估心胸外科和上腹部大手术的危险性和预后,评估移植器官(如心脏移植、肺移植)的生存潜能,以及康复医学运动处方的个体化制订,也用于劳动能力评估等。

一、呼吸困难的鉴别诊断和客观分析

心功能不全、COPD、慢性肺间质疾病、肺血管疾病、肥胖、线粒体肌病、营养不良、心理因素等均可引起不同程度的呼吸困难。典型病例通过病史、体检,结合有针对性的常规检查即可诊断,但不典型患者需结合 CPET 的反应才能诊断,因为不同疾病有不同的运动反应(详见本章第六节),简单总结如下。

(一) 呼吸困难的评价

1. 呼吸困难的特点　呼吸困难很难准确描述,更难以准确定量。呼吸困难主观上表现为呼吸不畅或气短,且常与患者的运动能力不相称,导致患者忧虑不安;客观上表现呼吸运动增强,胸腹式呼吸运动不协调,辅助呼吸肌活动,或呼吸节律紊乱等。主观和客观的表现可以一致,也可以有较大差异。一般意义上的呼吸困难是指患者的主观感觉,但可使用的定义是通气量的需要超过通气储备。

2. 不同疾病的呼吸困难表现　正常情况下,当通气需要接近或超过通气储备的时候,将出现呼吸困难。若患者出现气流阻塞,则呼吸做功增加,运动时增加更明显,故递增运动负荷过程中的呼吸困难类型绝大多数是呼气气流受限,呼气运动变为主动运动,并在呼吸肌上传递"负荷感觉",此感觉与呼吸肌做功或疲倦感一致。心血管疾病或神经-肌肉疾病的表现与气流阻塞不同,呼吸困难感觉与呼吸肌做功或疲倦感不一致。当然鉴别呼吸困难原因的更主要手段是上述运动反应的特点。

3. 呼吸困难的定量或半定量评价　一般描呼吸困难的指标有呼吸困难指数和其他半定量指标,前者能客观评价通气能力和通气需求之间的关系,是 CPET 的常规测定指标,但与呼吸困难感觉的一致性较差;后者如博格评分(Borg Scale)等,临床应用较多。

(1) 呼吸困难分级评分(英国医学研究委员会):0 级:除非剧烈活动,无明显呼吸困难;1 级:当快走或上缓坡时有气短;2 级:由于呼吸困难比同龄人步行慢,或者以自己平时的速度在平地上行走时需要停下来呼吸;3 级:在平地上步行 100 m 或数分钟后需停下来呼吸;4 级:明显的呼吸困难而不能离开房屋或者穿脱衣服时气短。

(2) 博格评分:较常用的评分方法,是根据标准绘图纸的颜色分为十级,由患者根据自己的感受评分。

(二) 不同呼吸困难的基本特点

1. 循环系统　以 $\dot{V}O_2\max$ 和 AT 下降、BR 充分为基本特点,具体标准:$\dot{V}O_2\max\%$pred$<85\%$,AT$<40\%\dot{V}O_2\max$;BR$\geqslant30\%$。

2. 呼吸系统　以 BR 下降、AT 不出现或占 $\dot{V}O_2\max$ 的比值升高为基本特点,具体标准:AT$\geqslant40\%\dot{V}O_2\max$,BR$<30\%$。

3. 循环、呼吸系统疾病并存　以 AT、BR 同时下降为基本特点,具体标准:AT$<40\%\dot{V}O_2\max$,BR$<30\%$。

4. 其他　如肥胖、焦虑、较轻疾病可以有不同疾病的表现,但以 $\dot{V}O_2\max$ 正常为基本特点,具体标准:$\dot{V}O_2\max\%$pred$\geqslant85\%$。

二、评估开胸手术和上腹部手术后的安全性

1. 基本特点　大手术,特别是胸腔和上腹部手术后常出现肺部并发症。在静态心功能、常规肺功能认为不宜手术而又有较高手术指征的患者,CPET 对区别围手术期的高危患者和低危患者有重要价值,如肺癌患者多为老年人,吸烟史长,且常伴有其他基础疾病,如 COPD、原发性高血压、冠心病等心肺疾病,增加了开胸手术的危险性。手术前进行常规肺功能检查的目的是预计手术后并发症的风险。虽然通气功能的损害程度与手术后并发症的发病率和死亡率有一定关系,但也有较大变异,如某些患者常规肺功能检查已有明显异常,估计发生并发症的概率较高,但术后未出现并发症;反之,亦如此。因为运动能力是由循环系统、呼吸系统、运动系统的整体反应决定的,在肺功能下降的情况下,患者可以通过提高循环系统的功能和骨骼肌的功能来提高运动能力;也就是说,在有较重肺功能损害的患者,若其他系统的功能代偿充分,仍然可以耐受手术,手术前的运动能力是预测手术后并发症的发生率、患者死亡率的最敏感、最可靠的指标。

2. 评价指标和标准　1984 年 Smith 等发现用 $\dot{V}O_2\max$ 进行术前评估有非常高的精确性,作者对

无合并症和有合并症的患者进行了比较,包括年龄、FEV_1、$FEV_1\%$ pred、FVC、FVC% pred、MVV%pred、RV/TLC、$D_LCO\%$ pred、$\dot{V}O_2$max (L/min)、$\dot{V}O_2$max/kg mL/(kg·min)、$\dot{V}O_2$max%pred 等指标,发现$\dot{V}O_2$max 在无合并症组和有合并症组之间有显著差异(P<0.01)。$\dot{V}O_2$max/kg>20 mL/(kg·min),开胸手术的风险低,10 例患者中仅有 1 例出现并发症;在$\dot{V}O_2$max/kg 15~20 mL/(kg·min)的患者,6 例患者中有 4 例出现并发症;在$\dot{V}O_2$max/kg <15 mL/(kg·min)的患者,开胸手术的风险非常高,6 例患者全部出现并发症。$\dot{V}O_2$max <1 L/min 也提示开胸手术有高风险性。1982 年 Eugene 等研究19 例肺部分切除患者。这些患者皆进行了常规肺功能测定和$\dot{V}O_2$max 测定(通过自行车功率计),结果显示:在有心肺合并症的患者,$\dot{V}O_2$max 皆<1 L/min;在 4 例$\dot{V}O_2$max< 1 L/min 的患者,3例死于心肺衰竭。还有作者以 AT、VE/VCO_2斜率和有效摄氧斜率(oxygen uptake efficiency slope,OUES)等预测手术风险,也有一定的价值;但病例数较少,且多为早期研究。结合其他后续研究、不同国家的推荐标准及围手术期管理的进展,主要总结胸科手术(主要是肺切除术)推荐标准如下。

(1) $\dot{V}O_2$max/kg>20 mL/(kg·min)可胜任或耐受手术,15~20 mL/(kg·min)手术有一定风险,10~15 mL/(kg·min)手术有较大风险,<10 mL/(kg·min)手术风险极大,应尽量避免。

(2) $\dot{V}O_2$max >1 L/min 时手术风险低,<1 L/min 时手术风险高。

(3) AT>11 mL/(kg·min)手术风险低,<11 mL/(kg·min)手术风险高。

三、在心血管疾病的应用

$\dot{V}O_2$max 由最大 CO 和 Ca-$\bar{v}O_2$决定,因此静息状态下的心排血量、肺动脉锲压、射血分数、心影大小、病史等都不可能准确预计心功能储备,但$\dot{V}O_2$max 可准确地反映心血管功能和心脏储备能力。运动负荷气体交换法是重复性好、安全性高、客观性强的无创性评估方法,为慢性心力衰竭患者的心脏功能储备和心功能状态评估提供科学依据。

1. 心功能分级 CPET 可运用于各种心脏疾病的评估,如冠心病、高血压心脏病、风湿性心脏病、先天性心脏病、心肌病等。心功能分级可根据 Weber KT 标准,按$\dot{V}O_2$max·mL/(kg·min)和 AT 分级,此为客观的定量分级指标,不同于以主观感觉为

主的 NYHA 分级标准(Ⅰ~Ⅳ分级)。

(1) Weber 分级

A 级:$\dot{V}O_2$max/kg > 20 mL/(kg·min),AT>14 mL/(kg·min)。相当于最大运动心脏指数(CImax)>8 mL/(m^2·min)。

B 级:$\dot{V}O_2$max/kg 16~20 mL/(kg·min),AT 为 11~14 mL/(kg·min)。相当于 CImax 6~8 mL/(m^2·min)。

C 级:$\dot{V}O_2$max/kg 10~15 mL/(kg·min),AT 8~11 mL/(kg·min)。相当于 CImax 4~6 mL/(m^2·min)。

D 级:$\dot{V}O_2$max/kg < 10 mL/(kg·min),AT<8 mL/(kg·min)。相当于 CImax <4 mL/(m^2·min)。

(2) 代谢当量分级

心功能Ⅰ级:至少能接受 7 METS 的运动负荷,日常生活和中等量工作不发生或者几乎不发生心功能不全。

心功能Ⅱ级:接受 5~6 METS 的运动负荷,中等量或略长时间的活动会出现心功能不全的症状。

心功能Ⅲ级:接受 3~4 METS 的运动负荷,除漫步行走外,日常生活会出现症状,以坐位工作为主。

心功能Ⅳ级:只能接受 2 METS 或更低的运动负荷,休息时会出现症状,不宜工作。

2. 客观评价治疗后的运动能力 1985 年 Rhodes 等介绍了 50 例二尖瓣疾病患者,其中换瓣35 例,扩张术 15 例,FEV_1和 VC 在手术后略有增加,TLC 和 RV 降低,弥散功能无变化。在 50 例中随机选取 19 例,手术前和手术后 6 个月 CPET 评估。结果显示:手术后的运动功能改善;达最大运动负荷时,患者的气急程度显著改善;EQO_2也较术前降低。

3. 评估心脏疾病 1988 年 Podrid 等报道运动试验不仅可以广泛地用于冠心病的评价,也可对心律失常进行评价,包括对心律失常进行监测和诊断、评价抗心律失常药物的治疗效果、检测静息状态下尚未表现出的潜在药物毒性反应。运动期间心脏交感神经兴奋,迷走神经张力减低,循环中的儿茶酚胺浓度明显升高,可直接诱发心律失常;运动时心肌收缩力增强,心率增快,血压升高,使心肌的氧耗量增大,导致心肌缺血,间接诱发心律失常。

4. 预测心脏疾病预后 CPET 可以为重症或晚

期心力衰竭患者提供有价值的预后信息。一组对94 例缺血性和特发性扩张型心肌病患者的研究显示：$\dot{V}O_2 \max \geqslant 16$ mL/(kg·min)，36 个月的生存率约为 80%；< 16 mL/(kg·min) 不足 50%；<14 mL/(kg·min) 时的病死率极高，是心脏移植的指征。

1988 年 Weiner 等通过运动试验对无痛性心肌缺血患者进行了检测，以评价患者将来发生急性心肌梗死或心源性猝死的危险性。结果显示无症状和有症状两组患者的危险性相似。无痛性心肌缺血患者的预后主要受冠状动脉病变的影响，1 支血管病变、左室功能良好者，7 年内不发生心肌梗死和心源性猝死的可能性为 90%；3 支血管病变、左室功能不良者 7 年内不发生的可能性仅为 38%。对高危无痛性心肌缺血患者用药物或血管成形术治疗将显著改善预后。

5.指导人工心脏起搏　在有心脏传导系统疾病的患者，运动试验可评价运动时的变时性反应，更好地确定安装起搏器的必要性和时机，客观地测定人工起搏的生理反应。

四、评价肺部疾病

（一）评价运动受限制的因素　心肺疾病患者超过运动耐受程度可以表现出各种症状，如疲倦、呼吸困难、胸痛、腿疼、心悸、头晕或轻度头痛等。健康人极量负荷试验时常因腿疼或下肢无力而中断运动；COPD 患者多因呼吸困难而中断运动。一般 COPD 患者不容易发生呼吸困难，直至出现较严重的肺功能减退时，这与肺储备功能较大有关，所以运动试验不容易早期发现肺功能损害，常规肺功能检查和影像学检查更有价值。

（二）阻塞性肺疾病

（1）临床症状的评价：对常规肺功能不能解释的临床症状，可通过运动反应判断。通过比较运动时的呼吸流量-容积环与静息最大用力呼吸流量-容积环，可以确定轻度气流阻塞患者最大运动负荷时的呼气受限程度。该检查优于通气储备评价，两者综合分析更有助于通气受限的诊断。

（2）评估疾病严重程度和运动受限的潜在因素：运动试验可以帮助鉴别 COPD 患者是否并存心脏疾病及外周骨骼肌障碍，特别是临床症状与肺功能不相符的患者。

（3）评估运动时的氧合功能，制订相应的运动处方。

（4）评估药物治疗或康复治疗的反应和效果。

（5）预测患者的预后。

（三）其他肺疾病的评价　如慢性肺间质疾病的随访和治疗效果的评价。

（四）通气血流比例失调的判断　慢性左心功能不全、肺血管疾病、阻塞性肺疾病、限制性肺疾病都有异常的气体交换，主要是 $\dot{V}/\dot{Q}$ 失调，VD 增加。借助于一口气接一口气法技术，可以直接测定 $PetCO_2$，从而计算出 VD/VT；比较常用的参数还有 EQO_2 和 $EQCO_2$，因为 O_2 和 CO_2 通气当量的概念是每单位摄氧量或 CO_2 排出量所需的 VE 大小；而 VE 等于肺泡通气量与无效腔通气量之和，所以一旦发生无效腔变化，必然直接影响 EQO_2 和 $EQCO_2$。两者的正常值为 $20\sim30$，数值越高提示 $\dot{V}/\dot{Q}$ 失调越严重。

五、运动性哮喘的评价

运动性哮喘（exercise-induced asthma，EIA）是哮喘患者特有的一种气道高反应现象，在一定的温度、湿度条件下，通过一定负荷剂量的运动，可引起患者的气道狭窄。总体而言，运动试验可用于下述情况：① 评价潜在性哮喘。② 诊断运动性哮喘。③ 区分心源性哮喘和肺源性哮喘。④ 评价运动性哮喘的防治疗效，评价平喘药的性能、作用时间和适宜剂量等。

六、用于康复医疗

康复医学的发展日益迅速。随着对康复知识与运动医学认识的提高，可以给康复治疗提供更科学的依据，制订更科学的运动处方。如对心肌梗死恢复期的患者可用 MET 进行评价、分期。

七、劳 动 力 鉴 定

主要是用于生理损害和伤残程度的鉴定。

（朱　蕾）

第二十二章
呼出气一氧化氮浓度检测

常规肺功能检查能够反映气道阻塞的存在和阻塞的程度,但不能反映是否存在炎症反应,对支气管哮喘等需要抗炎治疗的患者有一定欠缺。诱导痰分析能在一定程度上反映气道炎症的特点和类型,但过程繁琐,需要熟练的操作技术,且存在一定风险,难以在临床广泛应用。有鉴于此,评估气道炎症的另一无创性检查方法——呼出气一氧化氮(NO)浓度(fractional exhaled nitric oxide, FeNO)检测在临床工作中获得广泛应用。

一、检测原理

NO 是非常活跃的自由基,半衰期 3~5 s,很容易被氧化为 NO_2,因此直接测定非常困难,需间接测定,目前应用最广泛的 FeNO 间接测定方法是化学发光法,基本原理是 NO 与强氧化剂反应发光被测定,早期选择的强氧化剂是臭氧(O_3),NO 与 O_3 反应生成的激发态 NO_2,在返回基态的过程中释放能量而发光,对此检测而完成测定。此方法的灵敏度较高,检出 NO 的极限为 5 ppb;但易受氨气、硫化氢、烯类、二甲亚砜等的干扰,反应条件也不易控制。此外 NO 与 O_3 的反应必须在气态条件下进行,因此溶液中的 NO 必须用惰性气体气化提取后才能测定。该操作过程较复杂;为此进行了改进,用过氧化氢(H_2O_2)代替 O_3 进行测定。NO 可被 H_2O_2 氧化生成 $ONOO^-$,$ONOO^-$ 可使鲁米诺氧化并在溶液中发光而被测定,此为鲁米诺法。在氮氧化合物中,只有 NO 可以激发该反应,NO_2^- 和 NO_3^- 无此作用,故该法可对溶液中的 NO 进行实时测定,是目前检测灵敏度最高的方法。

二、检测方法

通常是受检者对着某一障碍物作单次呼气而完成测定,并注意防止混入鼻腔内的 NO 成分。参考美国胸科学会/欧洲呼吸学会(ATS/ERS)的技术标准,推荐 FeNO 检测的具体要求如下。

(1) 选择标准化的检测仪器,按要求进行定标或校正。

(2) 受检者应保持舒适坐姿,咬口保持在适当的高度和位置,从而保障仪器和受检者的匹配;不使用鼻夹,采取适当的呼吸方式。

相对于下呼吸道而言,鼻腔 NO 浓度较高,夹鼻可能导致鼻腔内 NO 蓄积,后者可通过鼻咽部进入口腔的呼出气中,影响检测结果的准确性,因此采用各种措施排除鼻腔内 NO 对呼出气的影响非常重要。在呼气过程中,闭合腭咽孔是一种最小化鼻腔内 NO 泄露的方法;一般通过受检者保持适当咬口正压,在一定阻力条件下呼气实现。通常的做法是通过显示屏向受检者显示压力或呼气流量,且将压力或流量值保持在特定范围内。一般呼吸咬口处产生的压力至少为 5 cmH_2O,以确保软腭的闭合,排除或显著减少下呼吸道呼出气被鼻腔 NO 污染的机会;还应避免压力超过 20 cmH_2O,否则会对受检者造成不适。

(3) 测定时,受检者首先尽力呼气后,将带有过滤器的咬口含入口中,用口深吸气 2~3 s 达到肺总量(TLC)位,然后立即呼气,不鼓励受检者屏气,因为屏气可导致 NO 蓄积在鼻腔、口咽部和下呼吸道,影响检测结果的准确性。呼气时维持呼气流量约 50 mL/s,使呼出气 NO 浓度逐渐达到稳定的平台期,通过仪器测定结果。推荐吸气至 TLC 位是因为该位置是呼吸过程中最恒定的位点;习惯了肺活量测定的受检者也熟悉该检测方法,容易标准化。流量是影响 FeNO 的重要因素,即 FeNO 有流量依赖性,故需控制呼气流量而非压力,详见下述。

(4) 具体测定步骤

1) 充分呼气,尽量减少无效腔内 NO 对检测结果的影响。

2) 将带有过滤器的咬口含入口腔充分深吸气,即达 TLC 位;利用 NO 过滤器排除环境 NO 对检测结果的影响。尽管有证据显示环境 NO 并不影响 FeNO 的单次呼吸平台水平,但为排除其他影响,仍首选无 NO 的空气(浓度 < 5 ppb,注:1 ppb = 10^{-3} $\mu g/mL$)作为吸入气。当吸入气含有较高水平 NO 时,常在 FeNO 曲线中观察到早期 NO 峰(图

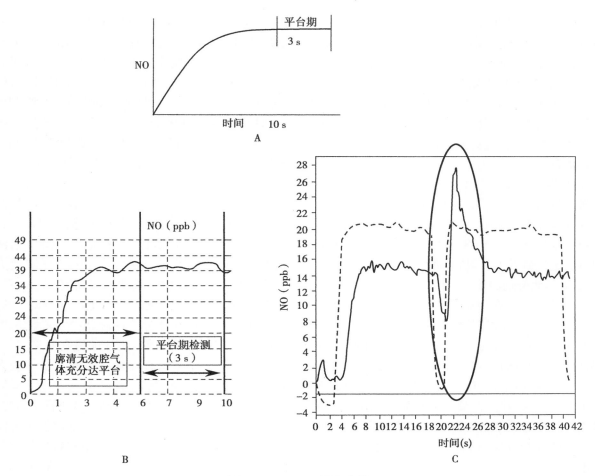

图 22－1　FeNO 测定曲线

22-1C)，可能是环境 NO 存在于仪器内和受检者无效腔中所致；廓清此峰需要一定时间，即需增加达到平台所需的时间，通过延长呼气时间实现。

3）通过咬口平稳、持续呼气 10 s。必须有足够的呼气时间呼出无效腔气，要求 12 岁以下儿童≥4 s，12 岁以上儿童和成人≥6 s，该时间段内无效腔气中的 NO 被充分清除，在成人中相当于以 50 mL/s 的呼气流量达到至少 300 mL 的呼出气容积，从而使无效腔被廓清，并达到稳定的可检测的平台期。受检者持续呼气 10 s 能达到无效腔气被廓清且出现平台期而不会产生明显不适感。平台浓度应根据 FeNO 曲线的一个 3 s 时间窗（约 150 mL）评估，一旦达到 3 s 平台，无需继续呼气，平台浓度为此 3 s 时间窗内的平均浓度（图 22-1A、图 22-1B）。呼气流量标准化可确保 NO 来源于下呼吸道，并能够采集到最稳定、最后 3 s 的 FeNO 值，从而保障检测结果的稳定性和可重复性。

（5）再次检测，且 2 次的检测结果基本一致。若不符合要求，需重复检测，直至达到要求或测定已

达 8 次。若无重复性结果，则取测定的最大值，并注明。

三、FeNO 曲线的解读

无论以何种方法达到恒定流量的呼气，均可产生一条 FeNO 曲线（图 22-1）。该曲线包括一个廓清期、一个 NO 平台期，该平台通常是可重现且平坦的。在廓清期后、平台期出现前，有时会出现一个早期 NO 峰。当受检者通过鼻腔吸气或呼气开始时软腭未闭合，此峰可能来自鼻腔的 NO；环境 NO 和受检者在 TLC 位屏气时蓄积在口腔和下呼吸道中的 NO 也可能导致该峰的产生。早期 NO 峰无需理会，解读 NO 平台即可。

四、影响检查结果的因素

（一）检测的流量依赖性　NO 来源于支气管及肺泡。在呼气过程中，NO 从支气管壁和肺泡腔向支气管腔流动，显示的 FeNO 随之升高。

1. 低流量时的 FeNO　正常状态下，NO 和血

红蛋白(Hb)有较高的亲和力,故肺泡来源的NO水平较低,且维持在稳定状态。当呼气流量较低时,NO有足够的时间从支气管壁向腔内顺浓度梯度扩散,故显示的NO主要来源于支气管。

2. 高流量时的FeNO 当呼气流量较高时,NO从支气管壁向腔内扩散的时间缩短,将显示低浓度的NO,且主要来源于肺泡,因此显示的FeNO值具有流量依赖性。

3. 推荐呼气流量 由于不同研究者采用的呼气流量不同,测得的结果也有所差异,使得FeNO检测的准确性受到限制,临床应用的价值也随之受到一定程度的限制。ATS/ERS制订的FeNO检测指南对测定流量做出了限制,推荐为50 mL/s。

(二)其他影响因素

1. 个体差异 在健康成年受检者,FeNO与常规肺功能参数和呼气流量峰值的日内变异率无关,但与性别、年龄有关,女性的FeNO较男性低;儿童的FeNO随年龄增长而升高。

2. 传统肺功能测定 由于用力呼气可以使FeNO显著下降,并能持续1 h;组胺或乙酰甲胆碱诱发支气管哮喘发作会立刻导致FeNO降低,因此常规肺功能检查和支气管激发试验应于FeNO检测后进行。

3. 其他因素 FeNO受空气中或鼻腔中NO浓度、吸烟、运动、食用含硝酸盐的食物(如莴苣)、应用药物(如支气管扩张剂、糖皮质激素)及合并其他肺部疾病等因素的影响,例如吸烟者的FeNO低于非吸烟者,并且一次吸烟即可使FeNO暂时性降低;哮喘发作和病毒感染可导致FeNO升高,而原发性纤毛运动不良征、囊性纤维化则可使其降低。

五、正 常 值

不同报道的结果有一定差异,国内也缺乏公认的正常值标准。目前推荐的正常值范围为5~25 ppb时。一般认为>25 ppb为异常,<5 ppb价值不大。

六、临 床 应 用

FeNO检测主要用于支气管哮喘的辅助诊断、活动性评估和治疗效果的随访。

(一)在支气管哮喘诊断与鉴别诊断中的价值

1. 早期研究 1991年,Gustafsson等首次报道检测呼出气NO浓度,随后Alving等发现哮喘患者的FeNO升高。进一步研究显示,特应性哮喘患者

的FeNO高于非变应性患者,考虑患者与变应原接触后的迟发性变应性反应有关。随后的一系列研究显示,多数呼吸系统疾病的FeNO无升高或无明显增高,但支气管哮喘患者的FeNO明显升高,例如在一项针对气流受限程度相似的支气管哮喘和慢性阻塞性肺疾病(COPD)患者的研究中,Fabbri等发现尽管两组之间的常规肺功能参数的变化相似,但FeNO、诱导痰嗜酸性粒细胞计数存在着显著差异,前者明显升高。

2. 敏感性与特异性 研究显示FeNO检测对哮喘的诊断有较高的特异性和敏感性。Dupont等针对门诊可疑哮喘患者的研究显示,FeNO检测诊断支气管哮喘的特异性为90%,阳性预测值大于90%。Narang等针对儿童进行了研究,以FeNO检测来鉴别支气管哮喘、原发性纤毛运动不良征、肺囊性纤维化、支气管扩张症等疾病,FeNO检测诊断哮喘的阳性预测值为100%,阴性预测值为80%。

3. 与传统肺功能的比较及联合应用 较多学者对FeNO、传统肺功能测定进行了对比,例如Berkman等针对85例疑似哮喘患者进行了研究,结果显示:通过FeNO检测诊断哮喘的敏感性为82.5%,特异性为88.9%;以乙酰甲胆碱进行支气管激发试验诊断的敏感性为87.5%,特异性为86.7%;以一磷酸腺苷进行支气管激发试验的敏感性是89.5%,特异性是95.6%。Smith等研究了47例可疑哮喘患者,测定了呼气峰流量日内变异率、气道反应性、$FEV_1\%$、诱导痰嗜酸性粒细胞计数、FeNO等在内的一系列参数,最终确诊哮喘17例;通过比较显示FeNO、诱导痰嗜酸性粒细胞计数在诊断哮喘方面的敏感性分别为88%和86%,远远高于其他方法(0%~47%);联合FeNO检测和传统肺功能检查,诊断哮喘的敏感性和特异性高达94%和93%。

总之,FeNO检测被认为是有价值、无创、简便、安全的诊断和鉴别诊断哮喘的方法。

(二)在支气管哮喘患者病情随访中的价值

1. 发作期与缓解期 在哮喘急性发作期,FeNO较非发作期升高;有临床症状的患者高于无临床症状的患者。还有研究显示,FeNO与哮喘控制程度,如临床症状、呼吸困难评分、日常是否需要吸入缓解用药、气道阻塞的可逆性等存在明显的相关性,提示FeNO检测可用于评估哮喘的控制程度。

2. 变应原与变应性鼻炎 某些因素会导致哮喘患者的FeNO变化,例如在过敏季节或接触变应

原后 FeNO 升高,而减少变应原接触可以降低 FeNO。变应性鼻炎合并哮喘的患者的 FeNO 高于单纯哮喘患者。若单纯变应性鼻炎患者的 FeNO 升高,预示发展为哮喘的风险增高。因此有必要建立患者 FeNO 的个人基线值,以利于长期检测、随访。

(三) 在支气管哮喘治疗效果评估中的价值

1. FeNO 评价的特点　糖皮质激素是治疗哮喘的主要药物,它可以抑制诱导型 NO 合成酶的作用,因此治疗后会出现 FeNO 下降。研究显示,雾化吸入激素治疗 6 h 或定量吸入(ICS)治疗 2～3 日后,FeNO 会明显降低,2～4 周达最大效果。进一步研究证实,FeNO 与激素治疗的疗效之间存在显著相关性($r=0.586, P=0.000\ 3$);在使用激素治疗后,FeNO 下降早于患者临床症状和常规肺功能参数的改善(图 22-2)。表明 FeNO 检测是评价激素治疗效果的敏感方法。

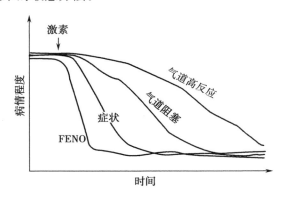

图 22-2　FeNO 及其他哮喘指标对激素治疗反应的示意图

需强调尽管有效的激素治疗可以降低 FeNO,但不能完全抑制 NO 的产生。Stirling 等发现,对于那些症状难以控制需要使用高剂量 ICS 或口服激素治疗的哮喘患者而言,其 FeNO 要低于未使用激素的哮喘患者,但明显高于健康对照组。Artlich 等发

现近期出现过临床症状的患儿的 FeNO 较高,即使在有效的激素治疗后。

2. 指导激素的应用　目前主要根据患者的临床症状和常规肺功能检测结果调整激素用量。多项研究显示,以 FeNO 监测治疗效果可以减少激素用量。Smith 等把 97 例规范应用 ICS 治疗的哮喘患者随机分为试验组和对照组,试验组根据 FeNO 对 ICS 的治疗剂量进行调整,对照组则按照 GINA 推荐的标准进行调整,随访 12 个月;结果显示,试验组 ICS 的平均用量为每日 370 μg,显著低于对照组(平均为每日 641 μg);试验组 1 年内的急性发作 0.49 次/(人・年),低于对照组的 0.90 次/(人・年)。

(四) 在预测支气管哮喘急性发作中的价值

预防哮喘急性发作是哮喘管理的重要目标。研究显示,FeNO 可以作为预测哮喘急性发作的参数。Pijnenburg 等对停用激素治疗的哮喘患者进行了研究,在停用激素 4 周后以 FeNO 预测哮喘复发,结果显示敏感性 73%、特异性 93%。Crater 等发现,当 FeNO>10 ppb、嗜酸性粒细胞>200 个/μL 时,预测哮喘急性发作的准确性为 90%。以 ICS 逐步减量的哮喘患者为研究对象,与传统肺功能参数相比,FeNO 与诱导痰嗜酸性粒细胞计数皆是更好的预测哮喘急性发作的指标。Zacharasiewicz 等的研究显示,以 25 ppb 作为临界值时,FeNO 对病情恶化的阳性预测率为 60%,阴性预测率为 90%;当 FeNO>25 ppb 时,预测病情恶化的敏感度升高至 73%。

七、总　结

FeNO 检测作为一种简便、可操作性强的无创性气道炎症的检测技术在支气管哮喘的诊断和鉴别诊断、疾病活动性和治疗效果评价等方面显示了较好的效果;另一方面,影响 FeNO 检测的因素较多,结果的变异度大,实际临床应用价值需综合评价。

(龚　颖　朱　蕾)

第四篇

肺功能检查的临床应用

第二十三章
肺功能检查的临床应用

自从上海中山医院于20世纪50年代末首次将肺功能测定应用于临床后,逐渐在国内推广,应用范围逐渐扩大,几乎应用于临床各科。肺功能检查的价值主要表现在以下几个方面:对呼吸系统疾病进行评价,包括肺功能损害的类型、程度,以及病情发展和治疗效果;对外科手术,特别是胸腹部手术及老年患者手术的可行性和术后并发症的发生进行评估;对临床症状,主要是呼吸困难的原因进行鉴别诊断;对职业病患者的肺功能损害程度进行评价;对运动医学、高原医学、潜水医学的研究进行指导等。

第一节 肺功能检查在疾病诊治方面的应用

肺功能检查对呼吸系统的检查非常重要,有些甚至是必要的,比如慢性阻塞性肺疾病(chronic obstructive pulmonary disease,COPD)的诊断;肺功能检查对治疗效果的评估也有重要价值;对其他疾病,如心脏疾病、神经-肌肉的鉴别诊断也有重要作用。

一、呼吸功能的评价

肺功能检查可以对受检者的呼吸功能进行评价,明确呼吸功能是否减退、减退类型和程度等。

(一)肺功能是否减退

1. 肺功能正常或异常的基本情况 与多数检查指标相似,肺功能参数也存在一定的正常值范围,一般认为各参数大于或等于其正常预计值的80%(绝大部分)或±20%(部分容积参数)为正常,相反则认为异常;一秒率以大于或等于正常预计值的92%为正常;其他特殊检查有各自的标准,部分缺乏公认标准或缺乏国人标准。实际诊断肺功能异常时,一般仅有几种诊断,主要包括通气功能障碍、换气功能障碍,前者是基本诊断,基本类型有:肺通气功能正常或基本正常、阻塞性通气功能障碍、限制性通气功能障碍和混合性通气功能障碍,而诊断的依据主要是有限的几个参数:肺活量(VC)、残气容积(RV)、肺总量(TLC)、用力肺活量(FVC)、第1 s用力呼气容积(FEV_1)、一秒率($FEV_1\%$)等。对换气功能而言,一般仅常规检查一氧化碳弥散量(D_LCO)和单位肺泡容积的一氧化碳弥散量(D_LCO/V_A),后者也称为比弥散量(KCO)。当然其他肺功能参数或检查项目具有重要的辅助诊断或评估价值,比如RV/TLC、支气管激发试验、支气管舒张试验。

2. 肺功能异常的定位和定性诊断 是对呼吸专业医务人员的更高要求,也是对呼吸生理知识掌握程度的更高要求,见第十五章第三节。

3. 肺功能异常的其他情况 在上述核心参数正常的情况下,可能已经出现最大流量-容积曲线(主要是呼气相,也包括吸气相)或通气血流比例($\dot{V}/\dot{Q}$)等肺功能检查图形和参数的改变,即患者已有通气功能的减退或换气功能减退,但尚未达上述异常的诊断标准,该部分患者的肺功能结果如何判断及如何提供给临床医生也非常重要,但目前尚无确切和一致的结论,简单总结如下。

(1)小气道功能障碍:临床最多见,有相对一致的诊断意见和比较明确的标准,详见第十五章第二节,简述如下。

1)基本诊断:FVC、FEV_1、FEV_1/FVC正常,用力呼出50%肺活量的呼气流量(FEF_{50})、用力呼出75%肺活量的呼气流量(FEF_{75})、用力呼气流量(FEF_{25-75})下降;但具体标准差别较大,建议用与常规通气功能参数一致的标准(80%),即FEF_{50}、FEF_{75}、FEF_{25-75}三项中至少两项小于正常预计值的80%即可诊断。该情况价值最大,可能是小气道疾病或肺弹性下降的早期阶段。

2)限制性通气障碍合并小气道功能障碍:低

容积流量下降幅度更大,但无法给出具体的诊断标准,需以呼吸生理知识为基础,综合诊断。该类型价值有限,可不给出诊断。

3) 其他:如合并舌根后坠或大气道阻塞阻塞等情况,更需以呼吸生理为基础,综合诊断。该类型价值更小,不宜给出诊断。

(2) 轻度大气道阻塞:临床并不少见,主要有胸廓内非固定气道阻塞、胸廓外非固定性气道阻塞。因阻塞程度较轻,气道内径必然随用力呼吸变化,固定性大气道阻塞罕见,$FEV_1/FVC \geqslant 92\%$。详见第十五章第二节,简述如下。

1) 胸廓内非固定性大气道阻塞:常规通气功能检查即可发现,主要表现为最大用力呼气流量容积(MEFV)曲线出现平台改变或近似平台改变;加做最大吸气流量容积(MIFV)曲线有助于协助诊断。因阻塞程度轻,临床症状不明显,但用力呼吸时颈部常出现呼气相喘鸣。

2) 胸廓外非固定性大气道功能障碍:常规通气功能检查无法发现,在可疑患者或通过影像学、呼吸内镜等检查高度怀疑或明确诊断的患者,加做MIFV曲线明确,表现为MIFV曲线出现平台改变或近似平台改变。因阻塞程度轻,临床症状不明显,但用力呼吸时上胸部常出现吸气相喘鸣。

(3) 轻度换气功能障碍:因常规仅检查 D_LCO 和 D_LCO/V_A,且难以加做通气血流比例等检查明确诊断,故常规根据两者的变化诊断,基本特点是在正常值低限(详见第十五章第二节)。

(4) 肺功能诊断:对上述非核心参数异常的患者可以单纯根据核心参数的变化给出诊断,如肺功能基本正常;但结合临床特点和临床需求进行判断更合适。如外科手术患者,且年龄不大,一般不需要更详细的资料,可报告为肺功能基本正常,手术可以胜任(大气道阻塞除外,该类型对气管插管有较大影响);若为一般内科疾病患者,无明显呼吸系统疾病的病史,宜报告肺功能基本正常;若有职业接触史或结节病的患者,宜报告肺功能基本正常,建议随访肺功能、胸部 X 线片或 CT 检查;若怀疑特发性肺纤维化,则报告肺功能正常,建议做高分辨率 CT 检查或进行心肺运动试验;若怀疑支气管哮喘,则报告肺功能基本正常,建议患者有症状时复查通气功能检查或加做支气管激发试验;若有明确的慢性支气管炎或支气管哮喘病史,宜报告小气道阻力功能障碍,建议加强治疗或随访,因此肺功能是否异常,特别是在界限值附近或非核心参数明显变化时不宜单纯根据

肺功能参数判断,宜结合总体肺功能检查的图形、病史、其他辅助检查结果综合判断。

4. 其他肺功能检查　临床也较常体容积描记仪(体描仪)检查、脉冲振荡法肺功能检查、心肺运动试验检查。

(1) 体描仪检查:主要用于测定胸廓气容积(Vtg)和比气道阻力(sRaw),后者不是常规检查,主要用于某些情况下的辅助诊断或科研,但为测定气道阻力的金标准,实际上有较多问题,临床测定错误和诊断错误的机会极多。

(2) 脉冲振荡仪(impulse oscillometry, IOS)检查:总体上测定结果仅做参考,需结合常规肺功能检查综合判断。因为 IOS 和常规肺功能检查的理论基础和检查参数有巨大差异,临床医生或技术员对其认识有严重欠缺,国内一直无正常预计值标准,诸多方面皆需进一步完善。

(3) 心肺运动试验(CPET):不是常规检查,也缺乏国人的正常预计值标准,测定结果需结合常规肺功能、心功能检查结果等综合评价。

(二)肺功能异常的类型　主要分为通气功能障碍和换气功能障碍,前者有:阻塞性通气功能障碍、限制性通气功能障碍、混合型通气功能障碍。阻塞性通气功能障碍最多见的是周围(中、小)气道阻塞;大气道阻塞也不少见,常见原因有气道内肿块、瘢痕形成或气道外压迫等,常有比较特征性的临床表现和肺功能变化。换气功能障碍仅通过 CO 弥散量评价。详见第十五章第二节。

(三)肺功能减退的程度　建议通气功能、弥散功能的评价皆采用三级分类法,简述如下,详见第十五章第二节。

1. 三级分类法标准的基本特点　该标准的基本特点是通气功能和换气功能的分级标准一致,符合临床特点,有较高的科学性和可操作性。

2. 单纯肺功能分级标准和疾病的肺功能分级标准不同　在不同疾病有不同的标准,对疾病的评价以目前公认的标准为准,如慢性阻塞性肺疾病(COPD)的肺通气功能分级有四级。当然单纯肺功能诊断标准和不同疾病的分级标准的统一是将来的发展趋势。

3. 一氧化碳弥散量与通气功能参数的关系　与通气功能参数不同,CO 弥散量的下降有较大的变异性。一般情况下,通气功能参数下降与实际气流阻塞的程度或肺实质损害的程度有较高程度的一致性,但 CO 弥散量与实际肺疾病状态的一致性较差。

通气功能正常者的 D_LCO 一般是正常的；若出现 D_LCO、D_LCO/V_A 下降则是肺血管疾病或早期肺实质疾病的表现，明显下降高度提示肺血管疾病。通气功能减退的患者不一定出现 D_LCO 下降；在大气道阻塞的患者，通气功能多明显下降，但肺内气体分布均匀，且与肺血流量匹配，D_LCO、D_LCO/V_A 多正常；在大多数周围气道阻塞的患者，不仅有阻塞性通气功能障碍，且气体分布不均，有效弥散膜面积下降，D_LCO、D_LCO/V_A 多下降；轻度或中度通气功能障碍的支气管哮喘患者，气体分布基本正常或仅轻度异常，D_LCO、D_LCO/V_A 多正常。限制性通气功能障碍必然伴随肺容积的下降和 D_LCO 下降，但 D_LCO/V_A 可以下降或正常，前者见于肺实质疾病，后者见于肺部分切除术或肺外疾病，因此评价肺功能参数时应结合不同疾病的病理和病理生理改变综合分析。

4. 一氧化碳弥散量与换气功能的关系　换气功能包括弥散功能和通气血流比例（极端情况是静动脉血分流和无效腔通气）两个基本方面，且明显受通气功能改变的影响（见上述）；生理上换气功能指氧和 CO_2 的交换，主要是氧的交换，临床测定的换气功能是 CO 的交换。尽管氧和 CO 的弥散有高度一致性，但在某些情况下也有明显不同，因此 D_LCO 下降不一定能反映弥散功能或换气功能减退；D_LCO 升高不一定弥散功能或换气功能增强，详见第九章第三节、第七节、第八节。临床上 D_LCO 下降更多见于 $\dot{V}/\dot{Q}$ 失调，而后者的精确测定复杂，基本仅用于科研，因此单纯用 D_LCO 和 D_LCO/V_A 反映弥散功能或换气功能改变有较大的局限性，需结合疾病情况和呼吸生理变化特点综合分析。

5. 一氧化碳弥散量的测定　影响该参数测定的因素众多，测定仪器不同、测定方法和示踪气体不同、质控标准不同皆可导致 D_LCO 测定结果的较大变化。即使在相同的状态下，由于受检者配合等方面的原因，其重复性也不如通气功能参数。实际临床应用也显示 D_LCO、D_LCO/V_A 是最不稳定的肺功能参数，因此用两者评价弥散功能或换气功能时应慎重。

6. 运动心肺功能的综合评价　最大单位千克体重氧耗量（$\dot{V}O_2max/kg$）实际是反映运动心肺功能的参数，而不是常规肺功能参数。运动心肺功能参数对心血管疾病（包括肺血管疾病）和运动医学的价值更大，对呼吸系统疾病的评价则有较大的局限性。另外，反映运动心肺功能的参数有多种，单纯用

该类参数也有较大欠缺。

因此，实际应用上述参数判断肺功能改变时，应以通气功能改变为主，结合病史和其他辅助检查综合判断，对 CO 弥散量的评价需慎重；$\dot{V}O_2max/kg$ 很重要，但不宜作为反映或评价肺功能损害的常规指标。

二、呼吸困难原因的鉴别诊断

呼吸困难是许多患者在呼吸科或心内科或内科就诊的主诉，应用肺功能测定可为呼吸困难的鉴别诊断提供思路或依据（图 23-1）。

三、疾病的诊治和评估

主要包括呼吸系统疾病的诊断、鉴别诊断及病情评估、治疗反应评价和预后的判断。应用较多的疾病有 COPD、支气管哮喘、肺血管病、心脏疾病等。

四、康复方法的选择或运动处方的制订

不同疾病的康复方法和要求不完全相同。单纯就 COPD 患者而言，适量运动是康复的重要手段，可使患者在生理功能、心理健康两方面获益。常规肺容积和通气功能测定有助于定性和定量肺部疾病所致的肺功能障碍；一氧化碳弥散量测定有助于评估与运动有关的低氧血症。心肺运动试验用于评估患者的运动能力、耐力及与运动有关的动脉或静脉血气改变，同时有助于制订安全、合理的运动处方。

五、机械通气参数的调整及患者的监护

机械通气患者的肺功能监测有助于保障机械通气尽可能符合呼吸生理或病理生理改变，促进疾病恢复，减少呼吸机相关肺损伤等。当然不同肺功能参数反映的内容不同，如自主呼吸的深度和频率是反映自主呼吸能力和通气压力的综合标准；气道压力、流量、潮气容积的波形图能够提供肺功能异常类型和程度的可靠信息，也能够提供通气模式选择和参数设置是否合适的可靠信息，但临床上常被严重忽视。上述波形图及其参数的特点和动脉血气变化的综合分析有助于判断病情的动态变化。混合静脉血氧分压和氧饱和度的测定可协助评价循环功能及组织利用氧的能力。氧合指数（OI）、生理无效腔与潮气容积的比值（VD/VT）和肺泡动脉血氧分压差

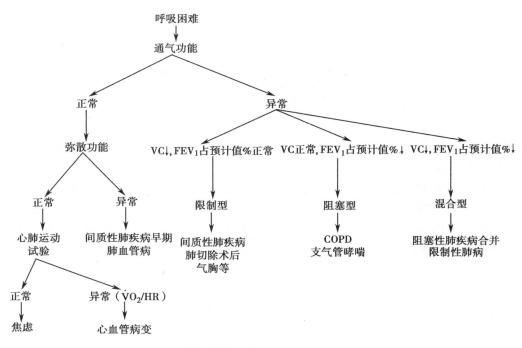

图 23 - 1　肺功能测定判断呼吸困难原因的基本程序

$P_{A-a}O_2$可检测肺的换气功能,并综合反映病情的变化和机械通气效率。压力-容积(P-V)环、流量-容积(F-V)环的动态监测对判断病情和指导机械通气皆有重要意义,但临床上也经常被严重忽视或错误解读。详见朱蕾主编《机械通气》(第4版)。

六、其　　他

肺功能检查,特别是心肺运动试验在运动医学、航天、航空、高原、潜水医学等方面的皆有较高的应用价值。

第二节　肺功能测定在外科手术方面的应用概况

肺功能测定在外科手术中的应用主要包括:手术适应证的选择,明确患者能否耐受全身麻醉、能否耐受手术、能耐受何种术,手术过程和围手术期风险度的评估,手术后可能并发症的发生和预防,手术后生命质量的评估,如何进行手术后的康复等方面。肺功能检查是评估外科,特别是心胸外科和腹部外科手术适应证及围术期维护措施选择的重要方法。详见第二十四章。

（朱　蕾）

第二十四章
肺功能检查在外科的应用

肺功能检查在外科手术中的应用主要包括：手术适应证的选择，明确患者能否耐受全身麻醉、能否耐受手术、能耐受何种手术，围手术期内的风险度评估，手术后可能并发症的发生和预防，手术后生命质量的评估，如何进行手术后的康复等方面。肺功能检测是评估外科，特别是心胸外科和腹部手术适应证及围手术期维护措施选择的重要方法。近年来，随着手术适应证的不断扩大，特别是有心肺疾病患者手术、老年人手术和器官移植手术的显著增多，术后与呼吸有关的并发症也显著增多，并已成为影响患者预后的主要因素，对肺功能检查的需求日益增多。

第一节　手术后的基本肺功能变化

手术后的肺功能可以有永久性或一过性减退，也可能有一定程度的改善，其变化特点与疾病种类、疾病部位、手术特点等直接相关。

（一）手术后肺功能的永久减退及其程度

1. **手术对胸廓的直接损伤**　主要见于肺、食管、心脏等手术。剖胸术后即刻关闭胸腔，术后肺活量（VC）、最大自主通气量（MVV）均明显降低，6周后才明显恢复，但多不能回复至术前水平，这主要与手术创伤、粘连等导致的肺扩张和/或回缩障碍有关。

2. **肺部分切除术**　必然导致肺容积减小和限制性通气功能减退；但也伴随部分支气管的切除和解剖无效腔减小，健康肺代偿性充气和通气量增大。通过代偿性呼吸频率（RR）增快，MVV有所恢复，因此若手术本身的创伤不大，VC的下降幅度低于切除的肺容积，第1s用力呼气容积（FEV_1）、MVV的下降幅度更小。

肺的代偿能力与年龄、基础肺功能等有关，年龄越大，基础肺功能越差，代偿越差。如肺叶（右中叶和上叶可视为一个功能叶对待）切除术后，29岁以下患者，VC和MVV分别减少23.1%（略低于25%）和12.9%（明显低于25%）；30～39岁分别减少24.4%和16.7%；40岁以上则为30.2%和23.6%。

（1）正常肺功能患者术后余留肺容积估测：人体肺分左右2个，大约各占1/2的肺容积（因心脏偏左，左肺容积略小）；大体分为4个肺叶（在功能上，右中叶和右上叶作为1个肺叶对待，相当于左肺上叶），每个肺叶约占1/4肺容积；大体有20个肺段（解剖上有18个肺段，左肺尖后段、前内基底段在功能上各相当于2个肺段；少数出现变异肺段的同等处理），每段的肺容积大约占TLC或VC的1/20（5%），比如右中叶切除大约减少1/10（10%）的肺容积。

（2）术后的肺通气功能估测：肺通气功能的下降幅度不仅取决于切除的肺容积，也与手术部位和病变特点密切相关。由于下肺扩张度大，膈肌运动产生的潮气量（VT）、MVV占绝对优势，因此一侧下肺切除丧失大约1/4肺容积，但MVV下降大约占1/3或更大；上肺相反，上肺叶切除是远比下肺叶（包括肺段）更安全的手术。

若手术肺叶的基础病变重，而非手术部位轻，则通气功能下降幅度小；反之则下降幅度大，这主要见于不均匀性肺气肿、肺大疱、支气管占位等疾病。

（3）肺部分切除术的远期影响：若肺组织切除过多，如一侧肺切除后可逐渐出现胸廓畸形、肺气肿或慢性肺动脉高压，十数年后将导致生命质量减退，在残腔处理不当的情况下更容易发生，故应尽可能避免该类手术，特别是年龄较小的患者。

（二）手术后肺功能的永久改善及其程度

1. **无功能或低功能肺部病灶的切除或胸腔手术**　如肺大疱切除术，肺减容术，肺内巨大肿块切除术，张力性气胸和（或）血胸引流、减压术，胸膜剥脱术，脓胸切除术，均可解除病灶对健康肺的压迫，直接改善肺功能，术后患者的VC、FEV_1、MVV均有不同程度增大,其改善程度取决于病变程度和手术部位,如上肺减容术后,结构较好的下肺活动度增大,肺功能明显改善;下肺切除则多无效果,甚至恶化。若气肿周围有较多被压迫的有效肺组织,则肺减容术后的肺功能改善明显。

2. 肺内感染和毁损病灶　切除有感染和炎症的病灶,尽管 VC 可能下降,但 FEV_1、MVV 多改善,特别是肺脓肿、支气管扩张症、阻塞性肺炎、毁损肺的切除术。由于切除了感染或化脓性病灶,毒血症解除,机体一般状况改善,呼吸肌力和耐力增大;减少或解除了有静动脉血分流的肺组织,低氧血症改善;切除了含较多无效腔的病灶,提高了通气效率。

3. 单侧支气管不完全阻塞　较重的单侧支气管压迫或阻塞,X 线胸片可以完全正常,肺功能表现为阻塞性通气功能障碍。若平静呼吸,各部位通气量的差别不大;若运动或用力呼吸,则阻塞部位的气体进出严重受限,特别是呼气受限,导致肺过度膨胀;并压迫纵隔向健侧移位,正常肺扩张受限,通气功能显著下降。若切除阻塞的支气管-肺组织,则正常肺的活动正常,尽管 VC 减小,甚至 FEV_1 减小,但 MMV 明显增大,生活质量和活动能力明显改善。

因此评估手术后的肺通气功能评价不仅要考虑手术类型,也需综合评价影像学、解剖和呼吸生理学的特点。

(三) 手术后肺功能暂时性减退的程度和时间

1. 肺功能减退的影响因素和变化特点　手术前后麻醉剂、镇静剂、镇痛剂对呼吸运动、咽喉部肌张力、咳嗽反射、纤毛运动等均有抑制作用;局部手术创伤,特别是头颅、颈部、胸部、腹部手术对呼吸中枢、上气道骨骼肌、神经(主要是膈神经)、呼吸肌、气道纤毛运动、咳嗽反射的抑制作用;术后胸腹部固定带和伤口疼痛对呼吸运动和咳嗽的抑制作用;胸部手术对正常肺组织挤压或牵拉作用;手术后反应性胸膜炎对横膈运动的抑制作用;胸部、上腹部手术对

横膈的直接刺激作用;肺内分泌物等进入健侧肺,引起阻塞或感染等。若未有效实施术后呼吸和气道管理,上述情况对肺功能的抑制一般在术后 24 h 内最明显,72 h 后明显改善,约 1 周恢复正常。因此,术后 72 h 内是发生呼吸衰竭、分泌物堵塞、阻塞性睡眠呼吸暂停低通气综合征(obstructive sleep apnoea hypopnoea syndrome, OSAHS)加重最多的时期,呼吸和气道管理最重要,特别强调加强咳嗽、深呼吸锻炼和上气道管理。

2. 腹部手术后的肺功能变化　除麻醉影响外,腹部手术主要通过影响膈肌活动而抑制肺功能。手术创伤、麻醉可限制横膈的升降幅度,降低 VT;抑制咳嗽和纤毛运动,导致呼吸道分泌滞留。以成人横膈面积 270 cm^2 计算,升降 1 cm 横膈,VT 约为 270 mL。手术创伤和伤口疼痛直接影响腹式呼吸,降低 VT,特别是上腹部手术。在有基础肺功能减退的患者容易产生严重通气不足。腹部手术后 VC 平均下降 25%~50%,其中上腹部约下降 55%,手术后约 24 h 下降最明显,72 h 后明显改善。腹部手术后,由于深吸气受限制,肺泡大量萎缩,残气容积(RV)下降约 13%、FRC 下降约 20%;补呼气容积(IRV)约下降 35%,其中上腹部下降约 60%,下腹部下降约 25%。手术后患者多呈浅快呼吸,一般术后 24 h VT 减少 20%,RR 增快 26%,每分通气量(VE)不变,肺泡通气量($\dot{V}_A$)下降,约 2 周恢复正常。

(四) 手术和麻醉对气道引流的抑制作用　主要发生于术后 24 h,部分延迟至 3 日内,在麻醉作用未消失或疼痛比较明显的情况下容易发生;在高龄、体弱、存在慢性气道疾病的患者更容易发生;若峰值呼气流量(PEF)＜3 L/min 时,患者容易出现无效咳嗽和分泌物阻塞。分泌物阻塞气管将导致窒息或严重呼吸衰竭,阻塞支气管导致肺膨胀不全或肺不张;阻塞小气道则容易导致肺感染。

第二节　与手术有关的肺功能评价及主要肺功能参数

由于麻醉、手术对呼吸生理特点的显著影响,故根据肺功能评价手术的可行性及预测术后可能的并发症有重要价值。总体肺功能状态是评估手术可行性的客观标准,但鉴于可行性较差,实际临床应用时常参考几个主要参数,主要是通气功能参数和动脉

血气。强调肺功能正常者和轻度异常者皆可胜任或耐受手术,只有肺功能中、重度减退时才需结合具体手术情况考虑手术风险及围手术期的管理,简述如下。

(一) 肺功能对手术可行性的评估

1. 手术风险分级　根据肺功能可分为手术能

胜任、可考虑、有一定风险、有较大风险、有极大风险5级。有较大风险需高度重视术前、术中、术后的管理;有极大风险意味着不宜手术,若确定手术,需采取特别的管理措施。

2. 基于肺功能的手术风险分级 在肺功能正常或基本正常的患者,或轻度肺功能减退的非胸部手术、非上腹部手术患者,一般报告为手术能胜任;轻度肺功能减退的上腹部手术,一般报告为手术可考虑;轻度肺功能减退的胸部手术、一般情况欠佳的腹部手术,一般报告为手术有一定风险;轻度肺功能减退的肺叶切除手术,中度肺功能减退的非肺叶切除手术、上腹部手术或一般情况欠佳的中下腹部手术,一般报告为手术有较大风险;其他容易发生术后严重并发症的患者,则宜报告手术风险极大。

3. 影响手术风险分级的其他因素 手术风险的肺功能分级报告还应结合患者的具体情况,特别是全身状况和胸部影像学改变,比如若为中度阻塞性通气功能障碍,而一侧支气管主干显著阻塞,则肺功能减退乃支气管病灶所致,病侧肺切除后,肺通气功能多明显改善,肺功能风险评级应为有一定风险,而不能报告为有较大风险或有极大风险。

(二)常用肺功能参数 主要针对肺功能分级有一定风险及以上的患者,肺功能分级能胜任或可考虑则皆不存在肺功能参数大小的问题。

1. 手术后通气储备 估测手术后的 MVV 能超过 VE 2 倍,即术后 MVV/VE>3,若手术创伤不大,则手术后发生呼吸衰竭或其他并发症的机会较小,可在严密监测和管理完善的条件下实施手术;MVV/VE 值越高,手术安全性越大。手术风险也与手术部位有关,若术后 MVV/VE=3 时,胸部和上腹部手术的安全性小;中、下腹部和四肢部位手术的安全性大。手术后 MVV 的具体估测见本章第一节。

2. FEV₁ 和手术后的 FEV₁ 手术后的通气储备或手术后 MVV 的评估价值高,但应用不方便,故目前更常选择 FEV₁。一般情况下,若实测 FEV₁>2 L 可进行一侧全肺切除(由于一侧肺切除的远期问题较多,除非特殊情况,一般不推荐);若 FEV₁>1.5 L,可进行肺叶切除。在中、重度肺通气功能减退的患者,若推测术后 FEV₁<0.8 L,则极易发生呼吸衰竭,故必须充足准备后手术;否则不宜手术,特别是胸部和上腹部手术。若用实测值占正常预计值的百分比表示,则估测术后 FEV₁<40% 是胸部术后并发症的独立影响因素。

3. FEV₁ 可逆性 与手术后的支气管哮喘急性发作和慢性阻塞性肺疾病(COPD)急性加重密切有关。一般通过吸入气道扩张剂判断;但部分患者对吸入药物不敏感,可口服糖皮质激素(激素)3~5 日后复查肺功能。若可逆试验阳性或可疑阳性应暂缓手术,充分治疗后择期手术;若需急诊手术,必须注意术前、术中和术后的正规治疗,主要是全身糖皮质激素的合理应用;即使舒张试验阴性,对有基础阻塞性肺疾病的患者或高危患者,吸入激素也有助于预防支气管哮喘或 COPD 的急性加重。

4. PEF 与术后的咳痰能力密切相关。若 PEF>3 L/min,则患者咳痰能力较强,不容易发生分泌物阻塞;否则发生分泌物阻塞的风险较高,需特别加强深呼吸锻炼和咳嗽锻炼,以及其他改善术后气道和肺泡引流的措施。

5. CO 弥散量(D_LCO) D_LCO 的测定较复杂,变异率较大,较少用,但对评价换气功能或肺血管病价值较大,若其实测值占正常预计值的百分比<40%,胸部手术并发症的发生率明显升高。若通气功能正常或基本正常,D_LCO 明显下降;或通气功能下降,但 D_LCO 下降幅度更大,则合并肺血管病,尤其是肺栓塞的可能性大,需延迟手术,进一步检查。

6. PaO₂ 若有明显低氧血症,但低流量吸氧时,PaO₂ 明显改善,且不考虑合并肺栓塞者,手术可以考虑;否则手术风险较大(心脏手术除外)。若肺通气功能正常或基本正常,PaO₂ 明显下降,且没有相应的心脏疾病,也应注意肺栓塞或其他肺血管病的可能;结合 D_LCO 价值更高。在没有明确前,宜暂缓手术。

第三节 影响围手术期肺部并发症的肺外因素

手术安全性高低及并发症的发生除与肺功能状态有关外,也与患者的其他脏器功能和全身状况密切相关。

(一)一般情况

1. 年龄 在成年患者,一般随着年龄增加,手术风险和发生并发症的机会增加,特别是 70 岁以上老年人。

2. 体重和肥胖　是影响手术风险的重要因素。同样肺功能条件下,肥胖患者的手术风险增大,特别是显著肥胖的患者。因为肥胖患者细胞组织间液较少,对水、电解质的调节能力下降,术后容易发生内环境紊乱和血容量异常;胸廓的黏性阻力和惯性阻力显著增加,伴呼吸负荷增加,容易发生呼吸衰竭;常存在横膈上移和 FRC 的明显减少,术后容易发生肺微不张和感染。该类患者也是 OSAHS 高危患者,且手术难度较大,手术创伤的程度也相对较大,发生其他并发症的机会也较多,特别是心外科手术患者。

3. 身高　一般身高较高,如超过 170 cm 者,安全性高;低于 160 cm 者,安全性低。因为身材较高者,肺活动范围大,手术对横膈的影响小,特别是中下腹部手术。在下腹部手术患者,身材较高者,手术几乎不影响横膈,而较矮者的手术切口常达上腹部,对横膈影响大,手术的安全性小。

4. 营养状况　血红蛋白(Hb)和白蛋白浓度是影响手术安全性的重要因素。两者不仅影响机体的供氧,也对手术后的恢复和减少并发症的发生有重要作用,在择期手术的患者应纠正至接近正常的水平(根据手术创伤大小和患者情况)。在手术比较紧急的患者,也尽量将 Hb 纠正至 $80\sim90$ g/L 以上,白蛋白浓度纠正至 30 g/L 以上,同时注意手术中和手术后的继续纠正,但必须控制补液速度,以免发生心功能不全、肺水肿。电解质紊乱(主要是低钾、低镁、低磷、碱中毒)和 B 类维生素缺乏也是影响手术预后的重要因素,需注意纠正,也应注意补液的速度。

(二)运动能力　是影响手术风险度的重要因素,特别是上腹部手术。运动能力常与肺功能减退幅度不一致,单纯从肺功能参数判断,患者手术风险较大,但若患者经常锻炼,腹式呼吸运动较好,能够从事一定体力运动,则多能耐受手术。若能进行心肺运动试验,对患者的氧耗量进行客观测定,价值更大;6 min 步行试验(six minutes walk test,6 MWT)也是常用的评估试验。

(三)手术前准备和手术后管理　基础肺功能较差的患者,主要是合并慢性气道疾病或长期吸烟的患者,术前给予积极管理或治疗,常能改善手术预后。主要措施:戒烟;药物治疗,手术前后应常规给予气道扩张剂、祛痰剂、吸入激素;呼吸锻炼,主要是腹式呼吸、阻力吸气锻炼;运动能力锻炼,主要是爬

楼运动,固定带捆绑胸腹部后锻炼等。其他准备主要是改善患者的一般情况和营养状况。手术时尽可能减少手术创伤和手术范围,避免勉强进行过多的手术切除,尽量避免对横膈的刺激或损伤。针对术后的病理生理变化和可能的并发症进行预防和处理。任何胸腹部手术、全麻手术、老年人手术皆应加强深呼吸锻炼;加强翻身拍背,对容易发生痰堵的患者应 $2\sim3$ h 唤醒 1 次进行咳痰,也可用呼吸机或咳痰机辅助排痰;对失血、失液不多的患者应控制液体的入量和速度;对容易发生呼吸衰竭的患者应及早给予无创正压通气(non-invasive positive pressure ventilation,NPPV)。

(四)创伤较大的手术和特殊手术

1. 手术创伤对循环功能的影响程度　患者术前可能无明显心、肺疾病,但手术创伤可导致患者呼吸功能受损。若术中大量出血和输血;或有较长时间的低血压;或手术时间较长、创伤较大;或全身麻醉药量大,术后短时间内难以完全排出体外;或术中大量输液等,发生肺水肿或急性呼吸窘迫综合征(acure respiratory distress syndrome,ARDS)的机会大,需加强针对性管理,并给予短时间机械通气。常见于心脏换瓣术和冠脉搭桥术,胰、十二指肠切除术,胸腹主动脉瘤手术,巨大肝肿块切除术,严重创伤后手术。一些特殊手术,如嗜铬细胞瘤术后,患者多出现血压降低而需用升压药维持。高位脊柱手术,术后脊髓水肿或椎管内出血容易压迫脊髓导致呼吸抑制;多发性大动脉炎(头颈干型)患者术后早期行冬眠疗法时也容易发生呼吸抑制,术后可短时间给予机械通气辅助治疗。

2. 心脏手术　常在低温和使用体外循环的条件下进行,由于体外循环可破坏红细胞,产生的细胞碎片阻塞于肺循环;术前也可能有严重肺动脉高压,则术后容易发生低氧血症。该类患者术中、术后常需使用大剂量麻醉性镇痛药,对术后自主呼吸的抑制作用较强;加之术后低氧导致的肺血管收缩和心律失常等复杂问题,更容易发生呼吸衰竭,故术后早期应常规机械通气,必要时及早实施体外膜氧合(extracorporeal membrane oxygenation,ECMO)辅助治疗。

3. 急症手术　该类患者常有复杂问题,术前允许准备的时间短,资料缺乏,无法给临床医生提供较多有价值的信息;容易发生有效血容量不足,水、电解质紊乱;心功能和呼吸功能减退来不及有效改善。这些情况常同时或先后发生,在不能全面掌握和无

法有效控制病情的情况下,需全身麻醉,术毕放置于 ICU 给予机械通气(更多是人工气道机械通气)和综合治疗。

4. 基础肺功能较差的高价值手术　若患者为恶性肿瘤,且估测手术效果良好,经麻醉手术导致短暂的呼吸抑制后可恢复至基础水平,则即使肺功能较差,也应尽量创造手术条件,如直肠癌;否则应尽量采取非手术治疗。若估计手术后生命质量明显改善,也应积极创造手术条件,如肺减容术或肺大疱切除术。

(五)其他合并症　主要有心脏病、脑血管疾病、未控制的糖尿病、肺血栓的高危因素等情况,皆可导致术后肺部并发症增多。

(六)中小手术的可行性分析　其他部位手术由于不直接影响呼吸并不需要常规肺功能检查。但以下情况也应注意:进行全身麻醉的老年人手术,由于容易出现一过性的呼吸中枢抑制和呼吸功能减退,术后容易出现呼吸衰竭和痰堵;OSAHS 或高危患者,容易发生上气道阻塞,甚至突发窒息,应加强术后的检测和管理;创伤较大的手术容易出现 ARDS 和急性肺水肿,应加强炎症因子监测和液体管理。

第四节　引起肺功能减退的胸部疾病

许多胸部和肺部疾病可引起肺功能降低,根据肺功能特点,分以下几类。

(一)阻塞性肺疾病　慢性支气管炎、支气管哮喘、阻塞性肺气肿等是常见疾病。其主要病理和病理生理特征有:① 支气管的急、慢性炎症,黏膜充血、水肿,分泌物增多,平滑肌痉挛,黏液栓阻塞,气管壁结构破坏,纤毛功能减弱。② 气流阻力增加。③ 肺实质结构破坏,肺弹性减退,容易发生小气道陷闭。上述变化均可导致阻塞性通气功能障碍。因阻塞部位与程度不同,肺内气体分布不均;膨胀肺泡压迫周围毛细血管,炎症、纤维化等使肺毛细血管床的数量和血流量减少,导致 $\dot{V}/\dot{Q}$ 失调、D_LCO 下降、VD 增大。早期多出现低氧血症;随着病情发展,RV、FRC 明显增大,呼气从被动变成被动和主动共同完成,呼气期胸腔负压变为正压,使小气道闭合,气体陷闭容积增加。严重患者可发生呼吸性酸毒、肺动脉高压,肺源性心脏病。

支气管扩张症也是常见疾病。由于支气管黏膜反复炎症和溃疡,常伴有痰液潴留和支气管动脉扩张,反复咯血,影响气道通畅。因静动脉血分流率($\dot{Q}s/\dot{Q}t$)升高,可出现呼吸困难与发绀。

(二)限制性肺疾病　包括气道完全阻塞、肺泡和肺间质疾病、胸膜和胸廓疾病,如支气管内膜结核阻塞气道、肺纤维化、气胸、胸膜炎、胸廓畸形、神经-肌肉疾病、重症肌无力、过度肥胖等。主要特点是胸廓和(或)肺扩张及回缩受限,胸廓及(或)肺顺应性降低。VC、TLC 降低,VC 降低幅度大于 MVV、FEV_1 的降低幅度。通气受限时,常以 RR 增快作代偿,以低氧血症为主要临床表现。

(三)肺血管病　常见肺栓塞和肺动脉高压,不但导致 VD 增加,诱发呼吸窘迫和呼吸性碱中毒;也可导致肺循环和体循环吻合支开放,$\dot{Q}s/\dot{Q}t$ 升高,发生低氧血症。

肺动静脉瘘使未经气体交换的肺动脉血直接流入肺静脉、左心房内,增加解剖性分流,使 $\dot{Q}s/\dot{Q}t$ 增加,PaO_2 降低,可导致红细胞增生,血液黏滞度增加,从而增加心脏负荷和微循环阻力,使血液在毛细血管内淤滞,影响组织摄氧。

该类疾病的肺功能特点是通气功能正常,D_LCO、D_LCO/V_A 下降和低氧血症。

(四)上气道疾病　最常见 OSAHS,多数患者的肺功能基本正常或仅为轻度限制性通气功能障碍,容易忽视。术后在麻醉药物作用未完全消失的情况下,容易发生上气道陷闭,导致窒息或严重呼吸衰竭。术前应常规询问病史,术后加强监测和管理。

(五)心血管疾病　如缩窄性心包炎、先天性心脏病(发绀型、非发绀型)、心瓣膜病和冠心病等。其病理生理变化各不相同,但对肺功能的影响主要通过:① 改变肺内血流灌注量,导致 $\dot{V}/\dot{Q}$ 失调。② 增加 $\dot{Q}s/\dot{Q}t$。③ 影响血液携氧量。④ 心脏扩大和肺组织淤血导致限制性通气功能障碍。⑤ 总体上导致低氧血症。

(朱　蕾)

第二十五章
肺功能的综合评价

肺功能检查必须为临床服务,换言之,将肺功能测定结果分析后要提出结论和建议,能够尽可能地满足医疗需求。一般认为肺功能检查结果仅是呼吸生理或病理生理功能的反映,既不能确切说明产生肺功能障碍的病理性质,也不能说明确切的解剖位置,致命性局限病变(如肺癌)患者的肺功能也可能完全正常;但从本版《临床肺功能》和朱蕾主编的《临床呼吸生理学》(第2版)可以看出,真正掌握呼吸生理知识可以对大部分肺内、胸廓等局限性病变以外的气道-肺实质-肺血管-胸廓及呼吸调节系统异常做出定位和定性诊断或给出强烈的提示,结合病史、体检、胸片或胸部CT片、实验室检查等资料,做出结论和给出建议,尤其是对不典型的患者,有助于较快完成临床诊断或鉴别诊断。肺功能检查是临床评价和诊断方法之一,与其他检查可以相互印证,明显减少其他检查的数量。评价肺功能时,需特别重视以下几个方面。

一、结合临床资料评价肺功能

肺功能改变在一定病理基础上产生,且两者之间必然存在一定联系。临床症状、体征、X线检查等既反映病理变化,也具有一定的生理或病理生理意义,如慢性支气管炎、支气管哮喘病史提示可能存在气道炎症和阻塞性通气功能障碍;胸水、气胸、肺部分切除、肺纤维化可产生限制性通气功能障碍;肺部炎症、感染既会影响通气,又影响换气;胸廓畸形对肺容积和呼吸动力机制的影响可引起限制性通气功能障碍。肺内静动脉血分流与先天性心脏病的动脉血气分析结果可能相同,但根据病史及体检却不难鉴别,所以临床资料与肺功能测定结果相互印证,才能充分发挥肺功能检查在临床诊断中的作用。受检者的一般情况、体力、合作程度都可能影响肺功能的测定结果,特别是用力肺活量(FVC)、最大自主通气量(MVV)、最大呼气流量容积(MEFV)曲线等与主观因素有密切关系的项目,通过测定前和测定过程中的直接观察才能对有关数据作出更恰当的评价。相对稳定的支气管哮喘患者用力呼气或运动可能诱发哮喘急性发作,影响测定结果,故比较测定前、后的体征或听取受检者的申诉会使肺功能分析更有价值。

总之,肺功能检查申请接近会诊性质,申请单必须把相关资料写清楚;如此认识才能做到从整体上分析肺功能的测定结果,更有效地解决临床问题。

二、结合临床要求选择测定项目和方法

肺功能的全面检查需要测定多种项目,但若仅解决单一病例的临床问题就不一定需要全面肺功能检查。基本肺功能检查一般指应用简易或标准肺功能仪测定肺活量(VC)及相关肺容积参数和FVC曲线及相关参数,对健康查体和大部分患者已能够做出呼吸生理结论;在较重的慢性阻塞性肺疾病(COPD)和支气管哮喘患者,结合功能残气量(FRC)测定才能说明肺气肿或肺过度充气的程度,同时完成CO弥散量(D_LCO)测定或支气管舒张试验才可更有效地区别COPD和支气管哮喘。探讨COPD的高危患者和早期诊断,小气道功能评价是重要手段。判断呼吸衰竭的性质和程度,动脉血气分析能提供更客观的数据,但应该是呼吸空气状态;若已经治疗,则必须注明吸入气氧浓度(FiO_2)或吸氧流量。考虑胸外科手术的耐受性和安全性,MVV是反映通气储备力最合适的简便参数。作为劳动力鉴定,除了静态肺功能测定外,心肺运动试验能提供更具说服力的数据。

能否根据临床要求,选择恰当的肺功能检查项目,评价呼吸生理的某一个或几个环节,取决于临床医生对呼吸生理、肺功能测定原理的理解和技术方法的掌握程度,所以合格的肺功能医生或技师应是既熟悉呼吸生理又掌握肺功能测定技术的呼吸科医生或技术员。

三、合理评价肺功能

(一)测定数据的合理分析和综合评价 根据肺功能测定数据,参照临床申请要求,对呼吸生理和

病理生理改变作出说明是肺功能检查结合临床的关键。肺功能测定项目反映的呼吸生理环节有其特异性，在程度上也可能有很大差异，如 MVV 能客观评价通气功能，也能更好地反映呼吸动力学机制；尽管一氧化碳弥散量（$D_L CO$）名义上是对 CO 弥散能力的测定，反映肺泡毛细血管膜的弥散功能，但实质上是反映整体换气功能，包括通气血流比例（$\dot{V}/\dot{Q}$）的改变。所以分析肺功能结果，既要重视每一个测定数据，更需要将各个数据相互对照、综合分析、归纳，最终体现出具体的呼吸生理或病理生理变化。

（二）测定数据和描图的综合分析　评定肺功能不能单纯依靠数据，原始描图要特别重视。分析描图的线迹不但可以对肺容积和通气功能障碍作出定性估计，更可能提供数据本身所不能显示的技术错误或受检者合作程度等线索。脉冲振荡法（IOS）大量采用图形和数据同时显示的方法，在某些方面能更直观地反映大量的肺功能信息，但如何正确解读是核心问题。

（三）分析肺功能测定资料应当逐项深入

1. 直接测定肺功能参数

（1）肺活量：健康人 VC 的测定曲线陡直，幅度大，吸气和呼气转换呈尖峰状态。尽管 VC 有较大个体差异，受体力、呼吸肌、胸肺弹性、气道通畅程度等因素的影响，但同一人重复测定多次，误差不超过 5%。以个人 VC 为标准，定期动态随访，可较好地评价呼吸器官或呼吸肌功能的变化。平静呼气基线应位于 VC 中下 1/3 的交界处，即深吸气量（IC）约为补呼气容积（ERV）的两倍。IC 是完成 MVV 的主要部分，可认为是最大通气潜力的参数，IC 减小常见于胸廓畸形、胸腔积液、气胸、胸膜粘连或增厚、肺纤维化等限制性通气障碍或呼吸肌麻痹、体力衰弱等患者。ERV 更容易受横膈位置、胸廓收缩阻力、小气道陷闭等因素的影响。肥胖、妊娠、腹水、腹胀气等情况和阻塞性肺疾病患者的 ERV 多有不同程度的减小。

ERV 描图后段圆顿提示呼气阻塞，可沿深吸气后的呼气线段初始部分作直线，呼气线终末段偏离此直线的距离愈远，提示呼气阻塞愈严重。

VC 与分期肺活量对照也可作为阻塞性通气功能障碍的诊断依据。分期肺活量是 IC 与 ERV 之和，正常情况下与 VC 相等；在绝大多数阻塞性通气功能障碍患者，VC 的 ERV 部分容易因气道陷闭而减小，故 VC 可明显小于分期肺活量。

（2）每分通气量：在应用单筒肺量计的年代，

每分通气量（VE）是常规测定，且有重要意义；现代肺功能仪普遍缺乏 1 min 静息描计，无法准确测定潮气容积（VT）和呼吸频率（RR），也自然无法准确计算出 VE，故测定价值有限，仅供参考。

尽管如此，鉴于 VE 解读对理解主要肺功能参数有重要意义，仍简述如下。VE 是 VT 与 RR 的乘积，VT 与年龄、性别、体表面积、呼吸习惯、运动锻炼、情绪等因素皆有关系，有较大个体差异。健康成人平静呼吸时，VT 约为 10 mL/kg，其中约 75% 来自膈肌活动，25% 来自肋间外肌舒缩；正常 RR 为 12～16 次/min。限制性通气功能障碍患者多表现为浅快呼吸，VT 偏小，RR 较快；阻塞性通气功能障碍患者则相对深慢呼吸，呼气时间延长，VT 偏大，RR 较慢。

单筒肺量计测定时，根据平静呼气基线的斜率可计算氧耗量，记录基线愈长，氧耗量的计算愈可靠，最早设计的肺量计即用于测定新陈代谢；如果将肺量计内的 CO_2 吸收器取出，则重复呼吸将使肺量计中的 CO_2 浓度逐渐升高，配合动脉血气析、VE 和吸入气 CO_2 浓度测定可对中枢及周围化学感受器的敏感性做出判断。

肺量计不能测定肺泡通气量，但从 VT 数据和描图分析可以大体估计；相同 VE 受检者，VT 增大，肺泡通气量相应增加。

（3）用力肺活量：从 FVC 曲线主要获得两类肺功能参数。

1）时间肺活量及其百分数：时间肺活量一般用 1 s、2 s、3 s、6 s、7 s 的时间，计算时间愈短对单筒肺量计的机械性能要求愈高。时间肺活量除与影响 VC 的各种因素有关外，也显著受被检查者配合程度的影响，特别是"等压点"前的呼气部分主要取决于呼气力量和气流阻力；而呼气后段部分则主要取决于小气道的阻塞程度，与呼气用力的关系较小。FVC 的前段部分接近完成 MVV 的 VT，故可根据第 1 s 用力呼气容积（FEV_1）换算 MVV。在阻塞性肺疾病患者，一秒率（FEV_1/FVC）明显降低，曲线坡度平坦，FVC 多小于 VC。在限制性肺疾病患者，FVC = VC，FEV_1/FVC 正常或升高。详见第六章第六节、第七节。

2）用力呼气中期流量：是根据 FVC 描图计算的中段 1/2 容积的平均流量。由于弃去呼气初始与呼气用力明显相关的部分和呼气终末变异度较大的部分，可较好地反映小气道功能。

（4）最大自主通气量：完成 MVV 测定的 VT

和 RR 由受检者自己选择,VT 和 RR 的描图变化可反映呼吸生理特点。MVV 曲线的 VT 应与 VC 曲线的初始呼气速度较快的容积部分(呼气呈直线的容积部分)相印证,如大小悬殊说明受检者未能理解测定要求,健康人 RR 一般为 60~120 次/min;频率过快、过慢,多为没有掌握测定要求所致。年老体弱者的 RR 多较慢。在限制性通气障碍患者,由于肺总量小,胸肺弹性阻力大,完成 MVV 的 VT 较小,多动用补呼气,MVV 基线低于平静呼气基线,RR 偏快。在阻塞性通气功能障碍患者,由于气流阻力大,且低容积时的气流阻力更大,故 RR 稍慢;为取得相对较快的 RR,完成 MVV 的 VT 多避免使用 VC 的低容积部分,故最大通气的基线明显上移;严重呼气阻塞患者,完成 MVV 的 VT 有逐次减少、基线上升的特点。

MVV 虽然是通气功能检查,但从呼吸生理角度分析,MVV 实际上反映了呼吸动力学的综合情况,包括呼吸肌的肌力和耐力、胸肺弹性回缩力、气道阻力,因此临床上常作为判断外科手术可行性的可靠参数。

2. 间接测定肺容积参数　上述参数是通过肺量计或流量计直接测定完成,只要受检者配合良好就可较好地反映肺容积和通气功能的变化。FRC、残气容积(RV)、肺总量(TLC)等参数需要通过气体分析法或体容积描记法等间接测定,影响因素较多。测定这些项目的主要作用是进一步辅助诊断通气功能障碍的类型。在直接测定参数和间接测定参数不一致的情况下,应首先认为直接测定参数的准确度高,间接测定参数的结果可能有误差,如 VC 正常(排除限制性通气功能障碍),FRC 和 TLC 明显下降(符合限制性通气功能障碍)则为测定错误的可能性极大,应排除限制性通气功能障碍存在,必要时重复测定。肺容积应作为鉴别阻塞性和限制性通气功能障碍的重要参数,阻塞性通气功能障碍常有 RV 和 FRC 增加,TLC 正常或升高;限制性则有 TLC、FRC、RV 减小。FRC 和 TLC 增加而无通气阻塞,应注意测定误差或有肺实质退行性变或单纯性肺气肿的可能。RV、FRC、TLC 的绝对值和相对值都要重视,在部分限制性通气功能障碍,TLC 减小幅度更大,RV/TLC 升高,容易产生阻塞性通气功能障碍的错误印象。

3. 无效腔容积和肺泡通气量　是反映通气效率的参数,应与 $PaCO_2$ 相印证,作为评价通气功能的定量参数。无效腔容积与潮气容积的比值(VD/VT)要与测定 VE 时的 VT 和 RR 对照,浅快或深慢呼吸形态应在 VD/VT 中得到反映。还要考虑 VD/VT 结果与受检者测定时的情绪、合作等有密切关系,故分析时还应与测定 VE 时的描图相对照。

4. 气体、血流分布和通气血流比例　是较少测定的肺功能项目,主要用于科研,其中闭合容积曲线的闭合容积(CV)和Ⅲ相斜率等参数曾作为反映气体分布的参数而广泛应用,现阶段应用较少,但对理解呼吸生理学变化有较高价值,故本章仍以其作为代表阐述。这些参数的数据是由肺单位的时间常数决定,受气道阻力和肺顺应性两方面因素的综合影响,所以阻塞或限制性通气功能障碍都可能导致吸入气在肺内的分布不均,这也说明气体分布特点与通气和肺容积测定结果的综合分析就可能发现气体分布不均的机制。若通气功能基本正常而吸气分布明显不均,应考虑小气道功能障碍或存在肺实质弹性的区域性差异。气体分布不均必然导致 $\dot{V}/\dot{Q}$ 失调,应考虑动脉血氧测定,以了解和评价对换气功能的影响程度。气体分布与生理无效腔、静动脉血分流的关系密切,故气体分布测定和 VD/VT 测定在一定程度上也能说明血流分布的大体情况。

5. CO 弥散量　是在肺容积测定的基础上增加一种标示气体(CO)而完成的测定,因此影响 D_LCO 的因素更多,需特别注意不同测定方法(单次呼吸法和重复呼吸法)的测定要求和质量控制,结合病史、肺容积和通气功能综合评价。确切地说 D_LCO 也是衡量 $\dot{V}/\dot{Q}$ 的参数或整体换气功能的参数,不能认为是特异性反映"弥散"效率的参数,应与 VD、动脉血气分析结果等相对照。

6. 动脉血气　动脉血气结果说明呼吸的效率,是呼吸生理各个环节的综合反映。正常动脉血气结果既可能是全部环节正常,亦可能不同环节之间相互代偿的结果,单独的血气分析结果并不能较好地提供呼吸生理的具体情况,但吸入不同氧浓度的血气分析结果相对照,或血气分析配合其他肺功能测定项目能更好地作为评价肺功能的依据。

以上讨论充分说明,评价肺功能不仅仅是对数据的分析,也需结合对图形的分析,更重要的是在呼吸生理基础上结合临床资料综合分析。如此分析才可能得到较全面的呼吸生理或病理生理概况。

四、肺功能损害程度的分级

肺功能损害程度的合理分级不是容易解决的问题。对呼吸生理的各个环节而言,在不同的病理条件下,损害的性质不同,损害的程度也可能不一样;而生理功能参数本身也有较大的变异范围,受年龄、性别、体重、职业、锻炼等生理因素的影响,所以很难取得统一的衡量标准。但为了统一认识,明确肺功能评价的含义,获得临床医生的共同理解,肺功能障碍的分级又必须设置明确的标准,并在临床广泛使用,如通气功能分级、弥散功能分级、动脉血氧分压分级等。事实上各种分级标准仍在不断变化。

从呼吸生理的角度分析,单纯根据数据分级是十分勉强的。如目前用 MVV 或 FEV_1 占正常预计值的比例小于 20% 定义为通气功能减退,很显然仅用一个参数标准衡量通气功能的片面性是不言而喻的;PaO_2 分级更与临床实际情况有较大距离,以 < 60 mmHg 定义为中度低氧血症,而 PaO_2 60 mmHg 时的 SaO_2 仍保持 90%,并不存在组织缺氧。但是上述分级并非毫无依据,MVV 含呼吸动力因素,故以它分级作为手术指征和劳动力鉴定的依据确有实用意义;60 mmHg 的 PaO_2 虽不会有缺氧症状,但已接近氧离曲线的陡直段,濒临有效代偿的边缘,应引起临床医师的高度重视,所以分级也以呼吸生理为基础,但不能全面概括呼吸生理特点。因此,简单肺功能的分级有必要,但不是评价肺功能的关键;在较全面理解呼吸生理的基础上,根据肺功能测定结果推导病理生理的真实情况,即使没有分级,还是能够对肺功能作出正确的评价。

五、侧位肺功能

随着胸外科手术技术的不断发展,手术适应证的不断扩大,手术治疗的安全性和术前肺功能检查日益受到临床医生的重视。侧位肺功能测定能够对两侧肺功能的基本情况作出评价,对决定手术指征和手术风险有重要的参考价值。侧位肺功能测定的基本原理为:受检者在不同体位时,重力对两侧肺容积的影响不同。受腹内压力和重力作用,侧卧位时下位横膈上移,上位横膈下移;下位肺血容量增加,上位肺血容量减少;纵隔向卧侧下沉移位;下位胸廓受压缩小,上位胸廓舒张增大,故下位肺容积减少,上位肺容积增加。由仰卧位改为侧卧位时,尽管出现两侧肺容积的增大和变小,但两侧的变化幅度并不一致。在健康人,无肺内、胸膜腔及纵隔病变,也无额外的粘连固定而影响上述器官的移位,上位肺容积增加在数量上超过下肺容积减少,故总的 FRC 增加,平静呼气基线上移。健康人右侧肺功能稍大,大约为 53%,左侧为 47%。

一般上位肺组织的功能越好,肺容积增加越大,FRC 增加越显著,呼气基线上移越明显;反之,亦然。肺部、胸膜、胸壁、横膈等部位的病理变化影响呼气基线的位移时,都会改变左右侧位的比值。

六、现代肺功能测定和评价的变化

现代肺功能的测定方法和内容有较大变化,主要表现在以下几个方面:① 传统肺功能参数的测定方法和技术要求有较大改变,既往主要用一台仪器完成一个项目的检测,完成全套肺功能测定常需要多台仪器。仪器的操作、标准气的配置、仪器的定标和肺功能参数的测定几乎完全由人工完成,操作复杂,需时较长,但测定过程和参数显示皆形象直观,便于理解,有问题也便于发现,且可以自己维修。现代肺功能仪日趋复杂,单纯就结构而言,不仅从既往单纯的机械结构(如单筒肺量计、机械流量计)测定转为电子仪器(如各种感受器)测定,且趋向于用一台仪器完成肺容积、通气功能和弥散功能,甚至其他非常规肺功能项目(如支气管激发试验)的测定,直接完成实测值和正常预计值的比较,甚至诊断,因此各参数的测定手段和显示比较抽象,技术人员和临床医生不容易理解其测定原理和技术要求,对可能出现的问题也不容易进行正确的判断。② 测定的内容、方式及肺功能参数的单位也发生了较大变化。如 IOS 用外源性振荡波和自主呼吸波的叠加,完全在静息呼吸条件下测定,可适用于配合不佳的老年人及儿童;可区分中心气道和周边气道阻力,也可区分黏性阻力、弹性阻力和惯性阻力,常用赫兹(Hz)表示阻力,使操作人员和临床医生都更难以理解。③ 呼吸生理理论不断发生变化,如 COPD 的基本肺功能变化由"气道阻塞"改为"气流阻塞",支气管哮喘和 COPD 的 MEFV 曲线可以有很大不同,诊断 COPD 和评价 COPD 治疗效果的参数也有明显不同;单纯用等压点学说解释流量-容积曲线有较多不足之处。④ 肺功能测定的临床应用显著增加,不仅继续用于肺部疾病的诊断、鉴别诊断和功能状态的评价,更多地用于指导手术治疗和健康体检,目前进行胸腹部手术的老年患者几乎常规进行肺功能检查。如何根据肺功能结果指导手术及手术后的康复是特别重要的问题;同样如何根据肺功能检查结果指导疾病的早期诊断和预防也是特别重要的课题。

七、肺功能报告准确度的判断

对肺功能测定和诊断的准确判断面临诸多问

题,首先是可靠性的判断,而可靠性的判断又首先取决于对测定方法的准确掌握和对测定原理的正确分析。目前主要肺功能测定大体分为五种情况:直接测定肺功能参数、间接测定肺功能参数(又分为气体分析法测定和体描法测定)、体描法测定比气道阻力、IOS 测定肺功能参数、运动心肺功能参数。直接测定肺功能参数主要包括 VT、VC 等部分容积参数和通气功能参数,因此其准确度的判断主要取决于仪器本身和受检者的配合程度,影响因素最少,只要仪器稳定,受检者多能进行良好的配合,并获得可接受、可重复的结果;事实上根据 VC 和 FVC 曲线及两者的比较就比较容易判断测定结果的可靠性。支气管舒张试验和支气管激发试验实际主要是通气功能测定的翻版,即使有部分测定结果突出该范围,也基本不影响总体判断。气体分析法测定的肺功能参数主要包括 RV、FRC、TLC 等容积参数和 CO 弥散量,测定的准确性不仅与仪器本身和受检者的配合程度有关,也取决于标准气的检测是否准确、标准气是否能充分吸入和均匀分布在肺内等情况,因此影响结果可靠性的因素更多,总体可靠程度也相应降低,也就是说在 VC 和通气功能正常的情况下,即使有 FRC、TLC 的明显异常,绝大多数情况下肺功能也应该正常,应积极查找气体分析方面的问题。在气体分析法测定的参数中,FRC 等容积参数和 D_LCO 又有一定差别,因为前者仅需测定一种气体(氦气、氮气或甲烷等),而后者则需要同时完成氦气(氮气或甲烷)和 CO 两种气体的测定,且心血管系统和血液系统的问题也常影响测定结果,因此影响 D_LCO 的因素更多,需注意对上述多方面因素的综合分析。体描法测定、IOS 测定、心肺运动试验的问题更多,主要是测定机制、参数表达与传统肺功能测定有较大差别,测定错误更常见,且多缺乏国人的正常预计值公式,更需要以呼吸生理为基础综合分析。

(朱　蕾)

参 考 文 献

［1］陈荣昌.支气管激发试验的临床应用进展［J］.医师进修杂志,1997,02：14-15.

［2］成令忠.组织学［M］.2版.北京：人民卫生出版社,1994,163-195.

［3］高兴林,黄思贤,谭新洪.慢性阻塞性肺疾病患者静态肺功能与运动肺功能关系的探讨［J］.中国实用内科杂志,1998,18：217-218.

［4］高怡.肺活量和通气功能测定的技术规范与质量控制［J］.中华结核和呼吸杂志,2012,35：630-632.

［5］国家质量监督检验检疫总局.中华人民共和国国家计量技术规范——肺功能仪校准规范（JJF-1213-2008）［M］.北京：中国计量出版社,2009.

［6］何晓琳,刘志,于润江.慢阻肺患者运动能力与其呼吸驱动及呼吸肌功能关系的研究［J］.中华结核和呼吸杂志,2001,24：490-492.

［7］黄思贤.重视肺功能检测的研究与临床应用［J］.实用医学杂志,2001,17：679-680.

［8］孔灵菲,刘刚,于润江,等.氦稀释法与体积描记法测定正常人和哮喘病人功能残气量的比较［J］.中国医科大学学报,1995,24：480-483.

［9］李长健,赵连云.脉冲振荡法的临床应用［J］.中华结核和呼吸杂志,1999,22：296-298.

［10］连宁芳,李丽,杨敬平,等.成人用力肺活量测定的结束标准研究［J］.中华结核和呼吸杂志,2020,43：520-524.

［11］刘莉,朱蕾.支气管舒张试验的影响因素［J］.国际呼吸杂志,2009,29：177-179.

［12］刘志,于润江.慢阻肺患者吸氧时通气量及血气变化与通气应答关系的研究［J］.中国医科大学学报,1998,28：280-282.

［13］毛宝龄,郭先健.临床血气分析［M］.北京：人民军医出版社,1985.

［14］穆魁津,林友华.肺功能测定原理与临床应用［M］.北京：北京医科大学中国协和医科大学联合出版社,1992.

［15］穆魁津,刘世琬.全国肺功能正常值汇编［M］.北京：北京医科大学中国协和医科大学联合出版社,1990.

［16］任卫英,朱蕾,赵蓉雅,等.上海市成人肺功能医学参考值范围的初步研究［J］.中国呼吸与危重病监护杂志,2012,11：253-255.

［17］王美琴,钮善福,张志凤,等.三种不同方法判断乙酰甲胆碱支气管激发试验比较［J］.复旦学报（医学版）,2001,28：73-75.

［18］吴绍青,李华德,萨藤三.肺功能测验在临床上的应用［M］.上海：上海科学技术出版社,1961.

［19］姚泰.人体生理学［M］.3版.北京：人民卫生出版社,2001,1535-1537.

［20］曾远文,杨自觉.物理学［M］.成都：四川大学出版社,1997,125-128.

［21］张兆顺,崔桂香.流体力学［M］.北京：清华大学出版社,1999,202-379.

［22］赵连云.肺功能领域新进展——强迫振荡技术［J］.中国实用内科杂志,1997,17：625-626.

［23］赵蓉雅,朱蕾,李丽,等.1988年上海地区成人肺功能正常预计值公式的适用性检验［J］.中华结核和呼吸杂志,2011,34：586-589.

［24］郑劲平,陈荣昌.肺功能学——基础与临床［M］.广东：广东科技出版社,2007.

［25］郑则广,陈荣昌,李寅环,等.膈神经传导时间的测定及其影响因素［J］.广州医学院学报,2001,29：5-7.

［26］中国呼吸医师协会肺功能与临床呼吸生理工作委员会,中华医学会呼吸病学分会呼吸治疗学组.肺功能检查报告规范——肺量计检查、支气管舒张试验、支气管激发试验［J］.中华医学杂志,2019,99：1681-1691.

［27］中华医学会.常规肺功能检查基层指南（2018年）［J］.中华全科医师杂志,2019,18：511-518.

［28］中华医学会呼吸病学分会肺功能专业组.肺功能检查指南（第二部分）——肺量计检查［J］.中华结核和呼吸杂志,2014,37：481-486.

［29］中华医学会呼吸病学分会肺功能专业组.肺功能检查指南（第三部分）——组织和乙酰甲胆碱支气管激发试验［J］.中华结核和呼吸杂志,2014,37：566-571.

［30］中华医学会呼吸病学分会肺功能专业组.肺功能检查指南——肺弥散功能检查［J］.中华结核和呼吸杂志,2015,38：164-169.

［31］中华医学会呼吸病学分会肺功能专业组.肺功能检查指南——肺容量检查［J］.中华结核和呼吸杂志,2015,38：255-260.

［32］中华医学会呼吸病学分会哮喘学组.支气管哮喘防治指南(2020 年版)[J].中华结核和呼吸杂志,2020,43：1023 - 1048.

［33］钟南山,黎艳芬,张宇光,等.一种简易的支气管激发试验[J].中华结核和呼吸杂志,1987,10：293 - 295.

［34］朱蕾,蔡映云,钮善福,等.中重度慢性阻塞性肺病患者肺功能参数与运动能力的关系[J].上海医科大学学报,1996,23：215 - 218.

［35］朱蕾,董利民.肺功能诊断[J].中华结核和呼吸杂志,2012,35：235 - 237.

［36］朱蕾.肺功能诊断的争议与对策[J].中华结核和呼吸杂志,2015,38：405 - 407.

［37］朱蕾,胡莉娟,李丽,等. 关于肺功能诊断的建议[J].中华结核和呼吸杂志,2018,41：308 - 311.

［38］朱蕾,金美玲,顾宇彤,等.关于常规肺功能测定程序标准化和质量控制的建议[J].中华结核和呼吸,2015,38：730 - 737.

［39］朱蕾,李丽.常规肺功能的测定仪器和测定原理[J].中华结核和呼吸杂志,2012,35：158 - 160.

［40］朱蕾. 临床肺功能[M].2 版.北京：人民卫生出版社,2014.

［41］朱蕾.临床呼吸生理学[M].2 版.上海：上海科学技术出版社,2020.

［42］朱蕾,刘又宁,钮善福.临床呼吸生理学[M].北京：人民卫生出版社,2004.

［43］朱蕾,刘又宁,于润江.临床肺功能[M].北京：人民卫生出版社,2004.

［44］朱蕾,任卫英.特定疾病情况下肺功能的动态变化[J].中华结核和呼吸杂志,2012,35：310 - 312.

［45］朱蕾,沈勤军.成人常规肺功能参数及其临床意义[J].中华结核和呼吸杂志,2012,35：75 - 77.

［46］朱蕾.体液代谢的平衡与紊乱[M].2 版.上海：上海科学技术出版社,2020.

［47］朱蕾,周营营.回复"对阻塞性通气功能障碍严重程度与慢性阻塞性肺疾病严重程度标准的疑惑"[J].中华结核和呼吸杂志,2009,32：319 - 320.

［48］Brusasco V，Pellegrino R，Rodarte JR. Vital capacities in acute and chronic airway obstruction：dependence on flow and volume histories[J]. Eur Respir J, 1997,10：1316 - 1320.

［49］Cardiopulmonary Diagnostics Guidelines Committee，American Association for Respiratory Care. AARC Clinical Practice Guideline：Body Plethysmography. 2001，Revision & Update[J]. Respir Care, 2001, 46：506 - 513.

［50］Chai H，Farr RS，Froehlich LA，et al. Standardization of bronchial inhalation challenge procedures[J]. J Allergy ClinImmunol, 1975,56：323 - 327.

［51］Cherniack NS，Longobardo G. Periodic breathing during sleep. In：Saunders NA，Sullivan CE，eds，Sleep and Breathing [M]. 2ed. New York：Marcel Dekker, 1994,157 - 190.

［52］Cogo A，Legnani D，Allegra L. Respiratory function at different altitudes[J]. Respiration, 1997,64：416 - 421.

［53］Corsico A，Milanese M，Baraldo S，et al. Small airway morphology and lung function in the transition from normality to chronic airway obstruction[J]. J Appl Physiol, 2003,95：441 - 447.

［54］Culver BH，Graham BL，Coates AL，et al. Recommendations for a Standardized Pulmonary Function Report. An Official American Thoracic Society Technical Statement[J]. Am J Respir Crit Care Med, 2017,196：1463 - 1472.

［55］Goldstein RS，Todd TR，Guyatt G，et al. Influence of lung volume reduction surgery (LVRS) on health related quality of life in patients with chronic obstructive pulmonary disease[J]. Thorax, 2003,58：405 - 410.

［56］Graham BL，Brusasco V，Burgos F，et al. 2017 ERS/ATS standards for single-breath carbon monoxide uptake in the lung[J]. Eur Respir J, 2017, 49.

［57］Graham BL，Steenbruggen I，Miller MR，Barjaktarevic IZ，Cooper BG，Hall GL，et al. Standardization of Spirometry 2019 Update. An Official American Thoracic Society and European Respiratory Society Technical Statement[J]. Am J Respir Crit Care Med, 2019.200.

［58］Guazzi M，Marenzi G，Alimento M，et al. Improvement of alveolar-capillary membrane diffusing capacity with enalapril in chronic heart failure and counteracting effect of aspirin[J]. Circulation, 1997,95：1930 - 1936.

［59］Hankinson JL，Eschenbacher B，Townsend M，et al. Use of forced vital capacity and forced expiratory volume in 1 second quality criteria for determining a valid test[J]. Eur Respir J, 2015,45：1283 - 1292.

［60］Haynes JM，Ruppel GL. Should spirometer quality control be treated like other laboratory devices[J]?. ERJ Open Res, 2019；5.

［61］Iversen ET，Sorensen T，Heckscher T，et al. Effect of terbutaline on exercise capacity and pulmonary function in patients with chronic obstructive pulmonary disease[J]. Lung, 1999,177：263 - 271.

［62］Keller CA，Ruppel G，Hibbett A，et al. Thoracoscopic lung volume reduction surgery reduces dyspnea and improves exercise capacity in patients with emphysema[J]. Am J RespirCrit Care Med, 1997,156：60 - 67.

[63] Koenig SM. Pulmonary complications of obesity[J]. Am J Med Sci, 2001,321: 249 - 279.

[64] Laghi F, Tobin MJ. Disorders of the respiratory muscles[J]. Am J RespirCrit Care Med, 2003,168: 10 - 48.

[65] Lian N, Li L, Ren W, et al. Angle β of greater than 80°at the start of spirometry may identify high-quality flow volume curves[J]. Respirology, 2017,22: 527 - 532.

[66] Madsen F. Validation of spirometer calibration syringes[J]. Scand J Clin Lab Invest, 2012, 72: 608 - 613.

[67] Marotta A, Klinnert MD, Price MR, et al. Impulse oscillometry provides an effective measure of lung dysfunction in 4-year-old children at risk for persistent asthma[J]. J Allergy Clin. Immunol, 2003,112: 317 - 322.

[68] McCormack MC, Shade D, Wise RA. Spirometer calibration checks: is 3.5% good enough[J]?. Chest, 2007;131: 1486 - 1493.

[69] Miller A. Pulmonary function tests in clinical and occupational lung disease[M]. Orlando: Grune and Stratton Inc., 1985.

[70] Miller MR, Crapo R, Hankinson J, et al. General considerations for lung function testing[J]. EurRespir J, 2005, 26: 153 - 161.

[71] Miller MR, Hankinson J, Brusasco V, et al. Standardisation of spirometry[J]. EurRespir J, 2005,26: 319 - 338.

[72] Miller MR, Sigsgaard T. Prevention of thermal and condensation errors in pneumotachographic recordings of the maximal forced expiratory manoeuvre[J]. Eur Respir J, 1994,7: 198 - 201.

[73] Müller-Brandes C, Krämer U, Gappa M, et al. LUNOKID: can numerical American Thoracic Society/European Respiratory Society quality criteria replace visual inspection of spirometry[J]?. Eur Respir J, 2014,43: 1347 - 1356.

[74] Pellegrino R, Viegi G, Brusasco V, et al. Interpretative strategies for lung function tests[J]. EurRespir J, 2005, 26: 948 - 968.

[75] Puri S, Dutka DP, Baker BL, et al. Acute saline infusion reduces alveolar-capillary membrane conductance and increases airflow obstruction in patients with left ventricular dysfunction[J]. Circulation, 1999,99: 1190 - 1196.

[76] Quanjer PH, Hall GL, Stanojevic S, et al. Age- and height-based prediction bias in spirometry reference equations[J]. Eur Respir J, 2012,40: 190 - 197.

[77] Russi EW. Physiological outcomes of lung volume reduction surgery[J]. Monaldi Arch Chest Dis, 1997, 52: 155 - 158.

[78] Schuurmans MM, Diacon AH, Bolliger CT. Functional evaluation before lung resection[J]. Clin Chest Med, 2002, 23: 159 - 172.

[79] Shen H, Hua W, Wang P, et al. A new phenotype of asthma: chest tightness as the sole presenting manifestation[J]. Ann Allergy Asthma Immunol, 2013,111: 226 - 227.

[80] Spector SL. Update on exercise-induced asthma[J]. Ann Allergy. 1993,71: 571 - 577.

[81] Stanojevic S, Graham BL, Cooper BG, et al. Official ERS technical standards: Global Lung Function Initiative reference values for the carbon monoxide transfer factor for Caucasians[J]. Eur Respir J, 2017,50.

[82] Sterk PJ, Fabbri LM, QuanjerPhH, et al. Airway responsiveness. Standardized challenge testing with pharmacological, physical and sensitizing stimuli in adults. Report Working Party Standardization of Lung Function Tests. European Community for Steel and Coal. Official position of the European Respiratory Society[J]. EurRespir J, 1993,6: 53 - 83.

[83] Torre-Bouscoulet L, Velázquez-Uncal M, García-Torrentera R, et al. Spirometry quality in adults with very severe lung function impairment[J]. Respir Care, 2015,60: 740 - 743.

[84] Vilke GM, Chan TC, Neuman T, et al. Spirometry in normal subjects in sitting, prone, and supine positions[J]. Respir Care, 2000, 45: 407 - 410.

[85] Vink GR, Arets HG, van der Laag J, et al. Impulse oscillometry: a measure for airway obstruction[J]. Pediatr Pulmonol, 2003,35: 214 - 219.

[86] Wanger J, Clausen JL, Coates A, et al. Standardisation of the measurement of lung volumes[J]. EurRespir J, 2005, 26: 511 - 522.

[87] Witte KK, Morice A, Clark AL, et al. Airway resistance in chronic heart failure measured by impulse oscillometry[J]. J Card Fail, 2002,8: 225 - 231.

附　　录

一、成人常规肺功能测定规范

（一）概述　肺有多种功能，一般指呼吸功能，常规检查肺容积、通气功能和一氧化碳（CO）弥散量；气道阻力测定、气道激发试验等非常规测定，需额外申请和说明。

通气功能、肺活量（VC）及相关肺容积参数直接由肺量计和（或）流量计测定，CO 弥散量（D_LCO）、残气容积（RV）或含 RV 的容积参数不能直接测定，主要通过气体分析法间接测定，体容积描记法（体描法）也是测定功能残气量（FRC）的常用方法。早期常用测定仪器为单筒肺量计和机械流量计，前者也称为容积型肺量计，主要测定 VC、用力肺活量（FVC）曲线及相关容积和通气功能参数；后者测定不同时间点的吸呼气瞬时流量。现代肺功能仪取代前两者，通过电子流量计（后述简称流量计）同步测定 FVC 及其他相关通气功能参数和用力呼气的瞬时流量，也可单独测定 VC 及相关容积参数；测定参数的同时自动计算测定结果，并在屏幕上显示和（或）直接打印，故该类测定方法称为流量计法，广义上称为肺量计法。与通气功能测定相似，早期阶段，FRC 主要通过功能残气量测定仪测定，D_LCO 通过一氧化碳弥散测定仪测定；但现代测定方法也明显变化，不再是单一设备测定某一具体项目，而是一台仪器可完成多项目测定，仪器的主要特点是在进出气的管路上安装流量计，也安装采样管和气体分析仪，后者通过气体分析法完成 D_LCO 与肺总量（TLC）或 FRC 的同步测定。用于测定弥散功能、肺容积的气体称为标示气体，前者为 CO，后者有氮气（N_2）、氦气（He）和甲烷（CH_4）等。D_LCO 皆在特定肺容积参数上测定，故测定容积参数的标示气体也是测定 D_LCO 的示踪气体。由于现代肺功能仪能完成 FVC 曲线及其参数与最大呼气-流量容积（MEFV）曲线及其参数、D_LCO 与 TLC 或 FRC 的同步测定，以及 VC 及相关容积参数的单独测定，且多在一台仪器完成，因此再把测定设备像既往那样单纯称为肺量计，分别阐述各个项目或参数，并将 MEFV 曲线测定与 FVC 曲线测定、D_LCO 测定与肺容积测定分别制订规范是不合适的。目前国、内外肺功能测定规范仍采用既往测定方法分别阐述，不符合现代测定要求，容易导致临床应用的错误和混乱，进一步修改、完善是必然选择。

朱蕾教授在《中华结核与呼吸杂志》《临床肺功能》（第 2 版）等阐述过这些内容，但已过去多年，有较多问题，且不系统，故以朱蕾教授等于 2015 年发表于《中华结核和呼吸杂志》的《关于常规肺功能测定程序标准化和质量控制的建议》为基础，制订本规范，希望能合理指导临床测定。由于 He 和 CO 是目前应用较多的标示气体，故以其为例阐明肺容积与 D_LCO 的同步测定规范。CH_4 与 CO 组合日益增多，且有一定特殊性，故有部分内容单独介绍。由于传统单筒肺量计、机械流量计、功能残气量测定仪和一氧化碳弥散测定仪皆基本淘汰，本规范不再介绍。体描法虽应用较多，且为测定 FRC 的标准方法，但与重复呼吸法测定 FRC 的结果相似；气道阻力非常规测定，亦不能测定弥散功能，较多单位无该设备，故本规范亦不介绍。

（二）重要术语

1. **定标（calibration）**　对不同情况进行的标准化处理。肺功能测定装置在不同条件下容易出现测定误差；测定时的环境气压、温度、湿度等也经常变化，不同批号的标准气浓度也常有微小差异，导致肺功能测定结果的不稳定，为此进行的标准化处理称为定标，主要包括环境定标、容积定标和标准气定标。

2. **标准条件（standard temperature and pressure, dry, STPD）**　环境温度 0℃、标准大气压（760 mmHg，1 mmHg＝0.133 kPa）、干燥气体状态，是对环境状态进行标准化处理的一种方法。

3. 生理条件（body temperature and pressure, saturated，BTPS） 正常体温（37℃）、标准大气压、饱和水蒸气（47 mmHg）状态，是对环境状态进行标准化处理的一种方法。

4. 常规肺功能 临床上常规测定肺容积、通气功能、弥散功能，并能做出肺功能诊断和评价；其他肺功能测定内容，如气道阻力测定、呼吸肌力测定等在特殊要求下测定，用于扩展、补充肺功能诊断及评价，故前者称为常规肺功能，后者称为非常规肺功能。

5. 标准肺功能仪 能完成肺容积、通气功能和CO弥散量测定的肺功能仪。

6. 简易肺功能仪 仅能测定肺活量及相关肺容积参数、通气功能的肺功能仪。

方便携带和应用的简易肺功能仪称为便携式肺功能仪。

简易肺功能仪的核心装置是流量计，故常称为肺量计；但流量计也是标准肺功能仪的核心装置之一，故将简易肺功能仪与流量计等同是不合适的。

（三）肺功能仪的校准和常规肺功能测定的注意事项

1. 校准的必要性 肺功能仪经历制作、出厂、转运、安装、更换等过程需要校准，肺功能仪使用一段时间后容易因污垢或传感器特性等原因出现传感器的耗损和（或）性能下降，导致时间、流量、容积等参数基线的漂移和肺功能参数测定值的误差增大，该类误差称为系统误差，容易导致大量误诊，因此也需要校准。标准气用于 D_LCO 和 TLC（或 FRC）的同步测定，有严格要求；但受多种因素影响，实际测定标准气成分的浓度与标准浓度也会有差异，从而影响测定结果的准确性，故标准气也需要常规校准。

2. 校准内容 肺功能测定实质是对受检者吸入或呼出气的测定，正常状态下气体变化遵循理想气体运动方程，故需首先校准环境的温度、湿度、大气压、海拔高度等参数；其次是校准流量计，即校准测定流量与实际流量、测定容积与实际容积之间的误差；再次是校准气体分析仪，修正气体分析仪读数与标准气实际成分浓度之间的误差，而实际标准气成分的浓度可能略高于或略低于标准浓度，也需要进行校准；还需校正计时器，以保障与时间有关的容积或流量参数的准确测定。

3. 校准的项目和要求

（1）校准的目的：在于将误差减小至可接受的范围，不同项目的具体要求不同。

（2）环境参数的校准：有环境参数自动传感器的设备需要定期比较传感器测得的数据与经过计量的温湿度压力计之间的误差，并对传感器读数进行修正；没有环境参数传感器的设备需要每日多次读取环境温度、湿度、大气压、海拔高度，并输入至肺功能测定软件中。环境参数校准是其他部件或参数校准或计算的先决条件，肺功能测定结果主要校正为标准条件（STPD）或生理条件（BTPS），前者适用于 CO 弥散量的校正；后者适合于 CO 弥散量外的其他常规肺功能参数的校正。

每日测定前至少完成 1 次环境定标；若环境状态的变化幅度过大，如环境温度变化超过 2℃ 或相对湿度变化超过 10%，需重新输入环境参数进行定标；若为室外测定，需根据环境状态变化多次定标。

（3）定标筒的校准：目前常规用标准 3 L 定标筒，需专业部门或生产商的专业技术人员完成。推荐一年校准 1 次；若应用频繁，推荐半年校准 1 次，误差≤0.5%。

（4）容积的校准

1）校准的范围：容积校准经常出现不同误差范围，常见的有 10%、3% 或 3.5%。10% 是指在定标过程中原始实测值与标准值之间可以被修正的允许差异范围。3% 是指在验证过程中经过定标修正后的测量值与标准值之间的允许差异范围，0.5% 是指定标筒允许的容积误差范围，容积定标必然用定标筒，因此定标修正后的容积误差≤3.5%。

2）校准的环境和气路要求：除野外环境等特殊情况外，定标筒、肺功能仪应置于相同环境，并远离致热源及低温物品，也应避免直接用手握持筒身，以避免高温或低温引起过大的容积变化，导致测量误差；校准时应确保肺功能仪气路的完好和通畅，以免因堵塞、漏气等原因导致测定误差。

3）校准的应用范围：容积的校准涉及全部常规肺功能参数的测定，不仅有肺容积参数、通气功能参数，也包括 D_LCO 及相关参数；后者与 TLC（或 RFC）同步测定，且测定过程中还需完成吸气肺活量（VCi）或肺活量的测定，即各常规肺功能参数的测定皆与容积和容积校准有关。

4）校准的过程和要求：具体如下。

容积定标：首先确保在没有气体流动的情况下对流量计进行零点校正，获得一个零点偏差值。每日测定前均需经定标筒定标，一般认为原始实测值与标准理论值的差值≤10% 是系统可以自动修正的容积误差范围，定标后获得校准系数。流量计的实测值加上零点偏差值,再乘以校准系数即为显示的测定值。

定标验证:定标后常规进行定标验证。一般在 $0.5\sim12$ L/s 流量范围内,采用低($0.5\sim1.5$ L/s)、中($1.5\sim5$ L/s)、高($5\sim12$ L/s)流量推拉定标筒,至少操作 3 次,误差 $\leqslant3.5\%$。定标验证主要检验流量计的精确性,若未能通过定标验证,需重新容积定标;若仍不能通过,需检修流量计。

流量的线性检验:与定标验证同步完成,主要检验流量计在不同流量下的响应水平,误差 $\leqslant3.5\%$。若未能通过流量的线性检验,需重新容积定标;若仍不能通过,需检修流量计。

其他:① 不同参数测定或测定的不同时段常需要不同的流量范围,如潮气容积(VT)测定需要低流量;VC 测定需要中、低流量;D_LCO 与 TLC 的同步测定需要高流量;FVC 和 MEFV 曲线同步测定的起始部分需要高流量,中间和终末部分分别需要中、低流量,因此通过不同流量的定标验证及线性检验可满足常规肺功能项目的测定。② 一般情况下,标准或简易肺功能仪的容积定标、定标验证和流量的线性检验组合完成,一旦完成容积定标,将进入定标验证,显示不同流量的定标验证图形和数据;然后进入流量的线性检验,显示不同流量的线性检验图形和数据。全部通过即可进行常规肺功能测定。

一些便携式肺功能仪使用一次性流量传感器,可能不需要定标。大多数一次性传感器在制造过程中已经进行预定标或给了一个定标编码,这样软件就可以按照编码应用合适的纠正系数。

(5)标准气的校准:目前最常用的标准气有两种,分别是含 10% He、0.3% CO、21% O_2、N_2 平衡的标准气和含 0.3% CH_4、0.3% CO、21% O_2、N_2 平衡的标准气。

1)实际测定标准气的 He 浓度可能略低于或略高于 10%,CH_4 或 CO 可能略低于或略高于 0.3%,故出厂气的实际成分必须有高精度的检测报告,以实际浓度为准,输入气体校准软件,作为气体校准的标准。

2)校准开始就前,气体传感器必须根据要求充分预热。

3)更换标准气后必须根据气体的出厂检测报告重新输入新标准气各组分的实际浓度,并重新进行校准,前后校准数据差异 $\leqslant5\%$;否则需重新校准。

4)受储气筒内压力变化、气体分子运动及环境状态变化等影响,每日的气体浓度可能也有轻微差异,因此每日肺功能检查前至少对气体浓度校准 1 次,校准结果作为计算用,并且要求与前次校准数据的差别 $\leqslant5\%$;否则应继续充分预热和检查采样管,并重新校准。

(6)时间的校准:计算机内置时钟自动计时,稳定性高;校准难度极大,需专业部门或生产商的专业技术人员完成,建议半年或一年校准 1 次。

(四)肺功能仪的保养和维修　使用一定时间后(标准肺功能仪一般 $1\sim2$ 年;不同简易肺功能仪差别较大,需参考说明书),需对肺功能仪进行保养和维修,即使校准或测定结果看似准确,也需检修,比如检验传感器加热是否正常,以确保各部件的性能稳定。

(五)测定的基本要求和注意事项

1. 环境状态的要求　为保障测定结果的准确性和可比性,提高受检者的安全性和依从性,要求测定场所宽敞、明亮,通风良好,温度、湿度相对稳定,理想的温度和湿度分别为 $18\sim24℃$ 和 $50\%\sim70\%$,因此肺功能室最好安装温度、湿度控制设备。

2. 操作者的要求　操作者是决定肺功能检查质量的重要或关键因素,对其多方面的知识和能力有较高要求。

(1)知识和技术要求:操作者应具备基本的呼吸生理学和病理生理学知识,掌握检查的适应证和禁忌证,以及各项检查的具体操作要求和质控要求;掌握各项检测的图形和参数的意义;定期接受继续教育,更新知识结构。

(2)指导技巧:肺功能检查是主观性很强的操作技术,对操作者的态度和示范方式有更高的要求,以便于取得受检者的信任与配合,提高依从性。操作者需向受检者演示每项检查的吸气和呼气动作,适当运用肢体语言;若操作者"只说不做"或"指导技巧"不足,则受检者可能难以领会,多次重复检查仍不符合要求。

(3)操作过程中的质量控制:在检查过程中,操作者能对受检者的用力程度、配合水平迅速做出判断;能够实时观察检测图形和迅速读取数据,并评价其可靠性及可能的问题,从而迅速决定是否需要重复该项测定。

3. 易于抢救　尽管绝大多数肺功能检查是安全的,但仍有发生严重意外事件的可能,如支气管哮喘急性发作、过敏性休克、严重心律失常等。因此肺功能室必须备有急救车,配备必要的抢救药物和设备,最好有除颤仪。肺功能室应设置在靠近病房或急诊室的地方,设置在呼吸科病房最合理,便于有经验的医务人员对患者的突发事件进行处置。

4.预防和控制交叉感染的要求 受检者在检查过程中反复呼吸或用力呼吸容易诱发或加重咳嗽;悬浮的咳嗽飞沫污染检查环境、设备、物品、人员,容易导致交叉感染;若受检者有呼吸道传染病则危害更大。通风是基本要求,首选开窗通风;专用呼吸过滤器应常规应用;也可适当选用排气扇、空气过滤净化器等净化设备。

5.肺功能检查室、流量计、技术员的负荷问题 与国外医院每日有限的肺功能测定人次不同,国内流行病学调查、健康查体、临床测定(主要是三级医院)的数量巨大,因此,检查室、技术员、流量计皆面临较大的工作负荷,并可能显著影响测定结果。

(1)检查室的负荷:过多的测定人次将导致室内空气 He(或 CH_4)、CO 等标示气体浓度和 CO_2 浓度明显升高、O_2 浓度降低,从而影响技术员的身体健康和测定结果的准确性,要求 1 人测定时,最多 3～4 人观摩;并确保检查过程中有良好的通风。

(2)技术员的耐受负荷:技术员反复用力吸、呼气示范必然导致过度通气和急性呼吸性碱中毒,引发脑血管收缩和脑组织缺氧;用肢体语言不断示范操作方法容易发生明显的体力消耗,两者皆影响示范的准确性,并可能影响身体健康,因此应安排好技术员的测定程序,工作一定时间后适当休息。

(3)流量计的工作负荷:气体分析仪和流量计是肺功能仪的核心部件,后者的测定频率远比前者多。不同类型的流量计可能有差别,但主要是工作原理的差别,均符合行业标准,实际性能差别有限。标准肺功能仪和简易肺功能仪的结构不同,流量计的差别较大,前者的流量计皆有防护和加热装置,能较好防止水蒸气在流量计上凝结,单位时间内允许测定的人次较多,但连续频繁测定也会导致结果的准确性下降;后者缺乏保护和加热装置,呼出气中的水蒸气容易影响流量计的性能,单位时间的测定人数明显受到限制,建议采取下述措施。

1)更换流量计或增加测定设备:若短时间内需要测定人次较多,宜更换流量计或增加肺功能仪,并重新进行环境定标,然后进行容积定标、定标验证和流量的线性检验。

2)控制检查人数:建议简易肺功能仪每小时测定 3～4 人·次,不超过 6 人·次;标准肺功能仪每小时测定 6～8 人·次,不超过 10 人·次。

(六)适应证和禁忌证

1.适应证

(1)肺部疾病的诊断和鉴别诊断,具体指征是长达数周或以上的胸闷、呼吸困难、咳嗽、咳痰;较长时间的运动能力减退;个别情况下短时间内发病者也需要测定,特别是症状明显,体征或影像学检查缺乏阳性发现者。

(2)评价肺功能障碍的类型和严重程度。

(3)评价呼吸系统疾病的动态变化和随治疗效果。

上述情况是肺功能检查的基本内容。

(4)评价劳动能力的丧失程度。病史和影像学检查是职业性肺疾病、伤残的主要诊断依据;肺功能检查是评价损害程度的最客观依据。

(5)评估麻醉、手术的可行性和术后并发症的发生。肺功能检查已成为多种手术或高危患者的常规检查,如心脏手术、肺部手术、上腹部手术、老年人或有慢性阻塞性肺疾病(COPD)的其他手术。

(6)高危患者,如吸烟或被动吸烟、严重大气污染、职业暴露人群的体检。

(7)高原活动、太空或高空飞行、深海活动人群的体检。

(8)运动医学、航天医学、航海医学的深化。

(9)流行病学调查。

上述人群的肺功能检查是社会、科技发展的必然结果,应用将日益增多。

2.绝对禁忌证

(1)严重低氧血症患者。除非床旁普通监测,常规肺功能检查需停止吸氧,可导致低氧血症迅速加重;用力呼吸容易加重脑、心脏等缺氧。

(2)气胸及气胸愈合 1 个月内的患者。

(3)不稳定性心绞痛患者、4 周内的心肌梗死患者、高血压危象或顽固性高血压患者。

(4)1 个月内的卒中、眼睛手术、胸腔或腹腔手术的患者。

(5)2 周内有咯血史或有活动性消化道出血的患者。

(6)肺功能检查当天已进行内镜检查及活检的患者。

上述疾病或病理状态下,用力或屏气容易导致疾病加重或出血发生,不宜肺功能检查。

(7)有活动性呼吸道传染病或感染病的患者,如开放性肺结核、流行性感冒、急性肺炎患者,容易导致交叉感染,不宜行肺功能检查。

（8）有习惯性流产的孕妇。用力或屏气容易导致流产，不宜行肺功能检查。

（9）已确诊患胸腔动脉瘤或脑动脉瘤，且未有效治疗的患者。该类患者用力呼吸容易诱发动脉瘤破裂。

3. 相对禁忌证

（1）张力性肺大疱患者。

（2）较重心血管疾病患者，如严重腹主动脉瘤患者、严重主动脉瓣狭窄患者、心绞痛患者、严重高血压患者、频发性室性早搏或严重房颤患者。

（3）颞颌关节易脱臼患者。

（4）严重疝气、痔疮、重度子宫脱垂患者。

（5）中、晚期妊娠妇女。

上述疾病或病理状态下，用力呼吸或屏气容易导致疾病加重或流产，肺功能检查应慎重。

（6）插胃管或气管切开患者。用力或屏气有脱管风险，肺功能检查应慎重。

（7）鼓膜穿孔患者。容易发生漏气，且急性者可能加重病情；慢性者若有测定指征时，需先堵塞患者耳道，然后测定。

（8）配合较差或体弱无力的患者，前者如偏瘫、面瘫、口腔疾病、脑血管意外、脑瘫、智障、耳聋、小儿、部分老年患者；后者如重症肌无力患者。

上述情况多不能有效完成可接受的肺功能测定，肺功能解读有较大困难。

（9）明显胸痛、腹痛、面痛、头痛的患者；剧咳患者；压力性尿失禁患者。该类患者难以准确测定，重复测定更困难。

（七）测定前准备

（1）肺功能仪的选择：可以用简易肺功能仪和标准用肺功能仪，前者仅适合通气功能、肺活量及相关参数的测定，后者可满足各种常规肺功能参数的测定；也可选择体容积描记仪（体描仪），但需注意测定程序不完全相同。

（2）连接好肺功能仪，包括已经消毒的连接管路，以及采样管、流量计、气体分析仪及电磁阀，后者常规组装成可拆卸的固定配件，平时与大气相通，在测定时根据吸、呼气流量和气体变化特点自动开、闭，保障合适的气体流动。在一些标准肺功能仪，还需安装钠石灰，连接标准气储气袋；要求储气袋处于适当膨胀状态，避免出现明显张力。准备好咬口、鼻夹等配件。

（3）检查当天受检者避免饮用浓茶、咖啡、碳酸饮料，检查前 2 h 避免进食过多，检查前 1 h 避免吸烟；休息 15～20 min 检查。检查前需了解受检者的病史，有呼吸系统疾病者应注明其用药情况；注明胸部影像学检查结果；确定是否有检查的绝对禁忌证或相对禁忌证，前者应劝退，并通知预约检测部门或医生；后者应特别注意测定次数，达测定要求尽早终止，避免必要性不大的重复测定，并在报告中注明。

（4）受检者穿薄而宽松的衣服，以免限制呼吸运动。

（5）建议在休息室或观察室播放操作示教录像，受检者集中观看，并从中模仿检查动作，从而更好、更快地掌握呼吸动作要领；应告知受检者有多项测定，每项测定前皆必须认真观摩和领会技术员的示范要求，以及正在测定的受检者的动作，以提高实际测定的依从性。

（6）检查时间：每日 24 h 内肺功能有一定的动态变化，一般要求上午 8～10 时检查；若在其他时间检查，需注明，复查时也应在相同的时间段检查。

（7）检查前输入受检者的编号、姓名，以示区别和储存；输入性别、年龄、身高、体重，用于肺功能参数正常预计值的计算。

（八）潮气容积、肺活量及相关参数的测定

1. 潮气容积及相关参数的测定

（1）具体测定步骤

1）令受检者按要求坐位，口含咬口，夹上鼻夹，练习并习惯经口平静呼吸，至少有 1 min 稳定的自主呼吸，并绘出平直的静息呼气末基线。

2）VT 取至少 3 次稳定静息呼吸的平均值，RR 为 1 min 的呼吸次数，VT×RR＝VE。

3）拿去鼻夹，取出咬口，测定完毕。

（2）质量控制

1）至少有 1 min 稳定的自主呼吸，VT 差值≤100 mL，并描出平直的静息呼气末基线；若未达要求，应在报告中标明。

2）目前大多数肺功能仪不能显示 1 min 呼吸，难以计算出准确的 VT 及相应参数，即除非特殊设置，一般测定的 VE 结果仅供参考，并应在报告中标明。

2. 肺活量及相关参数的测定

（1）完成 VT 测定后进行 VC 测定。

（2）具体测定步骤

1）按要求令受检者坐位或站位，口含咬口，夹上鼻夹，平静呼吸。

2）描记出 3～4 次稳定的平静呼吸，且出现平直的静息呼气末基线后，令受检者在呼气末用力深吸气,达极限后,用力深缓深呼气(测定结果为VC),随后平静呼吸2~3次。

3)拿去鼻夹,取出咬口,测定完毕。

4)休息1~2 min进行下一次测定。

5)至少有3次可接受的VC测定,VC取最大值;IC、IRV、ERV从VC曲线和VT测定中获取,其结果皆取3次可接受VC测定的平均值。

(3)质量控制:VC是上述各参数计算的核心,决定各测定结果的可靠性,有明确、严格的要求。

1)静息潮气呼气末基线稳定,即在正常功能残气位呼吸。

2)至少有3次稳定的潮气呼吸显示,且3次VT的差值皆≤100 mL;达要求后进行VC测定。

3)VC曲线平滑,未出现顿挫。

4)测定VC时要求受检者充分完成吸气和呼气,具体标准是吸气末曲线和呼气末曲线皆出现平台,即分别达肺总量位和残气位。

符合上述测定要求的VC称为可接受的肺活量。

5)至少完成3次可接受的VC测定,且两次最佳VC的差值≤5%或150 mL(取较大值);若未达要求,应在报告中标明。

6)夹鼻夹、口含咬口呼吸时,受检者容易出现呼吸增强,即使呼气末基线平直,也可能出现补呼气容积(ERV)、补吸气容积(IRV)减少和功能残气量与肺总量比值(FRC/TLC)降低。应在报告中标明。

3. 检测图形显示和参数计算　内置电脑自动描记检测图形和计算各参数的实测值(进行BTPS校正)及占正常预计值的百分比;直接在屏幕上显示图形和数据,并储存,还可打印。具体包括以下过程:① 根据平静呼吸曲线绘出静息呼气末基线,主要以此为基点计算各参数的大小。② 静息潮气呼吸的容积为VT。③ 用力深吸气后的用力呼气容积为VC。④ 静息呼气末基线上的用力吸气容积为深吸气量(IC)。⑤ IRV=IC−VT。⑥ 静息呼气末基线下的用力呼气容积为ERV。⑦ 测定值进行BTPS校正。⑧ 计算测定值占正常预计值的百分比。

(九) 用力肺活量曲线与最大呼气流量容积(MEFV)曲线的同步测定

1. 测定原理　用流量计直接测定瞬时流量,流量对时间的积分为容积,从而通过内置电脑软件同步描绘FVC曲线和MEFV曲线,并计算出相关通气功能参数的结果。

2. 坐标轴的要求　不同的坐标比例可使完全相同的肺功能测定结果给人不同的视觉感受,且导致客观要求标准的结果不同,故要求纵、横坐标的比例符合正常视觉习惯,且具体比例固定。

(1)在FVC曲线,横坐标为时间(t),单位为s,每一个距离单位是相对值,不一定代表1 s;纵坐标为容积(V),每一个距离单位表示1 L。不同肺功能仪基本相同。

(2)在MEFV曲线,横坐标为容积(V),每一个距离单位表示1 L;纵坐标为流量(F),每一个距离单位表示1 L/s。不同肺功能仪显示的差别较大,推荐纵坐标与横坐标的比例为1:4。

3. 测定程序

(1)测定VC后进入该测定。

(2)具体测定程序

1)令受检者平静呼吸3次后用力深吸气,并短暂屏气;然后做最大力量、最快速度的呼气,直至呼尽。具体包括以下步骤:① 静息潮气呼吸。② 从功能残气位快速深吸气至肺总量位。③ 吸气末短暂屏气。④ 爆发性用力呼气至残气位。⑤ 深吸气。⑥ 恢复平静呼吸2~3次。

2)拿去鼻夹,取出咬口,测定完毕。

3)休息1~2 min进行再次测定。

4. 质量控制

(1)吸气充分:即达肺总量位。具体标准为检查者评价受检者已尽最大吸气努力;受检者感吸气充足,不能继续吸气。

(2)短暂吸气末屏气:即出现短暂平台,具体标准为平台时间约1 s,至少0.25 s,不超过2 s。

(3)起始呼气呈爆发性:具体符合下述条件。

1)FVC曲线迅速从屏气转为呼气,两者之间的拐点锐利,该拐点为呼气起始点。MEFV曲线的上升支陡直,且出现尖峰;MEFV曲线纵坐标与横坐标的比例为1:4时,推荐呼气流量上升支切线与横坐标的夹角≥80°作为起始呼气爆发力符合要求的客观标准。

2)若起始呼气的爆发性欠充分,则FVC曲线的屏气与开始呼气的拐点圆钝;MEFV曲线的上升支稍显顿挫或欠陡直,无明显尖峰。需采取适当方法确定呼气起始点和评价测定是否符合要求,常规用外推法确定,即分别沿FVC曲线的屏气平坦段、呼气段的最大斜率画延长线,两者交点为呼气起始点。呼气起始点前的呼出气容积称为外推容积(EV),EV≤FVC的5%或150 mL(取较大值)为起始呼气爆发力符合要求的客观标准。肺功能仪皆自动计算 EV,确定呼气起始点,计算 EV。

无论爆发力充分还是欠充分,一般 MEFV 曲线的呼气起始达标准,FVC 曲线的呼气起始即达标准。

(4) 呼气早期曲线的下降支平滑:具体标准:FVC 曲线和 MEFV 曲线的早期下降支平滑;在呼气第 1 s 内,未出现吸气、屏气、咳嗽等动作或漏气、舌体堵塞咬口器等情况。

一般 MEFV 曲线的早期下降支达标准,FVC 曲线的早期下降支即能达标准。

(5) 呼气后期曲线的下降支平滑:具体标准:FVC 曲线的后期下降支平滑;MEFV 曲线的后期下降支平滑或基本平滑。未出现明显影响测定结果的吸气、屏气、咳嗽等动作或漏气、舌体堵塞咬口器等情况。

一般 MEFV 曲线的后期下降支达标准,FVC 曲线的后期下降支即能达标准。

(6) 呼气充分:具体标准:FVC 曲线终末出现平台,即容积变化<25 mL、时间>1 s;对阻塞性或以阻塞为主的混合性通气功能障碍的成人患者而言,推荐呼气时间≥7 s。MEFV 曲线终末自然回复至基线水平,即流量下降至<0.025 L/s、时间>1 s;未出现漏气、舌体后坠堵塞、声门过早关闭等导致呼气流量迅速下降至 0 等情况。

一般 MEFV 曲线的终末达标准,FVC 曲线的终末即能达标准;对要求限制呼气时间等于或稍大于 7 s 的患者,流量常不能达标准,应在报告中标明。

(7) 呼气结束标准:具体符合下述条件。

1) FVC 曲线达呼气充分标准,伴或不伴 MEFV 曲线达呼气充分标准,取决于通气功能类型。

2) 受检者不应继续呼气或不能有效完成呼气。尽管应鼓励充分呼气,但若受检者出现明显不适感应立即停止呼气;若发生晕厥、胸痛、哮喘发作[出现症状、体征或第 1 s 用力呼气容积(FEV$_1$)下降>20%]等表现,还应给予相应治疗,并注意采取保护性措施。实际情况应在报告中标明。

5. 测量次数　至少测定 3 次,每两次之间的时间间隔 1~2 min,直至有 3 条可接受的曲线;或重复测定已达 8 次;或受检者不愿意或不能够(可以是出现上述各种情况所致)再次测定。

6. 测定曲线的质量评价要求　① 符合吸气充分、爆发性呼气起始的标准。② 符合呼气早期下降支的标准,即呼气第 1 s 时间内的曲线平滑,未出现咳嗽等情况;其后也未出现明显影响结果的咳嗽等情况。③ 符合呼气充分标准。④ 测定过程中未发生漏气。⑤ 呼气过程中未出现吸气动作。符合①和②的曲线为有用的曲线,全部符合要求的曲线为可接受的曲线。

7. 测定曲线的选择及可重复性评价

(1) 曲线的选择:若测定曲线被评价为非有用的曲线,需剔除。原则上有 3 条可接受的曲线时进行重复性评价。若仅有两条可接受的曲线,则选择其中最佳的 1 条曲线;否则需选择 1 条可接受的曲线或 1 条有用的曲线,进行通气功能评价,但应在报告中标明。

(2) 曲线的重复性评价:有 3 条可接受的曲线时可选择最佳的两条 FVC 曲线及同步测定的 MEFV 曲线进行重叠打印,若曲线重叠,说明重复性好;反之说明重复性不佳。推荐选择评价 FVC 曲线重复性的客观标准(表 1)。

表 1　FVC 曲线的重复性质量分级

等级	结 果 评 价	重 复 性 要 求
A 级	至少 3 次可接受的曲线	最佳 2 次 FEV$_1$ 和最佳 2 次的 FVC 差值均在 150 mL 之内
B 级	2 次可接受的曲线	2 次 FEV$_1$ 和 2 次 FVC 的差值均在 150 mL 之内
C 级	至少 2 次可接受的曲线	最佳 2 次 FEV$_1$ 和最佳 2 次 FVC 的差值均在 200 mL 之内
D 级	至少 2 次可接受的曲线	最佳 2 次 FEV$_1$ 和最佳 2 次 FVC 的差值均在 250 mL 之内
E 级	至少 2 次可接受的曲线或仅 1 次可接受的曲线	最佳 2 次 FEV$_1$ 和最佳 2 次 FVC 的差值均大于 250 mL 或不能评价
U 级	无可接受、但至少 1 次可用的曲线	不能评价
F 级	无可接受、可用的曲线	不能评价

由于 FVC 曲线各参数是评价通气功能的必备条件;MEFV 曲线各参数的重要性低得多,且缺乏重复性评价的客观标准;两者同步测定,建议重点或单一评价 FVC 曲线;选择与最佳 FVC 曲线同步测定的 MEFV 曲线。

8. 最终测定曲线的选择和测定结果的计算　通常肺功能仪的测定软件自动选择 FVC＋FEV₁ 值最大的 1 条曲线及其同步测定 MEFV 曲线，并用于全部相关参数的计算、显示、储存、打印。尽管如此，仍强调在达 A 级的 FVC 曲线中，选择最佳的 FVC 曲线及对应的 MEFV 曲线；若未达 A 级要求，则推荐选择 1 条最佳的可重复的 FVC 曲线或可接受的 FVC 曲线或有用的曲线及其对应的 MEFV 曲线，并用于全部相关参数的计算、显示、储存、打印，但应在报告中标明。

9. FVC 测定、评价和选择的注意事项

（1）FVC 与 VC：后者为受检者深吸气后，做充分深慢呼气所呼出的气容积；前者为受检者深吸气后，做最大力量、最快速度呼气所呼出的气容积。

1）正常或限制性通气功能障碍受检者：气道阻力正常或基本正常，理论上 VC＝FVC。由于快速用力必然导致气体压缩（尽管有限），VC 常略高于 FVC；实际常先测定 VC 后再测定 FVC，随着受检者依从性的提高，也可出现 VC 稍低于 FVC。

无论 VC 大于还是小于 FVC，两者的差异≤5％或 150 mL；否则说明测量误差过大，需重新测定。

2）阻塞性通气功能障碍受检者：在轻度和部分中度阻塞患者，由于用力慢呼气能充分呼出气体，VC 正常；随着阻塞加重，患者不能充分呼气，VC 下降。由于呼气速度明显减慢或气道陷闭，FVC 多下降，FVC＜VC，不能用两者差异≤5％或 150 mL 评价。

（2）FVC 与 FVCi：尽管用力吸气肺活量（FIVC，FVCi）不在屏幕显示和出现在肺功能报告中，但测定最大吸气流量容积（MIFV）曲线、用单次呼吸法测定 D_LCO 和 TLC 等项目时普遍存在。深呼气至残气位，做最大力量、最快速度吸气所能吸入的气容积为 FVCi。在正常或限制性通气功能障碍受检者，呼气相与吸气相的气道阻力接近，FVC＝FVCi；在阻塞性通气功能障碍受检者，呼气相气道阻力多明显大于吸气相气道阻力，FVC 常小于FVCi。

（3）FEV₁/FVC：在正常或限制性通气功能障碍受检者，一秒率（FEV₁/FVC）正常，其中后者常快速完成呼气，FEV₁/FVC 可升高。

在轻度阻塞性通气功能障碍受检者，患者多能充分呼气，FVC 正常或基本正常；呼气流量减慢，FEV₁ 降低，FEV₁/FVC 下降。随着阻塞程度加重，患者用力呼气受限，FVC 常轻度下降；呼气流量显著减慢，FEV₁ 明显降低，FEV₁/FVC 明显下降。严重阻塞时，患者用力呼气严重受限，FVC 明显下降，且可能低于 FEV₁ 的下降幅度，FEV₁/FVC 下降不明显，因此 FEV₁/FVC 下降能准确诊断阻塞性通气功能障碍，但不一定能准确反映气流阻塞的严重程度。

（4）FEV₁/FEV₆ 或 FEV₁/FVC₇：欧美国家部分学者认为健康人的 FVC 能在 6 s 完成测定，故提出用第 6 s 用力呼气容积（FEV₆）评价 FVC 的完成质量；在阻塞性通气功能障碍，患者完成 FVC 的时间明显延长，将导致胸腔内压持续增大，容易诱发脑缺血、缺氧，为避免或减少测定风险，推荐用 FEV₁/FEV₆ 取代 FEV₁/FVC 诊断阻塞性通气功能障碍，且能保障诊断的准确性。目前的部分肺功能仪也具备此参数，但由于缺乏依据，受到广泛质疑。国人的测定结果显示，在阻塞性通气功能障碍受检者，完成 FVC 的时间多明显延长，用 FEV₁/FEV₆ 取代 FEV₁/FVC 有较高的漏诊率，用第 7 s 用力呼气容积（FEV₇）取代 FVC、用 FEV₁/FEV₇ 取代 FEV₁/FVC 可有效避免漏诊，又不影响测定的安全性；在正常和限制性通气功能障碍受检者，完成 FVC 的时间显著短于 7 s 或 6 s，若强行更长时间用力呼气，也容易导致脑缺氧，因此为保证受检者通气功能诊断的准确性和测定的安全性，在阻塞性或以阻塞为主的混合性通气功能障碍患者，推荐用 FEV₁/FEV₇ 取代 FEV₁/FVC 诊断气流阻塞；在其他情况下皆选择 FEV₁/FVC。

（十）一氧化碳弥散量与肺总量（或功能残气量）的同步测定　TLC 或 FRC 主要用气体分析法测定，且与 CO 弥散量同步测定，是目前的标准测定方法；FRC 也用体描法测定，但不能测定 CO 弥散量。

1. 气体分析法测定 TLC（或 FRC）的原理

（1）标示气体的共性：不参与机体的代谢反应；受检者吸入后可迅速、均匀地分布于肺泡内；通过肺泡毛细血管膜（ACM）进行交换的速率非常缓慢，在短时间测定过程中的交换量可忽略不计或能进行准确校正，因此在标准测定时程内的肺泡标示气体浓度（可通过呼出气收集）能反映肺容积的大小。

（2）不同标示气体的特点：He 为惰性气体，空气中的浓度接近零，给予受检者一定剂量吸入后，迅速进入肺泡被稀释，故肺容积小者，呼出气浓度高；

反之,呼出气浓度低,肺容积与呼出气 He 浓度呈负线性相关关系,通过测定后者即可计算出肺容积。除不是惰性气体外,CH_4 的分布特点与 He 相似,且测定速度更快,故也可通过测定其呼出气浓度计算出肺容积。与前两者不同,N_2 是空气和肺内浓度最高的气体,且浓度和化学性质性质非常稳定,受检者持续吸入纯氧后,N_2 逐渐被 O_2 置换而呼出,一定时间内 N_2 呼出量少者肺容积小;反之,肺容积大,肺容积与呼出气 N_2 含量呈正线性相关关系,故可通过测定呼出气 N_2 含量计算肺容积。

2. 用 CO 作为标示气体测定肺弥散功能的原理　① CO 通过 ACM 的速率与 O_2 相似。② 除重度吸烟者外,血浆 CO 浓度和分压(PCO)几乎皆为 0,即肺泡毛细血管血浆的 $PCO(P_cCO)=0$;短时间吸入较低剂量的 CO 后,P_cCO 也接近 0,呼气末 PCO(PetCO)=肺泡气 $PCO(P_ACO)$,通过测定 $PetCO_2$ 即可换算出 ACM 两侧的 PCO 差,即 $P_ACO-P_cCO=P_ACO-0=PetCO-0=PetCO$,因此 ACM 两侧 PCO 差的测定和计算简单、方便。③ CO 为扩散限制性气体,其弥散速率几乎仅受 ACM 的限制,能更好地反映 ACM 的特性。④ CO 与血红蛋白(Hb)的结合能力远强于 O_2 与 Hb 的结合能力,肺泡气 $PO_2(P_AO_2)$、PaO_2、Hb 对 D_LCO 影响可忽略不计。因此 D_LCO 能较好地反映氧的弥散量(D_LO_2)。

3. TLC(FRC)与 CO 弥散量的测定方法　用 He 测定肺容积的方法有密闭式或开放式稀释法,可同步测定 D_LCO,分单次呼吸法(简称一口气法,测定 TLC)和重复呼吸法(测定 FRC);CH_4 的分布和分析速度更快,既可用类似氦稀释法的单次呼吸法(测定 TLC),也可用内呼吸法(测定 TLC),后者也同步测定 D_LCO。用 N_2 测定肺容积的方法为密闭式或开放式氮稀释法-重复呼吸法,也可同步测定 D_LCO。

(1) 单次呼吸法:受检者按要求呼气至 RV,继之迅速吸入标准气(含 10％ He 或 0.3％CH_4、0.3％CO,浓度可能略低或略高,以实际值为准)。待受检者充分吸气(即达肺总量位)后屏气 10 s,然后快速呼气。内置计时器自动计时和计算屏气时间,包括一段吸气时间、屏气平台时间、一段呼气时间;目前比较公认的计算方法以深吸气前 1/3 与后 2/3 的交界作为开始点,呼气采样时间的中间点作为终止点,两点之间为屏气时间。呼气过程中水蒸气被吸收;气体分析仪连续测定呼出气 He(或 CH_4)、CO 的浓度,并确定肺泡气的浓度,从而计算出 TLC 和肺总

量位的 D_LCO(简称 D_LCOSB)。

(2) 内呼吸法:受检者按要求在残气容积位快速吸入标准气(含 0.3％CH_4、0.3％CO,以实际浓度为准)至肺总量位,不要求屏气,然后以大约 0.5 L/s 的流量均匀呼气,内置计时器计算时间,气体分析仪快速实时测定呼出气的 CH_4、CO 浓度,计算出 TLC 和相应的 D_LCO。

(3) 重复呼吸法:受检者按要求平稳呼吸(即在功能残气位呼吸)标准气(含 10％ He、0.3％CO,以实际浓度为准)。平稳呼吸过程中,He 和 CO 逐渐分布入肺泡,其中最终呼出气 He 浓度不再继续下降(达平衡状态),气体分析仪终止测定;内置计时器自动计时。根据玻意耳定律和平衡后的 He 浓度、分布容积计算出 FRC;并同步计算出功能残气位的 D_LCO(简称 D_LCOrb)。

4. 测定程序

(1) 完成 FVC 或 VC 测定后进入该测定。

(2) 单次呼吸法的具体测定程序

1) 受检者取坐位,夹上鼻夹、口含咬口平稳呼吸,直至绘出平直的静息呼气末基线;并计算出 ERV 等储存,用于容积参数之间的换算。

2) 受检者按要求用力呼气(即达残气位)后快速吸足气(即达肺总量位),屏气 10 s(9～11 s);再快速用力呼气(即达残气位)。

3) 拿去鼻夹,取出咬口,测定完毕。

快速吸气时吸入的肺容积为 VCi,用于容积参数之间的换算和计算肺泡气容积(V_A)。快速呼气的初始部分为气道气及气道与肺泡的混合呼出气,舍弃不用,常规舍弃量为 1 L 或 0.75 L(不同仪器有差别,参考说明书);其后的呼出气为肺泡气,用于标示气体浓度的测定。

内置计时器自动计时,气体分析仪测定 He(或 CH_4)、CO 的浓度,计算出 TLC 和肺总量位的 D_LCO,并换算出 RV、FRC 和每升肺泡容积的一氧化碳弥散量(D_LCO/V_A),其中 RV=TLC－VCi,FRC=RV＋ERV;最后计算出占正常预计值的百分比。

4) 休息 5 min 后再次测定,测定结果的差异≤10％,认为两次测定具有可重复性,取两次结果的平均值;否则休息 5 min 后再次测定;若仍达不到要求,结合病史,选取可能的"最佳值",并在报告中标明。

(3) 重复呼吸法的具体测定程序

1) 受检者取坐位,夹上鼻夹、口含咬口后平稳呼吸。

2）受检者按要求充分吸气（即达肺总量位），短暂屏气后尽力呼气，测定肺活量（VC），重复测定 3 次，取最大值储存，用于换算其他肺容积参数和计算 V_A。

3）受检者平稳呼吸，直至描出平直的静息呼气末基线，计算出 ERV 等储存，用于容积参数之间的换算；然后开始平稳呼吸储气袋内的标准气，呼出气 He 浓度稳定后，自动显示测定结束。

4）拿去鼻夹，取出咬口，测定完毕。

内置计时器自动计时，气体分析仪自动测定 He、CO 的浓度，计算出 FRC 和功能残气位的 D_LCO，并换算出 RV、FRC 和 D_LCO/V_A，其中 RV=FRC－ERV，TLC=RV＋VC，最后计算出占正常预计值的百分比。

5）休息 10 min 后再次测定，测定结果的差异≤10％，认为两次测定具有可重复性，取两次结果的平均值；否则休息 10 min 后再次测定；若仍达不到要求，结合病史，选取可能的"最佳值"，并在报告中标明。

（4）内呼吸法的具体测定程序

1）受检者取坐位，夹上鼻夹、口含咬口后平稳呼吸，描出平直的静息呼气末基线，计算出 ERV 等储存，用于容积参数之间的换算。

2）受检者按要求用力深呼气（即达残气位）后，迅速用力深吸气（即达肺总量位），操作者加盖限流阀；然后令受检者慢速、均匀呼气，至最大限度（即达残气位），并计算出该肺活量（VC）储存，用于容积参数之间的换算和计算 V_A。要求呼气流速 0.3～0.7 L/s，限流阀帮助维持该流速。

3）移除限流阀，受检者平静呼吸，拿去鼻夹，取出咬口，测定完毕。

内置计时器自动计时，气体分析仪自动测定 CH_4、CO 的浓度，计算出 TLC 和相应 D_LCO，并换算出 RV、FRC 和 D_LCO/V_A，其中 RV＝TLC－VC，FRC＝RV＋ERV，最后计算出占正常预计值的百分比。

4）休息 5 min 后再次测定，测定结果的差异≤10％，认为两次测定具有可重复性，取两次结果的平均值；否则休息 5 min 后再次测定；若仍达不到要求，结合病史，选取可能的"最佳值"，并在报告中标明。

5. 质量控制

（1）无效腔的控制：咬口、呼吸管路、过滤器、阀门的系统无效腔小于 200 mL，冲洗容积要超过系统无效腔与生理无效腔之和，即至少需要 0.75～

1 L；若 FVC＜2 L，冲洗容积可以减少至 0.5 L。

（2）采样容积：一般需要 0.5～1 L，CH_4 测定时的采样容积较小，He 测定时较大；若 FVC＜1 L，采样容积可以＜0.5 L。

无论何种情况，皆要保证排空无效腔，采集到足够的气体浓度稳定的肺泡气。

（3）肺活量的测定：无论何种测定方法，皆需重新测定 VCi 或 VC，并储存，用于换算 RV 等容积参数和计算 V_A。各测定值和肺活量测定中显示的 VC 的差值应≤5％。

（4）测定方法的选择：单次呼吸法尽管不符合呼吸生理，但有明确规范，测定结果的稳定性、重复性好，在正常通气功能、轻-中度限制性通气功能障碍、轻度阻塞性通气功能障碍的受检者宜首选。

相对单次呼吸法而言，内呼吸法主要是降低了屏气时间的要求，准确性稍差，适应证相似，但在某种程度上也可用于部分不适合单次呼吸法的受检者。

重复呼吸法可用于无肺功能检查禁忌证的各种情况，但主要用于不适合单次呼吸法测定的受检者。在 FVC＜1～0.75 L 的受检者，由于连接管路和气道的无效腔相对较大，标示气体不能进入所有肺泡；在严重气流阻塞患者，气体分布不均，标示气体不能充分或均匀分布至所有肺泡；在明显气短的患者，无法在短时间内收集到浓度稳定的肺泡气，皆宜选择重复呼吸法，而不宜选择单次呼吸法和内呼吸法。

（5）不同测定方法的具体要求：达下述要求称为可接受的测定。

1）单次呼吸法：① 吸气与呼气动作皆均匀、迅速，吸气时间＜4 s，呼气时间≤4 s。② VCi≥85％ 最大 VC 或 FVC。③ 屏气时间 8～12 s。④ 屏气描记线平直，即屏气时的肺容积恒定。⑤ 样本采集时间＜3 s。⑥ 屏气时口压不宜过高。

2）重复呼吸法：① 至少有 3 次稳定的潮气呼吸后开始测定。② 测定 FRC 时的呼气末基线平直，即在正常功能残气位呼吸。③ 测定 FRC 过程中的 He 浓度曲线平稳下降，结束时不再下降，维持稳定。

3）内呼吸法：① 至少有 4 次稳定的潮气呼吸后开始测定。② VCi≥85％ 最大 VC 或 FVC。③ 呼气均匀、慢速，流量 0.3～0.7 L/s。

6. 测定次数和测定间隔 至少测定两次，两次之间至少间隔 5 min；测定次数不宜超过 5 次。用重复呼吸法测定时,由于吸入的标示气体多,充分呼出需要的时间较长,应延长测定的间隔时间,推荐至少10 min。

7. 可重复性的评价　不同的测定方法不完全相同,皆至少有两次可接受的测定;否则不能进行可重复性评价,并在报告中标明。

(1) 单次呼吸法:两次测定 TLC 的差异≤10%或 300 mL;两次测定 $D_L CO$ 的差异≤10%或≤3 mL/(min·mmHg)[或 1 mmol/(min·kPa)]。

(2) 内呼吸法和重复呼吸法:两次测定肺容积或 $D_L CO$ 的差异≤10%。

8. 测定结果的报告　选择两次可重复性的测定,计算两次测定的平均值作为 TLC(或 FRC)、$D_L CO$ 和 $D_L CO/V_A$ 的实测值;若后者经过吸入气氧分压、Hb、碳氧血红蛋白校正,需同时给出校正值,即 $D_L COc$ 和 $D_L COc/V_A$ 的结果。若未达可重复性要求,则选择一次估测最佳的可接受的测定计算实测值及校正值,并在报告中标明。内置电脑软件自动计算实测值、校正值,以及占正常预计值的百分比;并显示、储存和打印。

（朱　蕾）

二、成人肺功能诊断指南

随着肺功能检查的广泛应用,肺功能诊断标准、分级标准,以及尽可能实现的定位、定性诊断,都需要给出明确的答案或思路,但目前的国内外指南在正常预计值制订、参数评价、诊断标准、分级评价等多方面皆未统一,临床实践也有较多问题,进一步规范、完善肺功能诊断是必然选择。除用标准或简易肺功能仪完成的常规肺功能或通气功能检查外,体容积描记法(体描法)测定气道阻力(Raw)和胸廓气容积(Vtg)日益增多,动脉血气分析或经皮动脉血氧饱和度检查广泛应用,肺功能诊断标准不仅涉及传统肺功能参数的评价标准,通气功能和换气功能的评价标准,还应有更多、更高的要求。肺功能诊断有较强的会诊性质,本共识以朱蕾教授在《中华结核和呼吸杂志》发表的《关于肺功能诊断的建议》和生理学分析为基础,针对国内外指南中的未解问题,结合实际临床问题和最新科研成果制订。支气管激发试验、脉冲振荡法肺功能测定和心肺运动试验等也是评价肺功能的检查项目,但涉及的问题较多,需单独给出诊断,不在本共识之列。

(一)肺功能参数的正常值

1. 肺功能参数正常值的评价标准 由于人种等因素影响,世界各地肺功能参数的正常预计值公式不同,健康人群高限(upper limit of normal,ULN)和低限(lower limit of normal,LLN)分别是最高和最低临界值,是理论上最科学的评价标准,被美国医学会(AMA)和美国胸科学会/欧洲呼吸学会(ATS/ERS)的肺功能诊断指南采用。但由于与实际情况差别过大,并未获得临床医生和呼吸疾病诊治指南的广泛认可,如慢性阻塞性肺疾病(chronic obstructive pulmonary disease,COPD)是最常见的气流阻塞性肺疾病,其全球防治倡议(GOLD)完全忽视健康人群高限(UIP)和健康人群低限(LIP),而是采用吸入气道扩张剂后一秒率(FEV$_1$/FVC)<70%作为定性诊断标准,采用第1 s用力呼气容积(FEV$_1$)占正常预计值的百分比作为严重度的分级标准。我国的肺功能参数评价主要采用实测值占正常预计值的百分比,少部分核心参数长期没有公认标准,而是诊断者根据自己经验综合分析给出诊断,不少单位通气功能的定性诊断用GOLD标准,严重度分级用ATS/ERS标准或采用GOLD标准,导致一系列理论概念和临床实践的混乱。

2. 肺功能参数正常值的问题 选择无临床症状、无高危因素的"健康人"是建立正常预计值公式的基本要求,但对肺功能参数有明显欠缺,调查显示该类"健康人群"中有较高比例的气流阻塞者,如此建立的正常预计值公式尽管对均数的影响有限,但标准差加大,ULN升高,LLN降低,容易导致诊断错误,如英国学者1995年的一项大样本研究,入选6 053位不吸烟、无呼吸系统症状、无哮喘诊断的高加索人,得出FEV$_1$/FVC LLN低于70%的年龄为女性61岁,男性48岁,远低于年龄超过70岁才可能低于70%的实际情况,该研究人群必然包含较大比例的无呼吸系统症状、无高危因素的气流阻塞者,尤其是男性,这可能也是ATS/ERS于2005年才出版指南,时隔14年后才更新指南,但仍有巨大争议的原因之一。故尽管理论上ULN和LLN的科学性最高,但实际应用的问题和错误更多。

3. 我国的正常预计值公式 我国无统一的汉族人群肺功能参数正常预计值公式,而是分别由东北、西北、华中、华东、东南、西南六大地区于1988年制订各自的标准;其后虽多次进行大规模的流行病学调查,但均未能制订出完整的新预计值公式,国外情况类似,严重滞后于呼吸病学的发展。我国调查失败的原因可能主要有:吸烟量上升和年轻化趋势并未明显改善,大气污染(包括职业污染和生活污染)仍较严重,特别是这些因素早年对呼吸道和肺实质的影响仍可能持续存在或加重,使真正健康人群数量明显减少;二手烟、大气污染又是难以准确评估的重要高危因素,容易导致无临床症状、无明确高危因素的气流阻塞者入选,因此ULN、LLN可能较国外更不可靠。朱蕾教授团队的研究结果和临床实践均显示1988年版的肺功能正常预计值公式仍然最合理,绝大部分仍能继续使用;一氧化碳弥散量(D$_L$CO)和每升肺泡容积的一氧化碳弥散量(D$_L$CO/V$_A$)正常预计值偏高,推荐改用2011年的修正公式。需要指出的是CO弥散量正常预计值公式变化的主要原因是屏气时间的计算方法改变所致,与人群选择无明显关系。

4. 肺功能参数的正常值范围　不同种类的肺功能参数的选择标准不同。

（1）绝对值参数：肺总量（TLC）、功能残气量（FRC）、残气容积（RV）降低、升高皆为异常，其正常值范围为实测值占正常预计值的±20％；其他绝对值参数，包括换气功能参数、大部分肺容积参数和通气功能参数降低为异常，其正常值范围取实测值占正常预计值百分比≥80％，气道阻力升高为异常，其正常值范围取实测值占正常预计值百分比≤120％。

（2）相对值参数：主要为 FEV_1/FVC、残气容积与肺总量比值（RV/TLC）、功能残气量与肺总量比值（FRC/TLC），不能采用实测值占正常预计值≥80％或实测值占正常预计值的±20％评价，长期没有公认的标准，其中 FEV_1/FVC 是评价通气功能状态的必要参数，需结合其他通气功能或肺容积参数、最大呼气流量-容积（MEFV）曲线、病史等综合判断，临床应用混乱。

FEV_1/FVC 随年龄增大逐渐下降。小儿肺容积小，呼气时间短，FEV_1/FVC 常≥95％，健康青年人多≥85％；进入老年后下降幅度有所减小，朱蕾教授课题组的研究结果显示健康老年人的平均值约为80％，其中≥70岁男性为（80.2±4.5）％，女性为（81.8±5.6）％，少部分可降至 70％，因此 GOLD 把 FEV_1/FVC ＜70％作为定性标准，对以中、老年为主的 COPD 患者有较高的准确度，但仍需注意在低龄人群的高漏诊率和高龄人群的过度诊断。朱蕾教授等统计出国人 FEV_1/FVC 的 LLN，换算为占正常预计值的百分比为 92％，即 FEV_1/FVC 占正常预计值的百分比（$FEV_1/FVC\%pred$）≥92％为正常，由于排除了年龄影响，更具科学性，已在国内广泛应用。

RV/TLC，FRC/TLC 结果的变异度大，且主要用于阻塞性通气功能障碍的辅助诊断，可无严格的评价标准。

（二）肺功能诊断　肺功能诊断具有一定会诊性质，需兼顾诊断的具体标准、原则，以及与病史的结合。肺功能诊断主要有下述基本类型。

1. 肺功能正常　指通气功能参数或核心参数，如用力肺活量（FVC）、FEV_1、FEV_1/FVC，弥散功能参数（D_LCO、D_LCO/V_A）的测定值皆在正常范围内；肺容积参数或核心参数，如肺活量（VC）、TLC、FRC、RV 正常有重要的辅助诊断价值；若部分参数的测定值稍超出正常值范围，称为肺功能基本正常，结合总体肺功能测定结果和病史诊断更合理。

2. 通气功能正常　指通气功能参数或核心参数（FVC、FEV_1、FEV_1/FVC）的测定值皆在正常范围内；肺容积参数或核心参数（VC、TLC、FRC、RV）的测定值正常有重要的辅助诊断价值。若部分参数的测定值稍超出正常值范围，称为通气功能基本正常。

3. 换气功能正常　指 D_LCO 和 D_LCO/V_A 的测定值皆在正常范围内；通气功能、肺容积参数或核心参数的测定值正常或仅轻度异常有重要的辅助诊断价值。单纯换气功能正常罕见。

4. 肺功能障碍　分通气功能障碍和换气功能障碍，前者又分阻塞性、限制性、混合性三种基本类型。

5. 阻塞性通气功能障碍　气流呼出和（或）吸入受限引起的病理生理状态。

（1）诊断原则：以 FEV_1/FVC 降低，TLC 无降低或升高为原则；结合病史（如长期吸烟，有慢性咳嗽病史，影像学有广泛性支气管壁增厚或肺气肿改变等）有助于诊断。

（2）具体标准：为便于临床评价，给出具体诊断标准是必要的，但需重视与诊断原则的结合。

1）$FEV_1/FVC\%pred＜92\%$，TLC 无降低或升高；RV、FRC、RV/TLC 升高或无降低具有重要辅助诊断价值。

$FEV_1/FVC\%pred＜92\%$ 是阻塞性通气功能障碍的基本诊断标准，见于大部分患者。若受检者为高龄，无任何不适或高危因素接触史，$FEV_1/FVC\%pred$ 仅稍低于 92％，诊断阻塞通气功能障碍需慎重。

2）$FEV_1/FVC\%pred$ 明显降低，但≥92％；VC、FVC 正常，FEV_1 占正常预计值百分比（$FEV_1\%pred$）＜80％，RV、FRC、TLC、RV/TLC 无降低具有重要辅助诊断价值。主要见于缺乏锻炼、基础肺功能较差的轻度阻塞患者。

3）$FEV_1/FVC\%pred$ 明显降低，但≥92％，VC、FVC 正常，FEV_1 正常低限，反映小气道功能的参数：用力呼气中期（FEF_{25-75}）、用力呼出 50％肺活量呼气流量（FEF_{50}）、用力呼出 75％肺活量呼气流量（FEF_{75}）明显下降。RV、FRC、TLC、RV/TLC 无降低具有重要辅助诊断价值。主要见于基础肺功能非常好的轻度阻塞患者。

该类情况与小气道功能障碍相似，诊断需慎重，应结合病史，如患者为青年，有反复发作的哮喘史，$FVC\%pred$ 超过 100％，可给出诊断：结合病史，轻度阻塞性通气功能障碍；若无吸烟史，也无任何不适，且为老年人，可给出诊断：通气功能基本正常或小气道功能障碍。

4) FEV_1/FVC 正常，FVC、FEV_1 下降，TLC 正常。MEFV 曲线终末部分有明显的凹形改变和低容积流量明显下降。

该种情况少见，且与常规肺功能概念有明显不同，其基本特点是单纯通气功能检查符合限制性通气障碍的标准；重复呼吸法或体容积描记法（体描法）测定 TLC 正常，也无限制性通气障碍的影像学表现，称为非特异性通气功能障碍，是一种特殊类型的阻塞性通气功能障碍，可能与用力呼气导致部分小气道陷闭有关，常见于支气管哮喘患者。诊断需慎重，需特别注意 TLC 测定误差。

在轻、中度阻塞性肺疾病，患者能充分慢呼气，VC 正常；在中、重度阻塞性肺疾病，患者不能充分呼气，VC 下降，且常伴 D_LCO、D_LCO/V_A 下降。

（3）简化标准：上述前三种情况的核心是 FEV_1/FVC 下降（提示有阻塞），TLC 无降低（提示无限制）。若仅测定 VC 和通气功能，且 VC（FVC）正常（无限制），就可诊断阻塞性通气功能障碍，不一定测定 TLC 或 FRC；反之必须有肺容积测定；上述第四种情况也必须有肺容积测定。

（4）注意事项

1) 一秒率分母的选择：在阻塞性通气功能障碍或以阻塞为主的混合性通气功能障碍患者，推荐第 1 s 用力呼气容积与第 7 s 用力呼气容积（FEV_7）的比值（FEV_1/FEV_7）取代 FEV_1/FVC 作为诊断参数，其他情况直接用 FEV_1/FVC；任何情况下皆不推荐采用第 1 s 用力呼气容积与第 6 s 用力呼气容积（FEV_6）的比值（FEV_1/FEV_6）或第 1 s 用力呼气容积与肺活量的比值（FEV_1/VC）取代 FEV_1/FVC。

2) 结果正常或异常的评价：肺功能参数正常或异常是统计学意义上的正常或异常，因此实测数据接近正常临界值时，对核心参数的评价必须结合病史。

3) 支气管舒张试验（BDT）：原则上可用于各种情况的阻塞性通气障碍，但主要用于：① 初次诊断，评价阻塞的可逆性，协助临床疾病诊断，指导临床治疗。② 可逆性气流阻塞，治疗后仍有阻塞，随访可逆性变化，为调整治疗方案提供依据。单纯随访肺功能，无需加做 BDT。

4) 阻塞性通气功能障碍的合理评价：因为常规测定用力呼气参数，不测定用力吸气参数，故阻塞性通气障碍常规指呼气功能障碍。部分患者以吸气气流受限为唯一或主要表现，用力呼气气流正常或基本正常，常见于胸廓外大气道非固定性阻塞，需加做最大吸气流量-容积（MIFV）曲线。

6. 限制性通气功能障碍 肺扩张和（或）回缩受限引起的病理生理状态。理论上 TLC 下降是定性诊断的最敏感、最准确的标准，但 TLC 测定繁琐，影响因素多，可重复性较差。在正常通气功能者或限制性通气功能障碍患者，FVC 与 VC 相等，与 TLC 高度一致，且测定简单，重复性好，故选择 FVC 占正常预计值百分比（FVC%pred）<80% 作为限制性通气功能障碍的定性诊断标准，FEV_1/FVC 正常是必备条件；TLC、FRC、RV 下降具有重要的辅助诊断价值；多伴 D_LCO 下降，D_LCO/V_A 可下降或正常，主要取决于病变特性；RV/TLC 可正常、下降或升高，取决于肺扩张或回缩受限的程度。

7. 混合性通气功能障碍 同时存在气流呼出和（或）吸入受限及肺扩张和（或）回缩受限的病理生理状态，即同时存在阻塞性和限制性通气功能障碍，大体分两种情况。

（1）典型表现：单纯根据数据判断，即 FEV_1/FVC%pred<92%、FVC%pred<80%，VC、TLC、FRC、RV 下降具有重要辅助诊断价值。

（2）非典型表现：主要是针对有中、重度气流阻塞的患者，推荐结合呼吸生理变化的特点判断。首先明确阻塞存在，即 FEV_1/FVC 下降。在单纯轻、中度气流阻塞时，患者能充分吸气和呼气，TLC、VC 正常，FRC、RV 基本正常，若 TLC、VC 下降则合并限制性通气功能障碍，RV、FRC 下降具有重要辅助诊断价值。

在单纯中、重度气流阻塞时，患者呼气严重受限，呼气末肺容积增大，部分患者有吸气末肺容积增大，即 FRC、RV 明显升高，TLC 正常或升高，故不仅 TLC、VC 降低为合并限制性通气功能障碍；TLC 在正常低限，RV、FRC 正常，也应诊断合并限制性通气功能障碍。常有 D_LCO 下降。

结合病史，特别是胸部影像学变化对混合性通气功能障碍具有更高的辅助诊断价值。

8. 换气功能障碍 生理学上指肺泡与肺泡毛细血管之间 O_2、CO_2 的交换障碍，临床测定指 CO 弥散量下降的病理生理状态。D_LCO/V_A 也称为比弥散量（KCO），D_LCO、D_LCO/V_A 占正常预计值百分比（D_LCO%pred、D_LCO/V_A%pred）<80% 诊断

换气功能障碍,D_LCO、D_LCO/V_A 的价值不完全相同,甚至有明显差异。具体分三种情况。

（1）通气功能障碍的伴随结果：临床最常见,在 COPD、支气管哮喘等阻塞性肺疾病,无论是否有肺泡毛细血管膜的破坏,皆存在气体分布不均、通气血流比例（$\dot{V}/\dot{Q}$）失调和有效弥散膜面积减少,即必然存在 D_LCO、D_LCO/V_A 下降。

在哮喘发作期患者,习惯认为肺血流量增加导致弥散增强,是常见的错误概念。尽管肺血流量增加,弥散膜结构正常;但气体分布严重不均,$\dot{V}/\dot{Q}$ 离散度大,实际或有效弥散膜面积下降,故 D_LCO、D_LCO/V_A 皆下降,因此 D_LCO 是反映总体换气功能的参数。

在肺水肿、肺炎、肺纤维化,肺叶切除术、胸腔积液,无论是否有肺实质破坏,皆有肺容积缩小,必然导致限制性通气功能障碍和 D_LCO 下降。

（2）单纯 D_LCO 下降：多为肺血管病的标志,也见于轻症肺间质疾病,肺功能诊断为：通气功能正常,换气功能障碍或 CO 弥散量下降,建议重点进行肺血管检查。

（3）D_LCO 下降与 D_LCO/V_A 变化的关系：在周围气道疾病和肺实质疾病,由于影响气体分布或弥散膜,D_LCO 和 D_LCO/V_A 皆下降;在肺部分切除术、肺内孤立性病变、单纯肺外结构疾病患者,D_LCO 下降;但通气肺组织的结构和功能正常或基本正常,D_LCO/V_A 正常或基本正常。

若 D_LCO 和 D_LCO/V_A 皆下降,下降幅度可以相似,也可以有较大差别,则肺功能诊断报告不同,前者宜表达为换气功能障碍,并给出严重度分级;后者宜根据各自的下降幅度分别表达,如轻度一氧化碳弥散量下降,重度比弥散量下降。若 D_LCO 和 D_LCO/V_A 变化不一致,即前者下降,后者正常,则肺功能报告宜分别给出诊断,如轻度一氧化碳弥散量下降,比弥散量正常。若有校正值,且与实测值的差别较大,也应给出校正值的诊断。

9. 小气道功能障碍　是生理学和临床常用的通气功能诊断名称,指小气道病变或肺弹性下降导致小气道气流呼出受限,但达不到阻塞性通气功能障碍诊断标准的病理生理状态,有下述三种情况。

（1）典型表现：常规通气功能参数,主要是 FVC、FEV_1、FEV_1/FVC 正常;反映小气道功能的参数,主要是 FEF_{25-75}、FEF_{50}、FEF_{75} 至少有两项下降至正常预计值的 80% 以下。呼气峰值流量（PEF）、用力呼出 25% 肺活量的呼气流量（FEF_{25}）

正常（合并大气道阻塞、舌根后坠等除外）;MEFV 曲线低容积部分呈凹形改变有重要辅助诊断价值。国内、外无一致的小气道功能参数的正常值标准,作者推荐与其他通气功能参数一致的标准,即占正常预计值的百分比 $\geq$80% 为正常。常见于老年人、COPD 高危患者、支气管哮喘缓解期患者。

（2）非典型表现：在限制性通气功能障碍患者,若 FEF_{50}、FEF_{75} 的下降幅度显著大于 PEF、FEF_{25},MEFV 曲线低容积部分呈凹形改变,提示出现小气道呼出气流受限,可以诊断为限制性通气功能障碍合并小气道功能障碍。

（3）其他：大气道阻塞等也可合并小气道功能障碍（更常见于常规肺功能和脉冲振荡肺功能的综合检查）,但前者的影响大得多,再诊断小气道功能障碍并无实际意义;多数技术员和临床医生缺乏足够的呼吸生理学知识进行正确鉴别,故不宜诊断。

（三）肺功能障碍的分级

1. 现状与问题

（1）通气功能：最大自主通气量（MVV）是反映通气功能的最科学参数,但测定难度较大,重复性较差,尤其是在阻塞性通气功能障碍患者。MVV 与 FEV_1 呈较好的正线性相关关系,可用后者换算,但并无实际价值;部分情况容易产生较大误差,特别是在限制性通气障碍患者,故目前不再用 MVV 实测值或基于 FEV_1 的换算值评价通气功能,而直接用 FEV_1 评价。不同学术团体的分级标准不完全相同,简述如下。

ATS/ERS（2005 版/2019 版）的通气功能下降分五级,即轻度：70%$\leq$$FEV_1$%pred,中度：60%$\leq$$FEV_1$%pred$\leq$69%,中重度：50%$\leq$$FEV_1$%pred$\leq$59%,重度：35%$\leq$$FEV_1$%pred$\leq$49%,极重度：$FEV_1$%pred$<$35%。COPD 的通气功能分四级,具体标准为轻度：FEV_1%pred$\geq$80%,中度：50%$\leq$$FEV_1$%pred$<$80%,重度：30%$\leq$$FEV_1$%pred$<$50%,极重度：$FEV_1$%pred$<$30%。

五级分类法无循证医学依据,且太随意,中度和中重度的分级范围皆为 10%,轻度的分级范围取决于 LNN,重度差值为 15%。四级分类法仅限于 COPD,主要问题无 LLN,其他与五级分类法类似。

2000 年 AMA 的肺通气功能障碍分三级,60%$\leq$$FEV_1$%pred$<$LLN;中度：41%$\leq$$FEV_1$%pred$\leq$59%;重度：$FEV_1$%pred$\leq$40%。目前国内指南多采用 ATS/ERS 的五级分类法,也有较多单位采用传统三级分类法,即轻度：60%$\leq$$FEV_1$%pred$<$

80%；中度：40%≤FEV$_1$% pred＜60%；重度：FEV$_1$%pred＜40%。与 AMA 一致，区别是用＜80%取代＜LLN。三级分类方法比较合理，不仅与 D$_L$CO 的分级标准一致，也与习惯用法一致，可操作性强。

（2）换气功能障碍的分级：实际为 CO 弥散量的分级，各学术团体基本一致，分三级，即轻度：60%≤D$_L$CO（或 D$_L$CO/V$_A$）% pred＜80%（或 LLN）；中度：40%≤D$_L$CO（或 D$_L$CO/V$_A$）%pred＜60%；重度：D$_L$CO（或 D$_L$CO/V$_A$）%pred＜40%。

2. 推荐标准　正常肺通气和换气是高度一致、密切相关的过程，两者采用差别较大的分级标准并不合适；FEV$_1$与呼吸困难或运动能力的相关性较低，过度分级并无必要；临床实践习惯采用三级分类法；LLN 的可靠性差，争议度大，且国内、国外皆缺乏公认的 LLN，故推荐通气功能、换气功能皆采用基于占正常预计值百分比的三级分类法，即轻度：60%≤FEV$_1$ 或 D$_L$CO（或 D$_L$CO/V$_A$）% pred＜80%；中度：40%≤FEV$_1$ 或 D$_L$CO（或 D$_L$CO/V$_A$）%pred＜60%；重度：FEV$_1$ 或 D$_L$CO（或 D$_L$CO/V$_A$）%pred＜40%。

3. 注意事项　通气功能定性诊断和分级诊断选择的参数不同，容易出现分级诊断与定性诊断的不一致；再者用单一参数评价有明显缺陷，必要时需结合总体肺功能测定和病史评价。但为便于临床操作，明确的评价标准是必要的，对出现的问题进行合理处置也是必要的。

（1）阻塞性通气功能障碍：临床上 FEV$_1$/FVC%pred＜92%、FEV$_1$%pred≥80%的情况并不少见，单纯从数据分析，前者符合阻塞性通气功能障碍的诊断，后者符合通气功能正常的标准。常见于基础肺功能较好的患者，也应诊断为轻度阻塞性通气功能障碍，故本规范制订的阻塞标准，仅给出 FEV$_1$/FVC%pred＜92%，未涉及 FEV$_1$。

（2）限制性通气功能障碍：FVC%pred＜80%、FEV$_1$%pred≥80%的情况也不少见，也应诊断为轻度限制性通气功能障碍。在 FVC 轻度下降的条件下，呼气加速完成，FEV$_1$%pred 可≥80%。同样本规范制订的限制标准，仅给出 FVC%pred＜80%，未涉及 FEV$_1$。

（3）混合性通气功能障碍：无论是以阻塞为主还是以限制为主或阻塞、限制的程度相似，皆可出现通气功能定性诊断或分级诊断的不一致，机制与上述两种情况相似，但更复杂，原则上符合上述阻塞（FEV$_1$/FVC 下降）和限制（FVC 下降）的标准皆诊断轻度混合性通气功能障碍。

（4）用 FEV$_1$定量评价的特点：用 FEV$_1$取代 MVV 定量评价使可操作性增强，但准确性降低，特别是 FEV$_1$在正常低限或异常高限时；即使采用 MVV 也有类似问题，比如在轻度限制性通气功能障碍患者，患者通过代偿性呼吸增快，MVV%pred 也可≥80%。

由于上述情况，通气功能诊断的具体定性标准较少涉及 FEV$_1$，但由于分级诊断涉及 FEV$_1$，给予适当说明是必要的；但无论如何选择，用单一参数定性或分级皆具有较大的局限性，结合总体肺功能测定及病史进行肺功能诊断也是必要的。

（四）通气功能障碍的几种特殊情况

1. 大气道阻塞　与解剖学概念不同，肺功能的大气道概念指气管和主支气管。大气道横截面积小，轻微阻塞即可出现高容积呼气或吸气流量的显著下降，MEFV 曲线或 MIFV 曲线常有特征性变化，与中、小气道（周围气道）阻塞差别较大，患者的临床特点、评价和治疗手段也有较大差别，故肺功能报告应尽可能给出诊断，比如通气功能基本正常（FEV$_1$/FVC 正常），结合病史及 MEFV 曲线、MIFV 曲线胸廓内大气道非固定性轻度阻塞可能性大；或轻度阻塞性通气功能障碍（FEV$_1$/FVC 下降），胸廓内大气道非固定性阻塞的可能性大。前者见于气道阻塞较轻的患者，不足以使 FEV$_1$/FVC 明显下降；后者见于气道阻塞较重的患者，FEV$_1$/FVC%pred＜92%。

（1）胸廓内非固定性大气道阻塞：胸廓内大气道阻塞，阻塞程度随吸、呼气时相变化。用力吸气时胸腔负压显著增大，气道阻塞部位扩张，局部阻力明显降低，高容积吸气流量基本正常或仅轻度下降。用力呼气时胸腔负压迅速逆转为较高的正压，气道阻塞部位回缩，局部阻力显著增大，MEFV 曲线高容积流量明显下降，表现为一定程度的平台；MIFV 曲线基本正常或变化较轻，吸气峰流量（peak inspiratory flow，PIF）正常或轻度下降。FEF$_{50}$/用力吸入 50% 肺活量的吸气流量（FIF$_{50}$）明显小于 1。因常规测定 MEFV 曲线，该类型较容易发现和诊断。

（2）胸廓外非固定性大气道阻塞：胸廓外气道阻塞，阻塞程度随吸、呼气时相变化。用力吸气时胸腔负压明显增大，阻塞部位上游气道负压显著增大，在巨大负压作用下导致气道阻塞部位回缩，局部阻力明显增大,高容积吸气流量明显下降。用力呼气时胸腔负压迅速逆转为较高的正压,阻塞部位上游气道正压显著增加,进而导致气道阻塞部位扩张,局部阻力显著降低,高容积吸气流量基本正常或仅轻度下降。因此,MEFV 曲线基本正常或变化较轻,PEF 基本正常或轻度下降;MIFV 曲线高容积流量明显受限,表现为不是很陡直的平台,PIF 显著下降,FEF_{50}/FIF_{50} 明显大于 1。因常规不测定 MIFV 曲线,该类型容易漏诊或误诊。

(3)固定性大气道阻塞:大气道阻塞,气道阻力不随吸、呼气时相变化,MEFV 曲线和 MIFV 曲线的高容积流量皆受限,两者组合成基本对称的梯形;PEF 和 PIF 明显下降,FEF_{50}/FIF_{50} 接近或等于 1。

由于气道是弹性好的软性器官,任何病理条件下其内径几乎皆受用力吸、呼气的影响,因此固定性大气道阻塞罕见。

(4)一侧主支气管不完全性阻塞:患侧支气管阻力明显增大,气流进出气道明显受限;健侧支气管阻力正常,气流进出正常。用力呼气时,健侧支气管的气流量迅速上升至较高的峰值,并迅速完成呼气;患侧支气管呼出气流显著降低、减慢,故 MEFV 曲线初始部分表现为流量较大、时间较短的曲线,终末部分表现为流量显著降低、时间较长的曲线。吸气相变化类似,即 MIFV 曲线初始部分流量大、时间较短,终末部分流量缓慢、时间较长,MEFV 曲线与 MIFV 曲线组合成"双蝶形"改变。常规肺功能检查仅测定 MEFV 曲线,该类型与周围气道阻塞的图形相似,容易漏诊或误诊。

2.气流阻塞的可逆性

(1)可逆性气流受限:FEV_1/FVC 降低时,可根据 BDT 后 FEV_1 的改善率、PEF 昼夜波动率或日变异率等来判断气流阻塞的可逆程度。一般采用 FEV_1 改善率 ≥12% 伴绝对值增加 ≥200 mL 为阳性,即阻塞有可逆性。全球哮喘防治倡议(GINA)和中国哮喘指南使用 FEV_1 改善率 >12% 和绝对值增加 >200 mL 为标准,尽管两者的差别微乎其微,但容易造成混乱,建议皆采用"≥"的标准。

(2)不完全可逆性气流受限:BDT 后,FEV_1 改善率等达不到阳性标准称为不完全可逆性气流受限。

临床上 BDT 假阳性、假阴性皆多见,结合 MEFV 曲线评价的价值更大。由于气道扩张剂或糖皮质激素主要或仅扩张周围气道收缩的平滑肌或

改善周围气道的充血、水肿,故推荐 BDT 后低容积流量和 FVC 同步增大作为 BDT 阳性的必备条件。

(五)气道阻力的测定　目前体描法常规测定比气道阻力(specific airway resistance, sRaw),再根据 Vtg 换算出 Raw,即 Raw = sPaw/Vtg。Raw 占正常预计值的百分比(Raw% pred)升高为异常,建议采用三级分类法,即轻度升高:120% < Raw% pred ≤ 140%;中度升高:140% < Raw% pred ≤ 160%;重度升高:160% < Raw% pred。不同体容积描记仪给出的概念不同,主要有"总比气道阻力(sRawtot)、有效比气道阻力(sRaweff)、总气道阻力(Rawtot)、有效气道阻力(Raweff)",评价标准相同。体描法是测定气道阻力的金标准,但实际测定和解读有较多问题,比如肺功能报告中"通气功能正常,气道阻力升高"是广泛存在的错误诊断,故气道阻力变化的诊断应与常规肺功能检查相互印证,并进行合理的生理学分析;在气道阻力变化与常规通气功能变化不一致时应给出合理建议。

(六)动脉血气异常的诊断

1.是否有高碳酸血症

(1)通气代偿:通气功能障碍患者,通过代偿性呼吸增强、增快,肺泡通气量($\dot{V}_A$)增大,使 $PaCO_2$ 不超过正常值范围高限的病理生理状态。该诊断不需要写出。

(2)通气失代偿:严重通气功能障碍患者,$\dot{V}_A$ 增大不足以克服通气阻力增加,出现呼吸性酸中毒的病理生理状态。该诊断需要写出,如重度阻塞性通气功能障碍,通气失代偿。

2.是否有低氧血症　正常 PaO_2 低限根据年龄换算,正常值公式:卧位 PaO_2(mmHg)= 103.5 − 0.42 × 年龄(y);坐位 PaO_2(mmHg)= 104.2 − 0.27 × 年龄(y);年龄 >70 岁,PaO_2 >70 mmHg 为正常。

(1)无低氧血症:该诊断不需要写出。

(2)有低氧血症:需单独给出诊断,并进行分级,推荐采用三级分类法,即轻度:60% ≤ PaO_2 < 正常值低限;中度:40% ≤ PaO_2 < 60%;重度:PaO_2 < 40%。如肺功能诊断可以是:中度以限制为主的混合性通气障碍,支气管舒张试验阴性;重度换气功能障碍;中度低氧血症。

(七)肺功能诊断报告　最终报告涉及的上述诊断内容及未涉及的测定评价、建议最终皆要以肺功能报告的形式发出,简要总结如下。

1.报告内容

(1)各项检查的配合程度或总配合程度。

（2）原始测定资料：尽可能全部给出，特别是重要测定图形。

（3）测定结果及问题描述：涉及各测定内容和测定中的问题，重点是通气功能和换气功能参数的变化。

（4）肺功能诊断：是肺功能诊断报告核心内容，包括基本通气功能和换气功能诊断，是否有单纯小气道功能障碍；若有支气管舒张试验也需给出诊断。若高度怀疑大气道阻塞，应给出诊断及可能的类型。若完成体描仪检查，应给出气道阻力正常或异常的诊断及分级诊断；但必须注意与常规通气功能结论的一致性及相互印证。部分有动脉血气的诊断，包括通气失代偿和低氧血症。

（5）建议：是基本要求，但要有针对性，主要包括对测定内容的建议和指导临床诊治的建议。

2.注意事项　临床肺功能诊断报告经常出现下问题。

（1）肺功能诊断报告中列入 RV、FRC 或 RV/TLC 等参数变化的现象非常普遍。这些参数是辅助诊断阻塞性通气功能的重要参数，也是评价限制性通气功能障碍扩张受限为主还是回缩受限为主的重要参数，但不是肺功能诊断，故应避免出现于肺功能诊断报告中。

（2）小气道功能障碍的诊断

1）在诊断阻塞性通气功能障碍或混合性通气功能障碍的情况下又错误地给出小气道功能障碍诊断并不少见，甚至还错误地进行分级。小气道功能障碍是小气道疾病或肺弹性减退早期阶段或轻症阶段，或价值不明，只有在气流呼出受限达不到阻塞性通气功能障碍诊断标准时才能诊断；一旦诊断阻塞性通气功能障碍，小气道功能障碍的诊断不成立，即两者并存是错误的。

2）在限制性通气功能障碍，有不同容积流量的全面下降，有时也错误地诊断合并小气道功能障碍。只有低容积流量下降幅度远超过高容积流量的下降幅度才能诊断合并小气道功能障碍。

（3）D_LCO/V_A、D_LCO 皆反映换气功能障碍，两者变化多数一致，若出现下降，且下降幅度差别不大，应给出明确的换气功能诊断；两者下降幅度差别较大或变化不同，反映的临床意义不同，应分别给出诊断；若校正值结果与实测值结果差别较大，也应给出诊断。

（朱　蕾）

三、华东地区肺功能参数的正常预计值公式（2011 修订版）

VC(L)＝0.050 30×身高(cm)＋0.485 65×性别－0.011 27×年龄(y)＋0.014 31×体重(kg)－5.257 93

IC(L)＝0.017 29×身高(cm)＋0.334 70×性别＋0.021 83×体重(kg)－0.006 814 03×年龄(y)－1.566 32

ERV(L)＝0.024 95×身高(cm)－0.006 217 22×年龄(y)＋0.142 25×性别－2.710 27

FRC(L)＝0.062 76×身高(cm)－0.011 92×年龄(y)－0.021 42×体重(kg)＋0.313 05×性别－6.869 05

RV(L)＝0.015 77×年龄(y)＋0.026 09×身高(cm)－0.009 855 69×体重(kg)＋0.151 84×性别－2.781 59

TLC(L)＝0.080 09×身高(cm)＋0.636 82×性别＋0.006 010 396×年龄(y)－8.472 55

FVC(L)＝0.046 69×身高(cm)＋0.452 29×性别－0.013 26×年龄(y)＋0.016 64×体重(kg)－4.792 87

RV/TLC(%)＝0.271 28×年龄(y)－0.215 95×体重(kg)＋32.881 33

FEV_1(L)＝0.042 83×身高(cm)－0.018 50×年龄(y)＋0.394 24×性别＋0.009 228 832×体重(kg)－4.049 47

FEV_1/FVC(%)＝－0.217 75×年龄(y)－0.109 85×体重(kg)＋98.901 96

FEF_{25-75}(L/s)＝－0.027 46×年龄(y)＋0.060 46×身高(cm)＋5.528 06

MET(s)＝0.004 350 865×年龄(y)＋0.065 57×性别＋0.360 47

MVV(L/min)＝1.232 81×身高(cm)＋19.638 40×性别－0.547 86×年龄(y)＋0.746 33×体重(kg)－124.808 72

PEF(L/s)＝1.572 79×性别＋0.086 86×身高(cm)＋0.024 96×体重(kg)－8.816 66

FEF_{25}(L/s)＝0.083 87×身高(cm)＋1.073 79×性别－7.555 62

FEF_{50}(L/s)＝0.054 57×身高(cm)－0.021 03×年龄(y)＋0.406 35×性别－4.042 92

FEF_{75}(L/s)＝－0.027 79×年龄(y)＋0.034 11×身高(cm)－2.699 68

FEF_{50}/FEF_{75}＝0.036 57×年龄(y)＋1.288 30

D_LCO[mL/(mmHg·min)]＝5.206＋4.314×性别－0.144×年龄(y)＋0.098×身高(cm)＋0.082×体重(kg)

KCO[mL/(mmHg·min·L)]＝9.346－0.026×年龄(y)－0.031×身高(cm)＋0.025×体重(kg)

Vtg(L)＝0.575 12×性别－0.032 21×体重(kg)＋0.052 07×身高(cm)＋0.011 61×年龄(y)－4.173 14

Raw[mmHg/(L·s)]＝－0.327 47×性别＋1.776 64

sRaw 与各变量无回归关系

注：① 变量中，性别为"女"＝0，"男"＝1。② D_LCO、KCO 为 2011 年修订；其他为 1988 年的预计值公式。

四、肺功能参数临界值的预计公式（2011 年版）（试用）

（一）肺功能参数的正常预计值公式

$VC(L) = -2.725 + 0.679 \times 性别 - 0.019 \times 年龄(y) + 0.039 \times 身高(cm) + 0.008 \times 体重(kg)$

$FVC(L) = -3.091 + 0.702 \times 性别 - 0.020 \times 年龄(y) + 0.044 \times 身高(cm)$

$FEV_1(L) = -1.653 + 0.564 \times 性别 - 0.022 \times 年龄(y) + 0.033 \times 身高(cm)$

$FEV_1/FVC(\%) = 99.121 - 0.138 \times 年龄(y) - 0.147 \times 体重(kg)$

$PEF(L/s) = -0.287 + 2.249 \times 性别 - 0.026 \times 年龄(y) + 0.039 \times 身高(cm) + 0.026 \times 体重(kg)$

$FEF_{25}(L/s) = -0.338 + 1.784 \times 性别 - 0.018 \times 年龄(y) + 0.043 \times 身高(cm)$

$FEF_{50}(L/s) = 0.836 + 0.572 \times 性别 - 0.027 \times 年龄(y) + 0.025 \times 身高(cm)$

$FEF_{75}(L/s) = -1.542 + 0.135 \times 性别 - 0.029 \times 年龄(y) + 0.027 \times 身高(cm)$

$RV(L) = -2.806 + 0.194 \times 性别 + 0.011 \times 年龄(y) + 0.027 \times 身高(cm) - 0.011 \times 体重(kg)$

$FRC(L) = -2.477 + 0.537 \times 性别 + 0.037 \times 身高(cm) - 0.017 \times 体重(kg)$

$TLC(L) = -5.222 + 0.878 \times 性别 - 0.005 \times 年龄(y) + 0.061 \times 身高(cm)$

$RV/TLC(\%) = 14.891 - 1.883 \times 性别 + 0.248 \times 年龄(y) + 0.101 \times 身高(cm) - 0.171 \times 体重(kg)$

$D_LCO[mL/(mmHg \cdot min)] = 5.206 + 4.314 \times 性别 - 0.144 \times 年龄(y) + 0.098 \times 身高(cm) + 0.082 \times 体重(kg)$

$KCO[mL/(mmHg \cdot min \cdot L)] = 9.346 - 0.026 \times 年龄(y) - 0.031 \times 身高(cm) + 0.025 \times 体重(kg)$

（二）肺功能参数的正常临界值公式（性别"男"=1，"女"=0）

$VC(L) = -2.283 + 0.691 \times 性别 - 0.017 \times 年龄(y) + 0.035 \times 身高(cm)$

$FVC(L) = -2.402 + 0.650 \times 性别 - 0.019 \times 年龄(y) + 0.036 \times 身高(cm)$

$FEV_1(L) = -3.729 + 0.295 \times 性别 - 0.018 \times 年龄(y) + 0.042 \times 身高(cm)$

$FEV_1/FVC(\%) = 101.924 - 0.144 \times 年龄(y) - 0.118 \times 身高(cm)$

$PEF(L/s) = -4.465 + 1.635 \times 性别 - 0.030 \times 年龄(y) + 0.068 \times 身高(cm)$

$FEF_{25}(L/s) = -2.409 + 0.980 \times 性别 - 0.018 \times 年龄(y) + 0.049 \times 身高(cm)$

$FEF_{50}(L/s) = -2.614 + 0.189 \times 性别 - 0.024 \times 年龄(y) + 0.037 \times 身高(cm)$

$FEF_{75}(L/s) = -2.144 - 0.023 \times 年龄(y) + 0.028 \times 身高(cm)$

$D_LCO[mL/(mmHg \cdot min)] = 19.464 - 0.106 \times 年龄(y)$

$KCO[mL/(mmHg \cdot min \cdot L)] = 8.968 - 0.024 \times 年龄(y) - 0.039 \times 身高(cm) + 0.033 \times 体重(kg)$

$RV(L) = -2.437 + 0.008 \times 年龄(y) + 0.024 \times 身高(cm) - 0.012 \times 体重(kg)$

$RV(L) = -2.078 + 0.451 \times 性别 + 0.009 \times 年龄(y) + 0.032 \times 身高(cm) - 0.027 \times 体重(kg)$

$FRC(L) = -3.988 + 0.518 \times 性别 + 0.051 \times 身高(cm) + 0.048 \times 体重(kg)$

$FRC(L) = -7.334 + 0.046 \times 性别 + 0.077 \times 身高(cm) + 0.017 \times 体重(kg)$

$TLC(L) = -3.429 + 0.856 \times 性别 - 0.009 \times 年龄(y) + 0.045 \times 身高(cm)$

$TLC(L) = -8.259 + 0.863 \times 性别 + 0.099 \times 身$

高(cm)－0.039×体重(kg)

RV/TLC(%)=11.533+0.258×年龄(y)

RV/TLC(%)=7.028－4.257×性别+0.247×年龄(y)+0.280×身高(cm)－0.351×体重(kg)

注：肺功能正常预计值公式中，性别"男"＝1，"女"＝0。RV、FRC、TLC、RV/TLC 升高或降低皆为异常,故有高限和低限 2 个预计值公式。

五、常用肺功能术语汉英对照

中文 （类目下按汉语拼音排序）	英文（简写）

常用变量

饱和度	saturation (S)
肺泡气	alveolus gas
功	work (W)
含量	content (C)
呼出气	expired gas
呼气	expiration
呼气末	end expiration
呼气末气	end expired gas
呼吸	breath，respiration
呼吸频率	respiratory rate (RR)，respiratory frequency (f)
混合呼出气	mixed expired gas
扩散容积	diffusing capacity (D)
流量	flow (F)
浓度	concentration (C)
气道气	airway gas
气体常数	gas content (R)
气体容积	gas volume (V)
气体压力	gas pressure (P)
容积比	fractional concentration (F)
顺应性	compliance (C)
温度	temperature (T)
吸气	inspiration
吸入气	inspired gas
血流量	volume of blood per unit time ($\dot{Q}$)
血气	blood gas
血容积	volume of blood
阻力	resistance (R)

常用修饰符号

大气	barometric (B)
动脉血	artery blood (a)
肺	lung (L)
肺泡气	alveolar gas (A)
呼出气	expired gas (E)
混合静脉血	mixed vein blood ($\bar{v}$)

静脉血	vein blood（v）
跨壁	transchestwall（TC）
跨肺	transpulmonary（TP）
跨胸	transthoracic（TT）
毛细血管血	capillary blood（c）
气道	airway（A）
食管	esophageal（ES）
体温	body temperature（bt）
温度	temperature（T）
无效腔	dead space（D）
吸入气	inspired gas（I）
胸壁	chest wall（CW）
胸内	intrapleural（IP）

气体环境条件

标准条件（0℃、大气压、干燥状态）	standard temperature and pressure，dry（STPD）
干燥环境条件（环境温度、大气压、干燥状态）	ambient temperature and pressure，dry（ATPD）
生理条件（体温、大气压、饱和水蒸气状态）	body temperature and pressure，saturated（BTPS）
水蒸气饱和环境条件（环境温度、大气压、饱和水蒸气状态）	ambient temperature and pressure，saturated（ATPS）

肺　容　积

补呼气容积	expiratory reserve volume（ERV）
补吸气容积	inspiratory reserve volume（IRV）
残气容积	residual volume（RV）
残气容积与肺总量比值	ratio of residual volume to total lung capacity（RV/TLC）
潮气容积	tidal volume（VT）
肺活量	vital capacity（VC）
肺总量	total lung capacity（TLC）
功能残气量	function residual capacity（FRC）
基础肺容积	basal lung volume
基础肺容量	basal lung capacity
深吸气量	inspiratory capacity（IC）
体容积描记法（体描法）	body plethysmograph
吸气肺活量	inspiratory vital capacity（IVC，VCi）
胸廓内气容积	thoracic gas volume（Vtg）

肺　通　气

第 7 s 用力呼气容积	forced expiratory volume in seven second（FEV_7）
第 6 s 用力呼气容积	forced expiratory volume in six second（FEV_6）
第 3 s 用力呼气容积	forced expiratory volume in three second（FEV_3）
第 2 s 用力呼气容积	forced expiratory volume in two second（FEV_2）

潮气呼吸流量-容积曲线	tidal breathing flow-volume curve (TBFV curve)
等容积压力-流量曲线	iso-volume pressure flow curve
等压点	equal pressure point (EPP)
第 1 s 用力呼气容积	forced expiratory volume in one second (FEV_1)
第 1 s 用力呼气容积下降 20% 激发剂量	the dose of the bronchoconstrictor trigger which causes a fall of 20% in FEV_1, ie, the 20% provocative dose ($PD_{20}FEV_1$)
第 1 s 用力呼气容积下降 20% 激发浓度	provocative concentration of ACh (or other reagent) needed to cause a 20% fall in FEV_1 ($PC_{20}FEV_1$)
非用力依赖	effort independent
肺泡通气量	alveolar ventilation ($\dot{V}_A$)
肺泡无效腔	alveolar dead space
峰值呼气流量	peak expiratory flow (PEF)
用力呼气中期流量	forced expiratory flow$_{25\%-75\%}$ (FEF_{25-75})
解剖无效腔	anatomical dead space
流量-容积曲线	flow-volume curve (F - V curve)
每分通气量	minute ventilation volume (VE)
气道反应性	airway responsiveness (AR)
气道高反应性	airway hyperresponsiveness (AHR)
气流传导比值下降 35% 激发剂量	the provocative dose of PAF causing a 35% fall in sGaw (PD_{35}-sGaw)
气流传导比值下降 35% 激发浓度	the provocative concentration of PAF causing a 35% fall in sGaw (PC_{35}-sGaw)
气速指数	air flow velocity index, air velocity index (AI)
上游气道	upstream airway
生理无效腔	physiological dead space (VD)
通气储量	reserve of ventilation
通气储量百分比	percentage of reserve of ventilation
无效腔	dead space (D)
无效腔容积与潮气容积比值	ratio of dead space to tidal volume (VD/VT)
下游气道	downstream airway
一秒率	forced expiratory volume in one second/forced vital capacity (FEV_1/FVC, $FEV_1\%$)
用力肺活量	forced vital capacity (FVC)
用力呼出 75% 肺活量的呼气流量	forced expiratory flow at 75% of FVC exhaled (FEF_{75})
用力呼出 50% 肺活量的呼气流量	forced expiratory flow at 50% of FVC exhaled (FEF_{50})
用力呼出 25% 肺活量的呼气流量	forced expiratory flow at 25% of FVC exhaled (FEF_{25})
用力呼出 50% 肺活量的呼气流量与用力吸入 50% 肺活量的吸气流量比值	ratio of maximum expiratory flow at 50% of forced vital capacity to maximum inspiratory flow at 50% of forced inspiratory vital capacity (MEF_{50}/MIF_{50})
用力呼气流量	forced expiratory flow (FEF)
用力吸气肺活量	forced inspiratory vital capacity (FIVC)
用力依赖	effort dependent
支气管激发试验	bronchial provocation test (BPT)
支气管扩张试验	bronchodilation test (BT)

最大呼气流量-容积曲线	maximal expiratory flow-volume curve (MEFV curve)
最大吸气流量,峰值吸气流量	peak inspiratory flow (PIF)
最大吸气流速-容积曲线	maximal inspiratory flow-volume curve (MIFV curve)
最大自主通气量	maximal ventilatory volume (MVV)

气 体 交 换

闭合气容积	closing volume (CV)
闭合容积曲线	closing volume curve
闭合容量	closing capacity (CC)
重复呼吸法	rebreathing method (RB)
单次呼吸法,一口气法	single breath method (SB)
氮浓度Ⅲ相斜率	III-phase slope of nitrogen concentration
动脉混合静脉血氧含量差	arterial-mixed venous oxygen content difference ($Ca-\bar{v}O_2$)
动脉静脉血氧含量差	arterial-venous oxygen content difference ($Ca-vO_2$)
动脉血氧含量	arterial blood oxygen content (CaO_2)
肺的弥散	diffusion of lung (D_L)
肺泡动脉血氧分压差	alveolar-artery oxygen pressure gradient ($P_{A-a}O_2$)
肺泡气氧分压	partial pressure of oxygen in alveolar gas (P_AO_2)
分布效应	distribution effect
灌流限制	perfusion limitation
混合静脉血氧含量	mixed venous blood oxygen content ($C\bar{v}O_2$)
静动脉分流	vein-arterial shunt，vein-artery shunt
静动脉血分流率	ratio of shunted blood to total perfusion ($\dot{Q}s/\dot{Q}t$)
静脉血氧含量	venous blood oxygen content (CvO_2)
扩散限制	diffusion limitation
每升肺泡容积的一氧化碳弥散量,比弥散量	diffusion capacity for carbon monoxide per liter of alveolar volume (D_LCO/V_A,KCO)
弥散系数	diffusion coefficient
气体弥散	gas diffusion
气体弥散速率	gas diffusion rate (D)
通气血流比例	ventilation perfusion ratio ($\dot{V}/\dot{Q}$)
氧弥散量	diffusion capacity for oxygen of lung (D_LO_2)
一氧化碳弥散量	diffusion capacity for carbon monoxide of lung (D_LCO)
一氧化碳血红蛋白	carboxyhemoglobin (HbCO)

呼 吸 力 学

0.1 s 口腔闭合压	mouth occlusion pressure at 0.1 s after onset of inspiratory effort ($P_{0.1}$)
安静区	silent zone
比气导传导率,比气导	specific airway conductance (sCaw)
比气道阻力	specific airway resistance (sRaw)
比顺应性	specific compliance (Csp)
标准肺容积轨迹	standard lung volume history
表面张力	surface tension

层流	laminar flow
弹性阻力	elastance (E)
低位拐点	lower inflexion point (LIP)
电抗	reactance (X)
动态肺顺应性	dynamic lung compliance ($C_L$dyn)
动态挤压	dynamic compression
动态顺应性	dynamic compliance (Cdyn)
肺动态顺应性呈频率依赖性	frequency dependence of dynamic compliance (FDC)
肺泡表面活性物质	pulmonary surfactant (PS)
肺顺应性	lung compliance (C_L)
肺阻力	lung resistance (RL)
高位拐点	upper inflexion point (UIP)
膈肌肌电图	diaphragmatic electromyogram (EMGdi)
膈肌限制（耐受）时间	diaphragmatic muscle endurance time (Tlim)
膈肌张力时间指数	diaphragmatic tension-time index (TTdi)
惯性阻力	Inertance (I)
呼气时间	expiratory time (Te)
呼吸功	work of breathing (WOB)
呼吸肌疲劳,膈肌疲劳	respiratory muscle fatigue or diaphragmatic fatigue
呼吸肌无力	respiratory muscle weakness
呼吸系统顺应性	respiratory system compliance (Crs)
呼吸系统阻力	respiratory system resistance (Rrs)
呼吸周期时间	total respiratory time (Ttot)
呼吸总阻抗	respiratory impedance (Zrs)
肌力	muscle strength
肌耐力	muscle endurance
静态肺顺应性	static lung compliance (C_Lst)
静态顺应性	static compliance (Cs)
口腔的顺应性	oropharyngeal compliance (Cm)
跨膈压	transdiaphragmatic pressure (Pdi)
快速傅里叶转换	fast Fourier transformation (FFT)
脉冲振荡法	impulse oscillometry (IOS)
内源性 PEEP	intrinsic PEEP (PEEPi)
黏性阻力	resistance (R)
频谱微分均值图	intrabreath diagram
气道传导率,气导	airway conductance (Caw)
气道反应性	airway responsiveness (AR)
气道高反应性	airway hyperresponsiveness (AHR)
气道顺应性	bronchial compliance (Cb)
气道阻力	airway resistance (Raw)
时间常数	time constant (TC)
顺应性	compliance (C)
湍流	turbulent flow
外周阻力	peripheral resistance (Rp)

吸气时间	inspiratory time (Ti)
响应频率,共振频率	resonance frequency (Fres)
胸廓顺应性	chest wall compliance (Ccw)
运动方程	equation of motion
滞后现象	hysteresis
中心惯性阻力	central inertance (Lz)
中心阻力	central resistance (Rc,Rz)
阻抗	resistance (R)
最大呼气压	maximal expiratory pressure (MEP)
最大跨膈压	maximum transdiaphragmatic pressure (Pdimax)
最大吸气压	maximal inspiratory pressure (MIP)

代 谢 参 数

代谢当量	metabolic equivalent (MET)
二氧化碳产生量	CO_2 output
二氧化碳排出量	CO_2 discharge ($\dot{V}CO_2$)
二氧化碳通气当量	ventilatory equivalent for CO_2 (EQCO$_2$)
呼吸储备	breath reserve (BR)
呼吸气体交换率	respiratory exchange ratio (R)
呼吸商	respiratory quotient (RQ)
活动平板,踏板	treadmill
极量运动	maximal exercise
阶梯试验	step exercise
每搏氧耗量,氧脉搏	oxygen pulse,O_2-pulse
稳态运动	steady state exercise
无氧代谢	anaerobic metabolism
无氧阈	anaerobic threshold (AT)
线性功率递增试验	ramp test
心肺运动试验	cardiopulmonary exercise test (CPET)
亚极量运动	submaximal exercise
氧通气当量	ventilatory equivalent for O_2 (EQO$_2$)
有氧代谢	aerobic metabolism
运动负荷	exercise load
增量运动	increasing exercise
自行车功率计	power bicycle
最大二氧化碳产生量	maximal CO_2 output
最大二氧化碳排出量	maximal CO_2 discharge ($\dot{V}CO_2$max)
最大耗氧量	maximal oxygen consumption ($\dot{V}O_2$max)
最大每千克体重耗氧量	maximal oxygen consumption perkilogram ($\dot{V}O_2$max/kg)
最大摄氧量	maximal oxygen uptake ($\dot{V}O_2$max)
最大心率储备	maximal heart reserve (HRRmax)
最大运动通气量	maximal expiratory ventilation (VEmax)

血 气 分 析

标准碱剩余,碱剩余	standard bases excess (SBE,BE)
标准碳酸盐	standard bicarbonate (SB)
动脉血气	arterial blood gas (ABG)
动脉血气分析	arterial blood gas analysis
动脉血氧饱和度	oxygen Saturation in arterial blood (SaO_2)
动脉血氧分压	partial pressure of oxygen in arterial blood (PaO_2)
动脉血氧含量	oxygen content in arterial blood (CaO_2)
动脉血氧运输量	oxygen delivery in arterial blood (DaO_2)
肺泡气氧分压	partial pressure of oxygen in alveolar gas (P_AO_2)
呼出混出气氧浓度	fractional concentration of oxygen in mixed expired gas ($F_{\bar{E}}O_2$)
呼出气二氧化碳分压	partial pressure of carbon dioxide in expired gas (P_ECO_2)
呼出气氧分压	partial pressure of oxygen in expired gas (P_EO_2)
呼出气氧浓度	fractional concentration of oxygen in expired gas (F_EO_2)
呼气末二氧化碳分压	partial pressure of carbon dioxide in end expired gas ($PetCO_2$)
缓冲碱	buffer bases (BB)
混合呼出气二氧化碳分压	partial pressure of carbon dioxide in mixed expired gas ($P_{\bar{E}}CO_2$)
混合呼出气二氧化碳浓度	fractional concentration of carbon dioxide in mixed expired gas ($F_{\bar{E}}CO_2$)
混合静脉血氧饱和度	oxygen Saturation in mixed venous blood ($S\bar{v}O_2$)
混合静脉血氧分压	partial pressure of oxygen in mixed venous blood ($P\bar{v}O_2$)
混合静脉血氧含量	oxygen content in mixed venous blood ($C\bar{v}O_2$)
经皮动脉血氧饱和度	percutaneous arterial oxygen saturation (SpO_2)
静脉血氧饱和度	oxygen saturation in venous blood (SvO_2)
静脉血氧分压	partial pressure of oxygen in venous blood (PvO_2)
静脉血氧含量	oxygen content in venous blood (CvO_2)
脉氧仪	pulse oximeter
毛细血管血氧饱和度	oxygen Saturation in capillary blood (ScO_2)
毛细血管血氧分压	partial pressure of oxygen in capillary blood (PcO_2)
毛细血管血氧含量	oxygen content in capillary blood (CcO_2)
氢离子浓度	hydrogen concentration ($[H^+]$)
实际碱剩余	actual bases excess (ABE)
实际碳酸氢盐	actual bicarbonate (AB)
无创脉搏氧饱和度法	noninvasive pulse oximetry (NPO)
吸入气氧分压	partial pressure of oxygen in inspired gas (PiO_2)
吸入气氧浓度	fractional concentration of oxygen in inspired gas (FiO_2)
细胞外液碱剩余	extracellular fluid standard bases excess (BEecf)
血红蛋白	hemoglobin (Hb)
血浆二氧化碳总量	total plasma CO_2 content (TCO_2)
血氧饱和度为50%时的氧分压	partial pressure of 50% saturation of hemoglobin (P_{50})
血液碱剩余	blood standard bases excess (BEb)
氧饱和度	oxygen saturation (SO_2)
氧分压	oxygen pressure (PO_2)

氧含量　　　　　　　　　　　oxygen content（CO_2）

氧合指数　　　　　　　　　　arterial blood oxygen pressure/fractional concentration of oxygen in inspired gas（OI，PaO_2/FiO_2）

氧离曲线　　　　　　　　　　oxygen dissociation curve

氧容量　　　　　　　　　　　oxygen capacity（CO_2）

六、标准肺功能报告单

XXXXXX医院
肺功能检查报告
（XXXXXX）

肺功能 x 号房间

姓名：   测试号：
年龄：   体重：
性别：   身高：
预计值公式：   肺容积-弥散测定方法

Pred   A1 %(A1/P)   A2 %(A/P)

日期
时间

VT	[L]	
MV	[L/min]	
RR	[B/min]	
ERV	[L]	
IC	[L]	
VC	[L]	
IVC	[L]	
FVC	[L]	
FEV$_1$	[L]	
FEV$_1$/FVC	[%]	
FEV$_2$	[L]	
FEV$_3$	[L]	
FEV$_7$	[L]	
MVVm	[L/min]	
MVVc	[L/min]	
PEF	[L/s]	
FEF$_{25}$	[L/s]	
FEF$_{50}$	[L/s]	
FEF$_{75}$	[L/s]	
FEF$_{25-75}$	[L/s]	
EV	[L]	
EV/FVC	[%]	
FET	[s]	
FRC	[L]	
V$_A$	[L]	
RV	[L]	
TLC	[L]	
RV/TLC	[%]	
FRC/TLC	[%]	
D$_L$CO	[mmol/min/kPa]	
D$_L$CO/V$_A$	[mmol/min/kPa/L]	
D$_L$COc	[mmol/min/kPa]	
D$_L$COc/V$_A$	[mmol/min/kPa/L]	

血气：

描述：

结论：

建议：

审核者：   报告者：

372

说明如下：

（1）常规肺功能检查、参数、结论等的表达不规范或错误普遍存在，实质性错误常见，故制订本规范报告单。

（2）该报告单第一行设定测定单位，第二行设定为"肺功能检查报告单"，第三行加括号，内容为肺功能检查的具体项目：常规肺功能（包括肺容积、通气、换气功能检查）、通气功能（即肺活量检查＋通气功能检查）、舒张试验（支气管舒张试验的简称）、气道阻力、动脉血气（即动脉血气检查）、经皮动脉血氧饱和度（即经皮动脉血氧饱和度检查）。

前两项为基本项目，后四项为备选项目，即常规肺功能、通气功能可单独完成或与后四项组合完成，例如常规肺功能，常规肺功能＋舒张试验，常规肺功能＋动脉血气，常规肺功能＋经皮动脉血氧饱和度，常规肺功能＋气道阻力，常规肺功能＋舒张试验＋动脉血气＋气道阻力。

（3）气道阻力检查实质是体容积描记法测定比气道阻力或气道阻力和胸廓气容积，内容少，表达简单，不再修订，单独打印报告单即可。

（4）基本信息相同，关键是预计值公式、肺容积-弥散显示主要用于修改仪器自带的国外公式或过时的国人预计值公式，保障预计值的准确，如上海预计值公式用 2011 年修正公式，简称 huadong-cor，华东其他地区皆应用该公式，其他地区用本地区公式；后者是指气体分析法测定的具体标示气体和测定方法，如甲烷标示的单次呼吸法（一口气法）简称

SB－CH_4；氦气标示的重复呼吸法简称 rb-He。

（5）在具体内容中，Pred 为预计值，A1 为第一次测定值，A2 为第二次测定值，A1/P 为第一次测定值与预计值的比值，A2/P 为第二次测定值与预计值的比值。MVVm 为最大自主通气量实测值，MVVc 为最大通气量计算值（采用本地区换算公式），其他参数为规范表达。

（6）波形图选择四个，MVV 波形图也非常重要，但直接测定非常少，故省略。左下角 VC 曲线的横坐标为时间（T），单位为 min；纵坐标为容积（V），单位为 L；软件自动设置。右侧顶部 MEFV 曲线的横坐标为容积（V），每一距离单位表示 1 L；纵坐标为流量（F），每一距离单位表示 1 L/s；纵、横坐标的比例为 1∶4。右侧中间 FVC 曲线的横坐标为时间（T），单位为 s，每一距离单位是相对值，不一定代表 1 s；纵坐标为容积（V），每一距离单位表示 1 L；软件自动设置。右侧底部容积-弥散同步测定图的横坐标为时间（T），单位为 s；纵坐标为容积（V），单位为 L；软件自动设置。

（7）血气可以是完整动脉血气内容，报告 pH、PaO_2、$PaCO_2$、SBE；也可以是经皮动脉血氧饱和度测定，报告 SpO_2。

（8）描述主要是配合情况和参数特点。结论一般指基本通气功能和换气功能评价；若有更丰富的内容，如大气道阻塞、严重气体分布不均等也需给出，但必须规范。建议要有针对性，主要是测定问题和临床指导价值；如无特殊情况，则给出建议：常规随访。

（朱　蕾）

标准肺功能报告单(举例)

XXXXXX医院
肺功能检查报告
(通气功能检查+舒张试验)

肺功能 1号房间

姓名:	XXX	测试号:	0005
年龄:	62 岁	体重:	70 kg
性别:	男	身高:	170 cm
预计值公式:	huadong-cor	肺容积-弥散测定方法	

		Pred	A1	%(A1/P)	A2	%(A/P)
日期			19/11/12		19/11/12	
时间			14:06:39		14:32:56	
VT	[L]	0.50	0.75	150.2		
MV	[L/min]	10.00	10.63	106.3		
RR	[B/min]	20.00	14.16	70.8		
ERV	[L]	1.09	0.87	80.5		
IC	[L]	2.90	2.12	73.1		
VC	[L]	3.98	2.99	75.1	3.70	92.9
IVC	[L]	3.98	2.87	72.1	3.50	87.9
FVC	[L]	3.84	2.99	77.9	3.70	96.4
FEV_1	[L]	3.02	1.25	41.3	1.79	59.1
FEV_1/FVC	[%]	78.97	41.67	52.8	48.24	61.1
FEV_2	[L]	3.37	1.79	53.3	2.46	73.0
FEV_3	[L]	3.54	2.10	59.1	2.86	80.7
FEV_7	[L]					
MVVm	[L/min]					
MVVc	[L/min]					
PEF	[L/s]	7.92	3.08	38.9	4.51	56.9
FEF_{25}	[L/s]	7.01	1.08	15.4	1.79	25.6
FEF_{50}	[L/s]	4.17	0.56	13.5	0.92	22.0
FEF_{75}	[L/s]	1.49	0.20	13.4	0.34	23.0
FEF_{25-75}	[L/s]	3.33	0.44	13.2	0.74	22.4
EV	[L]		0.02		0.04	
EV/FVC	[%]		0.66		1.10	
FET	[s]		9.72		7.92	
FRC	[L]	3.45				
V_A	[L]	6.35				
RV	[L]	2.36				
TLC	[L]	6.50				
RV/TLC	[%]	38.14				
FRC/TLC	[%]	56.82				
D_LCO	[mmol/min/kPa]	8.77				
D_LCO/V_A	[mmol/min/kPa/L]	1.35				
D_LCOc	[mmol/min/kPa]	8.77				
D_LCOc/V_A	[mmol/min/kPa/L]	1.35				

血气:

描述: 配合佳。肺活量相关参数测定时间短,未出现稳定的平静呼气末基线,结果供参考,但不影响肺活量和通气功能的评价。一秒率下降,FEV_1占预计值百分比稍高于40%;应用支气管舒张剂后,MEFV曲线低容积流量升高,伴流量全面升高和FVC增大,FVC、VC占预计值的百分比皆在90%以上;FEV_1增加540mL,改善率43%。

结论: 中度阻塞性通气功能障碍,支气管舒张试验阳性。

建议: 建议加做FeNO,建议按支气管哮喘正规治疗后复查肺功能。

审核者: **XXX**　　　　　　报告者: **XXX**

彩　　页

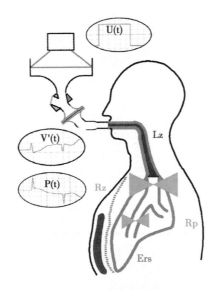

图 19-1　呼吸器官阻力分布的模式图

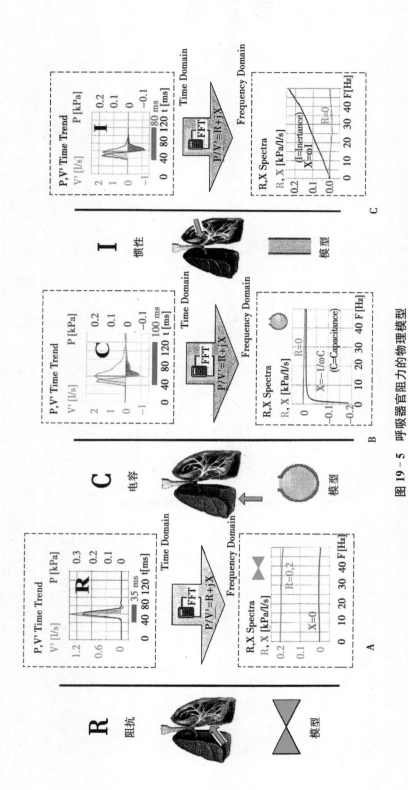

图 19 - 5　呼吸器官阻力的物理模型

A. 黏性阻力的物理模型；B. 弹性阻力的物理模型；C. 惯性阻力的物理模型。

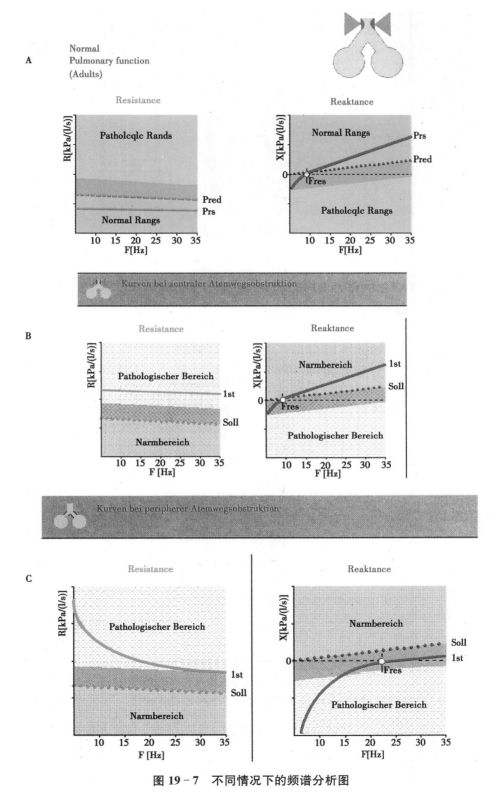

图 19 - 7　不同情况下的频谱分析图

A. 正常气道阻力；B. 中央气道阻塞；C. 周围气道阻塞。

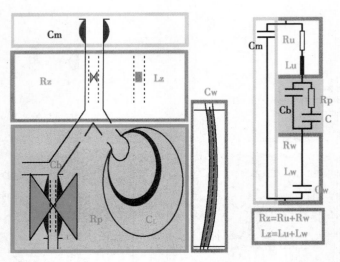

图 19‑8　结构参数图

Rz,中心阻力(包括大气道和胸廓的黏性阻力);Rp,周边阻力(主要是周边气道的黏性阻力);Lz,大气道和胸壁的惯性阻力;Cm,口腔顺应性,C_L,肺顺应性;Cb,支气管顺应性;Cw,胸廓顺应性;Ru,大气道黏性阻力;Rw,胸廓黏性阻力;Lu,大气道惯性阻力;Lw,胸廓惯性阻力;Ers,肺和胸廓的总弹性阻力。

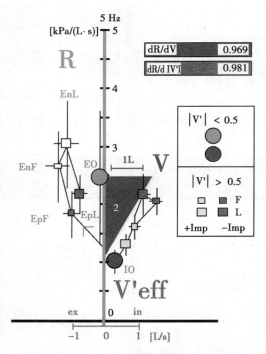

图 19‑11　阻抗的容积依赖性和流量依赖性

该图为 5 Hz(纵坐标顶端显示)的 Intrabreath 图,纵坐标表示阻抗 R,IO(蓝色三角形的黑圆点)表示吸气末阻抗,EO(蓝色三角形的红圆点)表示呼气末阻抗,该例 EO 大于 IO,IO 大于 1 kPa/(L·s)。横坐标分别表示容积和流量,表示容积时,蓝色直角三角形的斜边反映阻抗的容积依赖性(dR/dV),数值在右上角方框内,为 0.969,显著增大;横坐标表示流量时,吸气(in)为正值,呼气(ex)为负值,黄色方块表示正脉冲(p),绿色表示负脉冲(n)。从 IO 起始连接 EpF、EnF、EnL、EpL 的曲线反映了呼气时电抗的流量依赖性(dR/dV'),数值在右上角方框内,为 0.981,也显著增大。吸气相的 dR/dV'也有一定变化,但不如呼气相显著。

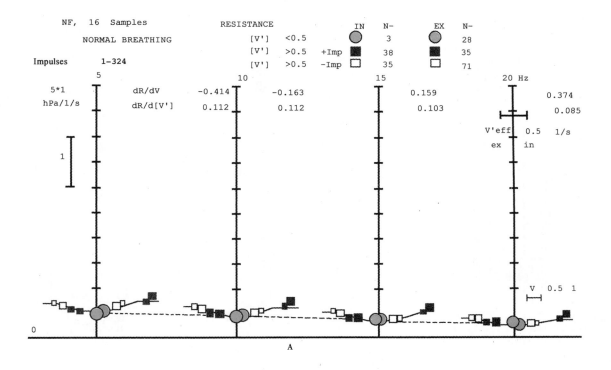

A

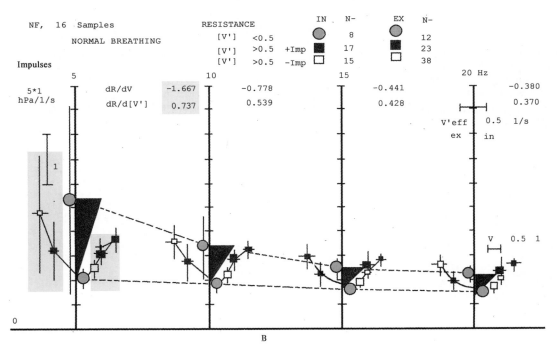

B

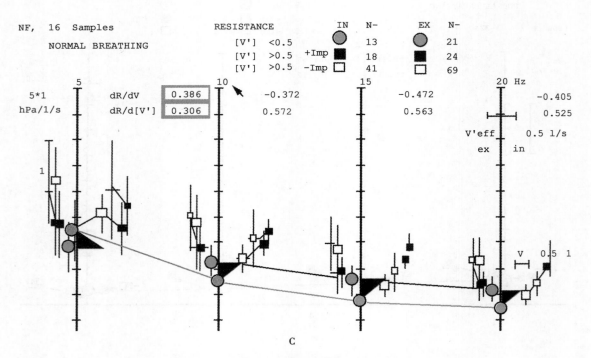

图 19－12　不同疾病的频谱微分均值图

A. 健康人：不同频率时的呼气、吸气阻抗皆相似，且非常小；不同频率阻抗的连线几乎与横坐标平行，几乎无容积依赖性和流量依赖性；B. 严重 COPD 患者：高频率（如 15 Hz 和 20 Hz）时，呼气阻抗略增大，且大于吸气阻抗，有较弱的容积依赖性和流量依赖性，提示中心阻抗轻度增加；低频率（5 Hz）呼气阻抗显著增大，明显大于吸气阻抗，提示总呼吸阻力增大，且有明显的容积依赖性和流量依赖性，流量依赖性以呼气相为主；因中心阻抗轻度增加，说明周边阻抗明显增大；C. 严重肺实质病变患者：高频率时阻抗基本正常，低频率时阻抗有所增大，有较弱的容积依赖性和流量依赖性。低频率时吸气阻抗稍大于呼气阻抗，高频率时吸气阻抗稍大于呼气阻抗。

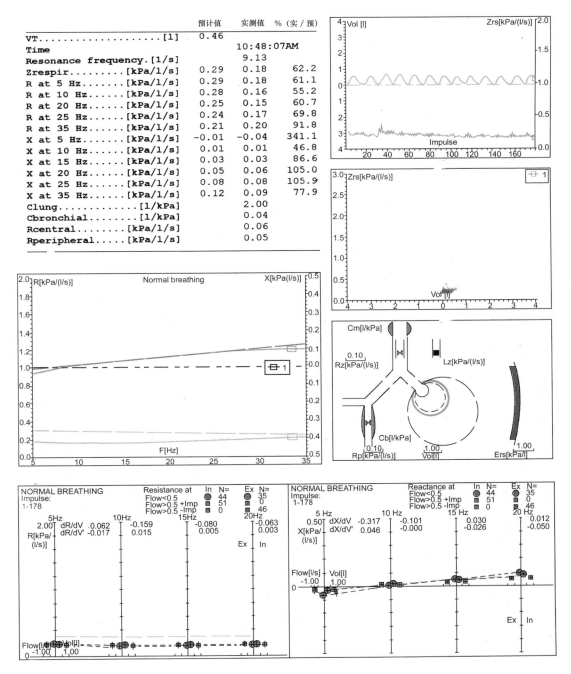

图 19 - 19　健康人的 IOS 测定结果

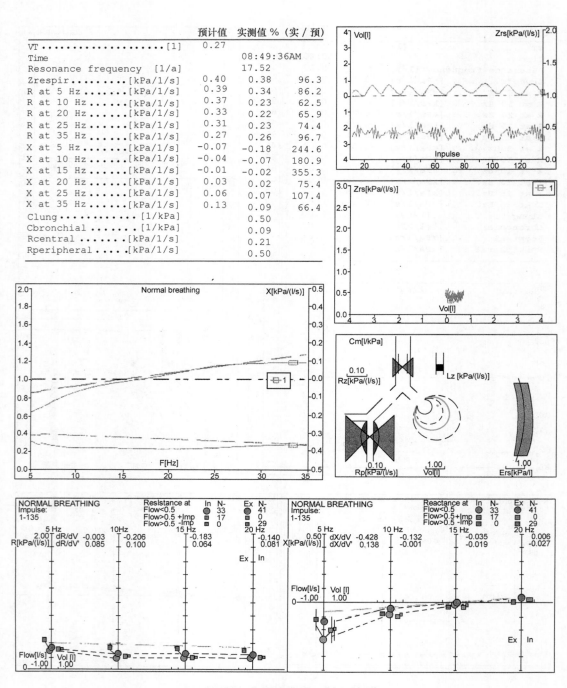

	预计值	实测值	%（实/预）
VT · · · · · · · · · · · · · · · · · [1]	0.27		
Time		08:49:36AM	
Resonance frequency [1/a]		17.52	
Zrespir · · · · · · · · · [kPa/1/s]	0.40	0.38	96.3
R at 5 Hz · · · · · · [kPa/1/s]	0.39	0.34	86.2
R at 10 Hz · · · · · [kPa/1/s]	0.37	0.23	62.5
R at 20 Hz · · · · · [kPa/1/s]	0.33	0.22	65.9
R at 25 Hz · · · · · [kPa/1/s]	0.31	0.23	74.4
R at 35 Hz · · · · · [kPa/1/s]	0.27	0.26	96.7
X at 5 Hz · · · · · [kPa/1/s]	-0.07	-0.18	244.6
X at 10 Hz · · · · [kPa/1/s]	-0.04	-0.07	180.9
X at 15 Hz · · · · [kPa/1/s]	-0.01	-0.02	355.3
X at 20 Hz · · · · [kPa/1/s]	0.03	0.02	75.4
X at 25 Hz · · · · [kPa/1/s]	0.06	0.07	107.4
X at 35 Hz · · · · [kPa/1/s]	0.13	0.09	66.4
Clung · · · · · · · · · · · [1/kPa]		0.50	
Cbronchial · · · · · · [1/kPa]		0.09	
Rcentral · · · · · · [kPa/1/s]		0.21	
Rperipheral · · · · [kPa/1/s]		0.50	

图 19-20　IPF 患者的 IOS 测定结果

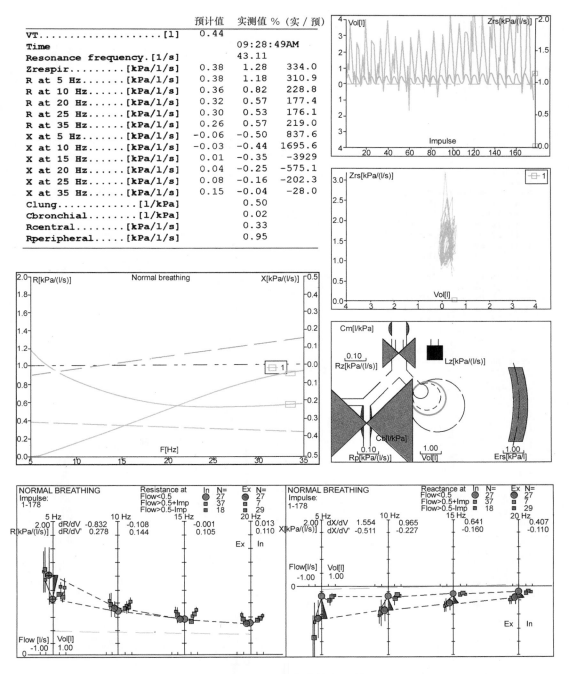

	预计值	实测值	%（实／预）
VT...................[l]	0.44		
Time		09:28:49AM	
Resonance frequency.[1/s]		43.11	
Zrespir.........[kPa/l/s]	0.38	1.28	334.0
R at 5 Hz.......[kPa/l/s]	0.38	1.18	310.9
R at 10 Hz......[kPa/l/s]	0.36	0.82	228.8
R at 20 Hz......[kPa/l/s]	0.32	0.57	177.4
R at 25 Hz......[kPa/l/s]	0.30	0.53	176.1
R at 35 Hz......[kPa/l/s]	0.26	0.57	219.0
X at 5 Hz.......[kPa/l/s]	-0.06	-0.50	837.6
X at 10 Hz......[kPa/l/s]	-0.03	-0.44	1695.6
X at 15 Hz......[kPa/l/s]	0.01	-0.35	-3929
X at 20 Hz......[kPa/l/s]	0.04	-0.25	-575.1
X at 25 Hz......[kPa/l/s]	0.08	-0.16	-202.3
X at 35 Hz......[kPa/l/s]	0.15	-0.04	-28.0
Clung.............[l/kPa]		0.50	
Cbronchial........[l/kPa]		0.02	
Rcentral........[kPa/l/s]		0.33	
Rperipheral.....[kPa/l/s]		0.95	

图 19－21　COPD 患者的 IOS 结果

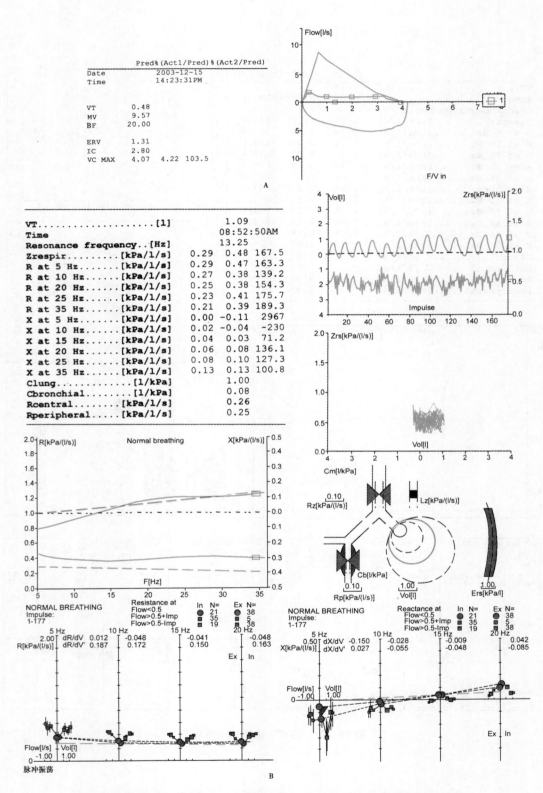

图 19‑22　胸腔内气管非固定性阻塞的常规通气肺功能检查和 IOS 测定